U0266640

国家科学技术学术著作出版基金资助出版

母源性新生儿疾病

NEWBORN DISEASES of MATERNAL ORIGINS

主　编　封志纯　刘　敬
副主编　单若冰　刘志伟　李占魁
赵扬玉　陈　倩　卢彦平

科　学　出　版　社
北　京

内 容 简 介

本书为74位专家根据30余年临床经验与最新科研成果编著而成。全书共4篇35章，分别阐述了母源性新生儿疾病的定义、分类、流行病学、研究方法、研究进展，孕产期并发症母亲新生儿，妊娠合并症母亲新生儿，医源性和社会性因素异常母亲新生儿。书中对每一种疾病分别从概况、病因、病理生理、临床表现、实验室检查、诊断和鉴别诊断、治疗、预防等方面系统介绍，适于儿科医师、产科医师及新生儿、围生领域的科研人员阅读参考。

图书在版编目（CIP）数据

母源性新生儿疾病 / 封志纯，刘敬主编. —北京：科学出版社，2019.1
ISBN 978-7-03-060194-0

Ⅰ.①母… Ⅱ.①封… ②刘… Ⅲ.①新生儿疾病－诊疗 Ⅳ.①R722.1

中国版本图书馆CIP数据核字（2018）第288869号

责任编辑：郭 颖 / 责任校对：张林红
责任印制：李 彤 / 封面设计：龙 岩

版权所有，违者必究。未经本社许可，数字图书馆不得使用

科学出版社出版
北京东黄城根北街16号
邮政编码：100717
http://www.sciencep.com
北京中科印刷有限公司印刷
科学出版社发行 各地新华书店经销
*
2019年1月第 一 版 开本：787×1092 1/16
2023年2月第三次印刷 印张：31 3/4 插页：2
字数：420 000

定价：158.00元

（如有印装质量问题，我社负责调换）

主编简介

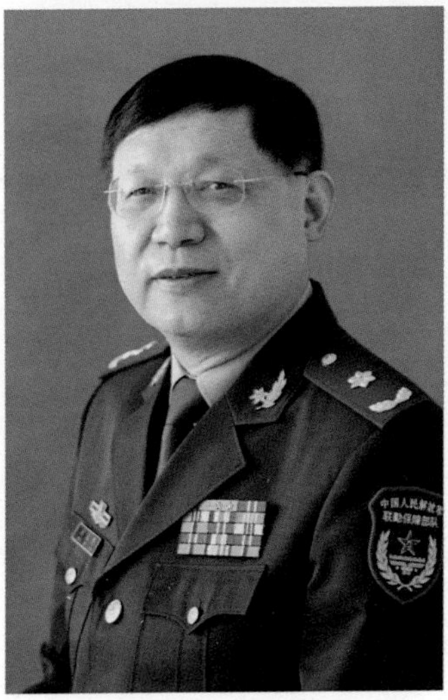

封志纯，教授、主任医师、博士生导师；解放军总医院第七医学中心八一儿童医院院长，全军儿科研究所所长，军队科技创新群体带头人；出生缺陷防控关键技术国家工程实验室主任，国家临床重点专科主任，发育生物学全军重点实验室主任，儿童器官功能衰竭北京市重点实验室主任；中国医师协会新生儿科医师分会会长，中国医学救援协会副会长兼儿科救援分会会长，中华医学会围产医学分会副主任委员，全军医学会计划生育优生优育分会主任委员；《发育医学电子杂志》主编，《中华儿科杂志》《中华围产医学杂志》《中华新生儿科杂志》副总编。

☆☆☆ 主编简介

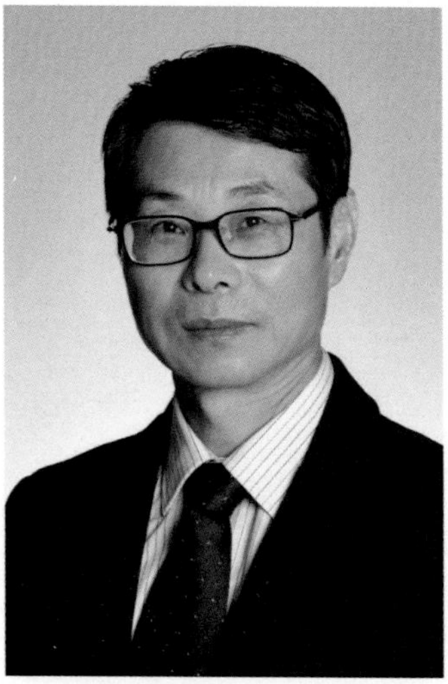

刘敬，主任医师、教授，医学博士（博士后），博士生导师，现任北京市朝阳区妇幼保健院新生儿科/NICU主任，曾在奥地利Graz医科大学做博士后研究，澳大利利亚悉尼皇家妇产医院新生儿科访问学者。主要研究方向为新生儿危重病救治和新生儿脑损伤诊治，擅长新生儿颅脑超声和肺脏超声，出版专著《新生儿脑损伤超声诊断与临床》《新生儿肺脏疾病超声诊断学》和《Neonatal Lung Ultrasonography》。第一作者发表论文280余篇（SCI收录50余篇）。获国家自然科学基金、北京市优秀人才培养专项基金、中国博士后科学基金特别资助基金等科研基金12项，获北京市和军队等省部级科学技术一、二、三等奖11项，国际人体科学联盟二等奖1项，第二完成人获国家科技进步奖二等奖1项。担任中国医师协会新生儿科医师分会副会长兼母源性疾病专业委员会主任委员、北京市新生儿科医师分会副会长、中华医学会儿科学分会围产医学专业委员会副主任委员，近30种国内外医学杂志编委。

编者名单

主　　编　封志纯　刘　敬

副 主 编　单若冰　刘志伟　李占魁　赵扬玉　陈　倩　卢彦平

主要编者（以姓氏汉语拼音为序）

鲍静影（马鞍山市妇幼保健院麻醉科）
蔡　成（上海交通大学附属儿童医院）
陈　俊（南京医科大学附属南京儿童医院）
陈　倩（北京大学第一医院）
陈　蓉（贵州省人民医院）
杜志方（白求恩国际和平医院）
房晓祎（汕头大学医学院第一附属医院）
郭志梅（白求恩国际和平医院）
黄瑞文（湖南省儿童医院）
姜　红（青岛大学医学院附属医院）
金贞爱（延边大学附属医院）
何玺玉（解放军总医院第五医学中心）
李文杰（沈阳市妇婴医院）
李占魁（西安交通大学附属西北妇女儿童医院）
刘　方（深圳市宝安区妇幼保健院）
刘　芳（白求恩国际和平医院）
刘冬云（青岛大学医学院附属医院）
刘克战（山西省儿童医院）
刘志伟（上海交通大学医学院附属国际和平妇幼保健院）
卢彦平（中国人民解放军总医院）
吕红艳（邯郸市妇幼保健院）
马建荣（北京妇产医院）
潘新年（广西壮族自治区妇幼保健院）
乔彦霞（河北省石家庄市妇产医院）
任常军（河北医科大学第一医院）
单若冰（青岛妇女儿童医院）
孙智勇（吉林省妇幼保健院）
陶　源（大庆市第五医院）
王　琳（华中科技大学附属协和医院）
王德胜（东莞市第五人民医院）
王国华（吉林大学第一医院）
王竹颖（哈尔滨医科大学附属第一医院）
吴　静（广州市何贤纪念医院）
肖利军（解放军总医院第七医学中心八一儿童医院）
杨一民（北京中医药大学厦门医院）
余佩英（泰康仙林鼓楼医院）
袁　静（青岛大学医学院附属医院）
岳少杰（中南大学湘雅医院）
曾凌空（武汉市妇女儿童医疗保健中心）
张　华（桂林医学院附属医院）
张小燕（首都医科大学附属北京世纪坛医院）
赵　琳（昆明医科大学第二附属医院）
赵　武（蚌埠医学院第一附属医院）
赵文利（中国人民解放军火箭军特色医学中心）
赵扬玉（北京大学第三医院）
郑　军（天津市中心妇产科医院）
郑玲芳（西安医学院第二附属医院）
周伟勤（首都医科大学附属北京友谊医院）

参编人员

白瑞苗　陈　练　陈　燕　陈　扬　付　薇　郭晓玥　胡亚芳　黄小艺　李　婷　李艳红
廖镇宇　刘　颖　刘晓辰　孟远翠　潘平山　邱如新　宋晓慧　王　颖　王铭杰　王晓鹏
韦红卫　原鹏波　赵　瑞　邹新飞

编写秘书　赵文利　肖利军

序

中国在落实千年发展目标上是做得最好的国家，取得了前所未有的卓越成就。其中包括从1990年到2011年，帮助4亿3 900多万人摆脱贫困，5岁以下儿童死亡率降低了2/3，孕产妇死亡率降低了3/4。但是，在2015年后，我们面临更高的救治要求。柳叶刀新生儿研究小组基于多国分析和多个利益相关方的多次磋商，提出了2035年的国家目标——每1 000例出生胎儿中，其中死胎数不超过10例，每1 000名活产胎儿中，新生儿死亡数不超过10名，与此并行的是，5岁以下儿童死亡率目标为每1 000名活产儿中不超过20名。

目前全球每年新生儿死亡人数为290万，三大主要死因是感染（60万人）、分娩状况（70万人）和早产并发症（100万人）。分娩是风险最高的时候，每年40%以上的产妇死亡（共约290 000例）和死胎或新生儿死亡发生在这个时候。这些死亡发生得很快，需要医务人员快速响应。新生男婴的生物学死亡风险较高，而女婴通常是社会风险较高。由于早产或小于胎龄儿（SGA）或两种因素同时造成出生时体形小是80%以上新生儿死亡的最大风险因素，并且增加了新生儿后期死亡率、生长不足及成年发病型非传染性疾病的风险。足月SGA低出生体重婴儿（在这些地区有1 040万人）有发育迟缓和成年发病型代谢病风险。1 500万早产儿，尤其是妊娠期不足32周者，新生儿死亡风险最高，且新生儿后期死亡风险持续存在，具有长期神经发育障碍、发育迟缓和非传染性疾病的巨大风险。每年有400万新生儿患有其他危及生命或致残的病症，包括与分娩有关的脑损伤、重度细菌感染或病理性黄疸。如果不能改善这些出生结局，到2035年估计将导致1.16亿人死亡、9 900万幸存者残疾或发育不良，数以百万计出生时体重过低的成年人非传染性疾病患病风险增加。

当联合国千年发展目标（MDGs）时代已经终结，在2015年后的时代，健康政策的关注超越生存之外纳入了健康和人力资本，残疾、非传染性疾病（NCDs）和心理健康的日益增加的重要性、环境和健康之间的联系。改善儿童生存、发展、人力资本有赖于确保每个新生儿都有一个健康的开始——因为他们是未来的公民和劳动力。同时，2016年我国生育政策调整为全面放开“二孩”政策，这对中国的人口消长产生重大影响，也将对中国社会经济各方面产生重大影响，甚至会牵动影响全球人口的消长。人口高潮再次来临，提高人口素质，需要抓好多个环节，而孕产妇和新生儿疾病的诊治和健康管理是关键环节。

封志纯教授，作为新生儿学和围生医学界的成就斐然的领军人物之一，在近30年丰富的临床实践中发现母亲的代谢异常和其他各类疾病都可能影响新生儿健康，进而在国内率先提出了“母源性新生儿疾病”的概念。

母源性新生儿疾病概念的提出具有重大意义。“母源性疾病”是围生医学领域内的重大主题，也最贴近“围生精神”。它从孕母和新生儿紧密联系的视角去研究和防治孕母疾病对子代的影响、妊娠对孕母的影响及孕母和子代间的相互影响，以期更好地保证母子健康。它将促使产科和新生儿科从业人员相互加深理解、增强合作，提高产妇和新生儿疾病的诊治水平。

“母源性疾病”概念的确立在围生医学领域内具有显著的预警作用。孕母机体异常病史往往可能提前暴露，使得我们可以预先对母源性疾病的高危人群即“母体异常新生儿”的特别关注，及早采取针对性的防治措施，避免母源性疾病恶化、进展，甚至发生。封教授团队较早针对胎盘早剥、前置胎盘和胎膜早破新生儿采取防治措施，有效减少了相应母源性疾病的出现，降低了病情危重程度、缩短了住院时间，基本避免了因之导致的死亡。在封教授带领的 NICU 中，仅胎盘早剥新生儿和胎膜早破新生儿就分别占同期住院新生儿总数的 4.41% 和 21.42%，所以母源性疾病新生儿应至少占同期住院新生儿总数的 1/3 以上。如果此类疾病都能够有效预警，妥善防治，必然对 NICU 的工作质量和效果起到极大的促进作用，尤其是母源性疾病的特殊预警价值对降低儿童残障率和残障程度具有前瞻性意义。

当然充分发挥“母源性疾病”的预警效果，还需要围生医学及相关学科工作者对其深入研究。虽然我国围生医学界早就注意到一些新生儿疾病的“母源性疾病”的特性，但迄今对其研究还处于“三有三少”的状态：一是产科有作为，新生儿科关注少。无论是在妇产科学会还是在围生学会的产科专家都对一些母源性疾病有一定程度的重视，许多单位或专家在妊娠期高血压疾病、胎盘早剥、胎膜早破等专题都有积极作为，但新生儿科却鲜有响应，相对比较沉寂。二是现象有观察，规律探求少，研究多局限在描述性分析，缺乏有深度的机制和干预研究。三是单位有动作，多方协作少。除妊高症协作组外，妇产、新生儿科在此方面都缺乏多中心前瞻性研究，循证级别都不高。因此，目前进入我们视野的母体疾病种类还十分有限，对于“母源性疾病”危害及其机制的认识也不够系统深入，亟待加强研究。

而本书的出版对于推动母源性疾病的认识、研究、规律的总结，都将发挥里程碑式的作用，也必将在我国母婴健康保障水平的提升上发挥强有力的推动作用。本书可作为产科和新生儿科围生医学领域专业人员的案头书，并可供基础研究人员参考。希望本书的出版能改变长期以来产科、新生儿科互动协作少的局面。本书不仅可为产科医师预见胎儿和新生儿的可能疾病，提早引入新生儿科医师介入诊治；又可使新生儿科医师更充分地评估母亲疾病对新生儿的影响，加强对新生儿疾病的防治，从而为广泛普及“母源性疾病”的诊治，提供了急需的前沿而系统的专业书籍。

热烈期盼本书的出版，强烈建议对本书给予大力支持，希望本书的出版能为产科、儿科的发展发挥促进作用。

赵瑞琳
北京大学第一医院　教授
中华医学会围产医学分会第三届主任委员会

☆☆☆ 前　言

母源性新生儿疾病（newborn diseases of maternal origins）是指各类原发于母亲的机体异常，如既往发生的疾病、不良生活史、特异体质以及妊娠期或分娩期并发症等导致的胎儿和新生儿疾病，不包括遗传信息传递所致出生缺陷。它是围生医学领域内的重大主题，也最紧扣“围生精神”。它从孕母和新生儿紧密联系的视角去研究和防治孕母疾病对子代的影响，以期更好地保证母子健康。

“母源性新生儿疾病”从病因起源上可分为三种情况：一是真正原发于母亲的疾病对胎儿和新生儿的影响，即“母病罹子”疾病；二是在妊娠期或围生期发病的一些虽然形式上看是母体的病患，实质上却是起因于妊娠后有了胎儿才发生的疾病，如胎盘早剥、前置胎盘、胎膜早破、妊娠期高血压疾病等，对母子健康均产生严重危害，即“母子共罹”疾病；三是原发于母亲孕前的疾病，在妊娠后加重，并导致胎儿发生疾病，形成母子互相影响的恶性循环，即“母子互罹”疾病。如：系统性红斑狼疮患者一旦妊娠，即可能处于高危状态，易发生流产、死胎、死产等胎儿丢失情况以及胎儿生长受限，也易发生妊娠期高血压疾病。母体疾病种类多、发生率高，孕母除了可以发生常人所有的疾病外，尚有妊娠生育期特有的疾病，孕母机体异常或疾病的种类要远远多过平常女性。常人常见的多发病在孕母有相同甚至更高的发病率，一些疾病都达到百分位的个位甚至十位数以上。因此“母源性新生儿疾病”发生率较高。同时由于胎儿对母体的依赖关系，母体的疾病或异常都可能使子代发生“母源性新生儿疾病”，严重影响和损害新生儿。

“母源性新生儿疾病”概念的确立在围生医学领域内具有显著的预警作用。孕母机体异常病史往往可能提前暴露，使得我们可以预先对母源性疾病的高危人群即“母体异常新生儿”的特别关注，及早采取针对性的防治措施，避免母源性疾病恶化、进展，甚至发生。罹患母源性疾病的新生儿至少占同期住院新生儿总数的 1/3 以上，如果都能够有效预警，妥善防治，必然对 NICU 的工作质量和效果起极大的促进作用。当然充分发挥“母源性新生儿疾病”的预警效果，需要围生医学及相关科学工作者对其深入研究。

加强对“母源性新生儿疾病”的研究，首先要强化相关名词的推广。最经典的范例是 20 世纪 80 年代的专著和教科书中就将“糖尿病产妇所生新生儿”作为独立的病因诊断列为专门章节，实际上已经引起围生医学工作者高度重视、深入认识。鉴此，我们建议：首先，将各种母源性疾病高危人群即各种“母体异常新生儿”的名称加以规范并列为病因诊断，进入新生儿科和产科日常工作语言，并进入相关工作文字，包括医疗文书、论文和著作中。以利于提高围生医学工作者高度警觉性和救治干预的合理性。其次，要构建相关有形理论体系，在系统梳理现有的体会、认识、研究的基础上，形成“母源性新生儿疾病”的专著，并编撰相关教材，举办专门的培训班和学术会议，对新生儿母源性疾病的基础、预防和临床方面的知识、理论、技能进行广泛、系统、深入的阐述和研讨，使“母源性新生儿疾病”的概念在围生医学界及相关领域中深入人心，从而把对母源性新生儿疾病的研究和实践变成新生儿科及相关科学工作者自觉的行动。

本书探索性地构建了“母源性新生儿疾病”的体系，主要参考《实用产科学》（第2版，苏应宽、徐增祥、江森主编）、《实用妇产科学》（第2版，王淑贞主编）、《实用新生儿学》（第4版，邵肖梅主编）的内容体系。本书共4篇35章。第一篇为母源性新生儿疾病总论，有3章，分别介绍了母源性新生儿疾病的概念、流行病学、研究方法、研究意义、研究进展；母源性疾病基础、新生儿母源性综合征。第二篇为孕产期并发症母亲新生儿，分了11章，主要介绍了胎膜和羊水异常、脐带异常新生儿、胎盘异常新生儿、胎母输血综合征新生儿、妊娠剧吐母亲新生儿、妊娠期全身性疾病母亲新生儿、多胎妊娠母亲新生儿、宫内生长受限新生儿、母儿血型不合新生儿、难产母亲新生儿、紧急状况母亲新生儿。第三篇为妊娠合并症母亲新生儿，有14章，分别介绍了妊娠合并心血管疾病、呼吸系统疾病、消化系统疾病、泌尿系统疾病、神经系统疾病、精神性疾病、自身免疫性疾病/结缔组织病、内分泌系统疾病、血液系统疾病、肿瘤、传染病及感染性疾病、性传播疾病、特异体质、遗传性疾病等母亲新生儿。第四篇为医源性和社会性因素异常母亲新生儿，共7章，包括产科镇痛及麻醉对胎儿-新生儿的影响、未成年和高龄母亲新生儿、辅助生殖新生儿、院外出生新生儿、不良嗜好母亲新生儿和用药母亲的新生儿。

本书编撰历时3年，我们邀请了国内围生医学领域相关专家，在充分收集产科和新生儿科国内外诊治进展文献（尤其是最近3年内）的基础上，对上述具体的“母源性新生儿疾病”进行了开创性整理，分别从概述、母亲疾病概况、病理生理、临床表现、诊断和鉴别诊断、治疗、预防等方面深入系统地进行了描述。本书可作为产科和新生儿科围生医学领域专业人员的案头书，并可供基础研究人员参考。希望本书的出版能改变长期以来产科、新生儿科互动协作少的局面。本书不仅可为产科医师预见胎儿和新生儿的可能疾病，提早引入新生儿科医师介入诊治；又可使新生儿科医师更充分地评估母亲疾病对新生儿的影响，加强对新生儿疾病的防治，从而为加强母源性新生儿疾病的诊治并开展相关研究，提供了急需的前沿而系统的专业书籍。

封志纯

于北京

目　录

第一篇　总　论

第二篇　孕产期并发症母亲新生儿

第三篇 妊娠合并症母亲新生儿

第四篇 医源性和社会性因素异常母亲新生儿

本书参考文献请扫描二维码

第一篇

总　　论

第1章 概 论

第一节 母源性新生儿疾病的定义

“母源性（maternal）”一词用于病因学描述，最早见于2007年陆国辉和徐湘民教授主编的《临床遗传咨询》一书中的“母源性代谢性先天畸形（maternal metabolic congenital malformations）”。其定义是孕妇在受孕前或妊娠期体内异常代谢物质对胚胎或胎儿的损害，不包括遗传信息传递所致出生缺陷。典型疾病包括母源性糖尿病综合征（maternal diabetics syndrome，MDS）、母源性苯丙酮尿症（maternal PKU，MPKU）、胎儿酒精综合征（fetal alcohol syndrome, FAS）等。其中MPKU是由于孕妇在妊娠前患有PKU，而又未经治疗或虽经治疗但病情未得到控制，血液中苯丙氨酸呈超标状态，胎儿大脑在宫内受苯丙氨酸损害，导致以智力低下为特征的病变。此处的“母源性”狭义上是指“孕妇体内异常代谢物质”。

胎儿同孕母之间的关系是共生有机体结合的生物楷模。胎儿在母腹中时，是母亲身体的一部分，此时胎儿和母亲是完全的共生关系。胎儿的所有需要由母体即时供应得以满足，胎儿机体的内、外环境直接受母亲机体状况的影响，母体的各类病症都有可能影响新生儿的健康和生命。围生医学工作者早已关注着母体异常导致新生儿疾病的因果关系，不仅是比较浅显易知的母体相关新生儿疾病病因联系，如发生在新生儿的性传播疾病、先天性结核病、戒断综合征、暂时性甲状腺功能亢进等，还对一些更为潜隐的母体相关新生儿疾病病因也逐步予以揭示，如在20世纪70年代之前我国医学院校教科书就有“糖尿病母亲所生新生儿”的章节，描述妊娠合并糖尿病（pregnancy associated with diabetes）或妊娠期糖尿病（gestational diabetes mellitus，GDM）与致死性低钙血症、低血糖症、呼吸窘迫综合征等新生儿病症的联系；20世纪90年代后期我国新生儿科学者在国际上率先注意并证实了胎盘早剥（placental abruption，PA）、前置胎盘（placenta previa，PP）与新生儿弥散性血管内凝血（disseminated intravascular coagulation，DIC）的关系，并在临床上采用抗凝疗法防治DIC，取得杜绝该类患儿死亡的显著效果。显然，从病因学的维度来看，母体异常导致的新生儿疾病完全可以作为一种新的疾病分类，加强对这类疾病的病理机制和防治策略的认识和研究，在理论和实践层面都势在必行。

综上所述，我们可以将“母源性”由“代谢物质异常”引申到“所有的异常”，母源性新生儿疾病（newborn diseases of maternal origins）定义便是：各类原发于母亲机体的异常所导致的新生儿疾病，不包括遗传信息传递所致出生缺陷。在这里，母体的异常是指所有类型的不正常，不只是某些器官、系统或全身性疾病，还包括妊娠期或分娩期并发症以及不良生活史、特异体质和社会或医源性疾病，用“母源性”来归类本类新生儿疾病确实恰如其分。

（封志纯）

第二节 母源性新生儿疾病的分类

主要按母源性病因分类和新生儿疾病病理分类。

一、按母源性病因分类

1. *孕产期并发症新生儿* 母亲机体的异常在妊娠期或围生期发生，虽然形式上看是母体的病患，实质上却是起因于妊娠后有了胎儿才发生的疾病，常见的如PA、PP、胎膜早破（premature rupture of fetal membranes，PROM）、妊娠期高血压疾病（hypertensive disorder complicating pregnancy，HDCP），其对母子健康产生危害，应视为“母子共罹疾病”。其进一步分类见表1-1。

表1-1 常见孕产期并发症新生儿

1. 胎膜和羊水异常新生儿	5. 妊娠期全身性疾病母亲新生儿
·胎膜早破新生儿	·妊娠糖尿病母亲新生儿
·羊水过多母亲新生儿	·妊娠甲状腺功能异常母亲新生儿
·羊水过少母亲新生儿	·妊娠高血压疾病母亲新生儿
2. 脐带异常新生儿	·妊娠期肝内胆汁淤积症母亲新生儿
·脐带脱垂新生儿	·抗磷脂抗体综合征母亲新生儿
·单脐动脉新生儿	·HELLP综合征母亲新生儿
·脐带损伤新生儿	6. 妊娠期营养异常母亲新生儿
·脐带打结新生儿	·妊娠剧吐母亲新生儿
·脐带扭转新生儿	·妊娠暴食母亲新生儿
3. 胎盘异常新生儿	7. 多胎新生儿
·胎盘早剥新生儿	·双胎新生儿
·前置胎盘新生儿	·多胎新生儿
·胎盘形态异常新生儿	8. 难产新生儿
4. 胎母循环异常新生儿	
·胎母输血新生儿	
·胎胎输血新生儿	

2. *妊娠合并症新生儿* 原发于母亲的病症影响新生儿健康，为真正的“母病罹子”。母亲病症种类覆盖所有器官、系统，进一步分类见表1-2。

表1-2 常见妊娠合并症新生儿

1. 心血管疾病合并妊娠新生儿	4. 泌尿系统疾病合并妊娠新生儿
·高血压母亲新生儿	·泌尿系感染性疾病母亲新生儿
·心脏瓣膜疾病母亲新生儿	·慢性肾小球肾炎母亲新生儿
·先天性心脏病母亲新生儿	·肾功能不全母亲新生儿
·心功能不全母亲新生儿	5. 神经系统疾病合并妊娠新生儿
·心律失常母亲新生儿	·癫痫母亲新生儿
·肺动脉高压新生儿	·脊髓损伤母亲新生儿
·心肌病新生儿	·脱髓鞘性疾病母亲新生儿
·感染性心内膜炎新生儿	6. 免疫系统疾病合并妊娠新生儿
2. 呼吸系统疾病合并妊娠新生儿	·系统性红斑狼疮母亲新生儿
·呼吸道感染性疾病母亲新生儿	·抗磷脂综合征母亲新生儿
·哮喘母亲新生儿	·风湿性关节炎母亲新生儿
·急性呼吸窘迫综合征母亲新生儿	·其他结缔组织疾病母亲新生儿
3. 消化系统疾病合并妊娠新生儿	7. 内分泌代谢疾病合并妊娠新生儿
·急性胰腺炎母亲新生儿	·糖尿病母亲新生儿
·急性阑尾炎母亲新生儿	·甲状腺功能低下母亲新生儿
·急性胃肠炎母亲新生儿	·甲状腺功能亢进母亲新生儿
·急性胆囊炎母亲新生儿	·甲状旁腺功能异常母亲新生儿

续表

• 甲状旁腺功能亢进母亲新生儿	• 弓形虫感染母亲新生儿
• 甲状旁腺功能减退母亲新生儿	• 风疹病毒感染母亲新生儿
• 苯丙酮尿症母亲新生儿	• 巨细胞病毒感染母亲新生儿
• 侏儒症母亲新生儿	• 单纯疱疹病毒感染母亲新生儿
8. 血液系统疾病合并妊娠新生儿	• 人乳头状瘤病毒（HPV）感染母亲新生儿
• 血小板减少症母亲新生儿	11. 性传播疾病合并妊娠新生儿
• 贫血母亲新生儿	• 淋病母亲新生儿
• 缺铁性贫血母亲新生儿	• 梅毒母亲新生儿
• 再生障碍性贫血母亲新生儿	• 获得性免疫缺陷综合征母亲新生儿
• 巨幼细胞贫血母亲新生儿	12. 妊娠合并肿瘤母亲新生儿
• 地中海贫血母亲新生儿	• 肿瘤胎盘胎儿转移
• 溶血性贫血母亲新生儿	13. 特异体质母亲新生儿
9. 细菌感染合并妊娠新生儿	• 肥胖母亲新生儿
• 羊膜感染综合征母亲新生儿	• 营养不良母亲新生儿
• B族链球菌感染母亲新生儿	• 过敏体质母亲新生儿
• 李斯特菌病母亲新生儿	• 母儿血型不合新生儿
• MARS感染母亲新生儿	• Rh血型不合新生儿
• 肠杆菌感染母亲新生儿	• ABO血型不合新生儿
• 结核病母亲新生儿	14. 危急重症母亲新生儿
10. 病毒感染合并妊娠新生儿	• 创伤母亲新生儿
• 乙型肝炎母亲新生儿	• 休克母亲新生儿
• TORCH感染母亲新生儿	• 心肺复苏母亲新生儿
	• 多器官功能衰竭母亲新生儿
	15. 其他病症合并妊娠新生儿
	• 器官移植母亲新生儿
	• 口腔疾病母亲新生儿
	• 运动系统疾病母亲新生儿
	• 生殖系统疾病母亲新生儿

3. 医源性和社会因素异常母亲新生儿

社会经济发展带来人们思想观念、生活方式的改变和医疗技术的进步，也拓展了母亲机体异常的范围，仍是原发于母体的病症，也属“母病罹子”性质。常见种类见表1-3。

表1-3 常见医源性和社会因素异常母亲新生儿

1. 产科镇痛及麻醉母亲新生儿	7. 不良嗜好母亲新生儿
	8. 药物成瘾母亲新生儿
2. 院外出生新生儿	9. 吸烟母亲新生儿
3. 未成年母亲新生儿	10. 酗酒母亲新生儿
4. 高龄母亲新生儿	11. 用药母亲新生儿
5. 绝经期后母亲新生儿	12. 剖宫产新生儿
6. 辅助生殖新生儿	

二、按新生儿病理分类

母源性病因导致新生儿疾病临床表现的综合征，其各自内在的病理生理机制是正确实施临床诊治的理论基础。常见种类见表1-4。

应该指出，母源性新生儿疾病发生的同时往往伴随着母子互相影响的恶性循环，如母亲器官功能不全妊娠常伴随器官功能超负荷所致的器官功能衰竭。妊娠合并重症肌无力的孕母中有41%在妊娠期病情加重；30%在产后加重。系统性红斑狼疮患者一旦妊娠，即可能处于高危状态，易发生流产、死胎、死产等胎儿丢失情况及胎儿生长受限，也易发生妊娠期高血压疾病。所以，母源性新生儿疾病又可视为“母子互罹”疾病。

表1-4 常见母源性疾病综合征

1. 缺氧缺血综合征	9. 宫内发育异常
2. 呼吸窘迫综合征	10. 红细胞增多症
3. 休克	11. 新生儿高胆红素血症
4. 弥散性血管内凝血	12. 贫血
5. 脓毒症	13. 内分泌紊乱
6. 早产	14. 内环境紊乱
7. 胎粪吸入综合征	15. 猝死
8. 脑损伤	16. 创伤

（封志纯）

第三节 母源性新生儿疾病的研究方法

一、临床研究

病因未明疾病一般是临床医师最先碰到的，临床医师应用自身的研究和分析方法，往往能为病因研究提供非常有价值的线索。对一种病因不明的疾病，从临床的角度，先找症候群，再对可能的疾病逐个进行鉴别诊断。通过这些步骤，多数疾病可以明确病因和诊断。但对少数可能出现的新的疾病，则无法诊断为任何一种已知的疾病。另外，有些疾病虽能明确诊断，但病因不明。此时，临床医师要细心观察，善于把握疾病的临床特征及患者的某些暴露特征等，可望从中获得病因线索，并可能提出病因假设。如临床医师很容易注意到肺癌患者大多是男性，如果他们还能注意到这些患者多数都吸烟，则可能提出吸烟与肺癌的假设。临床病因研究往往处于病因研究的初级阶段，但目前迅速发展的循证医学为临床病因学研究提供了更为有效的手段。

二、实验研究

实验研究，这里所指的是基础医学实验研究，它是病因研究的重要方法。实验研究的方法和手段繁多，一般可根据已提出的病因假设选择适宜的方法。实验研究能阐明病因作用的机制，动物实验研究对病因假设有验证作用，因此实验研究在病因研究中有非常重要的作用。如在吸烟与肺癌的病因研究过程中，曾经先后在香烟的烟和焦油里证实有苯并芘、砷和一氧化碳等共约 25 种以上的化学致癌物。同时，让狗吸入香烟也成功地使狗发生肺癌。这些结果都强有力地支持了吸烟肺癌学说，但在解释实验研究结果时，要考虑各种原因造成假阳性和假阴性的可能性。同时，要注意从动物实验的结果推论到人时要慎重。

三、流行病学研究方法

流行病学（epidemiology）是研究疾病分布规律及影响因素，借以探讨病因，阐明流行规律，制订预防、控制和消灭疾病的对策和措施的学科，又它是预防医学的一个重要学科。流行病学的研究对象是人群，包括患者和健康人；其任务是探索病因，阐明分布规律，制定防制对策，并考核其效果，以达到预防、控制和消灭疾病的目的。此外，流行病学还有预防疾病、促进健康的任务。研究范围包括：①疾病分布及影响分布的原因；②研究疾病的流行因素和病因；③疾病的自然史（natural history）；④患病概率的预测；⑤研究制订预防对策和措施。

流行病学研究方法分类见图 1-1。

观察法中的描述性研究是通过调查，了解疾病和健康状况在时间、空间和人群间的分布情况，为研究和控制疾病提供线索，为制定卫生政策提供参考。而分析性研究是通过观察和询问，对可能的疾病相关因素进行检验。分析性研究主要包括病例对照研究（case-control study）和队列研究（cohort study）。病例对照研究选取一组患某病的人（病例），再选取另一组没有患某病的人（对照），收集两组人中某一或某几个因素存在的情况，再以统计学方法来确定某一因素是否和该疾病有关及其关联的程度如何。队列研究则是选取一组暴露于某种因素的人和另一组不暴露该因素的人，再经过一段时间后以统计学方法比较两组人患某病的情况（如肺癌），以确定某因素是否和某病有关。一般来说，队列研究比病例 - 对照研究的结论较可靠，但队列研究耗时很长（如研究吸烟和肺癌的关

- 流行病学研究方法
  - 观察法
    - 描述流行病学
      - 现况研究
      - 生态学研究
      - 常规资料收集
      - （生态学研究、常规资料收集：横向或纵向）
    - 分析流行病学
      - 病例对照研究
      - 队列研究
  - 实验法（实验流行病学）
    - 临床试验
    - 现场试验
  - 数理法（理论流行病学）

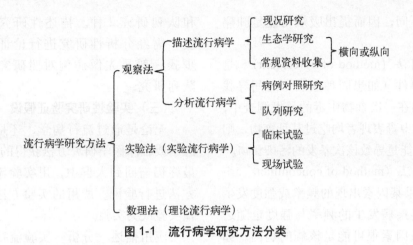

图 1-1 流行病学研究方法分类

系要数十年的时间），需要更多的资源。

实验法是将研究对象分为实验组和对照组，在实验组实施干预措施，在对照组中不采取措施或者应用安慰剂，通过一段时间的随访后，观察各组实验结果的差异，以此评估该干预措施的效果。根据研究对象的不同，该方法分为临床试验（clinical trial）和现场试验（field trial）。临床试验是指在医院或其他医疗照顾环境下进行的试验。临床试验将临床患者随机分为试验组与对照组，试验组给予某临床干预措施，对照组不给予该措施，通过比较各组效应的差别判断临床干预措施效果的一种前瞻性研究。根据设立对照的方法不同将临床试验分为随机对照试验（randomized controlled trial，RCT）、同期非随机对照临床试验、历史对照临床试验、自身对照临床试验、交叉设计对照（cross-over design control）临床试验。现场试验又称干预试验（intervention trial），按照现场试验中接受干预的基本单位不同，又分为社区试验（community trial）和个体试验。社区试验是以未患病的人群为研究对象，以社区为实施单元，试验组给予某预防措施，对照组不给予该预防措施，然后随访两组人群疾病的发生情况，评价措施的效果。个体试验将未患所研究疾病的人群随机分为两组，以个体为施加试验措施的基本单位。每位分配到试验组的个体均给予试验措施，对照组不给予该措施，然后观察两组人群结局的发生情况，评价措施效果。

流行病学研究在病因学研究中占有举足轻重的地位。从假设的提出到最后论证的各个阶段，流行病学都有独到的研究方法。

病因学研究方法如下。

（一）描述性研究提出假设

提出假设是病因研究的起点。流行病学通过研究疾病的三间分布，可从疾病在人群中的分布特征提出病因线索。临床的个案病例报告和系列病例分析亦属描述性研究的范畴，它常是临床医师提出病因假设的重要途径。

病因假设的建立必须从实际出发，必须建立在已有的调查资料、别人的经验、对疾病自然史的了解及其他相关资料的基础上，决不能凭空臆断。在形成病因假设的思维、分析和推理中，常应用 19 世纪著名哲学家 J.S.Mill 的逻辑推理方式。

1. *求异法*（method of difference） 是指在事件发生的不同情况之间（如对群体而言，发病率高与低之间；对个体而言，发病者与不发病者之间）寻找不同的线索。如肺癌发病率高的人群与发病率低的人群的吸烟率不同，因而提出吸烟可能是肺癌的病因假设。

2. *求同法*（method of agreement） 是指在相同事件（如患同种疾病）之间寻找共同点。如在一次食物中毒的暴发调查中，发现所有有中毒表现者均吃过某种食物，则该食物就可能是导致该次暴发的污染食物。

3. *共变法*（method of concomitant variation） 如果某因素出现的频率或强度发生变化时，某疾病发生的频率与强度也随之变化，则该因素很可能是该病的病因。如对温州散发性脑炎的调查表明，这种散发性脑炎的发生率与该地咪唑类驱虫药驱虫净（TMS）的销售情况一致。因而提出这种驱虫药可能与这种脑炎有关。

4. *类推法*（method of analogy） 当一种病因未明疾病的分布与另一种病因已清楚的疾病的分布相似时，则推测这两种疾病的病因可能一致。如非洲的Burkitt淋巴瘤的分布与黄热病的分布相一致，因而推测Burkitt淋巴瘤可能也是一种由埃及伊蚊传播的病毒性疾病。

5. *排除法*（method of exclusion） 在临床诊断及暴发原因的调查中，常用排除法进行逻辑推理，帮助形成假设。

在病因假设的逻辑推理过程中，不仅要灵活运用上述方法，而且必须具备有关生物学、医学及其他学科的知识与经验。

（二）分析性研究检验假设

常用的分析性研究有病例对照研究和队列研究2种。描述性研究提出的假设，需经分析性研究进行论证。论证的步骤一般是先做病例对照研究，然后做队列研究。

（三）实验性研究验证假设

无论是通过流行病学，还是通过实验医学或临床医学研究方法获得的病因假设，最终仍需回到人群中，用实验流行病学的方法进行验证。所用的实验方法多数是干预实验或类实验。

应用描述—分析—实验流行病学的方法研究病因，是流行病学病因研究的“三部曲”。如在长时间的吸烟与肺癌关系的研究中，先后应用了描述性研究（包括现况研究和生态学研究）、分析性研究（包括病例对照研究和队列研究）和实验性研究，是巧妙运用流行病学方法探讨慢性病病因的范例。

研究方法包括监测、观察、假设检验、分析研究及实验等。“分布”涉及被研究人群的时间、地区、不同人群的分析。“决定因素”指影响健康的所有物理、生物、社会、文化以及行为因素。“健康状况”包括疾病、死因、行为如吸烟、对于预防措施的反应以及健康服务的提供和使用情况。“特定人群”指的是那些有某些特征的人群，即研究所关注的人群。“防治疾病及促进健康”指明了流行病学的研究目的——促进、保护、恢复健康。

（封志纯）

第四节 母源性新生儿疾病研究的意义

“母源性新生儿疾病”是围生医学领域内最贴切“围生精神”的主题。一直以来，围生医学即产科和新生儿科医疗工作者都在探寻能使两个科“围”在一起的学术结合部位。目前，比较理想的有新生儿复苏主题，其在产房进行，儿科医师进产房已经成为妇幼健康服务的一项常规制度。但此项目工作面比较局限，以儿科医师为产科保驾的成分为主，产科医师或助产士主动介入的主动性尚待提高。还有出生缺陷干预主题，遗传病因及其检测技术是产科、儿科，以及医学遗传学工作者共同的领域。

不过，在防控工作层面，虽然孕前、产前、出生后三级策略已经成为围生工作者的共识，但产科、儿科在各阶段的交割点也比较明确，重叠点并不多。母源性新生儿疾病主题内容涵盖了围生重症、围生感染、围生营养、早产和早产儿等产科、新生儿科的围生期母子安全重点话题，从产科和新生儿科结合的视野去研究和防治母儿疾病的相互影响、相互联系，促进产科、新生儿科理论和技术的协调进步，是最需要、也最适合产科、儿科紧密相"围"的领域。

"母源性新生儿疾病"也是围生医学领域内重大的主题。母源性病因有孕产期特有的疾病，孕母机体异常的类别要远远多过平常女性；母源性病因的发生率高，常见的多发病在孕母有相同甚至更高的发病概率，一些疾病都达到百分位的个位甚至十位数以上（表1-5）。而且，母源性病因对新生儿健康的危害性大，所有母源性病因都有可能对子代产生影响或损害；它们导致的新生儿疾病病死率和致残率均很高，对新生儿的生命健康和生存质量威胁十分严重。澳大利亚南威尔士和堪培拉围生协作网资料显示：4454例胎龄小于32周的极早产儿中，母孕史有HDCP的占19.1%、产前出血的占24.9%、胎膜早破的占23.7%、保胎治疗的占37.8%。我国有关孕产期并发症资料证实，PA或PP产科出血新生儿中，早产儿为94.32%，低出生体重儿为80.85%，窒息儿为79.43%，HIE为63.12%，颅内出血为31.91%，心肌损害为56.03%，心力衰竭为41.84%，休克为56.74%，贫血为61.70%，DIC为82.98%，酸中毒为65.00%，硬肿症为64.54%，RDS为50.35%，呼吸暂停为51.06%。PROM者产前感染发生率是未破膜者的10倍，其产后感染可高达100倍；早产合并未足月PROM占30%；足月PROM的难产为56%；胎儿窘迫为33.3%，新生儿窒息为13.2%；发生在妊娠中期的PROM，胎儿肺发育不良检出率为16%，破膜发生于妊娠＜25周的严重羊水过少超过14d以上者，肺发育不良的检出率可达80%，足月PROM新生儿25%发生各种感染性疾病，9.7%发生呼吸窘迫综合征。HDCP早产为11.6%、胎儿生长受限（FGR）为11.8%、低出生体重儿为12.0%、新生儿窒息为12.1%、胎儿窘迫为13.9%、围生儿死亡率为3.0%，其中严重并发症组母亲这

表1-5 新生儿疾病部分母源性病因的流行病学简况

妊娠期高血压疾病（HDCP）	世界范围发病率为3%～8%。加拿大发病率为5%，美国发病率6%～8%。我国1998年流行病学调查结果总的发病率为14.4%
妊娠期糖尿病（GDM）	近期的流行病学调查显示，美国的GDM发病率超过9%；亚洲国家GDM发病率在3%～21.2%；南部意大利和北部印度的GDM的发病率分别高达27.5%和41.9%。我国女性中，糖尿病发病率为11.0%，其中明确诊断者仅为3.4%，未诊断的糖尿病发生率达7.6%（JAMA, 2013,310:948-959）
胎盘早剥（PA）	美国的发病率为0.6 %～1%，北欧国家的发病率为0.4%～0.5%，南亚国家的发病率为3.5%～3.8%
胎膜早破（PROM）	足月单胎PROM发生率为8%；单胎妊娠PROM发生率为2%～4%，双胎妊娠PROM发生率为7%～20%（中国实用乡村医生杂志,2016,23,33-37）。PROM导致将近1/3的早产
妊娠合并血小板减少性紫癜	国外文献报道妊娠合并血小板减少的发生率为6%～10%
妊娠合并甲状腺疾病	我国妊娠早期妇女甲状腺疾病患病率高达17.6%

续表

妊娠合并乙型肝炎病毒感染	孕妇产前检查乙肝表面抗原（HBsAg）阳性率为 11.2% ～ 12.5%，其中 e 抗原（HBeAg）同时阳性者占 20% ～ 30%，而在 20 ～ 25 岁的妊娠妇女中 HBsAg、HBeAg 双阳性者超过 30%。我国每年约有孕妇 648 万人，按上述携带率计算，即每年有 72 万～ 80 万名孕妇携带 HBV
妊娠期 TORCH 感染	妊娠期 CMV 感染在发达国家为 42.3% ～ 68.3%，发展中国家超过 95%（PloS one,2014,9, e107645）。澳大利亚、比利时、法国、德国、美国的血清巨细胞病毒（CMV）阳性率为 40% ～ 60%，巴西、中国台湾、土耳其、卡塔尔、沙特 CMV 血清阳性率＞ 90%。弓形虫血清抗体阳性率为 10% ～ 80%。其中欧洲为 11%，南美 77%
妊娠合并肥胖	近期报道，31.9% 的美国育龄妇女患有肥胖，55.8% 超重。WHO 估计欧洲 23% 以上女性患有肥胖。非洲和东南亚的女性肥胖率是男性的 2 倍
妊娠期吸烟	美国最低的加利福尼亚州 1.8%，最高的西弗吉尼亚州 27.1%。英格兰西伦敦最低至 1.4%，东北部最高达 25.8%。北欧的丹麦 12.5%，挪威 16.5%，芬兰 15%，瑞典 6.9%

些指标则分别高达 76.9%、69.9%、80.3%、58.1%、54.6%、28.4%。

“母源性新生儿疾病”更是围生医学领域内预警效果显著的主题。孕母机体异常病史往往提前暴露，使得我们可以预先对母源性新生儿疾病的高危人群特别关注，及早采取针对性的防治措施，避免母源性新生儿疾病发生、进展、恶化。如最经典的 GDM，其新生儿畸形、巨大儿、心脏扩大、红细胞增多症及高胆红素血症、新生儿呼吸窘迫综合征、低钙血症、低血糖的发生率都很高，常可导致新生儿猝死；由于加强糖尿病孕妇管理，以及产后新生儿的特别管理，其母源性新生儿疾病的发生率、死亡率都明显下降。我们较早针对 PA、PP 和 PROM 新生儿采取防治措施，有效减少了相应母源性新生儿疾病的出现，或降低了病情危重程度、缩短了住院时间，基本避免了因之导致的死亡。在新生儿重症监护病房（neonatal intensive care unit，NICU），仅 PA 新生儿和 PROM 新生儿就分别占同期住院新生儿总数的 4.41% 和 21.42%；所有母源性新生儿疾病患儿应至少占同期住院新生儿总数的 1/2 左右。如果都能够有效预警，妥善防治，“上医治未病”，必然对 NICU 的工作质量和效果起极大的促进作用。

从临床的角度来看，有效预警的前提是全面的病史采集，特别是孕产史和出生史的采集。实现完整病史采集的本身也考验围生精神及产科、儿科合作实践的质量，尤其是实行新生儿转运的单位，除了转运小组有责任做好病史采集工作，病区接诊医师也应该具备随时用通讯联络手段补充病史的主动意识。

（封志纯）

第五节 加强母源性新生儿疾病的研究

虽然我国围生医学界早就注意到一些种类的母源性新生儿疾病，但迄今对其研究还处于“三有三少”的状态。一是产科有作为，新生儿科关注少。无论是在妇产科学会还是在围生学会的产科专家都对一些母源性病因有一定程度的重视，许多单位或专家在HDCP、PA、PROM等专题都有积极作为。但新生儿科却鲜有响应，相对比较沉寂。二是现象有观察，规律探求少。研究多局限在描述性的分析，缺乏有深度的机制和干预研究。三是单位有动作，多方协作少。除HDCP协作组外，妇产、新生儿科在此方面都缺乏多中心前瞻性研究，循证级别都不高。因此，目前研究涉及的母源性新生儿疾病种类还十分有限，对于母源性新生儿疾病危害及其机制的认识也不够系统深入，亟待加强。

加强“母源性新生儿疾病”的研究，前提是应该大力增强对其关注程度。首先要强化相关名词的推广。最经典的范例是20世纪80年代的专著和教科书中就将“糖尿病产妇所生新生儿”作为独立的病因诊断列为专门章节，实际上已经由此获得了引起围生医学工作者高度重视、妥善处置的效果。鉴此，我们建议，首先将各种母源性新生儿疾病的名称加以规范并列为病因诊断，进入新生儿科和产科日常工作语言，并进入相关工作文字，包括医疗文书、论文和著作中，以利于提高围生医学工作者高度警觉性和救治处理的合理性。其次，要构建相关有形理论体系，在现有体会、认识、研究、归纳的基础上，形成母源性新生儿疾病的专著、教材，举办专门培训班和学术会议，对母源性新生儿疾病的基础、预防和临床方面的知识、技术、技能进行系统的阐述和研讨，使母源性新生儿疾病的概念在业界深入人心，从而把对母源性新生儿疾病的研究和实践变成新生儿科及相关科学工作者自觉的行动。

母源性新生儿疾病属于临床医学研究的范围，要特别注重应用循证医学的研究方法。20世纪90年代以来，循证医学（evidence based medicine，EBM）正在改变着沿袭千古的医学实践模式。从事母源性新生儿疾病研究者，十分有必要学习EBM的思想，掌握循证实践需要的基本知识和技能，并在临床科研中重视循证，生产高质量的研究证据，不断获得有关病因、诊断、治疗、预后及其他相关的重要信息，从而尽最大可能捕捉到可靠的事实证据来解决各种各样的临床问题。

EBM与传统医学实践的关键区别在于对证据的定义和定位不同。第一，一般认为，直接可以用于指导医学实践的证据来自以人为基本研究单位的关于疾病和健康一般规律的医学观察和科学研究。第二，系统性的人群研究证据的可靠性一般好于非系统性的病例观察和个人经验。第三，不同种类的研究设计适宜研究的问题不同，提供证据的质量也各不相同。随机对照试验（randomized controlled trial，RCT）不是提供所有证据的唯一适宜方法，回答不同的临床问题应使用不同的研究设计。评价干预措施的效果和常见不良反应的最佳证据来自RCT；研究常见病因和疾病预后的最佳设计是前瞻性研究；研究罕见疾病的病因，切实可行的设计是病例对照研究；评价诊断方法的准确性，只需横断面研究；罕见的毒副作用却常来自个案报道的提示。第四，多数学者认为，对于同一种设计类型的原始证据，综合多个高质量原始研究结果的系统综述的证据质量应高于单个小样本的原始研究。所以，系统综述适于总结各类问题的原始研究。第五，即使研究设计类型相同，证据的质量也会有差别，证据质量主要取决于该研究的设计和实施的质量。

总之，EBM强调医学实践必须基于所获取的最好的证据，循证意味着利用当前最佳研究证据来指导临床和预防决定，而不是有一些研究结果支持就叫循证。反观我国，不单是在母源性新生儿疾病的研究方面，而且是在围生医学整个研究领域内，生产高质量研究证据的活动迄今仍不活跃。

我们需要从母源性新生儿疾病这一适合各个不同层级医疗保健机构共同参与的研究主题开始，利用我们拥有的庞大研究对象资源，充分开展循证实践，大胆假设、小心求证，在获取最佳证据的基础上制订临床决策。

21世纪新技术浪潮的兴起，信息技术、生物技术和新材料技术迅猛发展，带来了医学科技的新的飞跃。除现今已经深度融入围生医学中的现代影像、电生理、生物化学、免疫学、遗传学等技术之外，后基因时代快速发展的组学技术对临床医学的渗透也应该引起产科、儿科工作者的特别关注，高度强化蛋白质组学、代谢组学在围生医学领域特别是母源性病因主题中应用的研究和实践活动。

蛋白质组学（proteomics）是指应用各种手段来研究蛋白质组的一门新兴学科，包括蛋白质组表达模式的研究、蛋白质组功能模式的研究。其目的是从整体的角度分析细胞内动态变化的蛋白质组成成分、表达水平与修饰状态，了解蛋白质之间的相互作用与联系，揭示蛋白质功能与生命活动规律，从时间、空间、量效方面上动态、整体深入地研究生理状态下同一组织细胞在不同发育阶段或同一组织细胞在不同个体间或同一基因组在不同组织细胞间，以及病理情况下同一疾病的不同发展阶段的蛋白质表达模式和功能模式的变化，揭示一些重要的生命现象和一些重大疾病的发生发展规律。蛋白质组学在产科领域中主要应用于发病机制及生物标志物的研究。运用蛋白质组学技术鉴定出的差异蛋白已被证实可以用于阐述HDCP、PROM、绒毛膜羊膜炎（chorioamnionitis）等妊娠并发症的病理生理的分子基础，也可以作为这些疾病的早期诊断的指标，有助于早期诊断和干预。

代谢组学采用高分辨率磁共振（nuclear magnetic resonance，NMR）或质谱分析（mass spectrometry，MS）技术及数据分析手段对样本中的小分子代谢物进行分析，获得与疾病发生发展密切相关的特征性代谢物谱，对疾病的预防、诊断、治疗和预后等发挥了重要的作用。已有文献报道了代谢物在胎儿、胎盘、孕妇及三者间动态相互作用的研究，已经发现母体血浆、尿液和羊水中特征性的代谢物谱可预测胎儿畸形，母体血浆代谢组学可预测子痫前期的发生和类型，胎盘和脐血代谢组学可预测胎儿宫内缺氧和发育状况，阴道代谢组学可预测早产的发生。代谢组学技术对研究母源性新生儿疾病的发生、发展和预后具有重要的指导意义。

（封志纯）

第 2 章
母源性疾病基础

第一节　受精卵及胎儿的发育

妊娠（pregnancy）是胚胎（embryo）和胎儿（fetus）在母体内发育成长的过程。成熟卵子受精（fertilization）是妊娠的开始，胎儿及其附属物自母体排出是妊娠的终止。妊娠是非常复杂、变化极为协调的生理过程。

孕周从末次月经第 1 日开始计算，通常比受精时间提前 2 周，比着床提前 3 周；全过程约为 280d，即 40 周。为便于掌握妊娠不同时期的特点，临床将妊娠全过程分为 3 个时期：妊娠 13 周末之前称早期妊娠；第 14 ～ 27 周末称为中期妊娠；第 28 周及其后称晚期妊娠。

妊娠满 28 周至不满 37 周（196 ～ 258d）分娩称早产；妊娠满 37 周至不满 42 足周（259 ～ 293d）间分娩称足月产（term delivery），其中妊娠满 42 周及其后（294d 及以上）分娩称过期产。

一、受精及受精卵发育、输送与着床

精液射入阴道内，精子经宫颈管、子宫腔进入输卵管。卵子（次级卵母细胞）从卵巢排出，经输卵管伞部进入输卵管内，与停留在输卵管处等待的精子相遇，此时精子头部顶体外膜破裂，释放出顶体酶，溶解卵子外围的放射冠和透明带，同时进入卵子内。随后卵子迅速完成第二次减速分裂形成卵原核，卵原核与精原核融合，核膜消失，染色体相互混合，完成受精过程，受精卵的形成标志诞生新生命。

受精后 30h，受精卵向宫腔方向移动的同时开始进行有丝分裂，受精后 72h，分裂成由 16 个细胞组成的实心细胞团，称桑椹胚，随后早期囊胚形成。约在受精后第 4 日，早期囊胚进入子宫腔。在受精后第 6 ～ 7 日，囊胚透明带消失之后侵入子宫内膜，即受精卵着床（图 2-1）。

二、胎儿发育及其生理特点

（一）不同孕周胎儿发育的特征

以 4 周（一个妊娠月）为一个孕龄单位以便描述胎儿发育的特征。受精后 8 周（即妊娠 10 周）内的人胚称为胚胎，是器官分化、形成的时期。受精后第 9 周（即妊娠第 11 周）起称胎儿，是其各器官进一步生长渐趋成熟时期。胎儿发育特征如下：

妊娠 4 周末（即受精后 2 周末）：可以辨认胚盘与体蒂。

妊娠 8 周末：胚胎初具人形，胎头占整个胎体一半。能分辨出眼、耳、鼻、口。B 型超声可见早期心脏形成并有搏动。

妊娠 12 周末：胎儿身长约 9cm，体重约 20g。外生殖器已发生，部分可辨出性别。胎儿肠管已有蠕动，四肢可活动，指（趾）已分辨清楚，指（趾）甲形成。

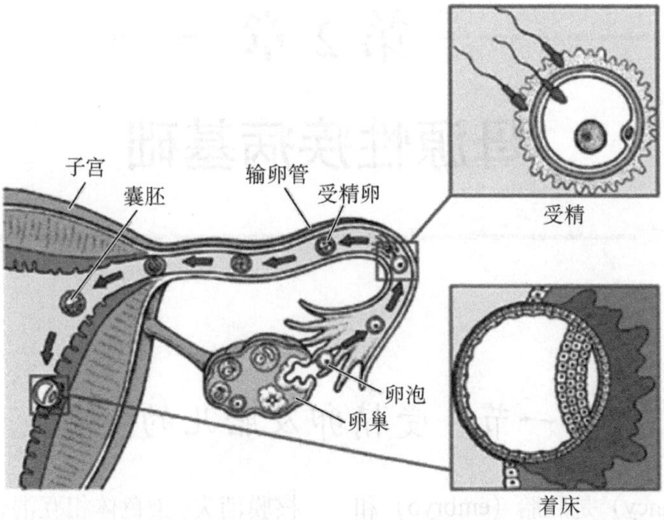

图 2-1 受精及受精卵发育、输送与着床

妊娠 16 周末：胎儿身长约 16cm，体重约 100g。从外生殖器可确定胎儿性别。头皮已长出毛发，皮肤菲薄，呈深红色，无皮下脂肪。胎儿开始出现呼吸运动。除胎儿血红蛋白外，开始形成成人血红蛋白。部分经产妇已能自觉胎动。

妊娠 20 周末：胎儿身长约 25cm，体重约 320g。皮肤暗红，全身覆有胎脂并有毳毛，肢体活动较明显，开始出现吞咽、排尿功能（图 2-2）。

妊娠 24 周末：胎儿身长约 30cm，体重约 630g。各脏器均已发育，皮下脂肪开始沉积，皮肤仍呈皱缩状，出现眉毛及睫毛。由于缺少肺泡表面活性物质，出生后很难存活。

妊娠 28 周末：胎儿身长约 35cm，体重约 1 000g。皮下脂肪沉积不多。皮肤粉红，有时可有胎脂。四肢活动好。可以有呼吸运动，但肺泡Ⅱ型细胞产生的表面活性物质含量较少，出生后易患呼吸窘迫综合征。若能加强护理，可能存活。

妊娠 32 周末：胎儿身长约 40cm，体重约 1 700g。皮肤深红，面部毳毛已脱落。生活力尚可。出生后注意护理，可以存活。

妊娠 36 周末：胎儿身长约 45cm，体重约 2 500g。皮下脂肪较多，毳毛明显减少，面部皱褶消失。指（趾）甲已达指（趾）端。出生后能啼哭及吸吮，生活力良好。此时

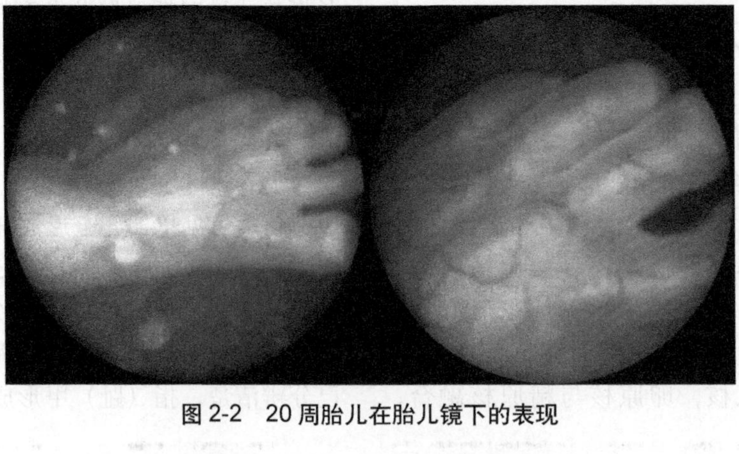

图 2-2 20 周胎儿在胎儿镜下的表现

出生基本可以存活。

妊娠 40 周末：胎儿身长约 50cm，体重为 3 000 ～ 3 400g。发育已成熟，胎头双顶径值＞ 9cm，皮肤粉红色，皮下脂肪多，头发粗。外观体形丰满，除肩、背部有时尚有毳毛外，其余部位的毳毛均脱落。足底皮肤有纹理，指（趾）甲超过指（趾）端。男性胎儿睾丸已降至阴囊内，女性胎儿大、小阴唇发育良好。出生后哭声响亮，吸吮能力强，能很好存活。

（二）胎儿的生理特点

1. *循环系统*　胎儿循环不同于成人，营养供给和代谢产物排出均需胎盘转输后由母体完成。由于胎儿期肺循环阻力高及胎盘脐带循环的存在，胎儿期的心血管循环系统不同于新生儿的心血管循环系统。

（1）解剖学特点：脐血管由一条脐静脉、两条脐动脉组成。①来自胎盘的血液经脐静脉进入肝及下腔静脉，出生后胎盘循环停止，脐静脉闭锁成肝圆韧带，脐静脉的末支静脉导管在出生后闭锁成静脉韧带；②来自胎儿的血液经脐动脉注入胎盘与母血进行物质交换，出生后脐动脉闭锁，与相连的腹下动脉形成腹下韧带；③动脉导管位于肺动脉及主动脉弓之间，出生后肺循环建立后，肺动脉血液不再流入动脉导管，动脉导管闭锁成动脉韧带；④自主呼吸建立后，左心房压力增高，卵圆孔于出生后数分钟开始关闭，多在出生后 6 个月完全闭锁（图 2-3）。

（2）血液循环特点：①来自胎盘的血液进入胎儿体内分为 3 支：一支直接入肝，一支与门静脉汇合入肝，此两支的血液经肝静脉入下腔静脉；另一支为静脉导管直接入下腔静脉。下腔静脉是混合血，有来自脐静脉含氧量较高的血液，也有来自胎儿身体下半身含氧量较低的血液。②卵圆孔位于左右心房之间，由于卵圆孔开口处正对着下腔静脉入口，下腔静脉进入右心房的血液绝大部分经卵圆孔进入左心房。而上腔静脉进入右心房的血液流向右心室，后进入肺动脉。③肺循环阻力较大，肺动脉血液大部分经动脉导管流入主动脉，仅部分血液经肺静脉进入左心房。左心房血液进入左心室，继而进入主动脉直至全身后，经腹下动脉再经脐动脉进入胎盘，与母血进行气体及物质交换。可见胎儿体内无纯动脉血，而是动静脉混合血。进入肝、心、头部及上肢的血液含氧量较高及营养较丰富以适应需要。注入肺及身体下半部的血液含氧量及营养较少（图 2-3）。

2. *血液系统*

（1）红细胞生成：胎儿血液循环红细胞生成约于受精后 3 周末建立，其红细胞主要来自卵黄囊。于妊娠 10 周开始，肝是红细胞生成的主要器官，以后骨髓、脾逐渐具有造血功能。妊娠足月骨髓产生 90% 红细胞。妊娠 32 周红细胞生成素大量产生，故妊娠 32 周以后的新生儿的细胞数均增多，约为 6.0×10^{12}/L。胎儿红细胞的生命周期短，仅为成人周期 120d 的 2/3，故需不断生成红细胞。

（2）血红蛋白生成：在妊娠前半期均为胎儿血红蛋白，至妊娠最后 4 ～ 6 周，成人血红蛋白增多，至临产时胎儿血红蛋白仅占 25%。

（3）白细胞生成：妊娠 8 周以后，胎儿血液循环出现粒细胞。妊娠 12 周，胸腺、脾产生淋巴细胞，成为体内抗体的主要来源。构成防止病原菌感染及对抗外来抗原的又一道防线。妊娠足月时白细胞计数可高达（15 ～ 20）$\times10^{9}$/L。

3. *呼吸系统*　胎儿期胎盘代替肺脏功能，母儿血液在胎盘中进行气体交换，但出生前胎儿已完成呼吸道（包括气管直至肺泡）、肺循环及呼吸肌的发育。妊娠 11 周时超声可见胎儿胸壁运动，妊娠 16 周时出现呼吸运动，能使羊水进出呼吸道。新

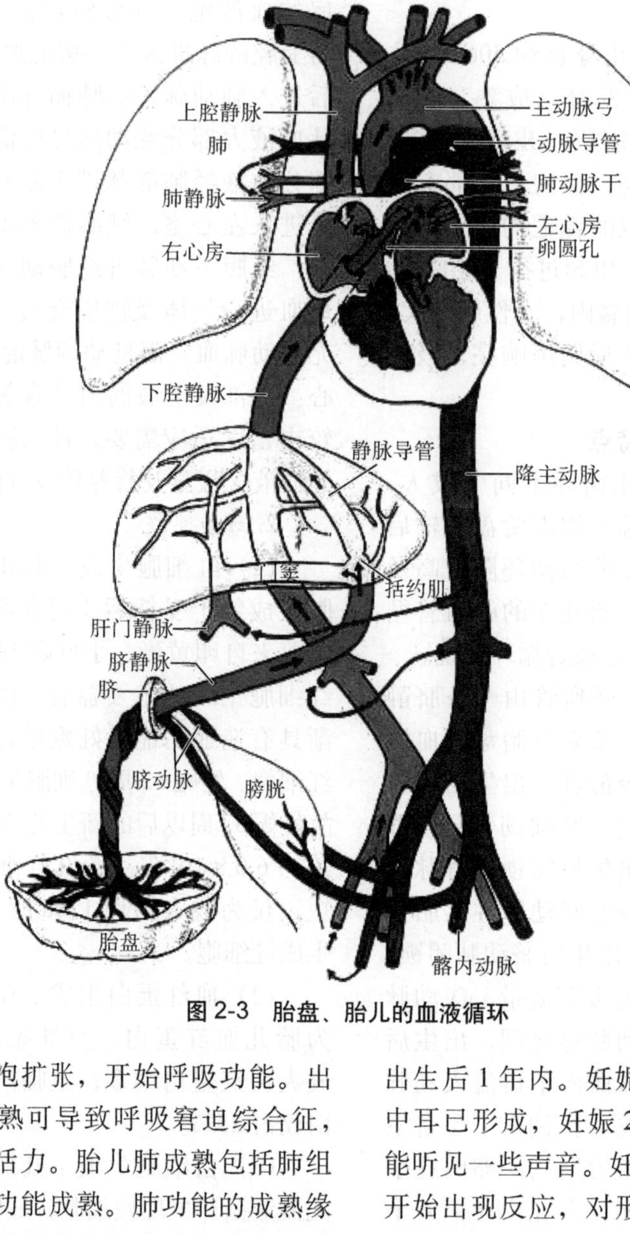

图 2-3 胎盘、胎儿的血液循环

生儿出生后肺泡扩张，开始呼吸功能。出生时胎肺不成熟可导致呼吸窘迫综合征，影响新生儿存活力。胎儿肺成熟包括肺组织结构成熟及功能成熟。肺功能的成熟缘于Ⅱ型细胞内板层小体能合成卵磷脂和磷脂酰甘油肺等表面活性物质。表面活性物质能降低肺泡表面张力，有助于肺泡扩张。因此，通过检测羊水中卵磷脂及磷脂酰甘油值，可以判断胎肺成熟度。另外，糖皮质激素可刺激肺表面活性物质产生。

4. *神经系统* 胎儿大脑随妊娠进展逐渐发育；胚胎期脊髓已长满椎管，但随后的生长缓慢。妊娠6个月时，脑脊髓和脑干神经根的髓鞘开始形成，但主要发生在出生后1年内。妊娠中期，胎儿内、外及中耳已形成，妊娠24～26周胎儿在宫内能听见一些声音。妊娠28周，胎儿眼对光开始出现反应，对形象及色彩的视觉出生后才形成。

5. *消化系统*

(1)胃肠道：妊娠11周时小肠已有蠕动，至妊娠16周胃肠功能基本建立，胎儿可吞咽羊水，吸收水分、氨基酸、葡萄糖及其他可溶性营养物质。

(2)肝：胎儿肝内缺乏许多酶，以致不能结合因红细胞破坏产生的大量游离胆红素。胆红素经胆道排入小肠氧化成胆绿素，胆绿素的降解产物导致胎粪呈黑绿色。

6. *泌尿系统*　妊娠 11 ～ 14 周时胎儿肾已有排尿功能，妊娠 14 周胎儿膀胱内已有尿液。胎儿通过排尿参与羊水循环。

7. *内分泌系统*　胎儿甲状腺于妊娠第 6 周开始发育，约在妊娠 12 周已能合成甲状腺激素。甲状腺对胎儿各组织器官的正常发育均有作用，尤其是大脑的发育。妊娠 12 周至整个妊娠期，胎儿甲状腺对碘的蓄积高于母亲，因此孕期补碘要慎重。胎儿肾上腺发育良好，其重量与胎儿体重之比远超过成年人，且胎儿肾上腺皮质主要由胎儿带组成，能产生大量甾体激素，与胎儿肝、胎盘、母体共同完成雌三醇的合成。妊娠 12 周时胎儿胰腺开始分泌胰岛素。

8. *生殖系统及性腺分化发育*　胎儿的性别由性染色体决定。胎儿的性腺发育对胎儿性别表型也起辅助作用。性染色体 XX 或 XY 在受精卵形成时已经确定，胚胎 6 周内胎儿的性别尚不能区分。此后在 Y 染色体的作用下，原始生殖细胞逐渐分化为睾丸。睾丸形成后刺激间质细胞分泌睾酮，促使中肾管发育，支持细胞产生副中肾管抑制物质，使副中肾管发育受到抑制而退化。外阴部 5α- 还原酶使睾酮衍化为二氢睾酮，外生殖器向男性分化发育。男性胎儿睾丸于临产前才降至阴囊内，右侧睾丸高于左侧且下降较迟。若胚胎细胞不含 Y 染色体，原始生殖细胞分化为卵巢，因缺乏副中肾管抑制物质，致使副中肾管系统发育，形成阴道、子宫、输卵管。外阴部缺乏 5α- 还原酶，外生殖器向女性分化发育。

（韦红卫　潘新年　原鹏波　赵扬玉）

第二节　胎盘及其附属物

胎儿附属物是指胎儿以外的组织，包括胎盘、胎膜、脐带和羊水，它们对维持胎儿宫内的生命及生长发育起重要作用。

一、胎盘

胎盘（placenta）是母体与胎儿间进行物质交换的器官，是胚胎与母体组织的结合体。由胎儿的部分羊膜和叶状绒毛膜以及母体部分的底蜕膜构成。

（一）胎盘的形成

1. *羊膜*　构成胎盘的胎儿部分，是胎盘的最内层。羊膜是附着在胎盘胎儿面的半透明薄膜。羊膜光滑，无血管、神经及淋巴，具有一定的弹性。正常羊膜厚 0.02 ～ 0.05nm，电镜可见上皮细胞表面有微绒毛，使羊水与羊膜间进行交换。

2. *叶状绒毛膜*　为胎盘的主要结构。晚期囊胚着床后，着床部位的滋养层细胞迅速分裂增生，内层为细胞滋养细胞，是分裂生长的细胞；外层为合体滋养细胞，是执行功能的细胞，由细胞滋养细胞分化而来。在滋养层内面有一层细胞称胚外中胚层，与滋养层共同组成绒毛膜。与底蜕膜接触的绒毛营养丰富发育良好，成为叶状绒毛膜。

叶状绒毛膜形成历经 3 个阶段。①初级绒毛：绒毛表面长出呈放射状排列的合体滋养细胞小梁，绒毛膜深部增生活跃的细胞滋养细胞伸入其中，形成合体滋养细胞小梁的细胞中心索；②次级绒毛：指初级绒毛继续增长胚外中胚层长入细胞中心索，形成间质中心索；③三级绒毛：约在受精后第 3 周末，胚胎血管长入间质中心，绒毛血管形成。一个初级绒毛干及其分支形成一个胎儿叶，一个次级绒毛干及其分支形成一个胎儿小叶。每个胎盘有 60 ～ 80 个胎儿叶，200 个胎儿小叶（图 2-4）。

每个绒毛干中均有脐动脉和脐静脉的分支，随着绒毛干不断分支，脐血管越来越细，最终形成胎儿毛细血管进入的三级

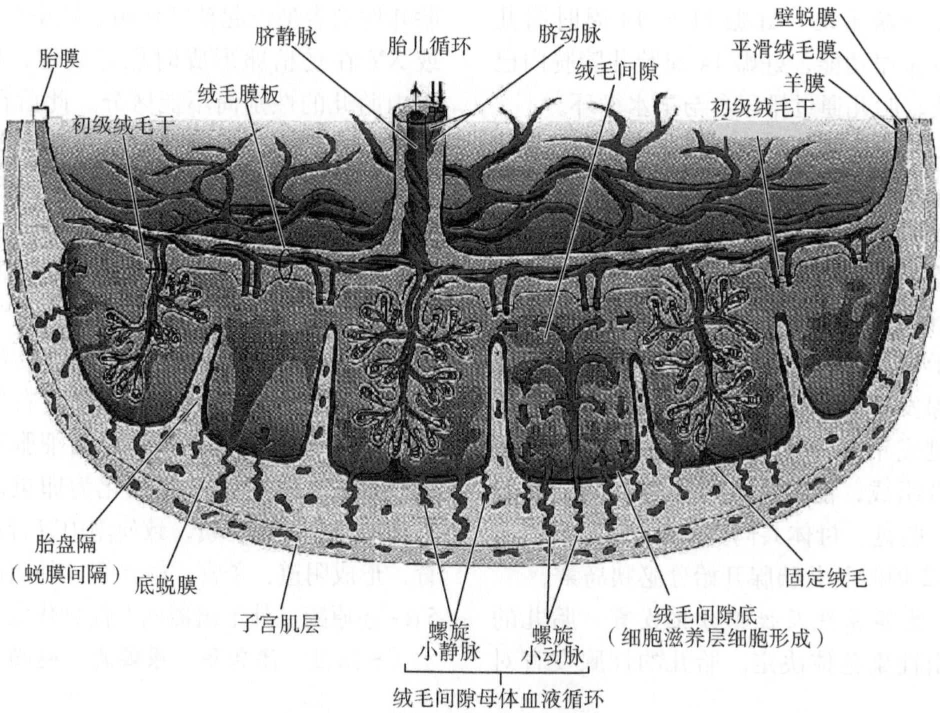

图 2-4 胎盘结构与胎儿 - 胎盘循环模式

绒毛，从而建立起胎儿 - 胎盘循环。绒毛之间的间隙称绒毛间隙。滋养细胞侵入子宫壁的过程中，子宫螺旋血管破裂，直接开口于绒毛间隙，绒毛间隙充满母体血液，游离绒毛悬浮于其中，母胎之间的物质交换于此处进行（图 2-4）。

妊娠晚期，母胎之间有一个巨大的交换面积，母体子宫螺旋血液以每分钟约 500ml 流量进入绒毛间隙，胎儿血液同样以每分钟约 500ml 流量流经胎盘；妊娠足月，胎盘的绒毛表面积达 12 ～ 14m^2，相当于成人肠道总面积。胎儿体内含氧量低、代谢废物浓度高的血液经脐动脉流至绒毛毛细血管，与绒毛间隙中的母血进行物质交换后，脐静脉将含氧量高、营养物质丰富的血液带回胎儿体内，以保证胎儿宫内生长发育。胎儿血和母血不直接相通，之间隔有绒毛毛细血管壁。绒毛间质及绒毛滋养细胞层，构成母胎界面，起胎盘屏障（placental barrier）作用。

3. 底蜕膜　来自胎盘附着部位的子宫内膜，占胎盘很小部分。固定绒毛的滋养层细胞与底蜕膜共同形成绒毛间隙的底，称为蜕膜板。从此板向绒毛膜伸出蜕膜间隔，将胎盘母体面分成肉眼可见的 20 个左右母体叶。

妊娠足月，胎盘呈圆形或椭圆形，重 450 ～ 650g，直径 16 ～ 20cm，厚 1 ～ 3cm，中央厚，边缘薄，分为胎儿面和母体面。胎儿面被覆羊膜，呈灰白色，光滑半透明，脐带动静脉从附着处分支向四周放射状分布直达胎盘边缘，其分支穿过绒毛膜板。母体面呈暗红色，蜕膜间隔形成若干浅沟分为母体叶。

（二）胎盘的功能

胎盘是维持胎儿宫内生长发育的重要器官，具有物质交换、防御、合成及免疫等功能。

1. 物质交换功能　包括气体交换、营养物质供应和排出胎儿代谢产物。物质交换及转运方式有：①简单扩散：物质通过细胞质膜从高浓度区扩散至低浓度区，不消耗能量，如 O_2、CO_2、水、钠、钾等；②易化扩散：物质通过细胞质膜从高浓度区向低浓度区扩散，不消耗细胞能量，但需特异性载体，如葡萄糖的转运；③主动运输：物质通过细胞质膜从低浓度区逆方向扩散至高浓度区，需要消耗能量及特异性载体转运，如氨基酸、水溶性维生素及钙、铁等；④其他：较大物质可通过细胞质膜裂隙，或通过细胞膜内陷吞噬后，继之膜融合，形成小泡向细胞内移动等方式转运，如大分子蛋白质、免疫球蛋白等。

（1）气体交换：母胎之间 O_2 及 CO_2 在胎盘中以简单扩散方式进行交换，相当于胎儿呼吸系统的功能。

①氧交换：母体子宫动脉血氧分压（PO_2）为 95 ～ 100mmHg，绒毛间隙中的血 PO_2 为 40 ～ 50mmHg，而胎儿脐动脉血 PO_2 于交换前为 20mmHg，经绒毛与绒毛间隙的母血进行交换后，胎儿脐静脉血氧分压（PO_2）为 30mmHg，氧饱和度可达 70% ～ 80%。虽然 PO_2 升高不多，但胎儿血红蛋白对 O_2 的亲和力强，因而能从母血中获得充分的 O_2。母体处于某些疾病状态时，如心功能不全、血红蛋白值低、肺功能不良、子痫前期等，母血中 PO_2 降低，此时胎儿供氧不足，容易发生胎儿宫内生长受限或胎儿窘迫。

②二氧化碳交换：母体子宫动脉血二氧化碳分压（PCO_2）为 32mmHg，绒毛间隙中的血 PCO_2 为 38 ～ 42mmHg，较胎儿脐动脉血 PCO_2 48mmHg 低，且 CO_2 通过血管合体膜的扩散速度比 O_2 通过快 20 倍左右，故 CO_2 容易自胎儿通过绒毛间隙直接向母体迅速扩散。

（2）营养物质供应：葡萄糖是胎儿代谢的主要能源，胎儿体内的葡萄糖均来自母体，以易化扩散方式通过胎盘进入胎儿体内。氨基酸、钙、磷、碘和铁以主动运输方式通过胎盘。脂肪酸、钾、钠、镁、维生素（A、D、E、K）以简单扩散方式通过胎盘。胎盘中含有多种酶，能将复杂化合物分解为简单物质，如将蛋白质分解为氨基酸、脂质分解为非酯化脂肪酸等，也能将简单物质合成后供给胎儿，如将葡萄糖合成糖原、氨基酸合成蛋白质等。

（3）排出胎儿代谢产物：胎儿代谢产物如尿素、尿酸、肌酐、肌酸等，经胎盘转输入母血，由母体排出体外。

2. *防御功能*　胎盘的屏障作用极有限。各种病毒（如风疹病毒、巨细胞病毒等）、对胎儿有害的小分子量药物，均可通过胎盘影响胎儿致畸甚至死亡。细菌、弓形虫、衣原体、支原体、螺旋体不能通过胎盘屏障，但可在胎盘部位形成病灶，破坏绒毛结构进入胎体感染胎儿。母血中免疫抗体如 IgG 能通过胎盘，使胎儿从母体得到抗体，使其在出生后短时间内获得被动免疫力。

3. *合成功能*　胎盘合体滋养细胞能合成多种激素、酶和细胞因子，对维持正常妊娠起重要作用。激素有蛋白、多肽和甾体激素，如人绒毛膜促性腺激素、人胎盘生乳素、雌激素、孕激素等。酶有缩宫素酶、耐热性碱性磷酸酶等。还能合成前列腺素、多种神经递质和多种细胞因子与生长因子。

4. *免疫功能*　胎儿是同种半异体移植物。正常妊娠母体能容受而不排斥胎儿，具体机制目前尚不清楚，可能与早期胚胎组织无抗原性、母胎界面的免疫耐受及妊娠母体免疫力低下有关。

二、胎膜

胎膜是由外层的平滑绒毛膜和内层的羊膜组成。囊胚表面非着床部位的绒毛膜在发育过程中缺乏营养逐渐退化萎缩成为平滑绒毛膜，羊膜为性质结实、坚韧而柔软的无血管膜，与覆盖胎盘、脐带的羊膜层相连。至妊娠晚期，平滑绒毛膜与羊膜轻轻黏附并能分开。胎膜的重要作用是维持羊膜腔的完整性以保护胎儿。胎膜含大量花生四烯酸（前列腺素前身物质）的磷脂，且含有能催化磷脂生成游离花生四烯酸的溶酶体，在分娩发动上有一定作用。

三、脐带

脐带是连接胎儿与胎盘的索带状组织，胎儿借助脐带悬浮于羊水中。足月妊娠脐带长 30 ～ 100cm，平均约 55cm，直径 0.8 ～ 2.0cm。脐带表面有羊膜覆盖呈灰白色，内有一条脐静脉、两条脐动脉。脐血管周围为含水量丰富来自胚外中胚层的胶样组织，称为华通胶，有保护脐血管的作用。脐带是母体及胎儿气体交换、营养物质供应和代谢产物排出的重要通道。脐带受压致使血流受阻时，可致胎儿缺氧，甚至危及胎儿生命。

四、羊水

充满在羊膜腔内的液体称羊水。

1. 羊水的来源　①妊娠早期的羊水主要来自母体血清经胎膜进入羊膜腔的透析液；②妊娠中期以后，胎儿尿液是羊水的重要来源，使羊水的渗透压逐渐降低；③妊娠晚期胎儿肺参与羊水的生成，每日 600 ～ 800ml 液体从肺泡分泌至羊膜腔；④羊膜、脐带华通胶及胎儿皮肤少量渗出液体。

2. 羊水的吸收　①约 50% 由胎膜完成；②胎儿吞咽羊水，足月妊娠胎儿每日可吞咽羊水 500 ～ 700ml；③脐带每小时能吸收羊水 40 ～ 50ml；④ 20 孕周前，胎儿角化前皮肤能吸收少量的羊水。

3. 母体、胎儿、羊水三者间的液体平衡　羊水在羊膜腔内不断进行液体变换，以保持羊水量的相对恒定。母胎间的液体交换主要通过胎盘，每小时约 3 600ml。母体与羊水的交换，主要通过胎膜，每小时约 400ml。羊水与胎儿的交换，主要通过胎儿消化管、呼吸道、泌尿道以及角化前皮肤等，交换量较少。

4. 羊水量、性状及成分

（1）羊水量：妊娠期羊水量逐渐增加，妊娠 38 周时约 1 000ml，此后羊水量逐渐减少。妊娠 42 周时羊水量约 800ml。过期妊娠时，羊水量明显减少，可少至 300ml 以下。

（2）羊水性状及成分：妊娠足月时羊水比重为 1.007 ～ 1.025，内含水分 98% ～ 99%，1% ～ 2% 为无机盐及有机物质。妊娠早期羊水为无色澄清液体。妊娠足月羊水略混浊，不透明，羊水内常悬有小片状物，包括胎脂、胎儿脱落上皮细胞、毳毛、毛发等。

5. 羊水的功能

（1）保护胎儿：保持羊膜腔内恒温；适量羊水对胎儿有缓冲作用，避免胎儿受到挤压，防止胎肢粘连，避免子宫肌壁或胎儿对脐带直接压迫所致的胎儿窘迫；临产宫缩时，羊水能使宫缩压力均匀分布，避免胎儿局部受压所致的胎儿窘迫。胎儿吞咽羊水或吸入羊水可促进胎儿消化道和肺的发育，孕期羊水过少可引起胎儿肺发育不良。

（2）保护母体：妊娠期减少因胎动所致的不适感；临产后，前羊水囊借助楔形水压扩张子宫颈口及阴道。

第三节　胎儿疾病的产前诊断

一、遗传咨询

遗传咨询是由从事医学遗传的专业人员或咨询医师，对咨询者就其提出的家庭中遗传性疾病的发病原因、遗传方式、诊断、预后、复发、防治等问题予以解答，并就婚育问题提出建议和具体指导。

（一）遗传咨询的意义

遗传咨询是在临床遗传学、细胞遗传学、分子生物学、分子遗传学的基础上，及时确定遗传性疾病的患者和致病基因携带者，并对其后代患病风险进行预测，商讨应对策略，从而减少遗传病儿的出生，降低遗传性疾病发生率，提高人群遗传素质和人口质量。

（二）遗传咨询的对象

咨询对象为遗传性疾病的高风险人群：①夫妇双方或家系成员患有某些遗传病或先天性畸形者，曾生育过遗传病患儿或先天性畸形的夫妇；②不明原因智力低下或先天性畸形儿的父母；③不明原因的反复流产或有死胎、死产等病史的夫妇；④孕期接触不良环境因素及患有某些慢性病的夫妇；⑤常规检查或常见遗传筛查发现异常者；⑥其他需要咨询者，如婚后多年不育的夫妇或 35 岁以上的高龄孕妇。

（三）遗传咨询的步骤

1. 明确诊断　咨询者若为患病者，要通过其家庭调查及系谱分析，首先明确是不是遗传性疾病。要依靠收集详细的病史资料，了解夫妻双方三代直系血亲。直系血亲是指具有直接血缘关系的亲属，即生育自己和自己所生育的上下各代亲属。如父母与子女，祖父母、外祖父母与孙子女、外孙子女等。旁系血亲是指直系血亲以外，在血统上和自己同出于一源的亲属，如同父异母或同母异父的兄弟姐妹。若咨询者为近亲结婚，应正确估计其对遗传性疾病的影响，并进行必要的系统的体格检查和实验室检查来明确诊断。

2. 确定遗传方式　评估遗传风险、预测子代再发风险率，可以根据遗传性疾病类型和遗传方式做出估计，并应根据所接触致畸原的毒性、接触方式、剂量、持续时间及胎龄等因素，综合分析其对胚胎、胎儿的影响并做出决定。

3. 近亲结婚对遗传性疾病的影响　近亲结婚因夫妻双方有共同的特定的基因，而增加其将致病的隐性基因传给下一代的概率。

4. 提出医学建议　产前诊断并不是预防遗传病的唯一选择，有些夫妇宁愿领养一个孩子或选择用捐精者的精子进行人工授精。因此，在进行遗传咨询时，必须确信咨询者充分理解提出的各种选择。在面临高风险时，通常有如下选择。

(1) 不建议结婚：①直系血亲和三代以内旁系血亲。②男女双方均患相同的遗传性疾病或男女双方家系中患相同的遗传性疾病。③严重智力低下者，常有各种畸形，生活不能自理，男女双方均患病无法承担家庭义务，无能力养育子女，加之其子女智力低下概率也大，故不能结婚。

(2) 可以结婚，但不建议生育：①男女一方患严重的常染色体显性遗传病，如强直性肌营养不良、先天性成骨不全等，目前尚无有效的治疗方法，子女发病率高，故可以结婚，但不能生育。②男女双方均患严重的相同的常染色体隐性遗传病，如男女均患白化病。其子女发病概率几乎是 100%。再如遗传性聋哑，其子女发病概率也极高。③男女一方患严重的多基因遗传病，如精神分裂症、躁狂抑郁型精神病、原发性癫痫等，又属于该病的高发家系，后代再现风险率增高，故不建议生育。

(3) 应限制生育：对于产前诊断能够做出准确诊断的遗传病可在获确诊报告后对健康胎儿做选择性生育。对产前诊断不能做出诊断的 X 连锁隐性遗传，可在做出性别诊断后，选择性生育或终止妊娠。性连锁遗传病是指致病基因位于性染色体上，携带在 X 染色体的基因称 X 连锁。X 连锁隐性遗传病的传递特点是女方为携带者，有50%的概率可能将致病基因传给男孩成为患者，但男性患者不直接传给男孩。若已知女方为X连锁隐性遗传病（如血友病）基因携带者与正常男性婚配，应进行产前诊断判断胎儿性别，限制生育男孩。

（4）辅助生育技术：采用供精者精液人工授精。夫妇双方都是常染色体隐性遗传病的携带者，或者男方为常染色体显性遗传病患者；或男方为能导致高风险、可存活出生畸胎的染色体平衡易位携带者等，采用健康捐精者的健康精液人工授精，预防遗传病的发生。

植入前遗传学诊断（preimplantation genetic diagnosis，PGD）技术，也称为第三代试管婴儿技术，主要针对携带某种确定遗传性疾病的夫妇，在胚胎移植前，利用高通量测序技术对胚胎进行检测，选择未携带致病基因的胚胎移植入女方子宫。PGD从生物遗传角度，为有遗传性疾病的夫妇提供生育健康孩子的机会。

（四）在遗传咨询过程中必须遵循以下原则

1. 尽可能获得准确信息　确切的诊断不仅对发病风险的推算是重要的，而且对未来的产前诊断也是必要的。为保证诊断的准确性，除了要了解有关的病例资料外，还必须尽可能多地获得其他资料，如照片、尸检报告、医院记录，以及以往基因诊断为携带者的报告等。流产、死胎等不良分娩史诊断也有重要意义。

2. 非指令性咨询　在遗传咨询的选择中，没有绝对正确的方案，也没有绝对错误的方案。因此，非指令性原则一直是医学遗传咨询遵循的原则。2003年原我国卫生部（现更名卫健委）颁布的《产前诊断管理办法》中明确提出医师可以提出医学建议，患者及其家属有选择权。

3. 尊重患者　在对不同疾病的了解和等待诊断结果的过程中，咨询者常有忧虑、负罪感及羞耻感等表现。因此，在咨询过程中，必须将咨询者本人的利益放在第一位，针对所暴露出来的问题，有目的地予以解释，最大限度地减少咨询者及其家属的忧虑。

4. 知情同意　对于产前诊断技术及诊断结果，经治医师应本着科学、负责的态度，向孕妇或家属告知技术的安全性、有效性和风险性，使孕妇和家属理解技术可能存在的风险和结果的不确定性。

5. 守密和信任原则　保守秘密是遗传咨询的一种执业道德。在未经许可的情况下，不应将遗传结果告知除了亲属外的第三者，包括雇主、保险公司和学校等。

二、产前筛查

产前遗传筛查是通过可行的方法，对一般妊娠妇女进行筛查，发现子代具有患遗传疾病高风险的可疑人群。筛查出可疑者进一步确诊，是预防遗传性疾病发生的重要步骤。产前筛查是减少缺陷儿的出生，提高人口素质的一个方面。遗传筛查方案应符合以下标准：①被筛查的疾病在被筛查人群中应有较高的发病率并严重影响健康，筛查出后有治疗或预防的方法；②筛查方法应为无创性的、容易实施且性价比好；③筛查应方法统一，易推广；易为被筛查者接受，被筛查者应自愿参与，做到知情选择；为被筛查者提供全部有关的医学信息和咨询服务。

产前筛查试验非确诊试验，筛查阳性意味着患病风险高；并非诊断疾病；阴性结果提示风险未增加，并非正常。筛查结果阳性的患者需要进一步确诊，染色体疾病高风险需要进行胎儿染色体核型检查。目前广泛应用的产前筛查的疾病有唐氏综合征筛查和神经管畸形筛查。

（一）非整倍体染色体异常

约8%的受精卵是非整倍体染色体畸形

的胎儿，其中的 50% 在妊娠早期流产。存活下来伴有缺陷的染色体畸形占新生儿的 0.64%。以唐氏综合征为代表的非整倍体染色体疾病是产前筛查的重点。根据检查方法可分为孕妇血清学检查和超声检查，根据筛查时间可分为妊娠早期和妊娠中期筛查。

1. 妊娠早期的筛查　妊娠早期进行唐氏综合征筛查有很多优势，阳性结果的孕妇有更多更长的时间进行进一步确诊和处理。筛查的方法有孕妇血清学检查、超声检查或两者结合。常用的血清学检查指标有 β-hCG 和妊娠相关血浆蛋白 A（pregnancy-associated plasma protein A, PAPP-A）。超声检查的指标有胎儿颈透明层（nuchal translucency, NT）和胎儿鼻骨。血清学和 NT 联合筛查对唐氏综合征的检出率可达 85% ～ 90%。

2. 妊娠中期的筛查　妊娠中期的血清学筛查通常联合甲胎蛋白（AFP）、绒毛膜促性腺激素（hCG）和游离雌三醇（E_3）一起筛查。唐氏综合征患者 AFP 降低，hCG 升高，E_3 降低，根据三者的变化，结合孕妇年龄、孕妇等计算唐氏综合征的风险度。当风险阈值设定为 35 岁孕妇的风险度（妊娠中期为 1/280）时，阳性率约为 5%，能检出 60% ～ 75% 的唐氏综合征和部分其他非整倍体染色体畸形。

3. 染色体疾病的高危因素　使胎儿发生染色体异常风险增加的高危因素如下。

（1）孕妇年龄大于 35 岁的单胎妊娠。妊娠中期发生 21- 三体综合征的风险为 1/280，发生非整倍体畸形的风险为 1/132；在妊娠晚期发生 21- 三体的风险为 1/384，发生非整倍体畸形的风险为 1/204。

（2）夫妇一方染色体易位。子代发生异常的风险需根据异常染色体的位置、父母性别差异等具体分析。由于部分异常胎儿流产或死亡，存活异常胎儿发生的风险低于理论风险。在平衡易位中，子代发生异常的风险在 5% ～ 30%，伴有不孕症的患者，由于不孕症易导致胚胎发育停滞或死胎，存活子代发生异常的风险在 0% ～ 5%。

（3）夫妇一方染色体倒置。子代发生染色体异常的风险取决于异常染色体的位置、倒置染色体的大小等。新生儿出生后检测到染色体异常的风险在 5% ～ 10%。

（4）夫妇非整倍体异常。21- 三体或 47, XXX 的女性和 47, XXY 的男性具有生育能力，子代出现非整倍体的风险为 30%。男性为 21- 三体或者 47，XXY 者往往不育。

（5）前次妊娠常染色体三体史。曾经妊娠过一次常染色体三体的妇女，再次妊娠发生染色体畸形的风险约为 1%，或者更高。

（6）前次妊娠 X 染色体三体者（47, XXX 或 47, XXY），多余的 X 染色体可能来自母系或者父系，再次发生染色体非整倍体畸形的风险也为 1%。前胎为 47, XYY 或 45，X 者再次妊娠发生畸形的风险不增加，因为多余的 Y 染色体来自父系，父系的错误很少重复。

（7）妊娠早期反复流产。妊娠早期反复流产的主要原因之一是非整倍体畸形。夫妇染色体畸形（如易位、倒置）亦可倒置妊娠早期流产。因此建议检测夫妇双方染色体。

（8）产前超声检查发现胎儿存在严重结构畸形。不管孕妇的年龄或血清学筛查是否异常，该胎儿发生染色体畸形的风险大大提高。

（二）神经管畸形

1. 血清学筛查　约 95% 的神经管畸形（NTDs）患者无家族史，但 90% 患者的血清和羊水中的 AFP 水平升高，因此血清 AFP 可作为 NTDs 的筛查指标。筛查应在妊娠后 14 ～ 22 周进行，以中位数的倍数（multiple of median，MOM）为单位。如果以 2.0 MOM 为 AFP 正常值得上限，筛查的阳性率为 3% ～ 5%，敏感性至少为 90%，阳性预测值为 2% ～ 6%。影响孕妇血清 AFP 水平的因素包括孕龄、孕妇体重、种族、糖尿病、死胎、多胎、胎儿畸形、胎盘异常等。

2. *超声诊断* 99% 的 NTDs 可通过妊娠中期的超声检查获得诊断，而且 3% ～ 5% 的 NTDs 患者因为非开放性畸形，羊水 AFP 水平在正常范围内，因此孕妇血清 AFP 升高但超声检查正常的患者不必羊水检查 AFP。

3. *高危因素* 神经管畸形无固定的遗传方式，但存在高危因素。对高危人群妊娠期要重点观察，加强产前筛查和诊断。

（1）神经管畸形家族史：约 5% 的 NTDs 患者有家族史。如果直系亲属中有一位 NTDs 患者，胎儿发生畸形的风险为 2% ～ 3%；如果有多人，风险相应增加。

（2）暴露在特定的环境中：妊娠 28d 内暴露在特定的环境（如高血糖、高热等）下可能导致 NTDs。1 型糖尿病患者中的高血糖可能是 NTDs 的高危因素。高热可使 NTDs 的发病风险升高 6 倍。某些药物如抗惊厥药卡马西平和丙戊酸使畸形的风险明显增加；氨基蝶呤、异维 A 酸等可能与无脑儿或脑膨出等发病有关。

（3）与 NTDs 有关的遗传综合征和结构畸形：某些遗传综合征包括有 NTDs 的表现，如 Meckel-Gruber 综合征、Roberts-SC 海豹肢畸形、Jarco-Levin 综合征、脑积水 - 无脑回 - 视网膜发育不良 - 脑膨出综合征。

（4）饮食中缺乏叶酸是 NTDs 的高发因素：NTDs 高发的地区如中国东北、印度等地的发病率约为 1%，在低发地区为 0.2%。在 NTDs 患者中发现，抗叶酸受体抗体的比例增高。

（三）胎儿结构畸形筛查

在妊娠 18 ～ 24 周，通过超声对胎儿的各器官进行系统筛查，目的在于发现严重致死性畸形，如无脑儿、严重脑膨出、严重开放性脊柱裂、严重胸腹部缺损并内脏外翻、单腔心、致死性软骨发育不良等疾病。胎儿畸形的产前超声检出率为 50% ～ 70%，建议所有孕妇在此时期进行一次系统胎儿超声检查。超声筛查漏诊的主要原因为：①受孕周、羊水、胎位、母体腹壁薄厚等多种因素的影响，许多器官可能无法显示或显示不清。②某些胎儿畸形的产前超声检出率极低，如房间隔缺损、室间隔缺损、耳畸形、指 / 趾异常、肛门闭锁、食管闭锁、外生殖器畸形、闭合性脊柱裂等。③还有部分胎儿畸形目前还不能为超声所发现，如甲状腺缺如、先天性巨结肠等。

（四）先天性心脏病

先天性心脏病（congenital heart defects）的发病率约 0.7%，但大部分先天性心脏病的病因仍不清楚。在妊娠 18 ～ 24 周行先天性心脏病的超声筛查可筛查出大部分严重的先天性心脏病畸形。但是，部分心脏血流异常，有些疾病往往在妊娠晚期才出现，如心脏发育不良或闭锁等。而如室间隔缺损、房间隔缺损等单纯性的瓣膜病变却无法在产前做出诊断。因此，对于怀疑心脏血流异常的高危胎儿 [如左（右）心脏发育不良、主动脉狭窄、主动脉瓣或肺动脉瓣狭窄等]，在妊娠 20 ～ 22 周行常规心脏超声心动图检查后，在妊娠晚期应该复查。

三、产前诊断

产前诊断（prenatal diagnosis）又称宫内诊断（intrauterine diagnosis）或出生前诊断（antenatal diagnosis）。是指在胎儿出生之前应用各种先进的检测手段，影像学、生物化学、细胞遗传学及分子生物学等技术，了解胎儿有无先天性疾病，并为胎儿的宫内治疗（手术、药物、基因治疗等）及选择性流产创造条件。

（一）产前诊断的对象

1. 35岁以上的高龄孕妇。

2. 胎儿发育异常或者胎儿有可疑畸形者。

3. 孕早期时接触过可能导致胎儿先天缺陷的物质。

4. 夫妇一方患有先天性疾病或遗传性疾病，或有遗传病家族史。

5. 曾经分娩过先天性严重缺陷的婴儿。

6. 羊水过多或者过少。

（二）产前诊断的疾病

1. 染色体异常 包括数目异常和结构异常。常染色体数目异常较常见，染色体数目异常包括整倍体和非整倍体。以非整倍体居多，常表现为某对染色体多一条额外的染色体，称三体。报道较多的有21-三体综合征（先天愚型）、18-三体综合征和13-三体综合征。常染色体结构异常如缺失、易位、倒位、环形染色体等。性染色体数目异常，常见有先天性卵巢发育不全症（45，XO），这种胎儿出生后，表现有智力低下、发育障碍、多发性畸形等。染色体异常胎儿有时死于宫内，发生多次反复流产。资料表明早期自然流产中，染色体异常约占60%，而新生儿中仅占0.5%。

2. 性连锁遗传病 以X连锁隐性遗传病居多，如红绿色盲、血友病、无丙种球蛋白血症等。致病基因在X染色体上，携带致病基因的男性必定发病，故判断为男胎后，应行人工流产终止妊娠；携带致病基因的女性为携带者，其生育的男孩可能一半患病，一半为健康者；生育的女孩表型均正常，但可能有一半为携带者。

3. 遗传性代谢缺陷病 多为基因突变导致某种酶的缺失引起代谢抑制，代谢中间产物累积而出现临床症状。除极少数疾病可在早期来用饮食控制法（如苯丙酮尿症）、药物治疗法外（如肝豆状核变性），至今尚无有效的治疗方法。

4. 先天性结构畸形 其特点是有明显结构改变，如无脑儿、脊柱裂、唇腭裂、先天性心脏病、髋关节脱臼等。

（三）胎儿染色体病的产前诊断

染色体疾病的产前诊断主要依靠细胞遗传学方法，因此必须获得胎儿细胞及胎儿的染色体。获取胎儿细胞和染色体的方法有胚胎植入前遗传诊断、绒毛取样、羊膜腔穿刺术、经皮脐静脉穿刺技术、胎儿组织活检。

1. 绒毛活检 绒毛取样一般在妊娠10～13^{+6}周进行，可从阴道经宫颈或从腹部进入子宫，沿子宫壁到达取样部位，用内管吸取绒毛。获取的绒毛标本可直接进行涂片在光镜下观察诊断，也可对绒毛细胞进行性染色体检查或提取DNA后做基因诊断。绒毛活检的优点：诊断结果比检测羊水获得结果提前1～2个月，可在妊娠中早期终止妊娠。

2. 羊膜腔穿刺行羊水检查 取羊水上清液及沉渣检查及培养是产前诊断的重要手段。一般在妊娠16～20周进行，此时在腹壁极易扪清子宫，羊水量相对较多，容易抽取，不易伤及胎儿。抽出的羊水离心后，取其沉渣做羊水细胞培养，经过10～18d，制片行G显带技术染色后做染色体核型分析或先天性代谢缺陷病检测，也可做基因芯片检查。

3. 经皮脐静脉穿刺取胎儿血检测 在妊娠24周之前多采取羊膜腔穿刺进行产前诊断，此后由于羊水细胞培养成功率下降，多采取脐静脉穿刺抽取胎儿血进行产前诊断。通过胎儿血液可以确定胎儿血型，可以诊断地中海贫血、镰状细胞贫血、血友病、半乳糖血症等数十种疾病。

4. 胎儿镜检查 可在直视下观察胎儿体表和胎盘胎儿面。其附属装置可以同时采集羊水、抽取胎儿血液和胎儿皮肤做组织检查等，同时还可以进行一些疾病的宫内治疗，是近年发展起来的一项宫内胎儿诊断技术。

（四）胎儿结构畸形的产前诊断

各种因素导致的结构畸形可以通过影像学获得诊断。

1. *胎儿超声检查* 超声检查可以发现许多严重的结构畸形以及各种细微的变化，逐渐成为产前诊断的重要手段之一。超声诊断的出生缺陷存在以下特点：①出生缺陷必须存在解剖学异常；②出生缺陷与孕龄有关。有些畸形能在妊娠早期发现，而有些迟发性的异常在妊娠晚期才能诊断；还有些影像学的改变出现在妊娠早期，但以后随访时消失；③胎儿的非整倍体畸形往往伴发结构畸形，如果超声发现与染色体疾病相关的结构畸形，应建议行胎儿核型分析。B型超声检查在产前诊断中的另一重大用途，是在其引导下采集绒毛、行羊膜腔穿刺抽取羊水、行脐静脉穿刺抽取脐血等操作，更能做到安全、准确。

2. *胎儿磁共振成像（MRI）检查* MRI的优点在于可通过多平面重建及大范围扫描，使得对复杂畸形的观察更加容易。胎儿MRI检查的主要指征是对不确定的超声检查发现作进一步评估。在胎儿中枢神经系统，MRI优良的组织分辨能力，能很好地显示脑部的成熟与结构的关系，可以很好地区别和诊断中枢神经系统的畸形。在胎儿颈部肿块，MRI可以帮助评估胎儿气道，以便于在出生时做好合理的预案。在胎儿胸部疾病，MRI在胸部畸形诊断中最常用的是先天性膈疝诊断，MRI则可以直接分辨肝脏疝入的部位和程度。在胎儿盆腔畸形中，MRI不同的信号强度有助于区分近端和远端小肠。

第四节 胎儿监护

胎儿宫内状态的监护，包括确定是否为高危儿和胎儿宫内情况的监护。

一、确定是否高危儿

高危儿包括：①孕龄＜37周或≥42周；②出生体重＜2 500g；③巨大儿（体重≥4 000g）；④出生后1分钟内Apgar评分0～4分；⑤产时感染；⑥高危妊娠产妇的胎儿；⑦手术产儿；⑧新生儿的兄姐有新生儿期死亡；⑨双胎或多胎儿。

二、胎儿宫内情况的监护

1. *妊娠早期* 行妇科检查确定子宫大小及是否与妊娠周数相符；B型超声检查最早在妊娠第5周即可见到妊娠囊；妊娠6周时，可见到胚芽和原始心管搏动；妊娠11～13^{+6}周时B型超声测量胎儿颈透明层（nuchal translucency，NT）和胎儿发育情况。

2. *妊娠中期* 通过手测宫底高度或尺测耻上子宫长度及腹围，协助判断胎儿大小及是否与妊娠周数相符；监测胎心；应用B型超声检测胎头发育、结构异常的筛查和诊断、胎儿染色体异常的筛查与诊断。

3. *妊娠晚期* 是评估胎儿宫内安危的重要时期。此时期的胎儿有一定的存活能力，如发生胎儿宫内窘迫，必要时可终止妊娠以挽救胎儿生命。评估监护包括以下手段。

（1）胎动计数：是通过孕妇自测评价胎儿宫内情况最简便的方法。随着孕周的增加，胎动逐渐由弱变强；至妊娠足月时，胎动又因羊水量减少和空间减少而逐渐减弱。若胎动计数≥6次/2小时为正常，＜6次/2小时或减少50%者提示胎儿缺氧可能。

（2）胎儿影像学监测：B型超声是目

前最普遍的胎儿影像学监护仪器，可以观察胎儿的大小（包括双顶径、腹围、股骨长）、胎动、羊水、胎盘位置及成熟度，也是胎儿生物物理评分（详见后叙）的重要组成部分。

（3）胎儿血流动力学监测：彩色多普勒能检测胎儿的脐动脉和大脑中动脉血流。常用的指标：收缩期最大血流速度与舒张末期血流速度比值（S/D）、搏动系数（PI）和阻力指数（RI）。这些指标随着妊娠周数的增加，指标值下降。当舒张末期脐动脉无血流时，提示胎儿在短期内发生宫内死亡风险较大。

（4）胎儿电子监测：胎心电子监护仪具有操作简便性、无创性及实时性等特点，已成为产科临床中应用最广泛的胎儿监护手段。它是通过连续观察和记录胎心率的动态变化，反映胎心与胎动及宫缩之间的关系，间接评估胎儿宫内情况。

[胎心率的监测]

①胎心率基线（FHR-baseline，BFHR）：指在无胎动、无宫缩影响时 10min 以上的胎心率平均值。正常的 FHR 为 110 ～ 160 次 / 分；FHR ＞ 160 次 / 分或＜ 110 次 / 分，历时 10min 称为心动过速或心动过缓。FHR 变异是指 FHR 有小的周期性波动，包括胎心率的变异振幅和变异频率。前者指胎心率上下波动的范围，波动范围正常为 6 ～ 25 次 / 分；后者指 1min 内波动的次数，正常为≥ 6 次。基线摆动表示胎儿有一定的储备能力，是胎儿健康的表现。FHR 基线变平即变异消失，提示胎儿储备能力的丧失（图 2-5）。

②胎心率一过性变化：受胎动、宫缩、触诊及声响等刺激，胎心率发生暂时性加快或减慢，随后又能恢复到基线水平称为胎心率的一过性变化，是判断胎儿安危的重要指标。

加速：是指胎心率基线暂时的、突然显著增加。孕 32 周前，加速较基线增加≥ 10 次 / 分，持续时间≥ 10s，但＜ 2min；妊娠 32 周及以后，加速较基线增加≥ 15 次 / 分，持续时间≥ 15s，但＜ 2min。加速是胎儿良好的表现，散发的、短暂的胎心率加速是无害的。

减速：是指随宫缩出现的短暂性胎心率减慢，可分为早期减速、晚期减速和变异减速 3 种。

早期减速：特点是 FHR 曲线下降几乎

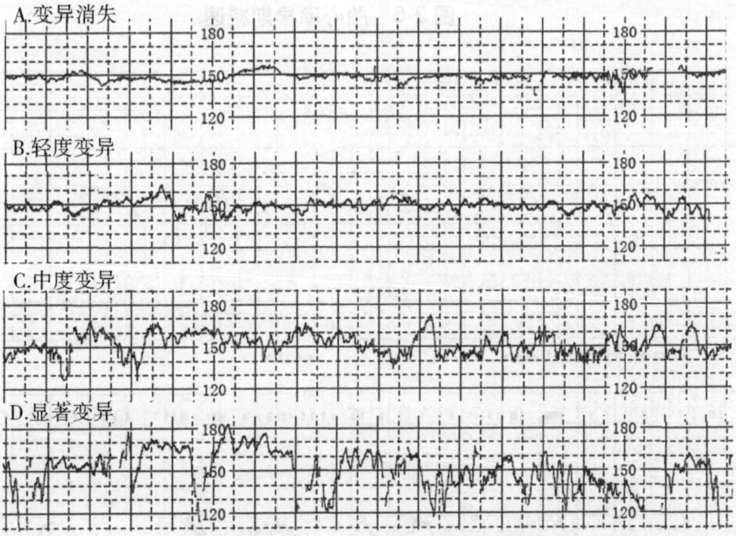

图 2-5　胎心率基线与基线变异

与宫缩曲线上升同时开始，FHR 曲线最低点与宫缩曲线高峰相一致，即波峰对波谷，持续时间短，恢复快（图 2-6），子宫收缩后迅速恢复正常。早期减速一般发生在第一产程后期，为宫缩时胎头受压，引起脑血流量一过性减少的表现，一般无伤害。

变异减速：特点是胎心减速与宫缩无固定关系，下降迅速且下降幅度大，持续时间长短不一，但恢复迅速（图 2-7）。一般认为是宫缩时脐带受压兴奋迷走神经引起的。

晚期减速：特点是 FHR 减速多在宫缩高峰后开始出现，即波谷落后于波峰，时间差多在 30 ～ 60s，持续时间长，恢复亦缓慢（图 2-8）。晚期减速一般认为是胎盘功能不良、胎儿缺氧的表现。它的出现提示应对胎儿的安危予以高度注意。

[预测胎儿宫内储备能力]

①无应激试验（non-stress test，NST）：指在无宫缩、无外界负荷刺激下，对胎儿进行胎心率的观察和记录，以了解胎儿的储备能力。根据胎心率基线、胎动时胎心率变化（变异、减速、加速）等分为有反应型 NST、可疑 NST 和无反应型 NST（表 2-1）。此项试验方法简单、安全，可在门诊进行，并可作为缩宫素激惹试验前的筛选试验。

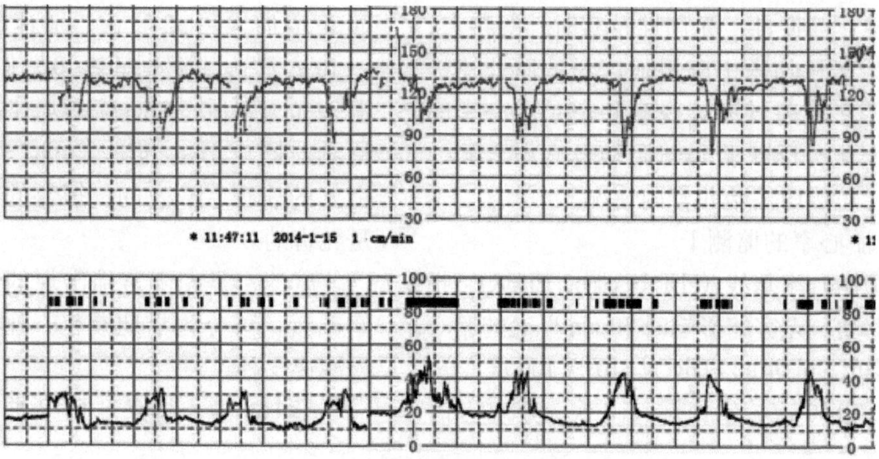

图 2-6 胎心率早期减速

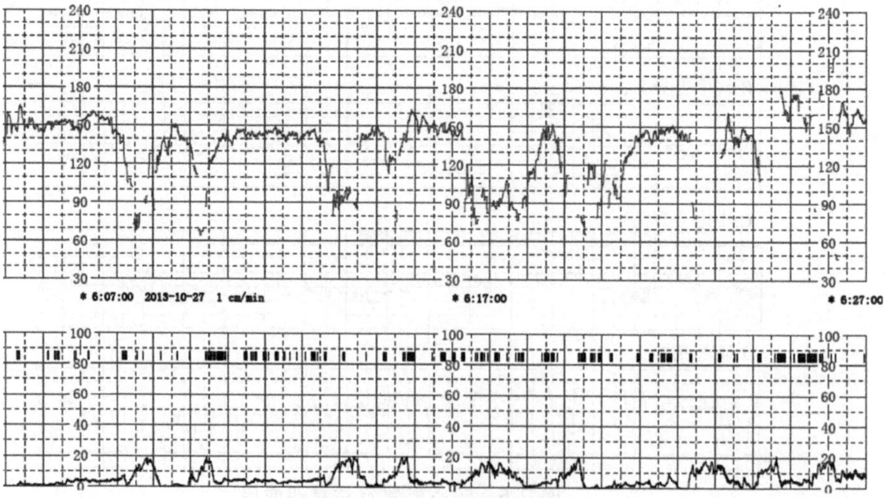

图 2-7 胎心率变异减速

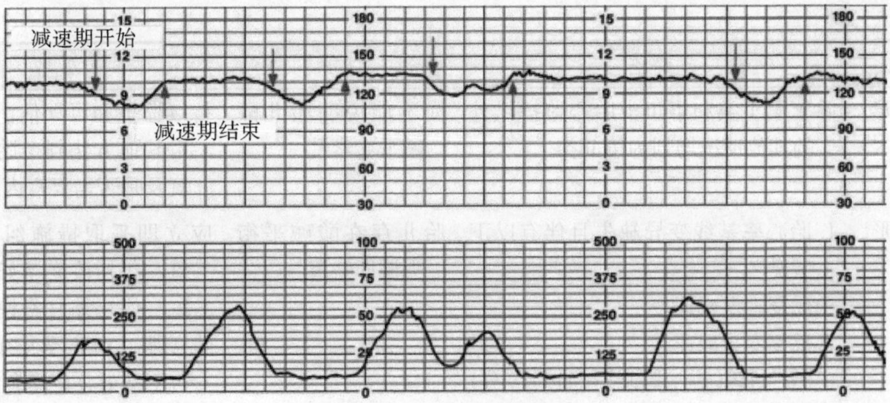

图 2-8　胎心率晚期减速

表 2-1　NST 的评估及处理（SOGC 指南，2007 年）

参数	反应型 NST	可疑型 NST	无反应型 NST
基线	110 ～ 160 次 / 分	100 ～ 110 次 / 分 ＞ 160 次 / 分，＜ 30min，基线上升	胎心过缓＜ 100 次 / 分 胎心过速＞ 160 次 / 分，＞ 30min，基线不确定
变异	6 ～ 25 次 / 分（中等变异）	≤ 5 次 / 分（无变异及最小变异）	≤ 5 次 / 分 ≥ 25 次 / 分，＞ 10min 正弦型
减速	无减速或偶发变异减速持续短于 30s	变异减速持续 30 ～ 60s	变异减速持续超过 60s 晚期减速
加速（足月儿）	20min 内≥ 2 次加速超 15 次 / 分，持续 15s	20min 内＜ 2 次加速超过 15 次 / 分，持续 15s	20min ＜ 1 次加速超过 15 次 / 分，持续 15s
处理	观察或者进一步评估	需要进一步评估（复查 NST）	全面评估胎儿状况 生物物理评分 及时终止妊娠

②缩宫素激惹试验（oxytocin challenge test，OCT）：又称宫缩应激试验（contraction stress，CST），其原理为诱导宫缩并用胎儿监护仪记录胎心率的变化。了解胎盘于宫缩时一过性缺氧的负荷变化，测定胎儿的储备能力。通常采用静脉滴注缩宫素的方法。CST/OCT 评估及处理可参照美国妇产科医师学会（ACOG）2009 年指南（表 2-2）进行。

表 2-2　CST /OCT 的评估及处理（ACOG 指南，2009 年）

分类	描述	评价	处理
I 类图形	同时满足以下条件： 胎心率基线为 110 ～ 160 次 / 分 基线变异为中度基线变异 没有晚期减速及变异减速 有或无早期减速，有或无加速	胎儿酸碱平衡正常	常规监护，不需要采取特殊措施

续表

分类	描述	评价	处理
Ⅱ类图形	除了第Ⅰ类和第Ⅲ类胎心监护以外的其他情况均划为第Ⅱ类	尚不能说明胎儿酸碱平衡紊乱	持续监护和再评估，必要时采用其他方法判定胎儿有无缺氧及是否需要宫内复苏
Ⅲ类图形	1. 胎心率基线变异缺失且伴有以下情况之一 ①反复晚期减速 ②反复变异减速 ③胎心过缓(胎心率基线＜110次/分) 2. 正弦波型	胎儿存在酸碱平衡失调即缺氧	应立即采取措施纠正胎儿缺氧，包括改变孕妇体位、吸氧、停止缩宫素使用、抑制宫缩、纠正孕妇低血压等，若不奏效，应紧急终止妊娠

胎儿生物物理监测：是综合胎心电子监护及B型超声所示某些生理活动，以判断胎儿有无急、慢性缺氧的一种产前监护方法。现介绍Manning评分法（表2-3），满分为10分，8～10分无急、慢性缺氧，6～8分可能有急或慢性缺氧，4～6分有急或慢性缺氧，2～4分有急性缺氧伴慢性缺氧，0分有急性缺氧。

三、胎盘功能检查

胎盘功能检查包括胎盘功能和胎儿胎盘单位功能的检查，能间接判断胎儿状态，早期发现潜在的胎儿窘迫。

1. *胎动* 胎动计数与胎盘功能状态关系密切，可了解胎儿宫内状况。

2. *测定孕妇尿中雌三醇值* 妊娠期间雌三醇主要由孕妇体内的胆固醇经胎儿肾上腺、肝以及胎盘共同合成。＞15mg/24h尿为正常值，10～15mg/24h尿为警戒值，＜10mg/24h尿为危险值。于妊娠晚期多次测得雌三醇值10mg/24h尿表示胎盘功能低下。也可用孕妇随意尿测定雌激素/肌酐(E/C）比值以估计胎儿胎盘单位功能。E/C比值＞15为正常值，10～15为警戒值，＜10为危险值。

3. *测定孕妇血清游离雌三醇值* 采用放射免疫法，妊娠足月该值的下限（临界值）为40nmol/L。若低于此值，表示胎儿胎盘单位功能低下。

4. *测定孕妇血清胎盘生乳素值* 妊娠足月HPL值为4～11mg/L。若该值于妊娠足月＜4mg/L，或突然降低50%，提示胎盘功能低下。

5. *缩宫素激惹试验*（oxytocin challenge

表2-3 Manning评分法

项目	2分（正常）	0分（异常）
无应激试验（20min）	≥2次胎动伴胎心加速≥15次/分，持续≥15s	＜2次胎动，胎心加速＜15次/分，持续＜15s
胎儿呼吸样运动（30min）	≥1次，持续≥30s	无或持续＜30s
胎动（30min）	≥3次躯干和肢体活动（连续出现计1次）	≤2次躯干和肢体活动，无活动或肢体完全伸展
肌张力	≥1次躯干和肢体伸展复屈，手指摊开合拢	无活动；肢体完全伸展；伸展缓慢，部分复屈
羊水量	最大羊水暗区垂直直径≥2cm	无或最大暗区垂直直径＜2cm

test, OCT）无应激试验（NST）无反应（阴性）者需做 OCT。OCT 阳性（指晚期减速在 10min 内连续出现 3 次以上，胎心率基线变异在 5 次以下），提示胎盘功能减退。

6. 阴道脱落细胞检查　舟状细胞成堆，无表层细胞，嗜伊红细胞指数＜ 10%、致密核少者，提示胎盘功能良好；舟状细胞极少或消失，有外底层细胞出现。嗜伊红细胞指数＞ 10%、致密核多者，提示胎盘功能减退。

四、胎儿成熟度（Fetal maturity）检查

1. 正确推算妊娠周数　必须问清末次月经第 1 日的确切日期，并问明月经周期是否正常，有无延长或缩短。

2. B 型超声观察胎盘成熟度　根据绒毛膜板、基底板、胎盘光点加以判定。若见三级胎盘（绒毛膜板与基底板相连，形成明显胎盘小叶），提示胎儿已成熟。

3. 检测羊水中卵磷脂 / 鞘磷脂比值（lecithin/sphingomyelin，L/S）　若该值＞ 2，提示胎儿肺成熟。若能测出磷酸酰甘油，提示胎儿肺成熟，此值更可靠。也可进行能快速得出结果的羊水泡沫试验（foam stability test），若两管液面均有完整泡沫环，意味着 L/S 比值≥ 2，提示胎儿肺已成熟。

（韦红卫　潘新年　赵扬玉　原鹏波）

第五节　宫内治疗

一、概述

在 20 世纪 60 ～ 70 年代，尽管产前诊断技术有了一定发展，却很少有人对病理性胎儿进行宫内治疗。近几十年来，超声影像学技术、胎儿磁共振技术及生物学分子技术等产前诊断技术的发展日益成熟，越来越多的胎儿疾病能够在产前被筛查和诊断出来。胎儿宫内治疗技术正是在对病理性胎儿的自然发展史和病理生理学深入了解的基础上发展起来的。胎儿宫内治疗技术的发展使得一部分胎儿疾病在出生前能得到干预和治疗，提高了胎儿的存活率及新生儿的抢救成功率，降低围生儿发病率和死亡率。

大多数的宫内治疗均为侵入性操作，存在胎儿丢失风险，部分手术还可能发生母体并发症。所以术前的评估非常重要。术前应充分了解胎儿疾病的自然病程并对胎儿疾病进行准确的诊断与分期，权衡手术效果及手术并发症对母胎带来的利弊，反复与孕妇及家属沟通并告知相关风险，充分知情同意后选择适合的治疗手段。

然而，绝大多数的胎儿疾病可以等待胎儿出生后进一步治疗，仅少数胎儿疾病在宫内病情危及胎儿安全时才应需要进行宫内干预。所有的胎儿宫内治疗都需要多学科合作，甚至需要有伦理委员会监督，因此应该在具有资质的胎儿中心进行。

二、胎儿宫内治疗分类

1. 根据宫内治疗的方法分类　可以分为胎儿药物治疗、胎儿手术治疗、胎儿基因治疗等，其中胎儿手术治疗包括开放性宫内手术、微创性胎儿手术（胎儿镜手术、引流术、宫内输血术等）及减胎术。

2. 根据胎儿治疗作用的部位进行分类

（1）作用于胎儿附属物（胎盘、胎膜、脐带及羊水）的治疗：如双胎输血综合征的胎儿镜下胎盘吻合血管激光电凝术；针对羊膜带综合征胎儿的粘连松解术以避免胎儿肢端发育不良；对贫血胎儿进行脐静脉穿刺和宫内输血术；对羊水过多或过少胎儿行羊水减量术或羊膜腔灌注术等。

（2）作用于胎儿本身的治疗：如针对

多胎妊娠或多胎之一胎儿异常进行的减胎术；针对先天性膈疝胎儿进行的胎儿镜下气管堵塞术或开放式宫内膈疝修复术；针对下尿路梗阻胎儿进行的膀胱-羊膜腔分流术；对胸腔巨大占位胎儿进行开放式胎儿胸腔占位病变的切除；对脊髓脊膜膨出胎儿进行的开放式宫内手术修补；对心律失常胎儿进行的药物复律以避免胎儿出现心力衰竭等。

三、目前常见的宫内治疗方法

1. 胎儿宫内治疗性分流术　随着胎儿镜、超声影像技术的发展，宫内治疗性分流术开始应用于胎儿泌尿系梗阻性疾病、胸腔积液及进行性梗阻性脑积水等疾病，其中对胎儿泌尿系梗阻性疾病及胸腔积液的治疗已经取得了较好的效果。分流术主要是通过引流管的通道作用，将液体从胎儿体内引流至羊膜腔，改善羊水量，最重要的是缓解循环中过多的液体在胎儿重要器官积聚而导致的对周围器官、组织的压迫作用，从而促进胎儿心脏、肺、肾以及脑组织的发育（表2-4）。

表2-4　胎儿宫内分流术的应用

胎儿疾病	病理生理特征	分流术适应证	引流管种类	手术孕周	手术并发症	预后
进行性梗阻性脑积水	脑脊液过度生成或潴留将引起脑组织受压，导致脑组织发育受损。持续脑积水可以直接导致胎儿脑室周围白质的慢性低灌注损伤，引起脑组织的局部神经元的丢失和神经轴突系统变性、胶质化、突触减少和新生儿髓鞘形成延迟等病理改变	脑室处于进行性扩张状态的胎儿	硅胶制作并带有活瓣的分流管置入脑室	24～27周	硬膜下出血、囊肿、感染、分流通路闭锁、分流管移位（移位至侧脑室或者宫腔常见）及绒毛膜羊膜分离等	对于缩小脑室容积、降低死亡率、改善脑积水引起的脑组织病理改变及改善神经功能预后上有一定效果，但并不能显著改善胎儿预后
泌尿系梗阻	尿道梗阻可以导致胎儿肾盂积水，羊水减少，引起胎儿宫内多发性发育异常，包括关节挛缩、压迫性畸形、肺发育不良等	重度羊水过少，巨膀胱，双侧肾盂积水，核型分析正常，肾功能良好且肺未发育成熟者	双腔猪尾巴管置入胎儿膀胱内	18～26周	膀胱腹膜瘘、引流管移位（发生率39%～45%）、胎儿损伤、血管损伤、感染、胎膜早破、绒毛膜羊膜炎、胎儿丢失（丢失率5%）、医源性腹裂、早产、胎死宫内、腹膜后积尿、尿性腹水、出生后出现膀胱收缩功能不良等	对预防肺发育不全和肾功能不全有益处，但出生后仍需要进一步手术治疗。围生儿存活率57%～80%，超过25%的新生儿在出生3～4年出现肾功能障碍，需要透析或者肾移植治疗。18%～25%出生后10年内死亡

续表

胎儿疾病	病理生理特征	分流术适应证	引流管种类	手术孕周	手术并发症	预后
胎儿胸腔积液	感染、肿瘤、原发性淋巴导管阻塞、胎儿染色体异常、母儿血型不合等均可引起。胸腔积液可压迫心脏，导致心力脏前后负荷增大，结构改变，甚至心衰竭。同时可引起肺发育不良、早产、羊水过多、围生儿死亡等并发症	胸腔积液伴发胎儿水肿或羊水过多时	双腔猪尾巴管置入胎儿腋后到腋中线之间	＜32 周	引流管移位或堵塞（发生率 20%）、胎儿出血、瘢痕化、腔内束带形成、胸壁变形、胎膜早破、早产以及绒毛膜羊膜炎	有效持续降低胸腔的压力。46.43% 的胎儿水肿得到缓解，围生儿存活率 57% ～ 75%，但仍有 37% 新生儿出生后发生呼吸困难
先天性肺囊腺瘤样病变	病变来自支气管源性肿瘤，可引起胎儿纵隔移位和胎儿血流动力学的紊乱，导致非免疫性水肿的发生。巨大的肿块也会导致胎儿食管受压，吞咽羊水困难，导致羊水过多、早产	有胎儿水肿以及胎儿心脏高输出量风险的证据，无其他致命性畸形及染色体异常。母体无禁忌证	同上	21 ～ 27 周	同上	术后 1 ～ 2 周胎儿水肿可消失，3 周后纵隔复位，肺代偿性发育，胎儿存活率达 74%。待胎儿出生后，再行肺腺瘤样病灶切除

此外，宫内分流术还可以应用于治疗隔离肺伴发胸腔积液；可对双胎输血综合征（TTTS）羊水过多的胎儿进行羊水减量。最近也有文献报道将宫内治疗性分流术应用于胎儿心包畸形瘤伴心包积液的治疗，并获得了良好的预后。

宫内分流术前要充分做好术前评估，判定有无治疗价值，避免无效的治疗，例如胎儿肾衰竭是宫内治疗性分流术的禁忌，羊水量正常的双肾积水、单纯性的脑积水都不需要介入治疗。术中尽量减少对胎儿的创伤，术中术后加强对母亲及胎儿的监护。

2. 减胎术　多胎妊娠相对单胎妊娠，早产的风险增加 6 倍；双胎妊娠围生儿死亡率较单胎增高 4 倍，三胎妊娠增高 6 倍。此外，多胎妊娠还面临很多单胎所没有的特殊并发症，如多胎之一发育异常、双胎输血综合征、选择性胎儿生长受限（selective intrauterine growth restriction, sIUGR）等。多胎妊娠母体并发症的发生亦较单胎妊娠增加 7 倍。大量临床研究证实，减胎术可以延长妊娠，降低早产儿及围生儿的发病率与死亡率，有效减少母体并发症的发生。

（1）减胎术的分类：根据减胎的目的分为两类：①多胎妊娠减胎术（multi pregnancy reduction）是指减少胎儿数目以降低多胎妊娠给母胎带来的风险；②选择性减胎术（selective termination）是指已明确诊断其中一个胎儿异常，减胎目的是避免异常胎儿出生或者避免异常胎儿对正常胎儿在宫内产生不良影响。

（2）减胎的适应证及禁忌证

常见的减胎指征有：3 胎和 3 胎以上妊

娠，双胎之一结构异常或染色体异常，严重的选择性生长受限（sIUGR），双胎反向动脉灌注序列征（TRAP）Ib期以上，双胎输血综合征（TTTS）Ⅲ期或Ⅳ期等。孕妇存在各器官特别是泌尿生殖系统的急性感染是减胎的禁忌证，先兆流产者应慎行减胎术。

（3）减胎时机与减胎方式：手术时机应根据临床具体情况和患者具体要求综合决定。随着减胎技术的成熟，孕早、中期实施减胎术的流产率是相似的。但对于4胎或以上的多胎妊娠，早期妊娠减胎后的流产率较低。对于具有胎儿异常高危因素的多胎妊娠，可待至妊娠中期初步除外胎儿异常后行选择性减胎术。

减胎方式主要依据减胎时的妊娠周数及绒毛膜性质选择。妊娠早期的减胎术多采用经阴道途径，妊娠中期则多采用经腹壁途径。对于双绒毛膜性多胎的减胎常用技术为胎儿胸腔或心脏内注射氯化钾使心脏停止搏动；而单绒毛膜性的多胎，因为胎儿之间存在广泛的胎盘血管吻合支，氯化钾可通过胎盘血管影响正常胎儿，需采用特殊的减胎技术阻断胎儿血流氯化钾可通过胎盘血管影响保留胎儿的减胎技术，常用的有射频消融减胎术、胎儿镜下脐带结扎、脐带双极电凝术等。

（4）减胎术常见并发症及妊娠结局：减胎术常见的并发症有出血、感染、流产和早产、氯化钾误入母体循环、胎膜早破、术后双胎同时死亡等。单绒毛膜性多胎的减胎较双绒毛膜性多胎胎儿丢失率高，这与手术难度、单绒毛膜双胎胎盘的特殊性及术者的经验有关。

随着超声技术和微创技术的发展，减胎术的流产率也逐渐降低，约为4.7%。妊娠早、中期实施减胎术的流产率大致相似：妊娠9～12周为5.4%，妊娠13～18周为8.7%，妊娠19～24周为6.8%，妊娠≥25周为9.1%。

3. 胎儿镜激光电凝术（fetoscopic laser photocoagulation,FLP） 通常用于双胎输血综合征（twin-to-twintransfusionsyndrome,TTTS）的宫内治疗。未经治疗的TTTS围生儿死亡率高于90%，对TTTS实施早期宫内干预治疗，可大大改善其预后。TTTS早期宫内干预治疗后，胎儿存活率可达60%～70%。严重TTTS的治疗方案首选胎儿镜激光电凝术。

（1）手术适应证：妊娠16～26周严重的TTTS（Ⅱ期，Ⅲ期，Ⅳ期）是FLP的手术指征。TTTS Ⅰ期可经过多次的羊水减量来减轻羊膜腔压力，从而达到延长妊娠的目的。是否应行FLP治疗目前仍存在争议。26周以后的严重TTTS，经过充分的风险评估，亦可尝试胎儿镜手术。

（2）手术前评估：涉及以下几个方面①明确诊断分期；②超声详细检查两个胎儿脐带插入点位置、两胎儿的位置关系、羊膜分隔走行等，尽可能虚拟出双胎间吻合血管形成的“赤道”；③宫颈管长度；④穿刺点的选择尽可能面对胎盘吻合血管“赤道”，避开胎盘边缘，避开子宫血管和相邻脏器，避免进入到供血儿羊膜腔内。

（3）胎儿镜手术方式：胎儿镜经孕妇腹部皮肤穿刺，通过子宫壁，置入受血儿羊膜腔内，辨清胎盘吻合支后，对目标血管进行激光电凝。目前国际上电凝血管的方式有三种，分别为选择性激光电凝术式、序贯选择性激光电凝术式、Solomon技术。完成电凝术后，需要再对受血儿羊膜腔进行羊水减量，以降低子宫张力。

（4）手术并发症：手术并发症包括手术创伤所引起的穿刺部位出血、胎膜早破、流产、羊膜束带、母体灼热伤等，以及因残留的血管吻合引起的TAPS、复发或反向TTTS。手术并发症的发生与疾病的分期、术者的经验、胎盘的位置、术后残留的血管吻合支的粗细及数量密切相关。

(5) 存活新生儿的远期并发症：存活新生儿远期并发症包括脑损伤、心脏病变、呼吸系统疾病、消化系统疾病、肾功能损害等。新生儿神经系统损害是 TTTS 最严重的并发症之一，供血儿与受血儿在脑损伤方面存在同样的风险，严重影响患儿生存和长期预后。但羊水减量术后存活儿发生严重脑损伤的概率比激光术后高，而且受血儿发生率明显高于供血儿。心脏病变是 TTTS 另一严重并发症，70% 的受血儿在诊断 TTTS 时已表现出不同程度的心功能受损。激光术后 6 周，无论受血儿还是供血儿，多数心功能可恢复正常，产后应及时进行心脏相关检查，警惕右室流出道梗阻、肺动脉瓣严重狭窄或闭锁等并发症。

4. 宫内输血（intrauterine transfusion, IUT） 该技术的发展至今已有 50 余年历史，其目的是纠正胎儿贫血，如母胎血型不合引起的同种免疫性溶血性贫血、微小病毒 B19 感染引起的胎儿贫血，以及严重的胎母输血综合征（fetomaternal hemorrhage，FMH）等。

最早实施的胎儿腹腔输血（intraperitoneal transfusion，IPT）是依靠隔膜和腹膜表面淋巴管吸收红细胞，而后通过胸导管进入血液循环，输注的红细胞可在 7 ～ 10d 吸收。对于严重水肿和腹水的胎儿，其应用和疗效均受到限制。20 世纪 80 年代中期，随着超声引导下脐静脉穿刺术的开展，脐静脉血管内输血（intravascular transfusion, IVT）成为宫内输血的主要途径。

胎儿血管内输血的穿刺部位取决于孕周和胎儿的位置。一般来说，首选脐静脉进入胎盘的部位。所备血液应为 O 型、Rh 阴性洗涤浓缩红细胞，或在已知胎儿血型情况下选择与胎儿血型相同的红细胞输血，血细胞比容在 80% 左右，经过 25Gy 辐照。根据术前胎儿血红细胞比容、胎儿估重等指标计算输血量。

随着宫内输血的应用，严重胎儿贫血引起的围生儿死亡已下降至 10% 以下，围生儿存活率为 87% ～ 92%，无水肿胎儿存活率可达 90% 以上，而水肿胎儿存活率为 78%。经宫内输血治疗溶血性贫血的胎儿可明显降低新生儿高胆红素血症的换血治疗概率。但多次进行宫内输血的新生儿因体内红细胞生成受到抑制，出生后往往缺乏网织红细胞，因此，出生后的几周内可能还需要追加输血。

宫内输血的并发症包括心动过缓、早产、胎膜早破、胎心骤停、胎盘早剥、感染等，少数出现输血后胎儿铁负荷增加及死亡。但总的来说，宫内输血是一项相对安全的治疗手段。

5. 羊水减量术 是目前缓解羊水过多的常用方法，可快速减少羊水量，有效降低子宫张力，延长孕周。羊水减量术除了应用在单胎妊娠羊水过多患者，近年亦被广泛应用在双胎妊娠 TTTS 的患者中。

(1) 羊水减量术适应证：①羊水池最大深度（maximum vertical pocket，MVP）≥ 12cm 或母体腹胀、胸闷、气促、无法平卧；② TTTS Ⅰ期或无法手术治疗的 TTTS 患者；③妊娠合并羊水过多引产注药前。

(2) 操作方法：孕妇取仰卧位，在超声引导下选择羊水暗区最大处，避开胎盘及胎儿，穿刺针穿刺进入羊膜腔，控制羊水流出速度 80 ～ 100 ml/5min，抽吸至最大羊水暗区＜ 8cm，同时严密监测孕妇血压、脉搏、呼吸、面色及胎儿心率、子宫压痛情况。

(3) 手术并发症：①流产、早产、羊膜早破。因宫腔压力变化诱发宫缩及胎膜破裂所致。②胎盘早剥。羊水减量术后，宫腔容积缩小，胎盘附着面发生变化，可出现出血及剥离。③宫内感染。羊水减量术操作时间较长，感染风险增加。④羊水栓塞。在宫腔压力急剧变化及胎盘早剥时发生概率增加。⑤胎心减慢、胎儿窘迫，通常在孕妇休克或流产、早产时发生。⑥孕妇休克。与孕妇平躺仰卧位时间长下腔静脉受压回流受阻以及宫腔压力骤减有关。

6. *羊膜腔灌注术* 羊水过少是产科常见并发症，持续性羊水过少可以导致胎儿肺发育不良、胎儿窘迫、肢体伸张受限或畸形。羊膜腔灌注术可以在短期内增加宫内液体量，缓解宫内环境，降低胎儿肺发育不良发病率，改善胎儿妊娠结局。

（1）羊膜腔灌注术适应证：①羊水指数≤ 5cm；②排除胎儿畸形及染色体异常。

（2）操作方法：孕妇取平躺仰卧位，在超声引导下选择羊水暗区最大处，避开胎盘及胎儿，穿刺针穿刺进入羊膜腔，针尾连接 50ml 注射器，注入 37℃温生理盐水，速度 5 ～ 8 ml/min，最大羊水暗区＞ 8cm 为停止羊膜腔灌注的指征。胎儿孕周≥ 32 周，可在羊膜腔灌注的同时注入地塞米松 10mg 促胎肺成熟。

（3）手术并发症：①流产、早产、羊膜早破。在宫腔压力快速增加时，部分胎儿出现羊膜早破，尤其在之前已经存在羊膜炎者。②绒毛膜羊膜炎。发生率为 26.6% ～ 40%，与操作时间的长短及次数密切相关。③胎盘早剥。子宫张力变化时，胎盘附着面边缘易出血及剥离。④胎心减慢、胎儿窘迫、死胎。

7. *胎儿镜下气管封堵术*（fetoscopicendoluminal tracheal occlusion，FETO） 先天性膈疝（congenital diaphragmatic hernia，CDH）是先天性膈肌缺损或发育不全导致单侧或双侧膈肌缺陷，部分腹部脏器疝入胸腔，造成解剖关系异常的一种疾病，发生率约为 1/2000。胎儿患侧肺发育不全导致出生后新生儿气体交换障碍和持续性肺动脉高压的发生，腹腔脏器的疝入同时可以导致纵隔向健侧移位，健侧肺发育也受到不同程度的影响，先天性膈疝胎儿肺的发育程度与新生儿患病率及死亡率有密切联系。随着超声技术的发展，先天性膈疝多数能在产前得到诊断。

先天性膈疝的宫内治疗方法随着技术的发展，从早期通过开放性手术行胎儿膈疝修补或气管堵塞术，发展到最近开展的微创技术——胎儿镜下支气管封堵术（FETO）。宫内封堵胎儿气管能够促使肺膨胀，疝内容物脏器回纳，从而纠正肺发育不良。与开腹手术相比，FETO 可降低母体因子宫切开引起的并发症，并大大缩短手术时间。

FETO 的手术适应证：需要同时满足以下几项：①孤立性 CDH 单胎妊娠，无合并其他畸形，染色体核型正常；②存在肝膈疝，至少 1/3 肝疝入胸腔；③肺 / 头围（LHR）比值≤ 1.0。

FETO 的手术时机目前暂无定论，普遍认为实施手术时间为孕 27 ～ 30 周为宜。

FETO 的操作流程：超声引导下将特制的套管针经腹壁穿刺进入羊膜腔胎儿镜，再置入胎儿口部，经喉至气管隆突，放置气囊并使其充盈膨胀堵塞气管。

FETO 的手术并发症：FETO 可能导致胎膜早破、胎盘损伤和胎儿损伤、流产和早产、羊水渗漏、羊膜腔感染、母体肺水肿，以及母体脏器损伤等并发症。

FETO 气囊的取出主要有两种方式：①在胎儿分娩过程中，通过气管镜取出气囊或行气管穿刺将气囊刺破。此项技术需要产时子宫外处理（ex-utero intrapartum treatment，EXIT）。②在分娩前（孕 34 周）通过胎儿镜将气囊取出，或在超声引导下刺破气囊。

对 FETO 手术的争议：部分学者认为手术刺激增加早产风险；行 FETO 的患儿远期存活率并未明显提高；产前手术所带

来的伦理和道德冲突也无法回避。对于严重先天性膈疝的治疗还处在不断探索和实践中，需要更多的多中心研究进一步验证。

8. *宫内开放性手术* 是指妊娠中期切开子宫后在胎儿麻醉状态下对胎儿进行外科手术，术后将子宫缝合并进行保胎治疗，直妊娠晚期再行剖宫产终止妊娠。宫内开放性手术能使胎儿结构畸形在胎儿期得到适当矫正，可解除或缓解病情的进展，以争取出生后进一步治疗的机会并减少后遗症。此类手术妊娠期子宫破裂，胎膜早破、早产风险高，必须有严格的适应证，目前进行宫内开放性手术治疗的胎儿疾病有脊髓脊膜膨出、骶尾部畸胎瘤、严重的胸腔内肿物等少数几种疾病。

9. *产时子宫外处理*（EXIT） EXIT 技术的核心原则是在进行产时胎儿手术治疗的同时保持子宫低张状态和子宫胎盘循环，在维持子宫胎盘循环的情况下暴露胎儿颈部，解除气管梗阻，直至气管插管使气道畅通。目前 EXIT 技术的适应证包括胎儿颈部巨大肿块、胎儿纵隔或肺部肿块、先天性高位气道阻塞综合征（congenital high airway obstruction syndrome，CHAOS）以及需立即行体外膜肺氧合（extracorporeal membrane oxygenation，ECMO）技术的先天性心脏病。

10. *药物治疗* 胎儿的药物治疗通常采用跨胎盘治疗模式，在母体给药治疗效果欠佳时可考虑直接胎儿给药，包括脐静脉输注、羊膜腔注入和胎儿肌内注射。

跨胎盘治疗模式可从妊娠早期补充叶酸开始。在妊娠早期持续补充叶酸可以使神经管缺陷的发生率降低 70% ～ 72%。先天性肾上腺皮质增生症（congenital adrenal hyperplasia，CAH）是第一个采用跨胎盘治疗的遗传代谢性疾病。

目前临床应用较多的药物治疗是胎儿心律失常治疗和早产儿促胎肺成熟治疗。胎儿心律失常一般不影响胎儿血液循环，对于有血流动力学障碍或水肿的胎儿，应该应用抗心律失常药物进行治疗。地高辛是治疗孤立性胎儿心动过速的一线药物，地高辛治疗无效者，可使用普鲁卡因胺、氟卡尼、索他洛尔等二线药物。氟卡尼和索他洛尔可能增加胎死宫内的风险。胺碘酮可用于治疗难治性胎儿心动过速，且有良好的效果，但由于它可能导致胎儿甲状腺功能减退，故须谨慎使用。50% 胎儿心动过速在母亲用药 24h 内转律，未合并水肿的室上性心动过速单用抗心律失常药物治疗平均需 3d 转律；而出现水肿时，联合用药平均需要 12d。对胎儿有心力衰竭表现或母体治疗后未达到效果的未足月胎儿，可考虑直接治疗胎儿，主要是经脐静脉直接输注地高辛或胺碘酮。

11. *胎儿宫内干细胞移植及基因治疗* 宫内造血干细胞移植（in utero hemapoietic stem cell transplantation, IUHCT）和宫内基因治疗（in utero gene therapy, IUGT）对许多遗传性疾病具有潜在的治疗价值，在胎儿治疗领域将产生巨大影响。

IUHCT 是利用胎儿干细胞的分化潜能，在产前对干细胞进行生物学贮备，便于胎儿在出生后进行更进一步的治疗。其中造血干细胞是多功能干细胞，在胎儿期可分化成所有的血细胞系，这种功能可终身保留，比脐血和成人骨髓干细胞增殖更迅速，目前是宫内治疗的一线选择，是进行细胞移植和转基因治疗最有前景的干细胞。IUHCT 目前仍处于早期研究阶段，治疗后宿主造血区的容受性、宿主造血细胞的竞争、植入移植物的免疫屏障是有待解决的难题，安全性问题仍需深入研究。

IUGT 是将选择性的基因序列用于替换或改变缺陷基因，使表达的蛋白质产生预期的治疗效果。治疗不同的疾病采用不同的靶细胞，最常用造血干细胞治疗血液病、免疫缺陷病和一些代谢性疾病；治疗呼吸系统疾病选择肺上皮细胞；免疫缺陷病和肝脏疾病选择肝细胞；骨骼疾病则选择间充质干细胞。

近20多年来，人类在IUHCT和IUGT领域取得了很大的进步，但仍然面临极大的挑战。目前IUHCT和IUGT都处于研究阶段，未应用于临床，但其广阔的前景必定是胎儿医学发展的方向。

（韦红卫 潘平山 潘新年 原鹏波 赵扬玉）

第 3 章 新生儿母源性综合征

第一节 缺氧缺血综合征

一、概述

缺氧缺血综合征指新生儿因缺氧缺血引起机体一系列病理生理变化，常表现为多器官功能损害，是导致围生期新生儿死亡、脑瘫和智力障碍的主要原因之一。围生期缺氧缺血主要包括胎儿宫内窘迫及出生时窒息。胎儿宫内窘迫，指胎儿在宫内缺氧引起的危急状态，表现为胎心率异常、羊水粪染及胎动减少。新生儿窒息是指由于产前、产时或产后的各种病因，使胎儿缺氧而发生宫内窘迫或娩出过程中发生呼吸、循环障碍，导致出生后1min内无自主呼吸或未能建立规律呼吸，以低氧血症、高碳酸血症和酸中毒为主要病理生理改变的疾病。出生窒息常常为宫内窘迫的延续。缺氧是发病的核心，随着缺氧及酸中毒加重，可导致心脑严重损害，且因“脑保护效应”机体血流重新分配，保证心脑器官血流供应的前提下，次要器官肾、肺、肠胃等血流减少，从而发生多器官功能损害。近年来的研究还发现，胎儿宫内慢性缺氧是引起其成人期慢性疾病，如肥胖、高血压、代谢综合征、动脉粥样硬化、慢性肺部疾病发生的主要危险因素之一。因此，围生期缺氧缺血已越来越引起产科及新生儿科医师的高度重视。

二、母源性病因

胎儿的氧气供给完全依赖于孕母的呼吸、循环、胎盘灌注。子宫胎盘动脉携载富含氧气的母血流入绒毛间隙，经简单扩散与绒毛内低氧而高二氧化碳的胎儿血液进行交换，供给胎儿氧气和营养物质，并排出二氧化碳。因此，孕母、胎盘、脐带、胎儿、产程等任一因素出现问题均可打破胎儿对氧气的需求与母体供给间的平衡，使胎儿发生宫内缺氧。妊娠合并某些疾病使母体血氧含量不足，进而胎盘血供不足，导致胎儿宫内窘迫，常见原因如下。

1. *妊娠合并中、重度贫血* 贫血是妊娠期常见并发症，由于孕母贫血导致母血携氧能力下降，若不及时纠正，对母儿均可造成一定的危害，与妊娠不良结局存在因果关系。世界卫生组织（WHO）将妊娠期贫血的标准定为Hb < 110g/L或红细胞比容< 30%。并根据Hb含量和血细胞计数将贫血不同程度划分为轻、中、重度和极重度（表3-1）。临床发现，妊娠期合并中、重度贫血引起母血携氧能力下降、子宫缺血缺氧、胎盘灌注及氧供给不足导致胎儿发生宫内窘迫、胎儿宫内生长受限、低出生体重及新生儿窒息。妊娠合并急性失血性贫血，如胎盘早剥及前置胎盘出血，母体短时间内出现血容量不足，引起广泛血

管收缩，使胎盘血流减少，导致胎儿缺氧的发生。

表 3-1 妊娠期贫血分度

分度	RBC（$\times 10^{12}$/L）	Hb（g/L）
轻度贫血	3.00 ～ 3.50	80 ～ 100
中度贫血	2.00 ～ 3.00	60 ～ 80
重度贫血	1.00 ～ 2.00	30 ～ 60
极重度贫血	< 1.00	< 30

2. *妊娠期高血压疾病* 是妊娠期特有疾病，包括妊娠期高血压、子痫前期、子痫、慢性高血压及并发子痫前期。基本病理变化为全身小动脉痉挛，导致微循环障碍，血管通透性增加，血液浓缩，胎盘循环压力增大，引起急性坏死性动脉炎和血管栓塞，有效交换面积减少，从而导致胎盘组织缺氧缺血，对胎儿造成不同程度的危害，尤其产生中枢神经系统损害直接影响围生儿的生存及远期预后。合并妊娠期高血压疾病的孕妇，其子宫、胎盘的血流灌注较正常孕妇减少 2 ～ 3 倍。长期慢性缺氧缺血导致胎儿生长发育迟缓，宫内窘迫，造成胎儿脑损伤和远期神经系统发育异常。

3. *妊娠合并糖尿病* 包括糖尿病合并妊娠和妊娠期糖尿病。妊娠母亲患糖尿病，血液中的糖化血红蛋白含量增高，这种红细胞携带氧及释放氧的能力均低于正常红细胞，胎儿通过胎盘所获得的氧量减少，导致长期宫内慢性缺氧。慢性缺氧可诱发胎儿红细胞生成素过多的形成，出生后表现为红细胞增多症，由于血液黏稠、血流缓慢，加重新生儿脑组织的缺氧缺血性损伤。母亲血糖控制不理想，胎盘功能受累，导致胎儿宫内发育迟缓。胎儿长期暴露于代谢紊乱的环境中有碍于胎儿脑的正常发育，导致脑发育异常及脑损伤。

4. *妊娠合并严重心肺疾病* 如发绀型心脏病、风湿性心脏病、冠心病、哮喘、肺气肿等使母体血液携氧能力不足，导致胎儿宫内慢性缺氧。

5. *妊娠期肝内胆汁淤积症*（intrahepatic cholestasis of pregnancy, ICP） 是妊娠期特有的并发症，多发生在妊娠中晚期。临床上主要以皮肤瘙痒、黄疸、血清胆汁酸（bile acid，BA）水平升高、肝转氨酶轻度升高为特征，可导致胎儿窘迫，胎儿中枢神经系统损伤，围生儿发病率、死亡率高。ICP 患者血清 BA 水平异常增高，打破了母胎间 BA 动态平衡，使胎儿体内 BA 淤积，导致胎儿胎盘循环受阻、胎盘血流灌注不足、胎儿缺血缺氧，同时 BA 细胞毒作用也进一步加重缺血缺氧损害，引起脑等重要器官功能受损，可导致胎儿宫内脑损伤。

6. *感染* 出生前的感染既可导致早产，又可同时导致胎儿和新生儿脑白质损伤或脑瘫。感染刺激母体局部产生高水平炎性细胞因子如 IL-1β、IL-6、TNF-α，启动自发性胎膜早破和早产。同时，这些细胞因子可从绒毛膜 - 羊膜通过胎盘和不成熟的血脑屏障进入胎儿脑内，使胎儿大脑中炎性细胞因子增加，激活小胶质细胞和星形胶质细胞，破坏少突胶质细胞前体细胞而导致脑白质损伤，使新生儿出现认知、行为障碍和神经精神相关疾病。胎盘作为胎儿的总调节器，能转运胎儿产生热量的 85% 至母体，并使胎儿温度随母体温度做调整。由于胎盘散热功能不足，妊娠中晚期胎儿温度较母亲高 0.5℃，如果母体由于感染出现发热，母胎之间温度差增高，可达 1℃。若同时合并窒息、胎盘循环障碍或实验性人工阻断胎盘循环，两者结合可使胎儿温度明显增高，而脑温的轻度增高即会增加缺氧缺血的脑损伤作用。

三、病理生理

缺氧缺血综合征是以“缺氧”为核心所引起机体一系列的病理生理变化。

1. *呼吸暂停* 无论胎儿宫内窘迫或新

生儿出生窒息，均会经历由原发性呼吸暂停至继发性呼吸暂停的演变过程。

（1）原发性呼吸暂停：在缺氧初期胎儿或新生儿首先出现呼吸运动加快，若缺氧进一步加重，则呼吸运动停止，伴心率减慢。此为原发性呼吸暂停，若及时给氧或有效刺激，多数可诱发自主呼吸恢复。

（2）继发性呼吸暂停：若窒息缺氧持续存在，胎儿或新生儿出现喘息样呼吸，心率持续下降，同时出现血压下降，呼吸运动逐渐减弱，在最后一次深呼吸后进入继发性呼吸暂停。此阶段，心率、血压及血氧饱和度均持续下降，机体对外界刺激无反应，须立即给予有效的正压人工通气。

2. **出生时窒息**　新生儿出生时未能建立正常呼吸，导致肺不张、肺液排出受阻，肺部不能进行气体交换，导致缺氧。窒息缺氧使机体酸中毒进一步加重，动脉导管持续开放，肺小动脉保持收缩状况，出现持续性肺动脉高压，肺动脉血流经动脉导管进入主动脉，使缺氧进一步加重。

3. **呼吸性、代谢性及两者混合性酸中毒**　由于胎盘气体交换受阻，二氧化碳排出障碍，导致二氧化碳潴留，产生呼吸性酸中毒。胎儿代谢过程的主要物质是碳水化合物，机体在缺氧状态下，碳水化合物经三羧酸循环的有氧代谢受到抑制，无氧酵解增加，丙酮酸和乳酸产生增多，从而产生代谢性酸中毒；同时碳水化合物经无氧代谢所产生的能量明显减少，各器官组织细胞因能量不足而发生功能障碍。

4. **血流动力学变化**　当胎儿发生宫内缺氧后，在缺氧初期机体为保证重要脏器如心脏、脑和肾上腺血流供给，胎儿发生血液重新分布，肾、肝、胃肠道等脏器血流明显减少。若缺氧状态继续存在，机体出现失代偿，引起心、脑及多器官发生缺氧缺血，功能受损。由于胎儿缺氧出现的动脉血流再分配，引起母体和胎儿发生一系列适应性改变，最终引起血流动力学模式的改变，从适应到失代偿经历了下面 4 个阶段。

（1）代偿期：胎儿为适应缺氧的状态而减少胎动次数，减慢生长速度，胎儿血流可维持在“正常”状态相当长的时间。胎儿大部分血管血流波形无明显改变，仅大脑中动脉血流阻力轻微下降，该变化可通过超声多普勒检测出来。

（2）血流再分配早期：当氧分压下降到一定程度时，胎儿血流灌注出现重新分配，对缺氧敏感的重要器官（心、脑、肾）的血管扩张，增加其组织血流灌注，减少其他器官末梢循环的血供，以对抗缺氧造成的损害，称为“脑保护效应”。

（3）血流再分配晚期：大脑血管、冠状动脉及肾上腺动脉等血管扩张到最大限度，大脑血流阻力降低到最低水平，流速增加，腹主动脉、肾动脉、脐动脉血流阻力进一步增加，肺动脉血流阻力明显增加，间接提示右心排血量减少，左心排血量进一步增加，有利于改善大脑、心肌血流灌注，此时可合并胎儿异常的生物物理表现，如胎心率减慢，羊水减少等。

（4）失代偿期：心排血量和主动脉收缩期峰值流速逐渐下降，提示心功能受损，进一步恶化可致心力衰竭，并引起主动脉、脐动脉血流逆流，最后其他大血管包括大脑血管出现血液逆流，“脑保护效应”消失，出现明显的胎心率异常。此期胎儿已存在严重的酸中毒，是胎儿宫内缺氧的终末阶段。

5. **缺氧缺血性损伤和再灌注损伤**　缺氧是围生期窒息损伤的核心，而随着缺氧持续存在及程度加重所造成的酸中毒则会进一步加重各脏器损伤的程度。缺氧时，机体以无氧酵解为主，造成乳酸堆积，导致代谢性酸中毒。无氧酵解时三磷酸腺苷产生减少，细胞膜泵功能发生障碍，导致细胞内钠离子、钙离子超负荷，细胞组织发生水肿、坏死等现象。缺血再灌注损伤是指长时间严重缺血后血流恢复时对机体造成的损伤。目前研究表明，血流恢复后，氧自由基及炎性因子大量产生和释放，不仅可直接导致组织细胞损伤加重，还可通过激活细胞凋亡基因表达，导致迟发性细胞死亡。

四、临床表现

1. *胎儿宫内窘迫*（fetal distress） 胎儿由于缺氧，早期表现为躁动、胎动频繁，之后胎动幅度减弱，次数减少。胎心率增快＞160次/分，或减慢＜120次/分，且不规则。胎儿头皮血pH下降（＜7.25），提示存在胎儿酸中毒状态。由于胎儿缺氧引起肠蠕动增加及肛门括约肌松弛，粪便排出，出现羊水胎粪污染，严重者发生胎粪吸入综合征。慢性胎儿窘迫则随着胎儿宫内缺氧时间延长而发生胎儿宫内发育迟缓。

2. *新生儿窒息*（asphyxia） 出生窒息常为宫内窘迫的延续，胎儿宫内缺氧导致新生儿从宫内过渡到宫外生活时出现障碍，主要表现为不能建立规律、有效的自主呼吸，引起出生后缺氧并导致全身多脏器损害的一系列改变，是新生儿死亡、伤残的重要原因。正确规范的复苏对降低窒息的发生率及死亡率、伤残率非常重要。窒息新生儿常表现为面部和（或）全身皮肤发绀或苍白，口唇发绀；无呼吸或呼吸节律不规则、呼吸浅表或仅有喘息样微弱呼吸；心率减慢、不规则，＜100次/分；对外界刺激无反应或反应微弱，肌张力差。

3. *重要脏器功能异常* 围生期窒息缺氧可引起多器官功能损害（图3-1）。文献报道，新生儿窒息后各器官损伤的发生率可高达82%，其中中枢神经系统损害为25%～72%、肾损害为41%～57%、心脏损害为25%～29%、肺损害为23%～26%、胃肠损害为11%～29%。对存在严重宫内窘迫及出生后窒息的患儿需要进行严密监护，对各器官功能异常做到早发现、早干预，减少后遗症的发生，以提高围生期缺氧缺血患儿远期生存质量。

（1）中枢神经系统损害：脑组织代谢最为旺盛，对缺氧极为敏感。缺氧状态下，能量耗尽、离子泵衰竭，病理表现为脑水肿、出血、脑实质坏死和白质软化。窒息后中枢神经系统损害主要表现为缺氧缺血性脑病（HIE）和颅内出血（ICH），其病理特点随胎龄而不同。＜34周早产儿：①侧脑室旁室管膜下生发层部位出血发展为脑室周-脑室内出血（PVH-IVH）；②脑室周围白质软化（PVL）发展为孔洞脑。≥34周的早产儿及足月儿：①皮质及皮质下白质坏死、液化，可发展为多囊、层状孔脑；②边缘区梗死，多在大脑前、中动脉及大脑中、后动脉交界末梢部位即分水岭区；③基底核变化，病理上呈现大理石样纹状体，为脱髓鞘改变，可发展为锥体外系脑瘫；④合并颅内出血，以蛛网膜下腔出血（SAH）及脑实质出血（IPH）多见。

发生缺氧脑损害的患儿出生后不久即可出现神经系统症状，如意识改变（过度兴奋、嗜睡、昏迷）、肌张力改变（增高或减弱）、原始反射异常（吸吮、拥抱反射减弱或消失）。严重者可出现惊厥、脑干症状（呼吸节律改变、瞳孔改变、对光反射迟钝或消失）和前囟张力增高。

（2）心血管系统损害：宫内窘迫或出生后窒息导致缺氧缺血可引起心肌细胞能的代谢障碍，发生缺氧缺血性损害。

轻度损害：表现为暂时性呼吸困难或无明显的临床症状，可出现心律失常和轻度低血压等，伴或不伴心肌酶谱异常。

重度损害：表现为呼吸急促、发绀、心律失常、心力衰竭、暂时性三尖瓣反流、心肌缺血、心源性或低血容量性休克等，

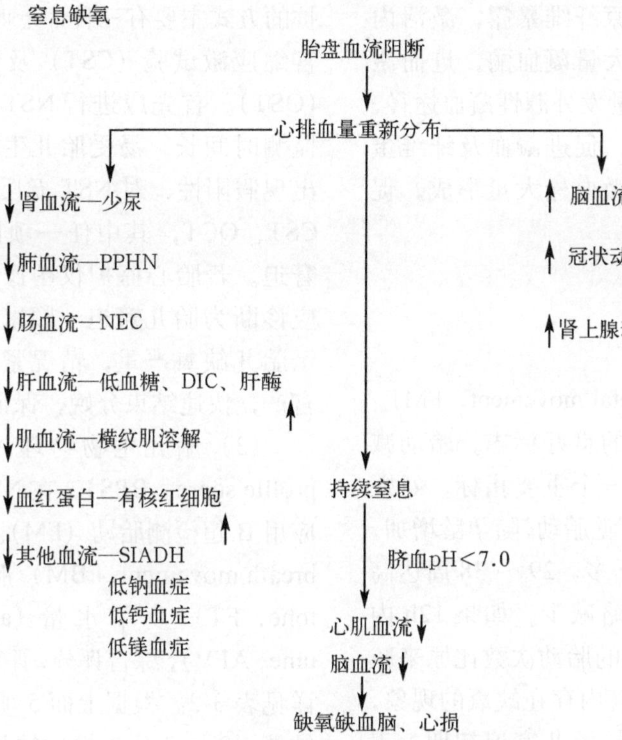

图3-1 窒息多器官损害与缺氧缺血脑损害

摘自：Perlman JM. Intrapartum asphyxia and cerebral palsy: is there a link? Clinics in Perinatology, 2006, 33(2):335-353.

心肌酶谱明显升高。

(3) 呼吸系统损害：主要表现为胎粪吸入综合征（MAS）、持续肺动脉高压（PPHN）、新生儿呼吸窘迫综合征（RDS）、肺出血与呼吸衰竭。临床出现明显的呼吸困难、顽固性低氧血症、发绀及肺部细湿啰音等。

(4) 泌尿系统损害：因血流重新分布，肾脏血管收缩、肾脏血流灌注不足，导致肾小管、肾小球等损害。因此，肾脏功能损害较为常见，绝大多数为可逆的，表现为少尿、无尿、高钾血症及氮质血症等，严重者出现肾衰竭。

(5) 消化系统损害：胃肠道缺氧缺血可引起胃肠激素分泌紊乱，消化道动力及胰腺、肝功能的异常。主要表现为应激性溃疡，发生呕血及便血。严重者因肠坏死和出血，引发坏死性小肠结肠炎。缺氧缺血所致肝脏损害表现为肝酶的异常增高、肝脏肿大、胆汁淤积等。肝脏缺氧缺血性损害还可出现高氨血症，临床主要表现为中枢神经系统异常，如易激惹、抽搐、昏迷。

(6) 水、电解质及代谢紊乱：缺氧缺血可导致胰岛素、抗利尿激素，以及甲状旁腺素分泌紊乱，最初表现为胰肠高血糖素、神经紧张素增高，后期出现糖原耗竭和功能性高胰岛素血症；同时因机体处于应激状态，儿茶酚胺、糖皮质激素一过性升高，导致血糖、血钠、血钙、血磷及血镁等异常，尤其血糖出现先高后低现象。因抗利尿激素异常分泌，发生稀释性低钠血症、水肿、颅内高压及惊厥等。甲状旁腺功能低下、降钙素水平升高，导致血钙下降。因此应注意维持围生期窒息新生儿血糖、电解质在正常水平。

(7) 凝血功能异常：缺氧缺血后血管

内皮受损，其下层胶原纤维暴露，激活内源性凝血途径，产生大量凝血酶，进而激活组织因子、Ⅶ因子，触发外源性凝血途径，激活补体及纤溶酶原，促进凝血及纤维蛋白原沉积，使循环内微血栓大量形成，促使休克和DIC发生。

五、诊断

1. 胎儿宫内窘迫

(1) 胎动计数（fetal movement，FM）：胎动是表明胎儿存活的良好标志。胎动减少是胎儿宫内窘迫的一个重要指标。妊娠18～20周孕妇开始自觉胎动，随孕龄增加，胎动逐渐变强且次数增多，29～38周达高峰，分娩前2周胎动略减少。如果12h内次数≤20次或12h内的胎动次数比原来减少50%，说明胎儿在宫内存在缺氧的现象，应引起高度重视。急性胎儿窘迫初期，表现为胎动过频，继而转为胎动减弱，甚至消失。胎动计数是唯一可以通过孕妇自身感受对胎儿安危进行宫内预测的手段，但该方法受到孕妇文化程度、性格、敏感程度、腹壁厚度、胎盘位置、羊水量等因素的影响，主观性较大。

(2) 胎心电子监护：电子监护仪可连续记录胎儿心率，发现胎儿心率瞬时的变化规律，并可了解胎心率与胎动、宫缩的关系，有助于及早发现宫内窘迫。胎心监护的方式主要有三种：无刺激试验（NST）、宫缩应激试验（CST）及催产素激惹试验（OST）。首先应进行NST，但因其需要的监测时间长、易受胎儿生理睡眠的影响而出现假阳性，对NST无反应型需进一步行CST、OCT，其中任一项阳性则提示胎儿窘迫。若胎心监护仪图像出现以下变化也应诊断为胎儿窘迫：频繁的晚期减速，表示胎儿缺氧严重，情况紧急，多需急症剖宫产，快速结束分娩，保证母儿安全。

(3) 胎儿生物物理评分（biophysical profile score，BPS）：在NST监测的基础上应用B超检测胎动（FM）、胎儿呼吸（fetal breath movement，FBM）、胎儿肌张力（fetal tone，FT）及羊水量（amniotic fluid volume，AFV），综合评分，评价胎儿宫内情况，详见表3-2。根据上面5项监护指标评分的结果：0～2分为慢性缺氧，4～6分为可疑慢性缺氧，8～10分为正常。因此，分娩时要根据胎儿生物物理评分以及孕妇和胎儿状况综合考虑，及时处理。

(4) 胎儿脐动脉血流测定：反映了胎儿胎盘血流动力学的变化，与胎盘循环密切相关。临床上常用检测脐动脉的频谱波形来判断胎儿的缺氧状态。脐动脉S/D值的测定因不受声束、血管面积及角度的影响，是反映胎盘血管阻力的主要指标，也是判断胎盘功能的可靠指标。但舒张期血

表3-2 Manning胎儿生物物理评分法

监测项目	2分（正常）	0分（异常）
NST（20min）	≥2次胎动伴胎心加速≥15次/分，且≥15s	＜2次胎动；胎心加速＜15次/分，＜15s
FBM（30min）	≥1次，持续≥30s	无；或持续＜30s
FM（30min）	≥3次躯干和肢体活动（连续出现计1次）	＜3次躯干和肢体活动
FT	≥1次躯干和肢体伸展复屈，手指摊开合拢	无活动；肢体完全伸展；伸展缓慢部分复屈
AFV	≥1cm羊水暗区，垂直径≥2cm	无；或最大暗区垂直径＜2cm

流的存在较 S/D 比值更具有临床意义。S/D 比值随着孕周增加而下降。S/D 比值升高，提示胎儿处于缺氧状态，有胎死宫内风险。缺氧时首先出现的变化是舒张末期血流降低，S/D 值、RI 值、PI 值升高。当缺氧进入再分配晚期时，可逐渐出现舒张末期血流减少、缺失。严重缺氧失代偿时，脐动脉血液逆流，舒张末期血流倒置。脐动脉舒张末期血流消失或反向（absent or reversed end diastolic velocity，AREDV）是胎盘功能低下、胎儿缺氧的严重表现。脐动脉 AREDV 常与胎儿脑室内出血、脑室旁白质软化、支气管肺发育不良、新生儿呼吸窘迫综合征、坏死性小肠结肠炎、远期神经发育异常以及围生儿死亡率增加等相关。

（5）胎儿大脑中动脉（middle cerebral artery，MCA）：当胎儿宫内缺氧时，机体为保证胎儿重要器官的血液供应，血液重新分配，MCA 管径增粗，血流阻力降低，血流量增多，而肾、肠管、下肢血管处于收缩状态，身体上半部血流量增加，下半部血流量减少，即升主动脉血流增加，降主动脉血流减少。UA 是降主动脉的一个分支，因此流经 UA 至胎盘换氧的血流量减少，而 MCA 血管扩张，血流量增加，保证脑部血液供应，这种缺氧时通过代偿机制最大可能保护大脑血供的现象称为“脑保护效应”。反映在超声多普勒血流频谱上即 UA 的 S/D 值升高，MCA 的 S/D 值下降。脑保护效应在胎儿生长受限（FGR）等慢性缺氧状态下常见。

（6）羊水胎粪污染（meconium-stained liquor）：胎儿在缺氧、酸中毒时引起迷走神经兴奋，肠蠕动亢进，肛门括约肌松弛，胎便排出，导致羊水胎粪污染。根据羊水中胎粪的含量，将羊水胎粪污染分为：Ⅰ度（羊水浅染呈浅绿色，稀薄）、Ⅱ度（呈深绿色，可见一些小粪块）和Ⅲ度（呈深棕色或黄褐色，质稠），羊水Ⅲ度污染表示胎粪排出量多、时间长。一般主张在产程启动后宫口张开 2 ～ 3cm 时常规人工破膜，直接观察羊水性状及胎粪污染程度进行判断。羊水Ⅰ度污染无肯定临床意义；羊水Ⅱ度污染，胎心音好者，不一定存在宫内窘迫，但应密切监测胎心音；羊水Ⅲ度污染提示胎儿宫内窘迫可能性大，应尽早结束分娩。

（7）胎儿头皮血 pH（fetal blood sampling pH，FBS-pH）：血样由胎儿头先露的头皮获得，此操作仅能在破膜后进行。禁忌证为胎儿有血液系统疾病或孕妇检出单纯疱疹病毒、HIV 等病毒感染。胎儿头皮血 pH 与脐动脉 pH 之间存在较好的相关性，能反映胎儿宫内缺氧的程度，常在胎心监护异常的基础上进行。头皮血 pH 7.2 ～ 7.24 提示可能存在宫内窘迫；pH 7.15 ～ 7.19 提示胎儿酸中毒及窘迫，除外母体酸中毒外应在 1h 内结束产程；pH ＜ 7.15 是严重胎儿窘迫的信号，应尽早结束产程。

（8）生物化学法检测胎盘功能：通过血浆 E_3 测定并连续动态观察，若短时间减少 30% ～ 40%，表示胎盘功能减退，胎儿可能存在慢性缺氧。

2. 新生儿窒息　新生儿窒息主要依靠临床表现进行诊断，1953 年美国学者 Virginia Apgar 根据新生儿出生时的表现，首次提出诊断新生儿窒息的 Apgar 评分系统（表 3-3）。Apgar 评分系统包括肌张力（activity）、脉搏（pulse）、皱眉动作即对刺激的反应（grimace）、肤色（appearance）和呼吸（respiration）5 项，每项 2 分，总分 10 分。在新生儿出生时 1min、5min 和 10min 用 Apgar 评分对新生儿状况进行评估，1min Apgar 评分 0 ～ 3 分为重度窒息，4 ～ 7 分为轻度窒息，8 ～ 10 分为正常。Apgar 评分自提出以来，一直被国际公认为是评价新生儿窒息最简捷实用的方法。但近年来发现Apgar评分可受多种因素，如早产、畸形、镇静药物等影响，因此有大多数学者提出不能将Apgar评分作为诊断新生儿窒息的唯一指标，应结合出生时脐动脉血气分析和多器官损害表现等进行综合诊断。Apgar评分可评价窒息的严重程度和复苏的效果，但不能确定何时开始复苏及指导复苏。因此，国际新生儿复苏指南明确规定，所有新生儿出生时均应在快速初步评估后即进行有效复苏，争分夺秒，尽快使新生儿建立有效呼吸，在复苏开始后再进行Apgar评分。

六、治疗

胎儿窘迫的治疗主要是对症、支持和病因治疗，必要时需选择适当的时机与方式及时终止妊娠。新生儿窒息常为胎儿宫内窘迫的延续，因出生后不能建立正常呼吸，引起缺氧进而导致全身多脏器损伤。近年来随着产儿科合作加强，产科技术和宫内监护技术的进展、新生儿复苏技术的规范，窒息的发生率和病死率逐年下降。因此，积极进行宫内复苏及出生后正确规范的复苏是降低围生期窒息、新生儿死亡率和伤残率的重要措施。

1. 胎儿宫内窘迫复苏

(1) 改变体位：是一种简便易行的改善胎儿循环的方法。改变孕妇体位可避免和纠正仰卧位低血压综合征，通过侧卧位可消除妊娠子宫对下腔静脉的压迫从而增加回心血量，进而提高孕妇心排血量，改善胎盘的血液灌注，提高胎儿血氧饱和度，使胎儿心率恢复正常。当胎儿心率出现因脐带受压的延长减速或变异减速时，也可以通过改变体位调整脐带、胎儿、子宫及骨盆的相互位置关系，进而缓解和纠正脐带受压。可以尝试侧卧位及胸膝位，通常可使胎心率得到一定改善。因此，当胎心率出现难以确定或异常改变时，可首先考虑改变孕妇体位。

(2) 吸氧：当孕妇气体交换功能正常时，增加孕妇供氧可有效改善胎儿缺氧状态。孕妇吸氧可以进一步提高外周血中血氧分压，进而向胎儿提供更多的氧。同时胎儿血红蛋白与成人血红蛋白相比，对氧的亲和力更高，且胎儿血细胞比容高于成人，这些生理特点使得母体吸氧可以迅速提升胎儿的血氧饱和度。常用鼻导管吸氧或面罩吸氧。其中，面罩吸氧更易达到提高氧分压的效果，10L/min的高流量纯氧可使胎儿动脉氧分压从2.7kPa升高到3.3kPa。

(3) 缓解子宫收缩：子宫收缩过强过频可使宫腔内压力过高，胎盘血液循环受阻，影响产妇与胎儿间的气体交换。使用宫缩抑制剂如硫酸镁及β-肾上腺素能受体兴奋剂等，可抑制过强的宫缩，增加胎盘血流，改善胎儿缺氧的状态。在子宫过度刺激时使用宫缩抑制剂的另一个好处是

表 3-3 Apgar 评分

体征	表现及评分		
	0	1	2
肤色	全身发绀或苍白	四肢发绀	全身红润
心率	无	＜100次/分	＞100次/分
呼吸	无	微弱、不规则	良好，哭
肌张力	松软	四肢略屈曲	动作灵活
对刺激反应	无反应	反应及哭声弱	哭声响亮、反应灵敏

为紧急剖宫产手术赢得时间。

(4) 纠正酸中毒：临产后产妇体力消耗大，加上进食少，尤其是产程进展不顺利者，易出现代谢性酸中毒，且胎儿宫内缺氧也可因无氧代谢增加造成酸中毒，因此应给产妇静脉滴注 5% 碳酸氢钠进行纠正。

2. *新生儿复苏*　新生儿窒息是导致全世界新生儿死亡、脑瘫和智力障碍的主要原因之一。据世界卫生组织 2005 年统计数字表明，每年 400 万的新生儿死亡中约有 100 万死于新生儿窒息。自 1987 年美国儿科学会（AAP）和美国心脏协会（AHA）开展新生儿复苏项目（NRP）并向世界范围推广以来，新生儿窒息的死亡率和伤残率大大降低。美国心脏协会（AHA）每 5 年左右会根据各类医学数据对《心肺复苏指南》进行更新。《新生儿复苏指南》要求每次分娩现场均有专门负责新生儿复苏的人员在场。

新生儿复苏方案为 ABCD 方案：

A (airway)：摆正体位、清理气道，建立通畅的气道。

B (breathing)：建立呼吸，进行正压人工通气。

C (circulation)：进行胸外心脏按压，维持循环，评估心率和氧合。

D (drug)：药物治疗。具体流程和步骤见相关章节。

复苏后的新生儿存在多器官损害的危险并仍有再度恶化的可能，一旦足够的通气和循环建立，应立即转入新生儿重症监护室，行生命体征如心率、血压、呼吸、体温的监测，及时完善相关实验室检查如血气分析、血电解质、血糖等。评估脑、心、肺、肾及胃肠功能，早期发现异常并给予恰当干预，从而减少因窒息引起的死亡率和伤残率。

3. *围生期缺氧缺血多器官功能损害的治疗*

(1) 基础治疗：①维持良好的通气和换气功能，根据需要给予不同方式的氧疗，严重者可给予机械通气、NO 吸入，监测血气分析，保持 PaO_2 在 60 ～ 80mmHg，$PaCO_2$ 在 34 ～ 45mmHg。②维持机体各器官正常的血流灌注，液体量 60 ～ 80ml/(kg • d)。血压下降伴心率减慢者首选多巴胺 10μg/（kg • min）静脉滴注，增加心肌收缩力和改善肾脏血流。若血压持续降低，可加用多巴酚丁胺 10 ～ 15μg/（kg • min）。存在重度酸中毒时，可用 1.4% $NaHCO_3$，维持 pH ＞ 7.2。③维持血糖处于正常高值(4.16 ～ 5.55mmol/L)，动态监测血糖，适当调整静脉滴注葡萄糖的速度。④维持血细胞比容在 45% ～ 60%，保证足够的携氧能力，改善缺氧。⑤注意动态监测血压、心率、血气分析、血糖、电解质、肝肾功能并详细记录 24h 出入水量。

(2) 新生儿 HIE 的治疗：尽早开展治疗，最迟不超过 48h。在前述基础治疗的之上，积极控制惊厥、降颅压及消除脑干症状。

①亚低温治疗：根据国内外大型临床多中心 RCT 研究证实，对围生期发生 HIE 的新生儿给予亚低温治疗，可降低神经系统发育障碍后遗症的发生而无不良反应。窒息后 6h 内应开始进行亚低温治疗。亚低温治疗的目标是将脑核温度控制在 32 ～ 34℃，持续 48 ～ 72h。2011 年我国发布了亚低温治疗新生儿 HIE 方案，提出接受亚低温治疗的 HIE 患儿的胎龄≥ 36 周、出生体重≥ 2 500g，然而越来越多的临床证据表明在晚期早产儿和低出生体重儿亚低温治疗也是相对安全的。澳大利亚 2016 年亚低温治疗指南已将胎龄放宽至≥ 35 周和出生体重放宽至≥ 1 800g。

②高压氧治疗：高压氧治疗是指机体在高气压环境中呼吸纯氧或高浓度氧的一种治疗方法。动物实验证明，高压氧(HBO)能够改善新生猪和新生鼠脑缺血周边部位的微循环、改善脑组织的有氧代谢、减轻脑水肿和降低颅内压、增强损伤脑组织的

可塑性。国内的临床研究也报道，高压氧可减轻神经系统症状、缩短病程及降低后遗症和死亡率，且无不良反应发生。但由于缺乏大样本多中心临床研究，这一方法尚未被国内外学者所承认。

③神经干细胞移植：神经干细胞广泛存在于胚胎及成人神经系统内，并可在体内或体外分裂、繁殖、成熟，分化成神经元、星形胶质细胞和少突胶质细胞，对损伤的脑组织表现出较大的修复作用。韩国临床I期试验显示，间充质干细胞治疗重度HIE及治疗重度脑室内出血是有效安全的，可以改善脑损伤。我国海军总医院也已将这一技术用于HIE患儿的治疗。间充质干细胞移植有望成为治疗新生儿脑损伤（包括重度围生期窒息及重度脑室内出血）的新方案。但仍面临着很多的挑战，有很多的难题需要解决，其安全性、可行性仍需通过大样本多中心研究及长期随访证明。

七、预防

围生期窒息，即胎儿宫内窘迫及出生后窒息所导致的缺氧缺血综合征，是导致围生儿死亡和伤残的主要原因。新生儿出生窒息常为胎儿宫内窘迫的延续，因此胎儿窘迫的防治对于降低出生窒息的发生及降低新生儿死亡率和致残率有重要意义。做到早期诊断、早处理，选择恰当的分娩方式，适时终止妊娠，是降低宫内窘迫新生儿出生率的关键。

1. 产前 孕母定期进行产检，监测胎心、胎动等胎儿宫内情况，积极治疗妊娠合并症，预防早产和过期产。

2. 产时 对于存在宫内窘迫的胎儿，需严密监测产程并全程进行胎心监护，可行胎儿头皮血气分析以了解胎儿缺氧情况，或人工破膜观察羊水情况，以便及时处理宫内窘迫，同时积极做好新生儿抢救准备。合理运用缩宫素、麻醉药物，开展家庭式温馨产房，允许家人或有经验者陪同分娩，以缩短产程，减少胎儿宫内窘迫和新生儿窒息的发生。

3. 规范的新生儿复苏 每次分娩时至少有1名熟练掌握新生儿复苏技术的医务人员在场，专门负责照料新生儿。如果存在高危因素，例如早产、羊水污染、宫内窘迫等，则需要组成有儿科医师参加的复苏团队。多胎分娩时，每名新生儿都应由专人负责。应继续密切监护复苏后新生儿的生命体征，及时发现异常并适当干预，减少窒息的死亡和伤残率。

（岳少杰 李 婷 郭晓玥）

第二节 呼吸窘迫综合征

一、概述

呼吸窘迫综合征（respiratory distress syndrome，RDS）是指各种原因引起肺表面活性物质/系统功能的原发或继发性缺乏/异常，导致由肺泡壁至终末细支气管壁嗜伊红透明膜形成和肺不张，以至于新生儿出现以进行性呼吸困难、发绀和呼吸衰竭为主要临床表现的严重肺部疾病。

本病早产儿多见，足月儿也可发病。发病率：24周为95%；26周为90%；28周为80%；30周为70%；32周为55%；34周为25%；36周为12%；足月儿为1%～2%。

二、母源性病因

1. 妊娠合并糖尿病 糖尿病孕妇的血糖控制不良，胎儿长期处于高血糖环境，胎儿胰岛素分泌增加，使过多的葡萄糖转变成糖原，导致胎儿生长发育大于孕龄儿，但肺相对发育不成熟，且胰岛素拮抗肾上腺皮质激素的作用，抑制 PS 的产生。

2. *剖宫产*　在产程发动前行剖宫产，未经正常宫缩过程，儿茶酚胺和肾上腺皮质激素的应激反应较弱，PS 合成分泌减少。

3. *围生期窒息*　缺氧、酸中毒、低灌注可导致急性肺损伤，抑制肺Ⅱ型上皮细胞分泌 PS。

4. *早产*　胎儿在胎龄 22 ～ 24 周时肺Ⅱ型细胞已能产生 PS，但量不多，且极少转移至肺泡表面，随着胎龄的增长，PS 的合成逐渐增加，因此胎龄愈小肺中 PS 的量愈少，NRDS 的发生率也就愈高。胎龄 24 ～ 30 周时肾上腺皮质激素对促进肺成熟的作用最大，此时是产前预防的最佳阶段。

5. *重度 Rh 溶血病*　患儿胰岛细胞代偿性增生，胰岛素分泌过多，抑制 PS 的产生。

三、病理生理

1959 年 Avery ME 和 Mead J 首先发现 NRDS 为 PS 缺乏所致，与肺合成和分泌 PS 量不足有直接关系。

肺泡表面与空气的交界面具有表面张力，压缩肺泡。PS 的作用是降低这种张力，才能使肺泡张开，行使正常呼吸。缺乏时，肺泡表面张力增高，肺泡逐渐萎缩，出现进行性加重的肺不张，血流通过不张区域，气体未经氧气交换又回至心脏，形成肺内短路，于是氧合功能（oxygenation）降低，血氧下降。体内代谢在缺氧情况下进行，增加了酸性产物而发生酸中毒。缺乏 PS 还可使肺血管渗透性增加而出现肺水肿。缺氧、酸中毒和肺水肿损伤了肺血管（包括毛细血管），使一氧化氮（NO）产量减少，血管不易扩张，肺部血流阻力增大，引起右心压力增高，至一定程度动脉导管和卵圆孔将再度开放，形成相反的右向左的分流，严重时 80% 心脏搏出量成为分流量，以致婴儿发绀明显。进入肺的血流量减少后，肺的灌注量不足，更增加血管的渗透性，血浆内容物外渗，包括各种蛋白质，其中纤维蛋白的沉着和损伤的肺组织及渗出的细胞结合在一起形成肺透明膜，使缺氧酸中毒更加严重，造成恶性循环。

四、临床表现

出生后不久出现呼吸困难，表现为呼吸急促、鼻翼扇动、吸气时三凹征、呼气性呻吟。病情呈进行性加重，出生后 6h 内症状已十分明显。继而出现呼吸不规则、呼吸暂停、发绀、呼吸衰竭。体检两肺，呼吸音减弱，吸气时可听到细湿啰音。缺氧重者四肢肌张力低下。血气分析显示 $PaCO_2$ 增高、PaO_2 降低、BE 负值增加。有些患儿并发肺部感染或动脉导管未闭（PDA），可使病情再度加重，至感染控制后方好转。

本症也有轻型，仅表现为呼吸困难、呻吟，而发绀不明显，经持续气道正压呼吸治疗可恢复。

肺表面活性蛋白 B（SP-B）缺陷症纯合子者临床表现非常严重，对 PS 和机械通气治疗效果差，多于数天内死亡；杂合子者临床症状较轻。

五、诊断与鉴别诊断

1. *诊断依据*

（1）病史：早产儿、足月儿出生后进行性呼吸困难。

（2）胸部 X 线：本病 X 线检查有特征性表现。按病情程度可分为以下 4 级。

Ⅰ级：两侧肺野普遍性透亮度减低（充气减少），可见均匀分布的细小颗粒影（肺泡萎陷）和网状阴影（细支气管过度充气）。

Ⅱ级：除Ⅰ级变化加重外，可见支气管充气征（支气管过度充气），延伸至肺野中外带。

Ⅲ级：病变加重，肺野透亮度更加降低，心缘、膈缘模糊。

Ⅳ级：整个肺野呈白肺，支气管充气征更加明显，犹如秃叶分叉的树枝。整个胸廓扩张良好，横膈位置正常。

Ⅰ级和Ⅱ级为早期，Ⅲ级和Ⅳ级病情重。由于PS和持续气道正压通气（CPAP）的早期使用，如今已很难看到胸部X线典型的磨玻璃样表现和支气管充气征。

（3）肺成熟度检查

①卵磷脂/鞘磷脂（L/S）比值：多采用薄层层析法（TLC）。L/S < 1.5表示肺未成熟，NRDS发生率可达58%；L/S 1.5～1.9表示肺成熟处于过渡期，NRDS发生率可达17%；L/S 2.0～2.5表示肺基本成熟，NRDS发生率仅0.5%。羊水如胎粪污染不严重，对检测值影响不大。糖尿病孕妇的L/S值常偏高，有时> 2，但婴儿仍可能发生NRDS，因此对糖尿病孕妇不能单靠一种检查，需和其他检查结果（如PG）相互对照，更为可靠。

②磷脂酰甘油（PG）：小于3%表示肺未成熟，敏感性较高，假阳性率较L/S低。但特异性较差（约75%）。

③二棕榈酰卵磷脂（DPPC）值：测定值> 500mg/dl时表示肺已成熟，但约有10%的受检者DPPC已达500～1 000mg/dl，仍发生NRDS。

④肺表面活性蛋白A（SP-A）：羊水和气道吸出物SP-A含量减少，提示肺未成熟。早产儿脐血SP-A < 10ng/ml，诊断NRDS的敏感性81%，特异性76%。

⑤稳定泡沫试验：取胃液或气道吸出物0.5ml，用内径1mm的吸管吸取胃液或气道吸出物至吸管5cm处，将吸管垂直于载玻片上，反复吸出吸入20次，迅速反转载玻片，与凹型载液玻片重叠4min，用显微镜观察1mm^{2}中直径< 15μm的稳定小泡数量，小泡数量< 10个/mm^{2}提示肺未成熟，易发生NRDS。

⑥泡沫试验：PS有助于泡沫的形成和稳定，而纯酒精阻止泡沫的形成。取羊水或支气管分泌物1.0ml，加等量95%酒精，用力摇荡15s，静置15min后观察试管内液面周围泡沫环的形成。无泡沫为（-），表示PS缺乏，肺未成熟，易发生NRDS；泡沫少于1/3试管周围为(+)，泡沫多于1/3试管周围为(++)，表示有一定数量PS，但肺成熟度还不够；试管周围一圈或双层有泡沫为(+++)，表示PS较多，肺已成熟。

2. 鉴别诊断

（1）B组溶血性链球菌（GBS）感染　宫内或娩出过程中感染B组溶血性链球菌肺炎或败血症的症状有时极似肺透明膜病，不易区别。该病常有孕妇羊膜早破史或妊娠后期有感染史，肺部X线改变有不同程度的融合趋势，病程经过与NRDS不同，用青霉素有效。

（2）急性呼吸窘迫综合征（ARDS）：主要继发于严重窒息和感染，常在原发病后1～3d出现呼吸急促、发绀、呼吸循环衰竭，胸部X线片以肺气肿、浸润性改变为主，严重者融合成大片状，肺泡萎陷不明显。

（3）湿肺：湿肺多见于足月儿，症状轻，病程短，呈自限性。X线表现以肺泡、间质、叶间积液为主，可资鉴别。

（4）吸入性肺炎：出生后即呼吸困难、呻吟，但不呈进行性发展，X线表现肺气肿较明显。

六、治疗

1. 肺表面活性物质治疗　有RDS风险新生儿应在出生后立即使用CPAP，并尽可能持续使用CPAP以避免气管插管。如果RDS进展需要使用PS，越早越好，采用气管插管表面活性剂拔管（INSURE）技术、LISA（侵入性较小的PS使用）及MIST（微创PS使用）技术可以减少气漏或最大程度避免机械通气。

2. *无创呼吸支持* 无创呼吸支持是存在呼吸问题早产儿的最佳呼吸支持手段，包括 CPAP、经鼻间歇正压通气（NIPPV）及湿化高流量鼻导管通气（HF）。这些通气方式对肺损伤较小，如果病情允许，可取代机械通气用于 NRDS 治疗。对于所有 RDS 高危新生儿，例如出生胎龄＜ 30 周而无须插管复苏的患儿，应在出生后立即使用 CPAP。但应使用较短的双鼻孔塞或面罩，起始压力设 6 ～ 8 cmH_2O，之后根据病情变化、氧合和灌注情况调整。CPAP 联合早期 PS 治疗是 NRDS 最佳治疗方案。HFNC 可以用在撤离呼吸后降级呼吸治疗阶段替代 CPAP。

3. *机械通气* 尽管通过无创通气可避免早产儿肺损伤，但仍有 50% 的 RDS 患儿无创通气失败，需要气管插管机械通气。机械通气目的是保持可以“接受”的血气，并尽可能减少肺损伤、低碳酸血症和血流动力学紊乱。

现代新生儿呼吸机可提供多种通气模式，其中压力限制通气（PLV）和容量目标通气（VTV）较常用。VTV 相比 PLV 可以降低支气管肺发育不良（BPD）发生率或病死率，降低颅内出血发生率和缩短机械通气时间。VTV 潮气量初始设定为 5 ml/kg，PLV 根据胸廓运动设置初始吸气峰压，然后评估呼吸运动和气体交换情况调整参数。达到满意的气体交换并出现自主呼吸时应立即降低呼吸机参数。RDS 患儿使用 PS 后病情会迅速改善，可以快速下调参数，尽早拔管改为 CPAP。如临床评估安全，在低呼吸机参数下血气分析结果在可接受范围时，即使是最不成熟的早产儿也鼓励尽早拔管。常频通气模式平均气道压力 7 ～ 8 cmH_2O 或高频振荡通气（HFOV）持续肺扩张压 8 ～ 9 cmH_2O 时一般能成功拔管。对于极早产儿，延长一段时间低频率机械通气并不能提高拔管成功率。拔管后改为相对较高的 CPAP 压力（7 ～ 9 cmH_2O），会增加拔管成功率。

4. *咖啡因治疗* 2016 版欧洲 RDS 指南已推荐咖啡因治疗作为新生儿呼吸治疗的重要部分。咖啡因治疗早产儿呼吸暂停研究（CAP）显示咖啡因有利于早期拔管，显著降低支气管肺发育不良（BPD）发生率，随访至 18 月龄发现神经系统残疾发生率降低。强烈建议在 RDS 撤机时使用咖啡因，无创通气下为了减少呼吸暂停风险也推荐使用。枸橼酸咖啡因常规剂量是负荷量 20mg/kg，维持量 5 ～ 10 mg/kg。一些研究建议增加剂量可进一步降低拔管失败率，但容易发生心动过速。

5. *可允许性高碳酸血症* 2016 版欧洲 RDS 指南指出在撤机过程中可以接受 pH ＞ 7.22 的中等程度高碳酸血症，从而缩短机械通气时间。

6. *液体通气* 该技术采用全氟化碳（perfluorocarbons, PFC）液体灌入肺内，同时进行机械通气，由于 PFC 对氧和二氧化碳溶解度很高，能进行快速气体交换，对 NRDS 有较好疗效。过去采用完全液体通气，方法烦琐，1996 年改为部分液体通气（partial liquid ventilation, PLV），方法简便，但液体通气对新生儿是否安全有待进一步研究。

7. *体外膜氧合*（extracorporeal membranous oxygenation, ECMO） 又称为体外膜肺，是利用体外设备替代或部分替代人的肺、心功能，支持生命，以争取心、肺病变治愈及功能恢复的机会。现代的 ECMO 装置可持续维持生命 1 周至半个月时间，可作为 ICU 中支持心肺衰竭的一种替代方法。1975 年，美国 Michigan 大学 Bartlett 首次将 ECMO 应用于新生儿呼吸衰竭。在西方发达国家，ECMO 已成为治疗新生儿呼吸衰竭的常用方法，使 NRDS 的治愈率高达 84%。

8. *抗生素* 应避免不必要使用抗生素，在排除脓毒症前，RDS患儿应使用窄谱抗生素。常见的抗生素选择方案为氨基糖苷类联合青霉素或氨苄西林。一旦排除感染，应尽快停用抗生素。

9. *支持疗法*

（1）监护和支持治疗：应监护RDS患儿生命体征和治疗反应，包括监测体温、呼吸、血压、心率、脉搏氧饱和度（SPO_2）、心电、血电解质、血糖和血常规，可快速提供复苏效果信息。有条件的单位可监测经皮氧和二氧化碳分压，可提示气体交换趋势。可进行脑氧监测，指导临床实现最优脑血流。床旁超声和摄片也十分必要，可明确NRDS诊断、排除气漏、明确气管插管和中心静脉置管位置。

（2）体温控制：复苏和住院后维持体温正常对RDS患儿十分重要。最新国际联络委员会复苏指南建议维持体温在36.5～37.5℃，早产儿复苏时产房温度应在25℃以上。最初复苏时，患儿应包裹在塑料薄膜中并置于远红外保暖台。复苏时使用加热加湿的气体有利于体温维持。复苏后需置于暖箱中，使用较高的相对湿度，以减少非显性失水。早产儿在暖箱中伺服控制的皮肤温度设定在36.5℃可降低病死率。超早产儿最初设定湿度为60%～80%，待皮肤完整性改善后逐渐下调湿度，长期维持高湿度会促进细菌或真菌生长。WHO指南建议对病情稳定的低出生体重儿使用袋鼠式护理。

（3）早期液体和营养支持：通常起始液体量70～80 ml/（kg・d），然后根据液体平衡、体重改变和血电解质水平进行个体化调整。出生后早期中等程度的体重下降是正常的。限制液体摄入相比开放液体摄入方案，可降低动脉导管未闭（PDA）、坏死性小肠结肠炎（NEC）和支气管肺发育不良（BPD）发生率。出生后第3天或体重丢失5%时补钠可改善预后。复苏后立即给予营养支持，但开始应限制肠内喂养量，使用肠外营养支持。出生后第1天开始补充氨基酸，起始量2.0～2.5 g/（kg•d）。出生后第1天开始补充脂肪乳剂，如果耐受最多可加至3.0 g/（kg・d）。

因为母乳能减少NEC风险，开奶首选母乳，如果没有亲母母乳，巴氏消毒的捐赠母乳可能优于配方奶。出生后第1天开始微量母乳喂养0.5～1ml/（kg・h），以促进肠管成熟。稳定的极低出生体重儿早期开奶或不超过30 ml/（kg・d）的加奶不会增加NEC发生。

（4）维持血压和组织灌注：不可仅依赖数值，如确定存在组织灌注不良证据，例如少尿、酸中毒、毛细血管充盈时间延长，应积极治疗低血压。多巴胺治疗低血压，在提高血压和改善脑血流方面效果优于多巴酚丁胺。多巴酚丁胺增加心肌收缩力和降低后负荷，在过渡期选择多巴酚丁胺更合理。如果多巴胺和多巴酚丁胺治疗无效，可使用肾上腺素和氢化可的松治疗顽固性低血压。血红蛋白水平应维持在正常范围。

（5）PDA治疗：吲哚美辛和布洛芬治疗PDA效果相同，但布洛芬较少引起一过性肾衰竭或NEC。

（6）疼痛和镇静管理：不推荐机械通气早产儿常规使用吗啡。根据临床判断和疼痛评估选择性使用阿片类药物。机械通气下稳定的患儿通常不需要镇静，可使用蔗糖水或其他非药物治疗缓解操作疼痛。

10. *其他* PS还可用于治疗继发性PS失活的情况，如胎粪吸入、先天性肺炎和肺出血。明确肺动脉高压继发严重低氧血症的患儿可使用NO吸入治疗。对于SP-B与ABCA3基因突变导致的严重的甚至是致死性的NRDS，常规的肺表面活性物质替代治疗通常无明显效果，除了肺移植至今还没有其他特异治疗。

七、预防

1. 产前预防

(1) 妊娠28～30周存在早产风险的孕妇及时转运到具有诊治RDS经验的围生中心。

(2) 对所有妊娠＜34周存在早产风险的孕妇应给予单疗程产前激素治疗。

(3) 对妊娠32～34周再次出现早产征象，如果距第1个疗程产前激素治疗超过1～2周,可给予重复1个疗程激素治疗。

(4) 对妊娠＜39周必须剖宫产的孕妇也应考虑产前激素治疗。但早期剖宫产需要有明确的指征，妊娠＜39周不应择期剖宫产。

(5) 对存在早产风险的晚期早产孕妇在排除绒毛膜羊膜炎后可考虑给予1个疗程产前激素治疗。

2. 产房处理

(1) 尽可能延迟钳夹脐带至少60s，促进胎盘-胎儿输血。如果不能延迟钳夹脐带，可以挤压脐带血替代。

(2) 复苏时应使用空气氧气混合仪控制吸入氧浓度（FiO_2）。出生后初始FiO_2：在出生胎龄＜28周早产儿为0.30，出生胎龄28～31周早产儿为0.21～0.30，应在脉搏血氧仪监测下调整FiO_2。

(3) 对存在自主呼吸者可使用面罩或鼻塞CPAP，压力至少6cmH_2O（1cmH_2O=0.098 kPa）。如持续呼吸暂停或心动过缓需使用20～25 cmH_2O吸气峰压进行温和的气道正压肺膨胀。

(4) 经面罩正压通气无效者需应用气管插管，并给予PS治疗。

(5) 产房复苏时应将胎龄＜28周早产儿包裹在塑料薄膜中或置于远红外辐射保暖台，减少低体温风险。

3. 出生后激素治疗　出生后地塞米松治疗可降低BPD发生率，但因增加脑瘫风险，使用率显著减少。BPD本身也与神经系统不良预后相关，发生BPD风险越大，激素治疗越有可能利大于弊。出生后1～2周仍依赖呼吸机可考虑使用低剂量地塞米松＜0.2 mg/（kg·d）治疗。

（孙智勇）

第三节　胎粪吸入综合征

一、概述

胎粪吸入综合征（meconium aspiration syndrome，MAS）是指胎儿在宫内或娩出时吸入被胎粪污染的羊水后，发生以肺损伤为主，伴有其他多系统（包括呼吸、循环、中枢神经、消化及泌尿等）损害的一组临床表现。主要表现为严重的呼吸窘迫和低氧血症，易合并气胸或纵隔气肿、肺不张及持续性肺动脉高压（PPHN）。血气分析显示低氧和高碳酸血症、代谢性酸中毒或混合性酸中毒。MAS是胎儿经过胎粪污染的羊水出生时的最常见并发症，主要见于足月儿及过期儿，其中有1/3～1/2的患儿需要呼吸支持治疗，1/4发生气胸。MAS是导致新生儿呼吸衰竭和死亡的主要原因之一，病死率达7.0%～15.8%。近年来MAS的发生率虽有所下降，但仍然是导致新生儿死亡及影响远期生存质量的严重的疾病之一。

二、母源性病因

并非所有经过胎粪污染的羊水分娩的新生儿出生后都发生胎粪吸入综合征，在羊水胎粪污染者中胎粪吸入综合征的发生率只有 1.7% ～ 35.8%（平均 10.8%）。且不同地区的发病率不同，欧洲的发病率（1/5 000 ～ 1/1 000）低于北美（2/1 000 ～ 5/1 000）。这表明是否发生胎粪吸入综合征存在一些高危因素。Cheng 等对 2003 年美国出生的 2 527 766 例足月新生儿回顾性分析发现，与胎龄小于 39 周出生者相比，胎龄 40 ～ 41 周出生者发生胎粪吸入综合征的危险性增加。Zhang 等对足月儿出生体重与新生儿结局分析，发现出生体重大于 4 500g，尤其是大于 5 000g 者，是发生羊水胎粪污染的高危因素。

此外，临床观察发现孕妇妊娠期存在高血压、前置胎盘、胎盘早剥、妊娠晚期阴道出血、分娩时产程延长、胎盘功能不全、产前子痫、羊水过少、孕母吸毒等也易出现羊水胎粪污染。胎儿存在宫内窘迫、出生时 5min Apgar 评分小于 7 分者易发生胎粪吸入综合征，尤其是 1min 和 5min Apgar 评分小于 6 分者。Walker（1954 年）曾报道，当脐静脉血氧饱和度＜ 30% 时胎儿在宫内发生胎粪排出。动物实验也进一步证实，当吸入氧流量从 210 ml/L 降至 80 ml/L 时大鼠胎鼠出现排便现象。以上资料提示孕母存在引起胎儿宫内缺氧的情况时，胎儿因缺氧产生应激反应，为保证重要生命器官血供代偿性出现全身血流重新分布，胃肠血流减少引起肠壁痉挛、肠蠕动增加、肛门括约肌松弛从而导致胎粪排出，引起羊水胎粪污染（meconium-stained amniotic fluid，MSAF）。因此，对于通过胎粪污染的羊水分娩、虽 Apgar 正常者，出生后最好观察 24h。

近年来还发现，羊水胎粪污染与宫内感染可能也存在某种关联。与羊水清亮的产妇相比，羊水胎粪污染的产妇羊膜腔感染的发生率显著升高，表现为产前的绒毛膜羊膜炎或产后的子宫内膜炎，同时胎盘、脐带、胎膜出现炎症性变化，胎儿易出现宫内感染。研究发现胎粪污染的羊水细菌培养阳性率明显高于羊水清亮者（33% vs 11%），有羊水胎粪污染的孕妇有 64% 存在急性绒毛膜羊膜炎。大量的临床观察还发现，羊水胎粪污染的新生儿在出生后 72h 内（早发性败血症）和 72h 后（晚发现败血症）血培养阳性率都明显高于羊水清亮者（81% vs.29.1%；85.7% vs.38.5%），证明羊水胎粪污染与早产儿和足月儿出生后败血症的发生均呈明显的正相关性。提示孕母的感染也是导致羊水胎粪污染的重要因素。

三、病理生理

1. 胎粪排出

（1）胎儿成熟标志：胎儿在宫内排出胎粪使羊水污染，其发生率随着胎龄的增大而逐渐增高，妊娠 37 周、40 周及 42 周 MSAF 的发生率分别为 3%、13% 和 18%，胎龄超过 42 周则达到 35%。MSAF 主要见于足月儿和过期儿，小于 37 周早产儿其发生率不到 2%。胎粪排出需胎儿胃肠道平滑肌收缩产生蠕动，而胃肠运动依赖于迷走神经支配的胃肠神经丛髓鞘发育的完善和促胃动素的成熟表达及分泌，这些需到孕 38 周后才完成发育。足月儿或过期儿脐血中与肠蠕动及排便有关的胃动素含量明显高于早产儿，通过 MSAF 娩出的足月儿脐血中胃动素的含量也明显高于羊水清亮者。临床上还发现，MSAF 者中约有 1/4 在宫内和出生时均无缺氧征象，Ramón Y Cajal CL 采用超声检查观察 240 例孕 15 ～ 41 周胎儿在宫内的排便情况，发现每个胎儿都有过 1 次以上的排便现象，胎龄在 28 ～ 34 周的胎儿排便活动最频繁，证明胎儿在宫内排便是胎儿的一个正常生理现象，MSAF 可能是胎儿成熟的一个表现。

（2）胎儿宫内缺氧：临床发现与羊水清亮者相比，羊水胎粪污染娩出的新生儿出生后呼吸窘迫发生率增加100倍、围生期死亡率增加5倍。约1/3羊水胎粪污染的新生儿在出生时存在窒息，需入住新生儿重症监护病房（NICU）率高。还有研究报道羊水胎粪污染者胎儿出生时头皮血和脐动脉血pH低、1min和5min的Apgar评分低。脐动脉血气pH＜7.10及5min Apgar评分＜7分的发生率是羊水清亮或羊水中胎粪持续稀薄者的2倍。临床发现产程启动后分娩时羊水中胎粪的浓度与胎儿的预后有直接关系，羊水中胎粪稠厚的新生儿围生期病死率增加5～7倍。这些资料表明羊水中稀薄的胎粪或在产程启动前胎粪排出可能是胎儿胃肠道神经系统成熟的生理现象，而羊水中稠厚的胎粪或在产程启动后出现的胎粪排出则可能是缺氧所致的病理现象。

孕12周的胎儿即可主动吞咽羊水，从每天5ml逐渐增加，到孕5个月时吞咽羊水量可达350ml。采用四维超声观察到一个胎龄35周的胎儿在宫内虽然出现过排便，但至分娩时羊水清亮，全身情况良好。表明胎儿通过吞咽羊水可以清理羊水中的胎粪。临床研究和动物实验均发现宫内缺氧时胎儿的吞咽活动和吞咽量均明显减少，提示缺氧还引起胎儿的吞咽功能明显减弱，使胎儿通过吞咽羊水清理胎粪的能力受到抑制，从而使胎粪在羊水中聚集，出现MSAF。此外，胎盘病理检查也发现胎盘组织内含有胎粪颗粒，提示胎盘也具有清除胎粪的作用，缺氧同样也使胎盘清除胎粪的功能受到损伤。

因此，宫内缺氧不仅使肠蠕动增强、肛门括约肌松弛导致胎粪排出，同时也使胎儿的吞咽功能受到抑制、胎盘清除功能受损，从而导致MSAF。

2. 肺损伤机制

（1）机械阻塞：羊水中的胎粪颗粒可直接引起小气道部分性或完全性阻塞。当呈部分阻塞时，胎粪颗粒产生活瓣样作用。吸气为主动过程，在吸气时胸腔负压增加，从而导致气道压差增大使小气道扩张，气体可通过部分阻塞的气道进入肺泡。呼吸为被动过程，在呼气时胸腔负压变小，气道压差减小使小气道阻塞，部分阻塞的小道在呼气时变成完成阻塞状态，肺泡内的气体不能呼出而滞留于肺泡内出现肺气肿，肺泡通气量减少出现CO_2潴留；当气肿的肺泡破裂则出现气胸或纵隔气肿等气漏现象。当小气道呈完全阻塞时，气体不能通过阻塞的气道进入肺泡内，气道阻塞的肺泡内气体逐渐被吸收，最后出现肺不张，引起肺泡通气/血流比值降低，导致肺内分流增加而发生低氧血症。Zagariya等在动物实验中发现，胎粪还可直接损伤肺泡上皮细胞，引起气道上皮与基底膜分离，并脱落至气道内，进一步引起气道的阻塞。由于呼气末功能残气量的增加，使肺血管阻力增加，缺氧的加重又可导致肺血管收缩，甚至痉挛，继而引起肺动脉高压，使动脉导管和卵圆孔重新开放，导致右心房的血流通过卵圆孔进入左心房，肺动脉血流经过动脉导管进入主动脉而产生右向左的分流，使血氧分压进一步降低，缺氧加重，形成恶性循环。慢性缺氧和肺动脉高压最终引起呼吸循环功能衰竭。

（2）表面活性物质（pulmonary surfactant, PS）灭活：胎粪通过多种途径减弱甚至灭活肺泡内表面活性物质的活性。胎粪有直接抑制表面活性物质的作用，损伤肺泡Ⅱ型上皮细胞而减少肺表面活性物质的产生和释放，抑制表面活性物质结合蛋白-A及B的产生。肺表面活性物质功能的抑制，使肺表面张力增大，肺顺应性降低，肺泡萎陷，肺泡内渗出增多、透明膜形成，使肺泡的通气和换气功能进一步受损，呼吸窘迫更加明显。胎粪抑制肺表面活性物质作用的程度与胎粪的吸入量有关。孙波等在重度胎粪吸入征成年兔模型上发现，气管内给予大剂量（200mg/kg）外源性猪肺表面活性物质后肺和胸廓的顺应性明显改善，胎粪所致的肺组织形态学损伤减轻。E Shahed 等（2007 年）也曾报道，采用外源性肺表面活性物质治疗中重度呼吸衰竭的胎粪吸入综合征新生儿，明显减轻呼吸衰竭的程度，并减少使用体外膜肺治疗的需要。

（3）肺组织炎症反应：胎粪可促进肺泡内炎性细胞表达和释放促炎因子、促进氧自由基产生，引起肺组织气道上皮细胞损伤和大量地凋亡。Zagariya 等发现新生儿兔气管内滴入胎粪后，肺泡灌洗液中中性粒细胞含量从正常的 1% 上升至 7%，提示胎粪对中性粒细胞具有很强的化学趋化性。Soukka HR 等在体外培养发现，从中重度胎粪吸入综合征猪分离出的中性粒细胞活性明显增高。体外实验发现，人单克隆抗 IL-8 抗体可抑制人胎粪所致中性粒细胞的趋化，并呈剂量依赖性。提示胎粪本身对中性粒细胞具有很强的化学趋化性。大量的研究证明胎粪促进肺泡内炎性细胞产生大量的炎症因子，肺泡灌洗液中白细胞介素（IL）-1β, IL-6, IL-8, 肿瘤坏死因子（TNF）-α,TNF-γ, 集落刺激因子（GM-CSF）等促炎因子含量明显增加，而减轻炎症反应的 IL-10 含量并不增加。由于促炎与抑炎因子间的平衡失调加重局部的炎症反应，进一步促进白细胞、T 淋巴细胞、单核细胞、巨噬细胞大量渗入，使肺组织局部的炎症反应和肺功能损伤进一步加重。大量研究还证实胎粪具有很强的激活补体作用，胎粪通过激活肺组织局部的补体旁路系统引起局部的促炎因子释放，加重炎症反应和肺功能损伤。阻断补体及 CD14 的激活，可消除胎粪所致的肺组织中炎症因子的释放，并减轻胎粪所致的炎症反应。此外，胎粪还可通过激活磷脂酶 A2（phospholipase A2，PLA2），促进炎症反应，并引起大量的细胞凋亡。

因此，胎粪除了对气道的机械性阻塞及化学性刺激外，还可引起肺组织局部的炎症反应和氧自由基产生，导致肺组织损伤和表面活性物质功能异常。将胎粪所致的肺组织炎症反应称之为“胎粪相关性肺部炎症”（meconium associated pulmonary inflammation，MAPI）比称为“化学性肺炎”（chemical pneumonitis）更准确。

四、临床表现

1. 羊水胎粪污染　患儿出生后清理呼吸道时在口鼻腔吸引物、气管插管时在咽部、声门下或气管内吸出含胎粪的羊水。患儿指（趾）甲、皮肤、脐带存在严重的粪染，胃内可抽出含有胎粪的胃液。通过羊水的颜色及胎儿皮肤粪染情况可推断胎粪排出的时间，羊水呈黄色时提示排出时间超过 4h；脐带出现黄染提示大于 10～12h；胎儿指（趾）甲被染黄提示大于 24h。胎盘呈黏滑墨绿色提示近期排出的新鲜胎粪，呈泥泞棕黄色胎粪排出大于 6h，呈轻度棕黄色胎粪已排出很久。病理检查发现羊膜中有吞噬大量胎粪颗粒的巨噬细胞，提示胎粪排出大于 1h；所有绒毛膜均发现有含有胎粪颗粒的巨噬细胞提示超过 3h；若在脐带深处部发现吞噬有胎粪的巨噬细胞提示已超过 2d。

2. 呼吸窘迫　出生后早期出现呼吸窘迫，表现为呼吸急促、浅而快，发绀、鼻翼扇动、吸气三凹征和呻吟，胸廓呈过度充气现象出现桶状胸，双肺听诊可闻及啰音。呼吸系统症状在出生后 12～24h 更加明显，呼吸困难常持续出生后数天至数周。胸部 X 线表现为斑片状影伴肺气肿；早期表现为双肺广泛性斑片状浸润和过多膨胀，20%～30% 患儿出现少量胸腔积液，10%～50% 并发肺气漏。典型的 X 线表现为双肺过度充气、伴有广泛的斑片状渗出

(右上肺最明显) 或并发纵隔气肿和气胸表现。轻至中症者 48h 后上述改变逐渐减轻或消失，重症者则逐渐加重，并出现双肺弥漫性、均匀性渗出性改变。动脉血气分析显示低氧血症、高碳酸血症和代谢性或混合性酸中毒。

3. 其他系统损伤表现

(1) 循环系统：可出现血压下降，甚至发生休克和心力衰竭的表现。缺氧缺血性心肌损害可引起心力衰竭，表现为肺出血、肝脾大及奔马律等表现。MAS 患儿中约有 2/3 发生不同程度的新生儿持续性肺动脉高压（persistent pulmonary hypertension of the new-born, PPHN)，出现严重的持续性发绀，吸入 100% 氧都不能改善。动脉导管前后 PO_2 差值 > 2.0kPa 或 SaO_2 差值 ≥ 0.10，心动超声检查可见心脏卵圆孔和（或）动脉导管水平有右向左分流及肺动脉高压现象。

(2) 中枢神经系统：主要是缺氧缺血性脑病和（或）颅内出血的表现，出现意识改变（嗜睡、激惹、昏迷)、凝视、尖叫、肌张力低下或增高，甚至抽搐、前囟饱满以及颅缝增宽等。

(3) 其他：可出现少尿或无尿等急性肾功能不全的表现，尿液中可发现胎粪颗粒。严重者可出现氮质血症、高钾血症、代谢性酸中毒以及水肿等。

五、诊断与鉴别诊断

MAS 目前尚无统一的诊断标准，主要通过临床表现、实验室检查及影像学检查等来进行诊断及病情程度判断。根据羊水胎粪污染，患儿出生时从其口鼻吸出胎粪，如气管内抽吸出胎粪即可确诊。通过胎粪污染的羊水娩出后出现呼吸急促、发绀、鼻翼扇动及吸气三凹征等呼吸窘迫症状，查体可见皮肤、指（趾）甲、脐带粪染，胸廓如桶状，双肺闻及湿啰音等。X 线检查呈 MAS 改变等可做出诊断。

注意与出生时发生呼吸窘迫的疾病，如新生儿呼吸窘迫综合征、肺出血、肺炎、气胸、持续性肺动脉高压及先天性膈疝等鉴别，及时胸部 X 线片检查即可明确诊断(具体见相关章节)。

六、治疗

1. 氧疗　是纠正 MAS 导致低氧血症最常应用的治疗措施。目标 SaO_2 90% ～ 95% 或 PaO_2 50 ～ 80 mmHg。由于 MAS 存在右向左分流及肺血管反应性增加，Dargaville PA. 等提出应达到更高的 SaO_2(94%～98%) 或导管前 PaO_2（60 ～ 100 mmHg)。

2. 辅助通气　大部分 MAS 患者需要辅助通气。持续气道正压通气（continuous positive airway pressure，CPAP）因可增加气漏及低氧血症的风险而不被推荐。最近的研究表明 MAS 患儿需要高潮气量通气，但是尚未证实哪种通气模式更适合 MAS。大多数新生儿专家建议在常规机械通气模式失败后，选择体外膜肺氧合（extracorporeal membrane oxygenation，ECMO)。也有人在起病开始或病情加重后选择高频振荡通气。但是无论哪种通气方式，在远期预后方面均无显著差异。

3. 肺表面活性物质　胎粪可以通过多种途径抑制 PS 的合成与功能。但是目前尚无大样本 PS 治疗 MAS 的 RCT 研究。2013 年的一项循证医学研究表明稀释 PS 后进行肺泡灌洗不能改善 MAS 的预后，反而增加气漏、肺循环障碍的风险，因此有关 PS 肺灌洗的使用仍有争议。虽然 MAS 的治疗指南中并未把 PS 纳入标准治疗，但 2014 年 Shahed 等的循证医学研究（4 个研究，326 例样本）则显示气管内给予 PS 可以降低 ECMO 的使用率。罗菲菲等对 8 个随机对照试验（RCT）涉及 512 例 MAS 患者的 Meta 分析结果也显示，PS 治疗显著降低氧合指数、升高动脉/肺泡氧分压比值、缩短平均住院时间，且显著降低患儿病死率。

4. *肺动脉高压的治疗* 肺动脉高压是MAS最严重的并发症。研究表明，吸入NO能明显改善MAS患儿PPHN症状，改善氧合，并缓解肺损伤、保护海马组织DNA氧化及神经元损伤，并可减少ECMO的使用率。目前气管插管NO吸入降低肺动脉压力是临床上治疗严重MAS合并PPHN常用的措施。少量的个案报道在吸入NO治疗PPHN时无效，静脉应用前列环素、前列地尔、磷酸二酯酶抑制剂（米力农）有效。口服内皮素受体阻断剂波生坦，或西地那非治疗新生儿急慢性肺损伤合并PPHN也被一些小样本的临床研究证明有效，在无NO吸入设备的单位可以选用。

5. *体外膜肺*（ECMO） 对于出现严重呼吸衰竭的重度MAS新生儿，在高频机械通气、NO吸入及肺表面活性物质气管滴入等积极治疗措施下，病情仍无改善，出现下列情况时建议ECMO支持：①氧合指数（oxygenation index，OI）：＞40超过4h，或＞20超过24h。②严重低氧血症，PaO_2 ＜40mmHg。③呼吸衰竭或肺动脉高压，出现右心功能不全，需要大剂量正性肌力药物维持心功能。新生儿常用静脉-静脉（venovenous, V-V）模式，通过静脉插管将血液引流出体外，泵提供动力将血液泵入氧合器，氧合并排除二氧化碳，然后将血液回输至患儿静脉系统。通过代替肺氧合及换气功能而发挥作用。

6. *抗生素* 虽然羊水胎粪污染增加感染风险，但是RCT研究显示抗生素应用并未减少MAS的死亡率及败血症的发病率。临床上常不能排除肺炎的患儿可以使用抗生素。如果48h内血培养阴性，并且无细菌感染的临床表现，需要及时停止抗生素使用。

7. *糖皮质激素* 胎粪吸入诱发严重的肺部化学性炎症，重型MAS患儿可因严重全身性炎症反应而造成多脏器功能衰竭甚至死亡。动物实验及小样本的RCT研究显示糖皮质激素对减轻MAS肺水肿及肺泡炎症有益。国内杨迪元等对与MAS研究相关的5篇RCT（涉及295例MAS患儿）的Meta分析发现，虽然糖皮质激素治疗不能改善患儿最终结局，但能显著缩短患儿住院时间及呼吸窘迫、氧疗时间，降低败血症发生率，而且不会增加糖皮质激素相关感染的发生。也有研究表明吸入布地奈德虽不降低病死率，但可改善MAS呼吸系统表现。最新的动物实验及临床研究表明布地奈德混合PS气管内给药可以改善MAS的临床症状并降低死亡率。鉴于糖皮质激素对新生儿远期神经系统发育的影响，以及缺少大样本RCT的临床研究，目前不推荐MAS治疗时常规应用糖皮质激素。

七、预防

1. *产程监护* 对孕妇有胎盘功能不全、先兆子痫、高血压、慢性心肺疾病和过期产者，产程中需密切监护胎心，及时发现胎儿宫内窘迫现象。若监测发现胎儿出现宫内窘迫、酸中毒、心率减慢时应及时终止妊娠以减少胎粪吸入的危险。

2. *羊膜腔内灌注* 临床观察发现，羊水过少的孕妇，在产程发动时开始羊膜腔内灌注使胎粪排出及胎儿宫内窘迫发生现象减少。荟萃分析发现羊膜腔灌注可显著减少MAS、缺血缺氧性脑病、新生儿入住NICU率和需要机械通气率，改善围生期结局。最新一项RCT研究表明，羊膜腔灌注可以显著降低MSAF的剖宫产率、胎心变异率及MAS的发生率。

3. *气道清理* 胎粪吸入可发生在产前，但大部分MAS发生在产后或第二产程的最后几分钟。有研究报道，产时清除气道的胎粪可减少MAS发生率。但近年来大多数

RCT研究表明，产时吸引口咽并不能减少MAS的发生率、死亡率及机械通气率。同时，口咽吸引还可以导致黏膜损伤，刺激迷走神经，从而加重损伤。最新的国际指南不再将口咽吸引胎粪作为常规处理方式。但国内文献报道显示，在分娩时发现凡羊水Ⅲ度污染者娩出后立即常规施行插管气管气道清理，可使因MAS住院的患儿发生呼吸窘迫综合征的概率减少10%。

4. *产前使用抗生素*　羊水胎粪污染的产妇，其绒毛膜羊膜炎、产后子宫内膜炎及产褥期感染的发生率明显增加。羊水胎粪污染还可以增加羊水细菌感染的发生率。虽然产前抗生素治疗可以显著减少绒毛膜羊膜炎的发生，但是产前抗生素的应用并不能减少新生儿败血症的发生率及NICU入住率。

MAS仍然是导致新生儿死亡及影响远期生存质量的较严重的疾病之一。因此，预防和及时发现并处理MASF是防治新生儿MAS的关键措施。一方面，孕前及产前需要常规及合理检查，及时发现并治疗导致宫内窘迫的相关疾病；另一方面，进行密切的胎儿监护，对于羊水粪染的过期胎儿，密切注意胎儿窘迫，发现胎儿出现酸中毒、心率减慢时及时终止妊娠。有关MAS治疗主要是纠正低氧血症和呼吸衰竭，目前常用措施有氧疗、机械通气、气管内给予肺表面活性物质气、NO吸入等，ECMO是严重MAS最后的治疗方式。

（岳少杰　王铭杰　郭晓玥）

第四节　休　克

一、导言与定义

新生儿休克是新生儿期常见的急危重症和第2位死亡原因，病因复杂多样，多发于新生儿期早期，大多数与围生因素相关。根据母源性疾病的涵义，母源性新生儿休克可定义为：原发于孕母机体病变所导致的以新生儿组织低灌注、细胞代谢紊乱和各重要脏器功能异常为特征的临床综合征。

二、母源性病因

1. *缺氧*　是母源性新生儿休克最主要的原因。国外相关报道显示，在新生儿出生3d内引起的新生儿休克原因中，围生期窒息缺氧占50%左右。引起胎儿或新生儿缺氧的常见母源性病因有：孕母分娩时产程延长，胎儿脐带绕颈、打结、脱垂，各种难产常常导致新生儿在宫内缺氧；前置胎盘或胎盘早剥，可造成母体失血，从而导致胎盘血氧交换障碍，导致胎儿缺血缺氧，引起胎儿或新生儿多脏器功能障碍，可导致不同类型的休克发生。

2. *失血*　是母源性新生儿休克另一个重要原因。引起胎儿或新生儿失血的常见母源性病因有：胎儿红细胞通过破损的胎盘绒毛间隙进入母体血液循环的胎母输血综合征，双胎输血综合征，产时胎盘早剥或前置胎盘所致的胎盘出血，脐血管破裂，子宫破裂，急产造成的颅内出血等。

3. *感染*　各种原因引起的新生儿产前产时感染均可发展为新生儿脓毒症，是母源性新生儿休克常见的原因。引起胎儿或新生儿感染的常见母源性病因有：分娩前母亲有各系统感染所致的发热、特别是有菌血症者，绒毛膜羊膜炎，胎膜早破，产程延长，各种阴道炎、GBS定植等，这些高危因素可以通过血行、呼吸道吸入、消化道吞入、伤口直接侵入等途径感染患儿。

4. *其他*　代谢障碍性疾病如低血糖或

糖尿病母亲所产新生儿合并心肌病引起的心泵功能障碍等均可引起母源性新生儿休克。

三、病理生理与病理

病理生理主要表现为心源性休克、分布性休克（主要是脓毒性休克）、低血容量性休克。各种新生儿休克病因通过血容量降低、血管床容量增加及心泵功能障碍三个环节影响组织有效灌流量，尽管休克的主要病因不同，各自发生发展过程中各有特点，但是微循环障碍致组织有效灌流量减少、组织氧及营养供给不足，最终导致重要的生命器官代谢和功能障碍，是多数休克发生的共同基础。缺氧可致心肌损伤，使心肌收缩力下降，心排血量减少；缺氧时无氧代谢引起酸性产物堆积，微血管调节功能异常，外周血管通透性增加等改变。以上因素共同导致有效血容量下降，全身组织灌注减少，故此类患儿常同时存在心源性及低容量性 2 种类型休克。新生儿血容量小、失血容易是发生低血容量性休克的原因。感染多导致分布性休克和心源性休克。

在缺氧、感染、失血等因素作用下，机体过多地释放多种炎症介质和细胞因子，激活许多生理生化和免疫通路，导致炎症反应失控；休克时组织灌注量不足，氧供减少，葡萄糖无氧酵解增加，体内乳酸堆积，引起乳酸酸中毒、酮症酸中毒、肾性酸中毒等，导致脏器功能损害、细胞代谢障碍。

四、临床表现

新生儿休克临床表现不典型，可有如下表现。

1. 精神反应　精神萎靡，嗜睡、昏睡或昏迷，可有激惹后转为抑制的表现，个别出现惊厥。

2. 进食情况　吃奶欠佳或拒食。

3. 体温　发热或体温不升。

4. 皮肤颜色　观察四肢温度及毛细血管充盈时间对早期诊断休克很重要。新生儿休克时肢端温度及毛细血管充盈时间改变最早，最明显，发生率几乎达到 100%；休克早期，皮肤失去正常新生儿应有的红润肤色，皮肤苍白或发绀，肢端微绀而膝肘以下发凉，毛细血管充盈时间延长至 2 ～ 3s 以上；随着休克的进展，皮肤由苍白变为青灰，出现花纹，肢端明显发绀，肢体皮肤温度凉至膝肘以上，指端与肛门温度相差 6℃或以上，毛细血管再充盈时间超过 5s，有些出现硬肿症。

5. 脉搏　脉搏细速、股动脉搏动早期减弱，晚期触不到。

6. 血压　血压下降，血压 < 该年龄组第 5 百分位，或收缩压 < 该年龄组正常值 2 个标准差以下。如早产儿 < 5.33kPa（40mmHg），足月儿 < 6.67kPa（50mmHg）为低血压，同时脉压减小。但新生儿脓毒性休克早期血压可以正常，不一定出现低血压，血压下降已属休克中晚期的失代偿表现。

7. 呼吸　呼吸频率增快，可出现呻吟、三凹征，有时肺部可闻及啰音。

8. 心脏　心率增快超过 160 次 / 分或心率减慢低于 100 次 / 分，心音低钝。

9. 尿量　出现少尿 [尿量 < 1.0ml/（kg•h）]，或无尿 [尿量 < 0.5ml/（kg•h）]，持续时间 > 8h。

10. 肌张力　四肢肌张力减弱。

上述休克征象可因病情轻重和所处疾病的不同阶段而有不同的表现。

五、辅助检查

临床上怀疑休克时应及时做如下检验，以助明确病因和休克类型，也有利于判断休克的病情发展和指导治疗。

1. 血液检查　①血红蛋白和血细胞比

容检查有助于失血性休克的诊断。②血生化检查和血气分析有助于水、电解质、酸碱平衡紊乱及各脏器功能是否受损或损害程度的判断。③血白细胞计数和中性粒细胞比率、C 反应蛋白和前降钙素原（PCT）检查等，有利于感染性休克的早期诊断及抗生素治疗效果的评估。其中 PCT 被认为是识别严重侵袭性细菌感染和脓毒性休克有价值的标记物。PCT ＞ 2.0 ～ 4.0 μg/L 为脓毒症阳性标准，其敏感性和特异性均较高；PCT 为 2 ～ 10 μg/L 时，很可能存在脓毒性休克，器官功能障碍风险高；PCT ＞ 10 μg/L 则细菌感染性脓毒性休克可能性非常大，常伴器官功能衰竭，死亡风险高。PCT 对早发型新生儿脓毒症和晚发型新生儿脓毒症的诊断均有较好的特异性和敏感性。④血培养有助于感染性休克的病因诊断和指导抗生素的应用。⑤血清乳酸水平动态监测及乳酸清除率检测能较准确地反映组织灌注及氧供、氧利用状态。血乳酸水平增高是脓毒性休克早期重要特征，且与预后密切相关。动脉血乳酸＞ 2 mmol/L 是重要诊断临界值（有认为刚出生的新生儿血乳酸＞ 3 mmol/L 更有诊断价值），动脉血乳酸＞ 4 mmol/L 提示可能预后不良，应进行液体复苏。⑥凝血功能检查有利于 DIC 的诊断。⑦静 - 动脉血二氧化碳分压差（Pv-aCO_2）和静 - 动脉血二氧化碳分压差 / 动 - 静脉氧含量差（Pv-aCO_2/Ca-vO_2）的监测：Pv-aCO_2 能够较心率、平均动脉压、中心静脉压、其他高级血流动力学监测更敏感地反映休克时组织灌注情况，Pv-aCO_2 ≥ 0.79 kPa（6 mmHg）可作为识别休克的重要指标。当组织灌注不良时，Pv-aCO_2 升高，当容量复苏有效时，组织灌注恢复，Pv-aCO_2 降低；Pv-aCO_2/Ca-vO_2 反映组织氧消耗和利用情况，当 Pv-aCO_2/Ca-vO_2 升高，反映组织缺氧及细胞氧利用障碍。⑧血管活性物质和代谢产物测定有助于病情发展的判断。

2. X 线、CT、MRI 检查　可了解是否存在心肺病变及其他各脏器病变。

3. 心电图、心脏功能的超声心动图检查　可了解有无心肌损害、心律失常、心肌收缩力及心功能情况。

4. 血流动力学检查　心排血量（CO）可用无创心排和有创中心静脉压（CVp）方法进行检测，是动态监测休克病情变化和患儿液体需要量的重要指标，对判断休克时的心功能状态、指导治疗很有意义。新生儿 CVP 应维持在 0.67 ～ 1.07kPa（8mmHg）。必要时可考虑进行更高级的血流动力学监测，如肺动脉楔压、脉搏指数连续心排量（PiCCO）、股动脉热稀释导管等有助于判断左心室功能；经皮静脉氧饱和度、全身血管阻力（SVR）的监测、主动脉超声、脉搏指数、近红外光谱、舌下 PCO_2、舌下微血管正交偏振光谱扫描也可试用于新生儿血流动力学评估并不断探索经验。

5. 其他检查　包括尿、大便常规检查及细菌培养等有助于病因诊断。

六、诊断与鉴别诊断

母源性新生儿休克的诊断应该根据母亲的病史和新生儿的临床表现初步确定是否存在休克，再判断休克的严重程度，同时做出病因诊断、确定休克的类型，并评价各脏器功能损害情况。由于新生儿休克具有临床表现不典型、病情发展快的特点，如果没有早期诊断及时治疗，可导致多器官功能衰竭、死亡等严重后果，因此疾病的早期识别、及时诊断和处理很重要。

1. 休克早期识别　当孕母存在分娩前及分娩时引起新生儿休克的高危因素时，新生儿出现以下临床表现如意识状态改变（包括不可安抚的烦闹，易激惹，精神弱、嗜睡，对刺激反应弱、迟钝等）、皮肤苍白或花纹、股动脉搏动减弱、毛细血管再充盈时间（CRT）延长＞ 2s、心率增快、心音低钝，心率＞ 160 次 / 分或＜ 100 次 / 分、肢端发凉、尿量减少等就应该考虑早期休克的存在。尿量减少是休克早期出现的重要指标，一旦疑为休克，应放置尿管连续观察尿量情况。低血压不能作为新生儿休克的早期诊断指标。

2. 诊断　休克的诊断应该包括病情休克的严重程度、休克类型、休克病因、脏器功能损害等。参照邵肖梅等主编的《实用新生儿学》（第 4 版）和中华医学会儿科学分会急救学组等所发表的《儿童脓毒性休克(感染性休克)诊治专家共识(2015 版)》及李茂军所著的《新生儿脓毒症及脓毒性休克的诊断和治疗》相关标准，当新生儿出现以下心血管功能障碍和组织灌注不足的指标时，应诊断为休克。

诊断标准为：低血压（早产儿血压＜ 40mm Hg，足月儿血压＜ 50mm Hg，同时脉压减小）或需要应用血管活性药物 [多巴胺＞ 5 μg/（kg • min）或任何剂量的多巴酚丁胺、去甲肾上腺素、肾上腺素] 才能维持血压在正常范围等心血管功能障碍，以及具备下列组织低灌注表现中的 3 条时可以明确休克的诊断。组织低灌注表现：①意识改变：反应低下，精神萎靡，嗜睡、昏睡或昏迷、甚至惊厥。②皮肤改变：面色苍白或苍灰，湿冷，大理石样花纹。如暖休克可表现为四肢温暖、皮肤干燥。③心率、脉搏变化：外周动脉搏动细弱，脉搏增快，心率 180 次 / 分。④ CRT ＞ 3s（需除外环境温度影响），暖休克时 CRT 可以正常。⑤液体复苏后尿量仍＜ 0.5ml/（kg • h），持续至少 2h。⑥动脉血乳酸＞ 3mmol/L。

3. 病情严重程度的评估　新生儿休克程度不同临床表现不同，诊断新生儿休克时除根据皮肤颜色，肢端温度以及毛细血管充盈时间外，还要结合重要脏器血液灌注不足的表现，并根据是否有多器官功能受损及损害程度来综合判断休克的轻重。吴玉斌等提出的新生儿休克评分方法有助于进行休克程度判断，参见表 3-4。

4. 休克分期与分型

（1）分期：休克可分为代偿期和失代偿期。当患儿出现组织低灌注表现，如果血压正常诊断为休克代偿期；当组织灌注不足表现加重，出现血压下降，则诊断为休克失代偿期。

（2）分型：临床可将脓毒性休克分为暖休克和冷休克。暖休克又称为高动力性或血管舒张性的高排低阻型休克，临床表现可有意识改变、心动过速、尿量减少或代谢性酸中毒等，但四肢温暖，无皮肤花斑，外周脉搏有力，CRT ≤ 3s，伴有心动过速，血压可正常或降低（舒张压多小于收缩压的 1/2，或脉压＞ 40mmHg）。冷休克又称为低动力性的低排高阻或低排低阻型休克，临床表现除有意识改变、心动过速、尿量减少外，并有皮肤苍白、花斑纹或发灰，四肢凉，周围脉搏减弱或消失，CRT ＞ 3s，液体复苏达到 40ml/kg 时，脉压仍

表 3-4　新生儿休克评分方法

评分	皮肤颜色	前臂内侧皮肤毛细血管再充盈时间	四肢温度	股动脉搏动	血压（mmHg）
0	正常	＜ 3s	肢端温暖	正常	＞ 60
1	苍白	3 ～ 4s	凉至膝肘关节以下	减弱	45 ～ 60
2	花斑	＞ 4s	凉至膝肘关节以上	触不到	＜ 45

注：新生儿休克病情分度：轻度 5 分，中度为 6 ～ 8 分，重度为 9 ～ 10 分

常≤ 40mmHg，舒张压相对高。新生儿休克以冷休克多见。

5. *母源性病因诊断*　母源性新生儿休克诊断应该根据孕母分娩前及分娩时存在的异常因素、患儿病史、症状及体征，结合实验室等辅助检查结果做出。

各种不同病因休克的鉴别如下。

(1) 窒息性休克：有宫内或分娩时严重窒息缺氧病史，心率快、呼吸急促、心脏扩大，心电图多有心肌缺血的改变，中心静脉压（CVP）升高等。

(2) 低血容量性休克：有引起胎儿或新生儿失血的常见母源性病因，可见皮肤苍白、CVP 下降、贫血，血细胞比容下降等。可有不同程度的血压变化，如急性失血量为全身血量的 10%～15% 时血压轻度下降；失血量达 20%～25% 时，休克症状明显。

(3) 脓毒性休克：有母亲感染性疾病史，患儿有感染中毒表现，或高热或体温不升，酸中毒明显，血乳酸明显升高，结合血白细胞计数和分类、C 反应蛋白（CRP）、降钙素原（PCT）、病原微生物检测可鉴别。

6. *脏器功能损害的评估*　新生儿休克常导致多脏器功能损害，与预后密切相关，应及时仔细评估并作出相应的诊断。

鉴别诊断：以下情况不属于母源性新生儿休克范畴，如出生后环境因素引起的新生儿休克或感染所导致的感染性休克，复杂型先天性心脏病如依赖动脉导管未闭（PDA）生存的复杂先天性心脏病、遗传代谢病所致的先天性心血管发育畸形、贫血、溶血等所引起的循环障碍等。

七、治疗

新生儿休克治疗主要措施如下。

1. *一般治疗*　保持呼吸道通畅、复温、保暖，少量喂水喂奶或禁食，腹胀时胃肠减压，操作轻柔等。

2. *病因治疗*　早期诊断和治疗原发病是防治休克的一个重要部分，如失血性休克时通过输注红细胞提高血红蛋白浓度和携氧能力，脓毒性休克时争取在 15min 内、最迟不超过 1h 内及时静脉使用有效抗微生物制剂抗感染治疗（本章第五节“脓毒症”）等。

3. *液体复苏*　是休克治疗的重要措施。

(1) 扩容阶段：怀疑休克诊断时可给予 10ml/（kg•次）试扩容，在 30min 内输入；对于已经明确休克诊断者可立即给予扩容，首选晶体液生理盐水，输液量 10～20ml/(kg• 次)，在 20～60min 输完；如若循环灌注改善不明显或 CVP ＜ 5mmHg，可进行第二次、第三次扩容，可按 10～20ml/(kg•次)，并适当减慢输注速度，但扩容总液量不宜超过 60ml/kg，扩充的阶段一般是 4～6h。对急性失血性休克在积扱扩容后，如血细胞比容＜ 0.3，可予输浓缩红细胞。对心源性休克，扩容液量不宜过多，补液速度不宜过快，在输液同时加用一定量的血管活性药物（主要为正性肌力药物）。应在诊断休克后尽早建立 2 条静脉通路，如果外周血管通路难以快速获得，应尽快建立骨髓腔通路，有条件应放置中心静脉导管。

近年来，大量静脉液体复苏的安全性受到质疑。许多观察发现，过于激进的、大量快速的液体输注可能引起液体过负荷，导致重要脏器组织水肿，加重心、肺、脑、肾等重要脏器功能障碍，增加病死率。新生儿休克，尤其是心源性休克以及脓毒性休克常出现低排高阻的血流动力学改变或心肌抑制，此时过多的液体易致心功能不全或心力衰竭而加重休克，当液体复苏量超过 40ml/kg 时，要特别注意液体正平衡所带来的危害。在液体复苏期间，每次扩容后均要进行严格的血流动力学监测，及时评估容量是否足够或过负荷。如有条件可同时监测 CVP 数值的动态变化，当液体复苏后 CVP 升高不超过 2mmHg 时，提示心脏对容量的反应性良好，可以继续快速输液治疗；如果液体复苏后容量反应性差、有低排高阻的血流动力学改变，应加用正性肌力药物或正性肌力药物加扩血管药物；如有明显液体负荷过重则停止液体复苏，加用利尿药，必要时连续性肾脏替代治疗(CRRT)。

（2）继续和维持输液：由于血液重新分配及毛细血管渗漏等，如脓毒性休克的液体丢失和持续低血容量可能持续数日，因此要继续和维持输液。继续输液阶段可选用 1/2 ～ 2/3 张液体、液体张力可根据血电解质测定结果进行调整，输液速度依据血流动力学监测评估情况调整，一般 6 ～ 8h 6 ～ 10ml/（kg·h）。维持输液阶段可用 1/3 张液体，24h 内输液速度 2 ～ 4ml/（kg·h），24h 后根据病情评估结果进行调整。可根据患儿白蛋白水平、凝血状态等情况，适当补充胶体液，如白蛋白或血浆等。特别强调：继续及维持输液阶段也要动态严密观察血流动力学情况，评估液体量是否恰当，随时调整输液方案。应注意过多液体负荷可能使极低出生体重早产儿支气管肺发育不良和室管膜下脑室内出血的发病率增加。

4. *纠正酸中毒* 一般经过补充血容量，纠正缺氧，保证热量供应，酸中毒大多能改善；如通过以上治疗仍存在明显酸中毒，在保证通气的前提下，可根据血气分析结果给予 5% 的碳酸氢钠或双氯醋酸盐，使 pH ＞ 7.15。

5. *血管活性药物* 经充分的扩容和纠酸治疗后，休克未能纠正，仍然存在低血压，应考虑应用正性肌力药物和（或）升压药或扩血管药，以达到最适宜的心脏后负荷，改善循环，维持灌注压，改善氧的输送。一般应用多巴胺 5 ～ 10μg/(kg·min) 持续静脉滴注，以扩张血管和增强心肌收缩力，维持至休克纠正后 24h；当充分液体扩容达到 40 ml/kg 以上患儿仍反应差时或多巴胺治疗无效或存在心源性休克，应加用有增强心肌收缩力作用的多巴酚丁胺，剂量为 10 ～ 20μg/（kg·min）。对于重症休克低血压难以纠正者，可用大剂量多巴胺 [＞ 10μg/（kg·min）]，若多巴胺剂量达到 15 ～ 20μg/（kg·min）仍不能维持血压，可使用肾上腺素静脉滴注，剂量为 0.05 ～ 0.3μg/（kg·min）；在多巴胺抵抗型休克的情况下可试用大剂量 0.3 ～ 2.0μg/（kg·min）；或应用血管加压素，开始剂量 0.002U/（kg·min），根据病情可逐步增加剂量，最大剂量为 0.008U/（kg·min）；若患儿心率较慢伴传导阻滞、对其他扩血管药无效的患儿，可选用异丙肾上腺素，剂量为 0.05 ～ 2μg/（kg·min），静脉滴注；目前不主张使用小剂量的多巴胺用于肾脏保护，临床观察显示小剂量多巴胺不能恢复尿量和增加肌酐清除率，也不能降低急性肾衰竭的发生率和病死率，而多巴酚丁胺对肾脏的保护作用明显优于多巴胺。

2012 年及 2016 年《国际严重脓毒症和脓毒性休克管理指南》均建议暖休克时首选去甲肾上腺素作为血管升压药物，可减少脓毒性休克的病死率和心律失常的发生率，在疗效及安全性方面优于多巴胺，主要用于暖休克患儿，输注剂量 0.05 ～ 1.00μg/（kg·min），因新生儿多表现为“冷”休克，其应用受到一定的限制；当需要再增加去甲肾上腺素剂量以维持血压时，建议加用肾上腺素或者加用血管加压素以减少去甲肾上腺素的剂量，以达到目标的平均动脉压。

6. *呼吸支持* 是重度休克患儿治疗的关键措施之一。新生儿休克常伴肺损伤，可在短时间内发生呼吸衰竭或肺出血而死亡，因此，休克治疗时需要维持良好的通气和换气功能，防止组织缺氧和二氧化碳潴留，要确保气道畅通，及时给予高流量鼻导管供氧或面罩氧疗。如果鼻导管或面罩氧疗无效并有相应指征的，则给予无创正压通气或尽早气管插管机械通气。在插管前如血流动力学不稳定应先行适当的液体复苏或血管活性药物输注，以避免插管过程中休克病情加重。如果患儿对液体复苏和外周正性肌力药物输注无反应，也应考虑尽早行机械通气治疗。对于难治性休克或伴急性呼吸窘迫综合征（ARDS）的严重患儿，如有条件并有适应证可行体外膜肺（ECMO）治疗。

7. *糖皮质激素*　对液体复苏无效、儿茶酚胺（肾上腺素或去甲肾上腺素）抵抗型休克，或肾上腺功能不足的脓毒性休克患儿可应用肾上腺皮质激素替代治疗，可用氢化可的松，应急剂量 50 mg/（kg • d），维持剂量 3 ～ 5 mg/（kg • d），最大剂量可至 50 mg/（kg • d）静脉输注，或应用甲泼尼松龙 1 ～ 2mg/（kg • d），分 2 ～ 3 次给予。一旦升压药停止应用，肾上腺皮质激素应逐渐撤离。对无休克的脓毒症患儿或经足够液体复苏和升压药治疗后血流动力学稳定的脓毒性休克患儿，无须肾上腺皮质激素治疗。部分极低出生体质量儿出生后可能因皮质醇缺乏、肾上腺功能不全、肾上腺受体功能下调，第 1 天需要高剂量升压药才能维持血压正常，可选择低剂量的氢化可的松 3mg/（kg • d）维持 2 ～ 5d。Menon 等认为使用氢化可的松可使升压药使用时间延长及血细菌培养阳性率增加，因此，使用糖皮质激素需衡量利弊，避免滥用。

8. *抗凝治疗*　目前认为对休克患儿可早期使用肝素，在中度以上休克、血小板 $< 100 \times 10^9$/L 可考虑应用。肝素首剂剂量为 50U/kg 静脉推注，维持量为 20 ～ 25U/（kg • h）静脉滴注，根据部分凝血活酶时间（APTT）调整剂量，应维持 APTT 延长不超过 1.5 倍；可应用超小剂量肝素，剂量用法为：1U/（kg • h）静脉滴注，无须监测 APTT；或每次 20 ～ 40U/kg，每 12 小时一次皮下注射。也可应用低分子量肝素，用法为法安明 100 ～ 200U/kg 或依诺肝素 1 ～ 2U/kg，皮下注射，每天 1 次或 2 次。如出现血栓紫癜性疾病（包括弥散性血管内凝血、继发性血栓性血管病、血栓性血小板减少性紫癜）时，给予新鲜冷冻血浆治疗。

9. *血糖控制*　有些类型的休克可诱发应激性高血糖，如果通过调整糖的输入仍不能控制血糖升高、连续 2 次血糖超 10mmol/L（180mg/dl）时，可考虑予以胰岛素静脉输注，剂量 0.05 ～ 0.10 U/(kg•h)，血糖控制目标值＜ 10mmol/L。胰岛素治疗过程中需严密监测血糖以防止低血糖的发生，开始每 1 ～ 2 小时监测血糖 1 次，稳定后 4 h 监测 1 次，根据血糖水平和下降速率随时调整胰岛素剂量。新生儿由于糖原储备及糖异生相对不足，易发生低血糖，严重低血糖者可给予 25% 葡萄糖 2 ～ 4ml/kg 静脉输注，并注意血糖监测。

10. *血液制品的应用*　在失血性休克等出现血细胞比容（HCT）＜ 30% 伴有血流动力学不稳定时，应酌情输红细胞悬液，使血红蛋白维持 150g/L 以上；血小板 $< 10 \times 10^9$/L 伴有明显出血倾向，应预防性输血小板；出现血栓紫癜性疾病（包括弥散性血管内凝血、继发性血栓性血管病、血栓性血小板减少性紫癜）时，给予新鲜冷冻血浆治疗；对严重脓毒症患儿可静脉输注丙种球蛋白。

11. *监测*　是休克诊治过程中的重要环节。通过精神状态、脉搏、呼吸频率和节律、心电、心率、血压及脉压、血氧饱和度血压、皮肤温度和色泽、CRT、核心 - 外周温差、出入量、尿量等，以及血气分析和各项血流动力学、血生化指标等的动态监测有助于判断病情和指导休克的治疗、疗效的评估。

八、预防与早期识别和处理

预防母源性休克的发生主要在于做好孕母围生期保健和优生优育工作，避免胎儿宫内窘迫及产时缺氧的发生，避免胎儿产前产时失血，避免母亲产前和产时胎儿感染的发生等。对高危患儿应加强监护，早期发现新生儿异常情况，及时处理，如有产程延长，脐带脱垂、绕颈、打结，各种难产，手术产者，应警惕新生儿有宫内缺氧情况；母亲分娩前24h内有急性阴道出血的，提示可能胎盘早剥、前置胎盘或脐动脉破裂造成母体失血，从而导致胎盘血氧交换障碍，导致胎儿缺血缺氧；分娩前母亲有感染发热史，尤其是血培养阳性的、胎膜早破、羊水混浊且有异臭的，要警惕发生新生儿出生后感染，尽早干预治疗。对于出现新生儿休克早期征象者，要早识别、早诊断，尽早治疗。

（杨一民）

第五节 脓 毒 症

一、导言与概念

新生儿脓毒症是导致新生儿死亡的最常见病因，在发展中国家占新生儿死亡病因的30%～50%，其发病主要表现为早发型脓毒症，并多与母源性因素相关。

目前国际上关于脓毒症的最新定义是指因感染引起宿主反应失调而导致危及生命的器官功能障碍。据此，母源性新生儿脓毒症可定义为：来源于孕母的病原微生物感染所引起的胎儿和新生儿机体反应失调而导致危及生命的器官功能障碍综合征。脓毒性休克是指出现严重循环障碍及细胞代谢异常的脓毒症，脓毒症可发展为多系统器官功能衰竭（MSOF），具有较高病死率。

二、母源性病因

1. *病原微生物* 母源性新生儿脓毒症的致病病原微生物包括细菌、真菌、病毒及原虫等，主要以来自母体的革兰阴性细菌为主，其次为革兰阳性细菌、病毒、真菌等，病原微生物包括大肠埃希菌和其他肠道杆菌、肺炎克雷伯菌属、铜绿假单胞菌、生殖道B族链球菌、肺炎链球菌、金黄色葡萄球菌、厌氧菌、生殖道支原体、流感嗜血杆菌、李斯特菌、解脲脲原体、梅毒螺旋体、伯氏疏螺旋体（莱姆病病原）、H副流感嗜血杆菌、A组链球菌属、脑膜炎双球菌、枸橼酸杆菌属、摩根菌属、结核杆菌、单纯疱疹病毒、肠道病毒等病毒，以及各种真菌等。

2. *感染途径* 胎儿或新生儿发生母源性脓毒症可能有以下途径。

（1）产前感染：孕母全身各脏器感染可由胎盘血行感染胎儿，血行感染以病毒为主，但也可能发生细菌和其他病原体感染；吸入或吞入感染性的羊水也可能导致胎儿感染；羊膜穿刺术、宫颈环扎术、绒毛活检，或经皮脐血取样，可以使皮肤或阴道微生物进入羊膜腔，进而引起羊膜炎和继发胎儿感染；极少数胎盘化脓性病变污染羊水，胎儿可因吸入或吞入而被感染；有报道宫内输血及羊水穿刺引起胎儿被感染。

（2）产时感染：多由于胎儿在宫内或通过产道分娩时接触、吸入或吞入母亲带有病原微生物的产道分泌物或血液而被感染，以及产科并发症如胎膜早破、产程延长等有利细菌沿产道上移，导致胎膜、脐带及胎盘的炎症，污染羊水，继而感染胎儿。

3. *高危因素* 包括胎膜早破、产程延长、绒毛膜羊膜炎、泌尿系统感染、母体发热、产道的 GBS 定植等母体因素和早产、低出生体重儿、宫内窘迫、窒息、低 Apgar 评分、产前产时侵入性检查等因素。

4. *发病机制* 病原体通过不同传播途径进入胎儿或新生儿体内，引起相关脏器的感染，并可能引起短暂的病毒血症或菌血症和脓毒症，迁延转移到被攻击的靶器官靶细胞后大量的复制，刺激各种炎性细胞生成并释放或激活多种内源性炎性介质，干扰细胞的正常代谢或引起细胞损伤死亡。

三、病理与病理生理

病原体侵袭宿主后，机体对感染原的反应是多层次的，这种反应可被许多内源性因素显著放大，不仅有促炎反应，还有抗炎反应的早期激活，同时伴有非免疫通路的显著变化包括心血管、神经、自主神经、生物能、内分泌、代谢及凝血系统等。感染可在体内产生炎症介质和细胞毒素，激活粒细胞使内皮细胞损伤，并在体内形成“瀑布效应”样连锁反应，引起组织细胞损伤和全身炎症反应，导致受感染组织变性坏死。由于损伤血管内皮细胞，使血管扩张和体液转移到组织间隙，血管内有效容量减少，导致心血管功能障碍和组织低灌注，引起缺氧酸中毒，线粒体功能障碍和器官功能障碍。若无有效干预，从感染、炎症反应综合征、脓毒症、严重脓毒症、脓毒性休克、到最后多器官功能衰竭甚至死亡，是一个动态的发展过程。

在脓毒症对机体免疫动力学影响方面，李宁等认为，在脓毒症的病程中，源于机体先天性免疫系统的功能紊乱和获得性免疫系统的免疫抑制，使炎症反应和抗炎反应同时发生失衡并持续存在，进而造成持续和（或）反复感染，以及器官功能持久损害和死亡。一般表现为脓毒症早期呈高炎症反应状态，在炎症损伤组织细胞的同时，也损伤免疫细胞致免疫抑制；中期呈混合性免疫状态，炎症和抗炎机制相互抗衡，炎症损伤继续，免疫功能进一步抑制；后期若病情进一步恶化，免疫抑制加重，最终发展成免疫麻痹。因此，免疫紊乱是造成器官损害和死亡的重要原因。

四、临床表现

母源性新生儿脓毒症多表现为新生儿早发型脓毒症，其临床症状和体征常不典型，且为非特异性，常出现不同器官系统受损的征象：如新生儿活力差，反应低下，少哭、哭声弱或不哭，意识改变，喂养异常，吮乳无力，呕吐，血压正常甚至升高（早期或休克代偿期）或低血压（晚期或休克失代偿期），体温不稳定（不升、升高或正常），面色苍灰，黄疸，呼吸增快或窘迫（胎儿时期可表现为胎儿窘迫，如胎儿心动过速或过缓、羊水胎粪污染等），呼吸暂停或减慢，心动过速，肝大，肠梗阻，少尿，水肿，毛细血管再充盈时间延长，肌张力减低等。

实验室检查可出现细菌感染时白细胞（WBC）可升高或减少，不成熟粒细胞大于 10%，C 反应蛋白（CRP）升高，降钙素原（PCT）升高，血肌酐升高，高血糖或低血糖，凝血功能异常，血小板减少，高胆红素血症，低氧血症，高乳酸血症，代谢性酸中毒，血病原微生物培养阳性等。

五、诊断与鉴别诊断

（一）诊断

可根据孕母和胎儿产前或产时具有脓毒症发病的高危因素（尤其是孕母存在绒毛膜羊膜炎或胎膜早破时间长）、出生后具有新生儿脓毒症的临床表现，结合实验室相关检查结果做出母源性新生儿脓毒症的诊断。

英国学者 Haque 提出的新生儿脓毒症

分阶段诊断标准包括临床、血流动力学、组织血流灌注和炎症性指标等对临床具有指导意义，具体诊断指标如下。

1. 胎儿炎症反应综合征　患儿出生后72h内出现下列2项或2项以上征象时，表明存在胎儿炎症反应综合征（FIRS）。①呼吸急促：呼吸频率＞60次/分，同时伴有呻吟或三凹征。②体温不稳定：体温＜36℃或＞37.9℃。③毛细血管再充盈时间延长：毛细血管充盈时间＞3s。④外周血白细胞计数：WBC＜4×10^9/L，或＞34×10^9/L。⑤CRP＞100mg/L，IL-6/IL-8＞70μg/L。⑥16s rRNA基因聚合酶链式反应（PCR）检测：阳性。若患儿出现FIRS中1项或1项以上征象，同时有感染的症状和体征，则称为脓毒症（sepsis）。

2. 新生儿脓毒症　建议诊断标准如下。

（1）临床指标：①体温不稳定；②心率大于或小于同龄儿参考值2个标准差以上（≥180次/分，≤100次/分）；③呼吸频率＞60次/分，同时伴有呻吟或三凹征；④昏睡或精神状态改变；⑤葡萄糖耐受不良（血浆葡萄糖＞10mmol/L）；⑥喂养不耐受。

（2）血流动力学指标：①血压小于同龄儿参考值2个标准差以下；②出生后1d的新生儿收缩压＜50 mmHg；③≤1个月的婴儿收缩压＜65 mmHg。

（3）组织血流灌注指标：①毛细血管充盈时间＞3s；②血浆乳酸＞3 mmol/L。

（4）炎症性指标：①WBC增多（＞34×10^9/L）；②WBC减少（＜5×10^9/L）；③未成熟中性粒细胞＞10%；④未成熟中性粒细/中性粒细胞总数（I/T）比值＞0.2；⑤血小板减少（＜100×10^9/L）；⑥CRP＞100 mg/L或大于参考值的2个标准差以上；⑦PCT＞81 mg/L或大于参考值的2个标准差以上；⑧IL-6/IL-8＞70 μg/L；⑨16s rRNA PCR检测阳性。

3. 新生儿严重脓毒症　脓毒症伴有低血压或单器官功能不全时被称为严重脓毒症。

4. 新生儿脓毒性休克　严重脓毒症伴有需要液体复苏和血管收缩药治疗的低血压时被称为脓毒性休克，以心动过速（心率≥180次/分）伴有需要液体复苏和缩血管药治疗的血流灌注不足为特征。但要注意在脓毒性休克的早期，由于代偿反应临床上可表现为血压升高或在正常范围内或脉压增大，应该在出现低血压之前尽早判断是否已经存在休克，特别是当出现喂养困难、心率增快、呼吸增快、呼吸窘迫、皮肤颜色改变、肌张力差时，应考虑发生早期脓毒性休克（新生儿脓毒性休克诊断具体可参照本章第四节“休克”）。

5. 多器官功能不全综合征　经过充分的支持治疗仍然存在多器官功能障碍被称为多器官功能不全综合征（MODS）。

（二）鉴别诊断

新生儿脓毒症临床表现缺乏特异性，需要与以下疾病作鉴别：出生后感染的肠道病毒、单纯疱疹病毒、巨细胞病毒、流感病毒、呼吸道合胞病毒等病毒感染，泌尿道感染、骨髓炎或脓毒性关节炎、肺炎、粟粒性结核病等细菌感染，以及恶性组织细胞病，结缔组织病如全身型幼年特发性关节炎等；其他与新生儿脓毒症非特异性表现相似的疾病，包括新生儿缺氧、遗传性代谢病、复杂性发绀型先天性心脏病、新生儿呼吸窘迫等。通过病史、症状、体征、疾病进程及相关检查如病原微生物培养和（或）血清学检查等，可将新生儿脓毒症与这些疾病相鉴别。

六、治疗

治疗主要包括病因、各器官功能障碍的对症和支持治疗等，其中尽早给予合理有效的抗感染药物和早期积极的液体复苏是成功治疗新生儿脓毒症的关键。主要措施如下。

1. *病因治疗* 尽早使用有效的抗生素对于脓毒症的治疗很重要，可防止感染进一步发展并导致病情加重、恶化。因大多数脓毒症由细菌感染引起，应根据临床病情评估尽早进行经验性抗菌药物治疗，争取在15min内、最迟不超过1h应用抗生素，抗生素的延迟使用可使病死率显著升高。抗感染治疗时所选择的抗生素应该覆盖任何可能的病原体并充分考虑耐药问题，经验性使用一种或几种抗生素静脉联合用药。重症感染时，可考虑β内酰胺类或碳青霉烯类药物、抗耐药金黄色葡萄球菌类药物、抗真菌类药物、抗病毒药物等联合应用，每日评估是否可以进行抗生素降阶梯治疗，一旦病原体明确或病情稳定后应根据病原学检查结果进行针对性治疗或降阶梯治疗。

脓毒症抗菌药物疗程一般为10～14 d，在并发脑膜炎时疗程均为14～21 d，革兰阴性杆菌脑膜炎至少需要治疗21 d。对于临床治疗反应慢、金黄色葡萄球菌菌血症、某些真菌和病毒感染，以及包括粒细胞减少在内的免疫缺陷患儿适当延长疗程。监测PCT和CRP水平有利于指导抗生素疗程的调整。

在给予抗生素药物之前，应尽早常规采血做细菌培养及药物敏感试验，应包括需氧菌和厌氧菌两套血培养标本。建议采样时间不要超过45min，采样不能延误抗生素的使用。

2. *对症治疗* 及时纠正水电解质及酸碱平衡紊乱，维持内环境稳定；维持体温；纠正严重贫血以改善氧合；当发生各器官功能不全或衰竭时，及时给予积极的对症处理。

3. *支持治疗* 营养支持很重要，充足的热量和合理的营养素供给可以改善脓毒症预后；当体液免疫功能降低时可输入丙种球蛋白，每次剂量500～1000mg/kg，次数根据病情而定。

4. *脓毒性休克的治疗*

(1) 液体复苏：对于存在脓毒性休克者，应该给予积极的液体复苏，通过液体复苏以恢复或维持良好的心排血量和组织灌注。新生儿脓毒性休克以冷休克多见，多数对积极液体复苏反应良好，及时液体复苏可显著降低病死率（液体复苏方法参照本章第四节“休克”）。

(2) 心血管活性药物的应用：在充分液体复苏的基础上，如果休克仍不能纠正，应该及时应用血管活性药物，以改善组织灌注。初始使用的药物应具备正性肌力作用和血管活性作用，从治疗目标的最小有效剂量开始，并根据血流动力学监测结果调整用药，有条件的争取通过中心静脉给药。延迟或不合理使用血管活性药可使休克患儿病死率明显增加（心血管活性药物的应用参照本章第四节“休克”）。参照何颜霞等学者著述，脓毒性休克治疗时常用的血管活性药物归纳如下。

① 正性肌力血管活性常用的药物有：中高剂量的多巴酚丁胺，剂量为5～20μg/(kg·min)，用于低心排血量（CO）、正常或高全身血管阻力（SVR）的休克；中等剂量多巴胺，剂量为5～9μg/(kg·min)；当出现多巴酚丁胺或多巴胺抵抗型休克，可使用低剂量肾上腺素，剂量为0.05～0.30μg/(kg·min)。

② 血管收缩常用的药物有：大剂量多巴胺，剂量为10～20μg/(kg·min)，用于儿科液体抵抗性低血压、低SVR的休克；低剂量去甲肾上腺素，剂量为0.05～1.0μg/(kg·min)，用于多巴胺治疗无效的多巴胺抵抗性休克、低SVR、低血压性休克，可联合使用去甲肾上腺素和多巴酚丁胺；肾上腺素，升血压效应剂量为0.05～0.3μg/

(kg•min)，个别情况下可试用大剂量 [0.3 ～ 2.0μg /（kg · min）]，常用于多巴胺抵抗性、液体抵抗性、低血压、低 SVR 型休克，或用于已使用较大剂量去甲肾上腺素血压仍低时，可与去甲肾上腺素联合应用，或替代去甲肾上腺素；血管加压素（AVP），可考虑用于儿茶酚胺抵抗性休克，剂量为 0.002 ～ 0.008u/（kg · min）。

③血管舒张常用的药物有：磷酸二酯酶抑制剂Ⅲ（PDELs）、硝普钠、硝酸甘油。PDELs 包括米力农和氨力农，目前国内临床上常用的主要是米力农，负荷量为 50μg/kg，静注时间＞ 10min，维持量为 0.25 ～ 0.75μg/（kg · min），主要用于血压正常、CO 降低、SVR 升高的液体抵抗性休克，使用血管舒张药时需注意充分补充液体。

新生儿脓毒性休克治疗可参照美国危重医学会（ACCCM）有关新生儿脓毒性休克治疗指南。治疗上强调：①第一小时液体复苏和使用血管活性药物，目标为达到阈值心率，正常血压，CRT ＜ 2s；②血流动力学支持，目标为维持中心静脉血氧饱和度（$ScvO_2$）＞ 70%，心脏指数（CI）3.3L/(m^2 · min)。足月儿治疗的终点为：CRT ＜ 2s，脉搏正常，四肢温暖，尿量＞ 1ml/(kg•h)，意识恢复正常，血压正常，血糖、血钙正常，置管前后氧饱和度变化＜ 5%，乳酸、阴离子间隙正常，凝血功能检查显示国际标准化比值（INR）正常，混合静脉血氧饱和度＞ 70%，动脉血氧饱和度 95%，SVC ＞ 40ml/（kg · min），心脏指数（CI）＞ 3.3L/（m^2 · min），超声心动图检查无右向左分流、三尖瓣反流、右心室功能衰竭，液体超负荷＜ 10%。处理流程可参照图 3-2、图 3-3。

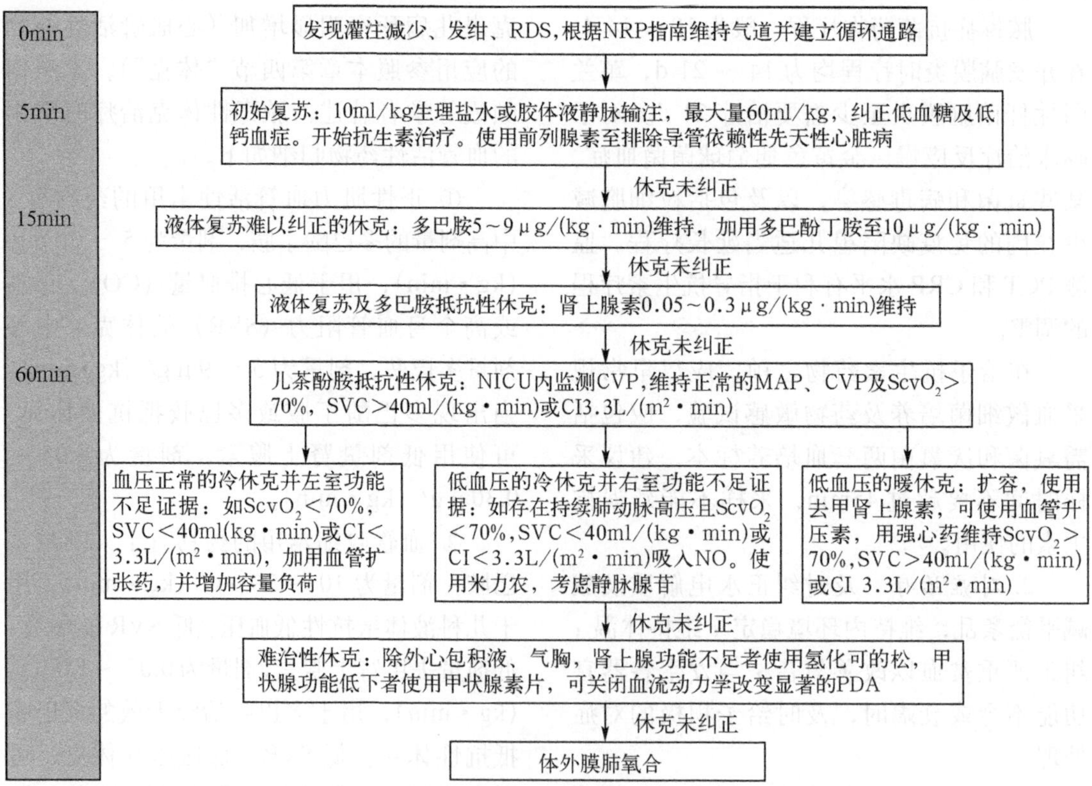

图 3-2 足月儿脓毒性休克的治疗

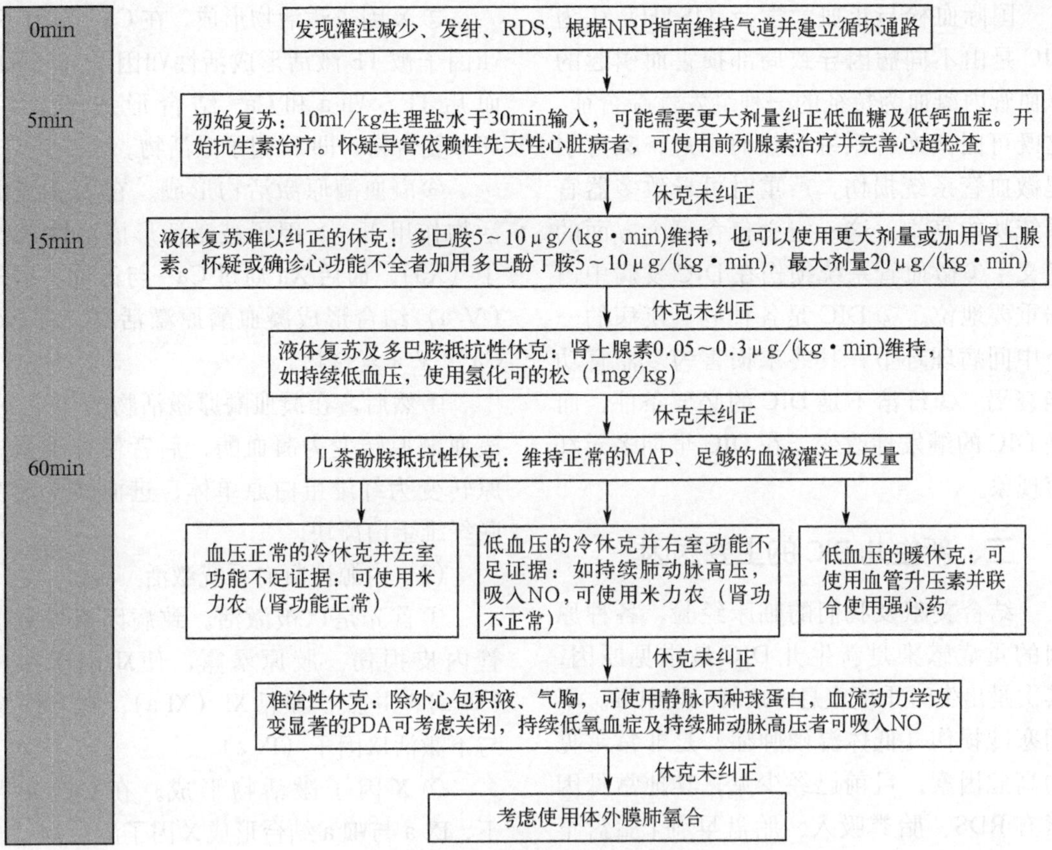

图 3-3　早产儿脓毒性休克的治疗

七、预防及早期处理

母源性脓毒症的预防关键在于做好孕母围生期保健和优生优育工作，避免胎膜早破、胎儿宫内窘迫缺氧、早产、产程延长的发生，产前产时尽量避免侵入性检查，及时发现并有效处理导致新生儿侵袭性疾病的危险因素如孕母感染发热、绒毛膜羊膜炎、泌尿系统感染等，在临产时对存在GBS定植的孕母采用药物预防治疗。若存在脓毒症发病的高危因素，患儿的临床表现提示脓毒症可能，应立即进行经验性抗生素药物治疗及其他综合抢救处理，避免病情发展。

（杨一民）

第六节　新生儿弥散性血管内凝血

一、导言和概念

弥散性血管内凝血（diffuse intravascular coagulation，DIC）是指在某些致病因子作用下，大量促凝物质入血，凝血因子和血小板被激活，凝血酶含量增加，引起血管内微血栓形成（高凝状态），在此过程中大量凝血因子和血小板被消耗及继发纤溶亢进（低凝状态），从而导致机体的止-凝血功能障碍，在临床上出现以栓塞、出血、贫血、休克甚至多脏器功能障碍为主要表现的复杂病理过程。

国际血栓与止血学学会（ISTH）认为DIC是由不同病因导致局部损害而引起的以血管内凝血为特征的一种继发性综合征，它既可因微血管系统受损而引起，又可引起微血管系统损伤，严重时可导致多器官系统功能衰竭。这一定义包含三个方面的意义：①微血管系统损伤在DIC发病中占据重要地位。②DIC是各种危重疾病的一个中间病理环节，其终末损害为多器官功能衰竭。③纤溶不是DIC的必要条件，而是DIC的继发性改变，在DIC早期多无纤溶现象。

二、新生儿DIC的主要病因

结合文献及我们的临床经验，各种原因的重症感染是新生儿DIC最常见原因，其次是出生时重度窒息-缺氧-酸中毒。早期寒冷损伤（低体温硬肿症）是非常常见的高危因素，目前已经少见。其他常见因素有RDS、胎粪吸入、胎盘早剥[胎盘早剥后胎盘组织损伤→胎盘滋养层组织凝血活酶（Ⅲ因子）进入胎儿循环→激活外源性凝血系统→DIC]及红细胞增多症等，少见因素如低血压与休克、羊水栓塞、NEC、双胎之一死胎残留等。

三、病理生理

DIC的发病机制分为两个基本的病理过程：凝血系统被激活和纤维蛋白溶解亢进。这两个过程虽为相继发生，但几乎同时进行，早期以凝血过程为主，晚期则以纤溶亢进为主。

1. 凝血系统的激活

（1）外源性凝血系统激活

①首先是在多种因素作用下产生组织因子（TF）。这些因素包括致病因素作用下导致的组织损伤、内毒素诱发单核细胞、血管内皮细胞损伤产生的IL-1、IL-6、TNF-α、PAF等前炎症因子。

②X因子激活物形成。在Ca^{2+}作用下，Ⅶ因子被TF激活形成活性Ⅶ因子（Ⅶa），而后TF、Ⅶa和Ca^{2+}结合形成TF-Ca^{2+}-Ⅶa复合物，即X因子激活物。

③凝血酶原激活物形成。在X因子激活物作用下，X因子被激活形成活性X因子（Xa），而后Xa通过Ca^{2+}与活性Ⅴ因子（Ⅴa）结合形成凝血酶原激活物，即Xa-Ca^{2+}-Ⅴa复合物。

④然后，在凝血酶原激活物的作用下，凝血酶原转变为凝血酶，后者使纤维蛋白原转变为纤维蛋白原单体，进而转变成交联纤维蛋白凝块。

（2）内源性凝血系统激活

①首先是Ⅸ被激活。致病因素导致血管内皮损伤、胶原暴露，使Ⅻ因子激活（Ⅻa），并依次激活Ⅺ（Ⅺa）、在Ca^{2+}参与下激活Ⅸ因子（Ⅸa）。

②X因子激活物形成。在Ca^{2+}参与下，Ⅸa与Ⅷa结合形成X因子激活物（即Ⅸa-Ca^{2+}-Ⅷa复合物）。

③凝血酶原激活物形成。在X因子激活物作用下，X因子被激活形成活性X因子（Xa），而后Xa通过Ca^{2+}与Ⅴa结合形成凝血酶原激活物，即Xa-Ca^{2+}-Ⅴa复合物。

④然后在凝血酶原激活物的作用下，凝血酶原转变为凝血酶，后者使纤维蛋白原转变为纤维蛋白原单体（此时有XIIIa和Ca^{2+}），进而转变成交联纤维蛋白凝块。

凝血系统激活，病理性凝血酶增加，使血液呈高凝状态，导致微循环内广泛性微血栓形成，大量血小板和凝血因子被消耗而使血液由高凝状态转变为低凝状态，从而导致出血。

2. 纤维蛋白溶解亢进

（1）中心环节是活化素的产生。致病因素可通过多种途径，促进活化素的产生：①凝血过程中产生的纤维蛋白单体沉积于微血管和肝脾等脏器，刺激血管内皮产生活化素；②各种致病因素致交感 - 肾上腺素能神经系统兴奋，刺激血管内皮产生活化素；③活化的因子 X、XII等促使活化素原转化为活化素。

(2) 在活化素的作用下，血管舒缓素原转变为血管舒缓素，后者使纤溶酶原转变为纤溶酶，导致纤维蛋白溶解亢进，血液由高凝转变为低凝状态，从而引起广泛性出血。

3. *其他*　如单核 - 巨噬细胞功能损伤致血液中凝血酶等凝血物质不能被及时清除；酸中毒导致血管内皮损伤并抑制肝素的抗凝作用；循环障碍时因血液淤滞和浓缩使血小板破坏增加等因素均可诱发或加重 DIC。

四、临床表现

1. *出血*　是 DIC 最常见的表现和主要诊断依据之一。早期出血主要原因是凝血因子消耗和血小板（PLT）减少，晚期出血还与继发性纤溶亢进有关。

2. *栓塞*　微循环内广泛微血栓形成、微血管栓塞，致组织器官栓塞坏死。最常见皮肤栓塞坏死，严重者引起多脏器功能衰竭。

3. *微循环障碍与休克*　广泛微血栓形成，使血液淤滞在微循环内、回心血量与心排血量不足，从而血压下降与休克；同时，被激活的XII因子激活舒血管系统释放缓激肽，使小血管扩张和通透性增加，从而加重血压下降与休克。

4. *多脏器功能衰竭*　①肾衰竭：25% ～ 67%，表现为血尿、少尿，甚至无尿。②中枢神经功能障碍：表现意识改变、抽搐或昏迷。③呼吸功能衰竭：表现肺出血、低氧血症。④消化系统：消化道出血等。⑤肝功能障碍或衰竭：22% ～ 57%，可有黄疸。

5. *溶血及微血管病性溶血性贫血*　由于①血管内凝血形成的纤维蛋白条索状物与网眼状结构使红细胞通过时受到机械性损伤；②红细胞因缺氧、缺血、酸中毒，以及红细胞表面因纤维蛋白附着而脆性增加；红细胞的变形性受损，使红细胞变形、破裂及破坏而导致贫血，即微血管病性溶血性贫血。

五、实验室检查

实验室检查包括三个方面：①反映消耗性凝血障碍的检查；②反映纤维蛋白形成和纤溶亢进的检查；③其他检查。

1. *反映消耗性凝血障碍的检查*　①血小板计数减少（$< 150 \times 10^9$/L 警惕，$< 100 \times 10^9$/L 有意义，进行性下降有诊断价值）。②出血时间和凝血时间延长（超过正常 3s，在高凝状态时，出血时间可缩短）。③凝血酶原时间（PT）延长：4d 以内 $\geq$ 20s，5d 以上 $\geq$ 15s。④白陶土部分凝血活酶时间（KPTT）延长：$>$ 45s。⑤血浆纤维蛋白原减少：$<$ 1.6g/L。⑥血浆抗凝血酶Ⅲ（AT- Ⅲ）活性：$<$ 80%。⑦血浆Ⅷ因子水平减低：Ⅷ：C/ Ⅷ R：Ag 比值降低 $<$ 1。

2. *反映纤维蛋白形成和纤溶亢进的检查*　①血浆鱼精蛋白副凝试验（3P 试验）：出生 2d 后（+）。②血浆纤维蛋白（原）降解产物（FDP）升高：正常 $<$ 10mg/L，DIC 时 $>$ 20mg/L。③血浆 D- 二聚体含量升高：$>$ 0.5mg/L，对诊断 DIC 有特异性。

3. *其他实验室检查*　近年发展起来的对 DIC 有诊断价值的分子标志物：①反映血管内皮细胞损伤的分子标志物，如组织因子（TF）、内皮素 -1（EP-1）等。②反映血小板激活的分子标志物，如血小板因子 -4（PF-4）、β - 血栓球蛋白（β -TG）、α - 颗粒膜糖蛋白（GMP-40）等。③反映凝血和纤维蛋白溶解激活的分子标志物，如纤维蛋白肽 A（FPA）和纤维蛋白肽 B-β -15-42 肽等。

六、诊断

(一) DIC 前期(pre-DIC)

在DIC基础疾病存在的前提下，体内凝血与纤溶过程发生了一系列病理变化，但尚未出现典型的DIC症状或未达到DIC诊断标准的一种亚临床状态，又称为代偿期DIC。如能在这一阶段及时阻止DIC病程进展，则对改善预后、降低病死率有重要意义。

诊断标准：

1. 存在能够导致DIC的基础疾病。

2. 有1项以上以下临床表现：①皮肤黏膜栓塞，灶性缺血性坏死、脱落及溃疡。②原发病不能解释的微循环障碍，如皮肤苍白、湿冷和发绀。③原因不明的轻度或可逆性脏器功能障碍。④抗凝治疗有效。

3. 实验室检查未达DIC标准。

(二) DIC 的诊断标准

1. 存在能够引起DIC的基础疾病。

2. 存在2项以上如下临床表现：①严重或多发性的出血倾向。②原发病不能解释的微循环障碍或休克。③广泛性皮肤黏膜栓塞、灶性缺血性坏死、脱落与溃疡形成。④原因不明的多脏器功能衰竭。⑤抗凝治疗有效。

3. 实验室检查有3项以上异常：①PLT＜100×10^9/L或呈进行性下降。②血浆纤维蛋白原＜1.5g/L或＞4g/L，或呈进行性下降。③血浆FDP升高＞20mg/L，或D-二聚体升高。④PT延长或缩短3s以上；APTT延长或缩短10s以上。⑤AT-Ⅲ含量减少或活性降低＜60%。⑥血浆蛋白C活性＜50%。⑦血浆纤溶酶抗原＜200mg/L。⑧血浆内皮素-1＜200ng/L，或凝血酶调节蛋白较正常升高2倍以上。

七、DIC 的治疗

(一) 治疗原发病

治疗原发病是DIC治疗成功的关键。如感染为病因，应用抗生素（其原则是早期、广谱、足量），可同时给予大剂量丙种球蛋白。

(二) 抗凝治疗

1. 肝素 ①剂量：建议的剂量为每次0.25～1.0mg/kg，每4～6小时1次（3～7d）。第7版《儿科学》推荐的剂量为每次0.5～1mg/kg，每4～6小时1次。②途径：主张静脉注射或间歇静脉滴注，不建议间歇皮下注射。③低分子量肝素：75U/(kg·d)，安全，稳定。④最好能监测凝血时间，使之维持在20～30min。

如肝素用量过大：①停药；②鱼精蛋白中和（1 mg鱼精蛋白中和1mg肝素）。

(1) 肝素的应用指征：DIC一旦诊断明确，即应早期应用。①早期高凝状态。②有栓塞表现。③消耗性凝血期：凝血因子、PLT、纤维蛋白原进行性下降，出血加重、血压下降、出现休克。④准备补充凝血因子（如输血、血浆）。⑤准备应用纤溶抑制药而未能肯定促凝物质是否仍在发挥作用时。

(2) 肝素的应用禁忌证：①DIC晚期以继发性纤溶为主时。②原有重度出血性疾病如血友病合并DIC等。③严重颅内出血、溃疡出血。④伴有血管损伤或新鲜创面的患儿。

(3) 肝素的停药指征：①原发病已控制或缓解。②病情好转、出血停止、血压稳定。③凝血酶原时间（PT）和血浆纤维蛋白原定量恢复正常或接近正常，可逐渐减量至停药。④一般用药3～7d，因血小板回升缓慢（数天至数周），故血小板计数不能作为停药指征。

(4) 肝素的作用机制：①与AT-Ⅲ结合形成复合物而起抗凝作用，对凝血的三个阶段均有作用；②阻止凝血酶原转变为凝血酶，使凝血酶和FX失活，并抑制Ⅸ、Ⅺ和Ⅻ等凝血因子的作用；③抑制纤维蛋白原转变为纤维蛋白，并促使纤维蛋白溶解；④抑制血小板聚集、黏附和释放凝血物质；⑤半衰期短，仅 45 ～ 60min；通常在给药 1 ～ 3h 后 50% 即被灭活而失效，4 ～ 6h 经肾完全排泄。

2. 低分子右旋糖酐　首剂 10ml/kg，以后每次 5ml/kg，每 6 小时 1 次，以后逐渐减量至停药，每日总量不超过 30ml/kg。作用：①扩充血容量、改善微循环；②修复损伤的血管内皮细胞，抑制红细胞凝集，减少血小板黏附与聚集，从而抑制血栓形成；③增强肝素的抗凝效果，阻止 DIC 进展。

3. 补充凝血因子

（1）指征：DIC 过程已停止（AT- Ⅲ正常）或肝素化后仍出血不止，可补充凝血因子。

（2）常用制剂：①新鲜冷冻血浆。每次 10 ～ 20ml/kg（可使凝血因子升高 20% ～ 40%）。② PLT 悬液。PLT ＜ 50 × 10^9/L 时可考虑输注，每次 10ml/kg 或每次 0.2 ～ 0.4U/kg，每 12 小时 1 次 [可使 PLT 升高至（75 ～ 100）× 10^9/L，凝血因子升高 15% ～ 30%]。③纤维蛋白原（FIB）。每次 2 ～ 4g，使血浆 FIB 含量＞ 1.0g/L（半衰期长达 100h，24h 内不再输注）。

（3）抗凝血因子的应用：① AT- Ⅲ浓缩剂。血浆 AT- Ⅲ活性＜ 50% 时，肝素的疗效已明显降低；其活性＜ 30% 时，肝素已不能发挥作用。1U AT- Ⅲ相当于 1ml 血浆中的含量。1U/kg 可使血浆活性升高 2%。常用剂量为 30U/（kg · d）（注：低分子量肝素的作用不依赖于 AT- Ⅲ）。②蛋白 -C 浓缩剂。主要用于革兰阴性杆菌感染引起的 DIC。

4. 抗纤溶治疗

（1）在 DIC 晚期（继发性纤溶亢进期），微血栓形成已经停止，继发性纤溶亢进为主要矛盾，是出血的主要原因，可在肝素应用的基础上，使用抗纤溶药物。常用 6- 氨基已酸和对羧基苄胺，剂量一般为：6- 氨基已酸每次 80 ～ 120mg/kg，缓慢静脉注射或静脉滴注；对羧基苄胺每次 20 ～ 30mg，静脉注射。

（2）机制：阻止纤溶酶原转变为纤溶酶、抑制纤维蛋白分解，从而阻止纤维蛋白溶解亢进性出血。

（3）禁忌证：DIC 时继发性纤溶亢进是机体防治血管内凝血的一种生理性保护机制，有助于防止或消除血管内纤维蛋白栓塞。因此，在 DIC 早期高凝状态应禁止使用。

5. 溶栓治疗　尚处于研究阶段。

（1）适应证：①血栓形成为主的 DIC，经上述治疗无效。② DIC 后期，凝血与纤溶过程已基本结束，而脏器功能恢复尚不理想。③有明确的血栓表现和实验室检查证据。

（2）制剂及用法：①尿激酶。首剂 4 000U/kg 静脉注射，而后 4 000U/h 持续静脉滴注，3 ～ 5d。②单链尿激酶。80mg+Glu 静脉滴注，60 ～ 90min 滴注完毕，1 ～ 2 次 / 日，3 ～ 5d。③纤维蛋白肽 A（FPA）。为高效纤溶酶原激活剂，选择性激活纤维蛋白血栓中的纤溶酶原。首剂 100mg 静脉滴注，而后 50mg/h × 2h，可用 2 ～ 3d。④乙酰化纤溶酶原 - 链激酶复合物：30mg/ 次，5min 内静脉注射。

（刘　敬　邱如新）

第七节　早　　产

一、导言与概述

早产（preterm labor，PTL）属于产科急症而威胁人类健康，是围生儿死亡或致残的重要原因之一。国内早产占分娩总数的 5% ～ 15%，约 15% 早产儿死于新生儿期，另有 8% 早产儿虽存活，但留有神经系统后遗症。我国将早产（PTL）定义为，自末次月经第一天算起，妊娠满28周至不足37周（196～258d）终止者。1961年，WHO增加早产孕龄的标准，规定孕龄＜37周为早产。随着围生医学飞速发展，国外学者建议将早产定义时间上限提前到妊娠20周，目前WHO定义早产为妊娠20～37周分娩者。

WHO将每年11月17日设定为“世界早产日”，呼吁全球更多关注早产，加强相关研究，采取有效行动，减少早产导致的健康问题和死亡。近年来，由于产科监护及新生儿窒息复苏技术的普及，早产儿救治水平和监护手段的进步，其生存率明显提高，伤残率下降。因此，防治早产是降低围生儿死亡率和提高新生儿素质的主要措施之一。

二、母源性病因

早产的确切病因和机制尚未完全明了，但目前普遍认为是多因素综合作用的结果。以下为早产相关的母源性病因。

1. 感染　约有1/3早产与绒毛膜羊膜炎密切相关。绒毛膜羊膜感染是早产最重要的原因之一，它不仅与胎膜早破相关，还与特发性早产关系密切。感染来源于宫颈、阴道的微生物，部分来自宫内感染，多与宫颈阴道正常菌群有关。文献报道认为，需氧菌中的β链球菌和厌氧菌中类杆菌是导致早产感染的常见病原菌。支原体中解脲支原体、衣原体及TORCH病原（T弓形虫，O其他，R风疹病毒，C巨细胞病毒，H单纯疱疹病毒）等也是常见的病原体。孕妇在孕期有生殖道或泌尿系统感染，孕妇发热或急性全身严重感染，亦能诱发早产。

2. 妊娠并发症　妊娠高血压综合征是孕妇妊娠期特有疾病，包括妊娠期高血压、子痫前期、子痫、慢性高血压并发子痫前期以及慢性高血压，前置胎盘、胎盘早剥和胎盘早破，妊娠肝内胆汁淤积症，均可导致早产。尤其当危及孕母或胎儿时不得不选择终止妊娠而引起医源性早产。

3. 妊娠合并症　妊娠合并糖尿病、妊娠合并心脏病、妊娠合并贫血、妊娠合并慢性肾炎、妊娠合并病毒性肝炎、妊娠合并红斑性狼疮和妊娠合并急性阑尾炎，均可危及孕母和胎儿生命，为保证母婴安全，需要提前分娩而导致早产。

4. 子宫发育不良　先天性子宫发育异常是生殖器官畸形中最常见的一种，如纵隔子宫、双子宫、单角子宫、马鞍形子宫等。因子宫发育不良、宫腔过小或形态不规则而引起早产或流产。

5. 孕母的年龄　年龄小于20岁或大于35岁的孕母发生早产率明显增高，尤其是小于20岁孕母，早产发生率是20～34岁年龄组的11倍。

6. 宫颈内口功能不全　宫颈内口功能不全，亦称子宫颈内口闭锁不全、子宫颈口松弛症。宫颈功能不全孕母的宫颈含纤维组织、弹性纤维及平滑肌等均较少，或由于宫颈内口纤维组织断裂，峡部括约肌能力降低，使宫颈呈病理性扩张和松弛，因此，妊娠很难维持到足月而出现早产。

7. 双胎或多胎妊娠　双胎或多胎妊娠，可使宫腔内压力高，子宫过度伸展，常导致分娩提前而出现早产。其早产发生率是单胎妊娠的10～15倍。

8. 环境因素　空气污染、水质污染、气候变化及情绪波动等均能诱发早产。吸烟多少与早产发生率成正比，烟草含有大量有毒物质，增加孕妇早产的发生。孕妇过多饮酒或吸毒亦能直接导致早产。

9. 其他因素　孕妇腹部的受创、摔倒、不良刺激等都可能引起早产。羊水过多或过少也容易引起早产。臀位早产是胎位正常产妇早产率的7倍。从事体力劳动、工作时间过长、过累，可使早产概率明显增高。

孕妇社会经济状况、孕妇体重、胎儿或胎盘畸形及孕妇心理因素也与早产相关。

三、病理和病理生理

微生物入侵孕妇，导致孕妇体内产生细胞介导的免疫反应，羊膜、绒毛膜及蜕膜产生多种细胞活性因子。研究已证实，早产孕妇的羊水和下生殖道分泌物中多种细胞因子明显升高，如白介素1（IL-1）、IL-6、IL-8、TNF-α。这些细胞因子又促使羊膜、绒毛膜及蜕膜产生前列腺素。前列腺素作用于宫颈使基质细胞脱颗粒，释放结缔组织酶而引起宫颈扩张和软化，前列腺素还可引起子宫收缩、宫口扩张，放射性促进垂体缩宫素的释放，均能诱发早产。

早产娩出的早产儿呼吸中枢和肺发育均不成熟，肺表面活性物质分泌不足甚至缺乏，不能有效降低肺泡表面张力，呼气末功能残气量降低和肺顺应性低，肺泡趋于萎陷，引起气道阻力增加、通气/血流比值降低、气体弥散障碍及呼吸功增加，导致出现低氧血症并常伴有呼吸性和（或）代谢性酸中毒。

早产儿非特异性和特异性免疫功能发育均不成熟，分泌型IgA缺乏，易发生呼吸道和消化道感染。免疫球蛋白IgG含量低，IgM、IgA不能通过胎盘，因此早产儿易患细菌感染引起的败血症。

四、临床表现

早产的主要临床表现为子宫收缩，可伴有腰酸胀痛或下腹坠痛。最初表现为不规律收缩，逐渐宫缩时间缩短，收缩时间延长，发展为规律性宫缩。常伴有少许阴道出血或血性分泌物，其过程与足月临产相似。

早产娩出的早产儿明显呈不成熟外貌，如头较大，囟门宽，耳壳平软与颅骨相贴，胸廓软，乳晕呈点状，边缘不突起，乳腺小或不能摸到；皮肤绛红、水肿、有凹陷性压痕、色红、皮下脂肪少、肌肉少、指甲短软，同时躯干部的胎毛越长、头部毛发越少且短，腹部较胀；手足底皱痕少。男性早产儿的阴囊发育差，睾丸常在外腹股沟中，在以后发育过程渐降至阴囊内。女性早产儿大阴唇不能遮盖小阴唇。

五、诊断及鉴别诊断

1. *早产的诊断标准* 妊娠满28周而小于37周，出现规律的子宫收缩（每20分钟宫缩4次，或每60分钟宫缩8次），伴有宫颈改变或宫颈缩短＞80%或宫颈口扩张＞1cm。

按照病因将早产分为以下3类。

①自发性早产（spontaneous preterm labor）：是最常见的类型，约占45%，发生机制为孕酮撤退、缩宫素作用及蜕膜活化。

②未足月胎膜早破早产（preterm prematurely ruptured membranes，PPROM）：高危因素为PPROM史、体重指数（BMI）＜19.8kg/m^2、宫内感染、子宫畸形、营养不良、宫颈功能不全、吸烟、子宫过度膨胀及辅助生殖技术受孕等。

③治疗性早产（preterm birth for medical and obstetrical indications）：因胎儿或孕母的健康原因不能继续妊娠，在未足37周时采取引产或剖宫产终止妊娠。

按照早产发生的孕周分为以下4类。

①超早早产（very extreme preterm labor）：早产发生在妊娠20～28周。

②早早产（extreme preterm labor）：早产发生在妊娠28～32周。

③轻微早产（mild preterm labor）：早产发生在妊娠32～34周。

④近足月产（晚期早产）：早产发生在妊娠34～36^{+6}周。

研究显示，妊娠32周后早产儿存活率

高且远期并发症发生率低。

2. 鉴别诊断　早产须与妊娠晚期、假阵缩、生理性宫缩、胎盘早剥、前置胎盘、妊娠合并急性阑尾炎鉴别。如妊娠晚期，子宫敏感度、收缩性逐渐增高，常在劳累后发生收缩，然而稍休息转瞬即逝。假阵缩特点是宫缩间歇时间长且不规则，持续时间短且不恒定，宫缩强度不增加，常在夜间出现而于清晨消失。此种宫缩仅引起下腹部轻微胀痛，子宫颈管长度不短缩，子宫颈口无明显扩张，可被镇静药抑制。

六、治疗

1. 早产的治疗原则　早产治疗的首要任务是抑制宫缩，延长妊娠期。

（1）胎儿存活，无胎儿畸形、胎儿窘迫，无胎儿生长受限、无胎膜早破、无宫内感染，宫颈口扩张＜4cm，无先兆子宫破裂，应尽可能延长妊娠期。

（2）早产合并胎膜早破，应行阴道检查确诊，做宫颈阴道微生物培养并检测卵磷脂／鞘磷脂比值，评估胎儿肺成熟度；通过超声确定胎龄、胎先露及羊水量。如胎龄≥36周，观察6～12h未自然临产者则行引产；如胎龄＜36周者则行期待疗法。

（3）如胎膜已破，早产已不可避免，应尽可能提高早产儿的存活率。

2. 早产治疗的具体方案

（1）卧床休息：孕妇以左侧卧位为好。左侧卧位可改善胎盘血供，减少自发性宫缩，增加胎儿氧供与营养。

（2）糖皮质激素：在早产临床应用的目的为促进胎肺成熟，也促进胎儿其他组织的发育成熟。对治疗性早产前及有早产风险的孕妇使用糖皮质激素，可以降低呼吸窘迫综合征（respiratory distress syndrome，RDS）、脑室内出血（IVH）、新生儿坏死性小肠结肠炎（NEC）的发生及早产儿死亡率，并不增加早产儿感染率。糖皮质激素的应用指征：①妊娠未满34周、7d内有早产分娩可能者；②孕周＞34周但临床证实胎肺发育不成熟者；③妊娠期糖尿病血糖控制不理想者。应用药物为地塞米松、倍他米松。

（3）宫缩抑制剂

①目的：防止即刻早产，为完成促胎肺成熟治疗及转运孕妇到有早产儿抢救条件的医院分娩赢得时间。

②适应证：宫缩抑制剂只应用于延长孕周对母儿有益者。因此，死胎、严重胎儿畸形、重度子痫前期、子痫、绒毛膜羊膜炎等不使用宫缩抑制剂。

③宫缩抑制剂种类

[钙通道阻断剂] 主要是硝苯地平，其作用机制是抑制钙离子通过平滑肌细胞膜上钙通道重吸收，从而抑制子宫平滑肌兴奋性收缩。硝苯地平能降低7d内发生早产的24%、妊娠34周前发生早产的17%；减少RDS 37%、NEC 79%、脑室周围出血41%。

[前列腺素抑制剂] 主要是吲哚美辛，其是非选择性环氧合酶抑制剂，通过抑制环氧合酶，减少花生四烯酸转化为前列腺素，从而抑制子宫收缩。研究表明，与安慰剂相比，吲哚美辛能明显降低48 h与7d内发生的早产（95% CI 为0.34～1.02），也能降低妊娠37周内的早产（95%CI 为0.31～0.94）。禁忌证为孕妇血小板功能不良、出血性疾病、肝功能不良、胃溃疡、有对阿司匹林过敏的哮喘病史。

[β_2肾上腺素能受体兴奋剂] 主要是利托君，其能与子宫平滑肌细胞膜上的β_2肾上腺素能受体结合，使细胞内环磷酸腺苷（cAMP）水平升高，抑制肌球蛋白轻链激酶活化，从而抑制平滑肌收缩。禁忌证为心脏病、心律失常、糖尿病控制不理想、甲状腺功能亢进者。

[缩宫素受体拮抗剂] 主要是阿托西

班，是一种选择性缩宫素受体拮抗剂，其作用机制是竞争性结合子宫平滑肌及蜕膜的缩宫素受体，使缩宫素兴奋子宫平滑肌的作用削弱。

[宫缩抑制剂给药疗程] 宫缩抑制剂持续应用 48 h。因超过 48 h 的维持用药不能明显降低早产率，但明显增加药物不良反应，故不推荐 48 h 后的持续宫缩抑制剂治疗。因 2 种或以上宫缩抑制剂联合使用可能增加不良反应的发生，应尽量避免宫缩抑制剂联合使用。

（4）抗生素的使用：对于胎膜完整的早产，使用抗生素不能预防早产，除非分娩在即而下生殖道 B 族溶血性链球菌检测阳性，否则不推荐应用抗生素。

3. 早产儿处理原则

（1）保暖：早产儿体温调节中枢功能差，皮下脂肪薄，产热少、散热多，已发生低体温，导致寒冷损伤。产房温度保持 26 ～ 28℃，湿度 60%，出生后迅速擦干全身、拿走湿毛巾，放在预热棉毯中；胎龄＜ 28 周早产儿应在辐射台上使用塑料袋或密闭的塑料膜包裹保温。

（2）出生时窒息复苏：早产儿出生窒息复苏时应使用空氧混合器，胎龄＜ 28 周者最初复苏应使用 30% 的氧，胎龄 28 ～ 31 周的早产儿使用 21% ～ 30% 的氧，并依据脉搏氧饱和度调节吸入氧浓度（FiO_2）。

（3）延迟脐带结扎：早产儿出生时，如有可能，应延迟脐带结扎至少 60s 以促进胎盘向胎儿输血，减少出生后贫血和脑室内出血。

（4）呼吸窘迫综合征（RDS）：早产儿肺发育不成熟，肺泡Ⅱ型上皮细胞分泌肺泡表面活性物质（PS）不足或缺如，易出现 RDS。RDS 的早产儿在病程早期应治疗性给予 PS；建议对胎龄≤ 26 周、FiO_2 ＞ 30% 的早产儿和胎龄＞ 26 周、FiO_2 ＞ 40% 的早产儿使用 PS。持续气道正压通气（CPAP）联合早期 PS 治疗是治疗早产儿 RDS 的最佳方案。

（5）抗生素的使用：在排除脓毒症前，早产儿常会使用抗生素，但建议使用窄谱抗生素，并避免不必要使用。一旦排除感染，应尽快停用抗生素。

（6）呼吸支持：早产儿进行氧疗时，血氧饱和度应维持在 90% ～ 94%。无创呼吸支持是解决早产儿呼吸问题的最优方法，包括 CPAP、经鼻间歇正压通气（NIPPV），以及高流量鼻导管给氧。在无创呼吸支持无效的情况下，应对早产儿尽早行机械通气。

七、预防

1. 早产的预防

（1）加强孕妇规范产前检查，指导妊娠期卫生，改善营养状态，高度重视并评估引起早产的高危因素。

（2）加强高危妊娠管理，积极治疗妊娠并发症和合并症，必要时加强产前监护。

（3）加强产前保健，预防胎膜早破及感染，及早发现并积极治疗泌尿生殖道的感染。

2. 早产儿早期并发症的预防

（1）早产儿呼吸中枢发育不成熟，出生后早期易出现呼吸暂停，可给予枸橼酸咖啡因治疗，必要时无创呼吸支持等。

（2）预防早产儿视网膜病变（ROP）的主要措施是严格合理用氧，按照我国发布早产儿视网膜病变筛查指南规范筛查。

（3）早产儿早期神经系统并发症为早产儿脑损伤，常见如脑室周围 - 脑室内出血（IVH）、脑室周围白质软化（PVL）。主要预防是早期诊断与及时治疗，如改善循环系统缺氧、减轻脑水肿、控制惊厥及受损神经细胞的修复和再生等。

（4）早产儿早期心血管系统并发症为动脉导管未闭（PDA），建议早期诊断和及时治疗，尤其对症状性PDA，需要药物治疗或手术结扎等。

(5) 早产儿早期消化系统并发症为喂养不耐受、坏死性小肠结肠炎（NEC），建议加强母乳喂养，预防感染，合理应用肠内营养和静脉营养等。

(6) 其他方面，如早产儿贫血、早产儿感染、高胆红素血症等，均应予及时诊治。

（蔡 成）

第八节 水、电解质、酸碱紊乱

一、概念

体液可分为细胞内液和细胞外液。细胞在体内直接所处的环境即细胞外液，称之为内环境。内环境是细胞直接进行新陈代谢的场所，为细胞提供营养，是细胞直接生活的环境。正常人体体液及其组成成分波动范围很小，体液容量、电解质、渗透压、酸碱度等都保持相对恒定。这是因为人体有完善的体液容量和渗透压的调节功能。因某种疾病或其他有害因素，破坏了上述调节机制或超越了其调节范围时，可导致孕母体内水、电解质和酸碱平衡失常，出现水、电解质、酸碱紊乱，临床上称之为内环境紊乱。虽然宫内胎儿有胎盘屏障和羊水作为缓冲，但母体持久内环境紊乱可通过多条途径影响胎儿及新生儿。

二、母源性病因

1. 妊娠期生理变化对水、电解质及酸碱平衡失常的影响

(1) 血容量及体重增加：妊娠期血容量可增加30%～45%，整个妊娠期母体内总体液量平均增加6.5L。血液呈稀释状，血浆渗透压下降，组织间液增加。由于增大的子宫压迫下腔静脉及下肢静脉，使回心血量减少，故孕母有水潴留和下肢水肿表现。妊娠期体重平均增加12.5kg。此种变化可掩盖妊娠期低容量状态和过高估计容量过多的程度。

(2) 血流动力学改变：孕母心搏量与非妊娠者比较可增加30%。临产时，尤其在第二产程心排血量增加更多。产后，由于解除了子宫对下腔静脉的压迫及子宫血流的迅速减少，致使回心血量骤增。妊娠期心率较非孕母平均增加10～15次/分。此血流动力学变化可加重或诱发心力衰竭，尤其是对患有心脏疾病的孕母。

(3) 代谢及内分泌变化：妊娠期体内代谢及内分泌发生变化，可影响孕母内环境。如妊娠期胰岛素分泌增加，使孕母空腹血糖低于非孕母。妊娠期基础代谢率增加，孕母对蛋白质、铁和钙的需求量增加，脂肪吸收增加并储存。如果上述物质储存不足，不能满足胎儿的需要，或由于体力消耗过大、饥饿等使脂肪分解增多，可发生缺铁性贫血、低钙血症和酮血症。妊娠期虽然醛固酮分泌增加，但大部分与蛋白结合，使孕母不至于引起过多的水钠潴留。

尽管妊娠期母体内环境发生某些生理改变，但是循环、呼吸、消化、泌尿等将随之出现一些重要的适应性变化，通过神经-体液-免疫调节，维持内环境稳态。

2. 妊娠期疾病的影响

(1) 妊娠剧吐（hyperemesis gravidarum）：是在妊娠早期发生的、以频繁恶心呕吐为主要症状的一组症候群，严重时可以导致脱水、电解质紊乱及代谢性酸中毒，甚至肝肾衰竭、死亡，是影响母体内环境失衡的主要病因。其发病率通常为0.3%～1%。

妊娠剧吐原因尚未明确，可能与妊娠

相关激素的急剧增加或高水平有关，主要认为与绒毛膜促性腺激素（human chorionic gonadotropin, HCG）水平高或突然升高密切相关。精神和社会因素如恐惧妊娠、精神紧张对发病亦有影响，幽门螺杆菌（Hp）感染也可增加妊娠期呕吐的发生率。免疫系统过度活跃导致自主神经系统功能紊乱，可能是妊娠剧吐的原因之一。

（2）妊娠期高血压疾病（hypertensive disorders complicating pregnancy, HDCP）：是妊娠期特有的疾病，包括妊娠期高血压、子痫前期、子痫、慢性高血压并发子痫前期以及慢性高血压。妊娠期高血压疾病可诱发急性肺水肿、恶心、呕吐等。

（3）糖尿病酮症酸中毒：酮症酸中毒是糖尿病的一种严重急性并发症。酮症酸中毒的主要原因在于高血糖及胰岛素相对或绝对缺乏，导致体内血糖不能被利用，体内脂肪分解增加，酮体产生增多。糖尿病酮症酸中毒对母胎危害较大。

（4）妊娠合并呼吸系统疾病：妊娠期由于胎儿发育生长的需要，孕母需氧量明显增加，所以孕母呼吸系统也会发生某些解剖学和生理学的改变。妊娠使机体对肺炎、哮喘等疾病的耐受性差，增加了发生呼吸系统疾病并发症的危险，易发生呼吸性酸中毒或碱中毒等。

（5）其他泌尿系统、循环系统疾病：如心力衰竭、肾炎及肾衰竭等，可引起孕母血容量改变及酸碱平衡失调；某些药物的使用，如利尿药，可影响体内电解质水平。

三、病理和病理生理

与成人一样，胎儿的体液也分为细胞内液和细胞外液（血浆和组织液等）两部分。此外，胎儿还有一些独特的体液部分，其一是存在于胎儿肺和呼吸道内的体液，因为胎儿尚未进行自主呼吸，故肺和呼吸道内充满液体而非气体；其二是包围胎儿四周的羊水，羊水外则由羊膜所包被；其三是存储于尿囊中的尿液。

胎儿体液的动力学及其调节明显不同于成年人。其原因一是胎儿周围存在羊水，二是胎儿体液占体重百分比明显大于成年人。胎儿有些体液的流动速率比成年人快，有些体液流动路径不同于成年人。人胎儿在出生时平均含水 70%，体液量在妊娠的后 1/3 时期内快速减少。以上特点都与胎儿和母体之间的关系密不可分。

人体各部分体液经常处于流动之中，从而保持动态平衡。成人各部分体液的迁移包括排尿、吞咽、毛细血管滤过、淋巴回流和跨细胞膜转运等路径。胎儿除存在与成年人相同的体液分部和迁移路径外，另有 4 条独特的体液通路在维持体液平衡中具有重要意义。一是胎盘，它是胎儿血液与母体血液之间进行物质交换、维持胎儿生长发育的主要体液通路。二是胎儿的肺和呼吸道，胎儿肺内充满液体，这些液体由 Cl^- 的分泌而产生，在妊娠晚期，每天来自肺的大量液体或进入羊水或被吞咽。三是跨细胞膜通路，胎儿的羊水可跨羊膜 - 绒毛膜与灌注子宫壁的母血之间交换电解质和水。四是所有通路的联合体，称为膜内通路（intramembranous pathway），胎儿血液可借此通路与羊水（和尿液）之间直接交换电解质和水。这条通路包括以下能与羊水交换物质的若干成分：①富含血管的胎盘胎儿面；②灌注胎儿膜的胎儿血液；③胎儿皮肤；④脐带表面。

胎儿的各部分体液大多数来自母体，并经由胎盘而获得。电解质跨胎盘迁移的方式有扩散、过滤和特殊的跨细胞膜转运。而水的跨胎盘迁移属于被动转运，仅以前两种方式进行。电解质和水的扩散需要胎盘两侧存在浓度差，而过滤则需要两侧存在静水压和渗透压差。而在长期调节机制发挥作用时，胎儿可利用羊水和尿液，它们既是液体的一种来源，又是一种过剩液体的储存库。当然，胎盘是决定胎儿体液长期平衡的主要因素。

调节胎儿体液迁移的目的主要在于维持正常血量。电解质和水的跨毛细血管壁迁移取决于毛细血管有效滤过面积、毛细血管的通透性和滤过特点。由于胎儿毛细血管壁对液体的通透能力较成人强，且胎儿的组织间隙具有更大的顺应性，体液可大量、快速地移入或移出，因此血量的快速调节，使在胎儿血量改变时，有效地维持血量稳态。

虽然宫内胎儿有胎盘屏障和羊水作为缓冲，但母体持久的内环境紊乱会通过多条途径影响胎儿。研究表明，短期内反复多次给予分娩期孕母静脉输液，测定脐带血以了解胎儿的渗透浓度，发现后者的改变与注入母体的物质的渗透浓度改变相平行。给予母羊高张溶液能有效升高胎羊血液的渗透浓度，但胎羊的反应有一时间延搁，需要 1～2h 胎羊渗透浓度才能与母羊相平衡。胎羊渗透浓度的升高至少部分是由于胎儿渗透性脱水而引起，因为在母羊注入大量高张溶液后，胎羊血量每分钟减少 11%。但胎儿不可能长时间保持脱水，因为其血量在 1h 内恢复正常。另有研究表明，限制母羊饮水，结果会使胎儿和母亲的渗透浓度都升高，但此时胎儿血量仍正常地增加。提示在母亲高渗透浓度时胎儿渗透浓度可长期升高，其主要原因是电解质被转运到胎儿，而不是母亲失水。除渗透作用外，液体在母体及其胎儿之间的迁移可能还存在其他机制。

胎儿膜和子宫壁的界面面积很大，它可能是在羊水和母体血液之间一个潜在的可供交换电解质和水的部位。但在正常情况下，几乎没有跨膜液体交换。而在病理状态下，母体高渗透浓度可因渗透性地引起液体跨胎盘迁移而使胎儿出现高渗。胎儿的反应首先是产生高渗尿，然后是羊水渗透浓度增高。

动物实验证明胎儿的肾还可以对酸碱平衡进行调节。胎儿对代谢性酸中毒的反应比成年低，主要是由于磷酸盐的排出率低，而且合成氨的能力有限。代谢性酸中毒时，H^-排出增加，提示胎儿肾的远曲小管能产生 pH 梯度。如果母体出现酸中毒而未及时得到纠正，亦能引起胎儿酸中毒，胎儿可能出现缺氧现象，在无氧代谢情况下，乳酸及丙酮酸积聚，引起代谢性酸中毒；而且胎儿体内的 CO_2 常不能经胎盘排出，故同时亦存在呼吸性酸中毒的情况。

四、临床表现

1. 对胎儿影响

（1）血容量不足，可使子宫和胎盘血流量减少、胎盘分泌各种激素的能力下降，从而引起胎儿生长发育迟缓、低体重甚至死胎。

（2）缺氧和低镁状态下可诱发子宫平滑肌收缩而引起流产、早产等。

（3）低钠血症使硫酸脱氢表雄酮的胎盘廓清率下降，从而影响胎盘血流灌注。

（4）低钾血症影响胎儿细胞代谢，从而影响其神经系统及其他系统的正常发育。

2. 对新生儿内环境的影响　当孕母产前存在长时间内环境紊乱时，超出胎儿调节能力，新生儿在出生时也可出现相应的内环境紊乱。

（1）低钠血症：一般当血钠低于 125 mmol/L 时可出现临床症状。伴有细胞外液减少的低钠血症可出现低渗性脱水症状，表现为皮肤弹性差、心率增快、血压降低，严重者可出现休克。伴有细胞外液过多的低钠血症可因脑水肿而出现神经系统症状。

（2）高钠血症：指血钠超过 150 mmol/L，可伴高渗性脱水。患儿可有嗜睡、激惹、烦躁、呼吸增快、呕吐、心率加快甚至出现心力衰竭等表现。高钠血症使神经细胞脱水、脑组织皱缩、脑脊液压力下降，颅内小血管充血，易产生破裂，导致颅内出血，可发生惊厥及昏迷，最终造成死亡或神经系统后遗症。

（3）低钾血症：当血清钾＜ 3.5mmol/L 时称为低钾血症。低钾可引起神经肌肉兴奋性降低，可出现反应低下、腱反射减弱、腹胀或肠麻痹、心律失常、肾浓缩功能障碍等。

（4）高钾血症：当血清钾＞ 5.5mmol/L 时称高钾血症，当血清钾＞ 6.0mmol/L 时常出现临床症状，如出现心动过缓或过速等心血管系统的不稳定。心电图检查可见高耸的 T 波、P 波消失或 QRS 波群增宽、心室颤动及心脏停搏等。心电图的异常与否对决定是否需要治疗有很大帮助。

（5）酸中毒：当新生儿出现呼吸性酸中毒时，通常表现为鼻翼扇动、三凹征等缺氧症状，但呼吸性酸中毒本身常缺乏特异性表现。代谢性酸中毒酸轻症可无特异的临床症状；较重时，体液 pH 降低，可刺激呼吸中枢（还可能有颈动脉、主动脉上的化学感受器），使新生儿呼吸加深、加快，肌肉张力低下，出现精神萎靡、嗜睡，甚至昏迷、惊厥等神经症状，也可降低心肌收缩力及周围血管阻力，引起低血压、心力衰竭、肺水肿，并容易诱发心室纤颤。

（6）新生儿窒息：母体酸中毒如不及时纠正，均可通过胎盘循环而引起胎儿酸中毒。胎盘对气体、碱储、营养及代谢物的渗透虽有一定的储备能力，但当酸碱平衡失调不能得以及时纠正，使新生儿娩出后 Apgar 评分低下，出现新生儿窒息。

五、诊断与鉴别诊断

1. 诊断要点

（1）孕母有导致内环境紊乱的原发病因，并有临床表现及异常实验室检查结果支持。

（2）新生儿出生后出现内环境紊乱的临床表现及其他相关疾病的表现。

（3）新生儿实验室检查异常结果。

2. 鉴别诊断

（1）孕母方面：首先需进行病因鉴别。另外需鉴别假性结果，如高脂血症、高蛋白血症时，可有相对性血钠降低；由于外周白细胞异常增高且血标本在常温下保存 1h 以上和白血病时的假性低钾血症等。

（2）新生儿方面：首先需与其他导致新生儿内环境紊乱的母源性疾病相鉴别，如内分泌系统疾病；另外需与新生儿其他疾病相鉴别，如水、电解质的摄入过多或不足、丢失过多、排泄障碍，呼吸、消化及泌尿系统异常疾病，导致内分泌异常的疾病，遗传性代谢病，感染、窒息、药物等。

六、治疗

1. 低钠血症的治疗　对于细胞外液减少的低钠血症，应尽可能降低钠的进一步丢失；补充钠和水的缺失，然后使钠的进量平衡于生理需要量加继续丢失量水平。对于正常细胞外液的低钠血症，应限制液体进量。但是在血钠＜ 120mmol/L 或出现神经系统症状时，不应限制液体，此时可静脉应用呋塞米 1mg/kg，每 6 小时一次，同时用 3%NaCl（开始剂量为 1 ～ 3ml/kg）补充尿钠的丢失。当血钠超过 120mmol/L 和神经系统症状减轻后，可以单独应用液体限制的方法。对于细胞外液过多的低钠血症，主要限制水、钠，改善心功能。

2. 高钠血症的治疗　对于细胞外液正常或减少的高钠血症，应增加补水的速度；通过观察细胞外液变化的体征来调整钠的进量，纠正高钠血症不能过快，速度应每小时＜ 1mmol/kg，以免引起脑水肿和惊厥。对于细胞外液增加的高钠血症，减少钠摄入或（和）限制液体进入速率。

3. *低钾血症的治疗* 正常新生儿钾的生理需要量为 1 ～ 2mmol/d，低钾时一般每天可给钾 3mmol/kg，严重低钾者每天可给 4 ～ 6mmol/kg。补钾常以静脉输入。静脉补钾时应精确计算补充的速度与浓度。因细胞对钾的恢复速率有一定的限制。即使在严重低钾患者，快速补钾也有潜在危险，包括引起致死性心律失常。故补钾时应多次监测血清钾水平，有条件者给予心电监护。一般补钾的浓度小于 40mmol/L（0.3%）。

4. *高钾血症的治疗* 一旦诊断为高血钾，所有的含钾补液及口服补钾必须终止，其他隐性的钾来源，如抗生素、肠道外营养等含钾情况也应注意。高血钾的治疗方法如下。

（1）稳定传导系统：补充钠和钙可稳定心脏传导系统。常用 10% 葡萄糖酸钙 1 ～ 2ml/kg，在 0.5 ～ 1h 内缓慢静脉应用，可对抗高钾的心脏毒性作用，但必须同时监测心电图。对同时伴有低钠血症者，可用生理盐水静脉注射。对难治性的心律失常，可应用利多卡因等抗心律失常药物。

（2）稀释或使钾向细胞内转移：对于脱水者，补液常能纠正高血钾。血液碱化能促进细胞的 K^+-H^+ 交换，血液 pH 增加 0.1，可使血钾降低 0.6mmol/L；高钾血症时可静脉应用碳酸氢钠 1 ～ 2mmol/kg。胰岛素能直接刺激细胞膜 Na^+-K^+-ATP 酶，促进细胞对钾的摄取，高钾血症治疗开始可用 0.5U/kg 胰岛素加 10% 葡萄糖液 2ml/kg 静脉推注，然后以 10% 葡萄糖液 2ml/（kg・h）静脉推注，然后以 10% 葡萄糖 2 ～ 4ml/（kg・h）加胰岛素 0.1U/（kg・h）维持。应用胰岛素时应密切监测血糖。

（3）增加钾的排泄：利尿药的应用能增加钾的排出。常用呋塞米，每次 1mg/kg 静脉注射。对于少尿或可逆性的肾疾病，在上述治疗无效时可用腹膜透析或以新鲜（采血 24h 内）全血双倍换血治疗。

5. *代谢性酸中毒* 碳酸氢钠是新生儿期治疗代谢性酸中毒的最常用液体。一般推荐将严重酸中毒患儿的动脉 pH 纠正至 7.25 ～ 7.30，以免酸中毒本身引起的并发症出现。碳酸氢钠应在有效的通气建立后缓慢并经过稀释后应用。轻度的代谢性酸中毒时，碳酸氢钠用量为 1mmol/（kg・d），而严重者可达 5 ～ 8mmol/（kg・d）。当有血气分析结果后，碳酸氢钠的用量可根据 BE 值计算：

碳酸氢钠用量（mmol）=BE 负值数（mmol/L）× 体重（kg）× 0.3

因为输入的碳酸氢钠大多位于细胞外液。上述公式中的 0.3 是体内的分布容积。所以临床上一般给予计算量的半量，以免纠正过度。进一步的碳酸氢钠用量常根据血气分析结果而定。在纠正酸中毒的过程中，细胞外液的钾减少，应注意钾的平衡。

对于严重的乳酸酸中毒或肾衰竭，可以考虑用透析治疗。

七、预防或早期处理

孕母出现内环境紊乱，对孕母本身、胎儿及新生儿均有较大影响，因此早期治疗至关重要。首先尽早确诊原发病，并帮助孕母克服对妊娠、分娩的不必要顾虑和精神负担，及时治疗原发病，并予补液及监测电解质平衡状况，根据化验结果予以纠正，治疗水、电解质、酸碱平衡紊乱。

（单若冰　袁　静）

第九节 内分泌紊乱

一、概念

内分泌系统与神经系统、免疫系统构成神经-内分泌-免疫网络，调控生物整体功能，以保持机体代谢稳定，脏器功能协调，促进人体生长发育、性成熟和生殖等生命过程，协同各种酵素（生化酶）维持人体内环境的相对稳定性，以适应复杂多变的体内外变化。内分泌系统是由内分泌腺（如脑垂体、甲状腺、甲状旁腺、胰岛、肾上腺和性腺）、分散存在的内分泌细胞（位于心血管，肝，胃肠道，皮肤，免疫，下丘脑的视上核、室旁核、腹正中核及附近区域等组织器官）及它们合成和分泌的激素组成。广义上，激素是由一系列高度分化的内分泌细胞所合成和分泌的化学信使，是一种参与细胞内外联系的内源性信息分子和调控分子，进入血液或细胞间传递信息，包括内分泌器官分泌的激素、内分泌细胞分泌的细胞因子、生长因子、神经递质、神经肽等。激素对靶细胞发挥刺激或抑制作用，以调节靶细胞的功能，并通过反馈调节机制保持平衡。如因某种原因使这种平衡打破了（某种激素过多、过少或激素抵抗），即称为内分泌紊乱（endocrine disturbance）。在围生医学领域，孕母某种疾病可通过多条途径影响胎儿及新生儿出现内分泌紊乱的情况并不少见，常见的为糖尿病母亲婴儿存在高胰岛素血症、母亲甲状腺功能减退症新生儿存在甲状腺功能低下。多种母源性病因下新生儿发生严重疾病状态时，内分泌系统多种激素分泌会相应改变，引起临床表现，常见的如抗利尿激素分泌异常综合征。目前尚无充足的文献和资料能够让我们能够深入系统认识，本文试述如下。

二、母源性病因

1. 妊娠期内分泌变化　如妊娠期胰岛素分泌增加，使孕母空腹血糖低于非孕母。妊娠期醛固酮分泌增加，但大部分与蛋白结合，使孕母不至于引起过多的水钠潴留。

2. 妊娠期疾病的影响

（1）妊娠合并糖尿病：包括妊娠前糖尿病（pre gestational diabetes mellitus, PGDM）和妊娠期糖尿病（gestational Diabetes Mellitus, GDM）糖尿病。可引起胎儿新生儿高胰岛素血症。

（2）孕母甲状腺功能减退或甲亢（Grave病、毒性甲状腺肿、亚急性甲状腺炎、毒性单一腺瘤）等。

（3）甲状旁腺功能亢进或减退症。

（4）胎儿生长受限新生儿。

（5）孕母侏儒症。

（6）妊娠合并感染性疾病：孕母羊膜感染综合征、B族链球菌、李斯特菌、耐甲氧西林金黄色葡萄球菌（MRAS）、结核菌等病原体感染时，新生儿容易发生宫内感染，出现脓毒症等影响神经内分泌功能。

（7）糖皮质激素促肺成熟。

（8）各种原因如宫内、产时缺氧、感染均可导致抗利尿激素分泌异常，发生稀释性低钠血症。

三、病理生理

（一）生理

1. 妊娠期母胎内分泌系统的变化

（1）母体对妊娠的内分泌适应：妊娠期母体发生的内分泌系统适应涉及下丘脑、垂体、甲状旁腺、甲状腺、肾上腺和卵巢，且内分泌系统的适应与胎儿-胎盘-母体的相互作用有关。

下丘脑激素：下丘脑通过协调来自多个区域的输入信号与经下丘脑-垂体轴的输出信号，调节大多数内分泌系统，会直接影响甲状腺、肾上腺和性腺的功能，并影响生长、泌乳和水平衡。

生长激素释放素（GHRH）：是一种由44个氨基酸组成的肽。妊娠期间生长激素（growth hormone, GH）的水平更高，因为胎盘可分泌一种变异型生长激素（variant of growth hormone, vGH）。

生长抑素：是一种神经肽，也是由胎盘产生的，其分泌量随孕龄增加而下降。胎盘生长抑素似乎会抑制人绒毛膜促乳腺生长激素（human chorionic somatomammotropin, HCS）的生成，HCS是一种可引起胰岛素抵抗的激素。因此，妊娠后半期生长抑素分泌减少，可能是该时段出现的胰岛素抵抗的一个因素。

体循环中的促甲状腺刺激素释放激素（TRH）不会升高。胎盘可合成有免疫活性的TRH，但水平较低。外源性给予的TRH可穿过胎盘并刺激胎儿垂体。

Kisspeptin是抑癌基因KISS-1的一种神经肽产物。其功能之一为促性腺轴的中枢性控制，尤其是在青春期过程中。这种作用可能由促性腺激素释放激素（GnRH）的释放介导。与瘦素缺乏状态相关的生殖功能障碍，可能与KISS-1的表达减少有关。Kisspeptin也是由胎盘产生的，似乎在胎盘形成（滋养层侵入）中发挥作用。Kisspeptin是由合体滋养细胞产生的，在妊娠期其血清水平显著升高。

垂体：由于分泌催乳素的细胞增生和肥大，妊娠期垂体前叶可增大至非妊娠期的3倍。这些变化不会在产褥期完全消退，但磁共振成像显示垂体会在分娩后6个月内恢复至正常体积。

垂体前叶：妊娠与垂体前叶所释放激素的多种变化有关。妊娠期间，促性腺激素的循环浓度有所下降，并伴有对GnRH反应进行性下降。促性腺激素受抑制的原因可能为妊娠期间雌二醇和孕激素的浓度较高，也可能为整个妊娠期间胎盘和胎膜生成的母体的抑制素A和抑制素B的血清浓度较高。生长激素的生成减少。妊娠24周之前，垂体生长激素下降，取而代之的是胎盘来源的生长激素增加，后者在妊娠35周时达到高峰。血清促肾上腺皮质激素（ACTH）浓度升高，这可能是对滋养层生成促肾上腺皮质激素释放激素（CRH）的反应，如上文所述，滋养层生成CRH受到皮质醇的刺激。这种ACTH升高与血清、唾液和尿液中的游离皮质醇升高有关。因此，妊娠是一种皮质醇相对增多的状态。由于人绒毛膜促性腺激素升高的促甲状腺作用，妊娠早期促甲状腺激素（TSH）的分泌会轻度减少。相反，由于肾脏碘清除的增加和胎盘对甲状腺激素的降解，足月时血清TSH浓度可能轻度升高。在妊娠期，TSH仍保持其正常的昼夜节律（夜间时激增），表明垂体-甲状腺轴完整。

血清催乳激素（PRL）浓度在整个妊娠期间增加，分娩时达到峰值，以使乳房准备泌乳。PRL增幅差异较大。例如，在一项研究中，足月时催乳激素的平均血清水平为207ng/ml，范围为35～600ng/ml。高泌乳素血症的可能原因为妊娠期血清雌二醇浓度升高。分娩后第6周时，不进行母乳喂养的母亲的雌二醇分泌已降低，且催乳激素的基础血清浓度通常正常。进行母乳喂养的女性中，血清催乳激素水平的下降缓慢，其特征为与哺乳相关的间歇性高泌乳激素血症。妊娠似乎会永久性地减少垂体催乳激素的分泌。一项研究显示产后长达12年时，经产女性的血清催乳激素浓度较低。

垂体中叶：妊娠期间，垂体中叶的体积增加。这种增加与促黑素细胞激素（melanocyte- stimulating hormone, MSH）水平升高有关，MSH 在早期妊娠就开始升高。胎盘可能不是 α- 促黑素细胞激素的来源，但胎儿可能是其一个来源。大多数妊娠女性通常都会出现色素沉着过度（黑线和黄褐斑），这与 MSH 水平升高有关。

垂体后叶：垂体后叶是下丘脑视上核和室旁核生成的缩宫素和抗利尿激素（antidiuretic hormone, ADH；即精氨酸加压素）的终末储存部位。ADH 在控制血浆渗透压方面发挥主要作用，血浆渗透压主要由血浆钠浓度确定。由于 ADH 释放和渴感的渗透压感受器发生重调定，妊娠早期血浆钠浓度约下降 5mmol/L。这种作用似乎是由人绒毛膜促性腺激素增加而介导的。另一个变化为，由于胎盘释放的加压素，妊娠 10 周到妊娠中期期间 ADH 的代谢清除率明显增加。妊娠期间血浆 ADH 浓度通常保持正常，但某些女性会因暂时性尿崩症出现多尿。至少部分这类女性可能出现 ADH 的分泌储备下降。

缩宫素参与分娩过程和哺乳期的“喷乳反射（let down）”。母体的缩宫素血浆浓度在妊娠期间持续升高，分娩发动前后不再进一步增加。在产后，乳头刺激会促进缩宫素的释放。由于缩宫素刺激乳腺管平滑肌中的肌上皮细胞，随后会出现喷乳现象。

甲状旁腺：甲状旁腺激素（parathyroid hormone, PTH）可维持钙稳态，钙水平与 PTH 水平呈负相关。PTH 功能由甲状旁腺受体 1（主要在肾和骨中表达）和甲状旁腺受体 2（主要在其他内分泌组织、胎盘和脑部表达）局部介导。全段 PTH 水平在妊娠前半期下降，在妊娠中期时降至最低，随后又上升。维生素 D 的代谢只在妊娠期间与钙不相关，因此妊娠早期结束时 1,25- 二羟维生素 D 水平为非妊娠状态的 2 倍以上，而血清钙浓度却未同时变化。此外，游离 1,25- 二羟维生素 D 水平和 25- 羟维生素 D（活性 1,25- 二羟维生素 D 的储存形式或前体形式）的总血清水平也升高。与非妊娠个体中 PTH 对 1,25- 二羟维生素 D 调节的重要性相反，妊娠个体中，PTH 增加后不会出现 1,25- 二羟维生素 D 增加。这表明这种升高由其他原因引起，与肾无关。大量证据表明这种升高源自胎盘，因为胎盘具有 1-α- 羟化酶活性，并能够将前体形式的 25- 羟维生素 D 加工生成 1,25- 二羟维生素 D。妊娠期间 PTH 反常下降的原因，可能因为 1,25- 二羟维生素 D 已呈高水平或高水平 1,25- 二羟维生素 D 引起的钙肠道吸收增加，而直接抑制 PTH 生成。

甲状腺：母体的甲状腺会发生多种生理性变化，以满足妊娠的代谢需求。甲状腺素结合球蛋白（thyroxine-binding globulin, TBG）会升高，且如上文所述，妊娠早期的 TSH 分泌会因人绒毛膜促性腺激素水平升高的促甲状腺作用而轻度减少，足月时可能轻度增加。妊娠期间甲状腺体积保持正常，因此出现甲状腺肿时都应进行检查。使用外源性促性腺激素进行的控制性超促排卵（为了进行体外受精）会使血清 TBG、甲状腺素（thyroxine, T_4）和三碘甲腺原氨酸（triiodothyronine, T_3）的浓度升高，血清游离 T_4 浓度下降，以及血清 TSH 浓度小幅升高（通常在正常范围内）。妊娠期间血清 TBG 水平会增加至非妊娠期的 2 倍，因为雌激素既可增加 TBG 生成又可促进唾液酸化作用；后一种作用会减少 TBG 的清除。TBG 过量会增加血清中总 T_4 和 T_3 的浓度，但不会增加具有生理学意义的游离 T_4 和 T_3 的血清浓度。

肾上腺：妊娠期间，肾上腺不会发生形态变化。肾上腺类固醇生成会产生 3 种类固醇：球状带中合成的盐皮质激素、束状带中产生的糖皮质激素，以及来自网状带的性激素。肾素 - 血管紧张素系统是肾上腺醛固酮分泌的主要决定因素，但ACTH和高钾血症也发挥作用。由于妊娠期间的血管阻力和血压的相关性下降以及血管对血管紧张素Ⅱ的反应性进行性下降，肾素-血管紧张素-醛固酮系统会受到刺激。妊娠8周时可观察到醛固酮水平显著升高，并且会持续升高直到晚期妊娠时达到80～100ng/dl，该值是血容量正常的非妊娠成人正常上限的4～6倍。妊娠中期时血压通常比基线水平低10mmHg，平均降至105/60mmHg。

孕激素（由胎盘生成）的血清浓度在整个妊娠期间都会升高，足月时达到200ng/dl，雌激素可与醛固酮竞争结合盐皮质激素受体，因此具有尿钠排泄作用。人们对孕激素产生了特别的兴趣，因为其浓度变化与醛固酮相平行。一些研究人员推测，妊娠期间的醛固酮血浆水平较高反映了机体对失盐因子（如孕激素）和肾脏对细胞外液滤过增加的代偿反应。然而，很多研究表明，醛固酮的作用可与孕激素的作用相互独立。例如，当膳食钠增加或减少而扰乱钠平衡时，血浆醛固酮水平会迅速发生适当的变化。在孕激素的血浆水平较高且稳定的情况下，如果钠水平较高，醛固酮会降至血容量正常妊娠成人的水平。因此，在外周血管系统扩张的情况下，醛固酮似乎很可能是维持钠平衡的关键因素。针对大鼠妊娠模型的研究支持该提议，此为血管舒张因子松弛素的直接作用产生的结果。这种多肽激素属于胰岛素家族，用于雄性动物和去势雌性动物时可重现人类妊娠的特征性血管变化。松弛素通常由黄体生成，但妊娠期间由胎盘和蜕膜大量生成。

其他体液因子也会促进妊娠期间的容量调节。心房钠尿肽的循环浓度在晚期妊娠末降至最低点，而此时血浆肾素活性和血清醛固酮浓度达到峰值。这些观察结果与可能由血压降低引起的有效低血容量状态相一致。

如上所述，虽然肾上腺皮质醇受下丘脑-垂体-肾上腺皮质（HPA）轴的控制，但在妊娠中期和晚期胎盘CRH会进行性升高，使母体ACTH和游离皮质醇在整个妊娠期间都升高。妊娠期间，皮质醇结合球蛋白浓度会升高至2～3倍，因此皮质醇总循环浓度会升高至比游离皮质醇浓度更高的程度。

与之相似，妊娠期间血清总睾酮浓度也会增加，因为妊娠期性激素结合球蛋白会增加至非妊娠期的6倍。妊娠28周以前，游离睾酮浓度与非妊娠状态时相当，但在妊娠晚期时会超过正常的非妊娠水平。妊娠晚期，雄烯二酮的浓度也会增加，而硫酸脱氢表雄酮水平则会因代谢清除率增加而下降（尽管胎儿生成量会增加）。

抑制素和活化素：是转化生长因子β（transforming growth factor β, TGF β）超家族的成员，该家族是一组结构相似但功能各异的生长因子。蜕膜、胎膜和胎儿都能生成抑制素和活化素，但胎盘为主要来源。抑制素是一种异源二聚体，由α亚基和β亚基经二硫键连接形成。由于β亚基存在两种形式，抑制素也存在两种形式，即抑制素A和抑制素B。在妊娠期间，只有抑制素A会显著变化。黄体会促进妊娠早期抑制素A的升高，但胎盘仍为主要来源。在妊娠女性中，抑制素浓度在妊娠5周时开始升高，在妊娠8～10周时达到峰值，在妊娠中期下降，并在妊娠晚期时再次升高，近足月时达到非妊娠时的48倍。现已有研究将测定抑制素水平用于早期发现妊娠丢失、异位妊娠、早产临产和子痫前期，区分体外受精胚胎移植或应用排卵诱导方案后是单胎还是多胎妊娠，以及作为唐氏综合征母体筛查的第4个标志物。

活化素A是一种同源二聚体，由2个

抑制素 A 的 β 亚单位组成。活化素 A 的水平在早期和中期妊娠期间没有显著变化，但高于月经周期期间的水平。妊娠 24 周后，活化素 A 水平升高，足月时达到非妊娠状态的 22 倍。目前正在研究活化素 A 在分娩和胎儿缺氧应激中的可能作用。现已发现活化素 A 可能为异位妊娠的一个标志物，异位妊娠时的活化素 A 水平显著低于自然流产时；且有研究报道，活化素 A 预测存活异位妊娠的敏感性为 100%，特异性为 99.6%。有研究提示，活化素 A 在分娩和胎儿缺氧应激中可能也发挥了作用。在出现围生期脑室内出血的早产儿中、缺氧缺血性脑病足月儿的脑脊液中，以及窒息新生儿的尿液中，脐带活化素 A 水平均会升高。

活化素的生物学功能是由卵泡抑制素介导，卵泡抑制素是一种防止活化素与其受体结合的单体糖蛋白。卵泡抑制素相关基因（follistatin-related gene, FLRG）蛋白由 70 个氨基酸组成。FLRG 的模块结构与卵泡抑制素非常相似，且其一级序列是同源的。与卵泡抑制素相似，FLRG 也能与活化素 A 发生物理相互作用，从而调节其功能。

尿皮质素：是促肾上腺皮质激素释放因子（corticotropin releasing factor, CRF）肽家族的成员，由生殖组织表达。尿皮质素可能通过旁分泌 / 自分泌作用影响人类生殖功能。其作用可刺激人类胎盘细胞分泌 ACTH、前列腺素类和活化素 A，并调节胎盘血管对血流的阻力。与子宫肌层组织共同孵育时，尿皮质素可通过激活特定的细胞内途径刺激子宫收缩。这些发现提示尿皮质素在人类妊娠和分娩的生理过程中发挥作用。早产分娩女性的母体血浆尿皮质素浓度，显著高于足月分娩的女性。此外，在早产分娩的女性中，尿皮质素浓度与入院和分娩之间的时间间隔呈负相关，在更早分娩的女性中尿皮质素浓度显著更高。就应用尿皮质素浓度预测先兆早产临产女性的早产分娩而言，阈值 113.9pg/ml 的敏感性为 80%，特异性为 100%。已在内皮细胞和平滑肌细胞中发现尿皮质素受体，尿皮质素受体激活可通过内皮依赖性机制（激活一氧化氮途径）和非内皮依赖性机制（直接刺激血管平滑肌松弛）调节外周血管阻力。尿皮质素浓度与母体的血流经胎盘到胎儿的血流动力学变化有关，这使得人们推测，胎儿可能释放大量尿皮质素进入母体循环，以减小母体血管阻力并增加胎盘灌注。因此，它可能代表胎儿对母体高血压疾病的适应性反应。已发现了 CRF 家族的另外两个成员：尿皮质素 2（也称为顶压素相关肽）和尿皮质素 3（也称为顶压素），其介导应激恢复期的应激应对反应。人的胎盘、蜕膜和胎膜可表达尿皮质素 2 和尿皮质素 3，尽管它们与 CRF 具有同源性，但不会刺激胎盘分泌 ACTH。它们可能在调节胎盘血管内皮张力方面发挥作用。

（2）胎儿内分泌系统的发育：甲状腺于妊娠第 6 周开始发育，约在妊娠 12 周就能合成甲状腺激素。甲状腺对胎儿各组织器官的正常发育均有作用，尤其是大脑的发育。妊娠 12 周至整个妊娠期，胎儿甲状腺对碘的蓄积高于母亲，因此妊娠期补碘要慎重。胎儿肾上腺发育良好，其重量与胎儿体重之比远超过成年人，且胎儿肾上腺皮质主要由胎儿带组成，能产生大量甾体激素，与胎儿肝、胎盘、母体共同完成雌三醇的合成。妊娠 12 周胎儿胰腺开始分泌胰岛素。

2. **胎盘的发育**　胎盘是将母体血与胎儿血隔开的屏障，它是由羊膜、叶状绒毛膜和底胎膜构成。羊膜是胎盘向胎儿一面的光滑、无血管、无神经的半透明薄膜；底胎膜是胎盘组成的母体部分；中间层的绒毛膜是胎盘的主要功能部分，它起着物质变换和分泌某些内分泌激素的作用，是胎盘循环的部位。从受孕到第 13 天起，绒毛开始形成血管，子宫内膜螺旋动脉伸入绒毛间隙，到第 4 ～ 5 周，胎盘循环开始建立并逐渐完善。此时经母体给予任何药物必须经过胎盘才能进入胎儿循环。药物通过胎盘的速度和程度，除取决于药物的理化特性外，同用药时的胎盘结构和功能状况，以及药物在孕妇体内分布特点均有关系。某些药物可以通过胎盘屏障，即胎儿从母体吸收和排泄药物，大多数均为被动转运（如钾、钠、维生素 B_{12}、肌酐、氨基酸等）。随着妊娠的发展，绒毛膜的数目越来越多，绒毛膜体积越来越小，这样母胎接触面越来越大，胎儿血管与绒毛间隙的组织厚度越来越薄，从妊娠早期的 250μm 到足月时的 3 ～ 6μm，这就更有利于药物分子的扩散，所以妊娠后期（一般指 27 周后）绝大部分药物皆可通过胎盘到达胎儿体内。一些资料表明，妊娠前半个月和足月时药物通过胎盘转运有明显差异，地西泮在妊娠早期胎盘的转运情况较晚期慢；在妊娠 10 ～ 14 周，胎儿 - 母体血浆中地西泮比率为 1.2；而临产时为 1.8。头孢唑林在足月时约 2 倍于妊娠 5 ～ 12 周时胎儿血清浓度。

3. *胎盘激素对胎儿的影响* 人类胎盘分泌激素分为 2 类。一类为蛋白质激素，包括人绒毛膜促性腺激素（HCG）、人绒毛膜促乳腺生长激素（HCS）或称人胎盘催乳激素（HPL）以及人绒毛膜促甲状腺激素（HCT）等。另一类为类固醇激素，包括雌激素和孕激素。

（二）病理生理

1. *妊娠期糖尿病对胎儿的影响* 妊娠后，母体糖代谢的主要变化是葡萄糖需要量大幅增加、胰岛素抵抗和分泌相对不足，使孕妇血糖升高，出现 GDM 妊娠期糖尿病女性的血糖控制不良，会导致在整个妊娠期对胎儿产生以下有害影响：在妊娠早期和受孕时，母体高血糖可引起糖尿病性胚胎病，导致严重出生缺陷和自然流产。这种情形主要发生于妊娠前患糖尿病者。糖尿病性胎儿病发生于妊娠中、晚期，导致胎儿高血糖症、高胰岛素血症以及巨大儿。动物研究已表明，胎儿的慢性高胰岛素血症使代谢率升高，进而导致耗氧量增加和胎儿低氧血症，因为胎盘可能无法满足增加的代谢需求。胎儿低氧血症促使死亡率增加、代谢性酸中毒、胎儿体内铁分布改变以及红细胞生成增加。促红细胞生成素的合成增加导致红细胞增多症；促进儿茶酚胺的产生，而儿茶酚胺可导致高血压和心脏肥大；在血糖控制不良的糖尿病妊娠中，这可能占其死产率的 20% ～ 30%。随着胎儿红细胞团增加，铁的重新分配导致发育中的器官出现铁缺乏，这可能促成心肌病和神经发育改变。母体高血糖会引起胎儿高血糖，进而导致胎儿高胰岛素血症及新生儿低血糖。胎儿的高胰岛素血症被认为会造成肺发育受损或成熟延迟。从血糖控制不良的糖尿病母亲运送来的过量营养素还会导致胎儿生长加快，尤其是在胰岛素敏感的组织（即肝、肌肉、心肌以及皮下脂肪），从而导致巨大儿。胎儿高胰岛素血症还刺激肝中糖原的贮存、增强参与脂质合成的肝酶的活性并增加脂肪在脂肪组织中的堆积，这些代谢性影响可能促成子代远期代谢并发症。

2. *甲状腺功能异常对孕母和胎儿 - 新生儿的影响* 甲状腺激素是维持机体正常生长发育不可缺少的激素，对促进蛋白质的合成、体内的能量代谢以及骨组织和脑的发育均有重要作用，妊娠 11 周以前，胎儿自身不能合成甲状腺激素，直到妊娠第 12 周后，胎儿甲状腺才开始具备浓缩碘和合成甲状腺激素的能力。妊娠前 10 周胎儿的脑发育完全依赖母亲的 T_4，其在细胞内转化为 T_3。妊娠第 4 ～ 6 个月前，胎儿大脑结构发育仍然主要依赖于母体甲状腺产生甲状腺激素。甲状腺激素对胎儿的脑细胞分化、发育有重要作用。

孕母亚临床甲状腺功能低下、甲状腺功能减退时，母体缺少甲状腺激素，如果在妊娠期间又得不到有效治疗，可能对妊娠结局以及胎儿造成严重不良影响，如低体重胎儿、神经系统的发育异常、进而造成新生儿智力减退症。甚至在孕妇已得到治疗后，在妊娠各个时期，母亲甲状腺激素减少，即使是轻微的或短暂的，也可不同程度地影响胎儿的脑发育，造成大脑皮质分化和发育不良，儿童期中期的轻度智商降低。孕母甲状腺功能减退可导致胎儿流产、胎儿生长迟滞，围生期病死率增加，还可导致孕妇严重产科并发症如妊娠高血压、心力衰竭、胎盘早剥、产后出血、贫血等。

而当孕母出现甲状腺功能亢进症时，血浆中存在高滴度的甲状腺兴奋刺激抗体(thyroid- stimulating antibody，TSAb)，属于IgG抗体，通过胎盘传递给胎儿，TSAb与TSH竞争胎儿甲状腺泡细胞膜TSH受体，激活腺苷酸环化酶系统，使甲状腺激素的合成与分泌增加，引起甲状腺功能亢进。如果甲亢母亲孕期应用抗甲状腺药物如硫脲类等，可通过胎盘进入胎儿循环，降低甲状腺激素合成；或孕妇血浆中同时存在甲状腺抑制抗体，可阻断TSAb对甲状腺的刺激作用，使婴儿出生时甲状腺功能可暂时正常甚至降低，数周后随着甲状腺抑制抗体的浓度降低，而血浆TSAb仍高，逐渐出现甲亢症状。由于致新生儿甲亢的促甲状腺素受体抗体是来源于母体，非自身产生，因此随着时间的延续，促甲状腺素受体抗体将自行降解，其甲亢症状也将逐渐缓解，然而由于清除速度的不同，新生儿甲亢持续时间从数周到数月不等。

3.*调节水电解质激素异常* 水电解质激素包括抗心钠素、抗利尿激素和肾素-血管紧张素-醛固酮系统。由于多种母源性病因引起胎儿-新生儿发生缺氧、感染等严重疾病时，上述激素出现分泌异常。

(1) 抗利尿激素分泌异常：由于窒息、重症肺炎、呼吸窘迫综合征等导致机体缺氧以及严重感染发生颅内感染等，可以刺激下丘脑视上核和室旁核，进而使垂体分泌抗利尿激素（ADH）增多，导致远端肾小管回吸收水增加，加上缺氧使细胞膜通透性改变、钠泵功能失调，使 Na^+ 进入细胞内,造成稀释性低钠血症。如水潴留过多，可致水中毒，出现尿少、头痛、频繁呕吐、反复惊厥甚至昏迷。

(2) 脑性失盐综合征：严重宫内感染可使胎儿-新生儿发生颅内感染，患儿可因间脑或中脑发生损害，调节醛固酮的中枢失灵，使醛固酮分泌减少；或因促尿钠排泄激素过多，大量 Na^+ 由肾排出，同时带出大量水分，造成脑性失盐综合征。

4.*病理* 间歇性母体高血糖引起胎儿高血糖，这会导致导致胎儿 β 细胞肥大。

四、临床表现

1.*高胰岛素血症和低血糖* 是最常见和典型的新生儿内分泌紊乱。糖尿病母亲婴儿是最常见的高胰岛素血症引起高胰岛素血症性低血糖症的新生儿临床情况。新生儿持续性高胰岛素血症导致的低血糖通常为暂时性的，且通常在出生后2～4d缓解。母亲患糖尿病、大于胎龄儿、胎儿生长受限（FGR）和早产（胎龄＜37周）的新生儿（胎龄≥35周）有低血糖风险。需要干预的有临床意义的新生儿低血糖症无法通过准确的血糖浓度值来定义。而病理性和（或）持续性低血糖症通常需要干预。糖尿病母亲新生儿并发症还包括先天畸形、早产、围生期窒息、巨大儿、产伤（如臂丛神经损伤）风险增加、呼吸窘迫、代谢并发症（包括低血糖和低血钙）、血液系统并发症（包括红细胞增多症和高黏滞血症）、铁储备减少、高胆红素血症、心肌病。

2.*新生儿甲状腺功能减退表现* 表现

为体质量减轻，胎儿脑发育不良、头围减小、神经和精神发育障碍、智力低下，身材矮小等，儿童期中期轻度智商降低。在妊娠各个时期，母亲甲状腺激素减少，即使是轻微的或短暂的，也可不同程度地影响胎儿的脑发育，造成大脑皮质分化和发育不良，表现为神经、精神发育障碍，智力低下，身材矮小等。如孕母患有甲状腺疾病，怀孕时胎动少，如出生体质量与身高有分离现象，即躯体大、身材小、全身臃肿、皮肤粗糙、黄疸消退慢、腹胀、便秘、后囟未闭等可考虑婴儿甲状腺功能低下。

3. 新生儿甲状腺功能亢进症表现 出现食欲亢进、体重不增、兴奋、激惹、震颤、心动过速、高血压、皮肤潮红、出汗、体温增高，可有甲状腺肿，突眼，肝脾可增大。重症患儿可出现室上性心动过速、充血性心力衰竭、肺水肿、高血压脑病等。新生儿甲亢多发生于早产儿，症状多在24h内出现，症状的严重程度决定于新生儿血浆TSAb浓度的高低。随着TSAb浓度的下降，症状逐渐消失，通常3～12周缓解，亦有长达6个月以上，极少数可持续数月或数年才缓解，缓解后可能再复发。

4. 抗利尿激素异常分泌综合征（syndrome of inappropriate secretion of antidiuretichormone，SIADH） ①血钠≤130mmol/L，血渗透压＜275 mmol/L；②肾脏排钠增加，尿钠≥20 mmol/L；③临床上无血容量不足，皮肤弹性正常；④尿渗透克分子浓度高于血渗透克分子浓度；⑤肾功能正常；⑥肾上腺皮质功能正常；⑦ADH升高。若ADH不升高，则可能为稀释性低钠血症。SIADH与中毒性脑病有时表现类似，但治疗却完全不同，应注意检查血钠，以资鉴别。

五、诊断与鉴别诊断

1. 诊断要点

（1）孕母有导致胎儿内分泌紊乱的原发病因，并有临床表现及异常实验室检查结果支持。

（2）新生儿出生后出现内分泌紊乱的临床表现及其他相关疾病的表现。

（3）新生儿实验室检查异常结果。

2. 鉴别诊断

（1）孕母方面：主要进行病因鉴别，另外需鉴别假性结果。

（2）新生儿方面：首先需与其他导致新生儿内分泌紊乱的母源性疾病相鉴别，如代谢紊乱等其他系统疾病；另外需与新生儿其他疾病相鉴别，如呼吸、消化及泌尿系统异常疾病，导致内分泌异常的疾病，遗传性代谢病，感染、窒息、药物等。

六、治疗

1. 稳定内环境维持水、电解质、酸碱和血糖在正常水平。

2. 激素替代。

3. 抗甲状腺药物治疗。

4. 合并症治疗对于发生抗利尿激素分泌异常、出现了稀释性低钠血症，治疗宜用3%氯化钠液静脉滴注，每次6～12ml/kg，可提高血钠5～10mmol/L，同时控制入水量。对于脑性失钠综合征可用2∶1等张含钠液补充部分失去的体液后，酌情补以3%氯化钠液以提高血钠浓度。

七、预防或早期处理

孕母疾病诱发出胎儿内分泌紊乱或者孕母内分泌疾病均对孕母本身、胎儿及新生儿有较大影响，因此早期治疗至关重要。加强孕母体重血糖管理，降低糖尿病风险，加强孕期甲状腺素、甲状旁腺素等内分泌激素的监测，尽早确诊和治疗原发病，根据化验结果纠正内环境紊乱。

（赵文利）

第十节　产时贫血

一、概述

新生儿贫血是新生儿时期常见的一种综合征，是指单位体积周围血液中红细胞、血红蛋白和血细胞比容低于正常值，或其中一项明显低于正常，也是新生儿血液学的一个重要课题。新生儿贫血的具体诊断标准在国际上尚不统一，它涉及新生儿血象的判断、各种贫血表现、贫血的病因分析及处理原则等问题。发病率在国内亦未见统一报道。一般认为出生 2 周内，静脉血血红蛋白≤ 130g/L，毛细血管血的血红蛋白≤ 145g/L，红细胞数少于 4.6×10^{12}/L (460 万 /mm^3)，血细胞比容小于 0.43 可诊断为新生儿贫血。

产时贫血：可能发生在出生前或分娩期间，出生后新生儿皮肤苍白。急性出血性贫血的临床表现取决于失血的程度和持续时间，虽然有的新生儿血红蛋白最初可能是正常的，但它在出生后 6 ～ 8h 迅速下降，及时诊断和治疗对生存至关重要，慢性失血性贫血的临床表现通常是轻微的，另外其他原因贫血可能据病情表现不同。

二、产时贫血涉及母亲情况和宫内情况

1. 产时失血引起　文献报道，50% 的妊娠过程中伴有胎 - 母输血，而大量胎 - 母输血（＞ 30ml）仅占其中的 1/400。在大量输血的患儿中，约有＞ 1/3 的患儿会发生贫血。胎 - 母输血多发生于妊娠末 3 个月和分娩过程中。其发病机制目前尚不明确，多考虑与胎儿和母亲循环的脆性分离、胎盘绒毛膜的破坏及分娩过程中的直接损伤有关。

双胎输血综合征（TTTS）占单绒毛膜双胎的 33% 左右。慢性 TTTS 可导致双胎出生体重的明显差异。输血者可出现贫血、充血性心力衰竭、羊水过少，同时受血者出现新生儿红细胞增多症、高胆红素血症、羊水过多。急性 TTTS 多仅仅表现为血红蛋白的差异。病理生理学是基于胎盘血管吻合的双胎输血，胎儿间的动静脉血管的吻合是发生 TTTS 的主要原因。

产时失血多由于分娩时产科意外情况、胎盘及脐带畸形而引起：①产科意外、产妇出血、孕产妇输血的情况下输血反应史、急救剖宫产、羊水穿刺。②胎盘异常：严重失血常发生于前置胎盘、胎盘早期剥离或剖宫产时误切胎盘而致失血，胎盘畸形以多叶胎盘较常见，每一叶发出一脆弱静脉分支至胎盘，该血管易破裂出血。③脐带异常：正常脐带可由于过度牵扯而突然出血，脐带畸形如脐带血管瘤、迷走血管等，后者是脐带达到其植入处前分出 1 条或多条血管，其血管壁薄，缺乏脐带胶样组织的保护，极易破裂；脐带帆状植入胎盘，血管亦在无保护情况下穿过羊膜和绒毛膜之间，出血发生率为 1% ～ 2%。

分娩过程中脐带结扎位置的高低，结扎过程中胎儿血回流至母亲体内的量，均可影响贫血的程度。产时胎儿头皮血取样 (pH)（pH 或乳酸）罕见但可能非常严重的并发症围生期失血性休克。帽状腱膜下血肿：分娩时用产钳或胎吸助产导致头皮发生剧烈的滑动，头部帽状腱膜下连接头皮静脉和颅骨板障静脉以及颅内静脉窦的导血管断裂出血，出血较易扩散，常致巨大血肿。凝血因子Ⅸ缺乏胎儿头皮采血监测新生儿出血性休克。

2. 宫内情况引起的产时贫血

(1) 溶血性贫血：当母亲血型为 Rh 阴

性，父亲为Rh阳性，而胎儿的血型是Rh阳性时，会发生Rh血型不合。妊娠期间，胎儿红细胞通过胎盘漏出，进入母亲血液循环（在分娩时进入最多），诱发母体对Rh因子产生抗体（同种免疫）。在以后的妊娠中，这些抗体再通过胎盘进入胎儿体内，溶解胎儿红细胞，所造成的贫血可致胎死宫内，出生时贫血。

(2) 宫内感染：许多病原微生物侵入胎儿体内后，在引起炎症或感染过程中，能使红细胞生成减少，破坏增加或失血，由此产生贫血。

(3) 新生儿镰状细胞疾病，出生时贫血。

(4) 皮尔森骨髓胰腺综合征：是线粒体DNA重排相关的致命疾病，具有难治性铁粒幼细胞性贫血。有个例报道，新生儿出生时表现出严重代谢性酸中毒和贫血，全血细胞减少和控制的代谢性酸中毒导致死亡。在患儿的白细胞、肝和肌肉中线粒体DNA中检测到4 988个碱基对缺失。

(5) 妊娠合并系统性红斑狼疮（SLE）：我国SLE患者不良妊娠发生率约9%，包括胎儿贫血，确切发病机制尚未完全阐明。目前认为：由母亲经胎盘过继胎儿的自身抗体。这些抗体均为IgG，能通过胎盘进入胎儿体内，产生溶血性贫血，这些抗体在患儿体内的出现及消失，常与皮肤或其他系统症状的出现与好转一致。血液系统改变多在出生6～8个月随着婴儿将来自母亲的抗体清除而随之消失，不会造成永久损害，少数病例以后可发展成活动性红斑狼疮。

(6) HIV阳性母亲孕期预防性传播可能产生不良影响。抗反转录病毒药物治疗对胎儿产生贫血副作用。

三、病理生理

动脉急性大量失血的主要病理生理改变是血容量急骤减少，动脉血压降低。早期代偿机制是通过心血管动力学的调整及肾上腺素能的刺激作用，使心率加快，心排血量增加，循环血量重新分配，皮肤、肌肉和脾、肾及胃肠道血管收缩，以保证重要脏器组织以及对缺氧敏感器官如心、肺、肝、脑组织的血液供应。该期主要临床表现是血容量不足。由于红细胞和血浆是按比例丢失，故测定血红蛋白和血细胞比容可仍在正常范围。2～3d后血容量的恢复主要依靠、电解质和白蛋白从血管外被动员入血，使血浆容量扩增，血液被稀释，黏稠度降低，血流加快，有利于组织摄取更多氧；但另一方面血红蛋白浓度和血细胞比不断下降，出现贫血。急性失血引起组织缺氧，可刺激肾产生红细胞生成素，促进骨髓幼红细胞增生，急性失血5d后，幼红细胞增生达高峰，骨髓的代偿能力取决于骨髓造血功能、红细胞生成素的反应以及铁供应是否充沛。

健康足月儿脐血的血红蛋白（hemoglobin, Hb）浓度为140～200g/L。出生后不久由于血浆容量减少（相对因素）及胎盘红细胞输血（绝对因素），使Hb浓度上升。出生后数小时Hb浓度及Hct与出生时一致。此期Hb水平明显下降，即便是在正常范围内，也可能存在出血或溶血。但当第1周过后，无论是足月儿还是早产儿，Hb都会下降。

四、临床表现

新生儿贫血的临床表现与有效血量损失情况及失血速度有关。生理性贫血无明显症状，病理性贫血症状轻重不一，但对各系统器官均可产生不良影响。

神经系统表现为反应低下、嗜睡；呼吸系统表现为呼吸急促、呼吸暂停及呼吸道感染；循环系统表现为心率增快和（或）二级以上收缩期杂音及节律不齐等改变；消化系统表现为吸吮无力、喂养困难、大便规律和性状改变等；特殊表现见于急性失血＞40ml者，表现为失血性休克、面色苍白、呼吸困难及心率加快，体温下降、四肢冰凉，血压下降等明显症状。新生儿慢性失血则出现面色苍黄，甲床、黏膜苍白，反应迟钝，吃奶少、哭声小，水肿、黄疸等症状。

五、诊断和鉴别诊断

1. 具有以上临床表现

2. 病史

(1) 产科病史：了解父母种族、血型，母亲有无阴道出血、死胎死产、前置胎盘、胎盘早剥、产伤等，是否为剖宫产、多胎妊娠，有无羊膜腔穿刺、脐带破裂等病史，母亲产后有无寒战、发热等胎儿母体输血引起的溶血反应。

(2) 贫血出现时间：出生时即有显著贫血者，常由于失血或严重的同种免疫性溶血病；出生后48h内出现的贫血多为内、外出血造成；出生后48h出现溶血病更为常见，并常伴有黄疸。

3. 实验室检查

(1) 血常规检查急性失血为正细胞正色素贫血，慢性失血为小细胞色素贫血。

(2) 单卵双胎间血红蛋白相差＞50g/L，数值低者为失血儿。

(3) 母血片红细胞酸洗脱试验找到胎儿红细胞或母血HbF＞2%，为胎-母输血。

(4) 外周血涂片（出现有核红细胞）。

(5) 抗人球蛋白试验（Coombs试验）和释放试验。

六、治疗

分娩后新生儿如发现苍白、软弱、循环不良、低血压甚至失血性休克等表现时，应采取以下紧急措施。

1. 尽快为新生儿建立通畅呼吸道并给氧。

2. 取血检查新生儿的血红蛋白，检查血型并交叉配血，做血气分析、查胆红素、Coombs试验。

3. 在输血的准备工作未做好前，可先给血浆或生理盐水10ml/kg，也可给5%白蛋白1g/kg。如情况紧急，也可直接输“O”型血。

4. 输血：是治疗新生儿产前出血的主要手段。输血的指征：①新生儿在出生24h内静脉血红蛋白＜130g/L或失血量＞10%总血容量。②出现失血有关的症状，如苍白、软弱、心动过速、脉弱、低血压等。输血量：最好输新鲜全血，6ml/kg可提高血红蛋白10g/L。计算公式如下：所需全血量＝体重（kg）×（预期达到的血红蛋白值－实际血红蛋白值）×6，以上量可分次输入，每次最大量为10～20ml/kg，如血容量不减少，可输压缩红细胞，为所需全血量的一半。

5. 合并症：如贫血患儿合并心力衰竭，可给洋地黄类药物和利尿药。

6. 换血治疗：换出血中已致敏红细胞及抗体，阻止进一步溶血；纠正贫血，防止心力衰竭。

7. 在进行治疗的同时，要积极寻找出血原因，包括：①询问妊娠、分娩历史，对新生儿进行认真的检查；②认真检查胎盘和脐带；③取血做有关化验，如取母血做红细胞酸洗脱试验等。

8. 铁剂治疗：对失血性贫血的新生儿，经过紧急救治后，要补充铁剂，以补充体内丢失的铁，元素铁剂量2～3mg/（kg•d）时间至少3个月。

七、预防

早期新生儿贫血为综合因素所致，而产时贫血主要与胎盘异常、双胎输血综合征和医源性失血及宫内情况有关。应加强高危孕妇正规产检，及时进行胎心监护，发现异常及时进行相关检查，及早诊断，减少早产发生；新生儿在住院期间应加强管理，减少医源性失血，有利于减少早期新生儿贫血的发生，及早干预使其得到正确治疗，及时补充叶酸、铁剂、维生素E或使用人重组促红细胞生成素治疗贫血。对有临床表现的严重贫血，掌握输血指征，及早输血治疗，减少因重度贫血带来的各种并发症发生，提高其生存质量，降低死亡率发生。妊娠合并系统性红斑狼疮(SLE)病情长期缓解，可小剂量激素治疗；对于Rh阴性妇女由于较少见因为未曾分娩的体内不会致敏产生抗体，所以可以在产后72h内注射大剂量的RhD免疫球蛋白以防止再次妊娠时发生溶血。无论是足月分娩、异位妊娠还是流产，每次妊娠后都应给予预防性注射。宫腔内输血预防胎儿贫血，宫腔内输血时，用一根细针穿过母亲的腹壁和子宫壁及胎儿的腹壁到胎儿的腹腔内，血中的红细胞会经胎儿腹腔吸收进入循环，但上述操作必须在有高危妊娠监护设备的医院进行。

（乔彦霞 胡亚芳）

第十一节 新生儿红细胞增多症

一、概述

新生儿红细胞增多症是指新生儿出生后1周内血红蛋白＞220g/L，静脉血细胞比容＞0.65（65%）或末梢血细胞比容＞0.70（70%）者。健康新生儿红细胞增多症发生率为0.4%～5%。NICU的发病率远高于健康新生儿报告的发病率。虽较新生儿贫血少见，但红细胞增多症临床表现复杂，且可能产生极其严重后果，故不容忽视。由母亲因素及妊娠引起的新生儿红细胞增多症有以下原因。

二、新生儿红细胞增多症涉及母亲情况

1. 经胎盘灌注过多

（1）母亲-胎儿或胎儿-胎儿输血：前者为母亲红细胞进入胎儿血液循环；后者为单卵双胎，胎儿与胎儿输血，受血者为红细胞增多症，失血者可能出现贫血。

（2）脐带结扎延迟：使胎盘输入新生儿的血量达72～107ml，其中51%～78%是在出生后1min内输入，79%～82%在出生后5min内输入，余量可在出生后10min内输入。其结果是引起新生儿红细胞增多。Rincón D研究表明晚期的脐带夹紧与48h的血细胞比容，血红蛋白和铁蛋白的增加相关，以及存在症状的红细胞增多的风险增加。

（3）夹住脐带前，胎盘的位置高于胎儿，使胎盘的血输入胎儿。

2. 胎盘功能不全

（1）小于胎龄儿、低出生体重儿。

（2）孕母妊娠高血压综合征常引起胎儿宫内缺氧，刺激了促红细胞生成素的释放，从而促进红细胞生成，引起胎儿造血旺盛。在母亲妊娠高血压综合征的新生儿的脐带血中观察到促红细胞生成素的水平升高。

（3）孕母有先兆子痫、严重心脏病、吸烟、胎盘功能不全伴有宫内缺氧者可产生大量红细胞，在周围循环中网织红细胞及有核红细胞亦有增加，这可能是由于胎儿红细胞生成素的介导作用。

（4）产前用药如普萘洛尔：红细胞增多可能是由奈比洛尔引起的胎盘功能不全引起的，β受体阻滞剂可减少胎盘灌注。

3. 婴儿产前缺氧、胎膜早破 可使红细胞生成素增加导致红细胞生成，急性产时缺氧而婴儿脐循环完整者，胎盘血液可移至胎儿，使其血容量增加。

4. 内分泌及代谢性疾病

(1) 胎儿甲状腺毒症：可因宫内耗氧量增加，相对氧供应不足，促使红细胞生成素增加，而引起红细胞增多。

(2) 孕母患糖尿病：其分娩的新生儿血容量减少，尽管新生儿的红细胞容积增加不多，但血细胞比容增高；妊娠期糖尿病（GDM）母亲出生的新生儿脐血中的造血干细胞和祖细胞（HSPC）群体，因为新生儿红细胞增多症可能是GDM母亲妊娠的后果。但是近来已有资料表明，全身高水平的EPO可以重新编程HSPCs，从而在体内诱导产生红细胞的命运。可能推测，DPP-4-CXCL12-CXCR4轴也可能参与将胎儿子宫内代谢环境和干细胞群体分布与GDM母亲妊娠的某些新生儿并发症相关联，可能包括但不限于新生儿红细胞增多症。

5. 剖宫产　娩出的新生儿比阴道分娩发生红细胞增多症更为多见，这可能由于大量的IDM、双胞胎和新生儿、患有PIH母亲婴儿，由剖宫产娩出。

6. 母亲重度贫血　也会引起红细胞增多症。

7. 胎儿本身及基因　21，13，18-三体综合征及内脏巨大症，先天性肾上腺增生过长及Beckwith综合征等，因宫内红细胞生成素增加，而引起红细胞增多症。

三、发病机制

新生儿红细胞增多症能够引起多系统损伤，其确切的发病机制仍不十分清楚，目前认为与以下因素有关。由于血细胞比容、红细胞变形性及血浆黏稠度决定全血黏度，其中最重要的是血细胞比容，当血细胞比容显著增加时，全血黏度增高，各个脏器的血管阻力增加，血液流速减慢，心排血量减少，导致缺氧、酸中毒，从而引起多脏器功能受损。大脑是人体对缺血、缺氧最敏感的器官。有资料表明在新生儿红细胞增多症急性期通过临床表现及影像学检查（颅脑B超、头颅CT等），脑损伤比例达45.7%；同时利用多普勒超声监测脑血流动力学及近红外光谱分析技术分析脑组织氧饱和度，显示发生红细胞增多症时脑血流速度下降、血管阻力指数增高、脑组织氧饱和度减少，而且脑损伤程度与红细胞增多症持续时间密切相关。当然引起红细胞增多症的原发病同样造成脑损伤，并且与远期神经系统预后之间关系更密切。

四、临床表现

由于本病累及各个器官，因而临床表现无特异性。轻度的红细胞增多症患儿虽然有血细胞比容增加，可无临床表现。重者引起多个脏器的功能障碍，出现一系列临床表现。

1. 神经系统　脑血流速度减慢致脑组织缺氧缺血，引起烦躁不安、肌张力低下、嗜睡、抽搐。

2. 呼吸、循环系统　肺循环血的淤滞，引起气体交换障碍，肺循环压力增加，引起气促、发绀、呼吸暂停、心率加快、心脏扩大、肺动脉高压、心力衰竭、水肿。

3. 消化系统　可致拒食、喂养不良，35%患儿有高胆红素血症，还可出现消化道出血、溢奶、吐奶、腹胀、腹泻。

4. 血液系统　可出现血小板减少、有核红细胞增多症、消化道出血、DIC。

5. 泌尿系统　肾血流量减少而致血尿、蛋白尿、少尿、无尿或肾衰竭。

6. 代谢方面　因血流量减慢，致葡萄糖消耗增加而出现低血糖、低血镁、酸中毒，缺氧还可损害甲状旁腺致低血钙。

7. 外观皮肤　正常。在活动后皮肤表现红色或发绀，呈多血质。

8. 其他　坏死性肠炎，脑、冠状动脉、肾及大网膜等血管的栓塞，阴茎异常勃起等。

五、诊断

新生儿出生时面色过于红润或呈深红色；巨大儿、小于胎龄儿或双胎儿，一个面色苍白，另一个呈深红色；有宫内窘迫者；新生儿出生后呼吸急促、发绀，不能用心肺疾病解释者，均应进行检查。若血红蛋白＞220g/L，静脉血细胞比容＞0.65或末梢血细胞比容＞0.70，则诊断可成立。

六、治疗

1. *症状治疗* 低血糖症与红细胞增多症关系密切，应测血糖，高胆红素血症者应进行光疗，低血钙、酸中毒时应给予相应治疗。有心力衰竭者，应给予洋地黄类药物。其他治疗包括保暖、吸氧、输液等处理。

2. *部分换血疗法* 根据个体不同情况选择。

（1）应注意下面3个问题：①静脉血血细胞比容值。②确定患儿是否真的无症状。③婴儿日龄。对有症状的本病患儿给予部分换血治疗是无争议的，而当无症状患儿的静脉血细胞比容在0.65～0.70，应密切观察；如超过0.70，给予治疗。婴儿在出生后最初2～12h血细胞比容上升，决定部分换血治疗时要考虑患儿出生后的日龄。

（2）方法：部分换血疗法稀释液体可用新鲜冻干血浆、20%人血白蛋白或生理盐水，使静脉血细胞比容降至安全值，低于0.65。首次换血量为计算值的50%，换血次日复查血细胞比容再决定是否进行第2次换血。换血中严密监测呼吸、心率、血压、经皮血氧饱和度。①换血计算：换血量＝总血容量×（实际HCT－预期HCT）/实际HCT。新生儿血容量计算为85ml/kg。②方法：换血方法很多，可用脐静脉插管或从周围动脉（如颞浅动脉、胫后动脉）抽血，置换的血浆从周围静脉输入。

3. *放血法* 由于红细胞增多症患儿血容量可能正常，放血可以造成低血容量休克，应慎重采用。如证实血容量增多，可从静脉放血10%。

4. *右旋糖酐治疗* 对换血有困难者，可用低分子右旋糖酐静脉注射，疗程5～7d，可降低血黏滞度，改善微循环，减轻症状。

七、预防

做好妊娠期保健工作，重视母源性疾病，防止宫内缺氧、高危妊娠，防治母亲妊娠糖尿病、高血压、先兆子痫，母亲妊娠期间不应吸烟、酗酒，慎重用药。提高接生技术，防止脐带结扎延迟过长等。

八、新生儿红细胞增多症后遗症

红细胞增多症是早期新生儿较为常见的疾病之一，其发病率为1%～5%，神经系统后遗症发生率高达25%～50%。因红细胞的异常增多致血液黏滞度增高，血流缓慢，影响组织器官血供，严重者引起动静脉血栓形成、肺出血、高胆红素血症、坏死性小肠结肠炎、充血性心力衰竭等，若处理不及时可造成死亡或遗留神经系统后遗症。

（乔彦霞）

第十二节 新生儿高胆红素血症

一、概述

高胆红素血症是新生儿期最常见的疾病之一。由于胆红素在血液和组织中积聚引起新生儿皮肤和其他器官黄染的现象，称为新生儿黄疸（neonatal jaundice）；而当血胆红素水平超过相应日龄正常值上限时，称为高胆红素血症（hyperbilirubinemia）。肉眼观察，黄疸最先见于面颈部，重者可累及躯干、四肢和巩膜。黄疸程度不完全与血清胆红素值平衡，受血浆白蛋白结合胆红素的能力、血管壁的通透性、组织脂肪和水的含量及皮肤颜色等因素的影响。

二、母体疾病概况

可能引起新生儿高胆红素血症的母体疾病有多种，包括母胎血型不合溶血病、母体酸血症、母体感染等。母胎血型不合溶血病分为 Rh 血型不合溶血及 ABO 血型不合溶血，妊娠期可通过免疫抗 A、抗 B 及抗 D 抗体滴度的检测及胎儿超声了解是否存在胎儿溶血及溶血程度。母体酸血症较常见于妊娠期糖尿病或糖尿病合并妊娠的孕妇，因血糖控制不佳出现糖尿病酮症酸中毒，此时产妇血气 pH ＜ 7.35，胎儿亦可能出现酸血症而导致出生后胆红素升高。母体感染，产科较常见的疾病为宫内感染，是指孕妇在妊娠期间受到感染而引起胎儿的宫内感染，可发生于胎膜早破或产前反复阴道出血。宫内感染的途径主要有致病微生物经胎盘垂直传播给胎儿，或孕妇下生殖道致病微生物逆行扩散及胎儿分娩时的围生期感染。产妇可出现发热（体温＞ 38.0℃），阴道分泌物异味，宫体压痛，血常规提示白细胞增高，中性粒细胞比例增高，C 反应蛋白增高，胎心心动过速（FHR ＞ 160 次 / 分）。但诊断标准仍缺乏特异性和敏感性，羊水细菌培养阳性，母体宫腔培养、胎盘胎膜组织学检查、新生儿咽拭子或耳拭子细菌培养阳性是诊断宫内感染的可靠依据。

三、病理和病理生理

1. 新生儿胆红素代谢的特点

（1）胆红素生成较多：成人每天生成胆红素 3.8mg/kg，新生儿每天生成 8.5mg/kg。与以下因素有关：①红细胞数量多且破坏快。宫内低氧环境刺激使红细胞生成素产生增加，因而胎儿和新生儿红细胞数量较多。出生后随呼吸的建立血氧浓度升高致过多的红细胞被破坏。②红细胞寿命短。成人红细胞的寿命为 120d，新生儿仅 70 ～ 90d。③旁路性和早期标记胆红素来源较多。此种途径来源的胆红素，成人为 15%，足月儿为 25%，早产儿占 30%。④在出生后 2 周内血红素加氧酶含量较高，产生胆红素的潜力大。

（2）肝脏功能不成熟：①新生儿刚出生时肝内 Y、Z 蛋白的含量很低，仅为成人的 5% ～ 20%，对胆红素的摄取能力低下，出生后 5 ～ 15d 迅速升高而达到成人水平。②肝脏酶系统发育不完善，尿嘧啶核苷二磷酸葡萄糖醛酸基转移酶的量及活性不足（活力仅为正常的 0 ～ 30%），不能有效地将未结合胆红素转变为结合胆红素从肝排泄。第一周末此酶活性接近成人水平。③肝细胞对胆红素的排泄功能差，有暂时性缺陷现象。若胆红素产生过多或其他有机阴离子增加都会引起胆红素的排泄障碍导致暂时性肝内胆汁淤积现象，早产儿尤为突出。

（3）新生儿血浆白蛋白结合胆红素的能力差：可能与以下因素有关①新生儿体内其他有机阴离子含量较多，可竞争胆红素与白蛋白的结合位点。②新生儿多有不同程度的酸中毒，白蛋白与胆红素的结合能力与血液 pH 成正比，pH 为 7.9 时 1mol 的白蛋白可结合 3.3mol 的胆红素，pH 为 7.4 时 1mol 的白蛋白可结合 2mol 的胆红素，而 pH 为 7.0 时胆红素与白蛋白则完全分离。

（4）肠 - 肝循环的特殊性：新生儿小肠内含有活性很高的 β - 葡萄糖醛酸苷酶（β -GD），随胆汁进入肠道的结合胆红素在 β -GD 作用下脱去葡萄糖醛酸基转变为未结合胆红素。但因新生儿刚出生时肠道正常菌群尚未建立，未结合胆红素不能被还原为胆素原，而是直接被肠黏膜重吸收经门静脉而达肝，构成了新生儿肠-肝循环的特殊性。另外，新生儿肠道内的胎粪含有80～100mg胆红素（相当于新生儿每日胆红素产生量的5～10倍），若胎粪排出延迟，则胆红素经肠道吸收增加而加重黄疸。

2. 高胆红素对机体的损伤作用

（1）神经细胞毒性：胆红素的神经毒性已为人们熟知，但其机制尚不十分明确。它可能通过以下几条途径导致神经细胞的损伤：①阻断正常的神经传导。②导致线粒体功能障碍，使其氧化偶联作用脱节（解偶联作用），使细胞的能量产生受抑制。③损害细胞和细胞内的膜结构。④干扰酶的活性。

急性胆红素脑病（acute bilirubin encephalopathy, ABE，表3-5）与慢性胆红素脑病（chronic bilirubin encephalopathy, 又称为核黄疸, kernicterus）。研究表明：①在没有高危因素存在时，单纯高胆红素血症与胆红素脑病关系不密切。与胆红素脑病关系最为密切的高危因素是Rh血型不合和败血症，其次是低入院体重、严重代谢性酸中毒等，而ABO血型不合的危险性不高。②当存在各种高危因素时，血胆红素水平＞25.4mg/dl时，对胆红素脑病的预测价值为90%。

表3-5 临床特征

急性胆红素脑病	
早起（可逆）	嗜睡、昏睡、肌张力减低、吸允力弱
中期（可逆）	中度昏迷、易激惹、肌张力增高、颈强直或角弓反张、发热、哭声高调
进展期（可能可逆）	显著角弓反张、哭声尖直（shrill cry）、拒乳、呼吸暂停、发热、深昏迷，可有惊厥或死亡
慢性胆红素脑病（不可逆）	严重的痉挛性脑瘫、听力障碍、牙釉质发育不良、眼睛向上凝视、可有智力障碍或其他方面的功能障碍

附：早产儿核黄疸的特点：8例具有痉挛性脑瘫（athetoid cerebral palsy）的患儿中6例胎龄≤26周、5例出生体重＜1000g，只有3例血胆红素峰值＞15 mg/dl；在新生儿期无1例有典型的急性胆红素脑病的神经症状，所有婴儿在纠正胎龄6月时有典型的肌张力障碍和肌紧张；在婴儿期做MRI检查7例，全部在双侧苍白球区异常高信号；但在新生儿期和纠正胎龄1岁时的MRI检查全都正常。脑干听觉诱发电位（brainstem auditory evoked potential, BAEP）检查在8例患儿中发现7例异常。

（2）心肌损伤：轻度升高的血清胆红素对心血管系统有保护作用，但如显著升高则可导致心肌损伤。高胆红素血症患儿心肌酶及其同工酶明显升高，严重时心电图也有轻度改变。心肌酶升高与黄疸程度及出现时间有关，黄疸出现越程度越重升高越明显，其原因和机制尚有待研究。

（3）肾损伤：血胆红素升高导致的肾损害称为"胆汁性肾病"或"胆红素肾病"。有研究表明高胆红素血症患儿肾血流量减少，血、尿β_2-MG、α_1-球蛋白水平升高。提示血浆胆红素过高可导致肾小管重吸收功能（主要损害）和肾小球滤过功能（严重高胆时）损害。α_1-球蛋白常在黄疸发生的24～48h开始升高，2～7d增加明显，随着黄疸的加重而升高、随黄疸的消退而降低，多数可自行恢复。

（4）对血脂和脂蛋白的影响：出现高胆红素血症时，由于大量白蛋白与胆红素结合，血脂与白蛋白的结合减少及脂蛋白形成减少，从而影响血脂的正常转运。观察表明高胆患儿血脂水平增高，尤其总胆固醇（total cholesterol, TC）、三酰甘油（triglyceride, TG）和高密度脂蛋白（high density lipoprotein, HDL）增高最明显。

（5）对免疫系统的影响：血胆红素升高可对机体的白细胞和红细胞免疫功能造

成损害，表现为T细胞亚群紊乱、红细胞C_3b受体花环率及红细胞循环免疫复合物花环率低于正常新生儿（高胆红素可使新生儿红细胞C_3b受体花环率数目减少及其清除循环免疫复合物的能力降低）。

（6）对血浆渗透压的影响：高胆患儿的血浆渗透压较胆红素正常的新生儿高，可能与其红细胞破坏过多有关，可增加血浆中有机阴离子浓度及血红蛋白浓度，以及红细胞破坏产物等形成自发性高渗状态。

（7）对血小板活化率的影响：高胆患儿血小板膜糖蛋白CD_{62P}明显升高。CD_{62P}是血小板活化的重要标志，过多血小板活化可使血液聚集性增高，从而促使微血栓形成，导致组织器官的缺血缺氧性损伤。高胆患儿的高血浆渗透压及高血液黏滞度可诱发血小板活化，使其活化率增高。此外，高渗所导致的血管内皮细胞损伤，也是血小板活化率增高的原因之一。

（8）听力损伤：当血浆胆红素浓度＞15mg/dl、游离胆红素＞0.5mg/dl时，听觉脑干反应（ABR）的异常率增高；当游离胆红素＞1.0mg/dl时，几乎全部患儿都有ABR异常。ABR异常的主要改变为Ⅰ波和Ⅱ波的潜伏期延长，少数患儿Ⅴ波延长。说明耳蜗神经、耳蜗核神经元和下丘脑对胆红素的毒性较为敏感。因ABR异常是一过性的，故病变是可逆的。

（9）智力损害及运动障碍：近年多项研究资料表明，一些胆红素浓度虽然未达到以往认为的危险水平、未发生胆红素脑病的患儿，在远期随访时存在脑瘫、智力低下及运动障碍，故应重视对新生儿胆红素水平的监测及对高胆的治疗。

（10）黄色肺透明膜病：黄色肺透明膜病（YHM）是在20世纪60年代中期首次发现的。病理检查可见肺表面及切面均呈鲜黄色，Halls染色可见一种胆红素白蛋白或胆红素脂蛋白复合体，此后发现胆红素脑病患儿中YHM发生率高。胆红素沉积于肺泡上皮及肺泡内的机制是肺泡巨噬细胞所含有的氧化酶作用于血红蛋白，使其转化为胆红素就地沉积；高浓度的胆红素与白蛋白结合后透过血管壁在肺泡内沉积。YHM患者核黄疸的发生率高，可能系胆红素白蛋白复合物同时损伤血脑屏障和肺泡之故。

3. *母体疾病导致新生儿高胆红素血症的病理生理机制*　母胎血型不合型溶血病因免疫性溶血导致胎儿体内红细胞破坏加重，胆红素释放增多，出生后快速出现高胆红素血症。母体酸血症可致新生儿酸中毒及感染等状态，可抑制肝脏尿苷二磷酸葡萄糖醛酸基转移酶，从而抑制胆红素在肝细胞中被处理为水溶性的结合胆红素，减少胆红素的排出，导致高胆红素血症。

四、临床表现

通常根据病因和胆红素的性质分类。

1. *按病因发病学*　分为四类：①溶血性黄疸。②肝细胞性黄疸。③胆汁郁积性黄疸。④先天性非溶血性黄疸。

（1）溶血性黄疸：凡能引起红细胞大量破坏而导致溶血的疾病都可以引起溶血性黄疸。①同族免疫性溶血：Rh溶血症、ABO溶血症等。②自身免疫性溶血、异型输血后溶血、药物或毒物中毒性溶血。③红细胞酶缺陷：G6PD缺陷、丙酮酸激酶缺陷、己糖激酶缺陷。④红细胞结构异常：遗传性球形细胞增多症、遗传性椭圆形细胞增多症。⑤血管外溶血：头颅血肿、肺、脑等脏器出血、血管瘤破裂等。⑥血红蛋白病：由于血红蛋白肽链数量或质量异常引起的溶血性贫血和黄疸，常见者为由α链和β链异常引起，其中α地中海贫血可引起胎儿水肿，由于溶血，黄疸较明显。⑦维生素E及锌、镁等微量元素缺乏：32周以内的早产儿血浆维生素E水平较低，可影响红细胞膜的功能而致溶血，缺锌可致红细胞膜结构缺陷而发生溶血。⑧缩宫素（oxgtocin）：缩宫素有抗利尿作用，如用量超过 5 ～ 6U 即可使孕妇血浆渗透压及血清钠降低，胎儿血液也发生相应改变。胎儿血的低钠及低渗透状态可导致红细胞肿胀，失去变形性，脆性增加，易于破坏使胆红素产生增多。⑨严重感染：细菌毒素可直接破坏红细胞而引起溶血。

各种原因所致溶血发生时因红细胞大量破坏，生成过量的未结合胆红素，远远超过肝细胞的摄取、结合和排泄限度；同时溶血性贫血时引起的缺氧及红细胞破坏释出的毒性物质等，均可削弱肝细胞对胆红素的代谢能力，使未结合胆红素滞留于血液而发生黄疸。

临床特点：①血清胆红素增高，以未结合胆红素为主。②肝脏形成的结合胆红素亦有所增加，故肠腔内可形成较多的胆素原，尿中胆素原增加而无胆红素。急性发作时有血红蛋白尿，呈酱油色；慢性溶血时尿内含铁血黄素增加，24h 粪中尿胆素原排出增加而使粪便颜色加深。③可有贫血和肝脾大。④有骨髓增生旺盛的表现，如周围网织红细胞增多、出现有核红细胞、骨髓红系增生活跃等。⑤遗传性球形红细胞增多症时红细胞脆性增加，地中海贫血时红细胞脆性降低。

（2）肝细胞性黄疸：任何原因导致肝细胞摄取、结合、转运和排泄胆红素的能力障碍所导致的黄疸，均称为肝细胞性黄疸。各种肝脏疾病如肝炎、肝癌、严重感染、药物与毒物中毒等严重损害肝细胞功能时均可发生。由于肝细胞变性坏死，使得肝细胞一方面由于摄取和结合未结合胆红素的能力减弱，不能将未结合胆红素全部转变为结合胆红素，而使血中未结合胆红素含量增加；另一方面已生成的结合胆红素由于肝细胞损害和肝小叶结构破坏不能顺利地排入胆汁，而经坏死的肝细胞反流入血，使血中结合胆红素含量亦增加。

临床特点：①血中未结合胆红素和结合胆红素均升高。②尿中胆红素阳性，尿胆素原常增加。但在疾病高峰时，因肝内淤胆可导致尿胆素原减少或缺如；同样，粪便中尿胆素原含量可正常、减少或缺如。③常有明显的肝功能异常。

（3）胆汁郁积性黄疸：根据引起郁疸的解剖部位，可分为肝外阻塞性、肝内阻塞性和混合性三种。以上原因均可导致胆汁的分泌及胆汁流量减少、胆汁的向前流动性降低而直接或经由淋巴管反流入体循环，使血中结合胆红素升高。

临床特点：①血中结合胆红素升高。②尿中出现多量胆红素而使尿色加深。③由于胆道阻塞，结合胆红素不能排入肠道或排出量很少，使肠内无或很少有胆素原生成，故尿中无或很少有胆素原，粪便颜色变浅呈浅灰色或陶土色。④肤色暗黄、黄绿或绿褐色。⑤血清总胆固醇、碱性酸酶、γ- 谷氨酰转肽酶（γ-GT）增高（十二指肠液 γ-GT 减低或缺如）、低密度脂蛋白 -X（LP-X）阳性。

（4）先天性非溶血性黄疸：肝细胞对胆红素的摄取、结合及排泄有先天性酶的缺陷所致。临床上少见，有家族史，除极少数外，多数健康状态良好，肝组织活检无异常。

① Gilbert 综合征：常染色体显性遗传，肝细胞摄取未结合胆红素障碍及肝细胞微粒体内葡萄糖醛酸基转移酶不足（仅为正常的 50%）致血清未结合胆红素升高，但多＜ 85 μmol/L，不会发生胆红素脑病，肝功能正常，红细胞脆性正常，胆囊显影良好，肝组织活检正常，苯巴比妥钠治疗有效。

② Dubin-Johnson 综合征：肝细胞对胆红素的摄取和结合正常，但对胆红素及其他有机阴离子向毛细胆管排泄障碍，故血清结合胆红素升高。口服胆囊造影剂常不

显影，肝活检可见肝细胞内有弥漫性棕褐色色素颗粒（黑色素或肾上腺素代谢物多聚体），肝脏外观呈绿黑色（黑色肝）。

③ Rotor 综合征：肝细胞摄取未结合胆红素和排泄结合胆红素均有先天性缺陷，致血中胆红素浓度增高，但以结合胆红素增高为主，吲哚菁绿（ICG）排泄试验有减低。胆囊造影多显影良好，少数不显影。肝组织活检正常，肝细胞内无色素颗粒。

④ Crigler-Naijar 综合征：肝细胞内葡萄糖醛酸基转移酶缺乏，致结合胆红素不能形成，血液中未结合胆红素升高。分两型：Ⅰ型为常染色体隐性遗传，葡萄糖醛酸基转移酶完全缺乏，黄疸常在出生后 1 ～ 2d 出现，并迅速升高达 15 ～ 35mg/dl（255 ～ 595 μ mol/L）以上。肝脾大，光疗及苯巴比妥钠常无效，若不换血大多发生胆红素脑病，常于一周内死亡，幸存者也有神经损害（共济失调）。Ⅱ型为常染色体显性遗传（又称 Arias 综合征），葡萄糖醛酸基转移酶部分缺乏（为正常的 5%），症状较Ⅰ型轻，胆红素脑病发生少，苯巴比妥钠有一定疗效，每次 1 ～ 5mg/kg，每晚一次，2 ～ 4 周后胆红素浓度可下降。

2. 按胆红素的性质分类

(1) 以未结合胆红素增高为主的黄疸—高未结合胆红素血症：常见原因如下。

胆红素产生过多：如各种原因所致的溶血、红细胞增多症、母乳性黄疸等。

肝细胞摄取和结合胆红素的能力下降：①先天性非溶血性黄疸，如 Crigler-Naijar 综合征、Gilbert 综合征。②家族性暂时性新生儿黄疸（Luceg-Driscoll 综合征）：在妊娠后期孕妇血中出现一种孕激素，可抑制葡萄糖醛酸基转移酶的活性，有明显的家族史。多于出生后 3d 内发生严重的黄疸，血清未结合胆红素可高达 432 ～ 1111.5 μ mol/L，易发生胆红素脑病，需立即采取治疗措施。此种激素在出生后 2 周内逐渐消失，黄疸也随之消退。③甲状腺功能低下：肝脏清除胆红素需有甲状腺激素的存在，甲状腺激素代谢低下时肝脏的功能受限使肝酶活性受抑制。④缺氧、低体温、低血糖、酸中毒、低蛋白血症：可降低肝酶的活性或影响胆红素与白蛋白的联结。⑤严重感染：细菌毒素除可以引起溶血外，还可抑制肝脏葡萄糖醛酸基转移酶的活性。⑥饥饿：在饥饿状态下，胆汁形成减少及流动缓慢，造成胆汁酸和胆红素排泄减少；加之饥饿时肝糖原消耗，影响 UDPGT 的形成，使肝细胞的结合作用减弱。⑦药物的影响：某些药物如磺胺、利福平、吲哚美辛、水杨酸、噻嗪类利尿药等可与胆红素竞争葡萄糖醛酸基转移酶或 Y、Z 蛋白的结合位点；另外一些药物如新生霉素、维生素 K_3 等可抑制葡萄糖醛酸基转移酶的活性等。

肠 - 肝循环增加：便秘及胎粪排出延迟、肠闭锁、幽门肥大、饥饿、药物等所致的肠麻痹等。

其他：如液体入量不足、脱水等所导致的血液浓缩，使血液中胆红素浓度增高。

(2) 以结合胆红素增高为主的黄疸—高结合胆红素血症：血清结合胆红素增高 ＞ 2mg/dl（34 μ mol/L），或在总胆红素浓度明显升高时，结合胆红素浓度占总胆红素浓度的 20% 以上，称为高结合胆红素血症。其原因可分为以下几类。

肝胆道阻塞：①新生儿肝炎综合征，最常见。②胆道闭锁。③胆总管囊肿。④其他：如胆总管结石、胆栓综合征、自发性胆总管穿孔、外源性胆管受压等。

遗传性代谢紊乱：①碳水化合物代谢紊乱，如半乳糖血症、果糖累积症Ⅳ型。②脂肪代谢紊乱：尼曼 - 匹克病、高雪病、胆固醇累积症。③氨基酸代谢紊乱：高酪氨酸血症。④染色体病：17、18- 三体综合征。⑤混合性遗传性代谢紊乱：如 α_1- 抗胰蛋白酶缺乏症、新生儿垂体功能低下、囊性纤维性变性、家族性肝脂肪变性等。

先天性持续性郁胆：肝内胆管缺如、肝动脉发育不良、良性复发性肝内郁胆。

获得性肝内郁胆：①感染：如梅毒、弓形虫病、钩端螺旋体病、结核、败血症。②全静脉营养。③药物所致郁胆：药物可因毒性或致特异性肝损害，已报道的可能引起郁胆的药物有利福平、红霉素、硫唑嘌呤、新青霉素Ⅱ、呋喃妥因、噻嗪、吩噻嗪等。

五、黄疸的诊断与鉴别诊断

1. 区别真性黄疸与假性黄疸

（1）真性黄疸：因血清胆红素增高所致的巩膜、皮肤及黏膜黄疸，称为真性黄疸。

（2）假性黄疸：血清胆红素不高，因其他原因所致的皮肤、黏膜黄染，称为假性黄疸。新生儿期假性黄疸少见。有两种情况：①长期摄食含胡萝卜素的西红柿、橘子、南瓜等，可引起手掌、足掌、额部及鼻翼等处黄染，哺乳母亲大量食用这些食物，婴儿亦可发病。但巩膜无黄染，血清胆红素不高，结合病史不难诊断。②大量服用阿的平和苦味酸不仅引起皮肤黄染，巩膜也可黄染，但血清胆红素不高。

2. 区别黄疸的生理性或病理性

（1）生理性黄疸（physiologic jaundice）：①新生儿生后2d至2周，单纯由于胆红素代谢的特殊性所致的黄疸称为生理性黄疸。②见于60%～80%的新生儿。③出生后2～3d出现，4～6d最重，10～14d消退；早产儿可略迟1～2d出现，黄疸程度稍重，消退减慢，可迟至出生后3～4周才消退。④血清胆红素浓度一般足月儿＜12.9mg/dl（220μmol/L），早产儿＜15mg/dl（256μmol/L），以未结合胆红素为主，结合胆红素＜1.5mg/dl（25μmol/L）。⑤尿中无胆红素或过多的尿胆素原，小儿一般状况良好，除黄疸外无其他临床症状，肝功能正常，不影响生长发育。⑥最主要的原因是胆红素产生过多和肝脏酶系统发育不完善。⑦提早喂奶促使胎粪及早排出，减少胆红素的肠-肝循环，可在一定程度上减轻黄疸。⑧一般无须特殊处理，注意供给足够的水分和热量，多可自行消退，如血清胆红素＞10mg/dl可考虑光疗或药物治疗。

（2）病理性黄疸：由病理性因素（非生理因素）引起的黄疸称为病理性黄疸。

以下情况要考虑病理性黄疸的可能性：①出现早。足月儿在出生后24h内、早产儿在出生后36h内出现。②程度重。血清胆红素在出生后24h内足月儿＞6mg/dl、早产儿＞8mg/dl；48h内足月儿＞9mg/dl、早产儿＞12mg/dl；72h内足月儿＞12.9mg/dl、早产儿＞15mg/dl。③血清胆红素上升速度快。血清胆红素每日升高＞5mg/dl或每小时＞0.5mg/dl。④黄疸持续时间长。足月儿在出生后第2周末、早产儿在出生后第3～4周末仍有肉眼可见的明显黄疸。⑤黄疸进行性加重或退而复现。⑥血清结合胆红素＞1.5～2mg/dl。

3. 黄疸程度的粗略估计 头颈部黄疸血清胆红素约6mg/dl，躯干部黄疸9mg/dl，大腿黄染12mg/dl，上肢和膝关节以下黄疸15 mg/dl（多为病理性），手足心呈浅黄色时15～18mg/dl，手足心为杏黄色时胆红素常＞20mg/dl。生理性黄疸多呈浅黄色，病理性黄疸多呈杏黄色或金黄色，梗阻性黄疸呈灰黄色。

4. 黄疸的诊断

（1）黄疸出现时间：黄疸在出生后24h内出现，最常见的原因为新生儿溶血病，少见原因为宫内感染。黄疸在出生后2～3d出现多为生理性，其次为新生儿溶血病。黄疸在出生后4～7d出现以败血症、母乳性黄疸多见，新生儿肝炎、胆道闭锁、半乳糖血症、先天性球形或椭圆形红细胞增多症也有可能。出生7d以后至1个月内黄疸持续不退者，败血症、母乳性黄疸仍为常见原因，胆汁黏稠综合征、肝炎综合征、胆道闭锁、胆总管扩张、半乳糖血症等均属可能。

(2) 黄疸进展速度：新生儿溶血征进展快，其次是严重感染与败血症，新生儿肝炎、胆道闭锁等进展慢而持久。

(3) 粪便及尿液的颜色：粪便颜色甚浅或呈灰白色、尿色深黄者提示为新生儿肝炎、胆道闭锁等，粪便有明显色素者应考虑溶血征和败血症，有感染中毒表现者做血、尿培养；有溶血表现（网织红细胞增多、有核红细胞＞2～10个/100白细胞）应查母婴血型及溶血三项试验，无母婴血型不合及溶血三项试验阴性或黄疸在出生后3～4d出现并伴有溶血表现者，应除外G6PD缺陷病。

(4) 家族史：家族中有蚕豆病者应考虑G6PD缺陷病，先天性非溶血性黄疸、先天性代谢异常有家族史。

(5) 母亲妊娠史、生产史、用药及疾病史等：产程延长、胎膜早破提示产时感染，母亲糖尿病、产时使用缩宫素等均可引起新生儿黄疸。

六、治疗

1. *一般治疗（基本治疗）*

(1) 注意保暖，避免低体温：低体温时肝脏酶活性降低。

(2) 维持水、电解质平衡，供给足够的热量与液体。

(3) 纠正缺氧、低血糖：缺氧、低血糖可影响肝脏胆红素代谢酶的活性。

(4) 纠正酸中毒及碱化血液：酸中毒时胆红素与白蛋白的联结能力降低，血脑屏障通透性增加，组织细胞尤其脑组织对胆红素毒性的敏感性增强及对胆红素毒性的耐受性降低。鉴于新生儿早期多存在不同程度的酸中毒，高胆患儿可常规补碱，使血液pH维持在7.40以上。

(5) 避免使用可引起溶血、抑制肝酶活性或能引起淤胆的药物：如磺胺、新霉素、苯甲酸制剂、维生素K_3、利福平、红霉素、噻嗪类利尿药等。

2. *药物治疗*

(1) 肝酶诱导剂：常用的是苯巴比妥钠，可促进肝细胞微粒体葡萄糖醛酸基转移酶的生成及活性，增加肝细胞内Y蛋白的活性及肝细胞的通透性。但苯巴比妥钠可掩盖胆红素脑病的早期症状。对重症黄疸的治疗，苯巴比妥钠不是主要措施，因多数黄疸的治疗多开始于出生后3d左右，而苯巴比妥钠要在用药3d后才开始生效，而此时（出生后1周末）新生儿肝脏酶的活性已基本成熟。国内外的临床观察均表明，使用苯巴比妥钠既不能降低黄疸的峰值也不能缩短黄疸的病程。故不主张积极应用。

(2) 白蛋白：可减少胆红素的游离，减少胆红素进入脑组织的量，重度黄疸患儿在纠酸及碱化血液的基础上应用，否则疗效降低。但除非患儿存在低蛋白血症，一般不主张常规给予白蛋白补充。

(3) 大剂量丙种球蛋白：主要用于重症新生儿同族免疫性溶血病的治疗，可阻断单核-巨噬细胞系统Fc受体而阻断溶血过程，减少胆红素的生成。采用一次大剂量疗法1g/kg于6～8h静脉滴入或0.4～0.5g/（kg·d）连用3～5d。

(4) 血红素加氧酶抑制剂：已在临床上应用的是锡-原卟啉和锡-中卟啉，可抑制血红素加氧酶，使血红素转变为胆绿素的过程被抑制，从而减少胆红素的形成。

3. *抗感染治疗* 严重细菌感染可通过以下途径引起黄疸：①细菌毒素可直接破坏红细胞导致溶血；②细菌毒素可抑制肝细胞内参与胆红素代谢的酶的活性；③细菌及其毒素可损伤肝细胞，导致胆红素的排泄障碍。因此，明确为细菌感染者，必须选择敏感抗生素治疗。

4. 光疗

（1）光疗的原理：Z 型胆红素在适当波长的光作用下转化为易溶于水的异构体从胆汁和尿液中排出体外。胆红素的吸收光波长为 450 ～ 460nm，因此波长为 425 ～ 475nm 的蓝光有较好疗效。在蓝光作用下 IX_{α}Z 型胆红素转化为 E 型胆红素，E 型胆红素在未与白蛋白结合的情况下容易回逆为 Z 型胆红素；而在波长为 510 ～ 530nm 的绿光作用下，Z 型胆红素转化为更易溶于水的光红素（lumirubin），光红素更易溶于水且不再回逆为 Z 型胆红素；而且光线穿入皮肤的深度与波长成正比，即绿光较蓝光更易穿透皮肤深层，因此绿光疗效更好。绿光的优点还有①无致突变作用：有致突变作用的波长为 350 ～ 450nm（在蓝光范围内）；②不会引起核黄素缺乏：核黄素的光谱吸收高峰为 450 nm，与蓝光对胆红素起作用的最大光谱一致，因此二者同时分解，光疗 48h 约半数新生儿会发生核黄素缺乏；绿光波长在 510 ～ 530nm，引起核黄素缺乏的概率小。

（2）间断光疗与持续光疗：过去认为持续光疗效果好，主张持续光疗用于治疗，间断光疗用于预防。近来众多临床观察结果均表明间接光疗可获得与持续光疗相似甚至更好的效果。光疗是通过接受光的照射而使体表组织间隙中的胆红素得到分解，而体表组织间隙胆红素与血胆红素之间需有一个恢复动态平衡的过程；间断光疗所需的光疗总时间可能有所缩短，副作用减少，故主张间断光疗。长时间持续光疗的严重副作用还有：①损伤 DNA，有潜在致癌和细胞突变致畸的可能；②光疗过程可产生较多对机体有害的过氧化物质。

（3）光疗指征：任何原因引起的高水平未结合胆红素血症都是光疗的适应证。指征包括：①早期新生儿血胆红素达 220.6 μmol/L 者；②合并其他高危因素的早产儿血胆红素达 102.6 μmol/L 者；③出生后 3d 以内的新生儿血胆红素超过相应日龄生理正常值者；④产前已明确诊断的溶血病，出生后出现黄疸即可开始光疗；⑤高危儿出生后即可给予预防性光疗。

（4）光疗禁忌证：结合胆红素 ≥ 68.4 μmol/L 时禁忌光疗，可引起青铜症（bronze-baby syndrome），皮肤呈青铜色和灰棕色，原因尚不清楚。可能由于胆汁淤积，光照阻止了胆管对胆红素光氧化产物的排泄，停止光疗后可逐渐恢复。

（5）光疗副作用：①不显性失水增加。光疗时经皮肤和肠道的不显性失水可增加 20% ～ 60%。②发热。③腹泻。光疗时胆红素分解产物对肠道有刺激作用。④皮疹。过热、胆汁分解产物对皮肤的刺激及紫外线的刺激作用。⑤核黄素缺乏及溶血与贫血。核黄素的吸收波长与胆红素一致，故光疗时二者同时分解。由于核黄素水平降低，影响黄素腺嘌呤二核甘酸的合成，致红细胞谷胱甘肽还原酶活性降低而加重溶血和贫血。⑥低钙血症。⑦青铜症。⑧眼睛损伤。长时间光疗可能对眼睛造成一定损伤，如充血、角膜溃疡等。动物实验发现光疗可损伤视网膜，使视网膜老化。眼暴露于光中 12h 即可对视网膜造成严重的进行性损伤。⑨产生自由基，并通过自由基途径对机体造成损伤和破坏。⑩其他。如染色体断裂损伤 DNA，有潜在的致癌和突变致畸作用。

5. 换血治疗　主要用于严重新生儿溶血病的治疗。

（1）换血目的：①祛除血液中的游离抗体和致敏的红细胞，阻止溶血进一步发展。②换出大量胆红素，防止胆红素脑病。③纠正贫血，防治心力衰竭。

（2）换血指征：①产前明确诊断为溶血病，出生时脐血胆红素已 > 68.4 μmol/

L，血红蛋白＜120g/L，伴有明显水肿、肝脾大和充血性心力衰竭者须立即换血。②出生后12h内，血清未结合胆红素已达342μmol/L或迅速升高，速度＞每小时12μmol/L（0.7mg/dl）者需换血；体重较大的ABO溶血患儿，可在胆红素达427.5μmol/L（25mg/dl）时换血。③有早期胆红素脑病表现者，无论血清胆红素高低，均应立即换血。④合并严重缺氧酸中毒、前一胎病情严重的早产儿放宽指征。⑤参考出生后日龄：出生1周以上，无胆红素脑病症状，即使血胆红素已达427.5μmol/L以上，也可先用其他疗法，但应密切观察病情变化。

（3）血源选择与换血量：Rh溶血选择Rh血型与母亲相同，ABO血型与患儿相同的血，紧急情况下或找不到血源时也可选用O型血。ABO溶血最好用AB型血浆和O型红细胞的混合血，也可选用抗A或抗B效价不高（＜1∶32）的O型血或患儿同型血。换血总量为患儿全血容量的2倍（150～180ml/kg），可换出85%的致敏红细胞和60%的胆红素及抗体。用肝素抗凝（每100ml血液加肝素3～4mg），尽量用新鲜血，库存血不得超过2～3d，以免发生高血钾（血液库存1d血钾可达9.1mmol/L，2d可超过20mmol/L）。换血前静脉注射白蛋白1g/kg可增加与胆红素的联结，使胆红素换出量增加。

（4）换血后胆红素的消长：一次换血后，由于周围组织中的胆红素又很快返回血液，致敏的红细胞继续在脾破坏，新换入的红细胞破坏等原因，血清胆红素又会很快回升。根据笔者的经验，一般于换血后即刻、3h、6h、12h、18～24h动态监测血胆红素变化，了解其消长情况，必要时给予再次换血。

（5）换血后注意事项：①换血后3～4d贫血明显、血红蛋白＜100g/L者可少量输血。②血胆红素在2d后又达342μmol/L以上时考虑再次换血，使胆红素不超过256.5μmol/L（15mg/dl）。③适当使用抗生素预防感染。④如无异常体液丢失不必输液，以防止液量过多加重心脏负担。⑤监测生命体征变化，注意切口出血、感染等问题，注意保暖，防止缺氧。⑥禁食数小时后先试喂糖水，而后改为母乳或配方乳。⑦晚期贫血。出生后2个月仍可有轻度溶血继续，最好每2周复查一次血细胞比容和血红蛋白浓度，如血红蛋白＜90g/L可考虑少量多次输血。晚期贫血多见于Rh溶血症，ABO溶血少见。

（刘　敬　邱如新　陈　练）

第十三节　宫内生长发育异常

一、导言和概念

宫内生长发育异常包括出生缺陷和胎儿宫内生长受限。出生缺陷涵盖的内容比较广，包括由于遗传因素、环境因素或两者共同作用于妊娠前或妊娠期，引起胚胎或胎儿在发育过程中发生解剖学结构和（或）功能上的异常，包括先天性畸形、遗传代谢性缺陷、先天性残疾（聋、哑、盲）、免疫性疾病、智力低下等。在我国每年大约有超过100万带有出生缺陷的胎儿出生，总的出生缺陷发生率约为5.6%。严重出生缺陷患儿约30%出生后死亡，40%左右终身残疾。目前出生缺陷已成为影响我国优生优育和出生人口健康素质的重大问题，甚至成为经济发达地区围生儿与婴儿出生一年内死亡的首要原因。而胎儿生长受限（fetal growth restriction，FGR）指胎儿受各种不利因素的影响在宫内未能达到其应有的生长速率。在全球新的经济格局下，人类大多处于营养过剩的环境下，FGR 发生率仍偏高，在美国和欧洲为 5% ～ 15%，近年来我国 FGR 的发生率为 8.77%，与发达国家相似。FGR 是胎儿宫内死亡的主要原因、新生儿死亡的第二位原因，且与远期成年疾病如心血管疾病、代谢紊乱综合征、肥胖等疾病的发生有关。

二、母源性病因

出生缺陷以及胎儿宫内生长受限的病因复杂，多数是遗传和环境两者相互作用的结果。这种相互作用过程包括两个方面：一方面是环境致畸因子通过改变胚胎的遗传构成（包括染色体畸变和基因突变），另一方面是胚胎的遗传背景决定着胚胎对致畸因子的易感性。而胎儿宫内生长受限除了上述原因以外，还与母体营养状况、妊娠期合并症、胎盘及脐带因素有关。

1. *遗传因素* 父母双亲的异常染色体遗传给子代，以母亲遗传较大。分为单基因病、染色体病、多基因病、线粒体病等。

2. *环境因素* 致畸性化学物质、物理性致畸因子、生物性致畸因子、致畸性药物等，这些有毒有害物质可以引起胎儿畸形。

3. *母体营养缺乏或营养过剩* 都可以造成胎儿的发育异常，如母亲蛋白质摄入不足或血糖高，可以造成胎儿大脑发育不良、先天性白内障；孕母合并糖尿病尤其妊娠早期血糖控制不良还可能引起胎儿先天性心脏病（详见本书第 7 章第一节）；孕妇叶酸缺乏会造成胎儿中枢神经系统发育异常。

4. *孕妇罹患细菌、病毒等病原微生物感染* 通过母体和胎盘作用于胚胎，导致发育异常，最常见的病毒感染导致胎儿畸形的是由于母体孕早期感染风疹病毒引起的胎儿先天性风疹综合征（详见第 15 章第三节）。

5. *高龄孕妇* 随着年龄增大、卵母细胞老化、减数分裂时出现配子的非正常分离、体内保障染色体精确分离机制的逐渐退化，均可能导致胎儿畸形或宫内生长发育异常。

6. *其他* 父母高龄、营养、吸烟、酗酒等对胎儿发育受限或畸形产生重要影响。在受孕后的 18d ～ 12 周，母亲所用药物可能会造成胎儿畸形。

三、病理和病理生理

出生缺陷的发生与胚胎在不良环境中暴露的时间有关。在胚胎 3 ～ 8 周（即停经 7 ～ 12 周），器官细胞分裂繁殖旺盛，且在分化过程中有害物质的作用阈值较低，对致畸因子的敏感性高，最容易受致畸因子的作用而产生畸胎，可以造成组织损伤、发育障碍、功能障碍。而在妊娠 8 周以后（即停经 12 周以后），胚胎对于外界不良因素的致畸敏感性下降，此阶段致畸因素的接触一般不会产生结构的发育异常，但对于神经系统的发育仍有可能发生一定影响。

胎儿生长受限的病理生理机制目前尚不清楚，妊娠并发症与合并症导致胎儿发育受限可能与各种疾病导致胎盘血流量减少、胎儿灌注下降有关，因而此种胎儿生长受限常常表现为羊水过少，胎儿的头围不受影响，但腹围较小，体重较轻，显得胎头较大，为不匀称型 FGR。

四、临床表现

1. *出生缺陷* 主要表现为肢体或器官畸形，如无明显肢体结构异常，例如遗传性代谢缺陷、先天功能残疾、免疫性疾病、智力低下等往往不能在产前进行诊断，需要出生之后才可以确诊。

常见的可以通过产前影像学检查发现的先天外观肢体和器官畸形如下。

先天性心脏病：房间隔缺损、室间隔缺损、动脉导管未闭；

颌面部异常：唇腭裂、小耳畸形、先天性白内障；

神经系统异常：脑积水、脑脊膜膨出、脊柱裂；

消化道异常：食管闭锁、膈疝、脐膨出，此类孕妇常常伴有羊水过多；

泌尿生殖系统异常：尿道下裂、肾缺如，此类孕妇可表现为羊水过少；

肢体异常：多趾（指）、并趾（指）、马蹄内（外）翻足、肢体短缺。

2. *胎儿宫内生长受限新生儿*　主要表现如下。

新生儿窒息；

代谢异常：低血糖、低体温、高胆红素血症；

神经系统疾病：颅内出血、脑室周围白质损伤、缺血缺氧性脑病；

消化系统疾病：消化道出血、坏死性小肠结肠炎；

呼吸系统疾病：胎粪吸入、呼吸窘迫综合征、呼吸暂停、肺出血、支气管肺发育不良；

循环系统疾病：肺动脉高压、红细胞增多、弥散性血管内凝血。

五、诊断与鉴别诊断

诊断包括产前诊断和产后诊断。

1. *产前诊断*　产前诊断通过超声波，MRI，羊水穿刺，遗传病生化或分子生物学检查。妊娠 18 ～ 24 周进行 B 型超声的胎儿结构筛查，能检出部分常见的胎儿畸形。如果在妊娠期发现影像学筛查异常，可以进行有创性检查，通过妊娠早期绒毛活检、妊娠中期的羊水穿刺技术以及妊娠中晚期脐带血穿刺技术获得胎儿细胞进行遗传学检查。部分皮肤性遗传性疾病或肢体异常可通过胎儿镜检查明确有无出生缺陷。

2. *产后诊断*　通过体格检查，超声、X 线检查，尸检、新生儿筛查进行早期诊断。

（1）常规体格检查：新生儿出生后外观异常可以通过体格检查发现。

（2）影像学检查：内脏异常根据临床表现及宫内超声提示于出生后进行体格检查、超声、X 线检查、MRI 等确定诊断。

（3）新生儿疾病筛查：通过实验室的检测方法，对每一例活产新生儿进行先天性代谢缺陷性疾病筛查——足跟血检测、听力筛查。

六、治疗

部分严重胎儿先天畸形或极度胎儿宫内生长受限如明确诊断，终止妊娠是提高出生人口质量的重要手段之一。这需要对宫内胎儿生长发育状态做出准确的判断后决定。如胎儿的缺陷不是由于遗传学异常引起，且不影响出生后的进一步发育，大多数妊娠期采取期待观察，产后进一步治疗。治疗方法如下。

1. *产时胎儿手术*（intrapartum fetal operation，IFO）　对可能发生气道梗阻的胎儿在娩出过程中和娩出后立即进行的缺陷矫正手术。产时子宫外处理技术的核心原则是在进行胎儿治疗的同时保持子宫低张状态和子宫胎盘循环，在维持子宫胎盘循环的情况下暴露胎儿颈部，解除气管梗阻，直至气管插管使气道通畅。这需要胎儿影像学、产科学、胎儿学、遗传学、新生儿学、小儿外科、麻醉学、护理学等多学科联合诊治。

2. *出生后外科治疗*　对宫内诊断脏器异常，出生后有临床表现，并可能影响生命体征的发育异常尽早进行手术干预，部分进行择期手术干预。

3. *内科治疗*　一般治疗为保暖、必要时吸氧、呼吸机、营养、抗感染。

4. *对遗传性代谢病的特殊治疗* 全国已普遍开展了苯丙酮尿症、先天性甲状腺功能减退症、遗传性葡萄糖-6-磷酸脱氢酶（G6PD）缺乏症、先天性肾上腺皮质增生症的筛查，对结果异常者进行及时治疗。

（马建荣 原鹏波）

第十四节 脑 损 伤

一、概述

近年来，随着妊娠期管理和新生儿救治水平的提高，高危新生儿出生后存活率大大增加。但新生儿脑损伤及神经系统后遗症发病率也显著提高，给患儿家庭带来巨大的精神和经济负担。研究表明，大部分新生儿脑损伤并非是分娩与产程因素造成的，而是与母源性疾病密切相关。新生儿脑损伤绝大多数发生于出生体重＜1500g，或胎龄＜32周的胎儿。研究表明，出生体重越低、分娩孕周越小，新生儿发生脑损伤的风险越高。

随着早产儿救治成功率的提高，经抢救成活后的早产儿生命质量愈来愈受到围生医学界和社会的关注。近年来，围生医学和新生儿科工作者关注的重点，已由过去单纯的提高成活率过渡到在关注成活率的同时考虑如何提高远期生存质量。其中，影响远期预后的关键因素之一即是早产儿脑损伤（brain injury in premature infant, BIPI）。

既往对BIPI并无统一的定义，因此，中国医师协会新生儿专业委员会组织国内新生儿专家对早产儿脑损伤进行了反复讨论并于2012年达成共识。该共识认为“早产儿脑损伤是指由于产前、产时和（或）出生后的各种病理因素导致的不同程度的脑缺血和（或）出血性损害，可在临床上出现脑损伤的相应症状和体征，严重者可导致远期神经系统后遗症甚至患儿死亡”。根据此定义，早产儿脑损伤包括脑室周围-脑室内出血（intraventricular-intraparenchymal haemorrhage，IVH-IPH）、出血后脑室扩张（post-haemorrhagic ventricular dilatation）与脑积水（hydrocephalus）、脑室周围白质软化（periventricular leukomalacia, PVL）与早产儿脑病（encephalopathy of prematurity）、缺氧缺血性脑病（hypoxic ischaemic encephalopathy，HIE）及出血或缺血性脑梗死（cerebral infarction）等各种类型。上述任何脑损伤的发生，均可导致早产儿出生后发生伤残，如脑性瘫痪、认知障碍、行为异常、癫痫等。

二、母源性病因

围生期凡是造成母体和胎儿间血液循环和气体交换障碍引起血氧水平降低的因素均可造成围生期窒息，如妊娠高血压综合征、产程延长、脐带绕颈、胎盘功能不良等。目前国内外共识，早产儿脑损伤是由多种不同因素所致，但发病的核心因素是缺氧。主要原因包括产前因素（包括母体因素如母亲妊娠期高血压疾病、妊娠合并血糖异常、感染、妊娠期肝内胆汁淤积症等），胎盘因素（如前置胎盘、胎盘早剥、胎盘发育不良及胎盘功能退化等），胎儿因素（如胎儿生长受限，复杂性双胎妊娠如双胎输血综合征、选择性胎儿宫内生长受限等），脐带因素（如脐带过长或过短、扭转、缠绕、脱垂、打结、受压等）。以上因素均可致使母体与胎儿之间血流量或血氧饱和度降低，造成胎儿缺氧。产时因素胎位、产力异常、第二产程延长及器械助产等因素皆可抑制胎儿的呼吸中枢，造成产时或产后缺氧，发生新生儿窒息。

1. 母体因素

(1) 妊娠期高血压疾病（hypertensive disorders complicating pregnancy, HDCP）：是妊娠期所特有的疾病，包括妊娠期高血压、子痫前期、子痫、妊娠合并慢性高血压、慢性高血压并发子痫前期。妊娠期高血压疾病严重威胁母儿健康，随着病情加重，胎盘功能下降及母亲出现的各种并发症都会对胎儿生存条件产生巨大威胁，以致胎儿窘迫及胎儿生长受限，死胎以及新生儿窒息等不良结局。在正常妊娠早期，胎盘绒毛产生的细胞滋养层细胞侵入蜕膜，使蜕膜与子宫肌层的螺旋动脉变粗卷曲，有利于增加子宫和胎盘的血液供应。在妊娠期高血压疾病患者中，细胞滋养层细胞的侵入较浅，使螺旋动脉仅侵入子宫蜕膜层内部分血管，子宫肌层和蜕膜其他部分血管发生急性动脉硬化，血管直径变小且管腔狭窄，导致胎盘灌注不足和内皮功能障碍，影响母体血流对胎儿的供应，易引起胎儿颅内出血、宫内窘迫及宫内发育迟缓等并发症，严重者可能造成不同程度的脑损伤。

(2) 妊娠期糖尿病（gestational diabetes mellitus，GDM）：是发生在妊娠期的糖代谢异常，且患者的血糖未得到及时的控制，对母亲和婴儿均造成不同程度的伤害，最终导致不良的妊娠结局。糖尿病母亲体内的高血糖状态会导致大量葡萄糖经胎盘进入胎儿体内，对新生儿的生长发育、神经系统发育以及内分泌系统产生严重的影响。GDM患者体内发生的微血管病变会导致血管基底膜的增厚，血管管腔狭窄，流入胎盘以及子宫的血流量减少，胎儿因此受到缺氧缺血的影响，最易受到缺氧缺血影响的神经系统受到损伤。另外，胎儿时期的高胰岛素状态会导致新生儿出现低血糖，葡萄糖作为脑细胞代谢的唯一能源，对发育中的新生儿脑神经细胞至关重要，而严重的低血糖状态会影响脑细胞代谢从而导致低血糖脑病，故妊娠期糖尿病是新生儿低血糖性脑损伤的高危因素。

(3) 妊娠期肝内胆汁淤积综合征（intrahepatic cholestasis of pregnancy，ICP）：是妊娠期特有的并发症，多发生在妊娠中晚期。临床上主要以皮肤瘙痒、黄疸、血清胆汁酸（bile acid，BA）水平升高、肝转氨酶轻度升高为特征，可导致胎儿窘迫，胎儿中枢神经系统损伤，围生儿发病率、死亡率高。ICP患者血清BA水平异常增高，打破了母儿间BA动态平衡，使胎儿体内BA淤积，导致胎儿胎盘循环受阻、胎盘血流灌注不足、胎儿缺血缺氧；同时BA细胞毒作用等进一步加重缺血缺氧损害，引起脑等重要器官功能受损，可导致胎儿宫内脑损伤。

(4) 感染：是早产的主要原因，也被认为是胎儿脑损伤导致脑瘫的主要原因，其中以上行性感染最常见。轻度感染时可无明显异常，严重时羊水混浊，有恶臭，羊膜失去光泽、污浊、水肿、质脆。病理上表现为绒毛膜羊膜炎，包括临床型和组织学型。临床型绒毛膜羊膜炎是指妊娠期子宫及内容物出现感染，发生率为10%～20%；组织学型绒毛膜羊膜炎系指胎盘以及胎膜出现多型核白细胞浸润，该型常缺乏临床表现，而表现为慢性和亚临床型，占早产儿的60%以上。当胎盘、绒毛膜羊膜和羊水感染时，病原微生物及其代谢产物可刺激孕妇局部产生高水平炎症细胞因子，从而启动自发性羊膜早破和早产；同时这些细胞因子又可从绒毛膜-羊膜通过胎盘和不成熟的血脑屏障进入胎儿脑内，激活小胶质细胞和星型胶质细胞，进一步诱导胎儿脑组织产生细胞因子，从而破坏少突胶质细胞前体细胞而导致脑白质损伤。

2. 胎盘因素 新生儿脑损伤以及神经系统疾病与胎盘异常病理改变有明确的相关性，但目前国内对胎盘病理检查还不够重视，很多地方胎盘送检率很低，导致一些新生儿母源性疾病不能及时诊断。引起新生儿脑损伤的胎盘病理异常包括胎盘功能不全、胎粪污染、胎盘种植异常等。这些胎盘病理异常可导致胎儿、新生儿缺氧缺血或早产儿发生脑损伤。

（1）胎盘功能不全：分为胎盘成熟障碍和胎盘循环障碍，可造成胎儿、新生儿缺氧缺血或早产。无论是胎盘成熟障碍还是循环障碍，主要是由于胎盘绒毛、间质、血管等发育异常引起，从而影响胎盘供血，最终导致胎儿在宫内缺氧缺血、分娩时发生窒息，引起新生儿缺氧缺血性脑损伤。

（2）胎粪污染：胎盘可见与胎粪有关的脐带周围肌细胞核绒毛膜板血管的坏死。胎粪羊水污染可能会引起胎盘和脐带的血管收缩导致脑瘫。胎粪对于早产儿较足月儿危险性更高，文献报道早产儿胎粪污染者脑瘫发生率为41%。

（3）胎盘种植异常：包括前置胎盘、粘连性胎盘、植入性胎盘和穿透性胎盘等，其中前置胎盘可因产前出血导致胎儿宫内缺氧或被迫早产。由于异常胎盘种植引起的早产儿脑损伤常包括出血性和缺血性脑损伤。生发基质 - 脑室内出血和脑室周围出血性梗死是早产儿出血性脑损伤的主要类型；而脑室周围白质软化则为早产儿缺血性脑损伤的典型类型。不论是出血性还是缺血性脑损伤，绝大多数发生于胎龄＜32周或出生体重＜1500g的早产儿，主要与缺氧缺血使脑血管自主调节功能受损、缺氧缺血时脑血流动力学变化及缺氧缺血 - 再灌注氧自由基、兴奋性氨基酸及炎症介质的产生增多等有关。

3. 胎儿因素

（1）胎儿生长受限（fetal growth restriction, FGR）：是妊娠中晚期发生的一种并发症，占所有妊娠的3%～5%。FGR是指胎儿没有达到充分的生长潜能，以往称为胎儿宫内发育迟缓，由于“迟缓”一词有描述智力功能的含义，为避免增加父母不必要的顾虑，改为FGR。和小于胎龄儿相比，FGR更倾向于有严重的并发症，如胎儿窘迫、脑损伤、远期的神经系统后遗症甚至死亡。其围生儿死亡率是正常儿的4～6倍，不仅影响胎儿的发育，也影响远期体能和智能的发育，是新生儿脑瘫产前重要的危险因素。

（2）复杂性双胎：由于单绒毛膜双胎的血管吻合，部分双胎妊娠并发症明显增加，容易发生双胎之一死亡（single intrauterine death, SIUD）、双胎输血综合征（twin to twin transfusion syndrome，TTTS）、选择性胎儿宫内生长受限（selective intrauterine growth restriction，sIUGR）、双胎动脉反向灌注序列（twin reversed arterial perfusion sequence，TRAP）、双胎贫血 - 红细胞增多序列（twin anemia polycythemia sequence，TAPS）等，上述情况又合称为复杂性双胎。单绒毛膜双胎由于胎盘交通血管的存在，两胎儿之间存在血液交换，合并复杂性双胎时血液交换不平衡出现血流动力学不稳定，进而出现胎儿脑组织供血供氧变化，因此单绒毛膜双胎脑损伤、继发脑瘫的风险高于双绒毛膜双胎。而复杂性双胎导致单绒毛膜双胎妊娠的不良妊娠结局发生率明显增加，除围生儿死亡外，存活胎儿器官损伤也很常见，尤其是在宫内就已发生的脑损伤。

三、病理机制

早产儿脑损伤的发生机制仍不明确，目前认为主要与脑血管本身发育特点（容易缺血缺氧）、感染 / 炎症反应及免疫机制有关，尤其感染 / 炎症在早产儿脑损伤中的作用越来越受到关注。

1. *血管发育特点* 早产儿脑损伤是围生期因各种原因造成缺氧缺血引起的脑损害，最根本的病理基础是其脑组织本身发育的不成熟性。早产儿脑损伤发生与脑室周围血管解剖学因素密切相关。脑室周围白质的血供主要来源于长穿支和短穿支动脉，这些血管的远端在早产儿尚未发育完全，短穿支仅仅伸展到皮质下表浅白质。PVL 的发生与脑白质的血供发育有关。在 26 ～ 32 周，早产儿脑室室管膜下及小脑软脑膜下存在不成熟的胚胎生发基质和不成熟的脉络丛毛细血管网，生发基质血管为单层内皮，缺少弹性纤维的支持，且细胞富含线粒体，耗氧量大，对缺氧非常敏感，脑血管自动调节功能不成熟，当有缺氧等高危因素时该基质容易破裂，而发生颅内出血。随着胎儿发育，生发基质减少，到 36 周时，几乎完全消失。早产儿由于脑发育不成熟，脑血管自动调节功能较差。因此，当脑血管自我调节功能受损时，易因血压波动而出血。另外，生发基质的毛细血管网最终引流入静脉系统时的血流方向呈独特的“U”字形，极易因血流停滞而发生出血或梗死。脑白质深穿支动脉及室管膜下动脉的吻合支较少，若出现缺血缺氧，脑血流波动较大时，深层脑白质常发生局灶性与脑白质损伤（white matter damage,WMD）。早产儿脑损伤的发生与受损的脑血管自主调节或压力被动性脑循环密切相关。由于早产儿脑穿支动脉周围缺乏肌层，且存在潜在的低氧血症、高碳酸血症，其正常血压接近于自主调节曲线的下限，易引起压力被动性脑血流。当某些因素造成血压降低时，脑血流也随之下降，发生脑室周动脉边缘带和大脑白质末梢带的缺血，容易造成脑损伤。发育中的脑对缺氧缺血尤其敏感，缺氧缺血及其他高危因素的严重程度、作用强度、持续时间及脑选择性缺血敏感性和脑的发育不成熟等，共同决定了脑损伤的范围大小和严重程度。

2. *感染 / 胎儿炎症反应及免疫机制* 母亲孕期感染后，母体内炎症因子 TNF-α 和 IL-6 水平明显上升，影响早期胚胎神经系统发育。炎症因子水平升高在脑损伤与围生儿不良结局中扮演着重要角色。炎性因子可激活脑内磷脂酶 A2，降解膜磷脂，破坏细胞的结构与功能，损伤血管内皮细胞、细胞膜及细胞器；激活谷氨酰胺受体，诱导一氧化氮与氧自由基生成，诱导细胞凋亡；激活血管内皮细胞，刺激其凝血活性，抑制其抗凝血、纤溶作用，引起血管内细胞黏附、聚集，血栓形成，最终导致颅内出血。小剂量致炎物质即可引起胎儿脑组织中 IL-1、TNF-α、COX-2 的 microRNA 表达增加及 toll 样受体（TLRs）的激活，如 TLR4，该受体可激活核转录因子 β（NF-κB），从而转录激活一系列细胞因子、趋化因子，如 IL-6、TNF-α 等，导致由小胶质细胞、星形胶质细胞等所组成的先天固有免疫应答激活，增加血脑屏障对 T 细胞的通透性，增强脑组织的免疫应答，产生更多促炎、抗炎因子；同时星形胶质细胞本身也可产生许多细胞因子，如 IL、TNF-α、IFN 等。这些急性炎症反应作为脑组织的免疫应答，可以使脑部组织抵抗外来物质，但长时间的炎症反应将最终导致神经元细胞死亡。

3. *少突胶质细胞及前体易损性高* 早产儿发生脑损伤的另一个重要原因，是发育中的少突胶质细胞前体易感性较强，少突胶质细胞是组成神经纤维轴突上髓鞘的重要成分。发育中的脑有其明显的代谢特点，在神经轴突髓鞘化前期及形成的过程中，分化中的胶质细胞前体对能量的需求很高，对谷氨酸、自由基毒性的敏感性也很高，故当缺血发生时，这些有害物质浓度会增加，导致白质不同程度的损害，甚至形成软化灶。

四、临床表现

临床表现不典型，症状缺乏特异性，常见临床表现有中枢性呼吸暂停、心动过缓、低血压、高血压或血压波动、意识改变、惊厥、颅内压增高、肌张力异常（增高、减低、消失）、原始反射异常（活跃、减弱或消失）等。需要注意的是，有些非特异性表现如睡眠多、活动少、吃奶少或吸吮无力、松软或肌张力低等常被认为是早产儿自身的特点而未认识到其实可能是脑损伤的表现。

五、诊断与鉴别诊断

早产儿脑损伤诊断需要结合胎龄、围生期高危因素以及临床表现，更需要依赖影像学技术。中华医学会儿科学分会新生儿组制定了早产儿脑损伤的临床和影像学诊断建议，强调了影像学方法在早产儿脑损伤诊断中的重要性。美国新生儿神经学会影像指南也指出影像学方法在早产儿脑损伤诊断中的必要性。早产本身是脑损伤最主要的危险因素，因此，凡早产者均应高度关注脑损伤的可能，尤其伴有其他高危因素者；临床表现与脑损伤的程度可不平行，颅脑影像学和（或）脑功能检查为确诊脑损伤必不可少的手段。颅脑影像学检查“正常”或“无异常”，不能除外脑损伤，但如影像学检查“异常”，则须有脑功能异常的证据；同样，脑功能正常也不能除外脑损伤，但脑功能正常者，则须有影像学的证据。因此必须结合分析病史、临床表现、影像学检查、脑电图检查，并除外其他病因明确的脑损伤。

1. 诊断

（1）病史有可引起脑损伤的高危因素。

（2）临床表现：不典型，症状缺乏特异性，与脑损伤的程度也不完全平行。可表现为一定的神经系统症状体征，也可表现为神经系统外的症状体征，甚至无明显临床症状，单纯依靠临床表现难以确定脑损伤。

（3）颅脑影像学检查

①头颅超声与磁共振（magnetic resonance imaging，MRI）：头颅 B 超及 MRI 是 BIPI 最常用和最重要的检查和确诊手段，应作为常规检查项目。早期可发现严重脑水肿、各种类型的颅内出血、脑梗死、脑室周围白质损伤等改变；晚期可见多囊脑软化、脑空洞、脑穿透畸形、严重脑室扩张、脑积水、脑萎缩等改变。头颅超声检查（具有特异诊断价值）应在出生后 24h 内、3d 和 7d 各做 1 次，以后每周复查 1 次直至出院；必要时可随时检测；MRI 检查可在出生后 4 ～ 14d 做首次检查，纠正胎龄 36 ～ 40 周或出院前做第 2 次检查。

②弥漫加权磁共振成像（MRI-DWI）：早期 1 ～ 2 周表现为高信号，晚期则为低信号或等信号。

（4）脑功能检测

①脑电图检查（Electroencephalographic，EEG）：分为急性期异常（acute stage abnormalities，ASAs）和慢性期异常（chronic stage abnormalities，CSAs）两种，其中 ASAs 的标准为连续性中断和（或）背景活动振幅减低；CSAs 的标准为频谱紊乱，具体表现为：脑电波畸形伴或不伴额叶＞ 100μV 的正向尖波，或枕叶＞ 150μV 的负向尖波；中央区＞ 100μV 的正向尖波。EEG 至少需在出生后 48h 内（发现 ASAs）和 7 ～ 14d（发现 CSAs）各做 1 次，其中出生后 7 ～ 14d 的检测对判断神经系统预后有重要价值，可预测脑瘫的发生及神经系统发育迟缓。但 EEG 检查并不能发现所有的脑损伤，如约有 10% 的 PVL 患儿 EEG 正常。因此，正常 EEG 不能除外脑损伤的存在。

②振幅整合脑电图（amplitude integrated Electroencephalography，aEEG）：aEEG 简单、可操作性强，适合床旁监测。脑损伤常见的异常表现为背景活动异常、缺乏睡眠周期、窄带下界电压过低、窄带带宽加大、持续或间断低电压、等电压、癫痫样波形等。建议对所有早产儿（尤其低出生体重儿）在出生后 1 周内常规做 aEEG 检查，如与颅脑超声联合应用还可提高对预后不良的预测率。

2. 鉴别诊断　如前所述，早产儿脑损伤在临床上无特异性表现，主要靠影像学技术以确诊，特别需与下述情况鉴别：

（1）不成熟脑的生理状态：早产儿较足月儿更加不成熟，含水量多，故在超声上可显示出回声偏高，CT 值也略偏低，但是这种生理状态的影像特征是柔和、均匀的，不伴有其他脑损伤表现，如脑白质形态的改变。

（2）肾上腺脑白质营养不良：是 X 连锁隐性遗传病，是一种最常见的过氧化物酶体病，主要累及肾上腺和脑白质，50% 以上的患者于儿童或青少年期起病，主要表现为进行性的精神运动障碍，视力及听力下降和（或）肾上腺皮质功能低下等。本病发病率为 0.5/10 万～1/10 万，95% 是男性，5% 为女性杂合子。借助内分泌功能检测及影像学检查可诊断。

(3) 缺氧缺血：一般针对足月儿，将“缺氧缺血性脑病”作为一个独立的诊断。从影像学特征角度比较足月儿与早产儿脑白质的损伤，前者影像改变范围更广泛，而后者影像改变多集中于侧脑室周围的半卵圆中心和后角三角区附近。

其次排除遗传代谢紊乱引起的脑损伤、低血糖脑病、胆红素脑病、先天性宫内 TORCH 感染以及出生后中枢神经系统感染。这些脑损害病因明确，治疗上有各自相应的特点，应注意鉴别。

六、治疗

早产儿脑损伤一旦发生常无特效治疗，重在预防，应采取综合性防治原则。注意纠正和去除高危因素，急性期以对症治疗为主，亚急性期注意防止和治疗脑室扩张 / 脑积水，恢复期以康复治疗为主。

1. 对症治疗

（1）颅内出血：可给予维生素 K、立止血等止血剂，必要时补充凝血因子。

（2）严重脑室内出血：为促进凝血块尽早溶解及防止堵塞脑脊液循环通路，可在埋置皮下脑脊液存储器或体外脑室引流系统的同时使用溶栓剂。常用尿激酶 1 万 U+ 生理盐水 2ml 注入侧脑室 1～2h 后引流。

（3）惊厥：首选苯巴比妥钠静脉注射，负荷量 15～20mg/kg，如惊厥未控制可每隔 5～10min 追加 5mg/kg，直至总量达到 30mg/kg。24h 后给维持量，每天 5mg/kg，分两次间隔 12h 给予，疗程视病情而定。

（4）颅内高压：可给予甘露醇、呋塞米等脱水，剂量及疗程依病情而定。通常先给予甘露醇每次 0.25～0.50g/kg，30min 后给予呋塞米每次 0.5～1.0mg/kg，根据病情每 6～8 小时重复应用，随病情缓解逐渐延长给药时间（每次剂量不变）至停药，从而可以达到较好的脱水效果。

2. 并发症治疗　主要是针对 IVH-IPH 后的脑室扩张与脑积水。出血发生后 1 周左右开始吸收，但完全吸收可能需要 3 个月甚至更长的时间。积血堵塞脑室使脑脊液流通不畅，当脑脊液量达到一定程度时可使脑室逐渐扩大而引起脑室扩张或脑积水。应常规监测头围大小、前囟变化和临床状态。可酌情选择以下治疗措施。

（1）埋置皮下脑脊液存储器（Ommaya reservoir）：Ommaya 存储器由一个埋植在头皮下的扁平状储液囊和一根植入侧脑室的引流管连接而成，可以经头皮下的存储器内直接抽取脑脊液、脑室内注射药物或脑室内测压等操作，具有安全、操作方便、可以长期反复抽取脑脊液、每次抽取脑脊液的量大、污染或感染概率小等优点，经此处脑室内注射药物时，还可以避开血脑屏障这一天然障碍。当脑室内出血伴脑室进行性增宽时即可采用该方法。根据病情可每天抽取1～2次脑脊液，每次抽取脑脊液的量视病情而定（一般每次不少于10ml），注意无菌操作。每周复查脑脊液常规及生化1次，当脑脊液性质正常、每次穿刺量少于5ml、脑室大小恢复正常且稳定8周后，可停止引流并取出存储器。每周至少复查1次颅脑超声以监测侧脑室大小的变化。

（2）体外脑室引流系统（external ventricular drainage system）：融脑脊液引流、灌洗和纤溶治疗为一体。在严重脑室内出血发生后，于两侧脑室内各置入一根引流管，其中一根用于引流出脑室内的积血及脑脊液，另一根向侧脑室内注入人工脑脊液（可用生理盐水代替）而达到治疗目的。引流量通常比注入量多60～100ml/24h。疗程视病情而定（一般2～7d），当引流出的脑脊液颜色正常时即可停止。

（3）脑室-腹腔分流术（ventriculoperitoneal shunt）：适于上述方法无效者，可能仍是迄今为止治疗出血后脑积水最为有效的办法。

七、预防及早期处理

早产儿脑损伤是难以完全避免，因为该病的发生与早产儿自身脑血管的发育及局部代谢特点有关，重在预防，首先对该疾病有明确的概念，产科尽可能地减少早产，及时处理母亲妊娠期的合并症，应做到产前、产时及产后的预防。

1. 产前预防　产儿科密切合作，预防早产，分娩48h前应用激素类药物，促进动脉导管关闭及肺成熟；预防胎膜早破，合理使用抗生素，减少感染率；产时避免产钳助产，进行及时而准确的复苏。

2. 产时预防　早在2006年美国学者Mercer等即发现延迟结扎脐带可降低早产儿颅内出血发生率，其机制可能与延迟结扎脐带能够稳定早产儿脑血流动力学有关。

3. 产后预防

（1）纠正缺氧、稳定脑血流动力学：①避免和减少对患儿的不良刺激，如尽量减少各种穿刺、避免频繁的肺部物理治疗和吸引、检查和治疗集中进行等。②优化呼吸管理，合理使用机械通气，避免与呼吸机对抗。③纠正缺氧和酸中毒，避免低或高碳酸血症，使 $PaCO_2$ 维持在35～50mmHg（1mmHg=0.133kPa）。④维持血压在正常范围，避免高血压、低血压和血压异常波动，以维持脑血流正常灌注和脑血流动力学稳定。

（2）去除高危因素：①维持电解质、血糖、血浆渗透压在正常范围和最佳的营养状态。②置患儿于中性温度环境，维持体温正常，避免低体温。③监测凝血功能，使凝血功能、血小板计数等维持在正常范围。④积极控制感染与炎症反应。

（李占魁　白瑞苗　郭晓玥）

第十五节　婴儿猝死综合征

一、导言和概念

婴儿猝死综合征（sudden infant death syndrome, SIDS）是指1岁以内的婴儿和新生儿在睡眠中突然发生的、并且通过对病史、环境的详细调查和尸检等仍不能发现明确原因的意外死亡。SIDS发病在出生后第1个月内少见，2～3个月达高峰，而后又呈下降趋势，95%发生于出生后6个月内。SIDS 的发生率约为 0.817‰，近年来呈下降趋势，由 1992 年的 1.20‰逐步降至 2001 ～ 2002 年为 0.56‰～ 0.57‰。下降的原因除采取适当的预防措施有关外，疾病分类的改变亦可能是重要原因之一。一些以前诊断为 SIDS 的病例，因为疾病分类的变化而归为其他疾病，或者原来未能发现病因的病例，在以后的检测被发现病因为心脏病或其他疾病等。因此，SIDS 发生率可能并非真正下降。

二、高危因素与发病机制

近年研究表明，有一些高危因素和机制可促成或诱发 SIDS，对 SIDS 病因的研究已深入到基因水平。

1. *与母亲和婴儿相关的高危因素*　与母亲有关的高危因素包括低龄孕妇、受教育程度低、妊娠期吸烟、胎盘异常、产前检查过迟或缺乏围生期保健等。与婴儿有关的高危因素包括俯卧位或侧卧位睡眠、与他人（往往是母亲）同床睡眠、床上用品过于柔软、早产或低出生体重、小于胎龄、被动吸烟、过热、男性等。其中，侧卧位睡眠可能是早产儿和（或）低出生体重儿发生 SIDS 的高危因素之一。多胎也是 SIDS 的高危因素，双胎发生 SIDS 的相对危险度是单胎的 2 倍，随着出生体重下降，单胎和双胎儿发生 SIDS 的危险性均增加。

2. *种族差异*　SIDS 在非白种人中，如黑种人和美国印地安 / 阿拉斯加人的发生率是平均水平的 2 ～ 3 倍，是西班牙人和亚洲人的 6 倍，表明 SIDS 具有一定的种族易感性。

3. *家庭社会经济地位*　不良的家庭社会经济背景可增加 SIDS 发生率。

4. *缺氧与高碳酸血症*　尸检证实在 SIDS 病例中存在肺、脑干或其他器官的结构和功能改变，近 2/3 的病例在猝死前具有慢性缺氧或轻度窒息的组织学或生化证据。有研究发现近 60%（30/51）的 SDIS 病例的脑脊液中血管内皮生长因子（VEGF）水平显著升高，由于缺氧是 VEGF 增加的重要原因，故认为在 SIDS 发生数小时前有缺氧事件的发生，因为自缺氧开始至 VEGF 基因转录及 VEGF 蛋白表达至少需要数小时（组织中 VEGF 水平在缺氧后 6h 即可测出，12h 达高峰，24h 恢复到基础水平）。这些缺氧事件最常见的原因可能是心动过缓、上呼吸道阻塞或周期性呼吸。多种原因引起的通气不足和低氧最终诱发 SIDS。产前接触尼古丁的孕妇，其婴儿发生缺氧 / 高碳酸血症时，可加重婴儿的心动过缓而促使 SIDS 的发生。

5. *感染*　有研究表明部分 SIDS 病例在猝死发生前可能存在轻微感染而未被觉察。

（1）病毒感染：SIDS 在冬季发病呈高峰，可能与冬季易于遭受轻微的病毒感染有关，常轻微到尸检都很难发现。有学者在 62 例 SIDS 病例的心肌标本中检测到 25 例（41.7%）为病毒阳性，其中肠道病毒 14 例（22.5%），腺病毒 2 例（3.2%），EB 病毒 3 例（4.8%），细小病毒 B_{19} 7 例（11.2%）；而在对照组中未检测到任何病毒。且 SIDS 病例的心肌组织内存在明显的炎症细胞浸润，提示心肌病毒性感染可能是 SIDS 的重要原因。

（2）细菌感染：5.1% 的 SIDS 病例有百日咳杆菌引起的上呼吸道感染病史，故百日咳杆菌可能是 SIDS 的原因之一。Blackwell 等认为潜在的有害细菌定植及炎症反应使缺乏免疫能力的婴儿易遭受损害，细菌毒素引起的促炎细胞因子上调并引起严重炎性反应是 SIDS 的重要原因。

（3）肺囊虫感染：Chabé 等自 SIDS 病例的肺组织石蜡包埋切片中发现了肺囊虫，认为肺囊虫感染也可能是 SIDS 的原因之一。

6. *宫内不良因素*　在妊娠第 2、3 个月，

随着孕妇血清中 α-甲胎蛋白（α-AFP）的水平升高，SIDS 的危险性逐渐增加。孕妇血清 α-AFP ≤正常第 5 百分位（0.77）时，SIDS 的发生率是 2.7/10 万；当孕妇血清 α-AFP ＞第 95 百分位（1.35）时，SIDS 的发生率是 7.5/10 万，约为前者的 2.8 倍，提示宫内不良因素可能增加婴儿出生后发生 SIDS 的危险性。

7. *舌下神经发育不良和舌下神经核不成熟* 一名 5 个月的女婴，因胃食管反流和反复发生的吸入性肺炎而最终发生 SIDS。形态学检查证实该患儿存在舌下神经发育不良和舌下神经核不成熟，伴漏斗核的发育不良。这一结果表明舌下神经可能通过损害吞咽功能和反复发生吸入性肺炎而导致 SIDS 的发生。

8. *环境污染* 空气污染与 SIDS 密切相关。Dales 等发现居住环境中一氧化碳（CO）和二氧化硫（SO_2）浓度增高使 SIDS 的发生率增加 17.7%。Klonoff-Cohen 等发现，居住环境中的高二氧化氮（NO_2）浓度与 SIDS 的发生密切相关，尤其在婴儿发生 SIDS 的前 1d，婴儿生活环境中的 NO_2 含量显著增高。

9. *觉醒障碍* 生理学研究发现，SIDS 患儿存在唤醒反应缺陷及延髓呼吸中枢成熟延迟，当这些患儿存在由各种原因引起的缺氧时，不能及时觉醒，因而易于发生 SIDS。Kato I 等使用多功能睡眠记录仪对婴儿在快动眼睡眠期和非快动眼睡眠期的皮质觉醒状况进行了研究，结果发现以后发生 SIDS 的婴儿其皮质觉醒（完全觉醒）次数明显少于对照组（$P = 0.039$）；而在快动眼睡眠期皮质下觉醒（非完全觉醒）次数（$P = 0.017$）和持续时间（$P = 0.005$）均显著多于对照组。在睡眠的第一阶段，(9:00 PM—12:00 AM)，SIDS 患儿的皮质下活动显著多于对照组（$P = 0.038$），而在后半夜（3:00—6:00 AM）其皮质觉醒的次数则显著少于对照组（$P = 0.011$）。提示 SIDS 的发生可能与婴儿睡眠时的觉醒障碍有关。

10. *垂体腺苷酸环化酶激活肽(PACAP)缺乏* PACAP 是新生鼠暴露于低氧 / 高碳酸血后对通气反应具有重要调节作用的激素，缺乏时可引起呼吸调节障碍。研究表明 PACAP 依赖的信号传导通路有先天性缺陷可导致婴儿呼吸异常，因而易于发生 SIDS。

11. *血红蛋白成熟延迟* 在母亲妊娠的最后 1 周，胎儿的血红蛋白开始从胎儿型向成人型转变。有研究表明，血红蛋白转变延迟或不能转变与 SIDS 发生有关，即成学者型血红蛋白水平与 SIDS 发生呈负相关，故认为血红蛋白转型延迟可能在 SIDS 的发病机制中发挥重要作用。

12. *遗传变异*

（1）遗传变异可导致婴儿猝死：研究表明多种基因变异与 SIDS 发生相关，如编码 MCAD 基因、糖代谢基因、心肌离子通道基因及与血栓形成的相关基因等。有学者认为婴儿脑干易受缺血损伤与猝死有关，此与遗传因素导致脑血栓形成、在出生后 1 个月内引起脑干微小梗死的观点一致。但丹麦的一项对 121 例 SIDS 病例的研究表明，虽然 SIDS 患儿凝血因子 V 基因 G1691A 变异的频率轻微升高，但其引起的静脉血栓形成并非是导致 SIDS 的主要原因。

（2）在特定情况下，基因多态性使婴儿易发生猝死。

①补体 C4 基因：约有 50% 的 SIDS 病例在发生猝死前有轻微上呼吸道感染，这些有上呼吸道感染的病例存 C4A 或 C4B 基因的缺失，提示 C4 基因的部分缺失存在上呼吸道感染致 SIDS 的高危风险。

② HLA-DR 基因：一项调查报告发现 16 名 SIDR 病例中出现 HLA-DR2 频率的显著降低，但另外两个报告则未发现 SIDS（79 名）病例的 HLA-DR 与对照组之间有

差异。

③ IL-10 基因：IL-10 是一种重要的免疫调节因子，在感染性疾病的发展中发挥重要作用。50% ～ 75% 的 IL-10 变异由遗传因素引起，主要是 IL-10 基因启动子的多态性，即单核苷酸碱基 -1082，-819，-592 和称为 IL-10R 及 IL-10G 的 2 种微随体（microsatellites）的多态性所引起。这些多态性组成的单倍体决定 IL-10 的生成。

④ 5- 羟色胺（5-HT）转运基因：SIDS 与 5-HT 基因内含子 2 的 12 重复等位基因变异有关。

⑤热休克蛋白基因：热休克蛋白缺乏导致体温调节失常与 SIDS 有关。热休克蛋白对维持细胞正常生理功能有重要作用，并参与维持体温平衡、修复变性蛋白质和促进细胞内跨膜转运等。

⑥ 线 粒 体 DNA（mtDNA） 基 因：mtDNA 是由 16 569 个碱基对组成的封闭基因组，位于线粒体内，编码参与电子传递链的 13 种多肽，除 tRNAs 和 rRNAs 外，还参与线粒体的翻译系统。mtDNA 还含有被称为 HVR-I 和 HVR-Ⅱ的调节区，mtDNA 变异与人类多种疾病有关。研究发现 SIDS 病例在 mtDNA 的 HVR-I 区有较高的替换频率和不同的替换形式。虽然这种变异本身并不致命，但较高的 HVR-I 替换频率表明 mtDNA 的不稳定性及可能在其他部位存在有害变异。

⑦自主神经系统基因的多态性：Weese-Mayer 等研究了自主神经系统在早期胚胎发育中有关的基因，包括 MASH1，BMP2，PHOX2a，PHOX2b，RET，ECE1，EDN1，TLX3 和 EN1，在 92 名先证者中有 14 例的 PHOX2a，RET，ECE1，TLX3 和 EN1 等几种基因存在 11 种少见变异，而对照组只有 2 例存在 TLX3 一种基因的变异，而且这些变异主要见于黑种人。

总之，目前认为 SIDS 的发生是遗传与环境因素共同作用的结果，易于发生猝死的婴儿可能存在“SIDS 基因”并操纵着多基因遗传，在环境危险因素如轻微感染、俯卧位睡眠、环境过热等的共同作用下，即可触发恶性循环和死亡机制，包括高热、不规则呼吸、缺氧及自我复苏能力缺陷等，最终导致 SIDS 的发生。

三、诊断与分型

1. 诊断　对 SIDS 做出诊断必须建立在充分调查死亡发生的环境、对病例的体格检查、影像学与放射学检查、内镜检查，以及组织学、微生物学、毒理学、生物化学、代谢性疾病筛查和遗传学检查等基础上。曾有建议用“婴儿不明原因猝死”（sudden unexplained infant death）一词代替 SIDS，但未被接受。但该词可用于不符合 SIDS Ⅰ型或Ⅱ型标准或未做尸检的病例，这些猝死病例，既无确切的死因但又排除了 SIDS。随着诊断技术的进步，一些既往和目前诊断为 SIDS 的病例有可能被诊断为代谢性疾病、心脏疾病或其他疾病。

2. 分型　目前分为以下 4 型。

（1）Ⅰ型：又分为 2 个亚型，即 IA 和 IB。

（2）Ⅰ A 型：除需具备 SIDS 的一般特点外，尚需满足以下特点。

临床：①年龄＞ 21d，＜ 9 个月；②临床上无异常病史，包括足月妊娠（胎龄≥37 周）；③生长发育正常；④同胞中无类似死亡，包括近亲或其他在同一监护人监护下的婴儿。

死亡环境：①环境因素调查结果不能解释死亡原因。②睡眠环境安全，没有证据表明其能够导致死亡。

尸检：①没有潜在的病理状况，轻微的呼吸系统炎性浸润可以接受，胸腺的点状出血有支持意义但非确诊证据。②没有创伤、虐待、忽视或非故意伤害的证据。

③没有胸腺应激反应的证据[胸腺＜15g和（或）中、重度皮质淋巴细胞缺失]。④毒理学、微生物学、代谢、化学、放射学等检查结果均阴性。

（3）I B型：符合SIDS的定义（条件）及I A类，除以下几点之外的条件：可能导致死亡的环境因素未被除外；和（或）毒理学、微生物学、代谢、化学、放射学等检查中的一项以上未能施行。

（4）Ⅱ型：除外下列各项之一，其余均符合I型SIDS的标准。

临床：①年龄不在I型SIDS的范围内，即＜21d或＞9个月。②同胞、近亲或在相同监护人监护下的婴儿有类似死亡，但除外自杀或遗传性疾病。③已经除外与新生儿或围生期异常可能有关的（如可导致早产的各种危险因素等）死亡。

死亡环境：除外因包裹过多导致的机械性窒息。

尸检：①生长发育异常但与死亡无关。②虽有明显的炎性变化或异常，但不足以解释死因。

分类不明的婴儿猝死：指那些不符合I型或Ⅱ型SIDS的标准，但其死亡的自然或非自然条件不明确，包括未做尸检等。

复苏后病例：被发现时处于濒死状态，虽已复苏但最终死亡。

四、预防

SIDS协作研究小组提出以下预防建议。

1. 仰卧睡眠（back to sleep） 开展“仰卧睡眠”运动以后，SIDS发生率显著下降。有报道在新生儿期（0～27d）下降了6.6%，1～6个月的婴儿下降了9.0%，7～11个月的婴儿下降了6.1%。在寒冷季节平均每个季节下降了11.2%。避免婴儿俯卧位和侧卧位睡眠。

2. 使用硬的床面 避免在婴儿床上放置柔软的床上用品，如枕头、棉被、羊毛围巾、羊皮毯、充填性玩具等，以防婴儿面部被它们包裹或盖住。推荐在婴儿的硬床垫上覆盖一层床单作为婴儿睡眠之用。

3. 避免妊娠期吸烟和婴儿被动吸烟 妊娠期吸烟是SIDS的重要危险因素之一，在婴儿居住的环境中吸烟也是SIDS的独立高危因素，均应避免。

4. 推荐婴儿与母亲在同一房间内非同床睡眠 尤其在出生后20周以内，与母亲同床是SIDS的重要高危因素，但对20周以后的婴儿影响不大。

5. 使用安慰奶头 使用安慰奶头能降低SIDS发生率，尤其在长睡眠期使用。如果婴儿拒绝或婴儿已熟睡后，则无必要使用。安慰奶头减少SIDS发生的机制可能与降低觉醒阈值有关。使用安慰奶头的副作用是婴儿咬合不正的发生率增高，但停用后可恢复；长期使用的婴儿发生中耳炎、肠道感染和口腔内念珠菌定植的概率增高。

6. 避免婴儿过热 婴儿应在凉爽的环境中睡眠，不应穿、盖过多，抚触婴儿如感过热则不合适。

7. 不推荐使用家庭监护装置 尚无证据表明家庭内使用的心肺监护仪能减少SIDS的发生。但对存在明显的威胁生命事件的婴儿，加强家庭监护仍有重要意义。这些事件包括伴有呼吸暂停（中枢性或偶发梗阻）、肤色改变（通常指发绀、苍白，偶有红斑或多血征）、明显的肌张力改变（尤其是降低）、呼吸不畅和呕吐等症状的突发事件，这时家庭内监护有助于迅速认识呼吸暂停、气道梗阻、呼吸衰竭、辅助供氧中断和呼吸支持失败等。

8. 尽量勿用次级照护人（secondary caregivers） 在美国约有20%的SIDS发生于非父母看护的婴儿。这些婴儿往往由较大的儿童、儿童保育员、亲属（如祖父母、养父母）或临时保姆看护。

（邱如新 刘 敬）

第十六节 胎儿水肿

一、概念

胎儿水肿（hydrops fetalis，HF）是指胎儿细胞外液体过量积聚的一种综合征，判断标准为存在下列两种或以上的异常：皮肤水肿（厚度≥5mm）、至少1处浆膜腔（胸腔、心包腔、腹腔）积液、羊水过多和胎盘增厚（＞6cm）。发生率为1/3700～1/2500。胎儿水肿是由于多种胎儿、胎盘和母亲疾病引起，是围生期存活不良的预警指标，需要围生科学和新生儿学专家积极根据基础疾病的进程来治疗和干预。

二、母源性病因

胎儿水肿的病因分为免疫介导胎儿水肿和非免疫性胎儿水肿。美国一项研究中598例活产婴儿被确诊存在胎儿水肿，主要病因依次是：先天性心脏问题（14%）、心律异常（10%）、双胎输血（9%）、非心脏性先天性异常（9%）、染色体异常（8%）、先天性病毒感染（7%）、先天性贫血（5%）、先天性乳糜胸（3%）。常见母源性病因有母胎血型不合、孕母子痫前期、感染、出血、溶血、红细胞（RBC）生成障碍、异常血红蛋白生成以及胎-胎输血和胎-母输血等。

1. 免疫介导胎儿水肿　是指孕妇和胎儿血型不合引起的胎儿免疫性溶血，是一种同族血型免疫性疾病，主要是由ABO血型和Rh血型不合引起。过去胎儿水肿最常见的原因是母亲和胎儿之间的Rh血型不合多见，自20世纪60年代以来产前应用抗Rh（D）人免疫球蛋白或给孕妇置换血浆、给胎儿输血或应用静脉注射免疫球蛋白等预防Rh血型不合溶血病，发病率已明显降低。

2. 非免疫性胎儿水肿（nonimmune hydrops fetalis, NIHF）几乎占目前新生儿胎儿水肿病例的90%。主要由遗传性病因（非整倍体、遗传性综合征和基因缺陷、代谢贮积病）、结构异常、代谢性疾病、贫血和感染引起。对遗传性病因产前准确诊断并提供遗传咨询很重要。其中常见母源性病因有早期潜在孕母疾病导致胎儿结构异常、孕母中后期子痫前期、贫血和感染等。

（1）胎儿心血管异常：心血管系统异常占NIHF病因的40%。来自母亲的病因引起胎儿的心脏病变，主要包括结构异常、心律失常和血管异常。

①结构异常：与水肿相关的最常见的心脏病变是房室间隔缺损（atrioventricular septal defect, AVSD）、左心和右心发育不良，以及单纯室间隔缺损或房间隔缺损。其他较少见的异常包括法洛四联症和动脉导管提前闭合。其中许多病变也与非整倍体有关。胎儿心脏肿瘤虽然罕见，但是经常合并水肿、心室梗阻和（或）心律失常。绝大多数结构性病变无法在宫内进行治疗，当出现早发性水肿时，这些妊娠预后极差，死亡率接近100%。

②心律失常：严重的心律失常可导致胎儿水肿发生。

快速性心律失常：与NIHF相关的快速性心律失常最常见为室上性心动过速，其次是心房扑动、折返性心动过速、长QT和室性心动过速。胎儿快速性心律失常经常可通过给予母亲心率控制药物来治疗；然而，如果出现水肿，胎盘转运功能受到干扰，可能会使疗效不充分。在这类情况下，可以直接给胎儿用药。患有Graves病的女性，如果胎儿心动过速，特别是合并了甲状腺肿、骨龄提前、生长迟缓或颅缝早闭时，则提示母体内促甲状腺激素（thyroid stimulating hormone, TSH）受体刺激性抗体通过了胎盘，造成了胎儿甲状腺功能亢进。病情严重时可能发生心力衰竭和水肿。可通过给予母亲丙硫氧嘧啶或甲巯咪唑来治疗受累胎儿。

缓慢性心律失常：持续的缓慢性心律失常有一半是由心脏结构异常引起的。影响房室（atrioventricular, AV）结区域的复杂先天性病变可导致传导系统在解剖层面的中断，造成AV分离和心动过缓。另一半持续的缓慢性心律失常与母体自身免疫性疾病相关，患病母体IgG抗体穿过胎盘对胎儿的希氏束和Purkinje纤维造成直接的损害。

③动静脉和静脉畸形：直径大于4～5cm的胎盘绒毛血管瘤由于存在动静脉分流而可导致高输出量性心力衰竭，从而引起NIHF。此种情况难以治疗。有病例报道尝试采用宫内镜激光凝固血管瘤的供养血管，获得了成功，但是也出现了并发症，如胎儿出血、致死性失血和死亡。其他部位的动静脉瘘（如骶尾部畸胎瘤、神经母细胞瘤）、巨大的血管瘤、脐带动脉瘤，或腔静脉、肝门静脉或股血管的阻塞也可以造成水肿。

（2）孕母原因所致胎儿贫血：胎儿贫血原因包括孕母出血、溶血、RBC生成障碍、异常血红蛋白生成以及胎胎输血和胎母输血。胎儿贫血在胎儿水肿的病因中占10%～27%。正常胎儿的血红蛋白在妊娠期呈直线升高，从妊娠17周的10～11g/dl升高到足月时的14～15g/dl。同族免疫妊娠的研究报道，当胎儿血红蛋白水平比相应孕周的正常均值水平低7～10g/dl时，会发生水肿；另有研究报道，当胎儿血红蛋白水平低于相应孕周血红蛋白水平中位值的一半时，会发生水肿。在后一个病例系列研究中，所有水肿胎儿的血红蛋白水平均低于5g/dl。重型α地中海贫血是东南亚人发生NIHF的最常见原因。

（3）胸部异常：占水肿病因的10%。这些胸部疾病增加了胸腔内压力，并能阻止静脉血回流入心，造成外周静脉淤血；或者它们可阻断淋巴导管，造成淋巴水肿。肺与羊膜腔之间的液体交换受到干扰也可能促成羊水过多。胎儿胸腔积液可以单独发病，也可以与水肿共同发生，而后者的预后更差。它们可与下列疾病相关：非整倍体(特别是21-三体)、结构畸形或肿瘤(如涉及心脏、肺、淋巴系统)、先天性感染和遗传性综合征（如Noonan综合征、Opitz-Frias眼距过宽-尿道下裂综合征）。总体预后部分取决于肺部损害发生时的孕周。妊娠第20周之前发生的持续性胸腔积液可影响肺部生长和功能，是预后不良的一个征象。对于有大量胸腔积液的胎儿来说，行胸膜腔羊膜腔分流术可缓解增高的胸腔内压力，从而降低肺发育不全的发生风险。它还可减少静脉和淋巴的梗阻，从而使胎儿水肿缓解。开放性胎儿手术已被用来治疗引起肺发育不全或水肿的胸部病变，但是此方法尚处于研究阶段。

（4）感染性疾病：感染在NIHF的病因中占8%。细小病毒B19是最常见的与水肿相关的感染因子。其他与NIHF相关的感染包括：TORCH病原体（弓形虫、风疹、巨细胞病毒和疱疹病毒）、梅毒、水痘、腺病毒、柯萨奇病毒、钩端螺旋体病、枯氏锥虫（美洲锥虫病）、李斯特菌。这些病例的治疗则是针对感染因子。除水肿外，其他能提示存在宫内感染的超声表现还包括脑、肝或心包的钙化，小头畸形，脑室增宽，肝脾大以及胎儿生长受限。

（5）原发性淋巴系统疾病：原发性先天肺淋巴管扩张症是由于胸导管梗阻引起的，而继发性先天肺淋巴管扩张症则是由于胸部包块、先天性心脏缺陷导致。原发性先天肺淋巴管扩张症通过减少静脉回流或通过心脏压塞而引起水肿，可在妊娠中期采用胸膜腔羊膜腔分流术来治疗以预防肺发育不全。泛发型淋巴管扩张综合征是全身淋巴管扩张引起的。在这种情况下，皮下及内脏淋巴水肿与乳糜胸相伴发生。胃肠道蛋白丢失、乳糜胸和弥散性淋巴渗漏可导致水肿的发生。

(6) 双胎妊娠：单绒毛膜双胎妊娠有发生双胎输血综合征（twin-to-twin transfusion syndrome, TTTS）和双胎反向动脉灌注（twin reversed arterial perfusion, TRAP）的风险。其他的双胎可能由于上述任一病因而发生一胎或双胎水肿。

(7) 其他畸形

①胃肠道畸形：可以观测到典型的腹水和羊水过多。单纯性胎儿腹水还可由淋巴管发育不良、卵巢囊肿（女性胎儿）或膀胱破裂（尿性腹水）引起。由于这些病例仅有一个腔室受累，所以不是真正意义上的水肿。若单纯性腹水未影响到胸腔导致肺发育不全且未影响到发育中的肾造成肾发育不全的话，一般预后尚可。

②泌尿生殖系统畸形：泌尿生殖道异常仅占NIHF病因的一小部分。某些疾病，比如引起梨状腹综合征的后尿道瓣膜病，可导致腹腔内静脉回流受阻。另一种罕见的肾脏功能性疾病—先天性芬兰型肾病，可造成胶体渗透压降低，从而引起低蛋白血症和NIHF。

三、病理生理

常见母源性胎儿水肿病因的致病机制如下。

母胎血型不合时母体免疫球蛋白（immunoglobulin, Ig）G抗体进入胎儿体内破坏胎儿红细胞，从而引起胎儿严重贫血，进而出现水肿。贫血时胎儿水肿产生的机制：胎儿贫血可致胎儿髓外造血，引起肝脾大和肝功能失调，导致肝脏合成白蛋白减少，造成胎儿低蛋白血症及血浆胶体渗透压降低，从而加重贫血，形成恶性循环；另外贫血还可引起高输出量性心力衰竭。重型α地中海贫血时由于人体不能生成α珠蛋白链，所以受累胎儿很难合成有功能的血红蛋白分子。γ链发生累积并形成γ四聚体（Bart's血红蛋白）；Bart's血红蛋白与氧结合，但是由于其与氧的亲和力比血红蛋白A强得多，所以不能将氧释放给组织使用。血红蛋白电泳将显示，超过80%的血红蛋白为Barts血红蛋白，其余的血红蛋白为胚胎来源，其中一小部分为血红蛋白H（β四聚体）。胎儿可能有严重的贫血，外周血涂片可见有核RBC及靶形RBC。此类贫血可以通过宫内输血来治疗，若不及时治疗预后极差。中期妊娠初始阶段可出现严重的酸中毒、缺氧及水肿，继而出现胎死宫内。其母亲也有一定风险，可能会导致孕妇早产、羊水过多、子痫等严重并发症。

快速性心律失常导致高输出量性心力衰竭伴进行性静脉淤血而出现胎儿水肿。缓慢性心律失常中水肿的发病机制被认为是低心排血量。胎盘或者胎儿体内存在动静脉和静脉畸形时出现动静脉分流而可导致高输出量性心力衰竭，从而引起NIHF。

感染导致水肿的发病机制尚不完全清楚，但细小病毒B19感染是个特例。此种病毒攻击RBC、肝细胞和心肌细胞，造成一过性再生障碍性危象、肝炎和心肌炎，这些过程是自限性的。但是，如果重度贫血持续存在，可通过宫内输血来治疗。由于一些胎儿可能还存在严重的血小板减少，所以在进行血样采集和输血时要准备好血小板。一般来说预后较好，所以可以进行积极治疗和监测。TORCH感染的胎儿中出现水肿则提示多系统衰竭（如心肌炎导致心力衰竭，肝脏受累导致低白蛋白血症），这是预后不良的标志。

胎儿水肿发生的具体机制尚不十分清楚。根据Starling方程，胎儿血管与间质腔隙内的液体平衡是由流体静压与渗透压共同控制的。因为胎儿毛细血管通透性更大，组织间隔的顺应性更强，淋巴回流更容易受损，胎儿特别容易发生间质液生成大大超过淋巴回流，因此导致间质液蓄积增加，出现胎儿水肿。目前主要认为是下述一项或多项异常的最终结果。

1. 微循环静脉压增高 CVP升高可增加毛细血管的流体静压，损害淋巴回流至血管。低输出量性心力衰竭（如心律失常、先天性结构性心脏病、心肌炎）和高输出量性心力衰竭（如严重贫血、动静脉畸形、双胎输血综合征）均可导致CVP升高，从而可能导致胎儿水肿。CVP升高似乎是胎儿水肿发病机制中一个关键的环节，因为动物研究表明，单纯的严重贫血并不导致胎儿水肿，只有在CVP升高的情况下才可导致胎儿水肿。CVP升高也可能是由上腔和（或）下腔静脉受阻导致的，在先天性囊性腺样畸形、脐膨出、颈部或纵隔畸胎瘤、先天性高气道阻塞综合征病例中存在这种情况。脉管系统受压可阻碍淋巴回流，导致水肿形成。

2. 淋巴引流受阻 由于结构异常或因CVP增加而引起的胸腔和腹腔内淋巴液向中央静脉系统的回流减少。发育异常可导致淋巴网络的结构性发育不全，可见于乳糜胸、颈部水囊瘤、先天性淋巴水肿、囊性淋巴管扩张等疾病。这些结构性异常经常与染色体异常有关，如Turner综合征。

3. 血浆胶体渗透压降低 如孕母营养不良、肝病、肾病等疾病导致胎儿出现低蛋白血症、非免疫介导性贫血时，毛细血管胶体渗透压降低可引起胎儿水肿。水肿为全身性可凹陷性水肿，查血浆蛋白有助于诊断（白蛋白＜ 2.5g/dl）。然而动物研究的数据表明，低蛋白血症并不导致NIHF。

4. 毛细血管通透性增加 动物研究显示，严重的胎儿缺氧可导致胎儿水肿。在这些研究中，肾素-血管紧张素系统持续激活，在不存在肾脏损伤或CVP升高的情况下，肾素水平增加。此外，缺氧可导致内皮损伤并干扰一氧化氮和环磷酸鸟苷的生成，后两者可能使毛细血管渗漏增加，导致更多液体从血管内移至组织间隙。严重宫内感染时也可导致胎儿内皮细胞受损而致病。

5. 其他 甲状腺功能低下所致的黏液水肿，水肿指压不可凹，伴有生长发育及智能低下、皮肤、毛发干燥等甲状腺功能低下的临床表现；血T_3、T_4降低，TSH增高有助于确诊。新生儿硬肿症、极低出生体重儿、早产儿维生素E缺乏及输入含钠液过多时，均可引起水肿。在人类和动物模型上的研究还显示：水肿胎儿中，血浆中心钠素和醛固酮的含量异常，不过这些物质与水肿之间的因果关系还有待确定。尚需进一步研究以阐明胎儿心肌功能、血管内容积的维持以及神经和循环血浆中蛋白和激素之间复杂的相互作用，并解释每一种因素是如何促成水肿的。

此外在母胎医学中关于胎儿水肿，需特别关注镜像综合征（也称Ballantynes综合征），即母体全身水肿状态常常累及肺，此状态反映了胎儿和胎盘水肿。虽然它通常发生于NIHF，但是也可出现于免疫介导性水肿。其发病机制尚不明确。有的假说认为，水肿胎盘导致脱落进入母体血液的滋养层细胞碎片增加，进而引起母体发生全身性炎症反应。其他假说认为，水肿胎盘可能增加了可溶性FMS样酪氨酸激酶（sFlt-1）的合成，而这一物质恰恰是子痫前期中导致母体内皮和血管异常的重要介质。镜像综合征可在分娩前的任意时间发病，并可能延续至产后。它可表现为体重快速增长、外周水肿逐渐加重以及进行性呼吸急促，或者具有类似于重度子痫前期的临床表现和病程。与子痫前期不同的是，母体血细胞比容常常是低的（血液稀释）而不是高的（血液浓缩），羊水容量常常增加（羊水过多）而不是减少（羊水过少），并且胎儿总是有水肿的征象。通常需要分娩会使可威胁母体生命的症状得以缓解。不过，逆转胎儿水肿的干预措施也可改善母体症状，从而使得妊娠时间延长。也有报道显示，细小病毒感染相关的胎儿水肿自行缓解后，以及胎儿死亡后，镜像综合征可出现自行缓解。

四、临床表现

相较于相应孕周正常的子宫大小，怀有水肿胎儿的女性子宫可能会更大，她们可感觉到胎动减少，并且可能出现伴或不伴子痫前期的全身性水肿（即镜像综合征）。高达35%的水肿胎儿是在进行产前超声检查时偶然发现的。各病因所致的水肿病例的比例与出现症状时的孕周相关。例如，妊娠第24周以前出现NIHF通常与非整倍体相关，而24周以后出现的主要病因是心脏（结构缺陷和心律失常）、肺和感染性因素。常见表现如下。

1. *腹水* 水肿的一个早期征象是腹腔内器官（如肝和膀胱）的边缘有一薄层液体环绕。胎儿腹部的超声图像可显示胎儿腹水，早期表现为腹壁内侧有一圈无回声液体区。区分早期腹水和假性腹水很重要，假性腹水实际上是由腹壁肌肉形成的一个低回声带。在有大量腹水的情况下，可能会显示出肠管受压，并且由于腹腔内过量液体增强了超声传导，所以显示为肠壁回声增强。

2. *胸腔积液* 在胸腔内，可在胸壁内见到肺部被胸腔积液环绕。胸腔积液可能是单侧的或双侧的，肺组织受压。若胸腔积液发生于妊娠第20周之前且长期存在，则会阻碍肺组织的生长发育，从而造成肺发育不全，这是此类胎儿发生新生儿死亡的常见原因。

3. *心包积液* 标准二维（two-dimensional, 2D）图像可能很难发现心包积液。不要将生理性的心包液或低回声的心肌层误当作异常的心包积液，这一点很重要。在诊断不明确时采用M型超声可帮助准确测量心包积液，并用以区分生理性的和病理性的心包液。一般说来，在妊娠中期行胎儿超声检查时，心包液达2mm是很常见的，不应考虑为病理性的积液，并且即使液体达7mm仍可能是良性的。

4. *皮肤水肿* 是胎儿水肿的一个晚期征象。病理性皮肤水肿被定义为胸部或头皮处皮下组织厚度超过5mm。要注意排除由脂肪引起的头皮及项后区的皮肤增厚。根据水肿的范围分为全身性及局部性两类。用手指压迫水肿部位片刻，如压踝部或胫前水肿部位，可引起暂时性凹陷者称可凹陷性水肿，否则为非可凹性水肿，前者水肿部位可随重力影响发生改变，如站立、行走。水肿多位于下肢，平卧数日，下肢水肿减轻，骶背部明显。水肿不可凹与水肿液含有蛋白质成分有关，水肿部位不随体位而发生改变。

5. *羊水过多* 一般被定义为羊水指数（amniotic fluid index, AFI）大于24cm或羊水最大垂直深度大于8cm。它存在于40%～75%的NIHF妊娠中，而且常常是妊娠期超声评估的初始指征。

6. *巨大胎盘* 胎盘也可能出现异常。巨大胎盘可由绒毛内水肿引起。一般认为，胎盘厚度大于4～6cm是异常的，应进一步检查。另一方面，严重的羊水过多可使胎盘显得薄或被压缩。

胎儿水肿活产婴儿的死亡率高达50%。预后取决于病因、发病时孕周和是否有胸腔积液。在前面提到的纳入598例胎儿水肿活产婴儿的回顾性研究中，合并先天畸形的婴儿死亡率最高（58%），合并单纯性先天性乳糜胸的婴儿死亡率最低（6%）。水肿发生越早，预后越差。在一项 Logistic 回归分析中，与生存率降低有关的危险因素包括：胎龄较小，5min 时的 Apgar 评分 ≤ 3 分，需更强的支持性治疗，即吸入高浓度的氧气和高频通气支持。在胎儿水肿的生存者中，神经系统发育结局差。应对所有胎儿水肿的生存者进行神经系统发育的评估。

复发风险：胎儿水肿的复发风险取决于潜在病因。存在染色体异常患儿的家庭中，复发率最高，对于特发性病例，复发风险很小。因此，应尽一切努力确定水肿的原因，包括对死胎和死婴进行尸检和染色体微与胎儿娩出后评估阵列分析（chromosomal microarray analysis，CMA）。

五、诊断

（一）诊断

根据出生前超声检查或出生后评估，证实存在下列两项及以上表现即可做出诊断：皮肤水肿（≥ 5mm）、胸腔积液、心包积液、腹水、羊水过多和胎盘增厚（> 6cm）。通过超声检查确立胎儿水肿的产前诊断。超声检查可以确认或排除一些病因（如双胎间输血、心律失常、已知与 NIHF 相关的结构异常）。应尝试进行相应检查以明确病因及可否治疗，并识别再次妊娠时具有复发风险的疾病，这一点很重要。

（二）胎儿娩出后评估

胎儿娩出后一旦心肺系统稳定，可进行深入评估以确定胎儿水肿的潜在病因，从而指导进一步的评估、指导治疗，并可提供受累婴儿的预后及未来妊娠的遗传咨询方面的信息。评估内容包括检查婴儿和胎盘，并进行娩出后诊断性评估。

1. 婴儿和胎盘的检查　评估从检查婴儿和胎盘开始。有助于指导受累婴儿的评估和处理的新生儿体格检查发现包括如下方面。

（1）吸氧无效的持续性发绀，提示存在结构性心脏病或心肌病。

（2）真皮造血和肝大，伴或不伴脾大的证据，提示宫内先天性病毒感染，例如巨细胞病毒（cytomegalovirus, CMV）和风疹病毒。

（3）在合并先天性肌病或遗传性代谢病（包括贮积性疾病，如戈谢病）的水肿婴儿中，可能存在肌张力过低。此外，目前已有婴儿水肿合并先天性甲状腺功能减退（与肌张力过低有关）的病例报道。

（4）除肌张力过低外，代谢贮积性疾病的其他临床特征可能包括肝大、面部畸形和心肌病。

（5）可能存在提示染色体异常的表现，如手足先天性淋巴水肿、颈蹼、指（趾）甲发育不良、高腭和第四掌骨较短，这些表现可见于 Turner 综合征婴儿。与胎儿水肿有关的其他染色体异常包括 21- 三体、18- 三体、12- 三体以及三倍体。

（6）在体格检查中，可能发现其他与胎儿水肿有关的异常，如脐膨出和胸内肿块。在检查胎盘时应注意有无存在绒毛膜血管瘤和先天性感染的证据；在双胎妊娠时，应检查是否存在双胎输血的证据。

2. 诊断性评估　初始检查包括血气分析、全血细胞计数，如果怀疑贫血，应检查血型并进行交叉配血。血气分析测定可提供婴儿心肺状态方面信息，并可指导进一步的干预。全血细胞计数（包括血细胞比容）可判断是否存在贫血；如果存在，可评估贫血的严重程度。血涂片检查可确定是否存在持续性溶血，并可能为潜在病因的诊断提供线索。进一步的诊断性研究包括如下方面。

（1）心脏评估：对于怀疑存在心脏异

常的水肿婴儿，通过心电图检查判断是否存在心律失常，并进行超声心动图检查，判断是否存在心脏结构性和功能性异常。

(2) 胸腹部评估：可通过 X 线摄影明确是否存在胸腔积液及其体积，这是一种筛查潜在肿块及肺病或心脏病的方法。如果怀疑存在胸内或腹部异常，计算机断层扫描、超声诊断或磁共振成像等其他影像学检查方法可为确定异常提供更好的分辨率，这些异常如囊性腺样畸形、平滑肌肉瘤或肺隔离症。发现可通过外科手术矫正的病变非常重要，因为病例报告发现，通过手术干预患儿的结局改善。

(3) 对感染进行评估：先天性细菌和病毒感染均与胎儿水肿病例有关。胎儿宫内感染可能是由从阴道和宫颈上行的病原体导致的，也可能是由母体循环通过子宫胎盘循环转移的病原体导致的。具体感染存在特征性的胎盘内组织病理学表现。因此，当认为感染是胎儿水肿的病因或促发因素时，应由病理学家进行胎盘检查。先天性病毒感染是与胎儿水肿有关的最常见的感染性因素。目前，先天性病毒感染的诊断性实验包括：血清学检测、不同体液的培养、分子生物学技术（如聚合酶链式反应）。实验方法的选择取决于病原体。与 CMV、细小病毒、梅毒和弓形虫感染有关的胎儿水肿，通常是由贫血及由此导致的高输出量性心力衰竭造成的；还存在由 CMV、细小病毒和柯萨奇病毒所致的心肌炎导致的胎儿水肿病例。

(4) 对贫血进行评估：对于存在严重症状性贫血的婴儿，应及时进行输血干预。如果存在待定的产前病因，一旦婴儿的心肺状况稳定，应判断或确定贫血的原因。贫血可由如下原因引起：溶血，如自身免疫性溶血性贫血或遗传性红细胞异常（如纯合性 α- 地中海贫血或遗传性球形红细胞增多症）；胎母输血导致的失血；胎儿红细胞生成减少（如细小病毒 B12 感染）。在 21- 三体综合征的新生儿中，10% 的新生儿存在一种罕见类型的贫血（一过性骨髓细胞生成异常或一过性白血病）。血涂片检查可确定溶血是否是贫血的原因。如果存在溶血，需进行进一步检查，包括婴儿的血型、Coombs 试验，以及可检测遗传性红细胞疾病的试验。如果怀疑存在胎母输血，可通过 Kleihauer-Betke 试验支持诊断，该试验通过流式细胞计测定母体血液中胎儿红细胞的百分比。

(5) 染色体微阵列分析（chromosomal microarray analysis, CMA）：是一种基于阵列的分子细胞学方法，用于检测遗传性疾病。与被称为中期 G 带染色体或核型分析的传统产前基因检测一样，目前 CMA 被推荐作为妊娠期和经超声筛查或体格检查发现存在异常的胎儿和婴儿的一线基因检测方法。像核型分析一样，CMA 可识别主要的染色体缺陷，如唐氏综合征，但其诊断的检出率更高、周转时间更快。CMA 中所需的样本可通过羊膜穿刺术、绒毛膜绒毛取样或胎儿血液取样获得。当与患者回顾产前处理方法（如终止妊娠或有创性治疗性干预）时，产前 CMA 可提供一些有效信息。如果尚未进行胎儿 CMA 检查，无论婴儿的结局如何，均应进行 CMA 检查，因为胎儿水肿可使染色体异常的风险增加。如果发现存在染色体异常，应为患儿父母提供遗传咨询，以指导未来妊娠的处理。

(6) 对遗传性代谢病进行评估：代谢性疾病是由于某种酶或其辅因子缺乏或异常，出现特定代谢产物蓄积或缺乏而导致的。如果胎儿水肿的婴儿 / 胎儿合并遗传性代谢病，其结局很差。此外，将来妊娠时该病的再发生率也很高。因此，NIHF 中所有宫内死亡的胎儿、死亡新生儿或引产胎儿，均推荐进行尸检。也建议咨询医学遗传学专家。建议保存羊水和（或）胎儿细胞，以便以后行遗传学检测。这对将来的计划生育很重要。

(7) 罕见病因：一种需考虑的罕见遗传性疾病是家族性噬血细胞性淋巴组织细胞增生症，后者是由编码 Munc13-4 的基因突变导致的。

六、治疗

出生后的处理包括在产房进行旨在稳定心肺状态的初级复苏、进行确定水肿潜在病因的评估，如果可能，还应针对潜在病因进行导向治疗。

1. *初始复苏* 分娩时，由于软组织难产、产后出血和胎盘滞留，胎儿水肿会增加产伤风险。分娩前通过宫腔内抽吸胸腔积液或腹水可降低难产的风险，有利于新生儿复苏。剖宫产应在有常规产科指征时进行；然而，与胎儿水肿有关的胎心率模式不良和难产的发生率较高，这使剖宫产可能性增加。

虽然产前超声检查可为所需的复苏等级提供指导，但应预先考虑到产房处理时那些病情最重的婴儿的需求。如果存在显著腹水，进行准备工作时应预估需要引流液体。胸腔积液或心包积液可损害通气或心排血量，特别是在分娩前未引流液体的情况下。如果预期存在严重贫血，应准备好非匹配的 O 型 Rh（D）阴性浓缩红细胞。

对于新生儿的初始复苏，笔者建议采用由美国心脏协会、美国儿科学会和国际复苏联合委员会共同发表的指南，该指南侧重于如下 3 个步骤：①初始步骤（保暖、摆正头部位置、清理呼吸道、擦干身体、刺激）；②呼吸（通气）；③循环。

呼吸：大多数受累婴儿由于呼吸抑制需进行气管插管。由于头、颈和口咽部水肿，可能存在插管困难，因此应由经验最丰富的临床医师进行该操作。如果插管后仍未实现充足通气，可能有必要通过细针抽吸引流胸腔积液和腹水。在进行腹腔穿刺术和（或）胸膜腔穿刺术时，需使用一根 18 ～ 20G 的连接三通活塞和注射器的套管针。当进入胸腔或腹腔后，撤出针，使塑料导管留置在原位，以避免损伤肺或腹部脏器。用注射器轻轻抽吸液体。在某些病例中，如果存在心脏压塞的证据，可能需进行心包穿刺术。即使在抽液后，水肿的婴儿也常常需进行机械性通气支持，因为很多婴儿将出现肺发育不良或呼吸窘迫综合征。如果婴儿是在妊娠 30 周时或之前出生的，应预防性给予表面活性物质。对于年龄较大的婴儿，如果动脉氧与肺泡氧之比小于 0.22 ～ 0.3，可考虑补救性给予表面活性物质。

循环：如果存在皮肤苍白、心动过速和呼吸过速，提示心源性休克或严重的症状性贫血。对于监测血压、获得血液进行检验、必要时输液和给药以及部分换血，中心静脉置管很有必要。脐静脉插管是一种快速建立中心静脉通路的方法。虽然多数水肿婴儿的血容量正常，但对于心血管功能接近衰竭的婴儿，可能需进行液体复苏。为提高心排血量，可能需使用强心剂(如多巴酚丁胺)，尤其是对于低输出量性心力衰竭的婴儿。当已经确定或怀疑胎儿贫血是胎儿水肿的潜在病因时，应进行简单而谨慎的输血，或使用 O 型 Rh（D）阴性浓缩红细胞进行等容部分换血。首选等容部分换血，因为这些婴儿的血管容量正常或增加、CVP 升高。导致 NIHF 的心脏或肺部先天性异常经常能够引起患儿在新生儿期迅速发生肺和（或）心脏功能衰竭，需要马上施以支持治疗。例如，对于有巨大肺部病变、纵隔移位和水肿的胎儿，在剖宫产时行子宫外产时治疗（ex-utero intrapartum therapy, EXIT）可能有所帮助。在 EXIT 过程中，胎儿被部分娩出，并在不钳夹脐带的情况下进行插管。通过吸入性药物保持子宫的松弛状态，并通过羊膜腔灌注保持子宫的体积，从而维持子宫胎盘的血流和气体交换。这给多学科团队为稳定新生儿而开始体外膜式氧合（extracorporeal membrane oxygenation, ECMO）提供了充足的时间（从 EXIT 到 ECMO），因此儿科外科团队也可在随后的时间和地点为新生儿手术做更充分的准备。一些医疗团队并未发现此种方法的优势。

2. *进一步处理* 如上所述，由于肺发育不良，患儿经常需进行机械通气。此外，可能需继续对持续性胸腔积液和腹水进行引流。其他处理针对的是胎儿水肿的潜在病因，这些处理包括：纠正贫血并治疗高胆红素血症；通过心脏复律、药物或起搏器纠正心律失常；对于可切除的肿块，进行手术切除；对于感染的婴儿，给予恰当的抗菌药物。

七、预防或早期处理

（一）加强宫内评估

1. *产前初始基础评估* 包括下列内容。因为各项检查不可能在数天乃至数周内获得结果，所以许多检查不采用序贯的检查方式而是同时进行的。然而，如有可能，最好按侵入性的大小由小到大的顺序进行检查。

（1）病史：询问病史，获取患者详细的种族背景史以及个人史和家族史，以发现是否存在与胎儿水肿相关的遗传性疾病，如 α 地中海贫血、代谢性疾病和遗传综合征。考虑对转诊患者行遗传咨询。询问患者近期是否暴露于感染因子。细小病毒 B19 是引起水肿最常见的感染性因素，约占感染性病因的 15%。

（2）超声检查：进行详细的胎儿超声、超声心动图以及多普勒血液流速检查，寻找是否有严重的胎儿结构异常，以发现解剖学上的、心脏的和贫血相关的胎儿水肿病因。如果怀疑有心脏异常或心律失常，可进行胎儿超声心动图检查。采用多普勒评估胎儿大脑中动脉（middle cerebral artery, MCA）收缩期峰值流速。它是一项可准确预测任何原因（即免疫性的或非免疫性的）引起的胎儿贫血的无创性检查。若结果异常，则应评估引起胎儿贫血的病因。采用多普勒评估脐静脉。水肿胎儿出现脐静脉搏动是一个不良预兆，存在这一情况的胎儿中超过 70% 会发生死亡。

2. *产前实验室检查*

（1）母体：①全血细胞计数和 RBC 指数：平均红细胞容积（mean corpuscular volume, MCV）< 80fl 且无铁缺乏，提示地中海贫血，需做进一步的检查以明确诊断。血红蛋白电泳可以识别血红蛋白变异体携带者和 β 地中海贫血。然而，对于亚洲夫妻来说，通常有必要进行以 DNA 为基础的基因分型，以排除 α 地中海贫血（不推荐使用血红蛋白电泳，因为它不能诊断 α 地中海贫血）。如果存在铁缺乏，则应补铁治疗后复查。血红蛋白浓度通常在治疗 1～2 周后开始缓慢升高，并会在随后的 3 周时间里增加大约 2g/dl。血红蛋白的缺乏量应该会在 1 个月内减半，6～8 周时恢复到正常水平。另外，如果母亲的 MCV 过低，且检测提示存在妊娠期常见的轻度铁缺乏，则应对胎儿父亲行外周血检查，以立即评估胎儿是否存在患遗传性异常血红蛋白病的风险。MCV 和血红蛋白电泳能够快速评估胎儿父亲是否也为异常血红蛋白病的携带者，这样也就可确定胎儿是否存在遗传性异常血红蛋白病导致了胎儿水肿的风险。②血型和红细胞抗体筛查：针对 RBC 抗原的抗体筛查阳性提示免疫介导性胎儿贫血。③感染征象检测：血清学检测（提示巨细胞病毒、弓形虫、风疹和细小病毒 B19 的 IgM 和 IgG 检测；用于提示梅毒的非密螺旋体检测）。除非患者在 NIHF 发生之前有原发性生殖器单纯疱疹病毒（herpes simplex virus, HSV）感染病史，否则不进行 HSV 血清学检测。对于这些患者，首选对母亲进行血清学检查的同时进行羊水的聚合酶链反应（polymerase chain reaction, PCR）检查。对于无症状女性，水痘、腺病毒、柯萨奇病毒和其他较少见感染因子的血清学检出率低。采用其他检查仍无法确定 NIHF 的病因时，才可行这些检测。④采用 Kleihauer-Betke 酸洗脱法排除显著母胎出血的可能性。

（2）胎儿：①行胎儿核型分析及遗传基因微阵列分子检测。可通过羊膜腔穿刺、绒毛膜绒毛活检或胎儿血液取样来获取样本，伴结构异常的胎儿发生核型异常的风险尤高。②胎儿血液或羊水进行 TORCH 病原体（特别是 CMV、细小病毒 B19 和弓形虫）的 PCR 检测。PCR 检测时需要额外留取 10ml 羊水备用。根据患者的临床病史和评估 NIHF 的常规检查结果来指导感染性疾病的诊断性检查。当发现了一个可能引起 NIHF 的病因时，即停止感染性疾病的诊断性检查。③如果通过脐静脉获取胎儿血样，那么应同时检测胎儿血红蛋白浓度，以排除是胎儿贫血造成了水肿。④对于有罕见溶酶体贮积病风险的患者（胎儿的父亲与母亲间具有血缘关系、既往家族史、德系犹太人或法裔加拿大人血统）或完成其他检查后并未做出诊断的患者，应冷冻保存其羊水以行罕见溶酶体贮积病的检查。依据家族史、父母的检查结果或临床推断，行特定遗传疾病的 DNA 检测。另外，可对细胞进行培养、冷冻并储存以防需要做其他检查。

（二）加强产前治疗

对于有胎儿水肿的胎儿围生期管理，需要围生科学和新生儿学专家密切合作。对于已确诊的患儿，应在具备条件的三级医疗中心接受治疗。这些条件包括：可提供包括产前换血疗法在内的宫内干预措施，具备新生儿复苏和儿科手术的专业知识，并可提供出生后机械通气支持和换血疗法。处理方法包括终止妊娠，可能的情况下给予治疗性干预，对继续妊娠者，应给予母亲及胎儿支持治疗 / 监测。对于细小病毒 B19 感染或胎儿贫血可通过宫内输血治疗，可以考虑给予胎儿干预措施。密切监测母体状态很重要，因为她们发生子痫前期、镜像综合征、产程中出现难产以及产后出血的风险更大。产前监测包括频繁的无应激试验或至少每周 1 次的生物物理情况评定，若母亲或胎儿出现失代偿征象（如镜像综合征），则需分娩。对于没有疑似胎儿贫血的情况，采用连续多普勒测定 MCA 流速没有帮助。应向相关附属科室（如新生儿科）进行产前咨询。应在有新生儿重症监护病房的三级医疗中心分娩，并做好与产科、母胎医学、新生儿科以及儿科等附属部门的协调。

导致 NIHF 的心脏或肺部先天性异常经常能够引起患儿在新生儿期迅速发生肺和（或）心脏功能衰竭，需要马上进行干预。依据 NIHF 的病因，在分娩时，可对新生儿采取特定的干预措施以支持治疗。例如，对有巨大肺部病变、纵隔移位和水肿的胎儿，在剖宫产时行子宫外产时治疗（ex-utero intrapartum therapy, EXIT）可能有所帮助。在 EXIT 过程中，胎儿被部分娩出，并在不钳夹脐带的情况下进行插管。通过吸入性药物保持子宫的松弛状态，并通过羊膜腔灌注保持子宫的体积，从而维持子宫胎盘的血流和气体交换。这给多学科团队为稳定新生儿而开始体外膜式氧合（extracorporeal membrane oxygenation, ECMO）提供了充足的时间（从 EXIT 到 ECMO），因此儿科外科团队也可在随后的时间和地点为新生儿手术做更充分的准备。一些医疗团队并未发现此种方法的优势。

（赵文利）

第二篇

孕产期并发症母亲新生儿

孕产期并发症母亲新生儿是指孕母在妊娠和/或分娩期间出现并发症情况下娩出的新生儿，应着重考察这些并发症对新生儿的影响而出现的一系列临床表现。本篇系统总结了孕母在妊娠期间所罹患的胎膜、羊水、脐带和胎盘异常、胎母输血、妊娠剧吐、胎儿生长受限、多胎妊娠、妊娠期高血压、妊娠期肝内胆汁淤积症、妊娠内分泌疾病、母儿血型不合、宫内窘迫、难产，以及创伤、产科休克、心肺复苏、产前出血等疾病下所娩出的新生儿（详见下表），它们可能出现的临床表现和诊治进展，共涉及15章20余个较常见的妊娠并发症。内容上按照“概述、母亲疾病概况、病理生理、临床表现、诊断和鉴别诊断、治疗、预防”等方面深入系统地进行描述。

常见孕产期并发症新生儿

1. 胎膜和羊水异常新生儿	5. 妊娠剧吐母亲新生儿
（1）胎膜早破新生儿	6. 妊娠期全身性疾病母亲新生儿
（2）羊水过多母亲新生儿	（1）妊娠糖尿病母亲新生儿
（3）羊水过少母亲新生儿	（2）妊娠甲状腺功能减退症母亲新生儿
2. 脐带异常新生儿	（3）妊娠高血压疾病母亲新生儿
（1）脐带脱垂新生儿	（4）妊娠期肝内胆汗淤积症母亲新生儿
（2）单脐动脉新生儿	7. 多胎新生儿
3. 胎盘异常新生儿	（1）双胎新生儿
（1）胎盘早剥新生儿	（2）多胎新生儿
（2）前置胎盘新生儿	8. 难产新生儿
（3）帆状胎盘新生儿	
4. 胎母输血综合征新生儿	

（封志纯）

第4章 胎膜和羊水异常

第一节 胎膜早破新生儿

一、概述

胎膜在临产前自然破裂称为胎膜早破（premature rupture of membrane，PROM），如妊娠未满37周时、胎膜在临产前自然破裂则为未足月胎膜早破（preterm premature rupture of membrane，PPROM）。PROM（包括PPROM）是围生期临床常见并发症，可对胎儿和新生儿造成严重不良影响。根据我们对国内6家专科医院的调查，我国PROM的发生率近20%，国外有报道高达30%。PROM不但是早产的最常见原因，而且显著增加围生期多种疾病的发生率，如胎儿-新生儿支气管肺发育不良、呼吸窘迫综合征、宫内重症感染性肺炎与败血症、脐带脱垂、胎盘早剥，甚至死胎与死产等。

二、母亲疾病概况

胎膜早破的病因：

（1）生殖道病原微生物上行性感染：生殖道内的病原微生物附着于胎膜引起炎症反应，浸润于胎膜的中性粒细胞脱颗粒，释放弹性蛋白酶，分解胶原蛋白成碎片，使局部胎膜抗张能力下降，从而导致胎膜破裂。

（2）羊膜腔内压力增高：双胎及多胎妊娠、羊水过多等使羊膜腔内压力增高，如遇胎膜局部缺陷如弹性降低、胶原减少等，增大的腔内压力作用于胎膜薄弱处而引起破裂。

（3）胎膜受力不均：胎位异常、头盆不称等使胎儿先露部不能与胎盆入口衔接，盆腔空虚致使前羊水囊所受压力不均而引起胎膜早破。

（4）营养素缺乏：维生素C能降低胶原酶的活性，母亲维生素C缺乏者胎膜早破的发生率增加10倍。铜元素缺乏能抑制胶原纤维与弹性硬蛋白的成熟，故孕母铜缺乏也可使胎膜的抗张能力下降、胎膜早破发生率增加。

（5）宫颈口松弛：机械性扩张宫颈、产伤、先天性宫颈局部组织结构薄弱等，使宫颈口括约功能破坏，宫颈口松弛，前羊水囊易于楔入，使该处羊水囊受压不均；同时，由于该处胎膜接近阴道、缺乏宫颈黏液保护，常首先受到微生物感染、造成胎膜早破。

三、病理

胎膜早破对胎儿新生儿的影响广泛。

1. *炎症改变*　在PROM患者中，40%有绒毛膜炎的临床症状、59%～86.6%有急性绒毛膜羊膜炎的组织学证据、34%有绒毛膜下炎性栓塞。Armstrong-Wells等通过胎盘病理学检查，证实胎膜早破可导致胎儿炎症，胎儿炎症也可引起胎膜早破，二者互为因果。

2. *胎儿肺损伤的病理学改变* 光学显微镜观察，胎龄21周、无胎膜早破死胎胎儿的肺组织腺泡样支气管已经分支演化为小管样，支气管管腔较大、间质变薄，支气管树向远端延伸，上皮细胞分化，多为立方形上皮细胞、少数为扁平细胞。透射电镜下可见分化的肺泡Ⅱ型细胞（alveolar epithelial cell Ⅱ，AEC-Ⅱ），细胞表面有少量微绒毛，胞质内细胞器丰富、糖原多，开始有板层小体出现。而同胎龄、胎膜早破8周的胎儿肺组织，在镜下可见大量炎性细胞浸润，支气管管腔较小，未分化的立方形细胞较多，胞核大，胞质及细胞器少；AEC-Ⅱ胞核固缩，形态不规则，可见深染异染色质，部分细胞胞膜破裂、溶解，可见扩张的内质网、线粒体，偶见排出至肺泡腔、呈分泌状态的板层小体及小体碎片。胎龄为24周时，无胎膜早破的胎儿肺组织内可见少量红细胞漏入肺泡腔，支气管管腔内干净清洁，肺组织内仅有少量炎性细胞。透射电镜下可见肺内原始肺泡形成，肺泡间隔变薄，上皮细胞分化为扁平的AEC-Ⅰ细胞和立方的AEC-Ⅱ细胞，AEC-Ⅱ细胞数量较多，AEC-Ⅱ细胞内可见板层小体，呈层状或同心圆状，提示胎龄24周时肺泡发育已较完善。胎龄24周、胎膜早破4周者，正常结构破坏，肺泡内可见大量红细胞漏入，支气管管腔内有黏液炎性分泌物渗入和大量脱落的上皮细胞，肺组织中存在大量的炎性细胞浸润（主要为中性粒细胞）。透射电镜下AEC-Ⅱ细胞数量较少、线粒体肿胀、板层小体少见，肺组织成熟明显落后。

四、病理生理

1. *导致羊水减少及胎儿受压综合征* 胎膜早破后羊水持续渗漏导致羊水显著减少或羊水过少（B型超声最大羊水暗区深度≤2cm、妊娠晚期羊水量＜300ml）。羊水对胎儿的生长发育具有至关重要的作用，羊水量显著减少后必然对胎儿的正常生长发育造成严重不良影响。

羊水过少若发生于妊娠早期，胎膜与胎体粘连，会造成胎儿严重畸形，甚至肢体短缺。羊水减少后胎儿活动及生长发育受限，可影响胎儿正常生长发育。如破膜潜伏期超过4周、羊水过度减少，可出现胎儿明显受压，表现为胎儿出生时骨骼及软组织变形、姿势异常、头部延长、鼻部扁平等，少数可见Potter样面容。妊娠中、晚期羊水过少时，子宫压力直接作用于胎儿可引起斜颈、曲背和手足畸形（铲形手、弓形腿），双髋部可呈痉挛屈曲及下肢过伸现象，甚至增加髋关节脱位的概率，以上统称为胎儿受压综合征。但当婴儿脱离受压环境后肢体变形可逐渐恢复正常，预后良好，肢体生长长期受影响者较少。子宫壁直接压迫胎体和脐带，还可影响胎盘血液循环，造成胎儿窘迫和窒息，75%以上的胎儿可出现胎心减慢，进而增加剖宫产率，是医源性早产的原因之一。羊水对肺的发育成熟至关重要，羊水显著减少将影响胎儿肺发育导致肺发育不良、急性肺损伤及肺动脉高压等（详见本章第二节）。

2. *脐带脱垂或受压* 胎先露未衔接者，胎膜早破后脐带脱垂的危险性增加；因破膜后继发性羊水减少，可使脐带受压和胎儿窘迫。

3. *使胎儿-新生儿发生感染性疾病* 在胎膜早破母亲娩出的早产儿中，35%会发生各种感染性疾病，包括感染性肺炎、败血症、化脓性脑膜炎、皮肤感染、眼部感染、尿路感染等。胎膜早破与感染互为结果。胎膜早破后是否发生绒毛膜羊膜炎与胎膜早破时间的长短无关；但胎膜早破后发生急性绒毛膜羊膜炎者发生绒毛下栓塞的危险性是无急性绒毛膜羊膜炎的 6.3 倍。

4. 导致早产　研究表明 PROM 使早产的发生率由 5.96% 上升至 11.2%，上升了 88%。据文献报道，发生于妊娠中期的 PROM 只有 7.7% ～ 9.7% 能够自然愈合，很少有能使妊娠延迟至足月分娩者，其中 80% 以上将于 1 个月内、70% 以上将于 2 周内分娩、持续阴道流液者 60% 将在 7d 内启动分娩。

5. 导致胎儿 - 新生儿肺发育不良与肺损伤　在孕 22 周前发生胎膜早破，会导致胎儿肺发育不良，如 Kohl 等报道一在 16 周发生胎膜早破的孕妇，于妊娠 26 周时行胎儿肺脏磁共振检查发现胎儿肺的容积仅 13ml 且无血流供应。一项长达 5 年的前瞻性研究发现，胎膜早破在妊娠 24 周之前、时间超过 2 周以上分娩者，近 80% 的患儿出生后需要接受机械通气治疗，其中能够存活出院者仅有 70%；在胎龄 24 ～ 34 周发生胎膜早破且羊水指数＜5 者，有 70% 的早产儿发生呼吸窘迫综合征（respiratory distress syndrome, RDS）。胎膜早破导致胎儿肺发育不良及新生儿肺损伤的可能机制如下。

（1）导致早产或相对早产。

（2）导致羊水减少：①羊水过少时由于胎儿胸廓受到外在挤压而使肺液的产生减少，胎儿肺液的含量相当于出生后的肺残气量，因此，肺液显著减少必将对肺的发育造成严重不良影响。②正常肺泡 - 羊水压力梯度对维持胎肺的发育具有重要作用。羊水量显著减少后，羊水压力降低，导致肺泡 - 羊水压力梯度降低，是胎儿肺发育不良的另一重要原因。③羊水过少还限制了肺液与羊水的交换，而羊水中的某些成分对肺的发育成熟有重要刺激作用。④充足的羊水量能够保持对胎儿胸壁的机械性压迫、保持呼吸道的正常压力梯度从而有利于肺的发育。羊水量显著减少则抑制胎儿、胸廓及胎肺的运动，从而对肺的正常发育产生一定影响。需要指出的是，羊水过少对胎儿肺发育的不良影响对早产儿较为明显，而对足月儿可能处于非主要地位。

（3）导致宫内感染与炎症反应：一方面，感染与炎症反应可直接导致 AEC- Ⅱ型细胞损伤；另一方面，在感染 - 炎症反应及炎症因子的作用下，胎儿肺微血管的完整性受到破坏、肺毛细血管通透性增加、肺组织内大量白蛋白渗出，导致胎儿肺内液体含量显著增加及肺组织塌陷，从而导致肺表面活性物质的合成减少、破坏增加及活性减低。甚至发生干肺综合征（dry lung syndrome，DLS）。

五、临床表现

1. 早产　胎膜早破新生儿早产的发生率由 5.96% 上升至 11.2%，使胎儿、新生儿死亡率增加。研究发现在胎龄 22 周左右发生胎膜早破者 30% 死产、18% 的新生儿死亡；在孕 28 ～ 36 周期间发生胎膜早破者，死胎、死产和新生儿病死率分别为 6.9%、2.3% 和 10.2%，而无 PROM 者则分别仅为 1.7%、0.4% 和 0.9%。胎膜早破增加新生儿住院率、延长住院时间，在住院新生儿中，足月儿有胎膜早破病史者占住院足月儿总数的 21.4%、早产儿有胎膜早破史者占住院早产儿总数的近 40%。有胎膜早破史的早产儿的住院时间较无胎膜早破史者延长 25%。住院的主要原因是胎膜早破引发的早产及与之相关的各种并发症。

2. 感染　胎膜早破新生儿感染性疾病发生率明显增高，有胎膜早破史的早产儿中，35% 会发生各种感染性疾病，包括感染性肺炎、败血症、化脓性脑膜炎、皮肤感染、眼部感染、尿路感染等。有胎膜早破史的早产儿血培养阳性率可达 14.3%，其中 G^+ 球菌的概率高于 G^- 杆菌；真菌感染主要见于早产儿，有胎膜早破史的足月儿血培养鲜见真菌生长。但血培养阳性率的高低与胎膜早破至结束分娩时间的长短无关。

3. 肺发育不良甚至导致干肺综合征（dry lung syndrome，DLS） DLS 是指 PROM ＞ 3d 出生的早产儿，因羊水显著少、肺液大量丢失，导致气道塌陷而引起呼吸困难的一种疾病。患儿出生时即表现为严重呼吸困难，需要复苏，并常需要有创通气治疗。其机制可能是肺发育不良，尤其是气道塌陷、阻塞或功能性肺发育不良。

4. 脑损伤 胎膜早破早产儿脑室周围白质软化、脑室周围脑室内出血的发生率均显著高于无胎膜早破的早产儿。除与早产儿脑解剖的基本特点有关外，感染与炎症反应发挥了重要作用。

5. 增加胎盘早剥发生率 胎膜早破后胎盘早剥的发生率为 4% ～ 12%，尤其在妊娠 25 周内发生胎膜早破者胎盘早剥的发生率更高，胎盘早剥的围生儿病死率高达 20% ～ 35%，为无胎盘早剥者的 15 ～ 27 倍。胎盘早剥多发生于未足月妊娠，而早剥发生后须立即终止妊娠，故早产、低体重儿增多。胎盘自子宫壁剥离后，影响胎儿血供，导致胎儿呼吸循环功能障碍，发生胎儿宫内窘迫和出生时窒息。胎盘早剥母体出血来自剥离的胎盘面，会导致胎儿失血，引起胎儿贫血和失血性休克。剥离处胎盘绒毛和蜕膜释放大量组织凝血活酶，进入母体和胎儿体内，激活内源性凝血途径而引起弥散性血管内凝血（DIC）。

6. 对血液系统的影响 PROM 早产儿血小板计数降低、血小板分布宽度降低、血小板容积与血小板比积增大。红细胞数量增大、血红蛋白增多、红细胞比积增大，红细胞容积、红细胞平均血红蛋白浓度及 MC/MCH/MCHC 均增大。血小板的变化可能与感染与炎症反应有关，而红细胞系统的变化可能与胎膜早破后胎儿宫内缺氧致红细胞生成素增加有关。

7. 其他 胎膜早破对早产儿电解质有一定影响，如导致患儿血 K^+ 升高（但并非高钾血症）等，但对血 Na^+、Cl^- 和血 Ga^{2+} 无明显影响。此外，PROM 早产儿心肌酶系统普遍升高，导致早产儿黄疸和高胆红素血症等。

六、诊断和鉴别诊断

根据相关病史可明确诊断。

相关并发症依据相应标准诊断，见相关章节。

干肺综合征（DLS）诊断标准是：①胎膜早破＞ 3d 出生的早产儿，或其他原因引起肺受挤压而致肺液大量丢失；②出生后即表现为严重呼吸困难，需要机械通气治疗且需较高呼吸机参数；③出生后 24 ～ 36h 呼吸功能明显改善，对机械通气参数的要求迅速降低；④除外其他原因的呼吸困难。

鉴别诊断：DLS 需要与 RDS 鉴别。RDS 早期呈现进行性加重呼吸困难，常因合并肺动脉高压、呼吸衰竭和心力衰竭于起病 48 ～ 72h 死亡；而 DLS 患儿的呼吸困难多于出生后 24 ～ 36h 明显改善，辅助通气水平在 2 ～ 3d 迅速降低。此外，RDS 胸部 X 线片表现为肺泡充气不良和各级支气管过度充气扩张；而干肺综合征则以支气管塌陷、阻塞为主。

七、治疗

1. 胎膜早破的管理 胎膜早破主要是产科的处理，基本原则是延长潜伏期、预防早产、预防感染、预防 RDS 等。

2. 胎膜早破新生儿的管理

（1）严密体格检查，有畸形者注意除外是否真正先天性畸形。

（2）监测生命体征，预防和治疗各种

并发症 / 合并症。

(3) 常规血培养及动态监测血常规、血小板、CRP 等感染指标，并给予抗生素预防或治疗感染。

八、预防

胎膜早破的预防主要是预防各种高危因素，此主要为产科医师的工作，在此不予详述，需要者可参阅相关书籍。

（刘　敬　邱如新）

第二节　羊水过多母亲新生儿

一、概述

羊水是指孕妇怀孕时充满子宫羊膜腔内的液体。在整个怀孕过程中，羊水是维持胎儿生命所不可缺少的重要成分，属于胎儿的附属物之一。

在不同的妊娠时期，羊水的来源不同。羊水的成分随着妊娠月份增长而不断变化。早期和中期妊娠的羊水清澈，足月妊娠的羊水则是一种碱性的白色混浊液体，内含肉眼可见的小片混悬物质，如胎脂、上皮细胞、毳毛等，其比重在 1.007 ～ 1.025，水分占 98%，其余的 1% ～ 2% 为无机盐和有机物质，包括葡萄糖、脂肪、蛋白质、胎儿代谢产物、细胞、激素、酶及无机物。

羊水的量随着妊娠的发展而不断增加。妊娠 8 周时羊水量为 5 ～ 10ml；妊娠 20 周时达到 400ml；妊娠 34 ～ 38 周时约为 1 000ml。此后羊水量逐渐减少，足月妊娠时平均为 800ml。妊娠足月后，羊水量明显减少。正常妊娠时，羊水处于动态平衡状态，在母体、羊水及胎儿三者持续进行着液体交换，其交换主要途径有胎儿尿液排出、胎儿吞咽羊水及胎肺呼吸样动作。羊水量的减少是过期妊娠或胎盘功能减弱的表现。

羊水的功能主要是保护胎儿和保护母体。羊水是一个高度复杂和动态变化的系统，羊水的变化与胎儿的成熟度及胎儿发育情况密切相关。近年来，临床上广泛用羊水做各种检查以区别胎儿性别、了解胎儿成熟度、判断胎儿有无畸形及遗传性疾病，因此，羊水的产前超声检查与常规评估羊水体积已成为产前了解胎儿情况的重要方法。

正常妊娠时羊水的产生与吸收处于动态平衡中，任何引起羊水产生与吸收失衡的因素，均可以造成羊水过多或过少的病理状态。凡在妊娠任何时间羊水量达到或超过 2 000ml 者，即称为羊水过多 (polyhydramnios)，发生率为 1% ～ 3%。

羊水过多可分为急性、慢性两种：①急性羊水过多常发生在妊娠中期，羊水量几天内急剧增加，短时间内子宫异常增大，使母体感到严重不适；②慢性羊水过多常见于妊娠后半期，羊水量增加缓慢，引起临床症状轻微，多数母体能适应，可继续妊娠到足月。

二、母亲疾病概况

羊水过多的确切原因还不十分清楚，约 1/3 羊水过多的病因不明，但多数重度羊水过多可能与胎儿畸形及妊娠并发症有关。羊水过多涉及母亲疾病情况如下。

1. 多见于妊娠期糖尿病或糖尿病合并妊娠，与母亲高血糖致胎儿血糖增高，产生渗透性利尿，以及胎儿胎膜渗出增加有关。

2. 母亲胎盘脐带病变，如巨大胎盘、脐带帆状附着，当胎盘绒毛血管瘤直径大于 1.0cm 时，15% ～ 30% 可合并羊水过多。

3. 双胎妊娠，约 12% 双胎妊娠合并羊水过多，是单胎妊娠的10倍以上。单卵单绒毛膜双羊膜囊时，两个胎盘动静脉吻合，易并发双胎输血综合征（TTTS），受血儿循环血量增多，胎儿尿量增加，羊水增多，心脏负荷过重（三尖瓣反流、心功能不全），甚至胎儿水肿。TTTS产前超声主要特点是单绒毛膜双胎，一胎羊水过多，而另一胎羊水过少。

4. 母婴血型不合溶血导致胎儿免疫性水肿和宫内感染导致非免疫性胎儿水肿，均可出现羊水过多。有文献报道，地中海贫血也可出现羊水过多，地中海贫血是由于珠蛋白基因的缺失或点突变所致的遗传性溶血性贫血。

5. 母亲若合并心脏、肝及肾等方面疾病亦容易出现羊水过多，如母亲妊娠高血压综合征、急性病毒性肝炎及肾功能不全。

6. 特发性羊水过多约占30%，不合并母亲、胎儿及胎盘异常，具体原因不清楚。

三、病理

羊水过多常并发胎位异常、脐带脱垂、胎儿窘迫及因早产引起的新生儿发育不成熟，亦常合并胎儿畸形。有学者报道，羊水过多的孕妇中，20%～50%合并胎儿畸形，其中以中枢神经系统和上消化道畸形最常见。中枢神经系统畸形以神经管缺陷性疾病最常见，约占50%，其中主要为开放性神经管畸形，表现为无脑儿和脊柱裂所致的脑脊膜膨出。胎儿消化道畸形（唇裂、腭裂、食管及十二指肠闭锁）及染色体异常（18-三体综合征、21-三体综合征、13-三体综合征）可出现胎儿吞咽羊水障碍，引起羊水过多。

羊水过多母亲新生儿的病理变化要取决于羊水过多的病因。最常见的是胎儿畸形，其发生率为18%～40%，高于正常妊娠6～9倍，如无脑儿、脑积水、脊柱裂、房间隔缺损、室间隔缺损、肛门闭锁、多囊肾及肺发育不全等；巨大儿发生率高达25%～40%（正常为8%～14%），增加难产概率，进而增加新生儿合并症；新生儿血液系统异常，如新生儿红细胞增多症，新生儿高胆红素血症；新生儿心脏、呼吸系统疾病，如新生儿窒息、新生儿呼吸窘迫综合征（NRDS）、新生儿心肌病等。其次，妊娠期糖尿病或糖尿病合并妊娠，其新生儿容易发生自发性低血糖，同时容易合并低钙血症、低镁血症。

羊水过多母亲围生儿病死率明显增高，约为正常妊娠的7倍。当然，羊水过多而无胎儿畸形的部分新生儿也有正常的，没有任何病理改变。

四、病理生理

羊水过多母亲新生儿容易发生自发性低血糖，主要病理生理改变在于出生后母血供应的大量葡萄糖中断，存在的高胰岛素血症可迅速引发低血糖，患儿不能迅速增加胰高血糖素释放以加速糖原分解及糖原异生作用，来纠正低血糖。羊水过多母亲易合并妊娠期糖尿病，导致新生儿出现甲状旁腺功能减低，从而出现低钙血症、低镁血症。

羊水过多母亲新生儿如合并脏器畸形者，其病理生理改变要取决畸形情况。如消化道畸形主要表现为食管闭锁、十二指肠闭锁及肛门闭锁等。如合并脑积水新生儿病理生理主要包括机械性压迫和牵拉作用力、缺血缺氧、脑水肿及血脑屏障功能障碍、脑细胞结构破坏及细胞代谢的改变等。如合并房间隔缺损、室间隔缺损病理生理改变为通过间隔缺损产生的分流取决于左右心室的顺应性、缺损大小及肺/体循环的相对阻力，可能出现发绀及肺部感染等。如母婴血型不合溶血引起羊水过多母亲新生儿病理生理改变有新生儿红细胞破坏过多导致溶血性贫血、胎儿水肿、高胆红素血症及髓外造血增多等。当然，羊水过多母亲正常新生儿也可以没有任何病理生理改变。

五、临床表现

羊水过多母亲新生儿的临床表现可能为如下一种或多种。

1. 先天性畸形

(1) 神经管缺陷性疾病最常见，主要表现为无脑儿、脑积水、脑膨出、脑脊髓膜膨出、脊柱裂 / 隐性脊柱裂、唇裂及腭裂等。

(2) 消化道畸形，主要表现为食管闭锁、十二指肠闭锁及肛门闭锁等。

(3) 心肺肾脏器畸形，主要表现为房间隔缺损、室间隔缺损、多囊肾及肺发育不全等。

(4) 染色体异常，如 18- 三体综合征、21- 三体综合征及 13- 三体综合征均有相应的临床表现。

2. 自发性低血糖　大多数低血糖新生儿缺乏典型的临床症状，依据低血糖的程度不同临床表现也不同，同一低血糖水平临床表现的差异也较大。少数有症状新生儿临床表现可为反应低下、多汗、苍白、阵发性发绀、喂养困难、嗜睡、呼吸暂停、发绀、哭声异常、颤抖、震颤，甚至惊厥等。

3. 双胎妊娠　若发生双胎输血综合征，主要表现为羊水过多、双胎静脉吻合、纸样胎儿及胎儿水肿等。

4. 母婴血型不合溶血导致胎儿免疫性水肿和宫内感染导致非免疫性胎儿水肿　主要表现为胎儿水肿、新生儿高胆红素血症、贫血等。

5. 电解质紊乱　低钙血症、低镁血症，主要表现与神经肌肉的兴奋性增高有关，可出现肌痉挛、甚至惊厥、癫痫发作等，有时经常没有明显的临床症状。

六、诊断和鉴别诊断

羊水过多母亲新生儿的诊断依据：①患儿母亲有明确的羊水过多病史，如根据患儿母亲临床表现、腹部检查和超声检查。超声检查既可诊断羊水过多，又可排除胎儿畸形，是诊断羊水过多简单而有效的方法。②自发性低血糖的新生儿要有低血糖相应症状，如表现为反应低下、多汗、苍白、阵发性发绀、喂养困难、嗜睡、呼吸暂停、发绀、哭声异常、颤抖，甚至惊厥等，监测血糖低于 2.2mmol/L。③先天性畸形的新生儿要有每种具体畸形独特的临床表现，染色体检查异常报告。

通过超声和其他检查进一步明确羊水过多病因。如生化检查，羊水过多的本身诊断不需要生化检查，但有利于羊水过多的病因分析。例如，胎儿神经管畸形及消化道畸形均能引起血清及羊水中的甲胎蛋白浓度升高；妊娠期糖尿病或糖尿病合并妊娠时，需要检查血糖、血酮、尿糖及尿酮；母婴血型不合引起羊水过多时，需要检查父母亲的血型及抗体。

羊水过多新生儿的鉴别诊断有低钙血症、低镁血症、新生儿缺氧缺血性脑病，以及各种先天性畸形等。

七、治疗

羊水过多母亲新生儿出生前处理，主要应视胎儿是否畸形、孕周及羊水过多的程度而定。合并胎儿畸形者根据畸形的程度决定是否终止妊娠；当胎儿发育正常者，轻、中度羊水过多无须处理，重度羊水过多者胎儿处理由产科医师视情况而定。

羊水过多母亲新生儿出生后处理，要取决于羊水过多的具体原因。

1. 自发性低血糖的处理　密切监测血糖，尽早开始喂奶（或鼻饲），若血糖低于需要处理的临界值 2.6mmol/L，患儿无症状，应静脉滴注 10% 葡萄糖液 6 ～ 8mg/(kg · min)；有症状者，应立刻静脉注入 10% 葡萄糖液 2ml/kg，速度为 1ml/min，随后继续滴注10%葡萄糖液6～8mg/（kg·min）。如上述处理，不能缓解低血糖，则逐渐增加输注葡萄糖液10～12mg/（kg·min），甚至可加用氢化可的松5～10mg/（kg·d）；持续性低血糖可用胰高血糖素0.1～0.3mg/kg，必要时6h后重复应用。

2. *先天性畸形的处理* 要视畸形类型予以相应治疗，必要时手术矫正治疗。

3. *母婴血型不合溶血导致胎儿免疫性水肿和宫内感染导致非免疫性胎儿水肿的处理* 出生时积极予以心肺复苏，静脉应用大剂量静脉内注射免疫球蛋白（intravenous immune globulin，IVIG），连续监测血清非结合胆红素和预防胆红素脑病，及时纠正贫血等。

4. *电解质紊乱的处理* 予以补充钙剂、镁剂等。

八、预防

预防羊水过多的关键在于治疗孕妇合并症和并发症：合并症如糖尿病、母婴血型不合、肝炎等，并发症如妊娠期高血压综合征。

（蔡 成）

第三节 羊水过少母亲新生儿

一、概述

妊娠晚期随着孕周的增加，羊水量逐渐减少。当妊娠期羊水量少于300ml者称羊水过少（oligohydramnios），其发生率变化较大，为0.5%～5.5%。

羊水过少是妊娠期常见的并发症之一，是胎儿出现危险的重要信号，临床须要高度重视羊水过少。羊水过少易发生胎儿宫内窘迫、新生儿窒息，且妊娠晚期羊水过少常为胎盘功能不良及慢性胎儿宫内缺氧所致，可引起脐带受压，加重胎儿缺氧，进入产程后脐带受压进一步加重，可出现胎死宫内，增加围生儿病死率。因此，近年来，羊水过少受到越来越多的重视。羊水过少出现越早，围生儿的预后越差。

二、母亲疾病概况

羊水过少的病因目前尚未完全清楚。许多产科高危因素与羊水过少有关，这些因素可分为4大类，如胎儿因素（如染色体异常、先天性畸形、发育迟缓、胎儿窘迫、胎膜早破及过期妊娠）、胎盘因素（如小胎盘、脐带过短、胎盘早剥及双胎输血综合征）、母亲因素和药物因素等。另外，尚有许多羊水过少不能用以上4类因素解释的，称为特发性羊水过少。胎儿少尿、无尿是羊水过少的主要原因。如先天性肾脏发育不良易导致羊水过少，在羊水过少的病例中先天性泌尿系统异常发生率较高，主要是先天性肾缺如（Potter综合征）。

羊水过少涉及母亲疾病情况有如下。

1. *母亲存在水分摄取不足* 母亲脱水、高钠血症导致胎儿的高钠血症，胎儿产生抗利尿激素，胎儿尿量减少，进一步导致羊水过少。母亲应用抗利尿激素替代治疗可引起胎儿尿量及羊水量增多，表明母亲水分摄取不足是导致羊水过少的重要原因。

2. *母亲血容量改变* 水、电解质可以自由通过胎盘交换，使胎儿保持适当的血容量，各种因素引起母亲水、电解质平衡失调均能导致胎儿发生类似的改变。羊水过少者常伴有母亲的低血容量，如妊娠合并尿崩症，尿崩症是指母亲的抗利尿激素的分泌代谢或作用异常引起的烦渴、多饮、多尿及电解质紊乱等综合征。

3. *药物影响* 吲哚美辛是前列腺素

合成酶的抑制剂之一，有抗利尿作用。吲哚美辛可导致子宫、胎盘循环下降，胎儿血容量和肾血容量下降，尿液生成下降。有研究报道，在长期应用吲哚美辛治疗早产病例中，吲哚美辛可引起动脉导管狭窄或过早关闭、肺动脉高压及羊水过少。血管紧张素转化酶抑制剂（angiotensin converting enzyme inhibitor，ACEI）可导致胎儿肌张力降低、无尿、羊水减少、胎儿生长发育迟缓及肾肺发育不良等。ACEI引起羊水过少可能的机制有：ACEI引起母亲血压降低，子宫胎盘血流量减少，胎儿缺氧，导致羊水过少；ACEI通过胎盘，胎儿ACE活性降低，导致胎儿尿量减少或无尿。

4. *妊娠高血压综合征* 脐带参与羊水交换，如交换异常常伴有羊水过少。妊娠高血压综合征、心血管疾病、慢性肾炎时，出现胎盘组织变性、功能减退，影响胎儿发育，导致羊水过少。

三、病理

1. *胎儿畸形* 许多先天畸形特别是泌尿系统畸形与羊水过少密切相关，如先天性肾缺如、肾发育不良、多囊肾和尿道狭窄或闭锁等，导致尿液生成减少或不能生成，所生成的尿液不能排出或排出减少，无尿或少尿，导致羊水生成下降，而羊水吸收正常，最后出现羊水过少。

2. *胎盘功能不全* 胎盘是胎儿和母亲间物质交换的器官，胎盘功能降低可导致胎儿血容量下降，胎儿肾脏血供下降，最后导致胎儿尿液生成减少。胎盘功能是由胎盘血供、胎盘的母儿屏障和胎盘有效工作面积决定的，胎盘功能降低通常包括胎盘血液供应下降、胎盘母儿屏障渗透功能下降和胎盘的有效面积下降。胎盘血液供应下降理论上包括孕妇血容量下降、孕妇血压下降和胎盘的供应血管异常等多种原因，但是目前多认为孕妇血容量下降是胎盘血液供应下降的主要原因。

3. *药物作用* 许多药物可引起孕妇羊水过少，常见的有非甾类解热镇痛药和血管紧张素转化酶抑制药（ACEI）两类，非甾类解热镇痛药中研究最多的药物是吲哚美辛。吲哚美辛可导致子宫、胎盘循环下降，胎儿血容量和肾血容量下降，尿液生成下降。

四、病理生理

羊水过少或极少时，黏稠多呈黄绿色，收缩的子宫壁可直接压迫胎儿、脐带，容易出现胎儿窘迫。①血气分析变化：胎儿缺氧时，胎儿脐静脉血氧分压降低，二氧化碳分压正常。②心血管系统变化：胎儿窘迫时，由于胎儿肾上腺髓质直接分泌或通过化学感受器、压力感受器的反射作用，使血中儿茶酚胺浓度增高，心血管系统产生血压增高、心率减慢、血液重新分布3个主要变化。③泌尿系统变化：缺氧使肾血管收缩，血流量减少，肾小球滤过率降低，胎儿尿形成减少，从而加重羊水量减少。④消化系统变化：缺氧使胃肠道血管收缩，肠蠕动亢进，肛门括约肌松弛，胎粪排出污染羊水。⑤呼吸系统变化：缺氧初期深呼吸增加，并出现不规则喘气，使粪染的羊水吸入呼吸道深处，继之呼吸暂停直至消失。⑥中枢神经系统变化：缺氧初期通过血液重新分布维持中枢神经系统供氧。但长期严重缺氧、酸中毒使心肌收缩力下降，当心排血量减少引起血压下降时，则脑血流灌注减少，血管壁损害，致脑水肿及出血；又因脑细胞缺氧、代谢障碍及细胞变性坏死，可能产生神经系统损伤后遗症。

羊水过少甚至缺乏造成胎儿发育畸形。如羊水过少发生于妊娠早期，部分胎儿体表可与羊膜粘连，或形成羊膜带使手指或肢体离断。如羊水过少发生于妊娠晚期，则胎儿皮肤干燥，如羊皮纸状。因羊水少，胎儿在子宫内处于强制性体位，易受压迫而引起特殊的肌肉骨骼畸形，如手足畸形、背曲、斜颈、上下肢弯曲等。

羊水过少母亲新生儿的肺发育不良，其原因可能为：①肺内发育缺陷不能排泄维持羊水量的液体；②由于羊水少，子宫压迫胎儿胸部，影响胸壁及肺膨胀；③缺乏液体吸入终末肺泡，阻碍肺发育。在正常妊娠，适当羊水量的吸入对胎儿肺的膨胀与发育起着重要作用。

五、临床表现

羊水过少母亲新生儿的临床表现可能为如下一种或多种。

1. 胎儿窘迫和（或）新生儿窒息　羊水是胎儿细胞外液体的功能部分，羊水过少使羊水的缓冲保护作用减少或消失，使子宫紧裹胎体，易发生胎儿畸形，或使脐带胎盘受压，导致胎儿宫内缺氧，出现酸中毒，可反射性地引起迷走神经兴奋，使胎儿肠蠕动亢进，肛门括约肌松弛，胎粪排入羊水致羊水粪染。

2. 典型面部特征　由于羊水过少导致胎儿受压，面部表现为面部中线扁平，鼻尖扁平，鼻子多为鸟嘴状，耳位低、紧贴头皮且多皱褶，下颌后移，自内眦向面颊存在较多的横向和纵向的皮肤皱褶。

3. 肢体姿势异常　羊水过少母亲新生儿可能存在多种肢体姿势异常，如手足畸形、背曲、斜颈、上下肢弯曲等。

4. Potter 综合征　羊水过少导致的四联征，包括肾脏缺如、典型面部畸形、肢体姿势异常和肺发育不良。

5. 肺发育不良　羊水过少导致的肺发育不良多为双侧，严重程度不一，其特征为肺泡、支气管和肺血管数量的减少。根据受累程度的不同，患儿可表现中、重度呼吸系统症状，严重者需要气管插管连呼吸机辅助通气治疗，更严重的出生后数小时即可死亡。

6. 胎儿宫内生长发育迟缓（intrauterine growth retardation，IUGR）是指羊水过少母亲分娩的新生儿，出生体重低于同胎龄平均体重的第 10 个百分位或 2 个标准差。

7. 尿路畸形　常导致羊水过少母亲新生儿出生后尿量减少，是继发性羊水过少的主要原因。这些畸形包括肾缺如、严重肾发育不良、多囊肾、下尿路梗阻（如输尿管发育不良）。

六、诊断和鉴别诊断

1. 羊水过少母亲新生儿的诊断依据

(1) 患儿母亲有明确羊水过少病史，如根据患儿母亲临床表现、腹部检查和超声检查。患儿母亲临床表现为子宫低高度及腹围均小于同期妊娠月份。B 超检查对诊断羊水过少具有非常重要价值，超声诊断羊水过少的特异性为 95%，敏感性为 77%。妊娠 28 ～ 40 周期间，B 超测定最大羊水池经线稳定在（5.1±2.0）cm 范围，若最大羊水池垂直深度（AFV）≤ 2.0cm 为羊水过少，≤ 1.0cm 为严重羊水过少。目前多采用羊水指数法（AFI）诊断羊水过少，AFI ≤ 8.0cm 时为诊断羊水过少的临界值，AFI ≤ 5.0cm 则诊断羊水过少，AFI 法比 AFV 法准确、可靠。直接测量羊水，破膜时若羊水量小于 300ml 为羊水过少，其性质黏稠、浑浊、暗绿色。

(2) 羊水过少原因不同，羊水过少母亲新生儿的诊断依据也不一样。羊水过少母亲新生儿出生后具有相应的临床表现，如典型面部特征、多种肢体姿势异常及足月小样儿（或小于胎龄儿）等。

2. 羊水过少母亲新生儿应与下列疾病相鉴别

(1) IUGR：又称小于胎龄儿（small

for gestational age，SGA），指胎儿出生体重低于同胎龄平均体重的第 10 个百分位或 2 个标准差。而羊水过少母亲子宫低高度小于同胎龄正常高度的第 10 百分数；妊娠 36 周前 B 型超声测胎头双顶径小于同胎龄的 5 个百分数；检查子宫内羊水振波感一般较明显，无羊水过少的“实感”；B 型超声检查羊水量在正常范围，破膜时羊水量＞300ml。

（2）早产儿：指妊娠满 28 周至不足 37 周间分娩者，分娩出新生儿的出生体质重及特征均符合为早产儿。早产儿的子宫内羊水振波感明显，子宫不紧裹胎体，B 超检查羊水量在正常范围内，胎头双顶径值符合孕周，破膜时羊水量＞300ml。而羊水过少母亲子宫底高度虽小，但符合孕周。

七、治疗

1. 胎儿窘迫和（或）新生儿窒息的治疗　应由产科儿科医师共同协作进行。产前必须熟悉羊水过少及胎儿宫内情况等病史，对技术操作和复苏抢救器械设备要有充分准备，才能使复苏工作迅速而有效。Apgar 评分不是决定是否要复苏的指标，出生后应立即评价呼吸、心率、氧饱和度来确定复苏措施。ABCDE 复苏方案：尽量吸净呼吸道黏液；建立呼吸，增加通气；维持正常循环，保证足够心搏出量；药物治疗；评价。前三项最为重要，其中清理呼吸道黏液是根本，通气是关键。

2. 典型面部特征及多种肢体姿势异常的治疗　典型面部特征新生儿无特殊治疗；肢体姿势异常出现相应功能异常新生儿需要相应外科矫正手术治疗。

3. 胎儿宫内生长发育迟缓的治疗

（1）围生期窒息新生儿：按照上述胎儿窘迫和(或)新生儿窒息的治疗。

（2）新生儿代谢异常及喂养：SGA 较其他新生儿更易发生低血糖，密切观察、及早喂养或静脉补充葡萄糖；如出现高血糖，葡萄糖输注速度≤ 8mg/kg，同时要明确高血糖的原因。

（3）体温调节：SGA/IUGR 新生儿适中温度的范围较足月儿窄，但宽于早产儿，理想的适中温度应能防止热量的过度丢失和促进体重的增长。

（4）SGA/IUGR 新生儿免疫功能受抑制：病因治疗，避免感染。

八、预防

1. 产前定期 B 超检查　随着产前 B 超检查水平的提高，对于羊水过少的原因，尤其是畸形的原因多能被检测诊断出来，从而能够及时发现异常问题，提高新生儿的出生人口质量。

2. 适时合理选择剖宫产术　羊水过少在妊娠各期都会对围生儿带来不良影响，尤其是发生在妊娠晚期。为了提高围生儿的出生质量，可适当放宽剖宫产的指征。因此，适时合理选择剖宫产是保证胎儿安全的有效措施。

（蔡　成）

第 5 章 脐带异常新生儿

第一节 脐带脱垂新生儿

一、概述

脐带脱垂（umbilical cord prolapse，UCP），是指脐带脱出于胎先露的下方，经宫颈进入阴道内，甚至经阴道显露于外阴部。脐带脱垂是一种不常见但很严重、需要紧急处理的产科并发症，其发生率文献报道不一，国外报道为 0.1% ～ 0.6%，国内报道为 0.6%，病情严重者会危及胎儿的生命，围生儿病死率达到 20% ～ 30%，存活者也常因胎儿宫内缺血缺氧而预后不良。

脐带脱垂分为隐性脐带脱垂和显性脐带脱垂。显性脐带脱垂是指胎膜已经破裂，脐带脱出进入阴道。隐性脐带脱垂是指胎膜无破裂，脐带在胎先露的前方或者胎先露的一侧。脐带先露属于隐性脐带脱垂中的一种，亦称脐带前置，一旦发生胎膜破裂，则很容易发展为显性脐带脱垂，见图 5-1。

脐带脱垂可导致脐带受压，胎儿血供障碍，发生胎儿窘迫、窒息，甚至死亡。脐带脱垂属于严重危及胎儿的产科急症，加强对具有发生脐带脱垂高危因素的孕产妇密切监护，早期诊断和及时有效处理脐带脱垂，不但能降低围生儿死亡率，还可显著改善脐带脱垂新生儿的预后。

二、母亲疾病概况

凡胎儿先露部与骨盆入口平面不能严密衔接，在两者之间留有空隙者，均可发生脐带脱垂。脐带脱垂涉及母亲疾病如下。

1. *经产妇妊娠*　经产妇腹部松弛，临产后胎头高浮时，胎膜破裂后可使脐带随羊水脱出子宫口，从而导致脐带脱垂。

2. *异常胎先露*　是发生脐带脱垂的主要原因，多见于横位（肩先露）和足先露。臀先露中大多发生于足先露，而单臀先露

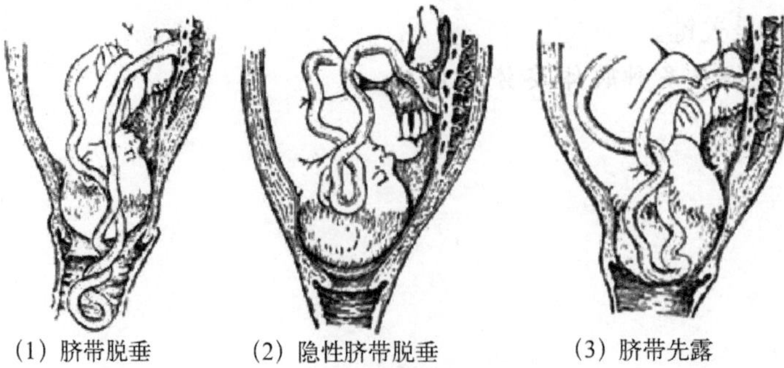

（1）脐带脱垂　　（2）隐性脐带脱垂　　（3）脐带先露

图 5-1　脐带脱垂

常能与盆腔密切衔接，发生脐带脱垂者较少。枕后位、颜面位等异常头先露或复合先露，常不完全填满骨盆入口，在破膜后胎头才衔接，容易诱发脐带脱垂。

3. *胎头浮动* 骨盆狭窄或胎儿过度发育，胎头与骨盆入口不相适应（头盆不称），或经产妇腹壁松弛常在临产开始后胎头仍高浮，胎膜破裂时羊水流出的冲力可使脐带脱出。

4. *早产或双胎妊娠* 双胎妊娠时脐带脱垂易发生于第2个胎儿娩出前，可能均与胎儿过小、胎先露不能与骨盆入口严密衔接或胎位异常发生率高有关。

5. *胎盘低置（或兼有脐带边缘性附着）* 胎盘位置低可导致胎先露不能衔接或胎位异常，尤其是脐带附着于胎盘下缘时，脐带脱垂的风险增加。

6. *脐带过长* 如先露部与骨盆相称时，脐带长短并非脐带脱垂的主要原因，但当胎头不能衔接时脐带过长，容易发生脱垂。脐带长度超过75cm者，发生脱垂的可能性较脐带长度正常（50～55cm）者多10倍。

7. *其他* 如早期破膜、羊水过多，后者在胎膜破裂时，因宫腔内压力过高，羊水流出太急，脐带可被羊水冲出而形成脐带脱垂。

三、病理

胎先露部尚未入盆，胎膜未破，脐带先露或脐带脱垂可发生在胎动或宫缩时，先露部被迫下降导致脐带受压或收缩，导致胎心率减慢。如果脐血流量能迅速恢复，胎心率可恢复，有时可反跳性加速。破膜后，脱垂的脐带被挤压在先露部与骨盆之间，胎盘血液循环受阻，可造成严重的胎儿宫内窘迫，甚至脐血流完全被阻断，出现宫内胎儿死亡。其次，脐带脱垂后受到外界环境冷刺激和操作的影响，加重脐血管的收缩和痉挛，更易导致宫内胎儿死亡。

四、病理生理

脐带脱垂新生儿的病理生理改变，主要是由于脐带受压或收缩，脐带血流量减少，母体通过胎盘供给胎儿的氧气及血流量减少，造成胎儿或出生时缺氧缺血，从而导致细胞代谢功能障碍、结构异常，是细胞损伤从可逆到不可逆的演变过程。不同细胞对缺氧缺血的易患性不同，以脑细胞最敏感，脑组织的主要病变有脑水肿、脑组织坏死和颅内出血3类；然后依次是心肌、肝、肾上腺、肾等损伤。发生细胞损伤有以下3种类型。

1. *可逆性细胞损伤* 该阶段如能恢复血流灌注和氧气供给，细胞损伤可完全恢复，一般不留后遗症。

2. *不可逆性细胞损伤* 长时间或严重缺氧缺血可导致细胞不可逆性损害，如严重的线粒体形态和功能异常，不能有效进行氧化磷酸化，ATP产生障碍，线粒体产能过程减少甚至中断；细胞膜严重损伤，丧失其屏障和转运功能，酶体破裂，细胞自溶。即使恢复血流灌注和氧供，细胞损伤也不可能完全恢复，存活者多留有后遗症。

3. *血流再灌注损伤* 新生儿缺氧缺血复苏后，由于血流再灌注可导致细胞内钙超载和氧自由基增加，从而引起细胞进一步损伤。

五、临床表现

脐带脱垂新生儿的临床表现可能为如下一种或多种。

1. *脐带脱垂新生儿出生前的主要临床表现* 破膜时或破膜不久后，胎心音变慢或宫缩之后胎心音仍持续缓慢、不规则。胎心监护仪监测，脐带受压，胎儿缺氧，胎心减慢在100次/分以下，胎心图显示平直或变异减速，提示胎儿预后危急。脐带无搏动者表示胎死宫内。

2. 脐带脱垂新生儿出生后的主要临床表现 如新生儿窒息，出生时表现为新生儿颜面部发绀或全身皮肤发绀，呼吸表浅或不规则，甚至呼吸停止，心率变化如稍快或减慢，肌张力的改变，喉反射的变化等。主要是由于脐带脱垂导致脐带受压或收缩，脐带血流量减少，母体通过胎盘供给胎儿的氧气及血流量减少，引起出生时缺氧窒息。

六、诊断和鉴别诊断

1. 脐带脱垂新生儿的诊断依据 根据破膜与胎心音变化的关系及阴道检查，脐带脱垂并不难诊断。出生前注意胎儿心音的变化，如临产后听胎心时，耻骨联合上方有明显脐带杂音，宫缩时胎心率突然减慢，间歇时胎心率持续减慢或不规则。诊断脐带脱垂时需注意隐性脱垂，此外，还要求判断胎儿情况，胎位及宫口开大程度，以便抢救。

2. 脐带脱垂新生儿的鉴别诊断 脐带帆状附着；脐带过短或相对过短；脐带绕颈后。

七、治疗

早期发现，及时并正确处理，是脐带脱垂新生儿能否存活的关键。一旦经阴道检查确诊脐带脱垂后，应同时查明宫口开大，胎头下降程度，有无头盆不称，胎位或胎势异常，以便决定治疗方案。及时监测胎心变化，如胎心尚好，表示胎儿存活，应在数分钟内娩出胎儿。对于没有明显异常的胎儿而言，推荐在胎儿完整分娩后，脐带结扎时间至少延迟 1 min，能降低因贫血而导致的输血风险，循环稳定性更好以及坏死性小肠结肠炎（NEC）发生率降低。

脐带脱垂新生儿出生前的产科评估，如果需要产钳助产或剖宫产分娩的新生儿，那要考虑到胎儿出生后情况可能不理想，应在延迟脐带结扎（delayed cord clamping, DCC）前立即实施新生儿复苏，严格按照ABCDE复苏方案进行复苏抢救：① A（airway）清理呼吸道；② B（breathing）建立呼吸，增加通气；③ C（circulation）维持正常循环，保证足够心搏出量；④ D（drug）药物治疗；⑤ E（evaluation）评价。

八、预防

脐带脱垂围生儿死亡率甚高，胎儿生存及窘迫严重情况取决于脐带受压到娩出的时间长短，如时间小于 5min，预后较好，反之则差。对胎膜早破，先露部位尚未固定的产妇要卧床休息，严密观察产妇，加强胎儿胎心监护。

做好孕妇围生期保健，如有高危妊娠者，如多胎、IUGR、臀位等应提前入院待产；加强产程观察，胎膜早破者头浮时应常规行胎儿监护，发现异常及时处理，产妇应将臀部垫高，勿下床活动，人工破膜时应高位刺破胎膜，使羊水缓慢流出。

（蔡 成）

第二节 单脐动脉新生儿

一、概述

人类正常脐带中有两根动脉和一根静脉，脐带中仅有一根脐动脉者称为单脐动脉（single umbilical artery，SUA）。SUA 属于脐带发育和结构异常，是一种常见的脐带异常。近年来，SUA 被产前诊断医护人员所重视。

1870 年 Hyrtl 首次报道 SUA，但是直到 1955 年 Benirschke 和 Brown 详细报道 SUA 与胎儿先天畸形有关后，才引起大家的关注。SUA 的发生率文献报道差异很大。围生儿尸检中 SUA 的发生率为

2.7% ～ 12%，自然流产中 SUA 的发生率为 2.4% ～ 2.7%，1 000 例以上围生儿常规检查中 SUA 的发生率为 0.2% ～ 1.1%。

SUA 是胎儿异常发育的标记之一，因扰乱正常的胚胎及胎儿发育过程中的血液供应，可能引起胎儿心血管系统、神经系统、骨骼系统等器官发育异常，如法洛四联症（TOF）、无脑儿、鼻骨缺如等。

二、母亲疾病概况

单脐动脉新生儿母亲疾病有糖尿病或妊娠合并糖尿病、羊水过多或羊水过少、高龄产妇、多胎妊娠、高胎产次、胎儿宫内发育迟缓等。有文献报道，SUA 与早孕先兆流产史、化学物质接触史及早期有上呼吸道感染病史亦密切相关。如赵蕾等报道，130 例孕产妇均否认吸烟，孕妇有早孕先兆流产史 11 例，孕妇近期单位或家庭装修史 7 例，孕妇有化学物质接触史 6 例，妊娠早期有上呼吸道感染病史 6 例。

三、病理

胚胎时期，脐动脉由背主动脉发出的一对尿囊动脉演变而成。若一条脐动脉发育不良而萎缩，或在早期（3.0 ～ 4.0mm 胚胎体蒂）暂时出现单脐动脉时期（即左、右脐动脉合并成一条血管）持续下去均可导致 SUA。

在哺乳动物胚胎发育过程中，从胎儿心脏发出，将胎儿体内代谢废物和代谢产生的二氧化碳运送至胎盘，转移至母体的动脉称为脐动脉。胎儿是通过胎盘与母体进行气体及物质交换，脐动脉中的血液是静脉血，带有胚胎的代谢废物和二氧化碳；脐静脉中的血液是动脉血，含有营养成分及氧气。

SUA 干扰胚胎发育过程中的血液供应，可引起胎儿心血管系统、中枢神经系统、胃肠道、骨骼系统、泌尿生殖系统和胎儿肢体的发育异常。SUA 应视为高危妊娠进行严密的产科评价和随访观察，因为这些胎儿有先天性心脏病、早产、低出生体重、缺氧，肾脏疾病发生亦较多。

四、病理生理

SUA 导致胎儿发育异常的原因，可能是单脐动脉扰乱胚胎血流动力学，导致心血管系统畸形以及影响早期胚胎下半部的血液供应，引起泌尿系统、生殖系统、消化系统、中枢神经系统及下肢发育畸形。此外，单脐动脉还造成胎儿循环障碍，使胎盘部分面积萎缩、绒毛水肿，回流血量减少，导致胎儿缺氧，继而引起胎儿发育不良、宫内发育迟缓。

Xu Y 等 Meta 分析表明，单纯性单脐动脉（isolated SUA，iSUA）的存在会增加围生期并发症风险，如小于胎龄儿（small for gestational age，SGA）、羊水过少、羊水过多、妊娠期糖尿病（gestational diabetes mellitus，GDM）和围生儿死亡率。因此，孕妇的 iSUA 胎儿围生期预后差。

五、临床表现

有时 SUA 为孤立的临床发现，产前超声和出生后体检未发现其他先天性异常，即为 iSUA（指不合并其他畸形的单脐动脉）。根据有无合并其他畸形分为复杂性单脐动脉（或者单脐动脉综合征，因其多数合并多器官复杂畸形或染色体异常，故亦被称单脐动脉综合征）和单纯性单脐动脉（iSUA）。

SUA 新生儿临床表现最常见的畸形为心血管系统畸形，如室间隔缺损、法洛四联症、主肺动脉缺损、主动脉弓离断、永存动脉干、右室双出口或其他先天性心脏病；其次为中枢神经畸形、泌尿系统畸形、消化系统畸形和骨骼畸形等。同时，可能有胎儿宫内生长发育迟缓（intrauterine growth retardation，IUGR）和染色体畸形，如18-三体综合征、13-三体综合征。右脐动脉缺失的心脏畸形和中枢神经畸形发生率均高于左脐动脉缺失。

伍霞芳等报道，52 760例孕妇检查，SUA 208例（0.39%），其中iSUA 120例（57.69%），伴发胎儿畸形88例（42.31%），其中心血管系统异常22.7%，中枢神经系统异常21.6%，泌尿系统异常20.5%，消化系统异常12.5%。左脐动脉缺失65例（31.25%）；右脐动脉缺失143例（68.75%）。1/3的病例合并两种及以上畸形。iSUA接受染色体检查43例中染色体畸形3例。SUA伴发胎儿畸形接受染色体检查33例中染色体畸形7例。

六、诊断和鉴别诊断

1. *单脐动脉新生儿的诊断依据* 目前超声检查是诊断产前胎儿SUA的首选方法。出生前主要经母亲腹部于脐带的游离段或近胎儿段横切面超声探查，若在膀胱一侧仅显示一条脐动脉，则诊断SUA，并常规进行产前遗传咨询；出生后检查新生儿脐带横切面仅显示一条脐动脉，则诊断SUA，并常规进行胎盘、脐带病理检查。

2. *单脐动脉新生儿鉴别诊断* IUGR，胎儿染色体畸形，胎儿心血管系统、中枢神经系统、消化系统、骨骼系统、泌尿生殖系统和胎儿肢体的发育异常等，均需要考虑到SUA可能。

七、治疗

SUA是无法干预的，其产生的原因目前还没有明确。

SUA新生儿主要就是要做好检查，排除胎儿发育异常、畸形。对于iSUA新生儿无须治疗；SUA合并畸形的新生儿，要视畸形情况予以手术治疗，对于多发严重畸形新生儿，可能无法治疗而死亡。

八、预防

如果已经诊断SUA，就要注意胎儿宫内发育情况。

产前超声检查时除了应仔细观察脐带内的血管数目外，还应对胎儿全身各个系统的形态、结构进行观察，警惕畸形的存在，以免漏诊。因SUA者合并心血管畸形发生率最高，应做胎儿超声心动图检查。

对于伴有畸形的SUA建议常规做羊水穿刺或脐带血管穿刺进行染色体检查。未发现合并畸形的SUA尚需结合孕妇的年龄、孕龄、手术危险性及孕妇的愿望等多种因素综合考虑，仍有建议行染色体检查的必要性，同时应密切监测其妊娠过程，加强围生期护理，并做好SUA胎儿出生后的随访，防止产前不易发现的隐匿性畸形的存在。

（蔡 成）

第6章 胎盘异常新生儿

第一节 胎盘早剥新生儿

一、概述

妊娠20周以后或分娩期，正常位置的胎盘在胎儿娩出前部分或全部从子宫壁剥离，称为胎盘早剥（placental abruption)。胎盘早剥的发生率在国外为1.6%，国内为0.46%～2.1%。胎盘早剥是妊娠晚期严重并发症，具有隐匿而起病急、进展快的特点，是妊娠中晚期出血的主要原因之一。在胎儿时期，胎儿、脐带、胎盘和孕妇是有机的统一体，因此，胎盘早剥对母儿生命健康威胁均大，若处理不及时和危及母儿生命，存活着可发生一系列并发症。

二、母亲疾病概况

（一）胎盘早剥的病因

确切病因和发病机制尚不完全清楚，可能与以下因素有关。

1. *孕妇血管病变* 孕妇患有严重妊娠期高血压疾病、慢性高血压、慢性肾脏疾病或全身血管病变时，胎盘早剥的发生率高。妊娠合并上述疾病时，底蜕膜螺旋小动脉痉挛或硬化，引起远端毛细血管变性坏死甚至破裂出血，血液流至底蜕膜层与胎盘之间形成胎盘后血肿，致使胎盘与子宫壁分离。这类高危产妇常伴有血液浓缩、高凝状态，特别是重症患者可合并HELLP综合征，凝血功能严重受损，凝血和纤溶亢进，处于亚临床DIC状态。

2. *机械性因素* 外伤尤其是腹部直接受到撞击或挤压；脐带过短（< 30cm）或脐带因绕颈、绕体相对过短时，分娩过程中胎儿下降牵拉脐带造成胎盘剥离；羊膜腔穿刺时刺破前壁胎盘附着处，血管破裂出血引起胎盘剥离。

3. *宫腔内压力突然骤减* 双胎妊娠分娩时第一胎娩出过速，或羊水过多时人工破膜后羊水流出过快，均可使宫腔内压力骤减，子宫骤然收缩，胎盘与子宫壁发生错位剥离。

4. *子宫静脉压突然升高* 妊娠晚期或临产后，孕妇长时间仰卧位，巨大子宫压迫下腔静脉，回心血量减少，血压下降。此时子宫静脉淤血，静脉压升高，蜕膜静脉床淤血或破裂，形成胎盘后血肿，导致部分或全部胎盘剥离。

5. *其他* 一些高危因素，如高龄、经产妇、多胎、吸烟、可卡因滥用、叶酸缺乏、孕妇有血栓形成倾向、子宫肌瘤（尤其胎盘附着部位肌瘤）、胎膜早破和羊膜腔炎等与胎盘早剥发生有关。有胎盘早剥病史的孕妇再次发生胎盘早剥的危险性比无胎盘早剥病史者高10倍。孕妇代谢异常如妊娠期糖尿病与胎盘早剥密切相关。患有妊娠期糖尿病的孕妇，其妊娠期高血压、子痫前期、胎盘早剥以及胎膜早破的发生率同样高于正常孕妇。胎膜早破时胎盘早剥的发生率是未发生胎膜早破产妇的3倍。另有研究发现，空气污染，孕期尤其产前数天暴露于铅、二氧化碳和二氧化氮等使胎盘早剥的发生率显著增加。

（二）胎盘早剥的临床表现

常见典型临床表现为孕母腹痛、阴道出血、血性羊水、腰酸、腹背痛、胎心改变。严重时可出现面色苍白、冷汗、四肢发凉、脉搏细弱、血压下降等休克表现，甚至胎心消失，胎死宫内。不典型的临床表现有自发性早产、先兆临产、胎心异常等。根据病情严重程度，分为3度。

Ⅰ度：多见于分娩期，胎盘剥离面积小，患者常无腹痛或腹痛很轻微，贫血体征不明显。腹部检查子宫软，大小与妊娠周数相符，胎位清楚，胎心正常。产后检查胎盘可见胎盘母体面有凝血块及压迹。

Ⅱ度：胎盘剥离面为胎盘面积的1/3左右。主要症状为突然发生的持续性腹痛、腰酸或腰背痛，疼痛程度与胎盘后积血量成正比。无阴道出血或流血量不多，贫血程度与阴道流血量不相符。腹部检查见子宫大于妊娠周数，子宫底随胎盘后血肿增大而升高。胎盘附着处压痛明显（但当胎盘位于后壁时则不明显），宫缩有间歇，胎位可扪及，胎儿存活。

Ⅲ度：胎盘剥离面超过胎盘面积的1/2。临床表现进一步加重，患者可有恶心、呕吐、面色苍白、四肢湿冷、脉搏细数、血压下降等休克症状，且休克程度大多与阴道出血量不成正比。腹部检查见子宫硬如板状，子宫收缩间歇时不能松弛，胎位扪不清，胎心消失。如患者无凝血功能障碍为Ⅲa，有凝血功能障碍为Ⅲb。

三、病理与病理生理

胎盘早剥的主要病理改变是底蜕膜出血并形成血肿，使胎盘从附着处分离。按照病理类型，可分为显性、隐形及混合型三种。如底蜕膜出血量少，出血很快停止，多无明显临床表现，仅在产后检查胎盘时可发现胎盘母体面有凝血块及压迹。如底蜕膜继续出血，形成胎盘后血肿，胎盘剥离面随之扩大，血液冲开胎盘边缘并沿胎膜与子宫壁之间经宫颈管向外流出，称为显性剥离（revealed abruption）或外出血。如胎盘边缘仍附着于子宫壁或由于胎先露部固定于骨盆入口，使血液积聚于胎盘与子宫壁之间，称为隐形剥离（concealed abruption）或内出血。由于子宫内有妊娠产物存在，子宫肌不能有效收缩以压迫破裂的血窦而止血，血液不能外流，胎盘后血肿越积越大，子宫底随之升高。当出血达到一定程度时，血液终会冲开胎盘边缘及胎膜而外流，称为混合性出血（mixed bleeding）。偶有出血穿破胎膜溢入羊水中称为血性羊水。

胎盘早剥发生内出血时，血液积聚于胎盘与子宫壁之间，随着胎盘后方血肿压力的增加，血液浸入子宫肌层，引起肌纤维分离、断裂甚至变性，当血液渗透至子宫浆膜层时，子宫表面呈现紫蓝色瘀斑，称为子宫胎盘卒中（uteroplacental apoplexy），又称为库弗莱尔子宫（Couvelaire uterus）。

严重的胎盘早剥可引起一系列病理生理改变。从剥离处的胎盘绒毛和蜕膜中释放大量组织凝血活酶，浸入母体和胎儿血液循环，激活外源性凝血系统而导致凝血功能障碍和弥散性血管内凝血。肺、肾等脏器的毛细血管内微血栓形成，造成脏器缺血和功能障碍。

四、临床表现

胎盘早剥可对胎儿、新生儿造成多方面的严重不良影响，具体影响如下。

1. 导致死胎、死产和围生期死亡率增

加 胎盘早剥后死胎和死产的概率增加6.3倍、新生儿死亡率增加7.6倍，这是对胎儿、新生儿最严重的危害。如果早剥面积不超过1/3，胎儿存活率较高。但如果胎盘剥离的面积虽然很小、但一直没有被发现，则胎盘早剥可阻断胎儿的氧气和营养供应，增加胎儿出现发育障碍的概率及胎死宫内的风险。如早剥面积超过1/2，则可导致胎儿因缺氧发生严重宫内窘迫或失血而死亡。有胎盘早剥者围生期死亡率为2%～12%，是无胎盘早剥者的15～25倍。

2. 导致胎儿生长受限 存在糖尿病、高血压等胎盘早剥高危因素的孕妇，胎盘病理学检查发现其胎盘绒毛成熟不良、绒毛血管增厚、绒毛间质毛细血管充盈过度，氧自由基形成过多，引起脂质过氧化反应，影响胎盘生长，子宫胎盘血流量减少，造成胎儿营养物质吸收与运输障碍，胎儿宫内营养供给不足及慢性宫内缺氧，从而导致胎儿生长受限。娩出的胎儿多为低出生体重儿，小于胎龄儿的比例增加。

3. 导致早产 有胎盘早剥史的新生儿中90%以上为早产儿。胎盘早剥急性大出血本身可诱发和导致早产；由于大出血需要迅速终止妊娠以防止对母儿的严重损害，也导致了医源性早产；胎盘早剥时还通过大量组织因子释放，激活凝血酶，通过子宫收缩作用、诱导产生基质金属蛋白酶、IL-8、IL-6产生，导致细胞外基质的退化，介导胎膜破裂，从而诱发早产。

4. 导致胎儿-新生儿窒息、缺氧缺血性脏器损害和脑瘫 胎盘剥离子宫壁必然影响胎儿血液供应，导致胎儿呼吸循环系统功能障碍、胎儿宫内窘迫和新生儿窒息，进而导致缺氧缺血性多脏器损害，如严重酸中毒、缺氧缺血性脑病、颅内出血、缺氧缺血性心肌损伤、窒息性休克、急性肺损伤及心肾功能衰竭等。胎盘早剥患儿窒息的发生率增加8.5倍，缺氧缺血性脏器损害的发生率高达60%以上。胎盘早剥新生儿可能有严重神经系统后遗症，表现为显著神经系统发育缺陷、脑性麻痹和脑瘫等。

5. 导致贫血与休克 重度胎盘早剥必然导致胎儿失血，患儿常出现严重的贫血表现，甚至低血容量性休克。有胎盘早剥病史的新生儿，贫血与休克的发生率高达60%左右。轻型胎盘早剥产妇出血量少，新生儿受累的病理变化表现不突出而易被忽视；而重度胎盘早剥出血时间早、出血量大，可发生急性大出血，所生新生儿除贫血外，常有严重的内环境紊乱和低血容量性休克。

6. 导致凝血功能障碍与DIC 80%胎盘早剥新生儿存在不同程度的凝血障碍，其中多数发展为DIC。凝血功能障碍是胎盘早剥新生儿隐匿而又凶险的病理变化，也是导致患儿死亡的主要原因。由于胎儿、新生儿自身的调节与保护机制不完善，少量促凝物质进入血液即可能引起严重、甚至危及生命的DIC。重症胎盘早剥产妇所生新生儿DIC病情重，患儿入院时多已进入消耗性低凝期或纤溶亢进期，有明显临床表现，易引起重视；而轻症胎盘早剥产妇所生新生儿DIC起病隐匿、进展相对迟缓，患儿入院时可能尚处于高凝期，临床表现不明显，反而常被临床医师忽略。

7. 导致呼吸暂停和呼吸窘迫综合征 据报道，胎盘早剥使新生儿呼吸暂停的发生率增加5.8倍，呼吸窘迫综合征的发生率增加6.5倍，需要入住重症监护病房的概率增加3.4倍，与之有关的慢性肺疾病发生率也随之增加。

8. 其他 如导致酸中毒、坏死性小肠结肠炎、急性肾损伤和慢性肺疾病等。

五、诊断和鉴别诊断

1. 胎盘早剥的诊断 典型者根据临床表现不难诊断，但不典型者容易误诊。

B超检查是发现和诊断胎盘早剥的重

要手段，可以发现胎盘与子宫壁之间出现边缘粗糙、形态不规则的液性暗区，可见散在斑点状高回声、不均质低回声或杂乱回声，有时仅表现为胎盘异常增厚，呈不均质增强回声。但B超有明显的局限性，其诊断胎盘早剥的特异性可达100%，但敏感性仅有57%，漏诊率高达33.3%，且有5.3%的误诊率。

胎盘早剥容易被漏诊和误诊，原因包括：①临床症状不典型。临床表现个体差异明显，轻型的胎盘早剥，阴道出血量少，无明显腹痛和子宫强硬，仅表现为少量阴道出血伴轻微腹痛，极易与先兆早产、先兆临产相混淆，影响胎盘早剥的早期诊断。②胎盘位置的影响。前壁胎盘发生早剥时，胎盘后积血刺激，孕产妇有明显腹痛发作。而处于后壁的胎盘发生剥离时，腹部体征常不典型，仅表现为轻微腰痛，且后壁胎盘因超声分辨力差，极易漏诊。因此，后壁胎盘孕妇分娩时，如宫缩强烈，子宫张力高，产程中严密监测患者的生命体征及胎心率，高度警惕胎盘早剥的可能。③B超检查的影响。超声检查是产前诊断胎盘早剥的重要手段。胎盘剥离时，如果是以显性出血为主，血液外流或底蜕膜出血量少，B超图像上往往无特征性表现；如果是以隐性出血为主，胎盘后血肿形成，超声可以显示出胎盘基底部与子宫壁之间出现单个或多个液性暗区，胎盘异常增厚等。

2. *胎盘早剥早产儿的诊断* 胎盘早剥早产儿的诊断主要依据胎龄和孕母有胎盘早剥的病史，必要时需进行胎龄评估。

六、治疗

凡产前诊断明确者，在分娩时新生儿医师应到产房或手术室做好新生儿复苏与抢救准备。新生儿出生后进行全面细致的体格检查，并转入监护病房，对心、脑、肺、肾、血液系统及凝血功能等进行全面的监护；有异常者，按照相应疾病予以积极处理。所有患儿出生后常规给予小剂量肝素预防DIC，并动态监测凝血功能，对符合DIC诊断标准者给予相应治疗。

七、预防

加强高危孕产妇的管理，建立健全孕产妇三级保健制度，积极防治妊娠期高血压疾病、慢性高血压、肾脏疾病等；避免外伤，同时对孕妇的病史、孕产史、妊娠期用药情况，既往胎盘早剥的病史给予充分关注。高度怀疑胎盘早剥时应请产科医师处理，防止发生严重并发症，保证母婴安全。

（刘 敬 付 薇 刘 颖）

第二节 前置胎盘新生儿

一、概述

正常的胎盘附着于子宫体部的前壁、后壁或侧壁，远离宫颈内口。妊娠28周后，胎盘仍附着于子宫下段，其下缘达到或覆盖于子宫颈内口，位置低于胎儿先露部，称为前置胎盘。前置胎盘是最常见的产前出血性疾病，可导致母亲、胎儿和新生儿的多种严重并发症，是孕产妇死亡和围生儿死亡的重要原因之一，严重威胁母婴安全。分娩时前置胎盘的发生率，国内为0.24%～1.57%，国外报道为0.3%～0.9%。近年我国发病率呈明显上升趋势，但其发病机制尚不十分清楚。

二、母亲疾病概况

前置胎盘的病因及危险因素包括以下一些方面：①母亲年龄≥35岁，前置胎盘的发生率增高。Ananth 等分析得出，年龄 40 岁以上妊娠的前置胎盘发生率较 20 岁以下的高 9 倍。②前置胎盘患者中有 85% ～ 90% 为经产妇，多有子宫内膜受损，是前置胎盘最常见的病因之一。Ananth 等报道，有流产史和人工流产史者发生前置胎盘的相对危险度各为 1.6 和 1.7（95% 可信区间分别为 1.0 ～ 2.6 和 1.0 ～ 2.9）；Ananth 等、Hendricks 等和 Usta 等均报道，剖宫产次数越多发生前置胎盘的可能性越大，与前次阴道分娩者相比，凡有前次剖宫产史而本次妊娠则发生前置胎盘的可能性增加 2 倍，而瘢痕子宫妊娠后前置胎盘的发生率是无瘢痕子宫的 5 倍。③以往的多个大样本的报道均提示前置胎盘的病例中，男性胎儿显著多于女性胎儿。④ Raisanen 等研究发现，一些母亲工作及精神压力大、劳动强度高、疾病抵抗力较差、生活作息不规律、文化程度较低、吸烟和（或）吸毒等，都可能会对胎盘生长造成不良影响。

前置胎盘主要表现为妊娠中期至妊娠晚期出现轻微直至严重的无痛性反复性阴道出血，可伴有因出血多所致的相应症状和体征，如贫血、失血性休克、流产等。

前置胎盘的诊断，需结合母亲妊娠晚期或临产后有无痛性阴道出血的表现、体格检查和彩超等来明确。根据出血具体情况进行相应并发症的治疗，并酌情终止妊娠，分娩方式多选择剖宫产。

三、病理和病理生理

母亲发生前置胎盘时，胎盘附着的位置异常，子宫下段组织较薄、血管丰富，子宫壁曲张血管受到手术损伤或出生时胎盘剥离不全，往往容易产生产时或产后大出血。如母亲又为瘢痕子宫，加之胎盘附着在子宫瘢痕处，导致胎盘粘连植入，使得子宫收缩力减弱，造成手术切口撕裂扩大，而致术中大出血，致母亲大出血甚至休克、胎儿和新生儿因失血而贫血，进一步激活母亲、胎儿凝血系统，母亲、胎儿和新生儿均可发生凝血功能异常甚至 DIC，母亲的调节机制相对较完善，需要较多的促凝物质进入血液循环才引起严重的 DIC，而胎儿和新生儿机体小且调节机制不完善，只需少量的促凝物质即可引起严重 DIC 而危及生命。

前置胎盘时，少量、持续的阴道出血也可导致严重后果，且随着出血次数增加，胎盘局部启动凝血机制，发生胎盘纤维化甚至钙化，影响胎盘血供，加之母亲出血次数越多则越贫血，母体红细胞数量的减少使得母亲携氧能力下降，可致胎儿宫内慢性缺血缺氧、宫内窘迫甚至死亡，还可发生产时新生儿窒息、1min Apgar 评分显著降低等，同时胎儿无法从母体获得足够营养物质而发生宫内生长受限、新生儿低出生体重。

前置胎盘由于胎盘附着于子宫下段，随着孕周的不断延长，覆盖在子宫下段的胎盘无法伸展与延伸，造成部分胎盘与子宫壁出现错位甚至分离等不良情况，可诱导产程提前启动，不可避免地发生早产，导致新生儿出生后呼吸、循环、代谢等系统并发症增加。完全性前置胎盘初次出血时间较早，多发生在妊娠 28 周左右，个别出血时间更早则会导致流产、死胎等。

前置胎盘者有 85% ～ 90% 为经产妇，多有孕产次过多、宫腔镜操作对子宫内膜造成损害，显著增加宫腔感染及其他病变的发生率，也可导致胎儿宫内感染发生胎死宫内、流产、早产，新生儿出生后因有宫内感染而发生严重的多系统感染、失血性和感染性休克、DIC 等。

前置胎盘时，胎儿因子宫下段有胎盘占据，其下降受到影响，故往往高浮，并伴有胎位异常以臀位和横位多见，往往需要选择剖宫产方式分娩。剖宫产可引起新生儿肺部液体排出不佳发生湿肺，同时因宫内外压力的突然变化可导致颅内出血等。如无法进行剖宫产则有可能导致难产、滞产，由此新生儿发生产时窒息缺氧，可合并心、肺、脑、肾、胃肠道等器官功能损伤。

四、临床表现

1. 贫血、出血、休克　前置胎盘无论慢性出血还是急性大出血，均可导致胎儿和新生儿失血、贫血，表现为皮肤苍白、反应低下；发生休克时还表现为肢端发凉或湿冷、皮肤花斑、毛细血管充盈时间延长、大动脉搏动减弱、血压下降或测量不出来等；如发生凝血功能异常、DIC时，表现为止血困难、皮肤黏膜甚至内脏出血等。

2. 流产、早产　如前置胎盘出血发生早，会导致胎儿胎死宫内、流产；由于胎盘位置附着异常往往容易发生早产，并出现早产的相关并发症如NRDS、感染、胃肠功能紊乱、脑损伤等。

3. 缺氧、窒息　前置胎盘时因胎盘发育异常、母亲失血，导致胎儿宫内缺氧、新生儿产时窒息，并发窒息缺氧的相关疾病如缺血缺氧性脑病、吸入综合征、心肾等多器官功能损伤，出现激惹、惊厥等相关的临床表现。

4. 剖宫产并发症　前置胎盘时往往需要行剖宫产，而剖宫产这一非自然分娩的方式可导致新生儿方式湿肺、颅内出血等，表现为嗜睡、惊厥、激惹、肌张力异常、呼吸增快等。

5. 宫内生长受限、低出生体重　由于宫内胎盘功能异常、贫血等，导致胎儿获取不到足够的营养而发生宫内生长受限、出生时低体重。

五、诊断和鉴别诊断

1. 诊断

(1) 病史：母亲有前置胎盘的病史和高危因素，临床表现为无痛性阴道出血，并经体格检查和超声检查等确定为前置胎盘母亲。

(2) 临床表现：新生儿有贫血、失血、出血或休克，有窒息、早产、低出生体重等表现。

2. 鉴别诊断　需与可导致贫血的相关疾病如溶血病，其他原因所导致的窒息缺氧性疾病，以及凝血因子缺乏、严重感染等原因导致的出血及凝血功能异常等疾病相鉴别。

六、治疗

1. 促胎儿生长　密切监护胎儿宫内生长情况，由于贫血及胎盘位置不利于胎儿生长，故可适当使用能量等营养支持药物促进胎儿宫内生长。

2. 促进胎儿肺成熟　大于32孕周妊娠者，可给予地塞米松10mg静脉或肌内注射，每日1～2次，连用2～3次，促进胎儿肺成熟，紧急时羊膜腔内一次性注射。

3. 严密观察　孕妇卧床制动，严密观察病情，确保孕妇安全的前提下，适当延长胎龄以提高围生儿的存活率。

4. 终止妊娠　如果发生胎儿宫内窘迫或母亲突发大量出血应终止妊娠，以免胎儿缺氧加重病情甚至死亡。期待治疗至36周，各项指标提示胎儿已成熟，可适时终止妊娠，避免在出现危险时再处理或急诊终止妊娠，对母儿不利。分娩方式多选择剖宫产。

5. 复苏　出生时发生新生儿窒息风险高，按新生儿窒息复苏规程进行抢救。

6. 处理早产并发症　见相关章节。

7. 凝血障碍评估和干预　见相关章节。

8. 感染评估和干预　见相关章节。

七、预防

1. 采取有效的避孕措施，避免多次人工流产、引产、刮宫损伤，严格掌握剖宫产的指征，预防感染。

2. 妊娠中期进行B超检查，发生妊娠出血时，应及时就医，及早做出诊断及处理。

（黄瑞文）

第三节　帆状胎盘新生儿

一、概述

脐带附着在胎膜上，脐血管在未进入胎盘时已经发生分支，经羊膜与绒毛膜之间进入胎盘，血管周围缺乏华通胶的支持，仅有一层羊膜形成的皱褶，就像船帆一样，故称为帆状附着或帆状胎盘。帆状胎盘是一种主要危害胎儿的并发症，并与胎儿畸形相关，对母亲无明显影响。据国内报道发生率为0.24%～1.8%，在多胎妊娠中发生率明显增加，双胎高达9%。一旦发生，围生儿死亡率为6.06%。帆状胎盘合并前置血管(此种情况发生率为0.02%～0.08%)时，围生儿死亡率高达58%～73%，如胎膜已破则死亡率可达70%～100%。

二、母亲疾病概况

帆状胎盘的发生与以下因素有关：前置胎盘、副胎盘由于腹带在胎儿发育过程中位置没有改变而成为帆状胎盘；低置胎盘因胎盘不同部位获取的营养不一样而形成帆状胎盘；母亲多胎妊娠、子宫畸形或子宫肌瘤可导致胎盘生长中心偏移，均是帆状胎盘发生的重要因素，同时还可导致胎儿畸形；此外，母亲曾经有流产史、妊娠期羊水多或过少、体外受精等也与帆状胎盘的发生相关。

妊娠合并帆状胎盘缺乏特异性的临床表现，产前往往难以诊断，容易导致围生儿不良结局。Sepulverda等发现，采用彩色多普勒超声观察中晚期妊娠妇女脐带附着胎盘位置，99%可清楚显示脐带位置，1%因胎盘附着于子宫后壁且为妊娠晚期故未能清楚显示。超声检查简便、安全、可重复，临床价值较高。妊娠16～28周是产前超声检查的最佳时期，对妊娠中期时发现前置胎盘、多胎妊娠、副胎盘等高危孕妇应高度重视，常规检查脐带种植部位，对于异常者应利用超声扫描子宫下段、宫颈口以了解血管走向。对已明确诊断的孕妇，应行经阴道彩色多普勒超声检查以判断有无前置血管的存在。

一旦确诊帆状胎盘后，除应密切加强监护外，择期剖宫产术终止妊娠有助于改善围生儿结局。

三、病理和病理生理

帆状胎盘对母亲几乎没有影响，主要危害胎儿和新生儿。

由于帆状胎盘的胎膜上血管犹如船帆的缆绳，分布于胎膜中，距离长，缺乏华通胶保护及胎盘的支撑作用，仅有一层羊膜形成的皱褶，容易受损、受压、形成血栓，使胎儿与胎盘之间的血流量减少或被阻断，当母亲合并羊水过多或过少时受压更明显，导致胎儿宫内发育迟缓和慢性胎儿缺氧及窘迫。当胎膜上血管严重受压或破裂时，将导致胎儿急剧缺血、缺氧，甚至胎儿猝死宫内或新生儿死亡。Yampolshy等研究提示，脐带位置附着异常的孕妇，其血管的物质交换率降低、代谢功能下降，从而导致新生儿出生体重偏低。

帆状胎盘可发生血管前置、血管破裂或血栓形成，导致胎儿血容量不足、宫内失血性休克，而胎儿对急性血容量减少极为敏感，如出血大于100ml即发生胎死宫内；还可导致新生儿贫血、休克，亦可进一步促发凝血系统而发生DIC。

帆状胎盘时，由于胎儿宫内发育迟缓或缺氧、缺血及出血，可导致早产的发生。合并前置胎盘、胎膜早破时，也可发生早产、出血及感染的情况。多位学者发现帆状胎盘与胎儿的畸形有关，而且这种畸形大都是局部变形。为改善围生儿结局，同时还增加剖宫产概率，尤其是急诊剖宫产。

四、临床表现

1. 宫内缺氧、产时窒息　帆状胎盘时，胎儿可发生宫内窘迫或新生儿产时窒息，胎儿胎心监护异常，新生儿出生后出现嗜睡、惊厥、肌张力增高或低下等神经系统异常表现，以及气促、发绀、三凹征、肺部啰音等羊水吸入的表现。

2. 贫血、休克　帆状胎盘血管破裂，可导致胎儿和新生儿失血、贫血、休克，表现为皮肤苍白、大动脉搏动减弱、毛细血管再充盈时间延长、肢端凉、血压下降等，进一步可发展为DIC，表现为止血困难、出血等。

3. 胎死宫内或新生儿死亡　宫内急慢性缺血、缺氧和失血、休克，发生早产，出现早产儿的相关并发症，严重时可致胎儿或新生儿死亡。

4. 宫内发育迟缓、体重低　宫内缺氧、缺血使得胎儿不能获取足够的营养，故发生宫内生长发育迟缓、新生儿出生时体重低。

5. 双胎输血　Fries等对38例单绒毛膜双羊膜囊的双胎病例的研究发现，帆状胎盘是双胎输血综合征的危险因素，表现双胎出生体重、血红蛋白的明显差异。

6. 胎儿畸形　Robinson等对72例帆状胎盘病例的研究发现，帆状胎盘与胎儿畸形有关，并且这种畸形大都是局部变形，如头面部不对称、先天性髋关节脱位等。

7. 其他　如行剖宫产，则可能出现气促、三凹征等湿肺的表现，以及嗜睡、惊厥、尖叫、肌张力增高、前囟张力高等颅内出血的表现。

五、诊断和鉴别诊断

1. 诊断　如胎儿存在宫内发育迟缓、缺血缺氧，新生儿出现产时窒息、贫血、休克、DIC、出生体重低等表现时，应考虑到母亲有帆状胎盘的可能，详细询问母亲病史、全面体格检查、进行超声检查协助诊断，产时认真检查胎盘了解异常情况，基本可明确为帆状胎盘胎儿或新生儿。

2. 鉴别诊断　胎儿发生宫内窘迫、生长发育受限，新生儿出现早产、失血、贫血、休克等时，除考虑母亲有可能存在帆状胎盘外，应注意与母亲胎盘早剥、前置胎盘等相鉴别。

六、治疗

1. 一旦诊断帆状胎盘，即应加强对胎儿的监测，对于足月儿则应尽快终止妊娠，以剖宫产为宜，经阴道分娩有血管破裂的危险。

2. 如前置血管破裂出血，而胎儿仍有存活希望时，应立即行剖宫产终止妊娠，尽快使胎儿脱离宫内环境。即使产前出血不多，新生儿也往往存在严重的失血和贫血，故应做好新生儿输血和休克的抢救准备。

3. 密切监护胎儿宫内生长情况，如出现宫内缺氧可给予母亲适当输氧治疗以改善缺氧状况，也可适当使用氨基酸等营养药物促进胎儿宫内生长。

4. 帆状胎盘时，有的胎儿不可避免地出现早产，注意给予促进胎儿肺成熟的治疗。

5. 如胎儿发生宫内窘迫，应全面评估并适时终止妊娠，以选择剖宫产为宜。

6. 胎儿分娩时，在断脐前应反复将脐血挤向新生儿侧，断脐后抽取胎盘端的血液以备给新生儿回输。如短时间内没有条件输血时，应用等渗液（推荐使用等渗生理盐水）来维持新生儿血容量，同时纠正酸中毒。

7. 出生时发生新生儿窒息风险高，按新生儿窒息复苏规程进行抢救。

8. 处理早产并发症：见相关章节。

9. 休克、凝血障碍评估和干预：见相关章节。

10. 感染评估和干预：见相关章节。

七、预防

避免刮宫、子宫内膜受损及多胎妊娠等。

（黄瑞文）

第 7 章

胎母输血综合征新生儿

一、概述

胎母输血综合征（fetomaternal hemorrhage，FMH）是指一定量胎儿血液通过破损的胎盘绒毛进入母体血液循环，引起胎儿失血以及母亲和胎儿溶血性反应的临床症候群，是胎儿非免疫性水肿的主要原因之一。它可以发生于妊娠的任何时期，但发生的时间及原因还不能确定，可能与胎盘交换或胎盘屏障受损（disturbance in the placental barrier）有关。轻者可以引起胎儿胎动减少、胎心监护异常，重者可以导致胎儿水肿、心力衰竭直至死亡，围生儿死亡中约 13% 与 FMH 有关。

二、母亲疾病概况

FMH 是 1948 年 Wienes 首次提出的假设，1954 年由 Chown 证实，是一种少见的产科疾病。胎母输血综合征的确切病因还不十分清楚，大部分 FMH 病例发生于没有高危因素的患者，胎母输血综合征均无明确发病原因，且不能提前预知。此情况可发生于自然流产、人工流产及分娩过程中，子宫强烈收缩使绒毛受到破坏，其病因还包括胎盘和脐带病变（胎盘早剥、血管前置 / 胎盘植入、绒毛膜血管瘤 / 绒毛膜癌、脐静脉血栓形成）、母体创伤（腹部直接创伤、机动车辆事故）、操作或手术（羊膜腔穿刺、外倒转术、人工剥离胎膜、剖宫产）。脐带穿刺也是病因之一，胎母输血程度与脐带穿刺持续时间、穿刺后出血时间呈正相关，并与穿刺部位有关。此外仍有 82% 的病例病因不明。

三、病理生理

母体及胎儿血液循环各为完整系统，正常情况下胎儿血液不能通过胎盘屏障进入母体血液循环。但当屏障破坏时，可出现胎儿血液少量或缓慢或大量急速流入母体血液循环。在妊娠 20 周、30 周及 40 周胎儿胎盘血流大约分别为 25ml、150ml 及 400ml，发生 FMH 的概率及胎儿失血量随妊娠周数的增加而增加，FMH 更易发生于近分娩期且胎儿出现大量失血。临床上也曾有报道母子血型不合时发生胎母输血后，母亲出现寒战及发热，符合输血后母亲发生溶血性反应的临床表现。96% ～ 98% 的妊娠妇女血液循环中均有少量（≤ 2ml）胎儿血液。分娩时 50% 的妊娠妇女血液循环中可以检测到胎儿红细胞，但是不会出现临床症状，很少发现母亲通过此途径大量输血给胎儿。目前胎儿大量失血尚无统一诊断标准。胎儿失血量≥ 30ml 可造成胎儿受损，发生率为 0.3%。约有 0.1% 胎儿失血量≥ 80ml，大量出血的胎儿病死率为 33% ～ 50%。胎儿失血量较少时，由于胎儿心血管系统参与调节，同时骨髓增生活跃，胎儿及母亲可无明显症状。而失血量较大时则造成胎儿胎动减少或消失、胎心监护出现正弦曲线、心律失常、心脏肥大、心脏收缩力减弱、宫内生长受限、胎儿窘迫以及全身水肿，胎儿出生后可发生贫血、心力衰竭、休克、中枢神经系统功能障碍、呼吸窘迫、持续性胎儿肺循环、水肿、肝脾大、弥散性血管内凝血、肺出血、心脏扩大、肾衰竭等。国外一项多中心研究发现，出生后血红蛋白低于 50g/L 的新生儿死亡率明显升高，且除上述表现外，长期后遗症如支气管肺发育不良、脑室内出血、脑室周围白质软化、缺氧缺血性脑病等发生率亦明显增加。而关于神经系统后遗症的发生率，有学者认为与出生后贫血所致的酸中毒相关。

四、临床表现

FMH 临床上发生率较低，但可引起严重不良妊娠结局。具有典型临床症状的 FMH 发生率为 1/10 000 ～ 1/3 000，其围生期胎儿死亡率生为 31% ～ 50%。然而可能还有一部分流产或胎死宫内没有被报告，甚至可能有的产科医师都没有遇见过 FMH。胎儿预后取决于出血速度和出血量。出血量不同，胎儿耐受程度不同，FMH 的表现各异。一般有极少量的血液在母儿之间交换而无典型表现，或者由于 FMH 发生孕周较早，在长期胎儿慢性少量失血过程中胎儿已经能够适应贫血，但临床表现不明显，从而不易被发现。但是如果胎儿失血＞ 30ml 时就会出现明显的 FMH 临床表现。并且在同样失血量的情况下，快速失血的胎儿同长期慢性失血的胎儿相比更容易发生死产。

一般 FMH 首先表现为胎儿贫血，随后出现胎动减少或胎动消失、胎儿心力衰竭，个别病例表现为胎儿生长受限。

胎母输血综合征是胎儿血液通过受损的胎盘进入母体，其临床表现可分为急性和慢性两种。急性失血不超过胎儿血容量 40ml 时，表现为程度不同的贫血，失血过多则造成胎儿低血容量休克，甚至死亡。慢性失血时，导致胎儿水肿和宫内发育迟缓。预后一般取决于出血速度和出血量。若出血是迁延的或妊娠期反复出血，贫血发展缓慢，胎儿有机会产生血流动力学代偿，婴儿出生后仅表现为苍白；若为分娩前的急性出血，失血量为 20% 即可出现休克表现。突然的意外的胎动减少可能是急性、大量胎母输血的征兆。新生儿出生时皮肤黏膜苍白是最常见的症状，需要与新生儿重度窒息的苍白鉴别。

通常婴儿出生时即有贫血，24h 后更甚，网织红细胞升高，表示出血在出生前几天发生。婴儿出生时血红蛋白正常，24h 后下降，表示分娩时出血。因急性出血，出生时还来不及代偿可无贫血，但常表现为低血容量休克，24h 后当血管外液进入血管内以代偿低血容量时，贫血发生。因此急性失血，出生时的血红蛋白值不能可靠反映出失血量。

五、诊断和鉴别诊断

FMH 常无特异性临床表现，起病隐匿、病情发展迅速，大多数情况下不易做出早期诊断；当出现胎儿代偿失调后常表现为胎死宫内、新生儿严重贫血或新生儿死亡。大多数的 FMH 是根据胎儿娩出后的临床表现确诊的，但这时往往已出现新生儿不良妊娠结局。所以，目前关于 FMH 的关键问题是我们如何能尽早识别 FMH 的早期症状及临床表现，早期诊断并及时采取措施阻止其对胎儿的进一步损害。

1. *识别胎盘屏障受损的高危因素* 胎母输血综合征可以发生于妊娠的任何时期，胎盘屏障受损可能导致胎儿与母体之间存在细胞交换。腹部外伤、体外倒转术、羊膜腔穿刺、子痫前期、胎盘血管异常、单绒毛膜单羊膜囊双胎等均为 FMH 的高危因素。个别的胎盘肿瘤(如胎盘绒毛膜血管瘤)

由于胎盘微结构的改变也可导致FMH，但上述表现并非FMH所特有的。

2. *临床表现及胎心监护异常波形* 在FMH的病例中，孕妇主要的主诉为胎动减少或胎动消失，胎心监护常出现异常波形（基线变异缺失或微小变异、无反应型、正弦波形、变异减速、延长减速等）。图7-1为FMH的胎心监护波形，为典型的正弦波形。若出现胎动减少或消失同时伴有上述异常波形（除外孕妇应用哌替啶、吗啡）时，应高度怀疑FMH。

3. *彩色多普勒超声检查* 检测胎儿大脑中动脉峰值流速（MCA-PSV）是一种无创检测方法，超声MCA-PSV是目前应用最广的预测胎儿贫血的方法。FMH发生后，贫血胎儿因血容量不足，机体通过血流加速提高携氧量代偿，在小口径的血管如大脑中动脉、冠状动脉较容易检测到。而胎儿大脑中动脉血流较小受胎动、孕妇呼吸运动等外界因素的影响，阳性预测值及阴性预测值均较高。通过检测胎儿大脑中动脉峰值流速预测胎儿贫血，并根据严重程度分级，严重贫血时更灵敏，为是否需要宫内输血提供依据。同时也可发现胎儿水肿、肝大，但上述表现往往已经是FMH的晚期表现。

4. *实验室检查* 胎母输血为隐匿性，除临床表现出生时贫血无黄疸外，可根据胎母血液循环中存在胎儿红细胞明确诊断。

（1）细胞酸洗脱试验（Kleihauer-Betke test，KB试验）：是基于胎儿血红蛋白在酸性缓冲液中有抗酸作用而保留在红细胞内，母血红蛋白则被酸洗去成为空影细胞。此法不但可以发现胎儿红细胞，还可大约估计新生儿失血量，是目前常用的检查方法。诊断时应注意，首先应排除母亲有任何使胎儿血红蛋白增加的疾病，如母亲轻型地中海贫血、镰状细胞性贫血、遗传性持续存在胎儿血红蛋白；其次，母胎如有ABO血型不合，胎儿红细胞进入母体血液循环后极易清除，故酸洗脱法检查应在分娩后数小时内进行，否则易出现假阳性。其他检查方法包括直接区别凝集试验、荧光抗体技术等，但方法复杂，不常应用。

（2）母血胎儿血红蛋白定量检测：正常成人血中胎儿血红蛋白量应＜3%，妊娠期母血胎儿血红蛋白有生理性增加，可高达5.7%，但其红细胞酸洗脱后染色呈淡红色，可与真正的胎儿红细胞染色呈鲜红色相鉴别。

（3）流式细胞仪技术：应用该技术鉴别及定量母体血液循环中胎儿红细胞研究较深入，其较KB试验更准确、敏感、客观。抗HbF抗体标记胎儿红细胞则适用于各种临床情况，并可区别真正胎儿红细胞和母体含HbF的红细胞，因两种细胞中HbF含量及分布有差异，基于抗HbF信号强弱即可清楚区分两者。

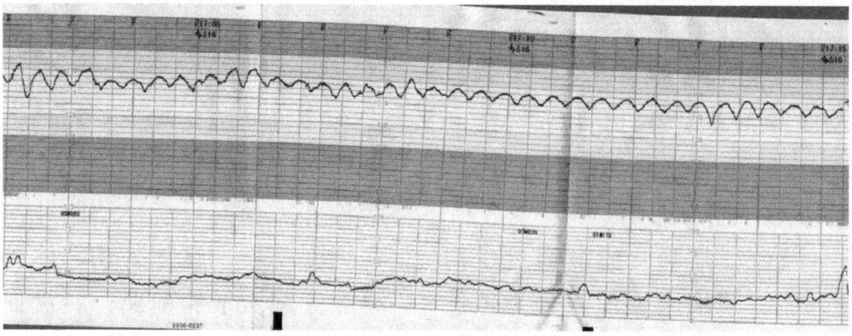

图7-1 胎母输血综合征孕妇的胎心监护——正弦波形

(4) AFP 定量检测：母血中 AFP 值与胎盘屏障完整性有关，胎母输血者血中 AFP 升高发生概率明显增加。由于该方法需要得到发生胎母输血前母血中的 AFP 值才能正确判断，还需要与引起 AFP 增高的其他疾病鉴别，因此临床应用受到一定限制。

(5) 荧光标记技术：该技术通过荧光标记的抗 D 与胎儿红细胞表面的 D 抗原结合而鉴别胎儿细胞，适用于母胎 Rh 不相容的病例。

FMH 的诊断建立在胎儿贫血与母体循环中胎儿血红蛋白比例上升的基础上，早期识别 FMH 的高危因素及临床表现，进行相关检查，提高 FMH 的诊断率，早诊断、早治疗是降低 FMH 导致围生儿死亡的关键。FMH 需与重型地中海贫血和 TORCH 感染所致的胎儿贫血相鉴别。

六、治疗

FMH 常无特异性临床表现，起病隐匿、病情发展迅速，大多数情况下不易做出早期诊断；当出现胎儿代偿失调后常表现为胎死宫内、新生儿严重贫血或新生儿死亡。大多数的 FMH 是根据胎儿娩出后的临床表现确诊的，但这时往往已出现新生儿不良妊娠结局。所以，目前关于 FMH 的关键问题是我们如何能尽早识别 FMH 的早期症状及临床表现，早期诊断并及时采取措施阻止其对胎儿的进一步损害。

1. 宫内输血　FMH 的主要治疗手段是输血治疗，包括宫内输血和新生儿输血。对于妊娠＜ 32 周的未成熟胎儿，怀疑 FMH 时可在超声引导下进行脐静脉穿刺评估胎儿是否贫血及失血程度，同时进行促胎肺成熟及宫内输血治疗。但进行脐静脉穿刺需较高水平的技术操作，因在穿刺过程中容易进一步加重胎儿失血或引发其他相关并发症。Liley 于 1963 年首次提出了宫内输血的概念。对于胎儿严重的免疫性或部分非免疫性溶血、胎母输血、胎儿免疫性血小板减少症、胎儿水肿等，宫内输血是挽救生命的主要手段。宫内输血技术的难点在于病例应严格按照适应证选取、术前孕妇及胎儿准备、脐静脉穿刺术的技术、手术过程中必须保证穿刺针在脐静脉内不能滑脱以及术中、术后胎儿监护的指标选择等。

宫内输血注意事项有如下几个方面。

(1) 输血方法：B 超介导下经腹脐静脉穿刺或胎儿腹腔穿刺，输入所选择的血液。穿刺后及时检测，抑制胎动。穿刺脐血管成功后，回抽胎儿血液 1ml 左右。检查胎儿血常规、血型、胆红素及有关抗体，然后向脐血管内注入肌松药 0.5ml，以抑制胎动，再注入相应的成分血。

(2) 术中监护：宫内输血过程中时刻注意胎儿心率变化及孕妇宫缩情况，并同时检测脐静脉压力，如果胎儿心跳过缓，脐静脉压力过高，要立即停止输注，必要时抽回胎儿静脉血。注意有无脐带血肿，穿刺针穿过胎盘者，注意有无胎盘血肿。另外注意宫缩情况，有无阴道出血、流水。

(3) 术后监测：B 超监测胎儿水肿、腹水及大脑中动脉血流速度的变化。记录胎儿大脑中动脉血流速度变化值、胎儿腹水减少至消失的时间。以输血后胎儿大脑中动脉血流速度值趋于正常、腹水逐渐减少为有效。对有宫内输血指征的胎儿实施在 B 超引导下胎儿腹腔内输血或经脐静脉输血，以改善胎儿预后，避免不必要的终止妊娠，提高围生儿生存率。但宫内输血给孕妇及胎儿带来了一系列的并发症尚需解决，技术还需改进。国外对孕周较小的 FMH 病例多行系列的宫内输血以延长孕龄，报道成功率较高，但操作难度大，费时较长，费用较高，在国内短期难以开展，而且严重的 FMH 病例由于胎儿持续失血，对系列的宫内输血治疗可能反应不佳；此外，关于胎儿宫内输血后存活率的随访，目前仍缺乏大样本对照研究。相信随着技术的进步，宫内输血将会日益完善，从而进一步促进胎儿医学的发展。

2. 终止妊娠 阴道分娩由于宫缩刺激可进一步加重胎儿窘迫风险，同时增加胎盘屏障受损程度，加重 FMH 病情变化，故建议行剖宫产终止妊娠，可短时间娩出胎儿并采取复苏及输血治疗。若宫口开全可行阴道助产。

3. 新生儿的治疗 对于妊娠≥32 周，一旦诊断为 FMH 需尽快终止妊娠，胎儿娩出后须尽快检查血红蛋白、网织红细胞、HCT，评估失血量，积极输血治疗。针对严重贫血的新生儿，需要对其进行规范化的输血治疗。此外，如果发现母胎 Rh 血型不合，或者发现胎儿的失血量≥ 30ml 时，要及时地使用 Rh 免疫球蛋白对产妇进行输注治疗，对抗机体内的 Rh 阳性红细胞，从而有助于抗体的减少，以减轻甚至避免这一疾病对产妇再次妊娠的影响，提高其健康水平。

七、预防以及随访

若孕妇有前述 FMH 的高危因素，伴有其他如胎动异常或胎心监护异常、彩色超声大脑中动脉血流峰值异常等病史及临床表现，应高度怀疑 FMH，需积极进行相关实验室筛查，评估孕妇及胎儿两方面情况，制定相应处理方案，具体流程见图 7-2。考

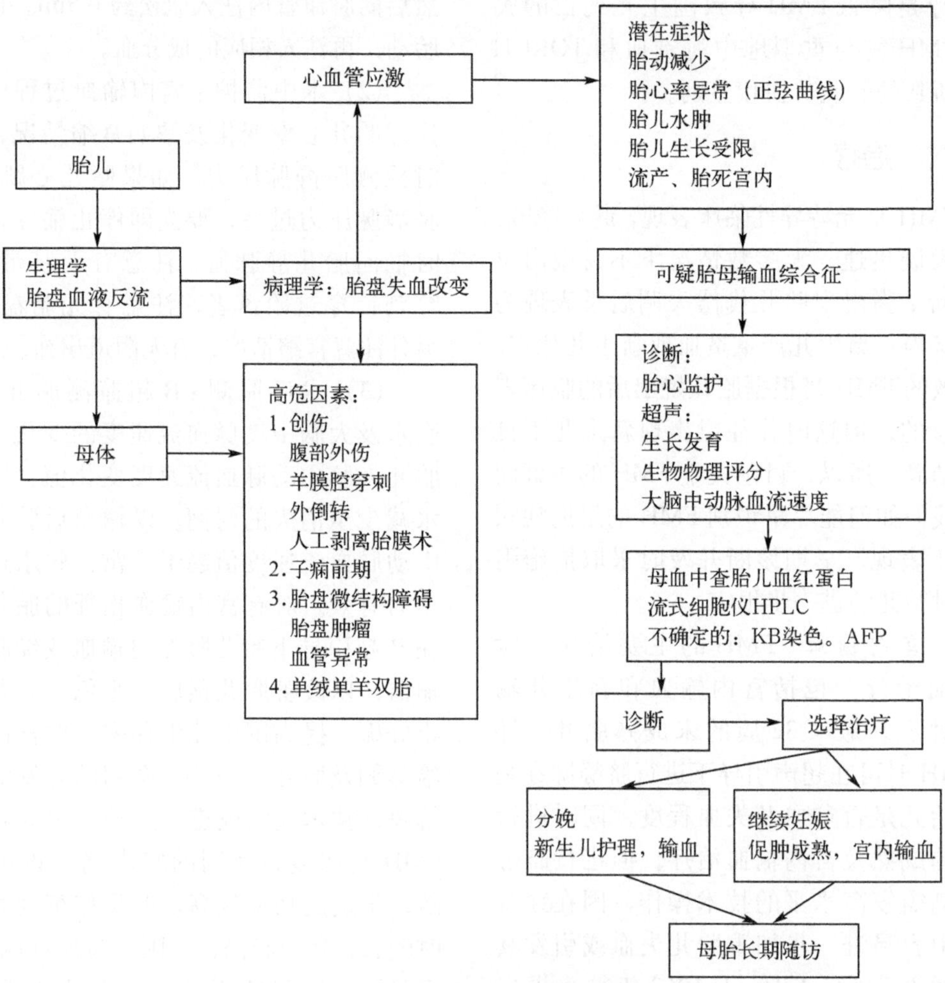

图 7-2 胎母输血综合征诊治流程

虑 FMH 的发生为非遗传性因素，如果失血量不大，FMH 新生儿及时输血治疗后对后续生长发育等方面无不良影响，发生 FMH 母亲再次生育可分娩健康新生儿。但如果失血量大，出生后血红蛋白低于 50g/L 的新生儿长期后遗症如支气管肺发育不良、脑室内出血、脑室周围白质软化、缺氧缺血性脑病等发生率亦明显增加，需要加强随访。

（张小燕）

第 8 章
妊娠剧吐母亲新生儿

一、概述

妊娠剧吐（hyperemesis gravidarum）是比较严重的孕期恶心呕吐，以持续恶心呕吐并伴有酮症酸中毒和体重减轻（> 5% 早孕体重）为特征。这种状况会导致孕妇血容量不足、电解质和酸碱平衡紊乱、营养缺乏、甚至死亡。需要住院治疗的妊娠剧吐占所有妊娠的 0.3% ～ 2%。

妊娠恶心呕吐非常常见，50% ～ 90% 的孕妇会出现恶心呕吐，而妊娠剧吐是比较严重的孕期恶心呕吐，以持续恶心呕吐并伴有酮症酸中毒和体重减轻为特征，那些有严重症状的病例，如发生了并发症、严重体重减轻、恶心呕吐持续时间较长或医学干预不充分或延迟，则引起母婴不良结局的风险增加。妊娠剧吐妇女孕期体重增加减少（< 7kg），分娩出低出生体重儿、小于胎龄儿、早产儿、5min Apgar 评分小于 7 分的新生儿的风险增加。

二、母亲疾病概况

妊娠剧吐的定义本质上是胃肠道症状，包括恶心和呕吐。其他常见症状包括：多涎，疲乏，虚弱，眩晕。还可有如下表现：睡眠障碍，嗅觉过敏，味觉异常，抑郁，焦虑，易怒，情绪变化，注意力降低。贫血，体臭，意识模糊，排尿减少，口唇干燥，皮肤干燥、弹性下降，低血压，极度疲劳，晕厥，厌食，胆囊功能紊乱，头痛，咽反射亢进，对运动、声、光不耐受，黄疸，肝酶升高，酮症，甲状腺或甲状旁腺功能亢进，皮肤苍白、蜡黄，心率快，体重比孕前急剧下降超过 5% 或者更多，维生素、电解质缺乏，呕吐黏液、胆汁或血液等。

妊娠剧吐的体格检查通常无显著特征。注意生命体征，包括立位、卧位时的血压和脉搏、血容量情况（黏膜、皮肤状况，颈静脉、精神状况），一般情况（营养、体重），甲状腺、腹部、心脏、神经检查所见。

妊娠剧吐孕妇急、慢性并发症包括：食管破裂或穿孔，气胸或纵隔积气，韦尼克脑病或失明，肝病，惊厥昏迷或死亡，胰腺炎，深静脉血栓，肺栓塞，低血糖，肾衰竭，脑桥中央髓鞘溶解，脾脏撕脱伤，胃肠道、胆囊疾病，颞 - 下颌关节紊乱综合征，抑郁，焦虑，营养不良，体重管理困难，糖尿病，晕动病，龋齿，视网膜炎，血管痉挛，创伤后应激障碍，横纹肌溶解，维生素 K 缺乏和凝血病等。静脉高营养的不良反应包括：细菌、真菌血症，局部感染，静脉血栓，胎盘脂肪浸润。

三、病理生理

妊娠剧吐的生理性基础是有争议的。妊娠剧吐的出现，可能是生物的、心理的和社会文化的因素综合作用的结果。已提出的理论如下。

1. *激素的变化*　最多的理论观点是 HCG 以及雌性激素水平升高，如孕期黄体酮水平升高。

2. 胃肠功能紊乱　胃肠因素可能和孕期恶心呕吐有关，胃的神经肌肉功能障碍，包括胃肌电活动异常、胃的张力和收缩力异常，都能导致胃肌轻瘫。妊娠期恶心呕吐的诊断和治疗应基于对胃神经肌肉功能障碍的判断。

3. 肝功能异常　肝脏疾病包括轻度血清转氨酶升高，通常发生在 50% 的妊娠剧吐患者。妊娠剧吐孕妇肝病的发病机制可能和线粒体脂肪酸氧化受损有关。

4. 代谢紊乱　代谢紊乱可能在妊娠剧吐的发病中起作用。患病孕妇天然的和总的硫醇缺乏，并且缺乏程度和疾病的严重程度相关。

5. 脂类变化　妊娠剧吐孕妇的三酰甘油、总胆固醇和磷脂水平比对照组的、无呕吐的孕妇和未怀孕的妇女高。这可能和孕妇肝功能异常有关。然而也有研究发现妊娠剧吐孕妇的总胆固醇、LDL 胆固醇、载脂蛋白 A 和载脂蛋白 B 水平比对照组低。

6. 感染　幽门螺杆菌可以加重孕期恶心呕吐。关于幽门螺杆菌在妊娠剧吐中的作用，研究结果是不一致的。近期在美国的研究未发现它与妊娠剧吐有关。然而，超过 6 个月的持续恶心呕吐，可能与幽门螺杆菌感染引起的活动性消化道溃疡有关。

7. 前庭和嗅觉的作用　嗅觉过度敏感可能是引起孕期恶心呕吐的因素。妊娠剧吐和晕动病之间惊人的相似也提示亚临床的前庭病可能是一些妊娠剧吐的病因。

8. 遗传　资料显示遗传素质在妊娠剧吐的发病中起一定的作用。

9. 生物化学的研究　妊娠剧吐与交感神经过度兴奋以及肿瘤坏死因子（α-TNF）大量生成有关。腺苷水平、免疫球蛋白、C3、C4 和淋巴细胞计数在妊娠剧吐孕妇显著升高，T- 辅助细胞 1/T- 辅助细胞 2 降低，导致体液免疫增强。妊娠剧吐孕妇血浆中胎儿 DNA 增加，并推测增加的 DNA 来自被母亲亢进的免疫系统所破坏的滋养层。因此，妊娠剧吐可能是妊娠时免疫系统异常所介导的。最近的一项研究发现脂质过氧化作用的变化和 T- 细胞活化可能是妊娠剧吐的原因或代偿反应。

10. 心理因素　一些人错误地认为妊娠剧吐是心理因素导致的。即使不是事实，但大部分妊娠剧吐的孕妇确实经历了由于痛苦和压力而继发的心理反应，如挫折、无助、孤独、抑郁等。妊娠剧吐尽管不是精神紧张的结果，却可导致精神紧张。在少数情况下，妊娠剧吐会导致精神疾病，包括躯体化障碍或严重抑郁。动物实验已表明，产前母亲的压力影响妊娠的结果并导致子代脑功能早期程序化，使脑部神经内分泌调节和行为发生永久性改变。最近一项人类的对照研究表明，压力和焦虑水平高的孕妇发生流产、早产、胎儿畸形或发育迟缓（特别是头围减少）的风险增加。对于产前高压力所导致的长期功能障碍的证据是有限的，但有研究支持引起这种后果的可能性。总之，除了众所周知的生物医学风险的不良影响，孕产妇心理因素同样影响妊娠并发症和胎儿的不良结局。减少母亲的压力及焦虑将会减少并发症的发生，此观点尚需要更多的研究支持。

11. 营养缺乏　已发现妊娠剧吐孕妇存在多种营养素缺乏，包括维生素 B_6 和锌，它们和恶心呕吐的确切联系还不十分清楚。然而，已知每一位妊娠剧吐的病例都出现一定程度的缺乏，而且给一些孕妇静脉补充维生素可明显减轻恶心呕吐。维生素 B_1 是一种非常重要的营养素，它衰竭很快，缺乏时会导致神经损伤甚至死亡。

恶心呕吐的严重程度和持续时间极大地影响着孕母的营养状况，也对胎儿的健康产生长远的影响。这种情况我们叫作胎儿编程，胎儿编程是指在胎儿出生前细胞快速分裂的关键期如果受到伤害，可导致永久性的代谢和结构改变。这种改变会产生长期的后遗症，甚至影响终身。关于胎儿营养不良对以后健康的影响，已有大量的动物实验证实。我们也早已知道，人类宫内生长受限，对婴儿和儿童的生长发育都会产生不良作用，并且增加成人后的患病风险，包括心血管疾病、高血压、2型糖尿病。这种关联是David Barker和他的同事们最先阐述的。他们提出假说，在胎儿成熟关键的窗口期如果营养不足可编程成人疾病的发展。这种胎儿生长对未来健康的影响我们称之为"Barker假说"。

流行病学调查已提出，冠心病和脑卒中，以及伴随的疾病，高血压和非胰岛素依赖型糖尿病（代谢综合征），均起源于胎儿及婴儿期生长发育受损，这些疾病可能是"编程"的结果。而妊娠剧吐母亲长期的压力、营养不良和脱水可能会增加胎儿未来患慢性疾病（如糖尿病、心脏病）的风险。尽管这种疾病"编程"的机制尚未最终确定，但胎盘功能不良或孕产妇营养不平衡导致的胎儿营养减少是重要原因。胎儿营养减少的一个后果就是胎儿暴露于过高的糖皮质激素下，而过量的糖皮质激素将会限制胎儿生长，并编程使心血管、内分泌和代谢系统发生永久的修改，对胎儿终身产生影响。

哈佛大学的科学家发现导致儿童生长迟缓的主要原因是胎儿生长受限，改善孕前或孕中母亲的营养是降低儿童生长迟缓的关键。因此，儿童生长迟缓的干预措施应从主要针对儿童转向针对母亲、宫内和家庭的干预。母亲有足够的食物或通过营养强化的饮食，对孩子未来的成长是非常重要的。如果妊娠剧吐患者能早期给予治疗以缓解症状，使营养缺乏降到最低，母亲和孩子可能都会有一个更加健康的现在和未来。

四、临床表现

1. *潜在的胎儿并发症* 妊娠剧吐母亲胎儿的并发症是潜在的或者不常见的。这些并发症常发生在母亲妊娠剧吐症状严重、治疗不恰当及治疗延误的患者，有些并发症也可能与治疗有关（例如静脉输液感染，药物相关的缺陷）。母亲体重降低10%以上，并且产前未能达到足够的体重者，其胎儿发生并发症的风险更大。目前发现的妊娠剧吐潜在的胎儿并发症有：早产，先天性心脏病，表皮（皮肤）异常，低出生体重，生长受限，隐睾，髋关节发育不良，小于胎龄儿，神经发育后遗症，神经管缺陷，中枢神经系统畸形，骨骼畸形，围生期死亡，睾丸癌，行为、情感问题。

2. *潜在的远期影响* 儿童生长迟缓；成年后患代谢综合征（高血糖、高血脂、高血压、高血黏稠度、高尿酸血症、脂肪肝、高胰岛素血症、肥胖症）可能。

五、诊断和鉴别诊断

1. *诊断* 孕母妊娠期有持续恶心呕吐并伴有酮症酸中毒和体重减轻（> 5%早孕体重）；新生儿出生后有早产、低出生体重等胎儿并发症的表现。

2. *鉴别诊断*

（1）妊娠剧吐与妊娠相关的恶心呕吐相鉴别。妊娠相关的恶心呕吐通常在妊娠9～10周时开始，11～13周达高峰，大多数在12～14周停止。在1%～10%的妊娠，症状会持续超过20～22周，不伴有酮症酸中毒、体重减轻。

（2）妊娠剧吐母亲所生新生儿需与其他母源性疾病新生儿鉴别。

六、治疗

1. *妊娠剧吐孕妇的治疗*

（1）最初应采取保守治疗，包括精神

安慰、饮食建议和支持疗法，其他治疗包括穴位按压和催眠。

（2）药物治疗：FDA 批准的唯一用来治疗妊娠恶心呕吐的药物是多西拉敏 / 维生素 B_6，也可用生姜。如无效，可应用甲氧氯普胺、异丙嗪或茶苯海明。顽固呕吐，可应用昂丹司琼。对上述治疗无效的病例，可考虑应用甲泼尼龙，但甾类激素在孕 10 周内可能会增加唇腭裂的风险。如果经上述治疗，仍持续脱水、电解质紊乱、体重减轻，需要给予肠内或肠外营养支持。

（3）手术治疗：对一些严重的难治的妊娠剧吐孕妇，如果其生命受到威胁，或者妊娠剧吐正导致严重的身体或心理疾病，可考虑终止妊娠。

2. 新生儿的治疗　根据新生儿出现的情况进行相应的治疗，请查阅相应的新生儿疾病，在此不一一赘述了。

七、预防

应在孕妇严重症状出现前进行基础的实验室检查，以早期识别出有妊娠剧吐风险的孕妇并对其进行更积极的治疗，同时对胎儿进行严密的监测。对妊娠剧吐母亲所生的新生儿应注意进行生长发育监测及随访，注意预防成年后的疾病。

（王竹颖）

第 9 章

妊娠期全身性疾病母亲新生儿

第一节 妊娠期糖尿病母亲新生儿

一、概述

妊娠合并糖尿病包括孕前糖尿病(pre gestational diabetes mellitus,PGDM)和妊娠期糖尿病（Gestational Diabetes Mellitus,GDM）。据调查，有 3% ～ 7% 孕妇有血糖异常。妊娠合并糖尿病对胎儿、新生儿的危害与糖尿病病情及血糖控制水平有很大关系。随着生活方式的改变、生育年龄后移以及妊娠期糖尿病（GDM）筛查诊断的普及，妊娠期糖尿病患者呈现逐年增高趋势。妊娠糖尿病母亲婴儿（Infants of Gestational Diabetic Mothers, IGDMs）易发生许多临床问题，部分患儿需要接受新生儿监护病房治疗。GDM 孕妇发生胎儿畸形、围生儿死亡、剖宫产、肩难产、早产、小于胎龄儿或巨大儿等的风险远高于非 GDM 孕妇。通过产前的精心护理和治疗可以减少或避免妊娠期糖尿病胎儿及新生儿各种并发症的发生。

二、母亲疾病概况

GDM 是指妊娠期间发生的不同程度的糖代谢异常，但血糖未达到显性糖尿病的水平，占孕期糖尿病的 80% ～ 90%。有 GDM 病史者，其再次妊娠过程中，GDM 的发生率为 30% ～ 50%。

大多数 GDM 患者孕期无明显临床表现，75g 葡萄糖耐量试验（oral glucose tolerance test，OGTT）是其主要的诊断方法。中华医学会妇产科学分会产科学组与中华医学会围产医学分会妊娠合并糖尿病协作组制定的《妊娠合并糖尿病诊治指南(2014)》和《中国 2 型糖尿病防治指南(2017 年版)》推荐采用新 GDM 诊断标准：孕期任何时间进行 75g OGTT。以下 3 项中任何一项升高则诊断为 GDM：5.1mmol/L ≤空腹血糖＜ 7.0 mmol/L，餐后 1h 血糖为≥ 10.0mmol/L，8.5mmol/L ≤餐后 2h 血糖＜ 11.1 mmol/L。75g OGTT 方法：OGTT 前禁食至少 8h，试验前连续 3d 正常饮食，即每日进食碳水化合物不少于 150g，检查期间静坐、禁烟。检查时，孕妇 5min 内口服含 75g 葡萄糖的液体 300ml，分别抽取孕妇服糖前及服糖后 1h、2h 的静脉血（从开始饮用葡萄糖水计算时间），放入含有氟化钠的试管中，采用葡萄糖氧化酶法测定血糖水平。

国际妊娠合并糖尿病研究组提示轻度的高血糖即可导致新生儿高胰岛素血症。高胰岛素血症和高血糖对胎儿各种脏器的生长发育及内分泌代谢产生严重影响，引发一系列的临床问题。GDM 对母儿的影响及影响程度取决于糖尿病病情及血糖控制水平，尤其是病情较重或血糖控制不良者，母儿的近、远期并发症较高。

三、病理生理

GDM 的主要病理生理改变是胰岛素抵抗和分泌相对不足引起的，胎儿和新生儿也会因其导致的母体高血糖水平而发生一系列代谢反应。

1. *母亲的影响*　妊娠后，母体糖代谢的主要变化是葡萄糖需要量增加、胰岛素抵抗和分泌相对不足。在妊娠早中期，随孕周增长，胎儿对营养物质需求量增加。胎盘合体细胞所产生的泌乳素、雌激素和孕激素在孕妇的外周血液中都有拮抗胰岛素的作用。到妊娠中晚期，随胎盘生长，这些激素产生也增加，合体细胞还产生分解胰岛素的酶及降低靶细胞的胰岛素受体功能，使孕妇对胰岛素的敏感性随孕周期增长而下降。另外，孕期母血内皮质类固醇增加，可使血糖升高，从而使胰岛素分泌增加。故妊娠期胰岛 B 细胞必须比非孕期增加一倍左右的胰岛素才能保持体内的血糖平衡，这种作用随孕期进展而增加。对于胰岛素分泌受限的孕妇，妊娠期不能代偿这一生理变化而使血糖升高，出现 GDM。

2. *胎儿的影响*　妊娠早期高血糖有抑制胚胎发育的作用，导致妊娠早期胚胎发育落后。由于胰岛素不能通过胎盘，使胎儿长期处于高血糖状态，刺激胎儿胰岛 B 细胞增生，引起胎儿高胰岛素血症，胰岛素类似胎儿的生长激素，活化氨基酸转移系统，促进蛋白、脂肪合成和抑制脂解作用，使胎儿巨大。同时，对胰岛素敏感的组织如脂肪、肌肉、肝脏与心脏等体积增加，而对胰岛素不敏感的脑、肾体积不增加，导致胎儿呈不对称的异常发育。小于胎龄儿可能是 GDM 血糖过度控制，或由其他 GDM 高危因素引起。母体持续血糖控制不满意导致机体耗氧量增加，则可发生慢性缺氧及红细胞增多。

3. *新生儿的影响*　SGA 患儿因母亲血管病变，肝糖原储备不足，故出生后 12 ～ 24h 可出现低血糖。由于高胰岛素血症，糖原异生和糖原分解减少，肝葡萄糖生产减少，使低血糖加重和持续时间延长。同时，糖代谢异常导致的内环境改变也引起其他参与维持内环境稳态的器官代谢异常。低钙血症主要与甲状腺旁腺功能低下有关。低镁血症与糖尿病母亲肾小管吸收镁功能差有关。红细胞增多症的原因考虑为高血糖可能通过降低胎儿血氧分压刺激红细胞生成素产生增加；高胰岛素血症，使氧耗量增加；因母亲的糖化血红蛋白（HbA1c）增加，与氧结合紧密，使母亲输给胎儿氧减少，加重胎儿缺氧，诱导红细胞生成素增加有关。高胆红素血症发生的原因考虑为高水平胰岛素引起促红细胞生成素增加及红细胞糖化，膜功能不良，红细胞寿命缩短。

胎儿高胰岛素血症和高血糖可促使糖原、蛋白质、脂肪合成增加，导致心肌细胞增生和肥厚，肥厚型心肌病发生率可达 30%，以室间隔肥厚为主。肥厚型心肌病的发病原因目前尚不完全清楚，可能与高胰岛素血症水平相关。由于肥厚的心肌功能异常，导致呼吸窘迫，易被误诊为肺透明膜病。糖尿病母亲新生儿也可发生不伴心肌肥大的充血性心脏病，超声心动图显示心肌过度伸展和收缩不良。糖皮质激素能促进肺泡表面活性物质的合成和分泌，但高胰岛素抑制糖皮质激素的分泌，从而影响糖皮质激素促胎肺成熟作用，即抑制肺泡Ⅱ型细胞产生卵磷脂。因而，高胰岛素水平使肺泡Ⅱ型细胞表面活性物质产生及分泌减少。因此，有些足月或巨大儿，因肺发育未成熟，易发生新生儿呼吸窘迫综合征。胎儿高血糖症还可导致胎儿缺氧、窒息、早产等并发症，使甲状旁腺功能受到抑制或降钙素增多而引起新生儿低钙血症。糖尿病母亲肾小管镁的吸收功能差，易发生低镁血症，导致胎儿低镁。

四、临床表现

1. 巨大儿或小于胎龄儿

(1) 巨大儿：其发生率高达25%～40%。和正常孕妇分娩的巨大儿不同，糖尿病母亲新生儿呈不对称型。GDM孕妇过度肥胖或体重指数过大是发生巨大儿重要危险因素。新生儿出生体重与孕妇血糖和糖化血红蛋白（HbA1c）有相关性，尤其是孕早期的空腹血糖和较长时间的餐后2h血糖控制不良者使其发生率增加。

(2) 小于胎龄儿（small for gestational age infant，SGA）：其发生率约20%。妊娠早期高血糖有抑制胚胎发育的作用，导致妊娠早期胚胎发育落后。糖尿病合并微血管病变者，如肾脏、视网膜血管病变，胎盘血管常出现异常，导致胎儿宫内生长迟缓。

2. 产伤　包括肩难产及臂丛神经损伤等，其中肩难产发生率为3%～9%，高于正常妊娠阴道分娩的2～4倍，其中巨大儿的危险性更高。由于糖尿病母亲胎儿生长不对称，与正常孕妇的巨大儿比较，胎儿肩及腹围增大更易导致产伤。肩难产时还可能伤及臂丛神经，导致上肢瘫痪、锁骨骨折等，必须仔细考虑分娩方式。

3. 先天性畸形　胎儿畸形发生率为8%～12%，是非糖尿病孕妇胎儿的3～4倍，严重畸形发生率为正常妊娠的7～10倍，为非特异性，与染色体无关。糖尿病母亲婴儿常见先天畸形包括尾部退化综合征、神经管未闭合并心血管畸形。尾部退化综合征是指脊柱末端发育障碍，可同时伴有神经性膀胱、肾发育不良、外生殖器畸形、肛门畸形、无足并肢畸形及足畸形等，详见表9-1。

表9-1　糖尿病母亲婴儿常见先天畸形

系统	常见畸形
神经系统	尾部退化综合征，神经管缺损，无脑症，小脑症等
心血管系统	单脐动脉，先天性心脏病（如大动脉移位、室间隔缺损、主动脉狭窄、房间隔缺损），心肌肥大等
泌尿生殖系统	肾积水，肾缺如，双子宫等
胃肠系统	十二指肠闭锁，直肠、肛门闭锁，左侧小结肠综合征
其他	耳部畸形

4. 低血糖　发生率高达50%。新生儿低血糖常见症状为安静、嗜睡状、呼吸暂停、呼吸急促、呼吸窘迫、休克、发绀、抽搐等。有症状婴儿可能比无症状婴儿更易出现后遗症。低血糖的程度取决于母亲妊娠晚期、临产和分娩时的血糖控制情况。因出生后葡萄糖来源突然中断，而胰岛素水平仍然较高，新生儿易发生低血糖。特别是在出生后3h内最易发生低血糖，严重时危及新生儿的生命，以巨大儿常见。SGA患儿因母亲血管病变，肝糖原储备不足，故出生后12～24h可出现低血糖。由于高胰岛素血症，糖原异生和糖原分解减少，肝葡萄糖生产减少，使低血糖加重和持续时间延长。

5. 呼吸窘迫综合征（respiratory distress syndrome，RDS）　妊娠期血糖控制不良母亲的近足月婴儿发生RDS概率大于同胎龄非糖尿病母亲婴儿，是IDMS的主要并发症。研究发现，经胰岛素治疗的妊娠期糖尿病母亲，是发生新生儿呼吸窘迫的独立因素。另外，剖宫产率高、易发生窒息，也是增加RDS的因素。

6. 红细胞增多症　发生率约30%（正常新生儿中发生率为6%）。其表现为高黏滞综合征、嗜睡、呼吸暂停、发绀、抽搐等。红细胞增多症与血糖控制水平相关。新生儿红细胞增多症如不及时干预，可导致血流淤滞、缺氧及梗死。

7. *高胆红素血症*　发生率为20%（一般新生儿中发生率为10%）。因红细胞破坏增多，使黄疸及核黄疸的危险性增加，需动态监测新生儿胆红素水平。通常需要光疗，必要时需要进行换血治疗，以防造成神经系统的永久损害，甚至死亡。

8. *低钙血症和低镁血症*　低钙血症发生率可达到20%～50%，部分新生儿合并低镁血症。出生后72h血钙＜1.75mmol/L，血清镁＜0.48mmol/L，临床可出现神经、肌肉兴奋性增高的表现，如惊跳、手足抽搐、震颤、惊厥、呼吸暂停等。无症状的IDM婴儿低钙血症常不需要治疗，可自行缓解。但临床出现嗜睡或烦躁、抽搐症状而血糖无异常应考虑低钙、低镁血症的可能，需干预。低镁血症治疗后低钙血症才能彻底恢复。

9. *心脏问题*　如室间隔肥大、心肌功能不良等。肥厚型心肌病发生率可达30%，以室间隔肥厚为主，出生后可发生心力衰竭，超声心电图表现为高收缩性、心肌肥厚，与心室壁不成比例的纵隔肥厚、心室腔变小、左室腔变小以及左房室瓣收缩前运动导致左心室流出道梗阻。肥厚型心肌病的发病原因目前尚不清楚，可能与高胰岛素血症水平相关。由于肥厚的心肌功能异常，导致呼吸窘迫，易被误诊为肺透明膜病。IDM也可发生不伴心肌肥大的充血性心脏病，超声心动图显示心肌过度伸展和收缩不良。

10. *喂养困难*　35%与早产、RDS有关。常见症状为食欲欠佳、恶心、吸吮差、胃潴留等。如合并左侧小结肠综合征（small left colon syndrom），还有腹胀、胎便排出不畅等表现。

11. *肾静脉栓塞*　宫内或产后均可发生。出生后表现为血尿、双肾包块及血压升高等。

五、诊断和鉴别诊断

妊娠期糖尿病（GDM）母亲所娩出的新生儿，即可诊断为妊娠期糖尿病母亲婴儿，是儿科医师在临床工作中经常遇到的一类高危儿。应与下列疾病相鉴别。

1. *巨大儿*　①生理因素：如父母体格高大、孕母营养过剩等；②病理因素：Rh血型不合溶血病、大血管错位以及Beck-with综合征等。

2. *呼吸窘迫*　需与膈疝、气胸、暂时性呼吸困难以及先天性心脏病相鉴别。

3. *低血糖*　暂时性低血糖与大于或小于胎龄儿、早产、窒息、感染等有关。出现持续性低血糖需与基因缺陷有关的先天性高胰岛素血症、内分泌缺陷、遗传代谢性疾病等相鉴别。

4. *先天畸形*　先天畸形的发生原因有遗传、环境因素和两者相互作用。遗传因素引起的先天畸形，包括染色体畸变和基因突变，占先天畸形的25%。环境因素主要与孕早期接触致畸物质病毒感染、精神创伤、用药等有关。其他的致畸因素还有酗酒、大量吸烟、缺氧、营养不良等。

5. *肥厚型心肌病*　需与窒息后心肌病、心肌炎、糖原累积症、左冠状动脉起源异常等相鉴别。

六、治疗

1. *一般治疗*　糖尿病母亲新生儿无论出生时状况如何，均应视为高危新生儿。首先通过全面细致的体格检查，评估患儿发育、有无产伤及先天畸形等。如妊娠期血糖控制不满意者，需入新生儿监护病房治疗。

（1）保证液体和营养供应：10%葡萄糖液60mg/（kg·d），24h内均匀输入，糖速为4.2mg/（kg·min）。如一般情况良好，于出生或出生后1h即用奶瓶或鼻饲喂10%葡萄糖水5～10 ml，每2～3小时喂一次母乳或奶粉。

（2）血糖测定：需出生后1h、2h、3h、6h、12h、24h、48h监测血糖。试纸发现低血糖（一般血糖试纸测定值较血浆葡萄糖值约低5mg/dl)，需立即采静脉血复查血糖，同时按照低血糖处理指南进行纠正，详见表28-2。

（3）电解质测定：根据临床表现及低钙程度，酌情补充钙剂；如补钙后抽搐仍无好转，可考虑低镁血症，需予以纠正。

（4）呼吸系统：呼吸窘迫常见于RDS、湿肺、肺炎、心肺畸形以及心功能不全等。应做氧饱和度监测、胸部X线检查、血气分析以及心电图等以明确诊断，需吸氧和呼吸机辅助通气治疗。妊娠34～36周早产孕妇使用倍他米松可显著减少胎儿呼吸窘迫综合征的发生率。

（5）心血管系统：如室间隔肥厚、肥厚性大动脉狭窄等，常见于充血性心功能不全、心搏量减少、心脏肥大等，应做胸部X线检查、心脏彩超及血压测定等，需要吸氧或普萘洛尔等辅助治疗。

（6）消化系统：可出现喂养困难、排胎便异常、左侧小结肠综合征等。左侧小结肠综合征通过胃影葡胺（gastrografin）灌肠可诊断。排胎便异常，可试用生理盐水或甘油灌肠。

（7）造血系统：如怀疑红细胞增多症，需测血细胞比容，如发生严重红细胞增多症，考虑换血。

（8）免疫系统：如考虑合并感染，需做血常规、CRP以及血培养等，并给予有效抗生素。

（9）神经系统：合并新生儿窒息、产伤及先天畸形的风险增加，需做相应的检查，并及时给予治疗。

2. 低血糖治疗指南

（1）治疗指征：大于胎龄儿多数在出生后1～3h出现低血糖，小于胎龄儿多数在出生后12～24h出现低血糖。低血糖临床症状，表现为反应差、喂养困难、呼吸暂停、嗜睡、发绀、哭声异常、颤抖、震颤、惊悸等。研究报道，足月儿血糖低于2.6mmol/L时，尽管无临床症状，仍可引起中枢神经系统损伤。因此，目前多主张不论胎龄和日龄，低于2.2mmol/L诊断低血糖症，而低于2.6mmol/L为临床需要处理的界限值。

（2）如血糖低于2.6mmol/L，患儿无症状，应静脉滴注葡萄糖液6～8mg/（kg • min），每小时监测血糖。如血糖低于2.6mmol/L，患儿有症状，应立即静脉注入10%葡萄糖液2ml/kg，速度为1ml/min. 随后继续滴入10%葡萄糖液6～8mg/（kg • min）。如上述处理低血糖仍不缓解，则逐渐增加葡萄糖输注量至10～12mg/（kg • min）。如超过外周静脉葡萄糖输注浓度12.5%，应考虑放置中心静脉置管。治疗期间应每小时监测微量血糖，每2～4小时监测静脉血糖，如症状消失，逐渐减少至停止葡萄糖输注量，并及时喂奶。

（3）如上述处理，血糖仍低于正常，可静脉滴注氢化可的松5～10mg/（kg•d），至症状消失、血糖恢复后24～48h停止，可持续数周至1周。此方法一般无须用于治疗糖尿病母亲婴儿的低血糖症。

（4）大多数糖尿病母亲婴儿的低血糖对于上述治疗是有效的，若24～48h无反应或低血糖持续7d以上应找是否有其他病因，如感染、胰岛素瘤、遗传性疾病等。

七、预防

妊娠期糖尿病必须及时治疗，规范的血糖管理是改善GDM预后的关键。妊娠期血糖控制满意标准为孕妇无明显饥饿感，空腹血糖控制在 3.3 ～ 5.3mmol/L，餐前 30min 血糖 3.3 ～ 5.3mmol/L，餐后 2h 血糖 4.4 ～ 6.7mmol/L，夜间血糖 3.3 ～ 5.6mmol/L，就能明显减少对胎儿、新生儿的影响。如血糖未控制好的孕妇，早期应通过超声检查评估胎儿发育，特别是心脏发育。孕晚期隔 4 ～ 6 周评估胎儿发育，尤其注意胎儿腹围、羊水量的变化等。

一旦确诊 GDM，应接受营养、运动及血糖监测等教育。理想的饮食控制目标为既能保证和提供妊娠期间热量和营养需要，又能避免餐后高血糖或饥饿性酮症出现，保证胎儿正常生长发育。约 90% 的 GDM 患者经合理饮食控制和适当运动治疗，均能控制血糖在满意范围，不能达标的 GDM 患者首先推荐应用胰岛素控制血糖。胰岛素用量个体差异较大，尚无统一标准。一般从小剂量开始，并根据病情、孕期进展及血糖值加以调整。

GDM 患者选择分娩时间应因人而异，需权衡宫内危险和早产后各种问题。原则上在加强母儿监护、控制血糖的同时，尽量在 39 周后分娩。如糖尿病血糖控制不满意，伴血管病变，合并重度子痫前期，严重感染，胎儿宫内生长受限，胎儿窘迫等应提前终止妊娠。胎肺尚未成熟而计划终止妊娠者 48h 内静脉应用地塞米松促胎肺成熟时，需注意其干扰糖代谢的因素。在分娩方式的选择上，GDM 本身不是剖宫产指征。但有巨大儿（体重≥ 4500g），胎盘功能不良、胎位异常或其他产科指征者，应行剖宫产，以防在分娩的过程中发生产程延长、窒息、骨折、内脏出血、神经损伤等产科并发症。

（金贞爱）

第二节 甲状腺功能减退症母亲胎儿和新生儿

一、概述

妊娠期甲状腺功能减退症是指由多种原因引起的全身性低代谢状态综合征，主要临床表现为血清中甲状腺激素减低。最常见的是自身免疫性甲状腺病 - 慢性淋巴细胞性甲状腺炎。由于机体免疫功能紊乱所产生的抗体引起甲状腺组织内弥漫性淋巴细胞浸润，导致甲状腺肿大，甲状腺功能减退。妊娠期甲状腺功能减退症会使母亲孕期及胎儿受到不同程度的影响，如孕妇出现妊娠期糖尿病、高血压、先兆子痫、胎盘早剥、胎膜早破、贫血、流产等疾病，并引起胎儿宫内生长迟缓、早产、低出生体重儿、新生儿呼吸窘迫、新生儿神经认知缺陷等，从而导致新生儿期死亡率增加。若诊断延迟、未在早期迅速纠正新生儿低甲状腺素血症，治疗不充分及出生后 2 ～ 3 年对治疗依从性差等原因均可能导致不同程度的脑损伤。没有治疗的婴儿可能存在智力缺陷、生长发育迟缓、骨发育迟滞、精神运动迟缓、神经性耳聋、注意缺陷、词汇及阅读理解低下、计算能力低和记忆问题、脑瘫等并发症。

二、母亲甲状腺功能减退症概况

妊娠期甲状腺功能减退症是妊娠期妇女常见的内分泌疾病之一。妊娠对甲状腺及其功能有显著的影响，生理状态下妊娠期 T_4，T_3 增加近 50%，故妊娠妇女日常碘摄入也需增加 50%。美国妊娠期亚临床甲状腺功能减退症发病率为 2% ～ 2.5%，妊娠期甲状腺功能减退症发病率为 0.2% ～ 0.5%。临床甲状腺功能减退症是指孕期母亲促甲状腺激素（TSH）浓度增加，甲状腺游离激素（FT_4）浓度降低，明显的甲状腺功能减退症会导致胎儿血清 T_4、FT_4 浓度降低，TSH 常大于 100mU/L，T_3 浓度可能正常。亚临床甲状腺功能减退简称亚临床甲减，孕期母亲血清 FT_4 浓度正常，而 TSH 水平超过正常参考值的上限，为甲减的一种特殊类型。但是有 2%～3% 的健康女性在育龄期 TSH 浓度会升高，特别在碘缺乏地区。仅血清 FT_4 浓度下降称为低甲状腺素血症。

三、病理和病理生理

甲状腺素是维持机体正常生长发育不可缺少的激素，对促进蛋白质的合成、能量代谢有重要作用，是胎儿和新生儿脑发育的关键激素。正常水平的甲状腺素是神经迁移、脱髓鞘和胎儿脑结构改变的基础。

妊娠是一个特殊的生理状态，妊娠时甲状腺除受下丘脑 - 垂体 - 甲状腺轴调控外，还受胎盘 - 甲状腺轴的调控。首先，妊娠后肾功能排泄功能增强增加了碘的清除排泄，而孕中、晚期胚胎正常发育的优先需要又加强了母体向胚胎转运碘的能力，故母体易产生缺碘现象。其次，在妊娠早期，胎盘细胞可合成大量人绒毛膜促性腺激素（HCG），HCG 与 TSH 的化学结构相似，故对甲状腺细胞 TSH 受体有刺激作用，使甲状腺激素合成增多，反馈性抑制垂体释放 TSH，故孕期 TSH 水平较非妊娠时有所降低。另外，胎盘产生大量雌激素，可激发母体肝脏大量合成甲状腺素结合球蛋白（TBG），达到非妊娠时基值的 2～3 倍，并使 TBG 半衰期显著延长。这种变化从妊娠 6～10 周开始，并持续妊娠的全过程。由于 TBG 的增高，导致血清 TSH 的水平在整个妊娠期间可能出现增高趋势。HCG 与 TBG 的作用，可引起孕期血清 TSH 水平易变。胎儿 T_3、T_4 的合成和分泌约从 12 周开始，下丘脑神经在 6～8 周时合成促甲状腺激素释放激素（TRH），促甲状腺激素在 12 周开始分泌，而下丘脑 - 垂体 - 甲状腺轴正常反馈要在出生后 3 个月才能成熟。胎儿生长发育 12 周以前的甲状腺不具备浓聚碘和合成甲状腺激素的能力，12 周后，随着胎儿下丘脑与垂体结构的发育，甲状腺开始捕获碘，并不断分泌甲状腺激素。妊娠 4～6 个月是胎儿脑组织发育最快的第一个阶段，表现为胚胎神经元的倍增、迁移和器官化，而此时胎儿的甲状腺合成、分泌甲状腺激素的功能尚未成熟，需要母亲的甲状腺素通过胎盘对胎儿发生作用。如果在此期间母体的甲状腺激素水平异常可以引起子代明显的、不可逆的神经系统发育缺陷。已经证实孕期母亲和胎儿碘缺乏对子代认知能力有不利影响。妇女孕前和孕早期甲状腺激素水平下降是胎儿脑发育、新生儿体格发育不全和智力低下的重要危险因素。在严重碘缺乏地区，孕早期补充碘能改善儿童的认知表现、异常神经表现，不仅减少死胎、新生儿和婴儿死亡率，还能增加新生儿出生体重。

四、临床表现

胎儿期胎儿少，过期产分娩。

新生儿出生时大多症状轻微，甚至无症状，且缺乏特异性的症状和体征。60%～70% 的患儿存在骨成熟障碍的早期体征，如前囟大和颅缝宽。其他早期表现为嗜睡、动作少、反应迟钝、少哭、声音嘶哑、喂奶困难、肌张力低下，腹部膨大、肠鸣音弱，常有脐疝，可伴有便秘。由于肝脏葡萄糖醛酸转移酶成熟延迟，生理性黄疸持续时间长。体温较低，少汗。可能出现周围组织灌注不良，表现为四肢凉、苍白、皮肤花纹征。

五、诊断与鉴别诊断

1. *妊娠期甲状腺功能减退症* 妊娠期甲状腺功能减退母亲常常无临床症状，特别是亚临床甲状腺功能减退。加之孕母在妊娠期复杂的变化，甲状腺生理发生改变而致妊娠期甲状腺疾病的诊断较困难。根据TSH和T_4水平，妊娠期甲状腺功能减退分为3型：临床甲状腺功能减退，即血清TSH升高，血清T_4或FT_4水平降低；亚临床甲状腺功能减退，即血清TSH升高，T_4或FT_4水平正常；低T_4血症，即血清TSH正常，T_4或FT_4水平降低，其定义与普通人群相同。TSH是妊娠期最敏感、最特异和最可靠的测量甲状腺功能的指标，故TSH被认为是评价绝大多数孕妇甲状腺功能的金标准，但是对TSH上限的参考值范围仍然存在争议。还有包含甲状腺过氧化物酶抗体（TPOAb）阳性的女性研究结论并不一致，妊娠期由于甲状腺功能发生特异性变化，用非孕期妇女的诊断标准评估妊娠期甲状腺功能可导致甲状腺功能减退的漏诊。因此，提出了“妊娠期特异的甲状腺指标参考范围”的概念。目前一致的观点是在妊娠早期TSH参考范围应该低于非妊娠的人群，推荐以TSH 2.5mU/L作为孕早期上限，超过此标准可以诊断为妊娠期甲状腺功能减退。美国甲状腺学会2011年7月发布了《美国甲状腺学会妊娠和产后期间甲状腺疾病指南》，指出妊娠期甲状腺功能减退症判断标准是TSH＞2.5mU/L及FT_4水平降低，或TSH＞10mU/L，不论FT_4水平如何都视为甲减。妊娠期亚临床甲状腺功能减退定义为TSH在2.5～10mU/L，FT_4浓度正常。2012年中华医学会内分泌分会及围产医学分会共同制定《妊娠和产后甲状腺疾病诊治指南》，指出妊娠期临床甲减诊断标准为血清TSH＞妊娠参考值上限（97.5th），血清FT_4＜妊娠期参考值下限（2.5th）或血清TSH＞10mU/L，无论FT_4是否降低；妊娠期亚临床甲减诊断标准为血清TSH＞妊娠期特异参考值的上限（97.5th），血清FT_4在参考值范围之内（2.5th～97.5th）。妊娠期TSH参考范围，可以采用以下标准：孕早期0.1～2.5mU/L，孕中期0.2～3.0mU/L，孕晚期0.3～3.0mU/L。

2. *新生儿甲状腺功能减退症* 早期诊断最为重要，新生儿出生后特别强调甲状腺功能筛查，可疑者应及时行血清T_4、FT_4、TSH检测以确诊。出现苍白、发绀、呼吸困难应与引起呼吸困难疾病及心脏病鉴别。嗜睡、进食少、肌张力低下应与败血症及脑损伤鉴别。黄疸时间延长与肝病、败血症、溶血性黄疸鉴别等。

六、治疗

（一）母亲治疗

1. *妊娠前、妊娠期甲状腺疾病筛查* 有任何甲状腺功能异常病史，正在服用左旋甲状腺素或抗甲状腺药物的女性均应在妊娠前常规筛查甲状腺功能。所有准备怀孕、首次怀孕的妇女应该做出临床评估，如果有以下任意一个危险因素，建议完善血清TSH浓度测定。以下为甲状腺疾病筛查的指征：①甲状腺功能减退或甲状腺功能亢进病史或目前有甲状腺功能异常的症状和体征；②甲状腺抗体阳性或甲状腺肿；③头部或颈部放射线接触史或甲状腺手术史；④年龄＞30岁；⑤1型糖尿病或其他自身免疫失调/紊乱者；⑥有流产、早产或试管婴儿病史；⑦多次妊娠；⑧甲状腺自身免疫性疾病或甲状腺功能异常家族史；⑨异常肥胖（BMI＞40）；⑩服用胺碘酮、近期使用放射性碘造影剂；⑪居住在中重度碘缺乏地区。具有以上高危因素的妇女，应尽快在确认怀孕时行TSH浓度检测，根据TSH的浓度水平，按照图9-1处理流程进一步指导治疗。

2. *碘剂治疗* 2%～3%的健康妇女在生育年龄时TSH浓度会轻度升高，特别在碘缺乏地区。但若在孕期，即使碘摄入过量，也有30%～60%的妊娠期妇女TSH浓度

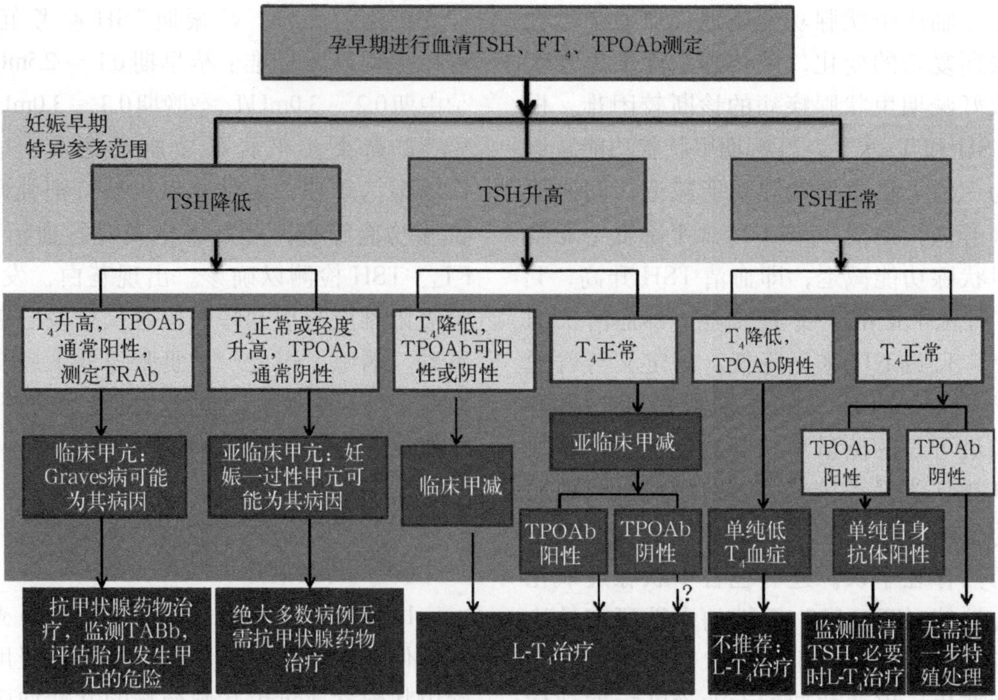

图 9-1 孕早期甲状腺功能检测及诊治流程

会升高。对轻中度缺碘妇女，如果在妊娠第 10 ～ 20 周后才开始补充碘，对子代的益处几乎很少。但如果在怀孕前补充碘可以改善学龄期儿童的认知能力。2017 年美国指南推荐最好在孕前 3 个月开始补充碘，孕妇补充碘的剂量为 250μg/d，计划怀孕的妇女以碘化钾的形式补充碘，补碘的剂量为 150μg/d。但是过量碘摄入也会对机体产生不良影响，建议孕期碘摄入量不要超过 500μg/d，以避免胎儿甲状腺功能异常。研究表明，在妊娠中晚期，口服左旋甲状腺素（L-T_4）治疗的孕妇补充碘既不会影响新生儿 TSH 的浓度，也不会降低母亲甲状腺激素浓度。

3. *左旋甲状腺素治疗* 妊娠早期发现甲状腺功能减退者及时给予甲状腺素治疗可降低妊娠不良结局。妊娠期亚临床甲减，特别是合并甲状腺过氧化物酶抗体（TPOAb）阳性母亲孕期需要接受治疗。最近一项大于 1000 例妊娠妇女左旋甲状腺素（L-T_4）替代治疗的回顾性研究显示，流产的发生率与 TSH 升高程度呈正相关。因为伦理问题，虽然没有大量的临床研究，但是一些可靠的数据还是确认了妊娠期严重低甲状腺素血症母亲是需要接受治疗的。若妊娠母亲 TSH ＞ 2.5mU/L，有必要检测甲状腺过氧化物酶状况。单个随机对照研究表明，患有轻度亚临床甲减（TSH ＞ 2.5mU/L）且合并甲状腺过氧化物酶抗体阳性母亲在妊娠前至妊娠 9 周时使用左旋甲状腺素替代治疗能降低妊娠不良结局。一个独立的随机对照研究表明，甲状腺过氧化物酶抗体阳性但甲状腺功能正常（TSH ＜ 4.2mU/L）的妊娠母亲在妊娠早期接受左旋甲状腺素治疗会使流产和早产的发生率降低。满足以下条件的亚临床甲减妊娠母亲需接受左旋甲状腺素替代治疗：①甲状腺过氧化物酶抗体阳性（TPOAb 阳性）；②甲状腺过氧化物酶抗体阴性（TPOAb 阴性），但 TSH 浓度＞ 10.0mU/L；③甲状腺过氧化物酶抗体阳性（TPOAb 阳性），TSH ＞ 2.5mU/L 但 TSH 浓度低于妊娠期正常参考上限值。L-T_4 的起始剂量可以 TSH 升高程度来选择。TSH ＞妊娠特异参考值上限且≤ 8.0mU/L，L-T_4 的起始剂量 50μg/d；TSH ＞ 8.0mU/L 且≤ 10.0mU/L，L-T_4 的起始剂量 75μg/d；TSH ＞ 10mU/L，L-T_4 的起始剂量 100μg/d。服用 L-T_4 过程中，应每月检测 1 次血清 T_4、FT_4、TSH 浓度，根据 TSH 的治疗目标调整 L-T_4 的剂量。

（二）新生儿治疗

新生儿暂时性甲状腺功能减退治疗：新生儿出生后，由于个体差异大，难以预料出现暂时性甲状腺功能减退程度及持续时间，故对经血清甲状腺功能检查确诊有甲低的新生儿应尽早给予甲状腺素治疗。新生儿推荐左旋甲状腺素为首选药物，治疗的初始剂量为 10 ～ 15μg/（kg·d），每人所需维持剂量不同，应定期检测 T_4 及 TSH，尤其是根据 T_4 来调整左旋甲状腺素的剂量，因为 TSH 在 T_4 恢复正常后数周或数月内仍稍高于正常，可能是胎儿时期甲状腺激素调定点变得较高所致，故 TSH 不能单独作为判定疗效的指标。一般以保持血清 T_4 10 ～ 14 μg/dl 的剂量作为维持剂量。持续用药 1 至数月，至甲状腺功能恢复正常时完全停药。甲状腺功能减退纠正后，仍应密切观察生长发育情况，定期检测 T_4、FT_4、TSH 和骨龄，防止治疗不足或过量。

七、预防

1. 产前诊断　母亲有甲状腺功能减退，可以通过羊水测定 TSH 和 rT_3，羊水 TSH 升高和 rT_3 降低，尽管母亲血清 TSH 正常，也要拟诊胎儿甲状腺功能减退。母亲应及时调整 L-T_4 剂量。

2. 新生儿筛查　通常在新生儿出生后 2 ～ 3d 采集足跟血，通过特制纸片检测 TSH 浓度为初筛，TSH ＞ 15 ～ 20mU/L 时应及时检测血清 T_4、TSH 以确诊。及早诊断、及时治疗是避免脑功能障碍的最佳预防措施。

3. 其他　孕母应食用碘化食盐（含 0.01% 碘化钾），尤其在有地方性甲状腺肿地区。

（赵　琳　李艳红）

第三节　妊娠期高血压疾病母亲新生儿

一、概述

妊娠期高血压疾病是妊娠与血压升高并存的一组疾病，我国发病率为 9.4%，国外报道 7% ～ 12%。该疾病严重影响母婴健康，是孕产妇和围生儿病死率升高的主要原因。包括妊娠期高血压、子痫前期、子痫及慢性高血压并发子痫前期以及慢性高血压合并妊娠。妊娠期高血压疾病是孕产妇死亡的第二大常见原因，发生率占孕妇的 5% ～ 10%。初孕女性发病率是 6% ～ 17%，再孕女性发病率是 2% ～ 4%。一个系统性研究显示，世界范围内 4.6% 孕妇合并有子痫前期。在美国子痫前期的流行病学统计发病率是 3.4%，且初孕妇的发病率较再孕妇女发病率高 1.5 ～ 2 倍。国内报道重度妊娠期高血压疾病患者 HELLP 综合征的发病率约 2. 7%，国外为 4% ～ 16%。

二、母亲疾病概况

妊娠期高血压疾病分类及临床表现如下。

1. 妊娠期高血压（gestational hypertension）　妊娠期出现的高血压，收缩压≥ 140 mmHg 和（或）舒张压≥ 90mmHg，于产后 12 周内恢复正常；尿蛋白（－）；产后方可确诊。少数患者可伴有上腹部不适或血小板减少。

2. 子痫前期（preeclampsia）

（1）轻度子痫前期：妊娠 20 周后出现，收缩压≥ 140 mmHg 和（或）舒张压≥ 90 mmHg，伴有蛋白尿≥ 0.3 g/24 h，或随机尿蛋白（+）。

（2）重度子痫前期：血压和尿蛋白持续升高，发生母体脏器功能不全或胎儿并发症。出现下述任一表现可诊断为重度子痫前期（severe preeclampsia）：①血压持续升高：收缩压≥ 160 mmHg 和（或）舒张压≥ 110 mmHg。②蛋白尿≥ 5 g/24 h，或随机尿蛋白（+++）。③持续性头痛、视觉障碍或其他脑神经症状。④持续性上腹部疼痛及肝包膜下血肿或肝破裂表现。⑤肝酶异常：血丙氨酸转氨酶（ALT）或天冬氨酸转氨酶（AST）水平升高。⑥肾功能异常：尿蛋白＞ 2.0g/24h；少尿（24h 尿量＜ 400ml 或每小时尿量＜ 17ml 或血肌酐＞ 106 μmol/L。⑦低蛋白血症伴腹水、胸腔积液或心包积液。⑧血液系统异常：血小板计数呈持续性下降并＜ 100×10^9/L；微血管内溶血，表现有贫血、黄疸或血乳酸脱氢酶（LDH）水平升高。⑨心功能衰竭、肺水肿。⑩胎儿生长受限或羊水过少。⑪妊娠 34 周以前发病即早发型。

3. 子痫（eclampsia） 子痫前期基础上发生不能用其他原因解释的抽搐。子痫发生前可有不断加重的重度子痫前期，但也可发生于血压升高不显著、无蛋白尿病例。通常产前子痫较多，发生于产后 48h 者约 25%。子痫抽搐进展迅速，前期症状短暂，表现为面部充血，口吐白沫、深昏迷；随之深部肌肉僵硬，很快发展为典型的全身高张阵挛惊厥、有节律的肌肉收缩和紧张，持续 1 ～ 1.5min，期间患者无呼吸动作；此后抽搐停止，呼吸恢复但患者仍昏迷，最后意识恢复，但困惑，易激惹、烦躁。

4. 慢性高血压并发子痫前期（chronic hypertension with superimposed preeclampsia） 慢性高血压孕妇妊娠前无蛋白尿，妊娠后出现尿蛋白≥ 0.3g/24h；或妊娠前有蛋白尿，妊娠后尿蛋白定量明显增加；或出现血压进一步升高等上述重度子痫前期的任何一项表现。

5. 妊娠合并慢性高血压 妊娠 20 周前发现收缩压≥ 140 mmHg 和（或）舒张压≥ 90 mmHg，妊娠期无明显加重；或妊娠 20 周后首次诊断高血压并持续到产后 12 周以后。

三、发病机制

妊娠期高血压会对胎儿的生长发育产生极大的影响。在正常妊娠早期，滋养细胞侵入蜕膜时，引起纤维组织和纤维素样物质入侵，并取代蜕膜和子宫肌层内的螺旋小动脉壁的肌细胞和弹性纤维，使这些动脉腔变为粗大、蜷曲、而无弹性的管道。这种变化有利于增加子宫和胎盘的血液供应。在妊娠高血压疾病的患者中，滋养细胞的侵入和胚泡的种植较浅。上述的螺旋小动脉的变化仅限于蜕膜层内部分血管。子宫肌层和蜕膜其他部分血管都发生急性动脉硬化，因而使血管腔直径减少到正常妊娠时的一半。这种变化的严重性与妊娠高血压疾病的临床表现相对应。胎盘的供血不足必然影响胎儿的生长发育，体重减轻。如果在此基础上再发生血管内栓塞，则更易促使胎儿窒息甚至死亡。患原发性慢性高血压的孕妇，子宫肌层和内膜中表现广泛的动脉硬化，如伴发妊娠高血压疾病，则更易发生螺旋动脉栓塞和蜕膜坏死、胎盘出血和胎盘早期剥离。另外，蛋白尿的持续时间及程度与胎儿的预后关系更为密切。肾血管痉挛常与子宫血管痉挛同时出现，故由肾血管痉挛引起的蛋白尿与由于子宫血管痉挛引起的胎盘供血不足，胎盘功能减退是并行的。

妊娠高血压疾病所致的胎盘功能减退，

对新生儿各个器官均有不同程度的损伤。

1. *对新生儿循环系统的影响* 妊娠高血压可引起小螺旋动脉收缩狭窄，使子宫肌层放射动脉进入绒毛间隙和蜕膜小血管缺血、缺氧，胎盘中氧气交换减少，导致胎儿心肌缺血缺氧，胎儿心肌细胞代偿性增生肥大，最终影响心脏的收缩与舒张功能，造成胎儿心功能降低。研究显示妊娠高血压疾病孕妇所生新生儿生后28d时与对照组相比，左室壁及室间隔厚度仍然增加，心功能下降，妊娠高血压对新生儿心功能的影响持续存在。研究显示长期慢性缺氧酸中毒致肺动脉痉挛，阻碍肺血管阻力下降，导致持续肺动脉高压。

2. *对新生儿肝脏系统的影响* 缺氧后由于血流灌注不足，细胞能量代谢紊乱，无氧代谢增加，酸性代谢产物增多，ATP生成下降，产生脂质过氧化物等自由基增多，肝脏细胞破坏、受损，细胞膜通透性改变，使血清肌酸激酶、谷草及谷丙转氨酶释放入血，导致增高。肝功能损伤发病率明显增高。

3. *对新生儿血液系统的影响* 母亲妊娠高血压疾病对新生儿血细胞的影响，主要为血小板减少，其机制可能为血管痉挛收缩后引起血管内皮损伤，血小板被激活，致血管内血小板的消耗增加。有研究报道，妊娠高血压易引起新生儿中性粒细胞明显减少。因此，妊娠高血压母亲所生新生儿有增加感染性疾病（如败血症）、颅内出血的风险。研究显示母亲高血压可引起新生儿有核红细胞增多，这与胎儿宫内慢性缺氧有关。

4. *对新生儿代谢内分泌系统的影响* 由于发生妊娠高血压疾病或胎盘功能不全使得早产儿和低出生体重儿的发生率增加，低出生体重儿糖原储备少，发生低血糖的概率升高。部分早产儿也可发生一过性高血糖，因早产儿利用葡萄糖能力差，主要与胰岛反应差，胰岛素分泌减少或受体器官对胰岛素敏感性下降有关，也可能与儿茶酚胺分泌增加使糖原分解加快或血中胰高血糖素、皮质醇类物质水平增高、糖异生的作用增强有关。国外有研究显示，孕母合并妊娠高血压可引起新生儿甲状腺功能紊乱。国内有研究也显示子痫前期组早产儿胎龄小、体重轻，甲状腺功能减低发生概率较对照组高。

5. *对新生儿神经系统的影响* 母亲妊娠期高血压是影响婴儿中枢神经发育的主要因素，随着高血压程度的加重，中枢神经出现异常的比例也随之增加，新生儿缺氧缺血脑损伤发病率明显升高，可直接影响新生儿的生存和远期预后。损伤类型包括新生儿缺氧缺血性脑病、颅内出血和脑室旁白质软化。研究结果显示足月儿的脑损伤以缺氧缺血性脑病和颅内出血为主，早产儿脑损伤以脑室旁白质病变和脑室内出血为主。

妊娠高血压疾病子代容易发生各种类型的神经发育异常，国外研究报道，妊娠期高血压除了与脑瘫等严重神经系统后遗症有关外，与小儿轻度神经发育异常关系更为密切，主要表现在运动和语言方面发育落后。国内研究表明：脑瘫、智力低下等严重神经系统后遗症的发生率是1.5%，国外报道在1.6%～4.2%；轻度神经发育异常的的发生率是15.2%，国外报道在1.43～31.7%；此外，随访患儿发现3.68%有一过性的神经发育异常，即经过积极的干预和康复治疗可恢复正常，这部分小儿预后是好的，同时也说明早期干预对减少神经系统后遗症具有积极的意义。高血压的程度不同对围生儿的影响也不同，重度子痫前期子宫胎盘血流灌注量明显减少，胎盘不能维持正常功能，对围生儿的影响大。研究结果表明重度子痫前期组新生儿脑损伤的发生率明显高于轻度组。

重度子痫前期发病时间的早晚对新生儿预后有极大影响，研究发现早发型重度子痫前期新生儿重度脑损伤的发生率明显高于晚发型，其原因有两方面。早发型重度子痫前期早产发生率极高，研究显示母亲为早发型重度子痫前期的新生儿中早产儿占 86%，早产是造成新生儿脑损伤发生率高的主要原因。部分早发型重度子痫前期经过治疗病情得到控制，继续妊娠至足月或接近足月，但由于较长时间处于不良宫内环境中生长，严重影响胎儿的发育，同时也增加了宫内脑损伤的发生率。妊娠期高血压疾病容易引起胎儿生长受限及低体重。神经营养因子可以介导神经生长及发育，在子痫前期患者的胎盘及脐带血中是上升的。有研究显示在子痫前期胎儿头部的增长快，以适应混杂因素。这一发现可能是由于子痫前期改变了胎儿暴露于神经营养因子的水平。但是子痫前期的分娩儿远期神经系统发育尚不清楚。

6. 高血压药物对胎儿及新生儿的影响　所有的降压药物均可通过胎盘，虽然降压药物能降低孕产妇高血压风险，但对胎儿来说降压可能导致相对更为严重的副作用。有报道认为，降压治疗可能会降低胎盘血液灌注压，导致胎儿宫内缺氧，影响胎儿的正常生长发育，因此合适的降压药物应该一方面不明显增加对胎儿的损害，另一方面也能有效降压。目前还没有大型的随机设计试验指出哪一种降压药更优于另一种。有数据显示慢性高血压的妇女，接受治疗和不接受治疗，都增加先天畸形的发生率，特别是心血管畸形发生率。2015 年一个系统分析包括 16 个研究和 5 万样本，接受治疗的妇女 100% 增加先心病发病率，未治疗妇女 40% 增加先心病发病率。但结果解释仍不能定论。

甲基多巴是已经广泛使用并被证实的对胎儿没有长期影响而较安全的药物。但其是一种轻度的降压药物且起效慢，很多孕妇降压效果不良。2013 年的系统回顾显示在孕早期口服倍他乐克没有增加整体的先天畸形率。但是对于个别器官畸形的发生偶影响。先心病（OR2.01 95%CI 1.18 ～ 3.42），唇腭裂（OR3.11 95%CI 1.79 ～ 5.43），以及神经管畸形（OR3.56 95%CI 1.19 ～ 10.67）。

拉贝洛尔同时具有 α 和 β 受体阻滞剂的作用，随机试验显示相对于硝苯地平或甲基多巴更有效，通常是安全的。有一项回顾性研究显示相对于甲基多巴，应用拉贝洛尔会引起婴儿呼吸窘迫综合征、败血症、抽搐等发生轻微的增加，但是仅见于慢性高血压病人而不是急性病人。

β 肾上腺素阻滞剂安全性存在争议。有报道引起早产、宫内发育迟缓、新生儿呼吸暂停、心动过缓以及低血糖。如果早期应用于孕妇，会导致胎盘重量及胎儿重量下降。钙通道拮抗剂可能导致血压的急剧下降，对子宫胎盘灌注的减少，具有和拉贝洛尔一样的对胎儿的副作用。

四、临床表现

妊娠高血压可以对胎儿和新生儿产生多种影响，可引起多种新生儿疾病，包括胎儿宫内生长迟缓、死胎、死产或新生儿窒息和死亡，而且对新生儿各个器官均有不同程度的损伤。此外，重症病例常需提前终止妊娠而发生早产，早产儿各器官发育不成熟而使得发病率和死亡率升高。林开颜等研究显示妊娠高血压疾病孕母所分娩的新生儿中小于胎龄儿占 17.8%；发生窒息 23.5%，其中重度窒息 4.8%，脑损伤 21.5%；脑发育不成熟 13.0%。重度妊娠高血压疾病分娩的新生儿疾病检出率明显高于轻度高血压孕妇。

1. 宫内发育迟缓　有研究显示，从胎盘端到胎儿端，无论是脐动脉还是脐静脉，其管径和管径 / 管壁比逐渐减小，而管壁厚度逐渐增大，说明脐带胎儿端是控制血流量的主要部位，其血流量可影响胎儿的生长发育。与健康孕妇相比，妊娠高血压疾病患者胎儿的脐带静脉和动脉管径和管径/管壁比值明显减小，而管壁厚度明显增大，并随着病情的严重程度逐步加剧。其中脐动脉的管径、管壁厚度和管径管壁比值变化幅度为 20%，脐静脉变化幅度为 30%，胎盘端血管变化幅度为 20%，胎儿端变化幅度 30%。严重影响胎儿血流。研究显示先兆子痫的胎儿及胎盘较无妊娠高血压组为小，早产率增高，围生儿死亡率增加 2 倍，妊娠高血压组新生儿体重较轻，胎盘较小，肝、脾、肾上腺、胸腺均特别小，而身长、脑、心及肺的重量接近正常。各器官重量减轻，细胞较小，而细胞数没有减少。胎盘较小，并有梗死及小动脉壁坏死等病灶，提出妊娠高血压对于胎儿的影响与营养缺乏有关。由于胎盘血液灌注不良影响营养物质的供给。新生儿出生后若出现低血糖，将会影响智力发育。Xu SZ 等研究显示妊娠高血压疾病可增加宫内发育迟缓（Intrauterine Growth Retardation IUGR）的发生，且病程越长 IUGR 的发生率越高，但是可减少支气管发育不良的发生和肺泡表面活性物质的使用。

2. *胎死宫内、死产*　研究显示高血压在发展中国家与死胎有显著的相关性，在发达国家如果孕妇和胎儿疾病恶化得不到合适的处理，也会引起显著的死胎。胎盘功能不良和胎盘早剥是引起妊娠高血压孕妇胎儿胎死宫内的主要原因。对慢性高血压，妊娠期高血压以及产前子痫的积极处理可以减少死产的发生率，但是不能减少早产的发生率。

3. *围生期缺氧*　在迈门辛医科大学医院的妇产科、病理科进行了一个描述性横断面研究，目的是观察 1 年正常及妊娠高血压疾病孕妇胎盘的变化和对胎儿的影响。胎盘的宏观研究显示胎盘重量、表面积和数量及绒毛膜叶均较对照组小。在研究组脐带直径较低（$P < 0.046\ 67$）。妊娠高血压组出现合体细胞结节（95%）、纤维素样坏死（80%）、血管合体膜（vasculosyncytial membrane VSM）的硬化和钙化形成、绒毛膜血管病更加显著。在妊娠高血压组有 34 例胎盘有梗死（85%），对照组 8 例（20%）。新生儿出生体重在研究组（2.47kg）相比于对照组低（3.06kg）（$P < 0.001$），妊娠高血压疾病研究组窒息新生儿的发病率和死亡率数（7.5% 和 15%）比对照组高。妊娠高血压疾病患者胎盘的变化与胎儿预后相关。

4. *早产*　妊娠期高血压疾病是早产的重要原因之一，随着疾病严重程度的增加，为了减轻高血压母体和胎儿的损害，产科医师会在母体和胎儿之间找到一个最佳平衡点终止妊娠，病情越严重，早期终止妊娠构成比例越高。终止妊娠指征重要的是进行病情程度分析和个体化评估，既不失终止时机又争取获促胎肺成熟时间。妊娠期轻度高血压、病情未达重度的子痫前期孕妇可期待至孕 37 周以后。重度子痫前期孕妇：妊娠不足 26 周孕妇经治疗病情危重者通常建议终止妊娠。孕 26 周至不满 28 周患者根据母胎情况及当地母儿诊治能力决定是否可以行期待治疗。孕 28～34 周，如病情不稳定，经积极治疗病情仍加重，应终止妊娠；如病情稳定，可以考虑期待治疗，并建议转至具备早产儿救治能力的医疗机构。＞孕 34 周孕妇，可考虑终止妊。HELLP 综合征处理原则：孕周＜ 32 周，症状不明显或通过积极治疗病情稳定可考虑期待治疗；孕周≥ 32 周或胎肺已成熟、胎儿窘迫或病情严重恶化应立即剖宫产终止妊娠；如果产妇已经临产应尽快缩短产程结束分娩。总之，母体因素和胎盘-胎儿因素的整体评估是终止妊娠的决定性因素。

五、诊断和鉴别诊断

妊娠期高血压母亲所娩出的新生儿，是儿科医师在临床工作中经常遇到的一类高危儿。应与下列疾病相鉴别。

1. 早产儿 引起早产的原因很多，除妊高症可引起胎儿宫内胎盘脐带血流缺血，胎儿宫内发育迟缓，引起早产外，其他引起早产的常见原因还包括：①母亲存在绒毛膜羊膜炎：绒毛膜羊膜炎是引起早产的最常见原因，可引起母亲胎膜早破，发热、感染指标升高、败血症等，从而引起早产；②胎盘早剥等：如前置胎盘或胎盘早剥引起出血；③多胎妊娠：双胎或多胎妊娠由于妊娠后期子宫负荷较重，容易引起早产；④宫颈功能不全：部分孕妇由于宫颈功能不全，孕晚期随着孩子体重增长，容易宫颈口松弛，引发早产；⑤其他原因引起的早产：如习惯性早产、劳累、胎儿发育异常、抽烟酗酒、母亲患有其他疾病等。

2. 宫内发育迟缓 除妊高症外，引起胎儿宫内发育迟缓的因素还包括：①孕妇因素：遗传因素、孕妇营养不良孕妇营养妊娠合并肾脏疾病，严重贫血、严重心脏病影响子宫及胎盘血流及功能，导致胎儿营养不良，免疫性疾病、内分泌疾病、感染性疾病时均可影响胎儿生长发育。此外，孕妇吸烟、酗酒、滥用药物等不良嗜好以及社会状态、经济条件较差时，胎儿宫内发育迟缓的发生概率也增多。②胎儿因素，胎儿患有遗传性疾病或染色体病史，胎儿宫内发育迟缓出现时间较早，如染色体数目和结构异常，以21、18、或13-三体综合征，Turner综合征等较为常见。细菌或病毒等病原微生物感染时，如胎儿风疹病毒、巨细胞病毒、单纯疱疹病毒、弓形虫、梅毒螺旋体等可导致胎儿宫内发育迟缓。双胎妊娠也可导致胎儿宫内发育迟缓。③胎盘和脐带因素，胎盘梗死、炎症、功能不全，脐带过长、过细、打结、扭曲等不利于胎儿获得营养，亦可导致胎儿宫内发育迟缓。

3. 围生期窒息 引起新生儿围生期缺氧的因素还包括：①母亲因素：大出血、心肺疾病、严重贫血或休克等；②胎盘异常：胎盘早剥、前置胎盘、胎盘功能不良或结构异常；③胎儿因素：宫内发育迟缓、早产儿、过期产、先天畸形等；④脐带血液阻断：如脐带脱垂、压迫、打结或绕颈等；⑤分娩过程因素：如滞产、急产、胎位异常，手术或应用麻醉药等；⑥新生儿疾病：如反复呼吸暂停、RDS、心动过缓、重症心力衰竭、休克及红细胞增多症。

六、治疗

妊娠期高血压治疗的目的是预防母亲重度子痫前期及子痫发生，降低母儿死亡率，改善妊娠结局。治疗基本原则：①妊娠期高血压：休息、镇静、监测母胎情况，酌情降压治疗。②子痫前期：预防抽搐，有指征的降压、利尿、镇静、密切监测母胎情况，预防和治疗严重并发症，适时终止妊娠。③子痫：控制抽搐，病情稳定后终止妊娠，预防并发症产生。④妊娠合并慢性高血压：以降压治疗为主，注意预防子痫前期的发生。⑤慢性高血压并发子痫前期：兼顾慢性高血压和子痫前期的治疗。

促胎肺成熟治疗可有效促进早产儿的肺发育，减少新生儿呼吸窘迫综合征的发生，提高早产儿的成活率，孕周 <34 周并预计在1周内分娩的子痫前期孕妇，均应接受糖皮质激素促胎肺成熟治疗。子痫前期孕妇经积极治疗，而母胎状况无改善或者病情持续进展的情况下，终止妊娠是唯一有效的治疗措施。病情不稳定，经积极治疗病情仍加重，应终止妊娠；如病情稳定，可以考虑期待治疗，并建议转至具备治疗妊娠期高血压最好的方法是分娩。孕期常用的降压药物为拉贝洛尔、硝苯地平，硝

苯地平缓释片等。硫酸镁主要用于防治子痫，是治疗子痫的一线药物，也是重度子痫前期预防子痫发作的预防用药。

七、预防

加强教育与培训，加强教育，提高公众对妊娠期高血压相关疾病的认识，强化医务人员培训，注意识别子痫前期的高危因素，应在孕前，孕早期和任何时期高血压的孕妇进行高危因素的筛查、评估和预防。明确妊娠期高血压的高危因素：年龄 ≥ 40 岁，BMI ≥ 28kg/m^2，子痫家族史，或存在潜在疾病（包括高血压、肾脏疾病、糖尿病等），初次妊娠，妊娠间隔超过 10 年，此次妊娠 ≥ 130/80mmHg（早孕期或首次产检时），孕早期 24h 尿蛋白定量 ≥ 0.3g 或尿蛋白持续存在、多胎等都是子痫前期发生的危险因素。

预防措施：对于钙摄入低的人群推荐口服补钙治疗以预防子痫前期。推荐对存在子痫前期复发风险如存在子痫前期史（尤其是较早发生子痫前期史或重度子痫前期史），有胎盘疾病史如胎儿生长受限，胎盘早剥病史，存在肾脏疾病及高凝状况等子痫前期高危因素者，可在妊娠早、中期（12 ～ 16 周）开始服用小剂量阿司匹林，维持到 28 周。

总之，妊娠高血压疾病是一种妊娠期的特发性疾病，也是影响胎儿及新生儿生长发育重要因素之一，病情严重程度与母儿不良结局发生率呈正相关。积极使用降压药物可以降低孕妇血压，但是对胎儿及新生儿也有潜在风险。故产儿科医生应当对妊娠期高血压足够重视，定时做产前检查，及早发现及预防妊娠高血压疾病，积极治疗，评估妊娠高血压疾病对胎儿及新生儿的影响，争取将妊娠高血压疾病对胎儿及新生儿的不良影响降到最低。

（王晓鹏　郑　军）

第四节　妊娠期肝内胆汁淤积症母亲新生儿

一、概述

妊娠期肝内胆汁淤积症（intrahepatic cholestasis of pregnancy，ICP）是妊娠特有的肝脏疾病，其主要特点是在妊娠中、晚期，孕妇出现难以解释的皮肤瘙痒，伴胆汁酸和（或）胆红素、转氨酶的升高，病程上以临床表现及生化指标异常在产后迅速消失或恢复正常为特征。大量研究显示 ICP 对孕妇的危害较小，但对胎儿的危害极大，其对胎儿、新生儿的主要危害是增加早产、羊水胎粪污染及围生儿死亡率，可能导致死胎、产时胎儿窘迫、甚至死产，以及因担心死胎发生而使医源性早产率和剖宫产率升高。急性缺氧、胆汁酸及胆红素的毒性作用是引起胎儿预后不良的最重要因素。

二、母亲疾病概况

1. 流行病学及致病基因　妊娠肝内胆汁淤积症（ICP）全球发病率为 0.2% ～ 25.0%，有明显的地域差异。中国 ICP 较为常见，为亚洲高发区，发病率为 2.3% ～ 6.0%，好发于长江流域。同时 ICP 具有明显的种族聚集性和家族倾向性，复发率高。基因在发病中起了一些作用。ABCB4（MDR3）是一种编码人类磷脂和磷酸卵磷脂分泌的基因，至少 15% 的 ICP 患者中存在该基因的突变。已知的分子生物学证据提示，胆汁酸盐输出泵（BSEP）、ABCB11、氨基磷脂转运体（FICl）等其他肝细胞内的 ABC 转运基因也可能在 ICP 的发病中起作用。

2. 母亲临床表现

(1) 皮肤瘙痒：为主要首发症状，初起为手掌、脚掌或脐周瘙痒，可逐渐加剧而延及四肢、躯干、颜面部。瘙痒大多在分娩后 24 ～ 48h 缓解，少数在 1 周或 1 周以上缓解。

(2) 黄疸：瘙痒发生后 2 ～ 4 周部分患者可出现黄疸，发生率为 20% ～ 50%，多数仅轻度黄疸，于分娩后 1 ～ 2 周消退。

(3) 皮肤抓痕：ICP 不存在原发皮损，而是因瘙痒抓挠皮肤出现条状抓痕，皮肤活检无异常表现。

(4) 其他表现：少数孕妇可有恶心、呕吐、食欲缺乏、腹痛、腹泻、轻微脂肪痢等非特异性症状。极少数孕妇出现体重下降及维生素 K 相关凝血因子缺乏，而后者可能增加产后出血的风险。

3. 诊断及分度

(1) 诊断的基本要点：①起病大多数在妊娠晚期，少数在妊娠中期；②以皮肤瘙痒为主要症状，以手掌、脚掌及四肢为主，程度轻重不等，无皮疹，少数孕妇可出现轻度黄疸；③患者全身情况良好，无明显消化道症状；④可伴肝功能异常，主要是血清丙氨酸氨基转移酶和天冬氨酸氨基转移酶水平轻、中度升高；⑤可伴血清胆红素水平升高，以结合胆红素为主；⑥分娩后瘙痒及黄疸迅速消退，肝功能也迅速恢复正常。

(2) 分度：总胆汁酸水平与疾病程度的关系最为相关。

轻度①生化指标：血清总胆汁酸 10 ～ 39μmol/L，甘胆酸 10.75 ～ 43.00μmol/L，总胆红素＜ 21μmol/L，结合胆红素＜ 6μmol/L，丙氨酸氨基转移酶＜ 200 U/L，天冬氨酸氨基转移酶＜ 200U/L。②临床症状：瘙痒为主，无明显其他症状。

重度①生化指标：血清总胆汁酸≥ 40μmol/L，血清甘胆酸≥ 43μmol/L，总胆红素≥ 21μmol/L，结合胆红素≥ 6μmol/L，丙氨酸氨基转移酶≥ 200 U/L，天冬氨酸氨基转移酶≥ 200 U/L。②临床症状：瘙痒严重，伴有其他症状；＜ 34 孕周发生 ICP、合并多胎妊娠、妊娠期高血压疾病、复发性 ICP、曾因 ICP 致围生儿死亡者。

三、病理与病理生理

1. 绒毛间腔狭窄　ICP 孕妇体内胆汁酸、一氧化氮及内皮素等多种因子损害可致胎盘滋养细胞肿胀、数量增多，引起绒毛基质水肿，基底膜有纤维蛋白沉积，绒毛间腔减小。绒毛间腔狭窄程度与疾病严重程度有关。绒毛间腔狭窄将使母体对胎儿的血氧供应减少，在宫缩发动时，处于临界状态的胎盘灌注量进一步减少，导致胎儿临产后处于急性缺氧状态，发生胎儿窘迫或死亡。

2. 胎盘血液循环障碍　ICP 孕妇的羊水中胆汁酸水平明显增高，胎盘绒毛板静脉腔内（胎儿循环）、外（羊水）均暴露于高水平胆汁酸中，导致胎盘血管收缩，脐血流减少，胎儿血液灌注下降；脐静脉血高胆酸状态可能损伤脐静脉内皮细胞，造成脐静脉内皮细胞分泌功能的紊乱，舒血管物质表达下调和缩血管物质表达上调，并且这种失衡随胆酸水平升高进一步加剧，可引起脐血管以及胎盘血管的同步收缩而导致胎儿急性缺氧。

3. 胆汁酸和胆红素的细胞毒作用　由于母体肝细胞对胆汁酸的摄入、转运和排泄障碍，使胎儿胆汁酸通过滋养细胞向母体的转运受阻。而母体血中高浓度胆汁酸可以通过胎盘进入胎儿体内，使胎儿血液和羊水中胆汁酸浓度升高。胆汁酸及其衍生物可以通过调节 *Bax*、*Bcl-2* 等基因的表达水平，从而促进细胞凋亡，也可以激活 Fas 受体直接导致细胞凋亡或诱导合体滋养细胞凋亡。胎盘滋养细胞尤其是合体滋养细胞功能受损、微绒毛减少以及绒毛内血管床减少。可造成胎盘能量代谢障碍、有效变换面积减少，胎盘功能减退，从而发生胎儿窘迫。此外，胆汁酸具氧自由基作用，损害细胞膜，使细胞膜通透性增加，并可导致线粒体功能障碍。随着胆汁酸浓度的升高，红细胞膜胆固醇和磷脂含量随之降低，红细胞变形性下降，严重影响微循环的血液灌注，并可引起血液流变学改变，使循环阻力增加，导致血液流通障碍。胆汁酸的细胞毒性也可能损伤肺泡Ⅱ型上皮细胞，导致肺表面活性物质合成减少，并且可破坏胎肺血管内皮组织的连续性，使肺表面活性蛋白与磷脂分离，导致肺表面活性物质降解失活。

四、临床表现

1. *胎儿宫内发育迟缓*　早发型 ICP 新生儿出生体重明显低于晚发型 ICP 新生儿。晚发型 ICP 新生儿出生体重略低于同胎龄组正常新生儿，但无统计学差异。

2. *胎儿宫内窘迫、胎粪污染羊水及新生儿窒息*　羊水胎粪污染是 ICP 的重要特征之一。胆汁酸可刺激胎儿结肠运动从而增加羊水粪染的发生率，胆汁酸水平超过 40μmol/L 时，羊水粪染率可达 44%。羊水胎粪污染可导致宫内胎儿缺氧。ICP 对胎盘功能也有影响，患儿可能出现慢性缺氧、宫内窘迫，且胎儿对不良刺激应激反应的储备能力差，宫缩及分娩时可能出现急性严重缺氧，引起新生儿窒息。

3. *早产*　ICP 孕妇易发生早产，其引起早产的可能因素为：① ICP 孕妇存在类固醇物质代谢障碍，无力将胎盘大量生成的 16-α-羟基-去氢表雄酮（DHAS）转变成惰性较大的雌三醇，大量的 DHAS 通过胎盘的其他途径转变成具有活性的雌二醇，使子宫的敏感性增加；② 在 ICP 孕妇中，胎盘和脐带内一氧化氮合成减少，影响子宫纤维细胞膜的稳定性，导致 Ca^{2+} 的释放及内流，从而提高子宫肌层对催产素的敏感性；③高水平胆汁酸刺激胎盘滋养层、蜕膜及胎膜等上调催产素及其受体水平，促进促肾上腺皮质激素释放激素的释放，并通过上调环氧合酶 2（cyclooxyg-enase-2, COX-2）mRNA 的表达使胎盘分泌前列腺素增加，从而增加子宫肌层对催产素的敏感性，启动及维持子宫收缩，促进宫颈成熟，引起早产的发生；④ ICP 孕妇的胎儿易出现宫内窘迫，可引起选择性早产。

4. *死胎及死产*　部分重症 ICP 孕妇的胎儿可出现胎死宫内或在分娩时死亡。80% 的 ICP 死胎发生在妊娠 35 周后，常常是难以预测的猝死。目前认为 ICP 胎儿死亡最可能的原因是急性缺氧而不是慢性子宫胎盘功能低下。宫缩或其他缺氧应激因素使处于临界状态的母儿氧交换动态平衡由于胎盘储备功能代偿不足而严重失调，胎儿出现急性严重缺血缺氧，引起胎儿宫内窘迫、死产等不良妊娠结局。此外，ICP 孕妇的胆汁酸及胆红素的升高，牛磺胆酸（taurocholate, TC）作为胆汁酸的主要成分，通过改变心肌细胞中钙离子动力学，抑制心肌细胞缝隙连接的传导作用，从而引起心肌细胞收缩频率、收缩幅度下降；胆红素的升高亦可造成 PR 及 QT 间期延长，引起重度心动过缓、心律异常，并可引起胎儿心肌细胞受损，心脏收缩功能障碍、心脏停搏，从而引起难以预测的突发胎儿死亡及死产。

5. *新生儿肺透明膜病*　ICP 母亲的胆汁酸清除能力受损时，限制了胎儿胆汁酸与母体的交换，导致胎儿循环中胆汁酸升高，可引起肺泡Ⅱ型上皮细胞细胞内 Ca^{2+} 和其他阳离子浓度升高，造成细胞凋亡；还可诱导细胞内环磷酸腺苷（cAMP）升高，表面蛋白 A 基因表达增多，直接引起肺泡上皮细胞磷脂的减少，肺表面活性物质生成减少；升高的胆汁酸亦可降低磷脂酶 A2 活性，使得磷脂酰胆碱酶转化为溶血磷脂酰胆碱，引起肺表面活性物质的缺乏。

6. 心肌损害 ICP母亲新生儿心肌损害患病比例明显高于对照组。ICP组新生儿脐血中肌钙蛋白（cTnI）水平也明显高于对照组，且脐血中cTnI水平与新生儿脐血中总胆汁酸（TBA）水平呈正相关关系。有实验发现，妊娠肝内胆汁淤积症胎兔心肌细胞部分线粒体出现轻度肿胀、髓鞘样结构形成，胞质内糖原颗粒分布减少，心肌组织腺苷三磷酸（ATP）、超氧化物歧化酶（SOD）含量减少，丙二醛（MDA）含量和细胞凋亡数明显增多。

7. 高胆红素血症 ICP母亲体内高浓度胆汁酸可引起胎儿体内胆汁酸升高，胎儿血清及肝脏组织中的疏水性胆汁酸水平升高，引起肝细胞线粒体损伤、细胞坏死及凋亡，从而转氨酶及胆红素升高。临床研究发现ICP孕妇组的新生儿血胆红素水平明显高于正常孕妇组新生儿，且ICP孕妇的总胆红素、结合胆红素水平与其新生儿血胆红素水平呈正相关关系，提示ICP孕妇可增加其新生儿高胆红素血症发生率。

8. 坏死性小肠结肠炎（NEC） 近年有研究发现ICP母亲与早产儿NEC发病风险增高相关，具体机制尚待研究。推测与胎盘血流减少，滋养层细胞能量代谢障碍，产生相关血管调节因子等因素相关。

9. 脂肪及糖代谢异常 有研究表明ICP母亲的子代发生代谢异常综合征的易感性增加。ICP母亲的子代16岁时血脂异常的发生率高，并除外了母亲妊娠期糖尿病和先兆子痫的干扰。男孩的BMI（body mass index）增加，女孩的腰围和臀围增加。动物实验提示高胆汁酸血症可导致子代的体重增加、糖耐量降低、对胰岛素的敏感性降低、血脂异常等改变。其原因考虑为高胆汁酸血症影响了母胎间营养和脂肪的提供和转运，改变了胎儿的能量平衡，从而影响了胎儿代谢的表观基因组，导致其代谢综合征的易感性增加。

五、治疗

1. 胎儿宫内状况监测 强调发现胎儿宫内缺氧并采取措施与治疗同样重要。

（1）胎动：评估胎儿宫内状态最简便即时的方法。胎动减少、消失、频繁或无间歇的躁动是胎儿宫内缺氧的危险信号，应立即就诊。

（2）胎儿电子监护：无应激试验（NST）在ICP中的价值研究结果不一致，鉴于NST的特点，仍可将其作为ICP母亲胎儿的监护方法，推荐孕33～34周，每周1次，34周后每周2次。但更应认识到胎心监护的局限性，并强调存在ICP母亲无任何预兆而胎死宫内的可能，而产程初期缩宫素激惹试验（OCT）异常对围生儿预后不良的发生有良好的预测价值，因此，ICP母亲阴道分娩必须在产程初期常规做宫缩负荷试验。

（3）脐动脉血流分析：胎儿脐动脉收缩期最大血流与舒张末期最大血流比值（S/D）对预测围生儿预后可能有意义，建议孕34周后每周检测1次。

（4）产科B超检查：在胎心监护出现不可靠图形，临床又难于做出确切判断时，选用B超进行生物物理评分，但只能作为了解胎儿宫内情况的瞬间指标，其对ICP母亲胎儿在宫内安危的敏感性、特异性有待进一步研究。

（5）羊膜腔穿刺和羊膜镜检查：不建议将羊膜腔穿刺和羊膜镜检查作为ICP孕妇的常规检查，仅建议在了解羊水性状、胎儿成熟度甚至宫内注药时应用。

2. 对母亲的干预 近年来研究发现，ICP对胎儿和新生儿不良结局的影响有所减少，与医师对ICP的重视程度增加，处理及时规范有关。目前ICP治疗主要如下。

(1) 促进胆汁排泄：熊去氧胆酸（ursodeoxycholic acid，UDCA）又名乌索脱氧胆酸，是近年国内外应用最多，被认为是治疗 ICP 的一线药物。600 ～ 1 000mg/d，分 3 ～ 4 次口服，连续口服 14 ～ 21d 为 1 个疗程，间隔 1 ～ 2 周后，可进行第 2 个疗程治疗。如果 ICP 患者经过数天的 UDCA 标准治疗，瘙痒症状改善不明显，可增加剂量至每天 25mg/kg。也可加用 S-腺苷基 -L- 蛋氨酸（S-ade-nosyl-methionine，SAMe）。每天静脉注射 1 000mg，14 ～ 28d 为 1 个疗程；口服用法为 500mg，每天 2 次，连续口服 2 周。

(2) 促胎肺成熟：孕龄 35 孕周前用地塞米松促进胎肺发育。

(3) 积极预防治疗早产：选择 $MgSO_4$、利托君（ritodrine）或钙通道阻滞剂等，促进胎儿生长发育；使用维生素 K_1 预防母儿出血。

3. 出生后治疗

(1) 做好窒息复苏准备，及时有效复苏。监测生命体征及血糖。

(2) 监测呼吸情况，出现缺氧、呼吸衰竭时给氧，机械通气。

(3) 监测胆汁酸、胆红素水平。必要时给予熊去氧胆酸每天 20mg/kg 口服及光疗等处理。

(4) 营养心肌：果糖二磷酸钠 150 ～ 250mg/kg 静脉滴注，每天 1 次或磷酸肌酸 100mg/kg 静脉滴注，每天 1 次。

(5) 抗氧化治疗：维生素 C 100mg/kg 静脉滴注，每天 1 次；维生素 E 50 ～ 100mg，口服，每天 1 次。

六、预防

加强孕期保健，及早发现胆汁淤积情况，及早干预，避免出现重症 ICP。

（陈　蓉）

第 10 章

多胎妊娠母亲新生儿

一、概述

在人类，女性正常情况下一次排一个卵、孕育一个胎儿。多胎妊娠属人类特殊的妊娠现象。自然情况下，双胎的发生率为 1/100 ～ 1/80，＞ 2 个胎儿的妊娠发生率更低。根据 Hellin 数学预测模型，如果双胎的发生率为 1/N，则三胎的发生率为 $1/N^2$，四胎的发生率为 $1/N^3$。该公式没有考虑人种的差异和生殖技术干预的因素，具有一定局限性。

多胎妊娠以双胎较为常见，本章主要讨论双胎新生儿问题。依据合子性（zygosity），双胎可以分为单卵双胎和双卵双胎。单卵双胎发生率相对恒定，约为 3.5/1 000，而双卵双胎的发生受种族、母亲年龄和产次等因素的影响。亚洲人双卵双胎发生率约为 1/500，白种人为 1/125，非洲黑种人为 1/20。双胎发生率随孕妇年龄的增长而增加，但 35 岁达高峰后逐渐下降。产次的增加也是多胎发生率增加的危险因素。此外，20 世纪 80 年代以后，促排卵药物及试管婴儿技术的应用，均使多胎发生率明显增加。以色列新生儿合作网的数据显示，在收治的极低出生体重儿中，10% 的单胎、60% 的双胎以及 90% 的三胎为试管婴儿。

多胎妊娠母亲分娩的新生儿常发生较多临床问题，围生儿死亡率高，因此多胎妊娠引起产科、儿科医师高度重视。

二、母亲疾病概况

双胎妊娠会造成母亲身体负担更为沉重。事实上，无论单胎、双胎或三胎，孕 28 周时每个胎儿的体重是相似的，也就是说双胎、三胎母亲体内胎儿的总重量是单胎母亲的 2 ～ 3 倍。多胎母亲必须供应更多的养料给胎儿。多胎母亲的贫血发生率显著高于单胎。多胎母亲的心排血量也显著升高。在宫内感染引起早产的情况，母亲心排血量可达到正常是的 2 ～ 3 倍，这时如果使用 β 受体激动剂等抑制宫缩药物，容易造成母亲心功能不全。

除了多胎母亲生理变化的影响外，还有些其他疾病也较常见。妊娠高血压为双胎妊娠的主要并发症之一。其发生率为单胎妊娠的 3 ～ 5 倍，子痫的发生率为单胎的 6 倍，且发病时间较早、程度重。尽管文献报道结果不尽相同，多胎似乎也增加妊娠期糖尿病的风险。由于医源性多胎（辅助生殖技术）的母亲年龄明显偏高，其他慢性疾病的发生率也是增加的。

三、病理生理

双卵双胎约占双胎的 70%，由两个卵子分别受精而形成，因此两个胎儿的性别、血型、容貌不尽相同。双卵双胎的两个受精卵各自种植在宫腔的不同部位，形成各自独立的胎盘和胎囊，两个胎盘之间血液不相通，两个胎儿之间的胎膜有四层，即两层绒毛膜，两层羊膜。

单卵双胎由一个受精卵分裂而来，约占双胎的 30%。由于绒毛膜和羊膜分别在受精后 3d 及 6 ～ 8d 形成，根据分裂成两个独立胚胎的时间不同，可分为以下几个类型。

①分裂发生在受精后 72h 之内，即桑葚期，内细胞团已形成而囊胚层绒毛膜尚未形成前即分裂为两个胚胎。两个胎儿分别有羊膜囊和绒毛膜，各自有自己的胎盘，可相隔很近，甚至融合，此种情况占单卵双胎的 30%。

②分裂发生在 72h ～ 8d，即囊胚期，两个胎儿共同一个胎盘，同一胎膜，但不同的羊膜腔，约占单卵双胎 68%。

③分裂发生在 8 ～ 13d，即胚泡期（羊膜囊形成后），胎盘共用一个，两个胎儿在同一个羊膜腔内，占单卵双胎的 1% ～ 2%。由于胎儿运动可使脐带缠绕打结，围生儿死亡率高。

④分裂发生在 13d 以后，可导致不同程度、不同形式的联体双胎，发生率占双胎的 1/1 500。

双胎妊娠胎儿 / 新生儿临床风险取决于双胎的绒毛膜性。

双胎的类型以及胎儿 / 新生儿的临床风险（详见表 10-1）。

四、双胎新生儿常见临床问题

双胎妊娠母亲分娩的新生儿常发生如下临床问题，围生儿死亡率高。

1. 早产儿和出生低体重（preterm and LBW）　早产是多胎妊娠最常见的并发症。双胎、三胎、四胎的平均孕周分别为 36 周、32 周和 29 周。双胎发生极低出生体重儿的风险是单胎的 8 倍。

上海交通大学医学院附属国际和平妇幼保健院 2005 ～ 2011 年数据显示，1058 名双胎妊娠孕产妇的平均孕周为 35.5 周 ± 1.8 周（26 ～ 40 周），早产发生率 63.5%（672/1 058），其中晚期早产儿 80%（538/672）。新生儿平均出生体重 2 435.3g ± 456.8g（852 ～ 4 025g），极低出生体重儿发生率 4.3%。

临床上，双胎妊娠常见早产儿的疾病如呼吸窘迫综合征、慢性肺病、坏死性小肠结肠炎以及早产儿脑损伤（脑室内出血、脑室周围白质损伤）。

2. 双胎输血综合征（TTTS）　TTTS 见于单绒毛膜性双胎，发生率为 10% ～ 15%。TTTS 是由于双胎的胎盘内存在动静脉吻合支，造成血液不均衡地从一个胎儿（供血儿）流向另一个胎儿（受血儿）。TTTS 可发生于孕期各阶段，以孕中期多见。主要病理生理改变为受血儿血容量过多、羊水过多、心脏负荷过重（三尖瓣反流、心功能不全），甚至胎儿水肿；供血儿血容量不足、膀胱不充盈、羊水过少、胎儿宫内生长受限，甚至宫内死亡。之前，TTTS 多采用新生儿诊断标准：出生体重相差＞ 20%；血红蛋

表 10-1　双胎类型与胎盘、绒毛膜羊膜囊及临床风险的关系

	双卵双胎	单卵双胎（受精后 72h 内分裂）	单卵双胎（受精后 72h ～ 8d 分裂）	单卵双胎（受精后 8 ～ 13d 分裂）
胎盘	两个	两个	一个	一个
胎盘血管交通	无	无	有	有
绒毛膜羊膜囊	DCDA	DCDA	MCDA	MCMA
临床风险	低	低	中	高

注：DCDA. 双绒毛膜双羊膜囊；MCDA. 单绒毛膜双羊膜囊；MCMA. 单绒毛膜单羊膜囊

白值相差> 50g/L。由于上述标准也可见于双绒毛膜双胎新生儿以及无宫内 TTTS 的单绒毛膜双胎新生儿，上述诊断标准已被产前超声诊断所取代。产前超声显示 TTTS 的主要特点是：单绒毛膜双胎；一胎羊水过多，而另一胎羊水过少。

TTTS 新生儿脑损伤及神经系统后遗症增加，发生率 3% ~ 41%，且供血儿与受血儿均受累。脑损伤类型包括脑白质损伤、脑室内出血、脑室扩张、脑萎缩和脑梗死。其可能的损伤机制是供血儿缺血、受血儿多血（高黏滞血症）等因素造成的脑血流动力学改变。有 10% ~ 35%TTTS 新生儿出生前即存在脑损伤。早产也可能增加出生后发生脑损伤的风险。

TTTS 新生儿心血管问题发生率约为人群的 12 倍，且多见于受血新生儿。常见心血管问题包括高血压（受血者）、低血压（供血者）、心肌肥厚、右心室流出道梗阻（受血者）、新生儿持续性肺动脉高压、三尖瓣反流、肺动脉钙化等。绝大多数的心肌肥厚在出生后都是可逆的，但新生儿科医师需注意，因瓣膜或瓣膜下狭窄，心肌肥厚也可导致右心室流出道功能性梗阻。有 4% ~ 11% 的受血儿发生右心室流出道梗阻，需及时诊断并干预治疗，否则死亡率较高。

TTTS 新生儿可并发各种肾脏损害，包括肾皮质坏死、一过性肾功能不全、急性肾衰竭以及肾小管功能障碍等，且主要见于供血儿。尸解病理报告显示，近 50% 的供血儿存在肾小管发育不全。尽管少尿性肾衰竭常见于供血儿，但肾功能通常可完全恢复。

3. 一胎宫内死亡（sIUFD） 一胎胎死宫内是指孕 20 周后但在分娩前一胎儿宫内死亡。对于双绒毛膜双胎而言，sIUFD 对另一存活儿的影响非常低；而对单绒毛膜双胎而言，存活儿发生不良的临床结局的风险更高，可造成早产、新生儿宫内失血性贫血、肾、脑等脏器损伤及新生儿死亡等。单绒毛膜双胎胎盘存在胎盘间血管吻合支，使胎儿间的血液循环相互交通。当单绒毛膜双胎发生 sIUFD 时，死亡胎儿循环压力下降，存活胎儿可能通过胎盘血管吻合支向死亡胎儿输血，也称之为血液回流（back bleed）。如果血液回流程度（速度、量）达到一定程度，可以造成存活胎儿发生肾、脑等脏器缺血性损伤，甚至死亡。

4. 先天性畸形 双胎先天性畸形发生率是单胎新生儿的 2.5 倍。这主要是由于单卵双胎新生儿先天性畸形发生率增加所致。双卵双胎与单胎新生儿的先天性畸形发生率相似。

这可能是由于造成一个受精卵分裂成两个胚胎的因素可能具有致畸作用。早发的结构畸形包括：尾部畸形（并肢畸形、骶尾部畸胎瘤），泌尿生殖道畸形（泄殖腔或膀胱外翻），神经管缺陷（无脑儿、前脑无裂畸形、脑脊膜膨出），内脏反位及脾缺如等。

由于存在大的动脉血管吻合，如单绒毛膜双胎在胚胎发育早期发生不均衡动脉灌注，可造成一胎无心畸形。该动脉 - 动脉吻合常位于胎盘表面，有时无心胎儿的单脐动脉直接与供血胎儿的脐带相连。被灌注胎儿的血流由脐动脉流入，由脐静脉流出，故也称为双胎反向动脉灌注序列（twin reversed arterial perfusion sequence，TRAPS）。先天性皮肤缺失也多见于单绒毛膜双胎。

由于多胎母亲子宫内空间相对拥挤，可造成足内翻、颅缝早闭等异常。

5. 染色体异常 与先天性畸形不同，染色体异常在多胎新生儿中并不较单胎新生儿更常见。每个胎儿 / 新生儿染色体异常的风险取决于母亲的年龄。就母亲而言，由于怀有多个胎儿，其分娩染色体异常新生儿的风险是倍增的。

五、诊断及鉴别诊断

根据母亲产前检查信息均可明确诊断双胎妊娠。由于双胎的临床情况与胎盘绒毛膜性密切相关，所以对所有双胎妊娠均应在孕早期通过超声检查明确双胎绒毛膜性。

六、治疗

双胎新生儿多为早产儿、低出生体重儿，常合并呼吸系统、循环系统、泌尿系统、神经系统等多种临床问题。对于早产儿、低出生体重儿等通常问题的临床治疗不在此赘述。主要针对双胎新生儿的特殊临床问题，简要概述处理要点及注意事项。

1. *TTTS 新生儿*　供血儿往往存在失血性贫血。对于急性大量失血者，出现反应差、苍白甚至低血压休克者，应采取急救措施。对于出生后 24h 内静脉血 Hb < 130g/L、估计失血量 ≥ 10% 血容量及出现气急、呼吸困难、心动过速等症状者，应采取输血治疗。红细胞悬液 3ml/kg 或全血 6ml/kg 可提高 Hb 浓度 10g/L。对存在失血性的新生儿，在等待血源时，可以生理盐水、白蛋白、血浆 10 ～ 20ml/kg 扩容。

受血儿往往为红细胞增多症、高黏滞血症，可采用部分换血疗法。对于有高危因素和临床症状的患儿，一经诊断应及早进行部分换血。当静脉血 HCT ≥ 0.70 时，即使无临床表现，亦有脏器受累的危险，应尽早采取措施降低 HCT，减轻血黏滞度，防止组织器官栓塞。而对无症状者，周围静脉 HCT 在 0.65 ～ 0.70，仅需观察，大部分经静脉补液治疗后血 HCT 可恢复正常。部分换血疗法可选桡动脉进行放血，外周浅静脉同步输入等量生理盐水。可选用生理盐水或 5% 白蛋白，不推荐使用血浆或新鲜冰冻血浆，后者可能传播 HIV 等疾病，还可能引起坏死性小肠结肠炎。白蛋白相对于生理盐水，疗效上无明显差异，生理盐水价廉易得，故首选生理盐水。换血量按照《实用新生儿学》推荐公式计算：换血量（ml）=（实际 HCT － 预期 HCT）/实际 HCT* 血容量（ml/kg）× 体重（kg）。操作过程中注意监测经皮血氧饱和度、呼吸、心率、血压、皮肤颜色、四肢末梢循环等。

由于 TTTS 新生儿脑损伤风险高，且多无临床症状，建议常规头颅超声筛查，以及进行头颅 MRI 检查，以明确脑损伤的情况。应常规随访，以明确远期预后情况。应评估 TTTS 新生儿的心功能状况。即使产前已经行胎儿心脏多普勒超声检查，出生后仍有必要行心脏超声检查，避免先天性心脏畸形的漏诊。新生儿科医师应重视受血儿发生右心室流出道梗阻的风险，及时诊断并外科手术处理非常重要。常规检查、随访 TTTS 新生儿肾功能情况，注意水、电解质平衡问题。

2. *sIUFD 的存活儿*　双胎妊娠一胎宫内死亡是一种少见的妊娠并发症。目前并无有效的干预措施能够减少不良结局的发生如脑损伤等。母亲妊娠终止时间需结合孕周、胎儿死亡时间、存活胎儿宫内等情况综合考虑。可通过超声和 MRI 密切监测存活儿脑损伤等宫内情况。

存活儿娩出后处理要点同 TTTS 新生儿。

3. *先天性畸形儿*　多数先天性畸形可在产前获得诊断。胎儿娩出前应由小儿外科医师参与对疾病进行评估，并与患儿家属充分沟通治疗方案。严重畸形儿预后不佳。

七、预防

近二三十年来，多胎发生率的增加主要与女性生育年龄退后、不孕症增加、采用辅助生殖技术有关。因此，公众教育、社会支持女性在适宜年龄生育以及合理使用辅助生殖技术可预防部分多胎的发生。

（刘志伟　黄小艺）

第 11 章

宫内生长受限新生儿

第一节　宫内生长受限新生儿概论

一、概述

宫内生长受限（intrauterine growth restriction, IUGR）是指由于母体、胎盘、胎儿的各种病理性因素导致胎儿在宫内生长受到限制，生长速度低于其应有的速度，未能发挥出最佳的生长潜能，出生后多表现为小于胎龄儿，即出生体重在同胎龄同性别平均体重第 10 百分位数或 2 个标准差以下。据估计，72% 的不明原因胎儿死亡、52% 的死产和 10% 的围生儿死亡与 IUGR 有关，约 30% 的 IUGR 儿存在宫内慢性缺氧，并对远期预后产生明显的不良影响。我国 IUGR 发生率近 9%，其中女婴高于男婴，早产儿高于足月儿；且围生期病死率、窒息、代谢异常如低血糖、神经系统、消化系统、先天畸形、先天性心脏病、循环系统、呼吸系统等各系统疾病的发生率均显著增加。此外，早产儿视网膜病变、体温调节中枢破坏、需住院治疗者比例高且住院时间长等发生率也明显增加。IUGR 还造成严重远期损害，如心血管疾病、胰岛素抵抗、2 型糖尿病、肥胖症、血脂异常、代谢综合征、肾脏病、肾上腺功能障碍、多囊卵巢综合征等。

二、母亲疾病概况

胎儿的生长发育与母体、胎盘和胎儿三方面因素有关，其中母亲的健康 / 疾病状态（妊娠并发症如妊娠期高血压疾病、多胎妊娠、前置胎盘、胎盘早剥、过期妊娠、妊娠期肝内胆汁淤积症等，妊娠合并症如心脏病、慢性高血压、肾炎、贫血、抗磷脂抗体综合征等）、生活方式与营养物质的摄取（偏食、妊娠剧吐以及摄入蛋白质、维生素及微量元素不足、吸烟、吸毒、酗酒等）、药物应用、环境致畸因子的暴露（包括接触放射线或有毒物质）、孕期感染以及母亲的遗传特征等决定了胎儿宫内发育的环境，母亲孕期蛋白质营养不良是胎儿生长受限及代谢障碍的主要原因。

三、病理

胎盘的病理改变主要有绒毛间质纤维化及纤维素样坏死、合体滋养细胞结节增生、绒毛血管减少、滋养细胞增生等。对胎儿的影响主要是胎儿细胞数量的增加与细胞体积的增大。如果高危因素作用于孕早期（妊娠 17 周之前），主要是影响细胞增殖，胎儿出生时所有器官的细胞数目均可能明显减少。如果高危因素作用于孕中期（妊娠 17 ～ 32 周），则在细胞继续增殖的同时细胞体积增大，胎儿出生时细胞数目减少、细胞体积也明显缩小。如果高危因素作用于孕晚期（妊娠 32 周之后），则主要影响细胞体积增大，细胞数目受影响不大，胎儿突出表现为糖原和脂肪沉积。

四、病理生理

宫内生长受限可对胎儿 - 新生儿病理生理造成多方面的损害。

1. *神经系统* 宫内生长受限，会对胎儿 - 新生儿的神经系统发育造成严重不良影响，并导致远期预后不良，详见本章第二节。

2. *心血管系统* IUGR 胎儿由于受宫内不良环境影响，其发生心血管疾病的敏感性增加，对胎儿心血管系统的影响主要表现在能够通过增加心血管阻力、促进心肌纤维化，导致心肌细胞重构、心肌细胞肥大，增加成年后心血管疾病如高血压、冠心病等发生的风险，最终导致心力衰竭的发生。Bibeau 在 IUGR 大鼠模型中发现，IUGR 组血管紧张素 Ⅱ（Angiotensin Ⅱ，Ang Ⅱ）的 mRNA 水平较对照组高。肾素 - 血管紧张素 - 醛固酮系统（renin-angiotensin-aldosterone system, RAAS）是心血管系统生理与病理反应的重要组成部分。血管紧张素 Ⅱ 是 RAAS 中主要的生物活性效应分子，通过改变肌浆网 Ca^{2+} 的释放和再摄取的比例，活化多聚 ADP 核糖聚合酶 -1[Poly (ADP-ribose) polymerase-1, PARP-1]，启动丝裂原活化蛋白激酶 Raf/ERK（丝裂原活化蛋白激酶 RAS-RAF-ERK）和磷脂酰肌醇 3 激酶 PI3K/AKt 转导通路、刺激内皮细胞释放内皮素（endothelin, ET），引起心肌细胞重构、心肌纤维化。有关研究表明，IUGR 胎儿成年后发生心血管疾病主要是通过神经内分泌，如血管紧张素 Ⅱ、心房利钠肽（atrial natriuretic polypeptide, ANP）、B 型利钠肽（B-type natriuretic peptide, BNP）、C 型利钠肽（C-type natriuretic peptide, CNP）、树眼镜蛇属利钠肽（urodilatin）、细胞因子，如胰岛素样生长因子（insulin-like growth factors, IGFs）、转化生长因子（transforming growth factor, TGF）、基质金属蛋白酶（matrix metalloproteinases, MMPs）等途径影响心肌纤维的形成。IUGR 胎儿成年后发生 2 型糖尿病（type 2 diabetes mellitus, T2DM）、肥胖、高血压、血脂异常、冠心病及胰岛素抵抗等代谢综合征的风险增加，并最终导致心血管疾病的早期发展。

3. *泌尿系统* 肾脏的早期发育受宫内环境影响，IUGR 胎儿肾脏的增长速度及肾单位的数目较正常出生体重胎儿降低。动物实验研究显示，IUGR 新生鼠的肾小球数目减少，同时皮质区变薄而髓质区增厚，IUGR 动物肾脏中促凋亡基因 Bax 的表达明显增加而凋亡抑制基因 Bcl-2 的表达明显降低，同时与肾小球硬化和肾小管间质损害有关的纤维连接蛋白、血管紧张素 Ⅰ 型受体（anti-angiotensin I type 1 receptor, AT1）和肾小管钠离子通道等的表达均明显增加。He 等通过 10% 低蛋白饮食喂养孕鼠建立 IUGR 模型，采用 TUNEL 染色检测肾细胞凋亡，发现出生后 2 个月和 3 个月 IUGR 幼鼠肾小球数量减少，与对照组相比，在 1d、7d、21d 观察到肾脏有明显的细胞凋亡，与 Bcl-2/Bax 的比值、Bcl-2 mRNA 的表达明显降低及 Bax mRNA 的表达增高有关，能量代谢异常、氧化还原和凋亡的失衡以及信号转导和细胞增殖的异常可能参与 IUGR 大鼠肾单位数目减少和肾脏发育的异常。Verschuren 等研究发现胎儿宫内发育迟缓的女性，通过增加基础一氧化氮（NO）和抑制肾上腺素受体激动剂肾上腺素（phenylephrine, PE）及内皮依赖性血管舒张的乙酰甲胆碱（Methacholine, MCH）调节血管收缩，导致 IUGR 早期肾功能改变。这种改变与性别及宫内缺氧有关，与 IUGR 男性相比，IUGR 女性体内循环儿茶酚胺含量增加及 IUGR 母鼠交感神经系统活动增加，从而导致血管收缩和高血压形成。

4. 呼吸系统 胎儿起源学说认为IUGR胎儿肺及其他器官因宫内缺血缺氧存在生长、发育受限，肺发育程度与出生婴儿的生存能力紧密相关。IUGR围生儿急、慢性肺部疾病发病风险增加，尤其是肺发育成熟障碍可导致呼吸系统各种近期、远期并发症，如支气管肺发育不良、新生儿窒息、呼吸窘迫综合征、成年肺疾病等。Deng等采用缺氧成功建立大鼠IUGR模型，发现IUGR胎儿肺表面活性物质相关蛋白B、C（surfactant-associated proteins，SP-B，SP-C）的表达水平及甲状腺转录因子-1（thyroid transcription factor，TTF-1）在胎肺多形性腺瘤样因子2（Pleiomorphic adenoma gene like-2，PLAGL2）蛋白和mRNA表达水平与正常对照组比较降低，从而导致胎儿肺发育和成熟障碍。通过对30只IUGR胎鼠及18只正常胎鼠调查研究，发现IUGR组肺泡化、囊性化低、肺间隔增厚、肺泡面积比减少，二型肺泡上皮细胞的发育迟缓，肺脏平均重量低，肺脏发育明显落后于正常对照组。Soudee等研究发现慢性肺疾病是宫内生长受限早产儿死亡的主要危险因素，早产儿死亡率35%为胎儿生长受限，IUGR伴有慢性肺疾病患儿死亡率是非IUGR的5倍。Sasi等对小于32周的153名IUGR胎儿和306名适于胎龄儿（appropiate for gestational age，AGA）胎儿进行回顾性研究，发现IUGR组慢性肺疾病、死亡的发生率、对氧的依赖性及呼吸支持时间要明显高于对照组。Rozance等发现IUGR胎儿与正常对照组相比，肺泡化降低了20%，肺血管密度降低了44%，血管内皮生长因子-A（vascular endothelial growth factor A，VEGF-A）和血管内皮生长因子受体2（vascular endothelial growth factor receptor-2，VEGFR-2）表达也下降，从而增加IUGR胎儿发生支气管肺发育不良的风险。Cao等对694例早产儿（胎龄＜34周）进行调查研究，发现IUGR组中呼吸窘迫综合征、呼吸暂停、坏死性肠炎和败血症的发生率高于非IUGR组。

5. 内分泌代谢系统 IUGR与多种内分泌代谢有关。有关学者发现IUGR胎儿内分泌代谢紊乱，导致成年后罹患慢性代谢性疾病的风险增加如代谢综合征、2型糖尿病或肥胖。胰岛素抵抗是整个代谢综合征发生的中心环节。胰岛素抵抗可能导致其他代谢紊乱如2型糖尿病，血脂异常，非酒精性脂肪性肝病（nonalcoholic fatty liver disease，NAFLD）、肥胖、高血压、冠心病、糖耐量异常的发病率明显增高。肝脏许多代谢功能在胰岛素的介导下才能完成。Hales和Barker提出的“节俭表型假说”得到普遍赞同，该假说认为不良的子宫内环境引起胎儿胰岛B细胞数量减少或功能异常；为保证重要脏器如脑的发育，外周组织（肝脏、脂肪、骨骼肌等）的发育和代谢类型发生“永久性”改变，产生胰岛素抵抗。另有研究发现，12周末时IUGR组大鼠体重、体重指数（body mass index，BMI），血中三酰甘油、总胆固醇、低密度脂蛋白水平高于AGA组，高密度脂蛋白水平明显低于AGA组。OGTT实验中,IUGR组注射葡萄糖后各时间点血糖水平、IRI值、ASP水平高于AGA组，而脂联素水平显著降低。IUGR大鼠成熟脂肪组织中葡萄糖糖转运蛋白4（glucose transporter-4，GLUT-4）在基础状态和不同浓度胰岛素刺激下的表达水平与AGA组相比均明显降低。研究表明IUGR组胎鼠脂肪细胞分泌功能异常、脂质代谢紊乱，造成脂肪堆积，从而增加后期发生高脂血症的风险。IUGR存在糖耐量受损、高血糖及胰岛素抵抗现象，从而增加后期糖尿病的发生。

6. 其他 IUGR胎儿体温调节能力差，其具体机制尚不完全清楚，可能是IUGR

胎儿大多为早产儿，其体温中枢发育不完善，缺乏产热组织，加之缺氧和低血糖干扰体温调节，导致 IUGR 胎儿体温调节紊乱。IUGR 对视觉功能也会造成一定影响。Martin 等对 26 例 SGA 与 20 例 AGA 在 18 岁时进行了字母视力阈值测试、色觉测试、倍频视野检测和视野检测，发现 IUGR 可能会造成视觉功能受损率增高。

五、临床表现

由于高危因素作用的时机不同，IUGR 通常分为以下几种类型。

1. *内因性匀称型* 高危因素作用于孕早期，各器官分化和成熟度与孕周相称，但各器官的细胞数目均减少；新生儿体重、头围、身长匀称，但与孕周不符，外表无营养不良状态。

2. *外因性非匀称型* 高危因素作用于孕晚期，各器官细胞数目正常，但细胞体积缩小、尤其是肝脏内细胞数目减少。胎儿发育不匀称，头围和身长与孕周符合，但体重偏低；外表有营养不良或过熟情况。

3. *外因性匀称型* 高危因素作用于孕中期，不但各器官的细胞数目均可减少（15% ～ 20% 甚至更多），细胞体积也缩小。胎儿出生时体重、身长与头围均减少，发育匀称但呈营养不良表现。

六、诊断和鉴别诊断

1. *产前诊断* 产前鉴定胎儿宫内发育迟缓是临床管理的第一步。Jarreau 等通过产前诊断和出生体重百分位数比较 2003 年欧洲 10 个地区 4608 个活产 24 ～ 31 周的极早产儿（gestational age, GA）的住院死亡率、支气管肺发育不良（bronchopulmonary dysplasia, BPD）和严重的神经系统异常发病率。研究发现所有婴儿 16%（N¼728）、出生体重百分位＜ 10th 有 72% 婴儿、出生体重百分位 10 ～ 24th 有 30% 婴儿和出生体重百分位＞ 25th 有 6% 婴儿产前诊断为 IUGR 胎儿；在经过临床因素调整后，研究显示 IUGR 的产前诊断不影响出生体重大于或等于第十百分位婴儿的死亡率或发病风险，然而产前检测的出生体重低于第十百分位婴儿死亡风险明显增加。现阶段临床上主要依据 2013 年英国皇家妇产科医师学会发布的“小于胎龄儿管理指南（The investigation and management of the small-for-gestational-age fetus）”以及美国妇产科医师学会 2013 年发布的“胎儿生长受限管理指南（Fetal growth restriction）”预测和诊断 IUGR。

2. *出生后诊断* 出生后主要根据出生体重与胎龄的关系进行诊断，并可根据重量指数 [出生体重（g）× 100/ 身长（cm）^{3}] 和身长与头围（cm）的比值，分为匀称型 [重量指数＞ 2.0（胎龄＜ 37 周）或 2.2（胎龄＞ 37 周）、身长 / 头围＞ 1.36]、非匀称型 [重量指数＜ 2.0（胎龄＜ 37 周）或 2.2（胎龄＞ 37 周）、身长 / 头围＜ 1.36] 和混合型（重量指数和身长头围比值不符合上述规律）3 种类型。

七、治疗

1. *IUGR 的产前管理* 临床上主要依据胎龄、测量宫高、腹围、体重以及相关辅助检查数据等发现及初步诊断 IUGR 胎儿，并依据这些指标评估 IUGR 胎儿健康状况，根据监测与评估结果，决定是否结束分娩、分娩方式以及产前是否使用皮质激素促进胎儿肺成熟。相关研究表明产前使用某些药物能有效减少 IUGR 胎儿出生后各系统器官疾病及并发症的发生，如有研究表明从孕 28 ～ 30 周开始小剂量服用阿司匹林 6 ～ 8 周可用于预防反复自发的 IUGR。我们研究表明产前孕鼠口服牛磺酸可促进 IUGR 胎鼠脑神经细胞再生和脑发育。

牛磺酸有着广泛的生理作用：调节糖

脂代谢、调节细胞内外Ca^{2+}平衡、抗氧化作用、保护心肌细胞、调节脑组织渗透压、充当神经递质对抗神经兴奋毒性发挥脑保护作用等，是胎儿和新生儿（尤其是早产儿和低出生体重儿）生长过程中必需的氨基酸，也是中枢神经系统含量最丰富的游离氨基酸。但是他们自身合成牛磺酸的能力低下，在胎儿时期只能通过胎盘屏障的主动转运而获取牛磺酸。产前补充牛磺酸已被证实可通过多种途径促进生长受限的脑发育，且对人体无害，因此早期尤其是产前（宫内）给予积极有效的干预措施是改善预后的最有效途径。

IUGR的危险因素涉及孕母、胎儿及胎盘脐带三方面，因此产前需采取相应预防措施尽量避免IUGR的发生。如注意加强营养，避免产前感染及相关疾病发生，避免接触有毒有害物质，禁烟酒，在医师指导下用药、避免IUGR的诱发因素，定期产检并积极防治妊娠并发症与合并症。

2. *IUGR出生后管理* IUGR胎儿出生后易于发生各系统器官疾病及各种并发症，包括神经系统发育异常、各种代谢疾病、心血管失调、坏死性小肠结肠炎、脑室内出血等，因此IUGR胎儿出生后应尽早完善相关检查，采取相应措施，治疗和预防各系统器官疾病的发生。存活的IUGR胎儿儿童期易发生肥胖、2型糖尿病及其他代谢性疾病，智能落后的概率显著高于正常体重儿，且成年期心血管等多种系统疾病发生风险明显增加。因此IUGR胎儿需注意保持良好饮食习惯，定期监测血糖、血脂、血压、心率等变化情况，尽量做到早发现、早诊断、早治疗。IUGR患儿神经系统损伤起始于宫内，出生后的各种干预措施如新生儿个体化发育与评估项目（Newborn Individualized Developmental and Assessment Program System，NIDCAP）、针对神经功能障碍的康复训练等，虽然也具有一定作用，但难以从根本上逆转IUGR带来的脑损伤，因此加强产前（宫内）干预是改善生长受限胎儿神经系统不良预后的根本有效途径。

八、预后

胎儿生长受限发生率高、围生期死亡率高，是多种严重疾病的独立高危因素如脑梗死、脑瘫、肺出血、DIC等，不但对胎儿发育及新生儿健康危害大，且与成年后多个器官系统疾病的发生发展密切相关。积极加强干预管理，可以最大限度地改善其近-远期预后。

（付 薇 刘 颖 刘 敬）

第二节 宫内生长受限新生儿脑损害

母体、胎儿与胎盘之间动态复杂的相互作用是胎儿正常发育的前提，该稳定环境被破坏失衡即可能使胎儿发生生长受限。多种因素均可导致宫内生长受限（intrauterine growth restriction，IUGR）的发生，如孕妇吸烟、营养不良、合并妊高症或慢性肾脏疾病等并发症，其中孕妇营养不良和受孕时体重较低是发展中国家IUGR的主要病因，而发达国家则以孕妇吸烟和妊高症为主。近年来，IUGR对胎儿脑发育的不良影响受到高度关注，并被认为是儿童脑瘫的首要独立高危因素。

一、IUGR对胎儿脑发育的不良影响

（一）近期脑损害

1. *脑超微结构异常* 我们通过建立IUGR的模型，使用电子显微镜对IUGR胎鼠脑超微结构进行观察，发现IUGR胎鼠脑皮质结构稀疏紊乱，凋亡细胞显著增加，细胞体积缩小，胞核固缩，核膜皱褶、断裂、

界线模糊不清，异染色质增多，胞质致密，线粒体肿胀，线粒体嵴断裂、溶解、消失呈空泡化，内质网扩张、脱颗粒；神经元突触数量减少，胶质细胞增生，神经丝数量减少，排列稀疏；没有发生凋亡的细胞的细胞器数量也减少，部分细胞器甚至固缩。

2. 神经元数量减少　丹麦学者 Samuelsen 等通过光学分馏器测定了 15 例适于胎龄儿（appropriate for gestational age，AGA）和 9 例重度 IUGR 患儿大脑不同发育区的神经元数量，并经过相应的公式计算发现 IUGR 患儿皮质、皮质板边缘、海马和小脑神经元的数量明显减少，脑皮质板 / 边缘区的细胞增长速度也较对照组慢，仅相当于对照组的一半。

3. 髓鞘化延迟与神经纤维发育异常　弥散张量磁共振成像（diffusion tensor imaging，DTI）是目前唯一在活体上评价脑白质纤维束发育状况的高分辨率影像学技术，通过观察不同参数对脑白质发育进行评价。其中各向异性系数（fractional anisotropy，FA）是反映脑白质纤维弥散特征的最重要参数，代表脑白质神经纤维束及髓鞘的完整性和紧密程度，值越高，脑白质纤维束成熟度及完整性越高；平均弥散系数（mean diffusivity, MD）反映单位时间内水分子的弥散程度，值高代表自由水含量多，脑白质纤维及髓鞘发育落后或延迟；垂直弥散系数（transverse diffusivity, $\lambda_{\perp}$）和平行弥散系数（parallel diffusivity, $\lambda_{\parallel}$）代表水分子运动与纤维束走行方向垂直和平行的指标，2 个参数也都反映髓鞘发育的程度，值越低，成熟度越高。西班牙学者 Eixarc 等建立 IUGR 胎兔模型，通过 DTI 测定各脑区的各向异性系数，分析结果显示胎兔额叶、脑岛、枕叶与颞叶皮质、海马、壳核、丘脑、屏状核、隔内侧核、前联合内囊、内侧丘系和嗅神经束等部位存在脑组织重组，功能评估提示这些胎兔出生后肌张力、自主运动、反射性活动、对嗅觉刺激的反应性存在异常，进一步证实 IUGR 造成的远期行为异常与脑白质纤维束损伤即脑组织重组的程度正相关。我们对 43 例 IUGR 患儿在出生后 1 周内行 DTI 扫描，结果 IUGR 患儿 122 个脑区中有 49 个脑区（胼胝体、内囊前后肢膝部、穹窿、前放射冠等）FA 值明显低于 AGA 组，MD 值和 $\lambda_{\parallel}$ 在扣带回、额下回、外侧眶额回、直回、海马旁回显著增高，$\lambda_{\perp}$ 在内囊后肢、穹窿、大脑脚、丘脑、内侧丘系、上额回区也高于 AGA 组，提示生长受限对胎儿脑白质的发育可造成严重不良影响，表现为髓鞘化延迟、神经纤维素的完整性较差，且对扣带回、额下回、外侧眶额回、直回、海马旁回、内囊后肢、穹窿、大脑脚、丘脑、内侧丘系、上额回区等部位影响更为严重。

4. 脑容量减小、脑重量减轻　大脑灰白质的比例与脑沟回形态学改变也是评价脑发育成熟度以及某些神经功能障碍的指标。Tolsa 等通过定量三维 MRI 对 FGR 早产儿的脑容积进行检测，发现 FGR 患儿脑总容积较对照组减少 15.7%，灰质容积减少更为显著达 28%，这些早产儿在足月时仍存在明显的脑功能障碍，如注意力、互动能力显著减低，统计结果还显示注意力障碍的程度与灰质容积减少的程度正相关。Dubois 等采用磁共振成像技术以及专用的图像后处理工具检测了 45 例早产儿（22 例单胎，12 例双胎，11 例 IUGR 患儿）出生时皮质发育、发育过程中（26 ～ 36 周）脑皮质皱褶的形成以及脑沟脑回形成早期的形态，发现 IUGR 患儿脑发育表面形态改变以及脑回形成不遵循正常的发育曲线，与正常对照组相比，IUGR 患儿大脑的表面积（与沟回形成指数相关）明显减少，脑容量也明显减少，后期通过早产儿行为学评估（assessment of preterm infant's behavior，APIB）随访脑功能，发现这些影像学检测提示的脑结构的改变可用来预测患儿的神经行为预后。我们的研究也发现IUGR胎鼠出生时脑的重量较对照组减少25.7%，IUGR患儿出生时头围较AGA儿平均小1.33cm。

5.*脑代谢异常* 胎儿时期脑组织耗氧量大，因此也是胎儿脑发育过程中最敏感最重要的时期，在此期间，母亲饮食结构的轻微改变都有可能导致脑细胞膜结构的改变，从而影响远期的脑功能。Torre等发现限制大鼠妊娠期蛋白摄入可导致肝脏和脑内DHA含量降低，影响脑发育。脑代谢过程中有4种标志性产物：神经系统标记因子N-乙酰天冬氨酸（NAA）、与细胞能量代谢有关的肌酸（Cr）、影响髓磷脂和细胞膜更新的胆碱（Cho）、调节细胞渗透性及营养的星形胶质细胞标志物肌糖（Ino），任意2种代谢产物的比例变化都能反映脑发育状态及成熟度。Story等用质子磁共振波谱分析方法（proton magnetic resonance spectroscopy,PMRS）检测脑代谢物的变化，发现IUGR患儿脑内NAA/Cr和NAA/Cho的值明显降低。Sanz-Corts等对孕37周的胎儿行宫内磁共振成像并进行DWI序列扫描，统计了NAA/Cho、Cho/Cr、Cr/Cho、Ino/Cho比值以及大脑左侧到右侧基底节、前额到枕叶、胼胝体和锥体束的表观扩散系数，结果发现与AGA组相比，SGA组Ino/Cho的比值明显升高，提示了脑发育成熟度和脑损伤程度。Van Vliet等通过子宫动脉结扎的方法建立新西兰兔IUGR的模型，并用液相色谱-四极杆飞行时间串联质谱（LC-QTOF-MS）的方法对其脑组织进行代谢组学分析，所得结果与包含78种代谢产物的数据库进行比对，结果发现IUGR患儿脑内有包括神经递质、氨基酸、脂肪酸、能量代谢中间产物以及氧化应激相关的18种代谢产物的水平与对照组有明显差异，代表了不同类型或不同程度的脑功能损伤，该研究还发现代谢产物变化程度与IUGR的严重程度密切相关，因此可将代谢产物水平的变化趋势和程度作为产前评估IUGR患儿脑损伤程度的指标。国内也有学者通过高效液相色谱法检测了IUGR胎鼠脑组织ATP、ADP、AMP的含量，发现IUGR组鼠脑组织内ATP、ADP含量明显低于对照组，然而底物AMP含量两组间并无明显差异，而是与线粒体的合成功能不同有关，也证实了IUGR胎鼠脑内存在的能量代谢障碍。

6.*脑功能异常* Feler等检测了早产小于胎龄儿（pre-SGA）出生后48h内C3-C4序列的脑电图变化，结果显示pre-SGA Δ波明显增强，α波、β波以及ð波明显减弱，脑电活动的宽度明显增加，且Δ波增强的程度与孕周大小呈负相关。我们应用振幅整合脑电图对出生后3d以内的足月小于胎龄儿（tSGA）的脑功能进行监测，发现tSGA儿连续性脑电图和睡眠-觉醒周期的出现率以及最高、最低电压均低于AGA新生儿，爆发间期比AGA儿长。以上均提示生长受限可在一定程度上抑制胎儿脑发育。

（二）远期脑损害

神经系统远期脑功能评价主要包括神经系统功能障碍（脑瘫、运动障碍、神经动力调节、小脑功能失调、视神经动力等）、认知与行为功能预后（智商与情商、情绪、行为、焦虑、抑郁等）以及学校适应能力（学校表现、学习能力、阅读能力、数学成绩等）。IUGR患儿至成年后仍存在不同程度的智力障碍或运动功能障碍。

1.*脑瘫发生率增加* 脑瘫是由各种原因引起的中枢性运动功能障碍和姿势异常，有时还伴随视力下降、听力障碍、语言障碍和学习能力降低。英国学者Jarvis等对该国1976～1990年出生的4503例（孕周为32～42周）单胎脑瘫患儿进行对照研究分析，发现 SGA 儿脑瘫的发生率是 AGA 的 4 ～ 6 倍，其发生率还与宫内生长受限的程度和患儿性别（男性患儿发病率更高）有关。瑞士学者 Jacobsson 等随访的结果发现，重度生长受限的足月小于胎龄儿脑瘫发病风险是同胎龄 AGA 儿的 5 ～ 7 倍，IUGR 程度越重，脑瘫发生率越高。以上学者均认为 IUGR 是脑瘫最为重要的独立危险因素。

2. *神经心理行为发育异常*　Guellec 等开展了一项涉及 2 846 名不同出生体重早产儿（24 ～ 32 周）的长达 8 年的前瞻性研究，根据出生体重不同分为 SGA（< 10% =、Mild-SGA（10% ～ 20%）以及 AGA（≥ 20%）组，发现 29 ～ 32 周的早产儿在 5 岁或 8 岁时，发生认知困难、注意力缺陷、反应能力低下、校内表现落后的风险与出生体重相关，体重低的程度越高、孕周越小，发生认知困难、合并行为问题的风险就越高，提示早产儿成熟度与宫内生长受限程度同时决定着这些早产儿远期的神经功能转归。Morsinget 等利用韦氏学前儿童和小学生智力量表 / 韦氏儿童智力量表 / 长处和困难问卷 / 布氏注意力缺陷障碍评分随访 IUGR 早产儿 5 ～ 8 岁时的认知功能，结果也发现与其他原因造成的早产相比，早产 SGA 认知功能的损伤风险更高，同时还呈现出男性易感倾向。

IUGR 患儿在婴幼儿期（2 ～ 3 岁）时的社交退缩、抑郁、躯体姿势、破坏等行为异常的发生率较对照组高 6 倍。学龄期的语言理解能力、表达能力、命名技巧、非单个词语的重复能力明显比 AGA 组落后，且落后的程度与出生后早期脑追赶生长的速度密切相关。Lauritz 等通过结扎子宫动脉的方法建立大鼠 IUGR 模型，对出生后 6 个月 IUGR 大鼠进行神经行为测试以探讨 IUGR 与成年行为问题之间的关系，发现 IUGR 组成年大鼠运动功能并未明显受损；相反，部分雄性 IUGR 成年鼠的运动能力和空间记忆力还稍有增强，这可能与生长受限时机体不同程度的代偿有关；但该研究还发现雄性大鼠的抑郁行为更多，提示 IUGR 对成年后的行为、运动、记忆能力等方面的影响可能存在性别倾向。Geva 等通过数字视听测试对 138 例 IUGR 患儿 9 岁时短期记忆进行评估，同时用韦氏智力量表评估患儿的认知功能，结果发现代表认知功能的听说能力、听写能力、视说能力、视写能力在 IUGR 组明显降低，且 IUGR 患儿存在听说短期记忆缺失，这种缺失可能与听觉 - 视觉加工过程和输入 - 输出过程的双重分离相关，也是导致认知能力下降的可能机制。

Tideman 等评估了 19 例 IUGR 患儿在 16 岁时的学校表现以及 18 岁时的认知能力、精神发育，结果发现 IUGR 组 WAIS- Ⅲ评分以及学校表现明显比 AGA 低。Kierulf Stromme 等对 2 131 例 10 年级青少年学生的精神发育以及校内表现进行评估，根据出生史，将其中的病例按出生体重百分位（2.5 以下，2.5 ～ 5.0，5.0 ～ 10）以及大于 90% 的标准分组，综合霍普金斯症状检查表、强度与困难调查问卷以及这些学生自我评估的结果探讨 IUGR 对校内表现的影响，发现各组学生之间精神发育无明显差异，女孩在英语、数学及社会科学方面的表现要差于男孩，然而在挪威人中未发现这种性别倾向，提示小于胎龄儿的远期预后受多种因素的影响，结果分析与结论得出还需考虑地域和人种的差别。Lohaugen 等随访了 59 例 IUGR 患儿成年后的智力发育水平，发现 SGA 组智商明显低于 AGA 组。

此外，Heinonen 等的一项关于 1535 个活产婴儿的队列研究发现，SGA 患儿合并注意力缺陷综合征的概率是 AGA 婴儿的 3.6 倍。Matthews 等通过对 IUGR 患儿长达 16 ～ 18 年的随访研究发现 IUGR 与成年后的抑郁相关，162 例极低出生体重儿和 172 例足月儿中早产合并 IUGR 的极低出生体重儿抑郁流行病学量表（CES-D）评分比 AGA 低 29.1%，Beck 抑郁干预评分高 36.2%，使用抗抑郁药的概率高出 4 倍，最终诊断抑郁症的患儿也是 AGA 组的 2.5 倍，提示 IUGR 可能会增加成年后抑郁症的发生。

二、产前干预

IUGR 患儿脑损伤起始于宫内，故出生后的干预措施如新生儿个体化发育与评估项目（Newborn Individualized Developmental and Assessment Program System，NIDCAP）、针对神经功能障碍的康复训练等，虽然也具有一定作用，但难以从根本上逆转 IUGR 带来的脑损伤有效改善预后，因此加强产前（宫内）干预是改善生长受限胎儿神经系统不良预后的根本有效途径。

1. 产前补充N- 乙酰 -5- 甲氧基色胺 N-乙酰 -5- 甲氧基色胺，也称为褪黑素、松果体素，是一种含吲哚环的化合物。褪黑素是由靠近上中脑的神经内分泌器官松果腺分泌的一种胺类激素，合成的原料主要是色氨酸，具有参与调节人体昼夜节律、延缓衰老、抗肿瘤、改善睡眠和调节免疫的作用。研究显示褪黑素可通过直接清除氧自由基或间接促进抗氧化酶的增加来发挥其抗氧化作用，并且多数的生物学作用也都是通过抗氧化的过程发生的。IUGR 脑内广泛存在细胞和轴突的脂质过氧化，Miller 等给 IUGR 胎羊的母亲产前补充褪黑素直到足月娩出，结果发现产前给予孕羊补充褪黑素可使 IUGR 胎羊体内氧化应激得到改善、髓鞘形成正常化、轴突得到修复，使神经功能得到明显改善。

2. 产前补充牛磺酸 牛磺酸是生长过程中必需的氨基酸，也是中枢神经系统最丰富的游离氨基酸。在体内牛磺酸可以在半胱氨酸双加氧酶和半胱氨酸亚磺酸脱羧酶的作用下由半胱氨酸、甲硫氨酸等含硫氨基酸转化而来，但人体获取牛磺酸的主要途径仍是食物摄入。胎儿和新生儿（尤其是早产儿和低出生体重儿）体内两种酶的活性很低，自身合成牛磺酸的能力低下，因此，胎儿时期只能通过胎盘屏障的主动转运而获取牛磺酸。研究显示，这种主动转运是通过牛磺酸转运蛋白实现的，以使胎儿血中牛磺酸远远高于胎盘和母血，满足胎儿敏感快速的生长发育。牛磺酸有着广泛的生理作用：调节糖脂代谢、调节细胞内外 Ca^{2+} 平衡、抗氧化作用、保护心肌细胞、调节脑组织渗透压、充当神经递质对抗神经兴奋毒性发挥脑保护作用。我们前期研究结果证实 IUGR 胎鼠脑组织牛磺酸水平低下，产前（孕鼠）补充牛磺酸可以显著提高 IUGR 脑组织中牛磺酸的水平，然后通过多种途径减轻 IUGR 胎鼠脑损害、促进其脑发育。

（1）增强蛋白激酶 A- 环腺酸苷酸反应元件结合蛋白（protein kinase A-cAMP response element binding protein，PKA-cAMP-CREB）信号转导通路活性：PKA-cAMP-CREB 信号通路在神经发生、再生、突触可塑性和学习记忆中起重要作用，牛磺酸通过上调该通路中关键因子的表达，刺激神经发生、再生，改善 IUGR 患儿的脑功能。

（2）抑制 Ras 同源基因 -Rho 相关螺旋卷曲蛋白激酶（Ras homolog gene/Rho-associated coiled coil-forming protein kinase，Rho-ROCK）信号通路活性：Rho-ROCK 信号通路是中枢神经系统中普遍存在的一条信号通路，介导抑制性信号引起生长锥塌陷，抑制神经细胞的增殖和再生，牛磺酸通过下调 Rho-ROCK 信号通路中关键因子的表达，减轻了对神经再生的抑制。

（3）减少脑细胞凋亡、改善脑超微结构：

牛磺酸可通过上调 Bcl-2/Bax 的比例，下调 GDNF-caspase-3 信号通路中 caspase-3 的表达来减少神经细胞的凋亡，同时改善脑超微结构。

(4) 促进神经干细胞增殖分化：我们的初步结果发现，孕鼠补充牛磺酸可以促进 FGR 胎鼠脑组织内脂肪酸结合蛋白 7（fatty acid binding protein 7,FABP-7）阳性细胞增多，FABP-7 是神经干细胞最特异性的胞内标记物，提示牛磺酸可以促进 FGR 胎鼠神经干细胞增殖。墨西哥学者 Hernandez-Benitez 等发现牛磺酸可促进神经干细胞及前体细胞增殖，也可以促进其分化，使神经细胞的数量，从而改善脑功能。

总之，IUGR 不仅可以增加围生期不良事件，还对发育中的脑组织结构、代谢、近远期的功能造成不同程度的损害，导致患儿远期神经行为异常、学龄期学习能力降低以及成年后多种神经功能障碍。IUGR 脑损伤始于宫内，延续到生命的全过程，因此早期尤其是产前（宫内）给予积极有效的干预措施是改善预后的最有效途径。牛磺酸为胎儿 – 新生儿神经系统发育必需的氨基酸，产前补充牛磺酸已被证实可通过多种途径促进生长受限的脑发育，且对人体无害，可直接应用于临床。

（刘　颖　付　薇　刘　敫）

第12章 母儿血型不合新生儿

第一节　Rh阴性母亲新生儿

一、概述

胎儿和新生儿溶血病（hemolytic disease of the fetus and newborn，HDFN）系母婴血型不合导致母体血型抗体通过胎盘破坏胎儿和新生儿红细胞，从而引起胎儿或新生儿发生的同族免疫性溶血性疾病。Rh血型阴性母亲对胎儿和新生儿的危害在于可能发生Rh血型不合溶血病，临床上以胎儿贫血、水肿、腹水、心力衰竭为主要表现，严重者可致死胎，受累新生儿急性期发生高胆红素血症，严重者可致死或发生胆红素脑病遗留严重后遗症。Rh血型不合溶血病以RhD最为常见，RhD阴性孕妇抗-D免疫球蛋白（anti-RhD immunoglobulin，RhIG）预防极大地降低了新生儿RhD血型不合溶血病的发生率，由抗-D免疫预防问世之前的1/100下降为0.04/100。

二、母亲疾病概况

Rh阴性血型发生率无性别差异，但是存在人种差异，白种人女性约15%，非洲裔美国人女性约5%，而亚洲女性和北美印第安女性较低（1%～2%）。我国汉族和大部分民族人群中Rh阴性血型者仅占1%左右，但是某些少数民族Rh阴性血型发生率较高，如塔塔尔族约15.8%，苗族约12.3%，布依族和乌孜别克族约8.7%。Rh阴性孕妇暴露于Rh血型不合抗原的机会主要有：孕前曾输注Rh阳性的血液，以及可增加胎儿Rh阳性的血液经胎盘循环进入母体的一些潜在产科致敏事件，如腹部创伤、不明原因阴道出血、妊娠期高血压疾病、胎盘早剥、异位妊娠、前置胎盘、多胎妊娠、葡萄胎妊娠、体外胎头倒转术、手术或药物终止妊娠、刮宫术、羊膜腔穿刺、绒毛膜绒毛取样、经皮脐血管穿刺、胎盘活检、脐带血取样、减胎术、分娩、流产、死胎、死产。

在Rh血型不合溶血病中，以RhD血型不合最为常见（占90%），其次是RhE或RhC血型不合。传统上将红细胞上含有D抗原者称为Rh阳性，缺乏D抗原者称为Rh阴性。在RhD阳性人群中，45%血型基因为纯合子（RHD^+/RHD^+），55%为杂合子（RHD^+/RHD^-）。母亲为RhD阴性时，如父亲RhD血型基因为杂合子，则胎儿50%为RhD阳性，如父亲为纯合子，则胎儿100%为RhD阳性。

三、病理生理

引起Rh血型不合溶血病的母体血型抗体系在暴露于外源性Rh阴性抗原后产生，这称为血型同种异体抗体（alloantibodies）。在Rh血型不合溶血病，母体缺乏胎儿红细胞拥有的父系遗传的Rh抗原，母体免疫系统针对这些外源性抗原产生同种异体抗体

（主要是 IgG1 和 IgG 亚类）。从妊娠中期开始，IgG1 和 IgG3 与 Fc 受体结合通过胎盘屏障和胎儿红细胞表面的 Rh 抗原结合，之后被胎儿脾脏清除，游离血红蛋白代谢为胆红素，随贫血加重，胎儿造血增加，表现为肝脾大。在最严重的病例，由于门脉高压肝脏合成白蛋白减少，导致胶体渗透压降低，产生胎儿水肿。分娩之后，母体血型同种异体抗体继续破坏新生儿红细胞引起持续性贫血，直至母体抗体消失，这将持续至生后数周至数月。

妊娠期间胎儿血液可通过胎盘绒毛间隙进入母体循环，这称为胎儿 - 母体输血（fetal-maternal hemorrhage，FMH）。FMH 通常发生在妊娠 28 周之后，可增加 RhD 阴性母体致敏的风险。Rh 血型不合溶血病罕见发生于第一胎，这是因为 FMH 的最高风险发生在妊娠晚期，尤其是在分娩时，母体同种异体抗体更多是在第一胎分娩之后产生。通常情况下，第一次妊娠期间发生的是初发免疫反应，以产生少量 IgM 抗体为特征，IgM 抗体不能通过胎盘屏障，如再次妊娠，母体红细胞暴露于 FMH 进入母体循环的胎儿 Rh 阳性血液，发生次发免疫反应，产生 IgG，该抗体可通过胎盘屏障破坏胎儿红细胞引起 Rh 血型不合溶血病。

Rh 血型不合溶血病的发生有以下规律：一般发生在 RhD 阴性母亲和 RhD 阳性胎儿，但发生率不高（＜ 10%）；一般发生在第二胎或以后，如孕母既往已被 Rh 阳性血致敏则第一胎也可发病，致敏的原因包括：Rh 阴性母亲孕前曾输过 Rh 阳性血或接受过器官移植；极少数 Rh 阴性母亲既往虽未接触过 Rh 阳性血，但是第一胎也可发病，这可能是由于 Rh 阴性孕妇的母亲为 Rh 阳性，其母怀孕时已使孕妇致敏，此为外祖母学说；Rh 血型不合溶血病的发生风险和严重程度随胎次增加；母婴 ABO 血型相合和不相合时，RhD 阴性母体抗 -D 抗体的发生率分别为 16% 和≤ 2%，因此母婴 ABO 血型不合时 RhD 血型不合溶血病的发生风险大为降低，其机制可能与进入母体的胎儿红细胞在母体内很快被 ABO 抗体清除有关。

四、临床表现

1. *临床分类* Rh 血型不合溶血病的临床表现轻重不一，与母体 IgG 抗体滴度、母体抗体和胎儿红细胞膜的亲和力，以及胎儿对红细胞破坏的代偿能力有关（表 12-1）。

2. *贫血* 贫血程度常较重，轻度溶血者脐血 Hb ＞ 140 g/L，中度＜ 140 g/L，重度＜ 80 g/L，常伴有胎儿水肿。根据发生时间分为早发溶血性贫血（出生后 7d 之内）、晚发溶血性贫血（≥ 2 周）和晚发低增生性贫血。

3. *黄疸* 黄疸通常在出生后 24 h 以内出现，进展快、程度重，以未结合胆红素升高为主。严重者，羊水、脐带和胎脂可被胆红素黄染。根据血清总胆红素（total serum bilirubin，TSB）水平升高程度，胎龄≥ 35 周新生儿高胆红素血症可分为：重度高胆红素血症，TSB 峰值＞ 342 μmol/L（20mg/dl）；极重度高胆红素血症，TSB 峰值＞ 427 μmol/L（25mg/dl）；危险性高胆红素血症，TSB 峰值＞ 510 μmol/L（30mg/dl）。

表 12-1 Rh 血型不合溶血病严重性临床分类

严重性	临床表现	发生率（%）
轻度	未结合胆红素升高 274 ～ 342 μmol/L（16 ～ 20mg/dl） 无贫血	45 ～ 50
中度	无胎儿水肿 中度贫血 严重黄疸有发生核黄疸的风险	25 ～ 30
重度	宫内胎儿水肿	20 ～ 25
	妊娠 34 周前发生胎儿水肿	10 ～ 12
	妊娠 34 周后发生胎儿水肿	10 ～ 12

引自：Gleason CA, Devaskar SU. Avery's diseases of the newborn. 9th. Philadelphia: Elsevier Saunders, 2012.

胆红素脑病是新生儿溶血病最严重的并发症之一。当未结合胆红素浓度迅速升高，尤其是在白蛋白浓度降低时，白蛋白结合未结合胆红素的能力迅速达到饱和，大量未结合胆红素（脂溶性高且具有神经毒性）游离存在，通过血脑屏障导致胆红素脑病的发生。通常足月儿发生胆红素脑病的TSB峰值＞427μmol/L(25mg/dl)，但合并高危因素的新生儿在较低TSB水平也可发生，低出生体重儿甚至在171～239μmol/L(10～14mg/dl）即可发生。葡萄糖-6-磷酸脱氢酶（G6PD）缺乏、窒息、败血症、代谢性酸中毒和低白蛋白血症可增加Rh血型不合溶血病患儿胆红素脑病的发生危险。2004年美国儿科学会《≥35周新生儿高胆红素血症管理指南》将胆红素脑病分为急性胆红素脑病（acute bilirubin encephalopathy, ABE）和慢性胆红素脑病，前者指出生后最初数周出现的胆红素毒性的急性期表现，后者又称为核黄疸（kernicterus），指胆红素毒性所致的慢性永久性后遗症。ABE分为早期、中期和进展期，早期表现为嗜睡、肌张力减低、吸吮无力；中期表现为易激惹、肌张力增高、发热、尖声哭，可与昏睡和肌张力减低交替发生，肌张力增高累及伸肌群表现为角弓反张，此期如急诊换血部分病例有望逆转中枢神经系统损害；进展期中枢神经系统损害可能不可逆转，以显著的角弓反张、尖叫、拒乳、呼吸暂停、发热、昏迷、癫痫样发作为特征，甚至死亡。存活婴儿表现为核黄疸，可发生痉挛型脑性瘫痪、听觉功能障碍、牙釉质发育不良、眼球运动障碍、智力落后等后遗症。

4. 肝脾大　红细胞破坏增加，引起髓外造血增加，肝脾大。

5. 胎儿水肿　为免疫性胎儿水肿，出生时全身水肿、苍白、腹水、心力衰竭和呼吸窘迫。

6. 低血糖、出血倾向　见于重度Rh血型不合溶血病，前者与高胰岛素血症和胰岛细胞肥大有关，后者与血小板减少有关。

五、诊断和鉴别诊断

1. 产前诊断　所有初次产检的孕妇均应检查配偶双方血型，凡既往有不明原因死胎、流产、新生儿重度黄疸史的孕妇及其配偶更应作为重点关注人群，并以间接抗人球蛋白试验筛查母体IgG抗体。妊娠之初即可检出抗-D抗体滴度，或抗体滴度迅速升高，或抗体滴度≥1∶64，均提示有严重的RhD血型不合溶血病。如妊娠期抗体滴度始终＜1∶16，发生胎儿水肿或死胎的可能性很小；抗体滴度1∶16时，胎儿水肿和死胎的发生风险为10%；抗体滴度1∶128时为75%。在再次妊娠的任何时期，母体血清抗-D IgG滴度≥1∶16，应通过羊膜腔穿刺术、经皮脐静脉穿刺术及实时超声监测胎儿疾病的严重程度。实时超声可监测胎儿水肿的进展，胎儿水肿定义为头皮水肿、胸腔积液、心包积液和腹水。胎儿水肿的早期超声征象包括脏器肿大（肝脏、脾脏、心脏），双肠壁征（肠水肿）和胎盘增厚。胎儿溶血产生的胆红素可通过胎盘清除，但仍有相当部分进入羊水，超声引导下经腹羊膜腔穿刺抽吸少量羊水测定羊水在波长450 nm处的吸光度值（ΔOD_{450}），可评估羊水中胆红素的含量，由此了解胎儿胆红素水平、溶血和贫血的程度，以及宫内死胎的风险（图12-1）。羊膜腔穿刺术可早在妊娠18～20周进行，指征包括母体有致敏的证据（抗-D IgG滴度1∶16）、父亲Rh血型阳性或超声有溶血、水肿或呼吸窘迫的征象。经皮脐静脉穿刺术回抽胎儿血可进行胎儿血型鉴定，并可确定胎儿血红蛋白和红细胞比容（HCT）以决定是否需要宫内输血，指征包括ΔOD_{450}位于高危区、胎儿水肿。胎儿血型还可通过无创产前诊断技术-实时PCR

确定。妊娠早期通过母体外周血获取胎儿游离 DNA（cffDNA）进行胎儿 RhD 基因型分型，特异度和敏感度分别为 93% 和 100%，诊断准确率为 97%。胎儿 RhD 阳性血型的确定有助于决定对 RhD 阴性孕妇给予 RhIG 预防 RhD 血型不合溶血病的发生，减少不必要的抗 -D 免疫预防。胎儿贫血时大脑中动脉收缩期峰值血流速度（peak systolic velocity in the middle cerebral artery, MCA-PSV）增加，基于这一原理，多普勒血流测速无创检查已用于诊断 Rh 血型不合溶血病所致的胎儿贫血及其严重程度，MCA-PSV ＞ 1.5 中位数倍数（MoM）提示重度贫血，≤ 1.5 MoM 提示无贫血或轻度贫血。MCA-PSV 较羊水 ΔOD_{450} 诊断胎儿严重贫血的敏感性和准确率分别提高了 12 个百分点和 9 个百分点。

2. *产后诊断* 须结合临床表现、实验室检查（母婴 RhD 血型不合、溶血的证据）、致敏红细胞和血型抗体测定综合判断。溶血的证据包括红细胞和血红蛋白下降（血红蛋白＜ 145 g/L 诊断为贫血）、高网织红细胞计数(定义为出生后第 1 天＞ 7%，2 ～ 4 d ＞ 3%，～ 7 d ＞ 1%)、血清 TSB 升高且以未结合胆红素为主。致敏红细胞和血型抗体测定包括直接抗人球蛋白试验（direct antiglobulin test, DAT）和抗体释放试验，二者均为 RhD 血型不合溶血病的确诊试验。DAT 又称直接 Coombs 试验，用于检测新生儿红细胞膜上是否结合有来自母体的血型抗体，阳性表示红细胞凝集，红细胞已致敏。

ABE 的诊断主要依据高胆红素血症及典型的神经系统临床表现，头颅 MRI 和脑干听觉诱发电位（BAEP）可辅助诊断。头颅 MRI 表现为急性期苍白球和丘脑下核对称性 T_1WI 高信号，T_2WI 等信号或稍高信号（图 12-2），数周后可转变为 T_2WI 高信号，为核黄疸的特征性影像学表现（图 12-3）。BAEP 可见各波潜伏期延长，甚至听力丧失。改良 BIND（modified Bilirubin-induced neurologic dysfunction, BIND-M）评分有助于预测黄疸新生儿发生 ABE 及其严重程度（表 12-2）。BIND-M 包括精神状态、肌张力、哭声和眼球运动 4 个项目，总评分最低 0 分，最高 12 分。1 ～ 4 分提示轻度 ABE，积极治疗通常可以逆转中枢神经系统损害；5 ～ 6 分提示中度 ABE，迅速降低 TSB 水平有望逆转中枢神经系统损害；≥ 7 分，提示重度 ABE，中枢神经系统损害不可逆转。总评分≥ 3 分预测 ABE 的敏感性为 90.7%，特异性 97.7%，阳性预测值 88.9%，阴性预测值 98.2%。

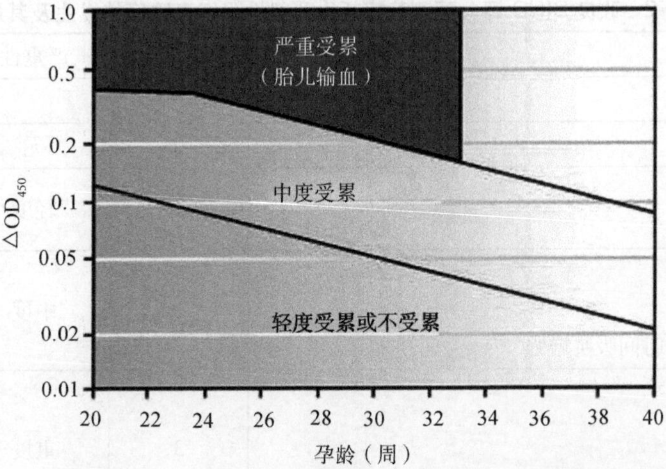

图 12-1 Rh 血型不合溶血病胎儿羊水吸光度与孕周

引自：Bonita M.D. Stanton B, Geme JS, et al. Nelson Textbook of Pediatrics. 19th. Philadelphia: Saunders, 2011.

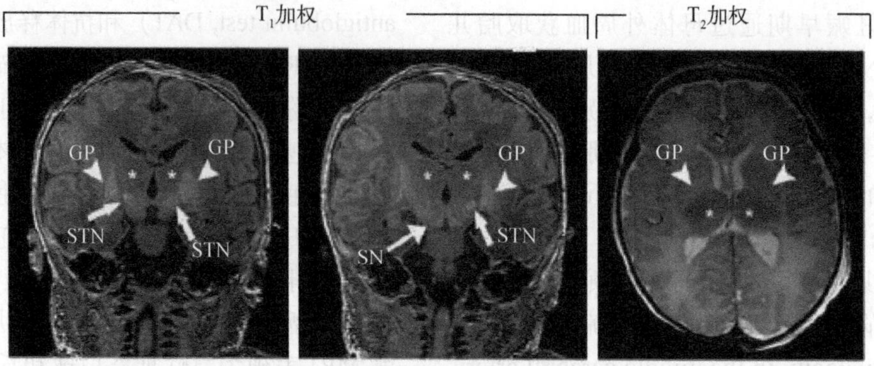

图 12-2 生后第 5 天急性胆红素脑病患儿常规头颅 MRI 扫描

冠状位苍白球和丘脑下核对称性 T_1WI 高信号，黑质和海马回 T_1WI 稍高信号；轴位苍白球 T_2WI 稍高信号，GP，苍白球；STN，丘脑下核；SN. 黑质

图 12-2、图 12-3 引自：Wisnowski JL, Panigrahy A, Painter MJ, et al. Magnetic resonance imaging of bilirubin encephalopathy: current limitations and future promise. Semin Perinatol, 2014, 38（7）: 422-428.

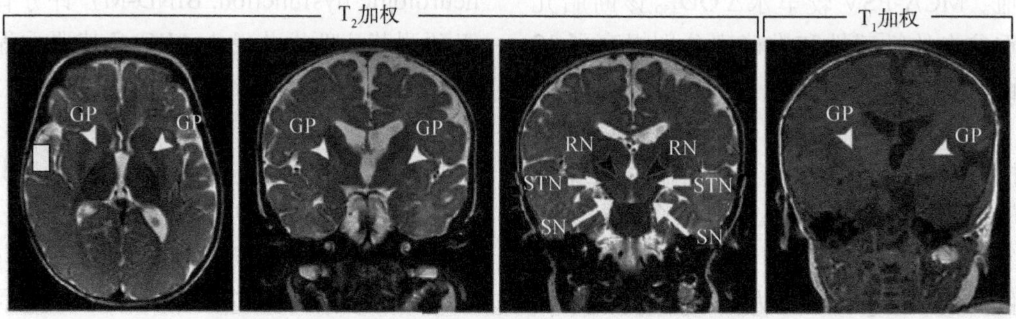

图 12-3 6 月龄慢性胆红素脑病患儿常规头颅 MRI 扫描

胎龄 38 周足月男婴，TSB 462 μmol/L（27.0 mg/dl），神经发育随访显示肌张力障碍、舞蹈徐动症、听神经病。苍白球对称性 T_2WI 高信号，丘脑下核和黑质 T_2WI 稍高信号，相同部位 T_1WI 高信号消失。GP，苍白球；STN，丘脑下核；SN，黑质；RN，红核

表 12-2 改良 BIND 评分预测黄疸新生儿急性胆红素脑病的发生及其严重性

临床征象	评分	严重性	日期 / 时间
精神状态			
□ 正常	0	无	
□ 嗜睡，可唤醒 □ 喂养减少	1	轻度	
□ 昏睡 □ 吸吮无力 □ 易激惹，伴随短时间吸吮增强	2	中度	
□ 浅昏迷 □ 呼吸暂停 □ 癫痫样发作 □ 昏迷	3	重度	

续表

临床征象	评分	严重性	日期 / 时间
肌张力			
□ 正常	0	无	
□ 持久的轻度肌张力低下	1	轻度	
□ 中度肌张力低下 □ 中度肌张力增高 □ 遇刺激呈角弓反张，无四肢抽搐和牙关紧闭	2	中度	
□ 持续颈后仰 □ 角弓反张 □ 手臂或腿呈交叉状或剪刀状，无四肢抽搐和牙关紧闭	3	重度	
哭声			
□ 正常	0	无	
□ 高调哭声	1	轻度	
□ 尖叫哭声	2	中度	
□ 难以抚慰的哭声 □ 高调哭声或尖叫哭声转为哭声微弱或无哭声	3	重度	
眼球运动			
□ 正常	0	无，轻度	
□ 落日眼 □ 向上凝视麻痹	3	重度	
总评分			

引自：Radmacher PG, Groves FD, Owa JA, et al. A modified Bilirubin-induced neurologic dysfunction (BIND-M) algorithm is useful in evaluating severity of jaundice in a resource-limited setting. BMC Pediatr, 2015, 15: 28.

3. 鉴别诊断

(1) 先天性肾病：全身水肿、低白蛋白血症和蛋白尿，但无重度黄疸和肝脾大。

(2) 新生儿贫血：双胎儿的胎 - 胎间输血，或胎 - 母间输血可引起新生儿贫血，但无重度黄疸、血型不合和溶血的证据。

(3) 其他早发型或快速进展的新生儿溶血性疾病：包括红细胞膜的缺陷（如遗传性球形红细胞增多症）、红细胞酶的缺陷（如 G6PD 缺乏）、地中海贫血，以高胆红素血症为主要表现，但无 Rh 血型不合的证据。

六、治疗

1. *产前治疗*　宫内输血（intrauterine transfusion, IUT）可提高 Rh 血型不合溶血病胎儿的存活率，但并不能改善溶血进程，分娩后仍然需要治疗。

(1) 宫内输血指征：严重胎儿贫血（HCT < 30%）或超声有胎儿水肿征象者。

(2) 供血血源选择：Rh 阴性 O 型血，且须来自巨细胞病毒阴性供体，供血须经紫外线照射杀灭淋巴细胞以避免移植物抗宿主病。

(3) 预计输血量：脐静脉血管内输血预计输血量（ml）=（供体 HCT － 预期 HCT）/（预期 HCT － 胎儿 HCT）× 胎盘血容量（150 ml/kg）；腹腔内输血预计输血量（ml）=（孕周 － 20）×10 ml。脐静脉血管内输血速度为 10 ～ 15ml/min，输血完毕后再次回抽血测 HCT。

(4) 宫内输血目标：胎儿 HCT 达到并维持在 45% ～ 55%，可每 2 ～ 3 周输血 1 次，以代偿由于胎儿生长而导致的 HCT 下降、输入红细胞的自然破坏以及胎儿红细胞的持续溶血，最终通过连续输血，使胎儿血液完全被 Rh 阴性血替代。

(5) 宫内输血途径：超声引导下经皮穿刺脐静脉为治疗严重胎儿贫血的标准方法，总体成功率为 93%。前壁胎盘较后壁胎盘容易实施操作，因为脐带根部能暴露在视野范围。对后壁胎盘、肥胖、早期妊娠，以及脐静脉 IUT 失败者，可在超声引导下经皮穿刺腹腔内输血，通过淋巴系统吸收进入胎儿循环，但严重胎儿水肿者因妨碍吸收而效果较差。

(6) 安全性和风险：IUT 在有经验的团队中是相对安全的，大多数胎儿可近足月分娩，但 IUT 有一定的并发症风险，总体发生率为 3.1%，包括穿刺出血、胎儿失血、脐带血肿、胎膜破裂、绒毛膜羊膜炎和胎儿窘迫等，其中胎儿窘迫是最严重的并发症，可导致急诊分娩或胎儿死亡。

2. *新生儿治疗* 对出生时严重溶血性贫血临床征象明显者，应立即给予心肺复苏、保持体温、浓缩红细胞小量输血纠正贫血、生命体征和经皮血氧饱和度监测直至实施换血疗法。

(1) 光照疗法：光疗降低血清胆红素的机制是通过将未结合胆红素转变为水溶性的胆红素光解产物，从而从粪便和尿液中排出。光疗不能替代换血疗法，但在一定程度上可减少换血次数。

①指征：对胎龄≥ 35 周新生儿，可参照 2004 年美国儿科学会推荐的光疗干预标准（图 12-4），或将 TSB 超过 Bhutani 等绘制的小时 - 特异性血清总胆红素列线图（图 12-5）第 95 百分位数作为光疗干预标准。小胎龄或有其他危险因素者，对胆红素毒性更加敏感，可放宽光疗标准。出生体重 < 2 500g 的早产儿可参照 2014 年我国新生儿高胆红素血症诊断和治疗专家共识推荐的光疗干预标准（表 12-3）。

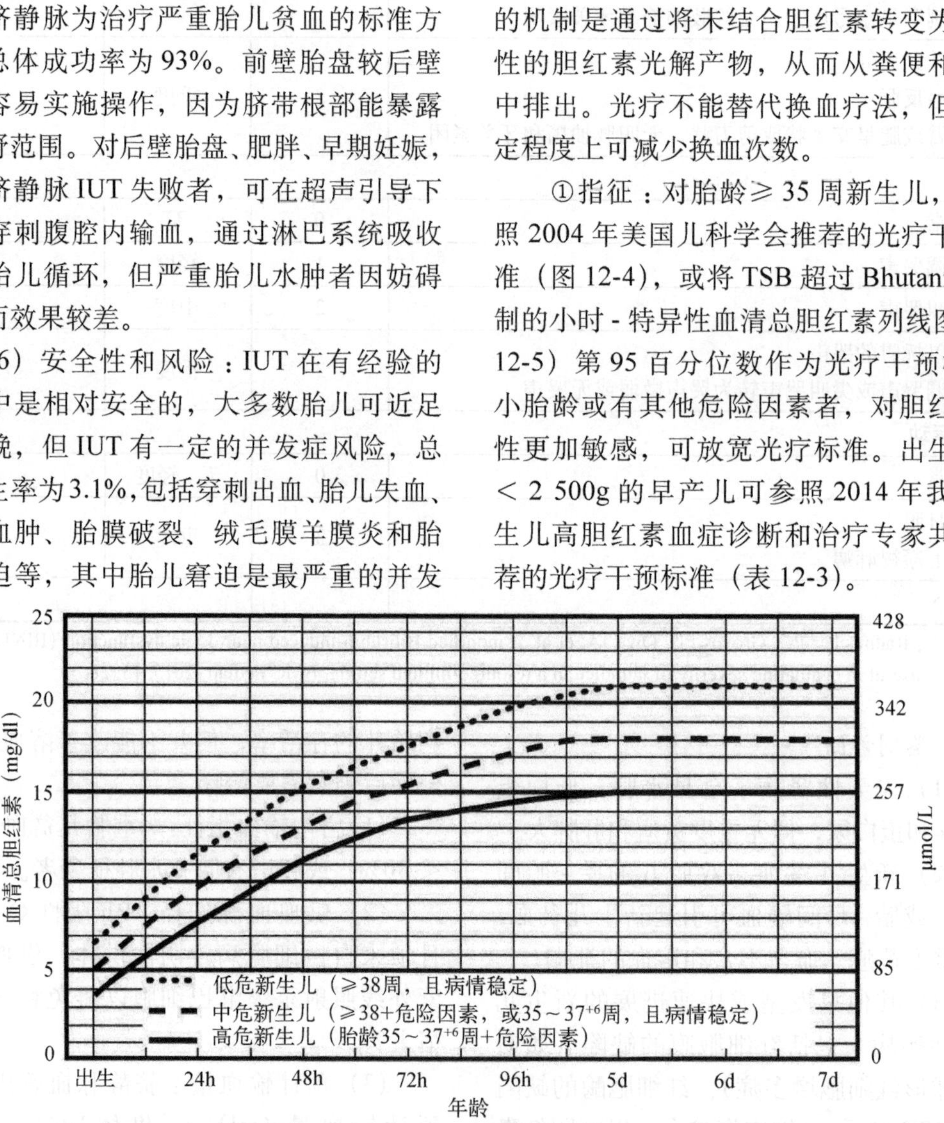

图 12-4 2004 年美国儿科学会≥ 35 周新生儿黄疸强化光疗推荐标准

当 TSB 超过每一个危险分层所在线上水平时应给予强化光疗（intensive phototherapy），光疗时尽可能增加皮肤裸露面积。胆红素为血清 TSH，不要减去结合胆红素；危险因素：同种免疫性溶血性疾病、G6PD 缺乏、窒息、嗜睡、体温不稳定、脓毒症、酸中毒、白蛋白 < 3.0 g/dl；病情稳定的 35 ～ 37^{+6} 周新生儿，应围绕中危线决定光疗干预的 TSB 水平，总体原则：接近 35 周，在较低的 TSB 水平进行光疗，接近 37^{+6} 周，在较高的 TSB 水平进行光疗；TSB 低于线下 35 ～ 50mmol/L（2 ～ 3mg/dl），实施传统光疗

引自：American Academy of Pediatrics Subcommittee on Hyperbilirubinemia. Management of hyperbilirubinemia in the newborn infant 35 or more weeks of gestation. Pediatrics, 2004, 114（1）: 297-316.

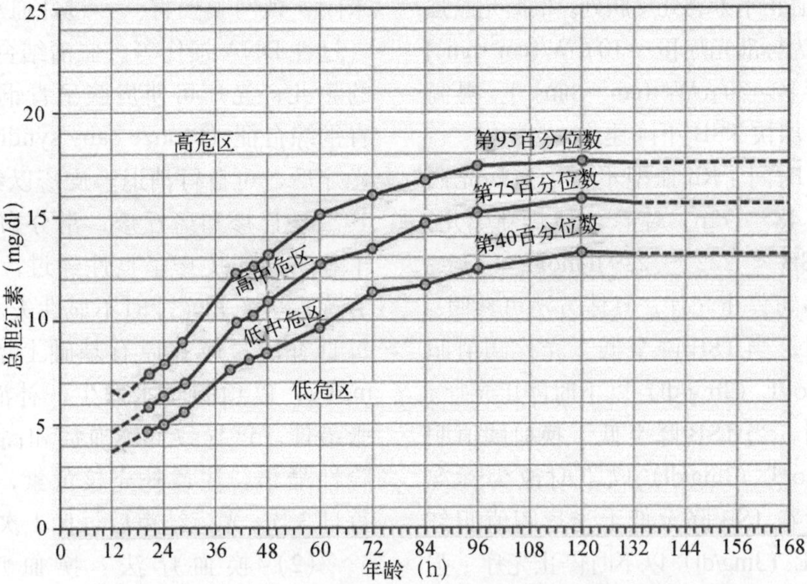

图 12-5　胎龄 ≥ 35 周新生儿小时 - 特异性血清总胆红素列线图

引自：Bhutani VK, Johnson L, Sivieri EM. Predictive ability of a predischarge hour-specific serum bilirubin for subsequent significant hyperbilirubinemia in healthy term and near-term newborns. Pediatrics, 1999, 103（1）: 6-14.

表 12-3　出生体重＜ 2500g 的早产儿黄疸干预推荐标准 [mg/dl（μmol/L）]

出生体重（g）	＜ 24 h		24 ～＜ 48 h		48 ～＜ 72 h		72 ～＜ 96 h		96 ～＜ 120 h		≥ 120 h	
	光疗	换血	光疗	换血	光疗	换血	光疗	换血	光疗	换血	光疗	换血
＜ 1000	4 (68)	8 (137)	5 (86)	10 (171)	6 (103)	12 (205)	7 (120)	12 (205)	8 (137)	15 (257)	8 (137)	15 (257)
1000 ～ 1249	5 (86)	10 (171)	6 (103)	12 (205)	7 (120)	15 (257)	9 (154)	15 (257)	10 (171)	18 (308)	10 (171)	18 (308)
1250 ～ 1999	6 (103)	10 (171)	7 (120)	12 (205)	9 (154)	15 (257)	10 (171)	15 (257)	12 (205)	18 (308)	12 (205)	18 (308)
2000 ～ 2299	7 (120)	12 (205)	8 (137)	15 (257)	10 (171)	18 (308)	12 (205)	20 (342)	13 (222)	20 (342)	14 (239)	20 (342)
2300 ～ 2499	9 (154)	12 (205)	12 (205)	18 (308)	14 (239)	20 (342)	16 (274)	22 (376)	17 (291)	23 (393)	13 (222)	23 (393)

引自：中华医学会儿科学分会新生儿学组，《中华儿科杂志》编辑委员会 . 新生儿高胆红素血症诊断和治疗专家共识 . 中华儿科杂志，2014, 52（10）: 745-748.

②禁忌证：光疗几乎无禁忌证，包括胆汁淤积性黄疸在内的高结合胆红素血症不是光疗禁忌证。

③光源：以蓝 - 绿光（波长 430 ～ 490nm）效果最好。

④光疗设备与方法：包括传统光源（卤素管或荧光灯管）、发光二极管和光纤设备。除早产儿之外，光纤设备并不优于传统光源。光疗方法有单面光疗和双面光疗。

⑤光照强度：光照强度以光照对象表面所受到的辐照度计算，辐照度由辐射计量器测量，单位为 μW/（cm^2 · nm），测量部

位为光源中心正下方婴儿皮肤处。根据光照强度将光疗分为标准光疗[8～10μW/(cm²•nm)]和强化光疗[＞30μW/（cm²•nm）]。提高辐照度，可加快TSB下降速率。

⑥光疗时间：Rh血型不合溶血病光照时间一般需48～72h。对于＞35周新生儿，一般当TSB＜222～239μmol/L（13～14mg/dl）时可停止光疗。具体方法可参照：标准光疗时，当TSB降至低于光疗阈值胆红素50μmol/L（3mg/dl）以下时停止光疗；强化光疗时，当TSB降至低于换血阈值胆红素50μmol/L（3mg/dl）以下时改为标准光疗，然后在TSB降至低于光疗阈值胆红素50μmol/L（3mg/dl）以下时停止光疗；强化光疗时，当TSB降至低于光疗阈值胆红素50μmol/L（3mg/dl）以下时停止光疗。

⑦光疗效果评价：光疗后4～6h血清TSB仍上升86μmol/(L•h)[0.5 mg/(dl•h)]，应视为光疗失败，准备换血。

⑧光疗注意事项：光疗过程中不显性失水增加，注意适当增加补液量，防止体液丢失过多。注意监测体温，特别是荧光灯管光疗时可因环境温度升高引起发热。光疗时注意以遮光眼罩遮盖双眼和以尿布遮盖会阴部，尽量暴露其他部位的皮肤。密切监测TSB水平，一般6～12h监测1次，对于溶血病或TSB接近换血阈值的患儿需在光疗开始后4～6h监测，光疗结束后12～18h再次监测TSB水平，以防反跳。胆红素反跳定义为光疗后24h TSB上升≥256μmol/L（15mg/dl），多见于早产儿、直接Coombs试验阳性以及出生后≤72h接受光疗者。

⑨光疗副作用：光疗是治疗新生儿黄疸相对安全简单的方法，但可能发生光疗副作用，尤其是在早产儿。光疗不良反应包括母婴分离、体温不稳定、皮疹、肠梗阻、一过性腹泻、脱水、核黄素缺乏、昼夜节律改变、一过性低钙血症、动脉导管未闭、视网膜损害、一过性血小板减少症、一过性DNA损伤等。血清结合胆红素增高的患儿，光疗可使皮肤呈青铜色，即婴儿青铜综合征（bronze baby syndrome），停止光疗后，可自行消退。皮疹以红斑最常见，其次是丘疹和斑丘疹，常分布于面部、躯干和下肢，皮疹呈良性经过，消退后不留痕迹。早产儿光疗时不显性失水增加20%，每日补液量应在原有基础上增加10～15 ml/kg，以预防脱水发生，补液张力以1/3张最佳，这导致低钠血症和高钠血症的危险性最小。注意补充核黄素，每次5 mg，每日3次，光疗结束后每日1次，连服3日。

（2）换血疗法：换血疗法（blood exchange transfusion，BET）是治疗新生儿Rh血型不合溶血病最迅速的方法，可及时置换出血中游离的母体抗体和致敏红细胞，减轻溶血，降低血清胆红素浓度，防止胆红素脑病，同时纠正贫血，改善携氧，防止心力衰竭。

①适应证：≥35周新生儿可参照2004年美国儿科学会推荐的换血标准（图12-6）；出生体重＜2500 g早产儿换血标准可参照表10-3；严重溶血，出生时脐血胆红素＞76μmol/L (4.5 mg/dl)，血红蛋白＜110g/L，伴有水肿、肝脾大和心力衰竭者；已有ABE临床表现者，无论TSB水平是否达到换血标准，或TSB在准备换血期间已明显下降，都应换血；在准备换血的同时先给予强化光疗4～6h，若TSB水平未下降甚至持续上升，或光疗后TSB下降幅度未达到34～50μmol/L（2～3mg/dl）应立即换血。在上述标准的基础上，还可以总胆红素/白蛋白（B/A）比值作为换血决策的参考，如胎龄≥38周新生儿B/A达8.0；胎龄≥38周伴高危因素或溶血或胎龄35～36^{+6}周病情稳定的新生儿B/A达7.2；胎龄35～37^{+6}周伴高危因素或溶血的新生儿B/A达6.8，可作为考虑BET的附加依据。前一胎有死

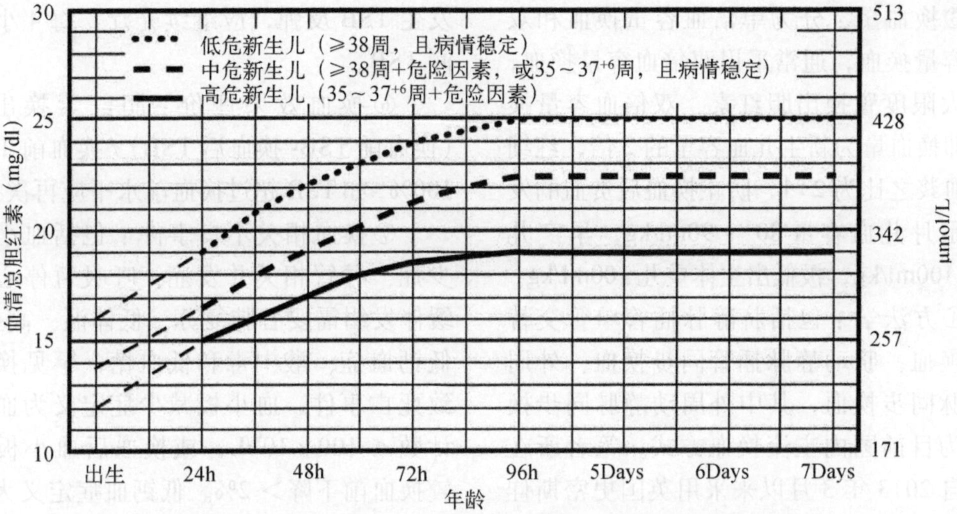

图 12-6　2004 年美国儿科学会≥ 35 周新生儿黄疸换血推荐标准

胆红素为血清 TSB，不要减去结合胆红素；由于临床情况及对光疗反应的波动性较大，24 h 内的虚线表示不确定性；如有 ABE 征象或 TSH ≥线上 85 μmol/L（5 mg/dl），推荐即刻换血；危险因素：同种免疫性溶血性疾病、G6PD 缺乏、窒息、嗜睡、体温不稳定、脓毒症、酸中毒

引自：American Academy of Pediatrics Subcommittee on Hyperbilirubinemia. Management of hyperbilirubinemia in the newborn infant 35 or more weeks of gestation. Pediatrics, 2004, 114（1）: 297-316.

胎、全身水肿、严重贫血等疾病史，此胎往往也严重，应酌情降低换血标准。

②血源选择及注意事项：红细胞首选 Rh 血型与母同型，ABO 血型与新生儿同型血或 O 型血；RhD 溶血病无 Rh 阴性血源时，亦可用无抗 D（IgG）的 Rh 阳性血，ABO 血型与新生儿同型血或 O 型血；血浆均采用 AB 型血浆。对母婴血型不合溶血病，最好采用洗涤红细胞进行换血，因为生理盐水洗涤的红细胞能降低高血钾的风险，也能减少红细胞表面的抗原。血源选择时，须注意供血并发症及处理（表 12-4），其中对供血复温应注意以下事项：应使用水浴箱或温热毛巾包裹将供血复温至体温，避免置于辐射台、双手摩擦或置于热水中快速复温，以最大限度避免供血在操作前发生溶血；输液加温器通常不起效，因为换血速度通常很快。

表 12-4　供血并发症及处理

供血	并发症	预防 / 治疗
库存血	高血钾、血小板减少	尽可能选择新鲜供血（< 5d），术中术后常规心电监护，观察有无出血征象
枸橼酸保存血	低血钙、低血镁	每换 50 ～ 100ml 血，静脉输注葡萄糖酸钙 1 ～ 2ml/kg，换血术后 2h 测血钙，如发生不可解释的心律失常，静脉输注 10% 葡萄糖酸钙 2ml/kg
未复温	低体温	换血前预先复温
高糖	低血糖反弹	换血术后 2h 检测血糖，术后早期肠道喂养
G6PD 缺乏	增加溶血，高胆红素血症反弹	G6PD 缺乏症流行区，检测供血的 G6PD 活性

G6PD，葡萄糖 -6- 磷酸脱氢酶

引自：Murki S, Kumar P. Blood exchange transfusion for infants with severe neonatal hyperbilirubinemia. Semin Perinatol, 2011, 35（3）: 175-184.

③换血量：分为单倍血容量换血和双倍血容量换血，通常采用双倍血容量换血，可最大限度置换出胆红素。双倍血容量换血，即换血量为新生儿血容量的2倍，红细胞和血浆之比为2∶1，防止换血后贫血的发生。足月儿血容量80～90ml/kg，早产儿90～100ml/kg，极低出生体重儿100ml/kg。

④方法学：包括脐静脉插管单管交替抽注换血、脐动静脉插管同步换血、外周动静脉同步换血，其中外周动静脉同步换血术为目前国内主流换血方式。笔者所在单位自2013年3月以来采用英国史密斯佳士比3000型输液泵和浙江史密斯医学仪器有限公司SY-1200型输液泵进行输液泵控制全自动外周动静脉同步换血，静脉端输血由佳士比3000型输液泵控制，配套的Smiths Medical双头输血皮条过滤器上端为两根平行的皮条插头，分别插入红细胞血袋和血浆血袋，每输入100ml红细胞，夹闭红细胞血袋端皮条，开放血浆血袋端皮条，输入50ml血浆，交替进行，共用一个过滤器输入体内。我们采用高速换血，换血时间预设90min，每小时换血速度=换血量（双倍血容量）/1.5，根据排血和输血出入量是否平衡适当调整，实际换血时间控制在90～100min，换血过程中血流动力学稳定，无须从小量开始逐渐增加换血速度，明显缩短了换血时间。我们至今已对包括RhD血型不合溶血病在内的严重新生儿黄疸换血100多例次，不良事件发生率低，无1例死亡。

⑤换血中应注意的问题：监测体温、呼吸、心率、血压、经皮血氧饱和度、皮肤颜色、末梢循环；动脉留置针三通管须接肝素生理盐水（10U/ml），以10～15ml/h的速度通过微量注射泵持续泵入，防止动脉血凝固堵管；每换100ml血缓慢静脉注射10%葡萄糖酸钙1ml，换血结束时再缓慢注射10%葡萄糖酸钙2ml；换血后可能发生TSB反弹，应继续光疗，每4小时监测TSB。

⑥换血效果评价：胆红素换出率=（换血前TSB-换血后TSB）/换血前TSB×100%。如TSB超过换血前水平应再次换血。

⑦换血相关不良事件：包括血小板减少症、导管相关并发症、呼吸暂停心动过缓伴发绀需要心肺复苏、低体温、高血钾、低钙血症、酸中毒和低血糖，罕见换血导致死亡事件。血小板减少症定义为血小板计数＜100×10^9/L，或换血后血小板计数较换血前下降＞2%。低钙血症定义为离子钙＜1μmol/L或换血后离子钙较换血前下降＞0.3μmol/L。

（3）药物治疗：肝酶诱导剂通过诱导尿苷二磷酸葡萄糖醛酸基转移酶活性，增加肝脏处理未结合胆红素的能力，常用苯巴比妥，5mg/（kg·d），分2～3次口服，连用4～5d。白蛋白能提供更多的结合位点对抗胆红素毒性，降低未结合胆红素水平，换血前1～2h输注20%人体白蛋白1g/kg，胆红素的换出率提高41%，此为白蛋白强化换血。静脉注射免疫球蛋白(IVIG)可能通过阻断红细胞抗体受体以抑制溶血的发生，对于新生儿同族免疫性溶血病，如给予强化光疗但TSB继续升高或TSB降至换血阈值以下、34～51μmol/L(2～3mg/dl）以内时，建议给予IVIG 0.5～1.0g/kg静脉输注（超过2h），必要时12h后可重复1次。锡-中卟啉（SnMP）为血红素加氧酶的强力竞争性抑制剂，抑制血红素转变为胆绿素，从而减少胆红素的生成，有望成为BET的替代疗法，然而尚未获批临床应用。

七、预防

RhIG免疫预防适用于所有未致敏的RhD阴性孕妇在妊娠28周、分娩RhD阳性新生儿之后及潜在致敏事件发生之后，其中后两者免疫预防力争在72 h内完成，最迟不宜超过 10 d，给药途径首选三角肌肌内注射，次选臀部肌内注射，出血性疾病时，如严重血小板减少症或出血素质，建议静脉注射。产后 6 个月以后母体血清抗 -D 抗体阴性为免疫预防成功的证据。对包括分娩在内的致敏事件，需进行 FMH 定量评估，这有助于决定 RhIG 剂量。RhIG 免疫预防分为以下三类。

1. 妊娠期间潜在致敏事件的免疫预防　通常给予小剂量RhIG，250～600 IU（50～120 μg），如数周后再次出血，应间隔 6 周再次免疫预防。

2. 系统性产前免疫预防　目的是保护妊娠晚期未察觉的少量出血导致的沉默免疫，以防再次妊娠时母体致敏。所有未致敏的 RhD 阴性孕妇均应在妊娠 28 周接受系统性产前免疫预防，剂量 1 500 IU（300 μg），如妊娠 28 周之前数周因致敏事件已接受了免疫预防，仍应在妊娠 28 周时接受系统性免疫预防，妊娠 28 周系统性免疫预防之后如发生致敏事件，也应给予额外的 RhIG（必须间隔 12 h）。

3. 产后免疫预防　所有未致敏的 RhD 阴性孕妇分娩 RhD 阳性新生儿或死胎，必须在分娩后 72 h 内给予母体 RhIG 免疫预防，如新生儿 RhD 血型未知，也应对母体进行免疫预防，FMH 量未评估者，剂量 1500U（300 μg）；FMH 量常规评估者，剂量 625U（125 μg）。

（赵　武）

第二节　ABO 血型不合新生儿

一、概述

母婴 ABO 血型不合是引起胎儿和新生儿溶血病（hemolytic disease of the fetus and newborn，HDFN）的最常见病因。出生婴儿中，轻度 ABO 血型不合溶血病的发生率约 1/150，严重 ABO 血型不合溶血病的发生率约 1/3000。与 Rh 血型不合溶血病不同，ABO 血型不合溶血病主要影响新生儿，对胎儿影响甚微，主要表现为新生儿黄疸，贫血和胎儿水肿罕见。

二、母亲疾病概况

ABO 血型的频率分布在不同人种和人群中差异很大。总体而言，O 型在世界范围内最为常见（大多数人群为 O 型，占 50%），A 型在非洲和欧洲人群中相当普遍，而 B 型在亚洲人群中更为常见，一些人群如北美印第安人 A 型频率高达 82%。在我国汉族人群中，A 型、B 型、O 型各占 30% 左右，AB 型约占 10%。妊娠期间可自发发生胎儿 - 母体输血（FMH），一些产科潜在致敏事件也能增加 FMH 的风险（见本章第一节）。小量胎儿血液进入母体血循环，可使母体致敏，再次妊娠仍为 ABO 血型不合时即可发生新生儿溶血病。人种对新生儿 ABO 血型不合溶血病的发生率和严重性有一定的影响，其中以黑种人和拉丁美洲人 ABO 血型不合溶血病的发生率和严重性较高。抗 -A 和抗 -B IgG 导致的 ABO 血型不合溶血病的严重程度不同，以后者较为严重，且存在人种差异性，重症病例多见于黑种人母婴，可发生严重贫血和高胆红素血症，甚至胎儿水肿。

三、病理生理

ABO 血型不合溶血病几乎发生于 O 型母亲 A 型婴儿（欧洲祖系）或 O 型母亲 B 型婴儿（非洲祖系），以前者更为常见。母婴 ABO 血型不合的发生率为 15%～25%，然而 ABO 血型不合溶血病的发生率仅为 10%，严重溶血病发生率甚低，仅约 1%，

且婴儿多为 A_1 型（较 A_2 型抗原性强）。这是因为母体存在的天然ABO抗体主要是IgM，不能通过胎盘进入胎儿循环，另外胎儿红细胞ABH抗原(ABO血型的主要抗原)表达水平低。当O型母体有高滴度的IgG抗体时，ABO血型不合溶血病的发生风险最高。母体对以往ABO血型不合妊娠胎儿红细胞A抗原或B抗原免疫产生的抗-A或抗-B抗体，也以IgG形式存在，这些致敏产生的IgG抗体是介导ABO血型不合溶血病发生的主要抗体。

40%～50%的ABO血型不合溶血病发生在第一胎，再发生率高达87%。ABO血型不合溶血病可以发生在第一胎的原因是：O型母亲在第一胎妊娠前已受到肠道和环境细菌（如肠杆菌）免疫原的刺激，这些细菌的脂多糖包膜具有与ABO抗原类似的结构，因此母体内已经存在抗-A或抗-B抗体（IgG）。事实上，抗-A和抗-B抗体的内源性合成早在出生后3～6个月即已开始，滴度随年龄增高，5～10岁时达到成人水平。

与Rh血型不合溶血病不同，抗-A和抗-B抗体导致的ABO血型不合溶血病通常主要表现为高胆红素血症，而无明显的贫血。其原因是：①胎儿和新生儿红细胞膜A或B抗原位点较少，不足以与相应IgG抗体结合而发生严重溶血，这使得抗体包被的红细胞在血循环中的寿命较RhD血型不合溶血病红细胞长；②抗-A和抗-B IgG主要以 IgG_2 形式存在，IgG_2 透过胎盘屏障的能力较低，不能充分破坏胎儿红细胞；③ABO抗原除在人体红细胞表达外，在体液和其他组织细胞表面也有广泛表达，如上皮细胞、感觉神经元、血小板、血管内皮细胞和实体器官内皮细胞，这些广泛存在的ABO抗原有助于保护不相容的胎儿红细胞，通过中和母体抗体，使得母体抗体和胎儿红细胞的结合率减低，因此溶血程度较轻。

四、临床表现

在ABO血型不合溶血病，新生儿A型较B型多见，但B型者病情较A型者重。与Rh血型不合溶血病不同，ABO血型不合溶血病通常累及新生儿，胎儿罕见受累。ABO血型不合溶血病以良性进程为特点，溶血程度轻，主要表现为黄疸，贫血和胎儿水肿罕见。

1. *黄疸* 为新生儿ABO血型不合溶血病的主要症状或是轻症患儿的唯一症状。黄疸多在生后24h以内出现，血清胆红素以未结合型为主，但如溶血严重造成胆汁淤积或伴随肝功能损害时，结合胆红素也可升高。有10%～20%的ABO血型不合溶血病患儿，未结合胆红素水平可达到342μmol/L（20mg/dl）或以上。当游离的未结合胆红素升高并通过血脑屏障进入中枢神经系统，可导致急性胆红素脑病和核黄疸（见本章第一节）。对胎龄≥38周的ABO血型不合的足月新生儿，如无同时合并Rh血型不合，出生6h的平均血清总胆红素（total serum bilirubin, TSB）水平可预测最初5d是否发生显著的高胆红素血症和严重溶血病。出生6 h平均TSB≥68μmol/L（4mg/dl）预测发生显著高胆红素血症的敏感度、特异度、阴性预测值和阳性预测值分别为86.2%、64.5%、94.5%和39.7%；出生6h平均TSB 103μmol/L（6mg/dl）预测发生严重ABO血型不合溶血病的敏感度、特异度、阴性预测值和阳性预测值分别为100%、91.5%、100%、35.3%。显著高胆红素血症定义为需要光疗干预的TSB水平，即出生后24h TSB≥85.5μmol/L（5mg/dl），或出生后24h TSB每小时上升＞8.5μmol/L（0.5mg/dl），出生后第2天TSB≥205μmol/L（12mg/dl），出生后第3天≥257μmol/L（15mg/dl），出生后第4天和第 5 天≥ 291μmol/L（17mg/dl）。

2. *贫血* 程度不一，血红蛋白可正常或低至 100 ～ 120g/L。贫血严重时可发生贫血性心脏病或心力衰竭。根据发生时间可将 HDFN 导致的贫血分为早发溶血性贫血、晚发溶血性贫血和晚发低增生性贫血。

3. *肝脾大* 红细胞破坏增加，引起髓外造血增加，表现为肝脾大，但肿大程度不如 Rh 血型不合溶血病。

4. *胎儿水肿* 胎儿水肿在 ABO 血型不合溶血病中罕见。当胎儿血红蛋白下降至 40 g/L 以下时，可致胎儿水肿。

五、诊断与鉴别诊断

1. *产前诊断* 所有初次产检的孕妇均应检查配偶双方的 ABO 血型，凡既往有不明原因的死胎、流产、新生儿重度黄疸史的产妇及其配偶更应作为重点关注人群，并以间接抗人球蛋白试验筛查母体血清 IgG 抗体。孕妇血清抗 -A 或抗 -B IgG 滴度可预测 ABO 血型不合溶血病的发生风险，抗 -A 或抗 -B IgG 滴度＞ 1 ∶ 64，提示可能发生 ABO 血型不合溶血病，随 IgG 滴度的升高，发生风险升高。与母体抗体滴度≤ 1 ∶ 64 比较，母体抗体滴度 1 ∶（128 ～ 256）和≥ 1 ∶ 512 发生 ABO 血型不合溶血病的风险明显增加，合并比值比分别为 2.86 和 4.67。胎儿血型基因型诊断对于 ABO 血型不合溶血病的预防和治疗可能更加可靠和有价值。通过母体外周血获取胎儿游离 DNA（cffDNA），利用无创产前诊断技术可确定胎儿 ABO 血型，母 O 型父 A 型、B 型或 AB 型的胎儿 ABO 血型基因型分型诊断准确率已达到 93.2%，胎儿 OO、OA 和 OB 基因型的诊断准确率分别为 100%、83.3% 和 96.8%。

2. *出生后诊断* 新生儿娩出后黄疸出现早、程度进行性加重，有母婴 ABO 血型不合和溶血的证据，结合直接抗人球蛋白试验（DAT，又称直接 Coombs 试验）和（或）抗体释放试验阳性可确诊。溶血证据包括贫血（血红蛋白水平可低至 100 ～ 120g/L，但是通常正常）、网织红细胞计数增加 10% ～ 15%、血清 TSB 水平升高且以未结合胆红素为主、红细胞多染色性、有核红细胞数量增加。与 Rh 血型不合溶血病不同，ABO 血型不合溶血病 DAT 阳性率低，且仅为弱阳性或中等程度阳性。这是因为胎儿红细胞 ABO 抗原表达水平低，加之 A 或 B 抗原位点较少，结合于其上的抗 -A 或抗 -B 抗体数量也较少。母 O 型子 A 型 DAT 阳性率为 22.93%，母 O 型子 B 型阳性率为 13.40%，因此 DAT 预测新生儿 ABO 血型不合溶血病的阳性预测值很低。尽管多数 O 型孕妇的血清中含有抗 -A 和或抗 -B IgG 抗体，但她们的婴儿很少发生溶血病。

主要鉴别诊断包括生理性黄疸、感染、其他早发型或快速进展的新生儿溶血性疾病（红细胞膜的缺陷、红细胞酶的缺陷、地中海贫血）。DAT 阴性的母婴 ABO 血型不合新生儿，如黄疸显著，应积极寻找其他原因，如葡萄糖 -6- 磷酸脱氢酶缺乏症，椭圆形红细胞增多症等。

六、治疗

ABO 血型不合溶血病严重胎儿贫血和胎儿水肿罕见，因此几乎无宫内干预。新生儿治疗包括光照疗法、静脉免疫球蛋白、换血疗法、输血疗法及药物治疗等。需要输血支持的 ABO 血型不合溶血病仅占 1.5% ～ 2.0%。强化光疗应作为新生儿 ABO 血型不合溶血病的初始治疗方案，静脉免疫球蛋白不能阻止 ABO 血型不合溶血病的溶血，用法见本章第一节。通常而言，轻度 ABO 血型不合溶血病通常光疗治疗即可，然而严重 ABO 血型不合溶血病需要换血疗法，尤其是抗 -B IgG 导致的 ABO 血型不合溶血病。对于母 O 型子

A 型或 B 型的 ABO 血型不合溶血病实施换血疗法时，血源选择首选 O 型红细胞和 AB 型血浆的混合血，也可选用抗 -A 及抗 -B 滴度＜1 ： 32 的 O 型血，对有明显贫血和心力衰竭者，可用血浆减半的浓缩血以纠正贫血和心力衰竭。换血方法学见本章第一节。

七、预防

ABO 血型不合溶血病通常对胎儿影响甚微，罕见发生严重胎儿贫血和胎儿水肿，因此产前预防意义不大。再者，ABO 血型不合溶血病第一胎和再次妊娠的发生率相同，新生儿 ABO 血型不合溶血病无法预防。

（赵 武）

第13章 难产母亲新生儿

一、概述

母亲难产会导致新生儿一系列产伤性疾病。母亲难产是指因某些因素异常引起产程进展迟缓或停滞，难产可分为：产力异常引起的难产、产道异常引起的难产、胎位或胎儿发育异常不能正常娩出引起的难产。三方面的难产不是截然分开的，而是相互影响的，合并存在。其中产力异常引起的难产又称为功能失调性难产。产道或胎儿异常引起的难产又称梗阻性（或机械性）难产。功能失调性难产易发生胎儿宫内缺氧、胎儿窘迫、新生儿窒息甚至死亡；机械性难产易导致胎儿宫内缺氧、新生儿产伤。

二、母亲难产概论

母亲难产分产力、产道及胎儿所致的难产。

1. *产力异常* 主要为子宫收缩乏力或子宫收缩力紊乱，缺乏足够的产力去克服产道的阻力，以娩出胎儿。产力异常的原因主要有：母亲情绪因素、特殊体质、内分泌或电解质异常、子宫发育不良或收缩乏力、胎位异常及药物影响等。

2. *产道异常* 产道异常分为骨产道异常和软产道异常。骨产道常指骨盆的大小与形态异常，分为骨盆狭窄和病理性骨盆畸形两类。软产道（外阴、阴道、宫颈和子宫）异常多为生殖道的畸形、瘢痕、肿瘤和变位。

3. *胎位异常及胎儿发育异常* 分娩时正常胎位（枕前位）占绝大多数（约90%）。因某些原因造成胎位异常者，可发生难产，如胎头衔接不良导致的持续性枕后位或枕横位，胎头俯屈不良导致的面先露、额先露，其他如臀先露、复合先露、横位（肩先露）等。胎儿过度发育或畸形发育易引起难产。近十几年来，胎儿性难产发生率有增高趋势。巨大儿、先天性脑积水、颈部发育异常、脐膨出、联体双胎畸胎、骶尾部畸胎瘤等，易发生难产。

三、临床表现、病理生理、诊断、治疗预防

母亲难产会导致胎儿宫内窘迫、新生儿窒息及产伤。

（一）新生儿窒息

难产母亲的胎儿可因胎盘血液循环受阻，供氧不足，或先露受压过久而引起胎儿窘迫，继而出现新生儿窒息（详见相关章节）。

（二）产伤性疾病

产伤是母亲在分娩过程中的机械因素对胎儿或新生儿造成的损伤。产伤可发生于身体的任何部位，种类亦多，其发生与胎儿的大小、胎位、骨盆的形态及接产方式等有关。产伤的发生率各家报道不一，与胎儿状态、助产水平、分娩方式及孕妇合并症等多种因素有关。近年来随着围生

医学的发展和产科技术的进步，产伤的发生概率已大幅度下降，但新生儿产伤仍然是危害新生儿健康的常见因素。临床上常见的产伤包括皮肤软组织损伤、头颅血肿、锁骨骨折等。

1. 软组织损伤　新生儿软组织损伤是新生儿最常见的产伤之一，以皮肤挫伤最为常见。

（1）病因：皮肤挫伤的部位与先露方位有关。

（2）病理生理：分娩时，先露部位软组织在产道受子宫收缩与产道阻滞两者共同作用，软组织受压，出现静脉淤血、组织水肿而造成局部皮肤挫伤。

（3）临床表现：先露部位的皮肤可有瘀点、瘀斑。软组织损伤严重时可产生皮肤软组织坏死。

（4）治疗：软组织挫伤时，应保护局部软组织。对于局限性水肿、瘀点、瘀斑一般不需要做特殊处理，于出生后 2 ～ 7d 可自行消退。组织坏死时要保护创面，促进坏死组织脱落与创面愈合。

（5）预防：加强孕期宣教与产前检查，做好精神预防性无痛分娩教育，消除母亲尤其是初产母亲不必要的顾虑、恐惧等精神负担，争取密切配合，降低滞产的发生率和严重程度，减轻软组织的损伤。

2. 出血　头部产伤所致出血以产瘤（亦称头皮水肿或先锋头）、头颅血肿、颅骨帽状腱膜下血肿、损伤性颅内出血最常见。

（1）病因及病理生理：新生儿出生后 1 周内，因第Ⅱ、Ⅶ、Ⅸ、Ⅹ等因子含量较低，肝脏贮存维生素 K 较少，合成凝血因子也较少，所以处在生理性凝血因子缺乏和下降时期。新生儿血管壁弹性纤维发育不良，血管壁脆弱，足月新生儿毛细血管通透性 2 倍于成人，早产儿则 6 倍于成人，新生儿出生后血小板降低，都是新生儿易出血的因素。分娩时局部组织受压、使用产钳或胎头吸引器助产、臀位产，如有胎儿宫内窘迫存在时，更易导致出血。产伤所致颅内出血可发生在脑外如硬膜外、硬膜下与蛛网膜下腔，也可发生在脑实质与脑室内。

（2）临床表现：产伤出血共同表现为头部肿块。产瘤表现为顶枕部弥漫性头皮与皮下组织肿胀，边缘不清，无囊样感，为可凹陷性水肿，其范围可超越中线与骨缝，局部可有瘀点与瘀斑。头颅血肿多在顶骨、枕骨部位出现局限性边缘清晰的肿块，不跨越颅缝，有囊样感，局部头皮颜色正常。帽状腱膜下血肿不受骨膜限制，表现为跨越骨缝的质硬或波动感肿块。典型病例为出生后 4h 内出现，之后 12 ～ 72h 继续增大。轻症者头颅肿块常不明显，仅表现为头围较正常增大，头颅肿胀、有波动感、界限不清。重症者因颅骨腱膜下结缔组织很松软，出血时难以止血，出血范围可达前额和颈项部，前囟扪不清，眼睑水肿，面部皮肤颜色青紫。发生大出血及失血性休克可导致贫血、面色苍白、心动过速及低血压，甚至死亡。颅内出血在出生后 48h 内出现症状，常见症状为呼吸暂停与惊厥。依靠 CT 或 MRI 检查确诊，有助于了解颅内出血的出血部位、出血量及有无合并脑水肿。以上几种出血常同时存在，应加以注意。

（3）鉴别诊断：产瘤需与头颅血肿及帽状腱膜下出血相鉴别，见表 13-1。

（4）治疗：产瘤一般无须特殊处理，水肿数日后消退，瘀斑则需数周才吸收。头颅血肿数周后缓慢吸收，无并发症的头颅血肿无须治疗。偶尔血肿钙化，在数月内呈骨性肿块。巨大头颅血肿因失血过多造成贫血、低血压或黄疸加重并持续不退。继发感染时头颅血肿迅速增大则需切开引流。如有明显失血则以积极抗休克为主，需输血时少量多次补充血容量，重症需外科止血。帽状腱膜下出血一般在数周后自

表 13-1　产伤出血的鉴别诊断

项目	产瘤	头颅血肿	帽状腱膜下出血
病理	液体外渗，形成皮下组织局部积液	颅骨与骨膜下血管破裂，形成血肿	头皮下静脉撕裂，帽状腱膜下积血
显现时间	发现于出生时	发现于出生几小时或几日后	发现于出生几小时或几日后
特征	柔软无弹性，压之下凹，界线不明，皮显深红斑，有时色紫，在颅骨上可以移动位置	柔软有弹性，压之不凹，界线分明，边缘清晰，有时坚硬，皮色正常，位居骨上，不越骨缝	柔软有弹性，压之不凹，边界不清，有明显波动感，皮色正常，可越过骨缝

摘自：吴圣楣，陈惠金，朱建幸等．新生儿医学．上海：科学技术出版社，2006

然吸收，不吸收者，纠正贫血后可反复抽吸，加压包扎。

（5）预防：应加强围生期管理和监护，早期发现和防范胎儿性难产，尽量减少使用胎头吸引器和产钳，如为巨大儿或相对头盆不称者应适当放宽剖宫产指征。

3. *神经损伤*　周围神经产伤常见臂丛神经和面神经损伤，较少见的有膈神经损伤、喉返神经损伤、桡神经损伤。

（1）病因与病理生理：臂丛神经麻痹是分娩过程中多种原因导致臂丛神经根牵拉性损伤引起的上肢运动障碍，高危因素为巨大儿、第二产程延长、使用产钳、肩难产、初产、高龄产妇及多胎，肩难产和臀位分娩是臂丛神经损伤的主要原因。面神经麻痹的主要病因为水痘 - 带状疱疹病毒感染，其次为产伤，通常神经受压由神经周围组织肿胀所致，而不是神经纤维的破裂。膈神经损伤常因为分娩时颈与上臂受到牵拉所致，常为单侧性，同时伴有臂丛神经损伤。喉返神经损伤常是由于产伤所致，产钳助产时发生率增加，常可导致声带麻痹，多为一侧性，左侧多于右侧。桡神经损伤常因肱骨中段骨折伴发，出现桡神经麻痹。

（2）临床表现及诊断：臂丛神经麻痹根据神经损伤部位及临床表现，分 3 型。Ⅰ型：上臂型 -Erb 瘫，上臂型患侧肢体肩关节内收及内旋，肘关节伸展，前臂旋前，手腕及手指屈曲。二头肌肌腱反射消失，拥抱反射不对称，握持反射存在。Ⅱ型：下臂型 -Klumpke 瘫，手内肌及手腕与手指长屈肌无力。握持反射消失，二头肌肌腱反射能被引出。可伴发同侧 Horner 综合征，除Ⅱ型表现外还有眼睑下垂、瞳孔缩小及半侧面部无汗。Ⅲ型：全臂型 - 全上肢瘫，临床表现为全上肢松弛，反射消失。同时存在胸锁乳突肌血肿，锁骨或肱骨骨折。

膈神经麻痹表现为呼吸窘迫，患侧呼吸音降低。胸片显示患侧膈肌隆起，纵隔向对侧移位。使用正压通气时胸片可不出现这一征象。超声检查或荧光透视检查吸气时出现膈肌矛盾运动可确立诊断。

喉返神经损伤可表现为喉喘鸣、呼吸窘迫、哭声嘶哑、吞咽困难，用直接喉镜检查可确诊。

桡神经麻痹临床表现为患侧手腕呈垂腕畸形，局部肿胀，患肢活动受限等。

（3）鉴别诊断：外伤性面神经损伤须与发育障碍所致面神经瘫区别。外伤性面瘫患儿多数有头面部裂伤、挫伤的外伤，表现为安静时患侧眼持续张开及患侧鼻唇沟变平，哭闹时，同侧前额不起皱，眼不能闭合，口角歪向对侧。偶尔有一支面神经受损，表现局限于前额、眼睑或口。非外伤性面神经瘫常伴有其他畸形，常见综合征如 Möbius 综合征、Goldenhar 综合征、Poland 综合征、DiGeorge 综合征、13- 三体综合征、18- 三体综合征等。

产伤性新生儿臂丛神经损伤应与产伤性锁骨骨折、新生儿化脓性关节炎相鉴别。产伤性锁骨骨折伤及肢体但刺激皮肤肢体有活动，且被动活动伤肢患儿会有哭闹。10d 左右伤侧锁骨处可触及一硬性“包块”，骨折愈合后肢体活动恢复。X 线片可以确诊。新生儿化脓性关节炎的特征是，肩部肿胀和压痛出现在生后数日或几周，主动性伸腕、伸拇障碍，被动刺激也不能引出，但却具有自然的屈肌运动。X 线片可见肱骨上端有干骺端骨质脱钙等炎症表现。

(4) 治疗：神经损伤以非手术治疗为主。90% 臂丛神经损伤会自动恢复。完全性臂丛损伤及下部臂丛损伤的预后差。开始治疗为非手术治疗。第一周将前臂固定在上腹部以减少不适。出生 1 周以后为了避免挛缩，对肩关节、肘关节及手腕关节进行移动度活动训练。指导父母进行移动度活动练习。2 ～ 3 个月不恢复，应转诊到专科治疗中心进行进一步检查。3 ～ 6 个月不恢复，考虑手术探查，修补损伤神经。

外伤性面瘫预后良好，90% 以上可完全恢复，其余可部分恢复。多数病例在 2 周内恢复。如 1 年后仍无恢复才考虑进行神经外科修复术。

膈神经麻痹一般选用非手术治疗，针对临床症状对症处理，低氧血症时给氧，必要时给予 CPAP 或机械通气。由于进食会增加呼吸做功，必要时用胃管喂养。呼吸窘迫持续不消失可考虑使用膈肌折叠术做膈神经成形术。

喉返神经损伤治疗方法的选择取决于症状的轻重，挫伤所致麻痹常可自动恢复，重度呼吸窘迫则需要气管插管。

桡神经麻痹可采用小夹板固定，使手指和腕关节维持背伸位，同时给予针灸和按摩，服用维生素 B_1、维生素 B_6、维生素 B_{12} 等。

(5) 预防：产科应提早识别大体重儿，异常胎位（臀位、肩先露等）以及高危分娩者，放宽剖宫产手术指征。

4. *骨折* 产伤性骨折常常在产程延长、难产、巨大儿，或生产过程中孕妇用力不当、胎儿窘迫需要快速娩出时发生。国内报道自然分娩时产伤性骨折发生率为 0.096%，难产时为 1.7%。骨折最常见于长骨如锁骨、肱骨或股骨，在密质骨部位可呈完全性骨折，而于骨骺部则导致骨骺与干骺端分离。骨折后虽有明显移位和成角畸形，由于疼痛可以不重，畸形也可不明显，能自行恢复，临床往往在骨痂隆起时方被发现，故应进行细致的检查，以免漏诊。由于新生儿骨质的生长速度很快、塑形能力很强，因此产伤骨折的预后很好，很少留下明显的后遗症，是产伤中预后最好的一种。

新生儿骨折可有共同的临床症状：①局部肿胀，可在骨折后很快出现，是因局部出血、水肿所引起的。②失血反应，如完全性骨折可有较多内出血，严重时患儿可有皮肤苍白、脉细、肤温低、血压低等休克症状。③发热反应，系骨折后血肿吸收，变性蛋白进入血液，引起的全身发热反应。但一般仅 38℃左右，持续 3 ～ 4d 则可退热，如发热时间长要考虑有无感染。④骨折处移位明显时应注意有无血管、神经的损伤，如肱骨干骨折引起的桡神经损伤。

(1) 颅骨骨折

①病因及病理生理：新生儿颅骨骨折分为线状骨折和凹陷性骨折。线状骨折往往是分娩时切变力作用造成的，凹陷性骨折是分娩过程中因产道挤压，使用产钳用力太大或接生时手指压迫过重而发生。新生儿颅骨弹性良好，颅缝未闭，蛛网膜下腔较宽，在产道中均匀受压出现颅缝重叠，所以颅骨骨折并不常见。使用产钳、胎头吸引器，或有骨盆狭窄，或牵引用力不当导致颅骨不均匀受压时可能发生颅骨骨折。

胎头吸引易并发顶骨骨折，产钳术则易致凹陷性骨折。引发颅骨骨折的机械力也可引起脑挫伤与颅内血管破裂。

②临床表现：常有难产史，伴头颅软组织损伤表现。线性骨折以顶骨线性骨折最为常见，方向多与矢状缝垂直。除有颅内出血或大量出血外，线性骨折多无症状。凹陷性骨折如较浅，常不出现症状。如额部或顶部有较深的骨折，则局部凹陷且有骨摩擦感，可有前囟饱满，病侧瞳孔扩大或局部受压迫的神经症状。

③诊断：有难产病史，再生产过程中使用产钳、胎头吸引器。明确诊断有赖于头颅正侧位X线片及头颅CT检查。

④治疗：线状骨折本身无须治疗，除开放性骨折应急诊手术外，3个月内均可完全愈合，不影响小儿以后的正常发育。

一般处理：a.卧床休息，头高位15°～30°；b.按颅内出血处理；c.有CSF外流者勿堵塞耳道或鼻孔，一般不宜做腰椎穿刺；d.选用适当抗生素治疗；e.脑神经麻痹者，可用维生素B_1、维生素B_6、维生素B_{12}等药物，早期针灸治疗。轻度凹陷性骨折，凹陷深度不超过0.5cm者，常因无临床症状，可自行复位，不需特殊处理。严重凹陷性骨折，凹陷深度大于0.5cm者，可造成脑组织受压，并影响脑组织局部血液供应，使该处的脑组织受损伤，并可成为癫痫的病灶。

有下列情况之一者，则需考虑手术治疗：a.X线片证实有碎骨在脑内者；b.有颅内高压症状者；c.有神经系统症状者；d.帽状腱膜下、鼻腔、口腔或中耳有CSF流出或胸锁乳突肌及乳突下有CSF漏出者；e.未能自行复位者。

⑤预防：加强孕妇围生期管理，早期发现和防范胎儿性难产，尽量减少使用胎头吸引器和产钳。

(2) 锁骨骨折

①病因及病理生理：产伤性锁骨骨折多发生在娩出时的前肩一侧，系因胎儿迅速下降时，前肩胛部挤向产妇的骨盆耻骨联合处，使脆弱的锁骨极度弯曲而发生骨折。锁骨呈横“S”形，其内侧2/3向前凸出而外侧1/3向后上方凸出，因此锁骨骨折多发生于中央或中外1/3处，骨折多青枝骨折，外力较强烈时也可以引起移位。

②临床表现：出生即可出现临床症状，患侧上肢活动减少，移动患侧上臂时会引起新生儿哭叫，患侧上臂运动不灵活，或完全失去运动能力。用手触诊锁骨可有局部肿胀、压痛和骨擦感。严重移位时注意有无臂丛神经及锁骨下血管损伤。青枝骨折时肿胀可不明显，但能触及成角弯曲，有时会因症状较轻而漏诊，至骨折愈合、局部骨痂隆起时才被发现。

③诊断：将患儿平卧于床上，检查者站在小儿足端和小儿面部相对，检查者从外向内沿锁骨进行触诊，注意两侧对比，仔细体会双侧锁骨是否轮廓清楚，双侧是否对称。正常时锁骨呈“S”形，轮廓清楚、光滑、对称，局部软组织无肿胀及压痛。锁骨骨折时，两侧锁骨不对称，患侧轮廓不清晰，局部软组织可能肿胀、压痛；两上肢活动度不一致，患侧上肢可能因活动时疼痛患儿哭闹；有骨擦感，依靠X线片可证实骨折及移位情况。

与以下病变鉴别诊断。

a.臂丛神经损伤：患侧肢体完全或部分失去活动，对外界刺激无反应或迟钝。X线片可明确有无锁骨骨折，上肢肌电图可明确有无臂丛神经损伤。也可见锁骨骨折合并臂丛神经损伤。

b.新生儿急性骨髓炎：患肢局部可有红、肿、热、痛等症状，活动受限，但锁骨触诊无骨擦感。患儿全身症状明显，常有发热、拒乳等。X线片可明确骨折情况，发病2周左右可见骨髓炎引起的骨质破坏。

c. 新生儿肱骨远端骨骺滑脱：患儿患侧肢体活动减少，肘关节肿胀明显并伴有压痛，X线片可见有肱骨远端骨骺滑脱。

④治疗：青枝骨折一般不需处理；对无症状不完全锁骨骨折只需固定同侧肢体；对完全性骨折者，可采用“8”字绷带固定2周，通常能完全恢复而不留后遗症。

⑤预防：减少骨折的发生在于提高助产的方法和技巧。

（3）肱骨骨折

①病因：肱骨骨折多发生于难产、臀位分娩或助产时强力牵拉胎儿上肢及腋部时发生。

②临床表现：在娩出胎儿时常可听到骨断裂声及感觉断裂，骨折多发生于肱骨中断和上1/3段，患儿患侧上肢不能活动，局部肿胀，骨折部缩短弯曲变形，X线检查常见骨折严重移位或成角畸形。可并发桡神经损伤，出现“垂腕”。

③诊断：根据难产史和临床表现，以及X线检查可以明确诊断。

④治疗：绷带固定：将上臂在躯干侧固定，于胸廓与上臂之间置一棉垫，做轻微牵拉矫正成角畸形，肘关节保持屈曲90°，固定3周后即有明显骨痂形成，愈合良好。

⑤预防：提高助产的方法和技巧，尽量避免强力牵拉。

（4）股骨骨折

①病因：多见于臀位产及横位产。助产时先用手勾出下肢；然后旋转下肢、强力牵拉，引起股骨骨折；或以器械夹骨盆端牵拉胎儿而造成骨折；剖宫产时，勾拉胎儿下肢用力过于集中或过猛，可致股骨骨折。

②临床表现：骨折多见于股骨上中段，多数呈斜形骨折。局部有剧烈疼痛及肿胀，触诊可有骨擦感。因新生儿习惯于屈膝屈髋姿势，使骨折近端因屈肌收缩而极度屈曲外展，远端严重向上内移位，出现明显向前成角畸形。

③诊断：根据新生儿娩出情况、临床表现及X线检查，可以明确诊断。

④治疗：

a. 下肢悬垂牵引法：将两下肢贴上胶布，外面用绷带包扎后悬吊牵引于架上，使臀部离床2～3cm距离，固定3～4周。

b. 绷带胸膝位固定法：将患肢伸直紧贴于胸腹壁，中间放置软垫或纱布，用绷带将下肢固定于躯干3～4周。绷带固定不宜太紧，以免影响患儿呼吸。

（5）骨骺分离

①病因与发病机制：是比较少见的产伤，多于臀位产牵引或旋转肢体时发生。可引起肱骨远端、股骨下端、股骨近端的骨骺分离。

②临床表现：临床常见症状有关节肿胀，无自主活动，肢体呈假性瘫痪。常见以下3种情况。

a. 肱骨远端骨骺分离：肱骨下端骨骺中心多在出生后6个月出现，故在出生时很难做出诊断，缺乏特异性临床表现，患儿患肢活动受限，肘部肿胀，触动时啼哭，关节活动受限。早期可用肱骨中心轴线与前臂骨变化的关系做诊断。在正常时肱骨中心轴线沿着尺骨通过，骨骺分离时则沿桡骨通过，出生后2周有骨痂生长可以确诊骨骺分离。

b. 股骨下端骨骺分离：较多见，股骨下端骨骺中心在出生时已出现，可以通过X线片明确诊断。常为向后方移位，在股骨干的后方有骨膜下血肿。患肢不能活动、膝部肿胀、畸形、触痛，X线检查可见股骨下端骨骺分离并有大量新生骨痂。

股骨近端骨骺分离：较少见。出生后髋关节出现肿胀、触痛，患肢活动受限，股骨头、颈和大粗隆均为软骨，故在出生后2～3d做X线检查不易诊断。但1周后则可见显著骨膜和骨骺反应。

③治疗：肱骨远端骨骺分离的治疗则应做患肢的外展位皮肤牵引，逐渐屈曲肘关节至 60º，牵引 2 ～ 3 周后夹板固定。可于 1 年内自行塑形恢复至正常状态。股骨下端骨骺分离的治疗应先牵引使膝伸直，然后夹板固定 2 ～ 3 周，可自行愈合。股骨近端骨骺分离的治疗宜做髋外展位牵引 2 ～ 3 周，或用人字形石膏将髋去外展、半屈曲、内旋位固定 5 周。

5. 内脏损伤　产伤性内脏损伤较为罕见，是在分娩过程中多种原因导致新生儿内脏或其附件受损。内脏损伤较常见的有肝破裂、脾破裂和肾破裂等。预后差，病死率高。

(1) 病因：腹腔内脏损伤以肝脏损伤最常见。肝脾破裂与产伤有关，如使用产钳、负压吸引器、臀位产、急产、头部娩出后用力向外牵拉等，当有早产、低出生体重儿，脏器功能发育不成熟、肝脾大、凝血障碍及窒息缺氧时，腹腔内脏损伤的发病率增高。

(2) 临床表现：患儿生后数小时至数日，出现面色苍白、进行性贫血、反应差、皮肤湿冷、脉搏细微等休克症状，局部见腹胀、腹部肿块、腹壁紧张、阴囊瘀斑，腹腔穿刺可见不凝血，首先考虑肝损伤，其次如脾损伤、肾、肾上腺损伤。肾损伤还可见血尿。

(3) 治疗：内脏损伤诊断一经确立，应积极扩容补充循环血量，纠正代谢性酸中毒及凝血障碍，严密监护生命体征。根据患儿血流动力学是否稳定、输血量决定是否手术治疗。如患儿生命体征平稳，输血量少于全血量的 1/2，输血后能具有正常的收缩压，脉压差大于 20mmHg，心率小于 150 次 / 分，没有明显伴发的腹腔其他脏器损伤，可以进行非手术治疗；对于血流动力学不稳定的患儿，必须进行探腹术。

6. 眼部产伤　眼部产伤常见视网膜出血、视神经挫伤及萎缩。

(1) 病因及病理生理：新生儿视网膜出血的发生率报道为 10% ～ 30%，80% 以上可于 2 周后消退，4 周后消失。早期新生儿凝血功能不全，肝脏合成凝血因子功能低下，血管壁弹性纤维发育不全血管壁薄，易在外力作用下引起视网膜出血。新生儿尤其是早产儿分娩时胎头受压，造成颅内静脉压力升高，末梢血管淤血扩张，或因胎头负压吸引助产，颅内压力改变导致视网膜出血。

(2) 临床表现：可见巩膜出血点或瘀斑，扩瞳后用直接眼底镜观察眼底，可见不同程度的视网膜出血，Ⅰ度出血范围小，点状或线状浅层出血；Ⅱ度火焰状出血，融合成片；Ⅲ度合并深层圆盘状出血及黄斑出血。视神经挫伤及萎缩常致视力严重受损，预后差。

(3) 治疗：多数可自行吸收，无须特殊治疗。早期发生的严重玻璃体出血可考虑玻璃体切除术。

(4) 预防：加强产前保健，严格掌握胎吸助产适应证。降低早产儿出生率。

（吕红艳）

第 14 章

紧急状况母亲新生儿

第一节　创伤母亲新生儿

一、概述

全球每年死于创伤的人数高达 100 万。妊娠期创伤的确切发生率不清楚，估计约每 12 名妊娠妇女中 1 名发生创伤，是除产科因素外造成孕妇死亡的主要原因。母亲创伤同时也可影响胎儿，可造成流产、早产、胎膜早破、子宫破裂、胎盘早剥以及死产等。文献报道，每 10 万个妊娠中因母亲创伤所致的胎儿死亡数约为 2.3 以及 1/3 的创伤孕妇在住院期间终止妊娠。

二、母亲疾病概况

创伤种类包括机动车辆交通事故、坠落伤、家庭暴力、自杀、刀枪穿通伤、有毒物质暴露、烧伤以及溺水等。意外创伤如机动车辆交通事故是孕期创伤的主要形式。孕期交通事故发生率约为每 10 万名孕妇 207 起。最近一项系统综述汇总了孕期不同创伤的发生率，详见表 14-1。数据主要来自西方国家文献报道，国内缺乏相关数据。

表 14-1　孕期创伤发生率

损伤类型	估计发生率
机动车辆交通事故	207/100 000 孕妇
坠落和滑倒	48.9/100 000 孕妇
烧伤	0.17/100 000 孕妇
意外中毒	—
家庭暴力	8307/100 000 孕妇
自杀	2/100 000 孕妇
他杀	2.9/100 000 孕妇
穿通伤	3.27/100 000 孕妇
毒物暴露	25.8/100 000 孕妇

三、病理生理

机动车辆交通事故中撞击产生的张力作用于子宫，可造成胎盘早剥。撞击时产生的剪切力（shear force）、对冲伤（contre-coup）以及孕妇身体弯曲造成腹压迅速上升等因素足以造成子宫胎盘界面的破坏以及胎盘的剥离。在严重创伤的孕妇中，胎盘早剥的发生率约为 40%。

孕期女性关节松弛以及体重增加可影响孕妇的步态稳定，增加跌落的风险。大约每 4 名孕妇就有 1 名孕妇在整个孕期至少摔倒 1 次。因摔倒需住院治疗的孕妇中，79% 发生在孕晚期，且早产、胎盘早剥以及胎儿宫内窘迫的风险分别增加 4.4 倍、8 倍和 2.9 倍。

烧伤的后果取决于烧伤的深度和面积。烧伤面积超过 40%，母亲和胎儿死亡率接近 100%。如果伴有烟尘吸入，也显著增加母胎死亡率。孕早期烧伤主要增加流产的发生。一项小型研究显示，使用家用电器时产生的轻微电击伤并无明显不良后果。

有毒物质暴露主要是由于自残或自杀等蓄意服毒等行为造成。意外服毒的报道很少。一项研究报道了 430 名蓄意服毒孕妇的临床情况，发现蓄意服毒主要见于妊娠早期数周内，最常见的物质是镇痛剂、解热剂以及抗风湿药物。该研究还发现，蓄意服毒增加早产、出生低体重以及循环系统畸形等不良结局，但其他并未纠正吸毒、疾病和母亲其他高危行为等混杂因素的影响。Czeizel 等研究并未发现上述联系。

家庭暴力分别增加早产、低出生体重的风险 2.7 倍和 5.3 倍。发生家庭暴力的危险因素包括吸毒、低教育程度、低社会经济状况、意外怀孕以及未婚怀孕等。家庭暴力也与孕妇抑郁症显著相关。国外文献报道，穿通伤约占母亲创伤的 9%，其中 77% 为枪伤、23% 为刀伤，胎儿死亡率高达 73%。

四、临床表现

创伤母亲新生儿的临床表现取决于创伤的时间、类型、程度以及母亲救治的情况。常见的临床问题包括早产儿、低出生体重儿、新生儿窒息以及直接累积到胎儿的外创等。

五、诊断和鉴别诊断

根据相关病史可明确诊断。

六、治疗

早产儿、低出生体重儿、新生儿窒息治疗均见相关章节。

创伤母亲 - 胎儿 / 新生儿的救治是一项多学科团队合作的工作。产科医师应迅速全面评估胎儿宫内情况。新生儿科医师应积极介入产房的窒息复苏以及早产儿等问题的管理。对于直接累及胎儿的外创等问题，应与小儿外科医师密切协作处理。

七、预防

有证据显示，正确使用安全带可以减少交通事故中母亲、胎儿的伤害。正确使用安全带应该成为产前教育的标准内容。正确的方法是：肩部安全带置于锁骨上并使其通过胸部中央；腿部安全带尽可能低置于髋骨上，避免置于腹部上，详见图 14-1。

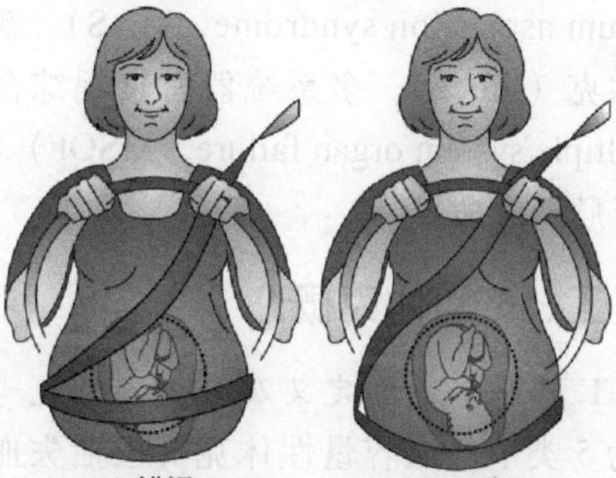

图 14-1　孕妇使用安全带正确方法

摘自：Brown. Trauma in Pregnancy. Obstet Gynecol 2009.

家庭暴力以及孕产妇抑郁症筛查也是产前保健的重要内容，可以避免部分母亲创伤的发生。

（刘志伟　黄小艺）

第二节　产科休克母亲新生儿

一、概述

休克不是一种疾病，而是多种疾病导致人体有效循环血容量减少、组织灌注量不足所引起的代谢障碍和细胞受损的病理过程。产科休克是指机体在孕产期内遭受创伤、失血、感染、过敏等外来或内在有害因素的强烈刺激，至全身发生严重功能障碍，以急性微循环衰竭、组织和器官缺氧、血流灌注不足为主要表现的综合征。各种原因引起的休克，使母亲出现低血压状态，子宫动脉与绒毛间隙的压力差降低，减少子宫动脉向绒毛间隙射血的动力。同时母体动脉血氧分压的下降，减少了与绒毛间隙和胎儿血氧分压差，影响氧气由母体向胎儿的弥散。母体循环不能向胎盘绒毛间隙提供足够的血流灌注，影响母子间的气体及营养物质交换。胎儿期或围生期脑组织的缺氧缺血均可引起不同程度的脑损伤。各种原因引起的孕妇休克，可使胎儿或新生儿缺氧，导致胎儿窘迫（fetal distress）、新生儿窒息（asphyxia）、新生儿缺氧缺血性脑病（hypoxic ischemic encephalopathy，HIE）、颅内出血（intracranial hemorrhage，ICH）、胎粪吸入综合征（meconium aspiration syndrome，MAS）、新生儿休克（shock）、多系统器官衰竭综合征（multiple system organ failure，MSOF）等，甚至危及生命。

二、产科休克概论

1. *产科休克的定义及分类* 休克一般分为5类：低血容量性休克（包括失血性休克和创伤性休克）、心源性休克，神经元性休克、感染性休克、过敏性休克。产科休克指发生于孕产妇特有的休克，与妊娠、分娩有直接关系的休克。产科休克主要是失血性休克，其次是感染性休克，其他特殊原因所致休克较为少见。

2. *产科休克的发生原因* 产科休克常由多种原因综合引起，常见的病因如下。

（1）失血：为产科休克最常见的原因，造成失血的原因以产后出血、胎盘早剥、前置胎盘、凝血机制障碍等为主。

（2）创伤：常见子宫、宫颈、阴道严重损伤或破裂、困难的产钳手术、胎盘滞留反复挤压子宫致子宫内翻、人工剥离胎盘等操作。

（3）低钠综合征：持久严重的妊娠剧吐、长期低盐饮食、服用利尿剂等引起的钠丢失。

（4）感染：如感染性流产、产褥感染、羊膜腔感染综合征等。

（5）栓塞：羊水栓塞、空气栓塞或血栓栓塞。

（6）其他发生休克的因素：①孕期营养不良、贫血及心血管功能异常；②妊娠足月仰卧位分娩，子宫压迫主动脉使回心血量减少导致仰卧位低血压综合征，发生休克；③先兆子痫或子痫；④产程过长，由于疼痛、精神疲惫、少食少睡等原因造成脱水、酸中毒，如合并失血、感染，则易致休克；⑤全麻、静脉麻、腰麻及硬膜外麻醉，可干扰心血管的神经调节功能，而出现神经性低血压，亦可因应用过量解痉药造成血管过度扩张等；⑥羊水过多与多胎妊娠分娩后，宫腔突然排空。

3. *产科休克的特点* 产科休克有以下特点：①患者大多年轻体健，无其他器官原发疾病。出血、创伤或感染多数局限于子宫及其邻近区域，如能及时去除病因，多易迅速治愈；②孕、产期子宫静脉系统扩张，血液淤滞，血窦开放，容易产生羊水栓塞或空气栓塞；③血凝功能亢进而纤溶功能抑制，易于发生弥散性血管内凝血（DIC）及消耗性凝血障碍；④妊娠子宫，尤其是胎膜已破、宫颈扩张后，为细菌入侵创造了条件，坏死胎盘、胎儿组织有利于细菌大量繁殖。足月妊娠时，宫腔表面积明显增大，细菌毒素易被吸收入母血循环，同时坏死、感染的胎盘、胎儿组织，阻碍了机体的防御反应及抗生素作用。孕、产期子宫感染易并发感染性休克，给抗休克治疗带来一定困难；⑤在孕母休克代偿期，胎儿或围生儿可以对轻度缺氧的环境自我调节，如进入休克抑制期，则会对胎儿或新生儿造成严重缺氧导致多器官功能损伤。

三、病理生理

各种原因引起的孕母休克，因子宫收缩过强、过频引起绒毛间隙压力过高等，可造成母体胎盘循环障碍，影响母胎间的气体交换，使胎儿缺氧，引起胎儿窘迫。胎儿窘迫时血液中 CO_2 积聚，表现为血 HCO_3^- 浓度升高和 pH 下降，发生呼吸性酸中毒。随着缺氧的加剧，无氧代谢加强，血中乳酸增加，致胎儿代谢性酸中毒。胎儿窘迫的病理生理过程是缺氧、呼吸性酸中毒和代谢性酸中毒同时存在，共同作用引起胎儿脑、心脏、肺、肾脏等重要脏器的损伤。胎儿轻度缺氧时，CO_2 蓄积及呼吸性酸中毒使交感神经兴奋，肾上腺素分泌增多，代偿性血压升高及心率加快。重度缺氧时，迷走神经兴奋，心功能失代偿，心率由快转慢。缺氧使肠蠕动亢进，肛门括约肌松弛，胎粪排出，污染羊水。孕母休克使胎儿急性缺氧可致出生窒息和多脏器损伤，可引起死亡及神经系统后遗症。

出生窒息常为胎儿窘迫的延续。母亲在产前、产时或产后的休克状态，使新生儿出生后不能建立正常的自主呼吸而出现新生儿窒息。胎儿或新生儿缺氧时，先有呼吸运动加快；若缺氧继续，则呼吸运动停止，心率减慢，出现原发性呼吸暂停；如窒息持续存在，婴儿出现深度喘息样呼吸，心率继续下降，同时血压开始下降，呼吸越来越弱，进入继发性呼吸暂停。新生儿出生时未建立正常的呼吸，肺泡不扩张，肺液排不出，不能进行气体交换，同时血氧饱和度下降、酸中毒，使新生儿肺内小动脉仍保持收缩状态，动脉导管继续开放，血液不经肺而进入主动脉，即使肺泡开放，氧气也不能进入血液，缺氧越来越重，窒息造成的低氧血症导致全身多脏器损害的一系列改变。胎儿及新生儿缺氧时的反应，开始是一种自我调节反应，主要依靠机体血流重新分配，减少其他脏器的血流量，以增加生命主要器官心、脑、肾上腺、胎盘的供血。所以缺氧时间短、程度轻时，这些脏器功能较少受累，但这种机制只能起到暂时代偿作用，当胎儿的动脉血氧含量降低至 60% ～ 70% 时，心功能开始失代偿，血压下降，心率减慢，中心压上升，此时开始出现脑损伤。

母亲的休克状态使胎儿血液重新分配，胃肠、泌尿系统及肌肉、骨骼、皮肤等处血流明显减少，肠壁缺氧缺血使肠痉挛，并由于迷走神经兴奋使肛门括约肌松弛，使胎粪大量排入羊水。它可增加细菌生长的机会，并可改变凝血机制。当胎粪吸入深部呼吸道时造成肺泡阻塞，失去气体交换功能，造成肺不张，如胎粪呈活瓣样阻塞于支气管内时，吸气时气体进入气道，呼气时气体不能呼出，导致肺气肿、气胸等气漏发生；胎粪可使支气管及肺泡上皮发生化学性炎症反应，致细菌性肺炎；末端气道的阻塞会使肺动态顺应性降低。胎粪使 PS 灭活，功能降低，顺应性降低，肺萎陷加重，进一步影响肺的气体交换；肺血管压力持续升高，出现新生儿持续肺动脉高压。

新生儿如长时间心率过快或过慢均有可能影响心排血量，出现组织灌注损害。心率过快时，心室充盈时间缩短及舒张末容量减少，心肌耗氧量增加，心率进一步增快可造成心肌不同程度的缺血及心室功能异常。血液提供氧和营养物质及清除代谢废物的能力主要由足够的肺通气及灌注、血液的携氧能力及组织氧的摄取所决定，组织器官的血流供应受各自血管床的影响，血液流变学改变在休克期微循环淤血的发生发展中起着非常重要的作用，休克时白细胞在黏附分子作用下，滚动、贴壁、黏附于内皮细胞上，加大了毛细血管的后阻力；此外还有血液浓缩、血浆黏度和血细胞比容增大，红细胞堆积，血小板黏附聚集，造成微循环血流变慢、淤滞，甚至停止，致组织细胞缺血缺氧而严重受损。如休克进一步发展，常发生多脏器功能不全综合征，包括ARDS、心功能损害、肾缺血缺氧损伤、缺血缺氧脑损伤、胃肠黏膜缺血缺氧，发生胃肠功能衰竭，应激性溃疡，常发生DIC和肝功能衰竭。

四、常见新生儿临床表现

1. *新生儿窒息及脑损伤* 新生儿出生后不能建立正常呼吸，并可引起缺氧并导致全身多脏器损害。

(1) 意识状态异常：可表现为不同程度的兴奋和抑制。轻度缺氧患儿可无明显的意识障碍，或在出生后早期表现为短暂的嗜睡，或呈过度兴奋状态，表现为易激惹，对刺激的反应过强，肢体颤抖。中度以上脑缺氧缺血性损伤患儿常呈抑制状态，表现为表情淡漠，肢体无自发活动，对刺激的反应低下，以及各种原始反射如吮吸、拥抱反射等不易引出或引出不完全等。

(2) 动作和肌张力异常：肌张力可增高，提示有肌肉的早期痉挛。缺氧严重的患儿，其肌张力常降低或呈严重低下，提示大脑皮质呈抑制状态。

(3) 原始反射异常：主要是吸吮、拥抱反射，轻度表现为活跃，重度减弱、消失。

(4) 惊厥：可表现为轻微型惊厥，两眼强直性偏视或凝视、眨眼、吸吮、咂嘴、上肢拳击、游泳或划船动作，以及呼吸暂停。重度脑损伤时，可出现肌阵挛型惊厥，表现为上肢或下肢呈同步屈曲性抽动。

2. *吸入综合征* 出生后不久出现呼吸急促、发绀、呼吸困难等，呼吸困难可表现为发绀、呻吟、鼻翼扇动、三凹征和明显的气急，呼吸浅而快。其他可合并酸中毒、红细胞增多症、低血糖、低血钙、神经系统表现如抽搐、昏睡、反应低下，重症可表现为不可逆的窒息很快死亡。羊水污染且出生时患儿口咽部或气管内吸出胎粪样羊水，Apgar评分较低。

3. *新生儿呼吸窘迫综合征* 缺氧、酸中毒、低灌注导致急性肺损伤，出生后不久出现呼吸急促、呼气性呻吟、吸气时三凹征，病情进行性加重，继而出现呼吸不规则、呼吸暂停、发绀、呼吸衰竭，体检两侧呼吸音减弱。

4. *休克表现* 母亲的低灌注状态往往影响新生儿血液循环，导致新生儿休克，临床常表现为：①皮肤颜色苍白或青灰；②肢端发凉；③皮肤毛细血管再充盈时间延长，足跟部＞5s，前臂＞3s；④股动脉搏动减弱或消失；⑤心音低钝，心率增快＞160次/分或＜100次/分；⑥反应低下，嗜睡或昏睡，先有激惹后有抑制，肢体肌张力减弱；⑦呼吸增快，＞40次/分，出现三凹征，有时肺部可听到湿啰音；⑧全身尤其是四肢出现硬肿；⑨血压下降，收缩压足月儿＜50mmHg，早产儿＜40mmHg，脉压变小；⑩尿量减少。

五、诊断与鉴别诊断

母亲的休克状态，使胎儿或新生儿缺氧，导致多脏器功能损伤。新生儿出生后，往往表现为多个系统、脏器的症状改变交叉出现，提醒临床医务人员应根据母亲休克的病史，结合新生儿具体表现分析判断。

1. *遗传代谢病及其他先天性疾病* 此类疾病少见，发作时往往难以控制，常无明确缺氧病史，见于维生素B_6依赖性惊厥、严重低血糖、高氨血症、有机酸尿症、中枢神经系统先天畸形、强直性肌营养不良或先天性肌病等。

2. *电解质紊乱* 严重低钙血症、低钠血症、高钠血症、低镁血症等均可引起惊厥，可根据病史及生化检查确诊。

3. *中枢神经系统感染*　新生儿细菌性败血症或肠道病毒感染性败血症导致中枢神经系统感染。可做血培养和全血计数检查，必要时做脑脊液检查以排除中枢神经系统感染。

4. *颅内出血*　多见于早产儿或难产史、产伤，表现为早产儿脑室出血、严重的蛛网膜下腔出血、脑实质出血、严重蛛网膜下腔出血，常有明显神经系统症状，影像学检查可确诊。

六、治疗

1. 积极抢救产科休克母亲首先要针对病因治疗，同时防止心血管和呼吸功能失代偿，包括去除病因，补充血容量，纠正酸中毒，改善细胞代谢，防治 DIC 及并发症。同时变换母亲体位，改善子宫胎盘的血液循环，增加胎儿供氧，或给产妇头罩供氧，改善胎儿缺氧。

2. 胎儿宫内窘迫如无法去除病因，应尽快及早结束分娩，让胎儿脱离宫内缺氧环境。

3. 做好积极准备，实施新生儿复苏。

4. 应进行密切监护，在整个治疗过程中，监测患儿体温、脉搏、心率、经皮血氧饱和度、血压、血气、血糖、血钙等，有异常及时纠正。常规摄胸部 X 线片检查，并及时复查，动态观察。

5. 新生儿应给予对症支持疗法和预防再灌注损伤的措施。前者主要包括通过液体治疗建立正常的组织灌注，提供足够的氧和保持良好的通气，以及纠正酸中毒和水、电解质紊乱等；后者则主要包括控制惊厥、控制脑水肿以及纠正代谢异常。提倡不仅要及早处理，还要有综合措施。

6. 机械通气治疗。患儿轻度缺氧，可给予氧气吸入。当 $FiO_2 > 0.4$ 时可用 CPAP 治疗；当 $PaO_2 < 50mmHg$，$PaCO_2 > 60mmHg$ 时常采用机械通气。呼吸机各项参数的调节应个体化。

七、预防

1. 大力宣传围生期保健的重要性，加强产前检查与监测，减少母亲出现休克等严重产科并发症。

2. 一旦出现，积极发现并治疗原发病；合理运用胎儿监护手段，及时处理高危因素，适时结束分娩，降低胎儿缺氧程度。

3. 及早诊断胎儿窘迫，积极治疗。

4. 新生儿病情进展快、容易延误诊治，应予以重视，严密监护，积极应对。

第三节　心肺复苏母亲新生儿

一、概述

孕期呼吸心搏骤停，无论是对孕妇及胎儿都是灾难性的，在临床上是罕见的，有报道发生率约为 1/30 000。美国通过 14 年的研究发现，每 12 000 个住院孕妇约有 1 人心搏骤停。呼吸心搏骤停是临床上最危急的情况，无论何种原因引起的呼吸心搏骤停，均对孕妇、胎儿乃至新生儿生命造成严重威胁，导致较高的孕产妇死亡率及围生儿死亡率。孕产妇和新生儿死亡率分别为 83% 和 58%。也有人报道产妇生存率为 54%，新生儿存活率为 64%。对孕妇成功复苏并争取胎儿存活，要求快捷完善的心肺复苏术，同时考虑紧急剖宫产的必要。产科因素和非产科因素均可能成为孕产妇心搏骤停的原因。孕妇可能因心搏骤停直接死亡，胎儿胎死宫内、死产，孕妇可能在复苏成功后死于各种并发症，新生儿需要复苏，一部分新生儿出生后死亡，一部分需要治疗，甚至留有后遗症，虽有正常新生儿，需要长期随访。心肺复苏母亲新生儿临床上并不常见，多为个例报道，其真实情况很难统计。

孕妇由于血容量、血流动力学等方面发生变化，心脏负荷加重，一旦发生呼吸心搏骤停，如抢救不及时，将导致一系列严重并发症，危及孕产妇和胎儿的生命。复苏过程中复苏小组要同时抢救母亲和胎儿。母亲存活是胎儿存活最大的依靠。

二、母亲疾病概况

孕期心搏骤停的原因有产科因素和非产科因素，美国的研究显示出血是孕产妇心搏骤停的最大原因，但羊水栓塞与心脏骤停有最强的特异性关联。主动脉夹层破裂和创伤最低，吸入性肺炎和药物相关并发症最高，包括过敏反应、局部麻醉毒性、镁毒性和麻醉相关并发症。其他发达国家的报道显示，孕产妇心搏骤停发生的原因主要是血栓栓塞、产科出血、妊娠高血压疾病、严重感染、羊水栓塞、创伤、医源性因素及基础心脏病等。我国的研究结果与发达国家不同，由于辅助生殖治疗的进展，35 岁以上妇女怀孕人数的增加，以及我国二胎时代的到来，产妇心脏骤停的可能性正在升高。目前主要是以产科因素为主，包括胎盘植入、宫缩乏力、子宫破裂导致的失血性休克、羊水栓塞、重度子痫前期及子痫，却未见血栓栓塞导致的心搏骤停，可能与发展中国家产后出血的发病率高，而血栓栓塞的发病率及诊断率低有关。

三、病理生理

在整个妊娠期间，孕母和胎儿发生解剖学和生理学的变化，这些变化影响了某些疾病的表现和治疗。深入了解这些变化使医师能够确定疾病的严重程度并进行适当的早期治疗。

1. 孕母变化

（1）循环系统变化：心率通常在整个妊娠期间增加，并且在妊娠前 3 个月的末期，心率比非妊娠状态多 10 ～ 20 次 / 分。孕激素诱导的平滑肌松弛导致血管阻力下降，收缩压下降 2 ～ 3mmHg，舒张压下降 10 ～ 15mmHg。在妊娠中期，血压恢复到产前水平，静脉压下降 5mmHg。此外，孕妇血容量增加了 50%，血浆体积增加大于红细胞量增加 30%，发生稀释性贫血，胎盘单独接受母体循环血量的 10%。循环容量的增加意味着在出现母体血容量不足的征象之前可能发生了大量的出血。扩大的子宫压迫骨盆静脉会导致子宫下静脉压增加。这种压力的增加解释了在妊娠期间常见的水肿、静脉淤滞、静脉曲张和痔疮。增加的静脉压可导致从骨盆或下肢受伤处迅速失血。由于压力增加和心脏静脉回流不良，抢救时应尽可能避免下肢静脉注射。如果不得已在子宫下方建立静脉通路，需要注意的是通过该途径给予任何药物将对心脏和动脉循环的影响。怀孕期间等离子体体积的大幅增加可导致液体向周围组织外渗，在下肢最为明显。然而，水肿也可能发生在上肢，面部和口咽部，使孕母的通气更困难。

血栓栓塞在孕母中更为普遍。静脉淤滞、静脉扩张、纤维蛋白原和凝血因子的增加是妊娠后期易发生血栓栓塞的因素。孕母活动减少增加了血栓风险，并可能使疾病进一步复杂化，可能导致胎儿缺氧。

（2）呼吸系统的变化：除了血流动力学变化外，这可能会影响患者补救呼吸窘迫的能力。扩大的妊娠子宫、胎儿头颅慢慢推动膈膜，胎儿生长对母亲呼吸系统提出了许多新的要求。基础代谢率增加，母亲氧气需求增加 15% ～ 20%，这些变化导致潮气量增加 40%，残气量和功能残气量下降 25%。因此，呼吸停止可以快速发生缺氧，潮气量的增加导致了分钟通气和呼吸性碱中毒的增加，碱中毒可通过减少子宫血流而致胎儿氧合困难。

虽然肾脏补偿通常保持接近正常的 pH 值，但动脉血气值可能反映 PO_2 的增加、PCO_2 和碳酸氢盐的降低。因此，患者不太可能缓解 pH 变化或补偿呼吸，增加胎儿继发于母亲低氧血症和酸血症的风险。

(3) 胃肠道系统的变化：胃肠道系统的变化影响了孕母的管理。由于子宫增大慢拉伸的腹壁，达到它的腹膜刺激，腹部压痛、反跳痛，并防范腹膜刺激征降低。因此，腹腔内的损伤或感染可能容易被忽视。胃肠动力降低，胃括约肌反应减少，导致复苏期间吸入的可能性增加。此外，妊娠期间增加的胃酸，增加了吸入后的肺部损伤。

(4) 其他：产妇生理变化影响一些实验室数值，在判断结果时必须考虑这一点。实验室数值可以是正常的，也可能是错误的。血液稀释血红蛋白和血细胞比容降低，血液稀释和消耗增加，患者血小板计数也可能略有下降。怀孕期间白细胞水平，红细胞沉降率和纤维蛋白原水平都可能增加。

动脉血气值对于非妊娠患者，PCO_2 40mmHg 是正常的，但是对于孕母可能表明通气不良和呼吸性酸中毒，这两者都可能导致胎儿窘迫。

2. 胎儿及新生儿变化　胎儿窘迫可能是母亲情况恶化的早期迹象。发生严重缺氧时胎儿产生反应性的保护措施，如心排血量改变，使血液流向胎盘增加并增加气体交换，重要器官的血液重新分配，保护它们免受严重的伤害。胎儿血红蛋白对氧的亲和力比母体血红蛋白更高。与母体氧合血红蛋白解离曲线相比，胎儿氧合血红蛋白解离曲线向左移位。即使在氧分压较低的情况下，胎儿血红蛋白也会更强烈地与氧结合，从而使血氧饱和度更高。此外，胎儿红细胞中的血红蛋白比母体红细胞中的血红蛋白多，这也可以使胎儿更好地氧合。与母亲相比，胎儿血稍酸化。酸血症使氧气更好卸载到胎儿组织。只要母亲的血氧饱和度保持在 60mmHg 以上，胎儿就可以通过这些机制补偿缺氧。当母亲的血氧饱和度降至 60mmHg 以下时，胎儿血氧饱和度会急剧下降。

孕妇复苏时应考虑为胎儿提供最好的条件，胎儿、新生儿的死亡通常是由于缺氧，因此通过保持足够的灌注和氧合使胎儿的损伤达到最小。

一旦母亲心排血量减少，子宫胎盘的血液循环量出现不足，会导致胎儿出现供血不足及缺血缺氧，使胎儿在宫内发生窒息现象，甚至造成胎死宫内、死产、早产、羊水胎粪污染等，导致新生儿出现严重的疾病症状。

当新生儿出现了较严重的缺氧时，各个器官及组织发生缺氧现象，心肌出现缺氧后会降低心的搏出量，进而影响了患儿的心脏功能，患儿的血流速度降低，导致肺血管出现瘀血现象，静脉压增高。缺氧还会导致各种酶的活力降低，会出现一系列并发症。

心肺复苏母亲新生儿出生后理论上可能出现很多问题，比如早产、失血、感染、缺氧等，严重者预后脑瘫、智障甚至死亡。

四、临床表现

心肺复苏母亲新生儿是由母亲缺氧、失血、感染等引起，因而临床表现无特性。出生后新生儿的情况取决于母亲当时的情况、妊娠胎龄、是否有合适的复苏仪器和设备、急救人员是否掌握急诊剖宫产的技术和经验、是否由有经验的新生儿或儿科医护人员护理婴儿。临床表现根据母亲孕周、病情、母亲心搏骤停距婴儿分娩的时间间隔长短，心搏骤停前母亲有无持续的缺氧而不同，如果母亲心搏骤停前胎儿仅有轻微或无胎儿窘迫的征兆，又对母亲实施了积极、有效的复苏措施，且在有新生儿重症监护病房的医疗中心实施剖宫产手术等可增加新生儿生存概率，轻度可无临床表现，重者引起多个脏器的功能障碍，出现一系列临床表现甚至死亡。一般是一些疾病的临床表现，如早产儿、贫血、出血、感染、窒息及缺氧缺血性脑病等。

五、诊断和鉴别诊断

依据孕母心搏呼吸骤停病史、需要紧急复苏，即可诊断为心肺复苏母亲新生儿。无须特别鉴别。

六、救治

1. *积极复苏* 当怀孕患者心搏骤停时，胎儿生存的最佳预测因素是母体快速复苏。对妊娠期间发生的变化有基本的了解，给予适当的治疗，可以保住两个生命。母亲的稳定是最重要的，能给予胎儿最好的结果。母胎的及时评估和适当管理对于母胎的生存至关重要。

2. *胎儿评估* 母体心搏骤停对胎儿的影响取决于起始因素。尽管如此，无论是什么原因母亲的复苏为胎儿提供了最好的希望。胎儿死亡通常是由于缺氧引起的，为了维持胎儿足够的灌注和氧合，胎盘达到灌注和氧合最小化，产妇血氧饱和度需要保持在60mmHg以上，才能避免胎儿的缺氧。

产妇稳定后立即开始评估胎儿。胎心是胎儿评估的第一步。检测不到胎心，胎儿复苏的概率就很小。在这种情况下，无论胎龄如何，都要充分重视母亲的治疗情况。如果胎心出现，母亲稳定，继续评估胎儿。最佳胎儿心率为120～160次/分。胎盘破裂或功能不足以及母体缺氧，血容量不足或低血压均可导致胎儿缺氧，缺氧可伴胎儿心动过缓。胎儿心动过速也可能由胎儿缺氧引起，但在心动过速的情况下，也应考虑到胎儿血容量不足。床边超声是评估胎儿的理想选择。

如果母亲复苏尝试失败，考虑立即行剖宫产。超过23周的妊娠建议立即剖宫产。低于23周的胎儿预后极差，这种临床剖宫产的情况很少见，胎儿存活的概率普遍较小。产妇心搏骤停后胎儿越早出生，胎儿的生存就越好，剖宫产应在母亲所在的位置进行，运送到手术室会浪费宝贵的时间。初次孕妇心搏骤停后4min内进行剖宫产。在心肺复苏开始后5min内剖宫产的胎儿有最好的生存机会。心搏骤停后超过5min的剖宫产不可能娩出一个正常的新生儿。胎儿的娩出有时会导致母体恢复，因为解除了下腔静脉受压并改善了心脏的恢复。除颤不会对胎儿造成任何进行的风险，但在除颤前应该去除胎儿监护仪。

超声是整个妊娠期间对胎儿进行评估的方法。它是非侵入性的，对胎儿没有有害影响。这种床边超声可用于评估胎儿运动、大小、孕龄、心率、胎盘位置和羊水体积。但是超声检测胎盘早剥、子宫破裂或肠穿孔的能力差，在创伤患者中需要利用放射诊断技术进行适当的诊断。母亲是主要患者，她的生存是胎儿生存的最佳预测因子。CT和MRI的使用在增加，它是侵入性的，具有并发症的可能。在妊娠早期，辐射对胎儿是最有害的，但是不要因为害怕胎儿受到损害，就缺失对母亲必要的检验和检查。

3. *急救剖宫产*

(1) 母亲孕期心搏骤停剖宫产时机：一旦孕妇发生心搏停止，初级生命支持和高级生命支持同时，复苏小组应该评估是否有必要行急诊剖宫产。对于孕24～25周或以上孕妇呼吸心搏停止后5min内施行剖宫产手术，新生儿存活率最高。这就要求医务人员在心搏骤停4min内就开始行剖宫产，对孕妇则要到静脉回流和主动脉输出恢复后才能进行。但是如果不能及时恢复孕妇的心脏血流，母婴生命均难挽救。如果心搏骤但能够通过基础生命支持和高级生命支持复苏，医务人员必须在4～5min决定采取措施。复苏小组不能等着开始行急诊剖宫产，最近有文献报道急诊剖宫产和实际分娩的时间间隔已经大大超过产科手册要求的30min。建立静脉通道和高级气道通常需要几分钟时间，许多情况下，急诊剖宫产需要在静脉药物治疗以及气管内插管后才能进行。只有在静脉通道建立好，初期用药已实施以及已经决定对心搏骤停患者实施复苏后，复苏小组才能充分地进行分娩手术。

(2) 紧急剖宫产手术决策原则：紧急剖宫产手术的决策需兼顾母亲和胎儿两方面因素。复苏一名孕妇时，急救者面临两个潜在的患者——母亲和胎儿。胎儿生存的最大希望就是母亲存活。对于病情严重的孕妇，复苏小组必须提供恰当的复苏，这要充分考虑到孕期的生理改变。妊娠20周左右子宫达到一定大小时将会影响主动脉、下腔静脉的血液回流。我们知道胎儿的生存能力开始于24～25周。如果妊娠胎龄＜20周，子宫不可能明显影响母亲的心排血量，则不需考虑紧急剖宫产手术。妊娠胎龄为20～23周时胎儿是不能生存的，紧急剖宫产是成功复苏母亲而不是保证胎儿生存。妊娠胎龄≥24～25周，施行急诊剖宫产能同时挽救母亲和胎儿的生命。

4. *积极抢救新生儿* 母亲孕期心搏骤停心肺复苏环境条件对新生儿的影响巨大，需要有适宜的仪器和设备，急救人员掌握急诊剖宫产的技术和经验，由有经验的新生儿或儿科医护人员护理婴儿，特别当婴儿非足月时。产科和新生儿应在早期复苏中进行。分娩后应立即有产科医护人员治疗母亲及收新生儿入住NICU。一旦患者稳定下来，治疗护理可以转移给适当的专家，如果当地专业技术水平低，患者应转移到条件和设施好的医疗机构。条件越好对新生儿预后会越好。新生儿在整个住院期间需要连续或间歇性的监测。

成功复苏后主要针对新生儿的特殊临床问题，针对出现的不同的疾病进行治疗。

七、预防

对患有疾病的孕龄妇女，一定要做到孕前咨询，明确能否妊娠，要求妊娠者从孕早期开始定期检查，严密监测高龄孕产妇，做好孕期保健工作。重视母源性疾病，防止宫内缺氧、防止高危妊娠、防治母亲妊娠糖尿病、高血压、先兆子痫等疾病，母亲妊娠期间不应吸烟、酗酒，慎重用药。严格三级转诊，临床急危重症孕妇，一旦发生立即启动院内急救措施，积极生命支持与复苏，兼顾母儿两方安全，出生后新生儿积极复苏，转入有条件的NICU治疗。

（乔彦霞）

第四节 产前出血母亲新生儿

一、概述

产前出血是指孕妇在怀孕28周后，即产前出现阴道出血症状。出血主要原因有前置胎盘、胎盘早剥、胎盘边缘血窦破裂、帆状胎盘前置血管破裂。慢性少量出血对新生儿可无明显影响或仅表现为轻度贫血，但严重的急性出血可引起新生儿失血性休克、循环不良等，若抢救不及时可导致新生儿死亡或严重后遗症。

二、母亲疾病概况

1. 前置胎盘 妊娠28周后，胎盘仍附着于子宫下段或覆盖宫颈内口，位置低于胎儿先露部，出血多发生于妊娠晚期，反复出血或突然大出血。其发生率国外为0.22%～0.66%，国内为0.24%～1.57%

2. 胎盘早剥 妊娠20周后至分娩前，正常位置的胎盘于胎儿娩出前，全部或部分自子宫肌层剥离，往往起病急骤，进展快，典型症状是伴有疼痛的阴道出血。国内报道发生率0.46%～2.1%。

3. 胎盘前置血管 为脐带附着胎膜，血管周围无华通胶（whartons jelly），胎膜血管位于先露前方跨越宫颈内口或接近宫颈内口，妊娠中晚期无痛性阴道出血。平均发生率1/4500左右。

三、病理

胎盘脐带血管异常导致的大量出血需立即终止妊娠，早产儿、低出生体重儿多。发育欠成熟，易发生呼吸窘迫综合征、呼吸暂停。胎盘、脐带离断，导致缺血缺氧，发生胎儿窘迫和新生儿窒息。产前出血造成母亲出血，导致胎儿失血，一方面造成贫血，另一方面造成失血性休克。胎盘绒毛和脱膜释放大量的组织凝血活酶，进入母体和胎儿体内，加上缺氧、酸中毒等因素的参与，激活外源性凝血系统而启动DIC。

四、病理生理

在宫内生活时期，胎儿、脐带、胎盘和产妇是有机的整体，胎盘、脐带发生病变对母子健康的威胁是显而易见的。胎盘、脐带出现早剥、断裂，胎儿的供血、供氧中断，导致胎儿呼吸循环功能障碍，发生胎儿窘迫和新生儿窒息。窒息的基本病理变化是缺血、缺氧、二氧化碳潴留、代谢性和呼吸性酸中毒又造成窒息综合征，直接导致全身多个系统病变，如缺血缺氧性脑病、心肌损伤、混合型酸中毒等新生儿危重症。产前母体出血，导致胎儿失血，表现为贫血和低血容量性休克。胎盘附着位置的异常和反复多次的出血可使胎盘纤维化、老化，胎盘功能下降，引起胎儿宫内生长受限，胎儿宫内窘迫。

前置胎盘的发生大大增加了早产儿、低出生体重儿的发生。由于前置胎盘产前反复出血致孕妇贫血，降低了母儿的血液交换，导致胎儿营养不良，甚至贫血。

胎盘早剥直接导致胎盘急性血供中断，胎儿宫内窘迫，新生儿发生缺氧缺血性损伤。

前置血管的出血是胎儿源性的，对母体无害。但胎儿血容量仅约250ml，一旦出血＞60ml，胎儿可在＜1～2h发生不可避免的死亡，尤其在合并胎膜早破的患者中，围生儿病死率达75%，是因无华通胶保护的脐血管在有产兆时，宫腔压力增加导致脐血管受压或断裂，脐血流中断所致胎儿缺血、缺氧导致胎儿窘迫，失血性休克，新生儿窒息，甚至死亡。

五、临床表现

产前出血对新生儿的威胁主要为出血引发临产，导致早产。产前出血会使新生儿出生后出现不同程度的失血性贫血和低血容量性休克表现，如不及时处理，后果十分严重。产前出血往往影响胎儿血氧供应，易发生胎儿窘迫和新生儿窒息，导致缺氧缺血性损伤。

1. 早产 低出生体重、呼吸窘迫综合征、肺出血。

2. 贫血 慢性少量出血新生儿一般无特征性表现，易被忽视。当急性大出血时，新生儿就会出现失血性贫血和休克，主要表现为反应低下、皮肤苍白、肢端发凉、毛细血管充盈时间延长、血压下降等，更重者甚至表现为皮肤湿冷、大理石样皮肤、测不出血压。急性失血时，开始 Hb 可以正常，6 ～ 12h 后体内液体重新调节，血容量恢复，血液被稀释，Hb 才下降。

3. 缺血缺氧性损害　胎儿宫内急慢性缺氧缺血，易发生胎儿宫内窘迫及新生儿窒息、导致多器官缺氧缺血性损伤，包括酸中毒、心肌损伤、缺血缺氧性脑病、颅内出血、休克。

4. 凝血功能异常　在 DIC 进程中，临床表现为皮下瘀斑、皮肤出血点、穿刺部位不易止血，颅内出血、肺出血。化验表现为血小板（PLT）进行性减低，凝血酶原时间（PT）、活化部分凝血活酶时间（APTT）进行性延长，纤维蛋白原（FIB）随着纤溶系统的激活进行性降低，D- 二聚体（D-D）和纤维蛋白（原）降解产物（FDP）升高。

5. 吸入综合征　胎儿窘迫缺氧刺激胎儿呼吸中枢，羊水被吸入呼吸道，致吸入综合征。

六、诊断和鉴别诊断

根据产科病史，母亲孕期有阴道出血，前置胎盘、胎盘早剥、脐带断裂史，新生儿出生后反应弱，肤色苍白，静脉血血红蛋白＜ 130g/L。

与下列情况鉴别诊断。①胎儿 - 胎盘出血：胎儿出血至胎盘可引起新生儿贫血，出血可至胎盘实质，也可导致胎盘后血肿。②胎 - 母输血：红细胞酸洗脱试验（KB 试验），母血循环中找到胎儿红细胞。③胎 - 胎输血：双胎之间血红蛋白水平相差在 50g/L 以上。

七、治疗

1. 分娩时做好新生儿复苏。

2. 早产相关处理　保暖、呼吸支持、静脉营养。

3. 贫血　根据失血的严重程度，急性或慢性失血来决定治疗措施。轻度慢性贫血，患儿无窘迫现象，不需立即治疗；急性大量失血患儿，表现软弱、苍白甚至有低血压或休克，应立即采取紧急治疗措施。恢复期后补充铁剂。

4. 休克　生理盐水扩容、输血补充血容量、改善循环、纠酸。

5. 预防 DIC　小剂量肝素治疗。

6. 预防 NEC　适量喂养。

7. 其他　防止出血、营养心肌、营养脑细胞。

八、预防

重视围生期保健。孕中期超声检查对于产前诊断胎盘位置和血管前置具有较高的敏感性和特异性，对孕妇本人及家属加强宣教，引起重视，妊娠晚期进行动态随访。30 ～ 32 周在具备母儿抢救条件的医疗机构待产，行促肺成熟治疗，34 ～ 35 周后征得患者及家属同意，告知早产儿相关风险及利弊后，根据胎心监护和出血量，适时终止妊娠。分娩时做好新生儿复苏准备，断脐前尽量将脐带血挤向新生儿。

（马建荣）

第三篇

妊娠合并症母亲新生儿

概　论

妊娠是胚胎和胎儿在母体内发育成长的过程，是一个非常复杂、变化极其协调的生理过程。妊娠时，因胎儿成长的需要，母体所有的器官、系统均会产生连续性的变化。这种生理性的变化，是正常生物功能的延续，以渐进的方法发生，通过调整其功能，供给胎儿生长过程中所需之氧气和养分。当妊娠前罹患某些疾病时，这些疾病在妊娠过程中又会对孕母和胎儿以及新生儿产生什么样的影响呢？本篇侧重回答这个问题。妊娠合并症母亲新生儿就是指孕母在罹患疾病下进行妊娠而娩出的新生儿，这类新生儿可能受到孕母所患疾病的影响而出现一系列临床表现。本篇系统总结了孕母在妊娠前所罹患的心血管、呼吸系统、消化系统、泌尿系统、神经系统、内分泌系统、免疫系统、血液系统、肿瘤、感染、性传播疾病、特异性体质、遗传性疾病、精神性疾病等疾病，共 17 章 60 余个较常见的妊娠合并症。内容上按照“概述、母亲疾病概况、病理生理、临床表现、诊断和鉴别诊断、治疗、预防”等方面深入系统地展开描述。

第15章 妊娠合并心血管疾病母亲新生儿

第一节　高血压母亲新生儿

一、概述

随着高龄孕妇的日益增多、肥胖患病率升高以及妊娠共患病的日益增多，妊娠女性慢性高血压的患病率在过去的10年内明显上升。慢性高血压系妊娠期高血压疾病中的一种类型，定义为妊娠前既往有高血压，或妊娠20周前诊断高血压，或妊娠20周后首次诊断高血压并持续至产后12周不能恢复正常。高血压定义为至少2次（至少间隔4 h）测量的收缩压≥ 140 mmHg和（或）舒张压≥ 90 mmHg。血压对母胎围生期结局的不良影响与慢性高血压的严重程度直接相关。慢性高血压及其并发症对胎儿和新生儿结局有深远的不良影响，是围生期发病率和死亡率的主要原因。

二、母亲疾病概况

根据血压水平，慢性高血压分为轻度[收缩压140～159mm Hg和（或）舒张压90～109mm Hg]和重度[收缩压≥ 160mm Hg和（或）舒张压≥ 110mm Hg]；根据有无并发症，分为无并发症的慢性高血压和慢性高血压并发子痫前期，前者对妊娠结局通常无不良影响。慢性高血压有并发子痫前期的风险，发生率为10%～25%，妊娠前有严重慢性高血压者并发子痫前期的发生率更是高达50%。子痫前期和胎盘早剥是慢性高血压的主要产科并发症，是导致母胎不良结局的主要原因。

高达5%的孕妇有慢性高血压。慢性高血压常常是因为妊娠首次发现。妊娠合并慢性高血压以原发性高血压最为常见，其次是继发性高血压，尤其见于年轻女性血压难以控制，或需多种抗高血压药物联合用药者。继发性高血压的妊娠结局更为恶劣，病因包括：肾脏疾病（慢性肾衰、血管球性肾炎、肾小球硬化症、间质性肾炎、IgA肾病、多囊性肾病、肾动脉硬化、肾移植病史），心血管疾病（主动脉缩窄、大动脉炎；胶原血管疾病：系统性红斑狼疮、硬皮病、结节性动脉周围炎），内分泌疾病（未控制的甲状腺功能亢进症、肾上腺腺瘤、库欣病、嗜铬细胞瘤、原发性醛固酮增多症）。

三、病理生理

正常妊娠时，胎盘滋养层细胞一部分分化为细胞滋养层细胞，具有高度浸润能力，可协助受精卵着床。着床完成后，细胞滋养层细胞进一步分化为绒毛滋养细胞和绒毛外滋养细胞，使得子宫螺旋动脉由高阻力低容量血管转变为低阻力高容量血管以提高胎盘血流量，满足胎儿发育的需要。慢性高血压时，滋养细胞浸润能力下降，造成“胎盘浅着床”，子宫螺旋动脉重铸的数量明显减少，并且重铸的深度主要限于蜕膜段，子宫螺旋动脉的管径仅为正常妊娠的1/2，使得子宫动脉血流阻力增加、胎盘血流灌注减少，导致持续的子宫胎盘血流高阻抗，从而影响胎儿宫内发育。另一方面，慢性高血压时全身小动脉痉挛，造成管腔狭窄，周围血管阻力增大，血管内皮损伤，胎盘血流灌注下降，加之胎盘血管急性动脉粥样硬化，使胎盘功能下降，影响胎儿发育。

四、临床表现

慢性高血压孕妇胎儿和新生儿的主要不良结局包括胎儿生长受限（fetal growth restriction, FGR）、胎儿窘迫、围生期死亡、早产、低出生体重（< 1500 g）、小于胎龄儿（small for gestational age, SGA）和新生儿窒息（参见相关章节）。

五、诊断和鉴别诊断

1. *产前诊断* FGR又称宫内生长迟缓，指胎儿宫内生长发育受到限制，无法达到其应有的生长潜力。胎儿体重小于同胎龄同性别胎儿平均体重第10百分位数为诊断FGR的最常用标准。对怀疑FGR的孕妇，均要以无应激试验一周2次随访。宫底高度和耻上子宫长度常用于粗略估计妊娠周数，推测胎儿大小。所有慢性高血压孕妇妊娠24周以后每次产前检查都应测量宫底高度，当宫底高度（cm）小于妊娠周数（> 3）提示可能存在FGR，并应于妊娠26周以后常规超声检查估测胎儿体重和羊水量。孕妇腹围和体重也是常用的评估FGR的体检项目。连续3周测量腹围均<第10百分位数，提示可能为FGR；妊娠晚期孕妇体重每周增加0.5 kg，若体重增长停滞或增长缓慢，提示可能为FGR。超声评估FGR的基本指标包括双顶径、头围、腹围和股骨长度（表15-1）。如超声估测胎儿体重小于同胎龄胎儿平均体重的第10百分位数，应进一步评估，包括羊水检查和脐动脉多普勒血流评估。脐动脉舒张末期血流消失或反流提示FGR。

2. *产后诊断* 早产、窒息、SGA等是慢性高血压孕妇常见的新生儿不良结局，而早产本身又容易发生多种相关并发症，因此产科医师应注意加强与慢性高血压孕妇的沟通。

（1）早产及其相关并发症：出生胎龄< 37^{+0} 周可诊断早产，其中 34^{+0} ～ 36^{+6} 周定义为晚期早产儿，32^{+0} ～ 33^{+6} 周为中期

表15-1 超声测量估测胎儿生长受限的准确性（%）

指标	敏感度	特异度	阳性预测值	阴性预测值
孕晚期胎盘分级	62	64	16	94
FL/AC比值升高	34～49	78～83	18～20	92～93
小BPD	24～88	62～94	21～44	92～98
小BPD联合孕晚期胎盘分级	59	86	32	95
低EFW（<第10百分位数）	89	88	45	
AFVs降低	24	98	55	92
HC/AC比值升高	82	94	62	98
AC <第10百分位数	62	91	67	90
AC <第5百分位数	98		37	

FL，股骨长度；AC，腹围；BPD，双顶径；EFW，估测胎儿体重；AFV，羊水量；HC，头围

引自：Copel JA, Bahtiyar MO. A practical approach to fetal growth restriction. Obstet Gynecol, 2014, 123（5）：1057-1069.

早产儿，$< 32^{+0}$ 周为极早产儿，$< 28^{+0}$ 周为超未成熟早产儿，中期早产儿和晚期早产儿这两个群体称为中晚期早产儿。目前国内产科学界和新生儿学界对早产胎龄下限的定义不同，产科学界将早产定义为妊娠满 28 周至不足 37 周间分娩者，而儿科学界将胎龄＜ 28 周定义为超未成熟早产儿，美国国立医学图书馆编制的《医学主题词表》(MeSH) 于 2013 年将超未成熟早产儿（extremely premature infant）收入词表作为主题词，定义为不足 28 周分娩者（A human infant born before 28 weeks of gestation)。尽管早产的胎龄下限尚未达成共识，但从国内外发布的早产儿生长曲线来看，早产胎龄下限为妊娠 22 周。加强产科学界和新生儿学界关于早产胎龄下限的沟通，对提高＜ 28 周分娩的早产儿的救治存活率非常重要。早产相关并发症的诊断，如呼吸暂停、呼吸窘迫综合征、动脉导管未闭、新生儿持续肺动脉高压、新生儿坏死性小肠结肠炎、血糖紊乱等见相关章节。

（2）新生儿窒息：Apgar 评分是新生儿窒息最常用的诊断标准，内容包括皮肤颜色、心率、对刺激的反应、肌张力和呼吸 5 项指标，每项 0 ～ 2 分，总分 10 分。8 ～ 10 分为正常，4 ～ 7 分为轻度窒息，0 ～ 3 分为重度窒息。Apgar 评分诊断新生儿窒息敏感度高而特异度低，常导致诊断扩大化。我国新生儿复苏专家组结合 Apgar 评分及脐动脉血气 pH 制定了新生儿窒息诊断和分度标准：轻度窒息：Apgar 评分 1 min ≤ 7 分或 5 min ≤ 7 分，伴脐动脉血 pH ＜ 7.2；重度窒息：Apgar 评分 1min ≤ 3 分或 5min ≤ 5 分，伴脐动脉血 pH ＜ 7.0。

（3）小于胎龄儿：SGA 指出生体重＜同胎龄同性别平均出生体重的第 10 百分位数。SGA 的诊断以 2015 年中国不同胎龄新生儿出生体重曲线为诊断标准，也可参照 2013 年 Fenton 早产儿生长曲线（WHO 生长标准版)。SGA 须与早产适于胎龄儿（出生体重在同胎龄同性别平均体重的第 10 至第 90 百分位数之间）和早产大于胎龄儿（出生体重＞同胎龄同性别平均出生体重的第 90 百分位数）鉴别诊断。

六、治疗

1. *早产儿及小于胎龄儿营养支持*　目前主张对早产儿实施积极性营养支持，降低宫外生长迟缓（Extrauterine growth restriction，EUGR）的发生率，SGA 为男女早产儿出院时体重、身长、头围生长发育迟缓的共同独立危险因素，且出院时体重、身长、头围生长发育迟缓发生率高，因此更应注重积极性营养支持。早期肠道喂养指出生后第 1 天开始，目标是使出生后生长速率达到与同胎龄正常胎儿相似的宫内生长速率：体重增长 15 ～ 20g/ (kg•d)，头围增长 0.5 ～ 0.8cm/ 周，身长增长 0.8 ～ 1.1cm/ 周。早产儿能量摄入生后第 1 天 30kcal/（kg•d)，以后按 10kcal/（kg•d）增加，直至达到 120 ～ 130kcal/（kg • d)。支气管肺发育不良的早产儿，因呼吸功增加，需要更高的热量摄入：130 ～ 150kcal/ (kg • d)。目前主张对早产儿实施积极性胃肠外营养。对需接受全胃肠外营养者，建议出生后第 1 天给予高蛋白质摄入 [氨基酸＞ 2g/（kg • d）]；对于极早产儿，出生后尽快给予氨基酸 2.5 ～ 3.5g/（kg • d）是合理的建议；对极低出生体重儿和超低出生体重儿（＜ 1 000g）出生后立即给予脂肪乳 3 ～ 4g/（kg • d)，能很好地耐受，对未结合胆红素浓度无不良影响，对黄疸的早产儿实施胃肠外营养时，静脉输注脂肪乳不应视为禁忌证。

2. *早产相关并发症的治疗*　具体内容见相关章节。

3. *新生儿窒息*　参照 2015 年美国心脏病协会新生儿复苏指南进行（图 15-1)。

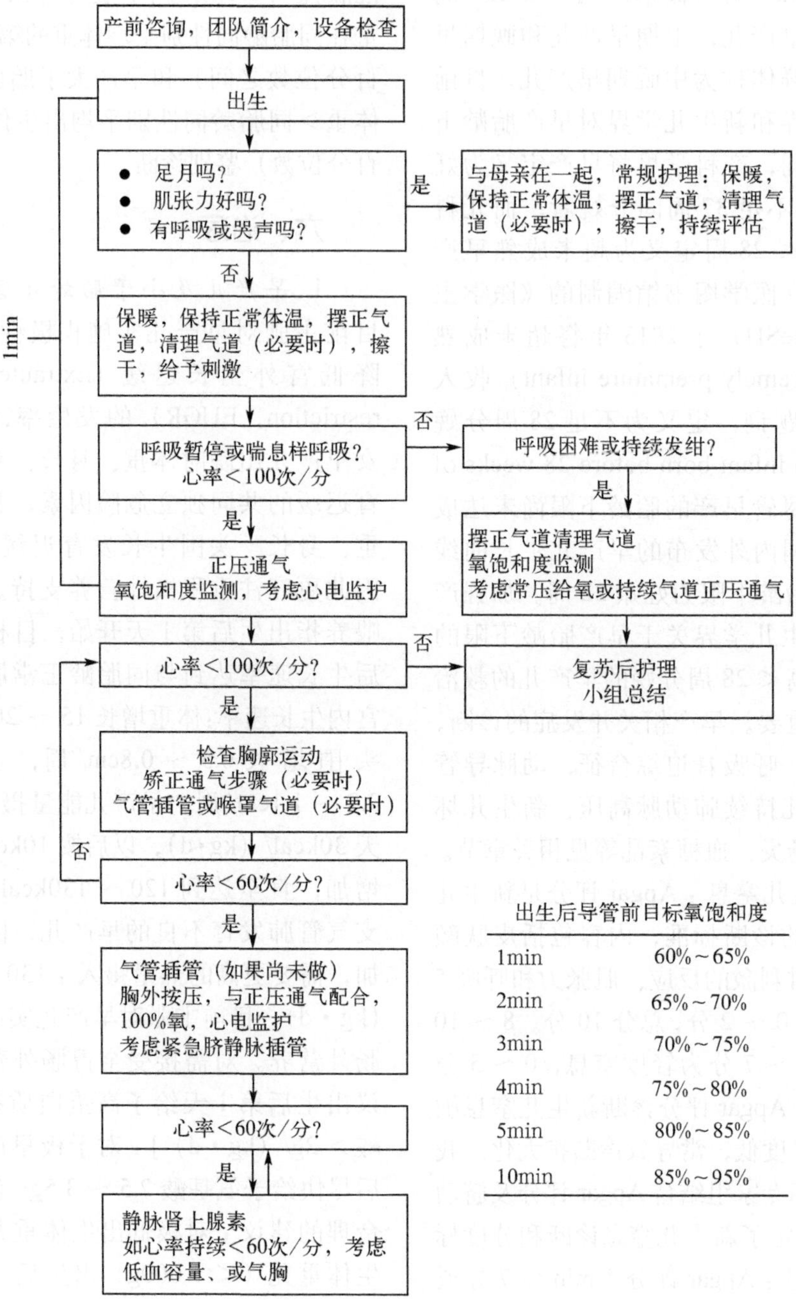

出生后导管前目标氧饱和度

1min	60%～65%
2min	65%～70%
3min	70%～75%
4min	75%～80%
5min	80%～85%
10min	85%～95%

图 15-1 新生儿复苏流程

静脉肾上腺素剂量：0.01～0.03mg/kg（0.1～0.3ml/kg）。如气管插管已经到位而静脉通道尚未建立，可通过气管内滴入肾上腺素，剂量:0.05～0.1mg/kg（0.5～1.0ml/kg）。由于气管内肾上腺素给药的证据缺乏，一旦静脉通道建立，应通过静脉途径给药。不论静脉途径还是气管内滴入肾上腺素，浓度都是 1∶10 000（0.1mg/ml）。怀疑或确定有失血的证据（皮肤苍白、组织低灌注、脉搏弱），心率对其他复苏措施无反应，考虑生理盐水或输血扩容，10 ml/kg，必要时重复。快速扩容可导致脑室内出血，应注意避免

引自：Wyckoff MH, Aziz K, Escobedo MB, et al. Part 13: Neonatal Resuscitation: 2015 American Heart Association Guidelines Update for Cardiopulmonary Resuscitation and Emergency Cardiovascular Care. Circulation, 2015, 132（18 Suppl 2）: S543-S560.

七、预防

除严重高血压外，抗高血压治疗并不能改善胎儿结局，对严重慢性高血压孕妇，适度控制血压水平有利于改善围生期结局；小剂量阿司匹林对于减少慢性高血压孕妇并发子痫前期的危险和不良围生期结局有一定的效果；把握慢性高血压孕妇的妊娠终止时机对于改善围生期结局也至关重要。

1. *抗高血压治疗*　对严重慢性高血压孕妇，抗高血压药物治疗以调整母体血压对胎儿无不良影响为原则。降压过程力求血压下降平稳，不可波动过大，以保证子宫 - 胎盘血流灌注。2013 年美国妇产科医师学会提出了妊娠合并慢性高血压抗高血压药物治疗指征：持续严重慢性高血压，收缩压≥ 160mmHg，或舒张压≥ 105mmHg，推荐抗高血压药物治疗；收缩压＜ 160mmHg，或舒张压＜ 105mmHg，无靶器官损害的证据，不建议抗高血压药物治疗。抗高血压治疗的目标是母体血压维持在收缩压 120 ～ 160mmHg 和舒张压 80 ～ 105mmHg，有靶器官损害证据者，血压控制在收缩压 130 ～ 139mmHg 和舒张压 80 ～ 89mmHg。抗高血压初始治疗的一线口服药物包括拉贝洛尔、硝苯地平，或甲基多巴。噻嗪类利尿剂是二线口服抗高血压药物。血管紧张素转化酶抑制剂和血管紧张素Ⅱ受体拮抗剂与胎儿颅面畸形、胎儿肾衰竭、羊水过少、肺发育不良，以及胎儿和新生儿死亡有关，禁用于慢性高血压孕妇。对于急性严重恶化的慢性高血压孕妇（≥ 160/110mmHg），一线抗高血压药物包括静脉拉贝洛尔、静脉肼屈嗪和硝苯地平速释片。慢性高血压孕妇常用抗高血压药物见表 15-2。

表 15-2　慢性高血压孕妇抗高血压药物

抗高血压药物	作用机制	剂量与用法	副作用
口服抗高血压药物：维持治疗			
拉贝洛尔	非选择性 β 受体阻滞剂	200 ～ 2400mg/d，口服，分 2 ～ 3 次	支气管痉挛，充血性心力衰竭孕妇禁用
硝苯地平缓释片	钙通道拮抗剂	30 ～ 120mg，口服，1 次 / 天	头痛、面红、反射性心动过速、下肢水肿
甲基多巴	α_2 受体拮抗剂	500 ～ 3000mg/d，口服，分 2 ～ 3 次	肝脏转氨酶一过性升高
噻嗪类利尿剂	利尿	取决于所用药物	未知
美托洛尔缓释剂	β 受体阻滞剂	50 ～ 200mg，口服，1 次 / 天	支气管痉挛，充血性心力衰竭孕妇禁用
肼屈嗪	周围血管扩张剂	40 ～ 300mg/d，口服，分 3 ～ 4 次	心悸，反射性心动过速
呋塞米	袢利尿剂	20 ～ 80mg/d，1 次或分 2 次口服	电解质紊乱
急性高血压急症抗高血压药物			
拉贝洛尔	非选择性 β 受体阻滞剂	20mg，IV，然后 40mg，IV，然后 80mg，IV，每 10 分钟 1 次，最大剂量 300mg，IV	支气管痉挛，充血性心力衰竭孕妇禁用

续表

抗高血压药物	作用机制	剂量与用法	副作用
肼屈嗪	周围血管扩张剂	5 ～ 10mg，IV，每 20 ～ 30 分钟 1 次	多次重复用药可引起严重的迟发性低血压
硝苯地平速释片	钙通道拮抗剂	10 ～ 20mg，口服，每 20 分钟 1 次，连用 3 剂	头痛、面红、反射性心动过速

引自：Ankumah NE, Sibai BM. Chronic Hypertension in Pregnancy: Diagnosis, Management, and Outcomes. Clin Obstet Gynecol, 2017, 60（1）: 206-214.

2. *减少并发子痫前期的发生危险* 抗高血压治疗不能避免慢性高血压并发子痫前期的危险。小剂量阿司匹林(60 ～ 80mg/d)对减少慢性高血压并发子痫前期危险和不良围生期结局有一定的益处，可能与阿司匹林能不可逆地抑制血栓素的产生有关。

3. *终止妊娠的时机* 2013 年美国妇产科医师学会妊娠期高血压疾病工作组关于慢性高血压孕妇分娩时机的建议如下。

（1）无母胎并发症，不建议妊娠 38 周之前分娩。

（2）并发子痫前期，妊娠＜ 34 周，建议糖皮质激素促胎肺成熟。

（3）并发轻度子痫前期，母胎状况稳定，建议期待治疗至妊娠 37 周分娩。

（4）并发子痫前期且有以下任何之一，一旦母体状况稳定立即分娩，而不考虑孕龄及是否完成促胎肺成熟：严重高血压未控制、子痫、肺水肿、胎盘早剥、弥散性血管内凝血、胎儿状况不良。

（5）并发重度子痫前期，妊娠＜ 34 周，如母胎状况稳定，建议在具备孕妇和新生儿监护条件的医疗机构继续妊娠。

（6）并发重度子痫前期，妊娠＞ 34 周，建议终止妊娠。

（赵 武）

第二节 心脏瓣膜疾病母亲新生儿

一、概述

获得性和先天性心脏瓣膜病（valvular heart disease, VHD）是危害母儿健康的重要原因。欧洲妊娠和心脏病注册资料显示，25% 的心脏病孕妇有 VHD。在高收入国家，包括 Marfan 综合征在内的先天性心脏病是 VHD 的最常见病因；而在低中收入国家，风湿性心脏病是 VHD 的最常见病因。总体而言，狭窄性 VHD 较反流性 VHD 有更高的妊娠风险，左心 VHD 较右心 VHD 有更高的母胎并发症发生率。在 VHD 中，以二尖瓣狭窄（mitral stenosis, MS）和主动脉瓣狭窄（aortic stenosis, AS）对胎儿危害最大，不良胎儿结局发生率高。另一方面，尽管人工瓣膜女性的预后和生活质量总体上得以改善，但是与无人工瓣膜置换术的孕妇相比，人工瓣膜孕妇小于胎龄儿发生率明显增高。

二、母亲疾病概况

孕妇 VHD 包括狭窄性 VHD、反流性 VHD、瓣膜性房颤和人工瓣膜。按病变发生部位，分为左心瓣膜病变和右心瓣膜病变。

左心瓣膜病变包括 MS 和 AS。MS 是妊娠期最常见的 VHD，几乎总是风湿热的后遗症，不到 1% 的孕妇 MS 系先天性心脏瓣膜畸形或感染性心内膜炎所致。MS 是风湿性心脏病孕妇妊娠期发病率和死亡率的最主要原因，中重度 MS（二尖瓣口面积 < 1.5 cm^2，表 15-2）孕妇妊娠耐受性差，妊娠中晚期心力衰竭（心衰）常见，心衰常常是进行性的，可发生肺水肿，特别是当并发房颤时。尽管 MS 孕妇妊娠期并发房颤少见（< 15%），但是房颤并发症有发生血栓事件的风险。AS 最常见的病因是先天性二叶式主动脉瓣，常因体检发现心脏杂音或喷射性喀喇音进而超声心动图诊断，可以是功能性主动脉二叶瓣，也可以是瓣膜狭窄和或伴有反流。不论主动脉瓣功能如何，二叶式主动脉瓣常常合并升主动脉扩张，最终形成主动脉夹层，尤其是在妊娠晚期和合并主动脉缩窄者。风湿性心脏病是 AS 的罕见病因，如多瓣膜受累，尤其是右心瓣膜受累者，应考虑风湿性心脏病是潜在病因。妊娠期心脏发病率与 AS 的严重程度（表 15-3）和症状相关，无症状的轻中度 AS 孕妇妊娠耐受性良好，严重 AS 若运动试验无症状、血压正常，也能耐受妊娠。严重 AS 孕妇，心衰发生率为～ 10%，心律失常发生率 3% ～ 25%。二尖瓣反流（mitral regurgitation，MR）和主动脉瓣反流（aortic regurgitation，AR）的病因包括风湿性、先天性或退行性病变，除此之外，以往瓣膜切开术和感染性心内膜炎也是左心反流性瓣膜病变的相关因素。抗磷脂综合征是妊娠期急性左心反流性瓣膜病变的罕见病因。二尖瓣黏液瘤或二尖瓣脱垂是 MR 的最常见病因，二尖瓣脱垂可以是孤立性的，或者是遗传性的，与遗传性结缔组织病如 Ehlers-Danlos 或 Marfan 综合征有关。左心反流性瓣膜病变母体对妊娠的耐受性取决于反流的严重程度、症状和左心室功能。严重瓣膜反流、有症状，或左心室功能不全的母体有发生心衰的高风险，左心室功能正常的无症状瓣膜反流母体最常见的并发症是心律失常。纽约心脏病协会（NYHA）心功能Ⅰ级或Ⅱ级者的左心反流性瓣膜病变母体对妊娠耐受性好，妊娠结局良好，一方面可能是由于妊娠期体循环血管阻力的生理性下降导致反流减少所致，另一方面，妊娠时心率增快导致心脏舒张期缩短，主动脉瓣反流进一步减少。

右心瓣膜病变如三尖瓣狭窄或肺动脉瓣狭窄、三尖瓣反流或肺动脉瓣反流的病因可以是先天性的，也可以是后天获得性的，如感染性心内膜炎或类癌综合征。右心瓣膜病变孕妇通常能很好地耐受妊娠，这是由于妊娠前基线肺血管阻力低和严重的右心瓣膜病变通常在儿童期已得以手术矫正。然而，超声心动图有严重右心流出道梗阻病变证据者（压差 > 60mmHg，或右心室收缩压 > 75% 体循环收缩压）可导

表 15-3　左心狭窄性心脏瓣膜病严重性分类

测量	轻度	中度	重度
二尖瓣狭窄			
平均压差（mm Hg）	< 5	5 ～ 10	> 10
瓣膜口面积（cm^2）	1.5 ～ 2	1 ～ 1.5	< 1
主动脉瓣狭窄			
平均压差（mm Hg）	< 25	25 ～ 40	> 40
瓣膜口面积（cm^2）	1.5 ～ 2	1 ～ 1.5	< 1

引自：Pessel C, Bonanno C. Valve disease in pregnancy[J]. Semin Perinatol, 2014, 38（5）: 273-284.

致妊娠并发症，如心衰或心律失常，这些严重病例包括未手术矫正的严重肺动脉瓣狭窄、Ebstein's 畸形，或法洛四联症修补术后肺动脉瓣反流。

瓣膜性房颤孕妇有较高的血栓栓塞风险，尤其是严重MS并发房颤者。

人工瓣膜包括机械瓣膜和生物瓣膜。血流动力学稳定、功能正常的机械瓣能很好地耐受妊娠，然而机械瓣有血栓形成的风险，需妊娠全程抗凝治疗，这增加了母胎的发病率和死亡率。瓣膜血栓形成的风险取决于人工瓣膜的类型和部位，其中以二尖瓣机械瓣血栓形成的风险最高。妊娠高凝状态、以往血栓形成事件、房颤和多瓣膜人工瓣膜置换术均增加瓣膜血栓形成的风险。生物瓣血流动力学稳定，较少形成血栓，母体对妊娠耐受性好。

三、病理生理

在VHD中,MS和AS对胎儿危害最大，可发生不良胎儿结局。根据有无症状、左心室功能、NYHA（纽约心脏病协会）心功能分级及有无肺高压，美国心脏病学会/美国心脏病协会/欧洲心脏病学会（ACC/AHA/ESC）将VHD孕妇母胎危险分层划分为低危和高危（表15-4）。MS母体妊娠期间NYHA心功能Ⅲ-Ⅳ级者，胎儿风险较高。MS限制左心房血流对左心室的舒张期充盈，导致跨二尖瓣压差增加，左心房压升高，继而引起肺血管床压力升高，导致肺水肿，甚至肺高压。左心房容量慢性升高可引起左心房扩张，破坏心脏传导系统，导致心律失常的发生，室上性心动过速血流动力学不稳定者，心排血量减少，导致子宫-胎盘血流灌注减少，影响胎儿宫内发育。AS母体阻碍左心室血流前向射血至主动脉，心排血量固定，完全取决于前负荷。妊娠期AS孕妇的严重并发症包括心绞痛、晕厥和充血性心衰，影响胎儿宫内发育。

四、临床表现

对先天性心脏病孕妇而言，NYHA基线心功能＞Ⅱ级或妊娠前发绀、左心梗阻（二尖瓣口面积＜ $2cm^2$，主动脉瓣口面积＜ $1.5cm^2$，或超声心动图左心室流出道峰值压差＞30mm Hg)、左心室射血分数＜40%、机械心脏瓣膜、严重肺高压是新生儿不良结局的预测因子，早产分娩风险增加。母体为左心梗阻病变时，胎儿或新生儿死亡率为4%。MS母体早产发生

表15-4 ACC/AHA/ESC心脏瓣膜病孕妇母胎危险分层

低危	高危
主动脉瓣狭窄，左心室射血分数＞50%，平均压差＜25 mm Hg，无症状	严重主动脉瓣狭窄，有症状或无症状
主动脉瓣反流或二尖瓣反流，无症状或轻症状	主动脉瓣反流或二尖瓣反流，NYHA心功能Ⅲ～Ⅳ级
二尖瓣脱垂伴轻中度二尖瓣反流，左心室射血分数＞50%	严重左心室功能障碍，左心室射血分数＜40%
轻度二尖瓣狭窄，无严重肺高压	二尖瓣狭窄，有症状，NYHA心功能Ⅱ～Ⅳ
轻中度肺动脉瓣狭窄	严重肺高压（肺动脉压＞75%体循环压）
	Marfan综合征
	机械心脏瓣膜

引自：Pessel C, Bonanno C. Valve disease in pregnancy[J]. Semin Perinatol, 2014, 38（5）: 273-284.

率为 20%～30%，宫内生长迟缓发生率 5%～20%，死产发生率 1%～3%。中重度 AS 母体早产分娩、宫内生长迟缓、低出生体重（＜1 500g）的发生率高达 25%。人工瓣膜孕妇小于胎龄儿发生率明显增高。口服抗凝药物能通过胎盘屏障，妊娠 6～12 周口服华法林抗凝有导致华法林胚胎病的风险，发生率为 5%～30%，临床表现包括鼻梁发育不良、先天性心脏病、骈胝体发育不良、巨脑室、点状骨骺。华法林对胎儿同样有抗凝作用，可发生显著的胎儿出血风险、早产和胎儿死亡。早产及相关并发症临床表现见相关章节。

五、诊断和鉴别诊断

早产及相关并发症的诊断和鉴别诊断、宫内生长迟缓的产前诊断、小于胎龄儿诊断和鉴别诊断见相关章节。华法林胚胎病根据机械瓣膜置换病史、口服华法林抗凝及临床特征可做出诊断。

六、治疗

早产及其相关并发症、小于胎龄儿的治疗见相关章节。

七、预防

1. 对 VHD 孕妇的合理干预有助于改善母胎围生期结局

(1) MS 孕妇：如症状或肺高压（超声心动图估测肺动脉收缩压＞50mmHg）进展，应限制体力活动，并开始选择性 β_1 受体阻滞剂治疗，如症状持续不能缓解，可加用利尿剂，但是应避免使用高剂量。并发阵发性房颤或永久性房颤、左心房血栓，或以往有栓塞病史者，推荐抗凝治疗。中重度 MS、大左心房（≥ $40ml/m^2$）、低心排血量或充血性心衰时血栓栓塞风险较高，也应考虑抗凝治疗。MS 孕妇 NYHA 心功能Ⅲ / Ⅳ级和或尽管接受合理的药物治疗，但超声心动图估测肺动脉收缩压仍＞50mmHg，推荐妊娠 20 周后行经皮二尖瓣成形术，注意使用腹部铅防护用品和尽可能减少 X 线曝光时间以减少辐射量。开胸手术保留于当所有其他治疗均失败或病情危及母体生命时。

(2) AS 孕妇：有充血性心衰的症状和体征时，应限制体力活动，给予利尿剂，并发房颤时加用选择性 β_1 受体阻滞剂或非二氢吡啶类钙通道拮抗剂，如存在禁忌证，可考虑使用地高辛。严重症状的 AS，如药物治疗失败且瓣膜未钙化无反流，可考虑经皮主动脉瓣成形术。

(3) MR 和 AR 孕妇：有容量超负荷症状时，推荐药物治疗。急性严重瓣膜反流伴难治性心衰时，必要时手术治疗，如胎儿已成熟，推荐心脏手术前终止妊娠。

(4) 三尖瓣反流孕妇：即使是严重的三尖瓣反流伴心衰，也通常采用保守治疗。

(5) 自体瓣膜性房颤孕妇：尤其是严重 MS 并发房颤时，血栓栓塞风险高，应立即给予静脉普通肝素（unfractionated heparin, UFH）抗凝治疗，后续妊娠早期和晚期低分子肝素（low molecular weight heparin, LMWH）皮下注射，妊娠中期口服抗凝药（oral anticoagulants, OACs）或 LMWH 皮下注射。LMWH 2 次 / 天，持续至分娩前 36 h；如使用 OACs，国际标准化比值（INR）应维持在 2.0～2.5，对胎儿的风险最小。

(6) 机械瓣孕妇：有瓣膜血栓形成的风险，需要妊娠全程抗凝治疗，抗凝治疗的主要目标是预防母体发生瓣膜血栓及致命性母胎后果。尽管 OACs 能通过胎盘屏障，但在严格的 INR 控制之下，OACs 是机械瓣孕妇最安全有效的抗凝治疗方案。华法林剂量＜5mg/d 时，胚胎病的发生风险低，可考虑妊娠全程口服。国内机械瓣置换患者妊娠期间华法林抗凝剂量多数集中在 3mg/d 左右，少有超过 5mg/d 者。UFH 和

LMWH不能通过胎盘屏障，不会导致胚胎病的发生，对胎儿无致畸和出血风险，然而鉴于瓣膜血栓形成风险高，不推荐用于妊娠全程抗凝。2011年ESC提出机械瓣孕妇管理建议：①妊娠中晚期直至妊娠36周，推荐OACs治疗；②妊娠期间抗凝方案调整应在医院进行；③使用OACs期间如分娩发动，应选择剖宫产；④妊娠36周以后，停用OACs，改用UFH（维持APTT≥正常对照2倍）或LMWH（给药后4～6h目标抗Xa因子水平0.8～1.2U/ml）；⑤使用LMWH作为抗凝方案时，抗Xa因子水平每周监测1次；⑥计划分娩前至少36h应以静脉UFH替换LMWH，UFH应持续至计划分娩前4～6h，如无出血并发症，分娩后4～6 h继续使用UFH作为抗凝方案；⑦机械瓣孕妇一旦出现呼吸困难和/或栓塞事件，应急诊超声心动图检查；⑧妊娠早期抗凝方案：华法林＜5mg/d（或苯丙香豆醇＜3 mg/d或醋硝香豆醇＜2mg/d）；⑨如华法林治疗剂量＞5mg/d（或苯丙香豆醇＞3mg/d或醋硝香豆醇＞2mg/d），妊娠6～12周时应停用OACs，改用UFH，维持APTT≥正常对照2倍（高危孕妇静脉输注），或LMWH 2次/日，根据体重和给药后4～6h抗Xa因子水平调整剂量，维持抗Xa因子水平0.8～1.2U/ml；⑩华法林＜5mg/d（或苯丙香豆醇＜3mg/d或醋硝香豆醇＜2mg/d），如能严格控制UFH和LMWH剂量（如上述），可在妊娠6～12周时替换OACs；⑪除非能监测抗Xa因子水平，否则应避免使用LMWH。

2. UFH剂量和LMWH剂量　UFH≥10 000U，皮下注射，每12小时1次，或17 500～20 000U，静脉输注，用药后6h后测APTT，维持APTT≥正常对照2倍。LMWH剂量：1mg/kg，每12小时1次，皮下注射，给药后4～6h维持抗Xa因子水平0.7～1.2U/ml（美国胸科医师学会建议）或1.0～1.2U/ml（ACC/AHA建议）或0.8～1.2U/ml（ESC建议）。

3. 其他　熟悉VHD的病因、对母胎的风险、干预措施的选择和首选分娩方式（表15-5），有望改善VHD孕妇胎儿和新生儿结局。

表15-5　瓣膜心脏病危险分层

缺损	病因	对母体的危险	对胎儿的危险	干预	首选分娩方式
MS	风湿性	轻度MS（二尖瓣口面积＞1.5cm²，或无症状），低危； 中重度MS（二尖瓣口面积＜1.5cm²，或并发房颤）：高危，可能发生心衰，死亡率高达3%	早产发生率20%～30%，宫内生长迟缓发生率5%～20%，死产发生率1%～3%，孕妇NYHA心功能＞Ⅱ级者胎儿危险高	β受体阻滞剂、利尿剂，并发房颤者考虑地高辛 NYHA心功能Ⅲ/Ⅳ级，或尽管药物治疗但肺动脉压＞50mmHg者，经皮二尖瓣成形术	轻度MS，阴道分娩；中重度MS心功能Ⅲ/Ⅳ级或尽管药物治疗但仍有肺高压者，剖宫产分娩
AS	先天性主动脉二叶瓣	严重AS，运动试验无症状：低危 严重AS有症状或运动试验血压较基线血压降低：高危：心衰发生率10%，心律失常发生率3%～25%	中重度AS胎儿并发症发生率～25%，如早产、宫内生长迟缓，低出生体重	限制体力活动，并发房颤者，β受体阻滞剂控制心率 严重AS尽管卧床休息和药物治疗但仍有症状者，经皮主动脉瓣成形术	非重度AS者，阴道分娩 重度AS者，考虑剖宫产分娩

续表

缺损	病因	对母体的危险	对胎儿的危险	干预	首选分娩方式
MR	风湿性，先天性	中重度 MR，左心室功能正常：低危；重度 MR，左心室功能不全：高危，可并发心衰或心律失常	无胎儿并发症风险增加的报道	容量超负荷：利尿剂；难治性心衰：手术治疗	首选阴道分娩，建议硬膜外麻醉，缩短第二产程
AR	风湿性，先天性，退行性	中重度 AR，左心室功能正常：低危；重度 AR，左心室功能不全：高危，可并发心衰或心律失常	无胎儿并发症风险增加的报道	容量超负荷：利尿剂，卧床休息；难治性心衰：建议分娩后手术治疗	首选阴道分娩，建议硬膜外麻醉，缩短第二产程
TR	功能性，Ebstein's 畸形，心内膜炎	中重度 TR，右心室功能正常：心律失常；中重度 TR，右心室功能不全：心衰	无胎儿并发症风险增加的报道	重度 TR，利尿剂	首选阴道分娩

AR，主动脉瓣反流；AS，主动脉瓣狭窄；MR，二尖瓣反流；MS，二尖瓣狭窄；TR，三尖瓣反流；NYHA，纽约心脏病协会

引自：Sliwa K, Johnson MR, Zilla P, et al. Management of valvular disease in pregnancy: a global perspective[J]. Eur Heart J, 2015, 36（18）: 1078-1089.

（赵　武）

第三节　先天性心脏病母亲新生儿

一、概述

随着儿童先天性心脏病（congenital heart disease，CHD）根治术和姑息术的开展，越来越多的 CHD 女性生存至生育年龄，妊娠产子是她们的心愿。然而，CHD 孕妇母胎不良结局的危险增加。对于大多数非综合征 CHD 母亲，子女 CHD 总体再发风险为 3% ～ 7%，明显高于一般人群的 0.8%。由于 CHD 家族史以及母体 CHD 表型的不同，子女 CHD 再发危险差异很大，如房室间隔缺损母体其子女再发风险为 10% ～ 14%、主动脉狭窄为 13% ～ 18%、孤立性法洛四联症或完全性大动脉转位 ≤ 3%。常染色体显性遗传的综合征 CHD 母亲，子女 CHD 再发危险高达 50%，如 22q11 微缺失综合征、Noonan 综合征、Holt-Oram 综合征。

二、母亲疾病概况

孕妇 CHD 大多是常规产前检查或妊娠期间发生急性并发症而发现。妊娠最常发现的心脏缺损是房间隔缺损（房缺）和轻度心脏瓣膜病变。孕妇 CHD 疾病谱广泛，儿童期各种 CHD 均可在孕妇中发现。

1. 间隔缺损　是最常见的 CHD 之一，包括房缺、卵圆孔未闭、室间隔缺损（室缺）、房室间隔缺损。孤立性房缺的孕妇很少有临床症状。对于未手术矫正的房缺女性，妊娠前或妊娠时须全面评估右心室容量负荷、右心室功能、肺动脉压和肺血管阻力，其中肺动脉压和肺血管阻力是母体妊娠结局的主要决定因素。房缺孕妇房性心律失常风险增加，也应注意评估。无并

发症的手术修补室缺或小的限制性室缺孕妇通常有正常的产科结局。

2. 动脉导管未闭　左心室容量负荷及有无肺高压是动脉导管未闭母体评估的重要内容，其他还包括差异性发绀的评估。

3. 法洛四联症　是成人期最常见的手术矫正的先天性心脏缺损之一，未手术矫正的法洛四联症罕见。残余肺动脉瓣反流和残余室缺是法洛四联症矫正术后的常见并发症。慢性肺动脉瓣反流导致右心室进行性扩张，最终损害右心室功能。严重肺动脉瓣反流的女性妊娠时将使右心室进一步扩大，导致运动耐力下降或心律失常，以及胎儿生长受限（fetal growth restriction，FGR）。

4. 肺动脉狭窄　孤立性肺动脉狭窄通常能很好地耐受妊娠。随着时间的推移，可能发生进行性右心室肥大和右心房扩张、房性心律失常和运动耐力下降，但是右心衰竭罕见。肺动脉狭窄孕妇不良妊娠结局少见。

5. 左心室流出道梗阻　左心室流出道梗阻包括从解剖左心室一直延伸到降主动脉弓的一组狭窄性病变，包括二尖瓣狭窄、左心发育不良综合征（hypoplastic left heart syndrome，HLHS）、主动脉瓣狭窄、主动脉缩窄、主动脉弓中断。瓣膜数量缺失是主动脉瓣狭窄的一个常见特征，如主动脉单瓣，更为常见的是主动脉二叶瓣，这些瓣膜或者狭窄，或者反流，或者两者皆有。主动脉瓣狭窄孕妇超声心动图跨瓣压差＜ 64 mmHg，通常能很好地耐受妊娠，主动脉瓣反流在妊娠期间通常也能很好耐受。未手术的主动脉缩窄孕妇妊娠期间常有严重高血压，降低母体上肢血压可能会导致胎盘功能不全，进而影响胎儿宫内发育。母体高血压未控制有发生卒中或心衰风险时，可在妊娠期进行缩窄段支架置入术。症状明显的左心室流出道梗阻孕妇，应在妊娠晚期卧床休息，并监测胎儿生长。

6. 完全性大动脉转位　先天性矫正型大动脉转位常常合并其他心脏缺损，如室缺、肺动脉瓣狭窄，或类似于 Ebstein’s 畸形的三尖瓣下移。完全型大动脉转位孕妇通常在出生后数天已接受动脉 Switch 手术。

7. 发绀型先天性心脏病无肺高压　常见的有单心室伴或不伴三尖瓣闭锁，法洛四联症或肺动脉闭锁、Ebstein’s 畸形伴房缺、先天性矫正型大动脉转位伴室缺和肺动脉狭窄。这些发绀型 CHD 常有红细胞增多症、低血小板和凝血异常。血红蛋白升高（≥ 20 g/dl）和血氧饱和度下降（≤ 85%）是不良胎儿结局最重要的预测因子。静息时血氧饱和度＜ 85%，活产分娩概率大大降低，不超过 12%。随着血氧饱和度的下降和母体血红蛋白水平的升高，胎儿宫内死亡的风险增加。静息时血氧饱和度＞ 85%，血红蛋白＜ 20g/dl 者，活产分娩可能性高。这些发绀型 CHD 的女性能进行妊娠，对自身而言是低危的，但是胎儿流产、早产和低出生体重的发生率较高，胎儿 CHD 的发生率为 4.9%，高于正常人群。氧疗和卧床休息可能有助于促进胎儿宫内生长，但是尽管如此，FGR 和早产分娩仍然很常见。

8. 艾森门格综合征　系 CHD 长期左向右分流导致的严重肺动脉高压的结果。随着年龄的增长，肺血管阻力升高，最终等于体循环压力，导致左向右心内分流减少，逆转为右向左分流，出现发绀。艾森门格综合征可导致高度的母胎风险，有艾森门格综合征的女性应建议放弃妊娠。如妊娠早期出现艾森门格综合征，应考虑终止妊娠，如果选择继续妊娠，氧疗、积极肺血管扩张疗法，以及多学科团队协作，有助于将包括死亡在内的不良母胎结局的风险降至最低。

9. Ebstein’s 畸形　也称为三尖瓣下移畸形，是一种罕见的 CHD，常见的合并缺损是卵圆孔未闭或房缺。严重三尖瓣反流、右心室功能不全、严重发绀以及心律失常是预测 Ebstein' s 畸形母体不良母胎结局的因素，如无这些特征，通常能很好地耐受妊娠，母胎结局好。Ebstein' s 畸形孕妇早产、死胎和胎儿 CHD 的发生危险增加，其中子女 CHD 的发生率为 6%。

10. *单心室和 Fontan 手术*　FGR 和早产结局常见。

三、病理生理

正常妊娠时血流动力学特征是总外周血管阻力降低，血容量和心排血量增加 50%；分娩时，由于子宫动脉收缩和母体生产时用力，心排血量进一步增加。CHD 孕妇胎儿结局与子宫 - 胎盘血液灌流减少有关。先天性心脏病母体血流动力学受损，子宫 - 胎盘血液灌注减少，而胎儿对氧的需求随妊娠孕周的增长而增加，这是 CHD 孕妇胎儿并发症发生率高的主要原因。

四、临床表现

对 CHD 孕妇而言，纽约心脏病协会（NYHA）基线心功能＞Ⅱ级或妊娠前发绀、左心梗阻（二尖瓣口面积＜ $2cm^2$，主动脉瓣口面积＜ $1.5cm^2$，或超声心动图左心室流出道峰值压差＞ 30mm Hg）、左心室射血分数＜ 40%、心脏机械瓣膜、单心室生理和严重肺动脉高压是新生儿不良结局的预测因子，如孕妇有左心梗阻病变时，胎儿或新生儿死亡率为 4%。CHD 孕妇胎儿和新生儿主要不良结局包括流产、死胎、FGR、小于胎龄儿、早产、低出生体重、围生期死亡、新生儿呼吸窘迫综合征、CHD 再发。其中早产可以是自发早产，也可以是早期引产所致。新生儿 CHD 临床表现轻重悬殊，视分流量大小、间隔是否完整、左心或右心梗阻程度等而异，常见症状体征包括发绀、呼吸困难、充血性心力衰竭、心脏杂音等。早产及早产相关并发症临床表现见相关章节。

五、诊断和鉴别诊断

FGR 的产前诊断、早产儿及早产相关并发症、小于胎龄儿诊断和鉴别诊断见相关章节。凡 CHD 孕妇其妊娠胎儿均符合超声心动图筛查指征，推荐妊娠 18 ～ 22 周进行初次胎儿超声心动图检查，当胎儿 CHD 被确诊或疑诊时，因某些胎儿 CHD 有进展的风险，推荐连续胎儿超声心动图检查。出生后诊断 CHD 主要依靠病史、家族史、症状、体征、超声心动图、心脏磁共振、心导管检查和心血管造影。

六、治疗

1. *产前治疗*　大多数胎儿 CHD 是非致命的，不妨碍胎儿宫内生长发育，可在严密随访下继续妊娠。但是有些胎儿心脏畸形（表 15-6）在妊娠期间可能进行性加重，发生不可逆的心脏损害，导致胎儿水肿、流产或死亡。对这些胎儿先天性心脏畸形，可选择在尚未出现不可逆病变的妊娠中期进行胎儿心脏介入治疗（fetal cardiac intervention，FCI），改变它们的自然史，从而挽救胎儿生命或者改善出生时状况，降低近期或远期发病率或死亡率。FCI 治疗方法均为在胎儿超声心动图引导下经孕妇腹壁穿刺进行，不需要体外循环及切开子宫，克服了目前胎儿心脏外科手术所面临的最大技术难题。1991 年英国伦敦 Guy's 医院对一例 31 周危重型主动脉瓣狭窄胎儿成功实施了经母体腹壁主动脉瓣球囊扩张术，由此开创了 FCI 之先河。FCI 适应证除危重型肺动脉瓣狭窄或肺动脉闭锁伴室隔完整和进展型右心发育不良综合征之外，还包括其他类型的胎儿先天性心脏畸形（表 14-5）。2001 ～ 2014 年国际胎儿心脏介入注册共登记了 145 例 FCI，接受 FCI 的平均胎龄为 25 周（18 ～ 36 周），总体活产出生率为 49%。然而目前国内尚无单位能够开展 FCI。

表 15-6 胎儿心脏介入

心脏畸形	胎儿心脏介入目标	效果	胎儿心脏介入指征	推荐分类 / 证据级别
危重型主动脉瓣狭窄伴进展型 HLHS	开放主动脉瓣，增加前向血流，促进左心发育，为双心室修补创造条件	姑息	横主动脉逆向血流；严重的左室功能不全；单向和短促二尖瓣血流流入；卵圆孔水平左向右血液分流	Ⅱ b/B
HLHS 伴限制性房间隔或房隔完整	房间隔造口，缓解左心房高压，预防发生肺血管病变，改善出生时氧合	救命	肺静脉多普勒检查提示左心房排血严重受阻；母体高氧试验，胎儿肺血管反应缺乏	Ⅱ b/C
左心室扩张伴重度二尖瓣反流、主动脉狭窄、限制性房间隔或房间隔完整	房间隔造口或主动脉瓣扩张，左房和左室减压，改善右室充盈	救命	指征同 HLHS 伴房间隔完整；严重左心房和左心室扩张伴右心发育受限	Ⅱ b/C
肺动脉闭锁伴室隔完整	开放肺动脉瓣，促进心右发育，为双心室修补创造条件或严重三尖瓣反流时治疗胎儿水肿	姑息或救命	预测需要单心室姑息手术或发生胎儿水肿	Ⅱ b/C

HLHS，左心发育不良综合征

引自：Donofrio MT, Moon-Grady AJ, Hornberger LK, et al. Diagnosis and treatment of fetal cardiac disease: a scientific statement from the American Heart Association. Circulation, 2014, 129（21）: 2183-2242.

2. *出生后治疗* 早产儿及早产相关并发症治疗见相关章节。新生儿 CHD 出生后治疗包括内科治疗和外科治疗。

(1) 左向右分流型 CHD：包括房缺、室缺和动脉导管未闭。新生儿小型继发孔型房缺（缺损直径＜ 5mm）、小型室缺（缺损直径＜ 5mm）和小型动脉导管未闭（直径＜ 1.5mm，或 PDA/LPA ＜ 0.5）通常分流量小，血流动力学意义有限，新生儿期无须治疗。分流量大、症状明显者，如反复呼吸道感染和充血性心力衰竭，给予抗感染、强心、利尿、扩血管等内科处理。多巴胺为常用的正性肌力药物，但对降低心脏后负荷无效，剂量 5 ～ 10 μg/（kg・min）；多巴酚丁胺和米力农兼有正性肌力和降低心脏后负荷作用，前者剂量 2.5 ～ 20 μg/（kg・min），后者起始剂量 50 μg/kg，超过 15min 静脉注射，维持量 0.35 ～ 75 μg/（kg・min）；利尿剂选用呋塞米 0.5 ～ 1.0mg/kg，静脉注射以减轻心脏前负荷。效果不理想尤其是合并肺动脉高压者应早日手术治疗。

(2) 动脉导管依赖型 CHD：是一类复杂型 CHD，胎儿出生后必须依靠动脉导管的开放，才能维持正常的体肺循环。动脉导管依赖型 CHD 分为以下 3 类。①体循环导管依赖（ductus-dependent systemic circulation）：为左心梗阻性 CHD，体循环血供依赖肺循环提供，导管水平右向左分流，包括 HLHS、危重型主动脉瓣狭窄、导管前主动脉缩窄、主动脉弓中断；②肺循环导管依赖（ductus-dependent pulmonary circulation）：为右心梗阻性 CHD，肺循环血供依赖体循环提供，导管水平左向右分流，包括法洛四联症、三尖瓣闭锁、右心发育不良综合征、危重型肺动脉狭窄、肺动脉闭锁、完全性肺静脉异位引流；③完全型大动脉转位合并动脉导管心外交通。对于动脉导管依赖型 CHD，禁止吸氧，应立

即启动前列腺素 E_1（PGE_1）或 PGE_2 疗法保持动脉导管开放，改善低氧血症。PGE_1 常规推荐剂量为 50 ～ 100ng/（kg • min），目前更倾向于小剂量疗法，初始剂量 20 ng/（kg • min），维持量 10ng/（kg • min），甚至更小的维持剂量 [3 ～ 5ng/（kg • min）] 足以保持动脉导管开放。小剂量 PGE_1 较少发生呼吸暂停、发热和低血压等副作用。PGE_2 用法：5 ～ 10ng/（kg • min）连续静脉输注。有充血性心力衰竭者给予多巴胺、地高辛、利尿剂，必要时机械通气。对前列腺素 E 反应不良者，可行球囊房隔造口术。病情稳定后尽快行介入治疗或外科手术，如严重肺动脉瓣狭窄者行经皮球囊肺动脉瓣成形术，严重主动脉瓣狭窄者行经皮球囊主动脉瓣成形术，严重主动脉缩窄者行经皮球囊血管成形术或支架置入术。对完全型大动脉转位严重低氧血症和酸中毒一般治疗无改善者，可行 Rashkind 球囊房隔造口术或微型刀房间隔切开术，以形成足够大的房缺，使血液在心房水平充分混合，提高动脉血氧饱和度，使患儿存活至适合根治手术，目前多数中心可在出生后 2 周内进行大动脉调转术（Switch 手术）。

（3）其他：新生儿 Ebstein’s 畸形可通过肺血管扩张药物降低肺血管阻力，使患儿能够度过出生后的数周，如不成功，再选择手术治疗。新生儿单心室静脉滴注 PGE，重新开放动脉导管或保持未闭动脉导管开放是有益的，如有严重肺血流不足或肺血流过多均需外科手术治疗，大多于出生后数日或数周即应完成手术。

七、预防

CHD 母体其子代存在一定的 CHD 再发风险，因此完全预防子代 CHD 再发是不可能的。然而，对妊娠期间可能进行性加重导致不可逆心脏损害的 HLHS 等心脏畸形，产前 FCI 可提高胎儿存活率和改善预后。

（赵　武）

第四节　心功能不全母亲新生儿

一、概述

心功能不全分为代偿期和失代偿期，心力衰竭（简称心衰）为心功能不全失代偿期。本节主要阐述妊娠合并心衰母亲新生儿。妊娠合并心衰定义为在妊娠、分娩或产后早期，尽管心脏充盈压由于心功能不全而升高或仍然保持正常，但是心排血量仍然不能满足机体代谢需要的一种临床综合征。心衰是心脏病女性妊娠最常见的并发症之一，发生率为 13%，可引起母胎发病率和死亡率升高。妊娠合并心衰的诊断并不容易，这是因为妊娠症状（如乏力、气促、心悸）可掩盖心衰本身症状的恶化。因此，识别妊娠合并心衰的高危因素，及时诊断妊娠合并心衰，进而采取必要的干预措施，对最大限度减少母胎不良结局具有重要意义。

二、母亲疾病概况

对于妊娠前即有心脏病的女性，妊娠期间血流动力学应激可导致包括心衰在内的心脏并发症。心衰是结构性心脏病（心脏瓣膜病、先天性心脏病、缺血性心脏病或心肌病）孕妇最常见的妊娠并发症，通常发生在妊娠中晚期。一些心脏病孕妇在妊娠期或产后并发心衰的风险较高，尤其是复杂型先天性心脏病、心脏瓣膜病和心肌病，再者，妊娠相关并发症如围生期心肌病（peripartum cardiomyopathy，PPCM）和子痫前期也可并发心衰（表 15-7）。在发展中国家，中重度风湿性二尖瓣狭窄并发严重肺高压和心房颤动的孕妇有发生心衰和不良胎儿结局的风险。左心缺损（如主动脉瓣疾病、二尖瓣疾病、大多数心肌病）孕妇并发心衰风险明显高于右心缺损（如 Ebstein's 畸形，法洛四联症、肺动脉狭窄）和分流缺损（如房间隔缺损、室间隔缺损）。PPCM 是妊娠特有的心肌病，孕产妇在妊娠期最后 1 个月或分娩后 5 个月内发生心衰，而无明确的心衰病因和已知的心脏病。PPCM 发生的危险因素包括经产妇、多胎妊娠、年龄＞ 30 岁、妊娠高血压病史、非洲后裔、母亲可卡因滥用以及长期口服保胎药物。PPCM 孕产妇死亡率为 12.5% ～ 50%，其中半数在分娩 3 个月以内死亡。PPCM 诊断时的基线左心室射血分数（LVEF）水平与左心室功能的早期恢复有关，基线 LVEF ＞ 30% 可作为左心室功能恢复正常的预测因子。LVEF 10% ～ 19% 者，63% 的 PPCM 孕妇左心室功能不能恢复正常；20% ～ 29% 者，32% 的 PPCM 孕妇左心室功能不能恢复正常；30% ～ 45% 者，21% 的 PPCM 孕妇左心室功能不能恢复正常。以下妊娠合并心衰的 4 项预测因子中具备 1 项者，妊娠合并心衰的发生危险为 27%，＞ 1 项者，发生危险为 75%：母体纽约心脏病协会（NYHA）心功能Ⅲ级或Ⅳ级或妊娠前发绀；既往心脏事件（妊娠前心衰、短暂性脑缺血发作或卒中）或心律失常；左心梗阻病变（二尖瓣口面积＜ $2cm^2$，主动脉瓣口面积＜ $1.5cm^2$，或超声心动图左心室流出道峰值压差＞ 30mmHg）；左心室收缩功能不全（LVEF ＜ 40%）。

表 15-7 妊娠合并心衰病因

分类	疾病
心脏原因	
心肌病	扩张型心肌病、肥厚型心肌病、围生期心肌病、心动过速性心肌病、高血压性心肌病、缺血性心肌病、化疗诱导的心肌病，其他罕见病因
先天性	完全性大动脉转位心房 Switch 手术、先天性矫正性大动脉转位、法洛四联症、肺动脉闭锁、单心室包括单心室 Fontan 手术、艾森门格综合征
心脏瓣膜病 *	主动脉瓣狭窄、二尖瓣狭窄、瓣膜反流
非心脏原因	子痫前期、甲状腺功能亢进、贫血、肺高压

* 心脏瓣膜病包括先天性和获得性

引自：Grewal J, Silversides CK, Colman JM. Pregnancy in women with heart disease: risk assessment and management of heart failure[J]. Heart Fail Clin, 2014, 10（1）: 117-129.

三、病理生理

在妊娠期间，孕母心血管系统发生一些妊娠诱导的血流动力学变化，至围生期血流动力学进一步变化。一方面妊娠期交感神经兴奋、疼痛、胎盘向母体自身输血可导致体循环阻力增加和低阻力胎盘循环的丧失；另一方面，妊娠时心排血量和血容量增加，血容量增加 40% ～ 50%，但由于血浆容量增加，而红细胞数量增加较少，导致妊娠期孕妇生理性贫血，心率每分钟增加 10 ～ 20 次，在妊娠晚期表现得最为明显。尽管这些血流动力学变化在健康的孕妇是可以耐受的，但是心脏病孕妇心脏负荷增加，可导致失代偿促使心衰发生，导致妊娠合并心衰发病率和母胎死亡率明显增加。心脏失代偿可以发生在妊娠的任何时期，但是主要发生在中孕晚期、妊娠晚期或围生期。

四、临床表现

心衰孕妇有较高的母胎不良结局发生率，与无心衰孕妇比较，心衰孕妇有较高的死亡率，胎儿生长受限发生率、胎儿死亡率、早产分娩发生率、低出生体重儿（＜ 2500 g）发生率。胎儿和新生儿结局与母体 NYHA 心功能分级有关，母体 NYHA

心功能＞Ⅱ级或妊娠前发绀者，胎儿或新生儿死亡率为4%。早产及早产相关并发症临床表现见相关章节。

五、诊断和鉴别诊断

妊娠合并心衰的母亲所分娩新生儿即可诊断妊娠合并心衰母亲新生儿。正常妊娠时血流动力学变化导致的症状与心衰相似，如呼吸困难、呼吸急促、疲劳和运动耐力下降，既常见于正常妊娠，也是心衰甚至是有基础心脏病孕妇心衰的非特异性表现。另外，正常妊娠的体检发现常常与心衰甚至是有基础心脏病孕妇心衰发现重叠，这些体征包括轻度颈静脉怒张、心尖搏动移位、第一心音增强、第二心音肺动脉瓣成分增强、第三心音、收缩早期喷射性杂音、足部水肿等。因此对疑诊妊娠合并心衰的初始评估应包括及时发现妊娠合并心衰的病因、详细的病史询问、体格检查、必要的实验室检查和辅助检查，且注意动态追踪实验室检查和辅助检查以证实或排除诊断（表15-8），对妊娠母体心脏病的高度怀疑也是识别心衰高危孕妇所必需（表15-9）。胎儿和新生儿的不良结局如胎儿生长受限、早产及相关并发症的诊断和鉴别诊断见相关章节。

表 15-8 妊娠合并心衰的辅助检查和实验室检查

检查项目	检查发现
心电图	正常妊娠：窦性心动过速、心电轴左偏、非特异性ST-T改变 房性早搏和室性早搏常见于正常妊娠，新发心律失常可能与心衰有关
运动试验	妊娠前运动试验：确定运动耐力、评估血压对运动的反应、识别运动诱发的心律失常 预后价值：对运动试验的异常变时性反应与不良妊娠结局有关 亚极量负荷超声心动图：当有指征时可在妊娠期间安全进行
超声心动图	正常妊娠：轻度心腔扩大、轻度左心室质量增加、二尖瓣和三尖瓣Ⅰ级反流、收缩功能无变化 妊娠合并心衰孕妇：可见收缩功能和瓣膜功能改变，以及严重肺高压
心脏磁共振	必要时妊娠早期之后检查 避免钆造影心脏磁共振成像，因为动物实验证实大剂量钆对胎儿有致畸性
基于电离辐射的诊断技术	包括：放射诊断、CT、心导管和核医学扫描 妊娠期间通常避免接受电离辐射检查，但是当相关信息不能从其他途径获得时可以考虑
脑利钠肽	心衰女性脑利钠肽水平升高，但是心脏病孕妇未并发心衰时也可升高 正常脑利钠肽水平对于排除妊娠心脏并发症有很高的阴性预测值

引自：Grewal J, Silversides CK, Colman JM. Pregnancy in women with heart disease: risk assessment and management of heart failure[J]. Heart Fail Clin, 2014, 10(1)：117-129.

六、治疗

早产儿及相关并发症的治疗见相关章节。

七、预防

多数心脏病孕妇在妊娠期和分娩时可通过非手术治疗维持正常的血容量、循环负荷、血压和心脏节律。然而，妊娠期血流动力学的改变可使妊娠母体原有的心脏病症状加重从而有并发心衰的风险。对妊娠合并心衰孕妇，改善其心功能有助于改善胎儿和新生儿的围生期结局。妊娠合并心衰的药物治疗目标是调节心率、降低心脏负荷、增强心肌收缩力。常用的心脏药物在妊娠期是相对安全的，包括选择性 β_1

表 15-9 妊娠合并心衰孕妇心血管症状和体征评估

发现	正常妊娠	心衰孕妇
头晕，心悸	常见	运动时晕厥
呼吸困难	轻度呼吸困难常见（75%），无进行性加重	进行性加重或 NYHA 心功能Ⅳ级
端坐呼吸	常见，尤其在足月妊娠晚期	
运动耐力下降	轻度，无进行加重	NYHA 心功能Ⅳ级症状
胸痛	常见，可能是肌肉骨骼原因所致，无进行性加重，无典型心绞痛表现	典型心绞痛，严重或撕裂样胸痛可能是主动脉夹层所致，尤其在足月妊娠晚期/围生期
脉搏	增快	减慢
周围性水肿	轻度，常见	严重或进行性加重
心尖搏动	增强，轻度移位	双心尖或三心尖搏动，震颤
心率	窦性心动过速常见	房颤、持续性室上性心动过速、症状性室性心律失常
颈静脉扩张	轻度	进行性加重，伴明显的 V 波
心音	S_1，S_2，S_3 增强常见，收缩期喷射性杂音常见，连续性杂音（静脉嗡鸣音，乳鸣音）少见	开瓣音，心包摩擦音，S_4，收缩晚期杂音，舒张期杂音，其他连续性杂音

引自：Howlett JG, McKelvie RS, Costigan J, et al. The 2010 Canadian Cardiovascular Society guidelines for the diagnosis and management of heart failure update: Heart failure in ethnic minority populations, heart failure and pregnancy, disease management, and quality improvement/assurance programs[J]. Can J Cardiol, 2010, 26（4）: 185-202.

受体阻滞剂（美托洛尔最常用，阿替洛尔除外）、地高辛、肼屈嗪和利尿剂。但是这些药物也有一些潜在的副作用，如 β 受体阻滞剂可能导致胎儿宫内生长受限、胎儿心动过缓、红细胞增多症、高胆红素血症，洋地黄可能引起先天性甲状腺肿、甲状腺功能减退或甲状腺功能亢进，呋塞米可能导致子宫低灌注和羊水过少，螺内酯妊娠早期使用有拮抗雄激素的作用，可导致胎儿女性化。正性肌力药物如多巴胺、多巴酚丁胺和米力农也可用于治疗妊娠合并心衰。血管紧张素转换酶抑制剂、血管紧张素Ⅱ受体拮抗剂和肾素抑制剂对胎儿有毒性作用，如妊娠中晚期使用血管紧张素转化酶抑制剂和血管紧张素Ⅱ受体拮抗剂可导致肾小管发育不良，肾血管血流灌注减少，因此禁用于妊娠母体。妊娠母体有显著的左心室收缩功能不全、心内血栓、血栓-栓塞病史，或房颤时，可给予抗凝药物治疗。最后，对妊娠合并心衰孕妇应密切随访，妊娠期和分娩时包括产科、内科、心脏科、麻醉科和新生儿科在内的多学科协作，有望使母胎结局达到最佳。

（赵 武）

第五节 心律失常母亲新生儿

一、概述

孕妇心律失常的发生率总体上较非妊娠女性增加。随着更多的先天性心脏病（先心病）女性经手术矫正生存至生育年龄及日益增多的女性推迟妊娠年龄，妊娠期母体心律失常的发生风险增加。即使无心脏病基础，妊娠期母体对各种心律失常的易患性也增加。此外，妊娠前心律失常病史也是妊娠期心律失常复发的一个主要危险因素。妊娠期母体心律失常的总体发生率为 166/100 000；窦性心动过速和窦性心动过缓是最常见的妊娠期心律失常，发生率为 104/100 000，其次是室上性早搏 / 室性早搏及阵发性室上性心动过速（室上速），发生率分别为 33/100 000 和 24/100 000；其他心律失常妊娠期发生率很低，如心房颤动（房颤）/ 心房扑动（房扑）为 2/100 000，室性心动过速（室速）或心室颤动（室颤）为 2/100 000，高度房室传导阻滞为 1.5/100 000。对每一个心律失常孕妇，都应评估胎儿有无心律失常。任何类型的心律失常胎儿都可能发生，通常间断发作，至分娩或新生儿期消失。胎儿快速性心律失常可单独发生或与母亲快速性心律失常共同发生，多数是阵发性室上速（73%）或房扑（26%），室速罕见（0.6%）。胎儿心律失常可导致胎儿发病率和死亡率增加，尤其当心律失常引起胎儿水肿时，胎儿水肿可导致胎儿死亡或神经系统损害。重视妊娠期母体心律失常的评估和管理，预防和管理胎儿和新生儿不良结局，仍然是产科和新生儿科医师面临的一项重要任务。

二、母亲疾病概况

心悸或自觉心跳不适是妊娠期常见的症状，可以是正常生理所致，也可以是心律失常所致。妊娠期母体心律失常可以是孕前心律失常妊娠期复发，也可以是妊娠期新发，可孤立发生，也可同时伴有结构性心脏病。结构性心脏病可以是妊娠前即已存在，也可以是妊娠期间诊断，可以是先天性的，也可以是获得性的。

1. *有心脏病基础的孕妇的心律失常* 中青年妊娠女性局灶性异位房性心动过速、房扑 / 房颤、室速通常有结构性心脏病基础，包括手术矫正的先心病、心肌病和心脏瓣膜病。未手术修补和手术修补的房间隔缺损妊娠母体，其临床意义显著的心律失常的发生率分别为 4.6% 和 3.6%，手术矫正的法洛四联症和肺动脉狭窄孕妇异位房性心动过速和房扑常见，完全性大动脉转位动脉 Switch 手术和 Fontan 术后的孕妇，房性心动过速和房扑通常是手术瘢痕所致，血流动力学结果不良。先心病患者也有发生室性心律失常的风险，尤其是曾接受心室切开术或心室功能不全时，如法洛四联症患者室速的发生率为 3% ～ 14%。妊娠母体室速更多发生于获得性心脏病，如冠状动脉疾病、心脏瓣膜病、围生期心肌病。室速可导致低血压，血流动力学恶化，严重影响母体和胎儿循环。风湿性心脏病女性妊娠期间房颤发生率较高，约 39%。肥厚型心肌病、致心律失常性右心室心肌病可并发房性心律失常和室性心律失常。症状性心动过缓可能是窦房结疾病、心房 Switch 手术、Fontan 手术或部分性肺静脉异位引流所致。二度和三度房室传导阻滞妊娠期间罕见，但如孕前有手术修补的先心病，如法洛四联症、室间隔缺损或心内膜垫缺损，妊娠期间可以并发。先天性心脏传导阻滞通常是自身免疫性的，与系统性红斑狼疮有关。获得性心脏传导阻滞与心脏传导组织的退行性变性有关，也可是心脏手术所致，尤其是心脏瓣膜置换术和室间隔缺损修补术。

2. *无心脏病基础的孕妇的心律失常* 应注意排除电解质异常、甲状腺功能亢进等。无结构性心脏病女性妊娠期间室上速可以是新发（发生率 3.9% ～ 34%），也可以是孕前室上速妊娠期间复发，以房室结折返最常见，其次是房室折返（预激综合征），通常不引起血流动力学恶化。房颤 / 房扑妊娠期间罕见。

3. *遗传性心律失常* 一些心律失常为离子通道疾病，具有遗传易患性，如长QT综合征（易发生尖端扭转型室速）、Brugada综合征（易发生多形性室速或室颤）、家族性心脏传导阻滞、儿茶酚胺多形性室速。

4. *妊娠前心律失常病史* 妊娠前有心律失常病史的孕妇，妊娠期间心律失常发生率更高，孕前有阵发性室上速、阵发性房颤/房扑、室速病史的女性妊娠期间的复发率分别为50%、52%和27%。

三、病理生理

妊娠时血容量增加35%～40%，伴心率加快（通常较孕前基线水平增加10～15次/分）和外周血管阻力下降，这些可导致心排血量增加30%～50%。血容量增加对母体心脏生理结构产生影响，心房和心室扩张，左心室质量增加，这些改变在双胎和多胎妊娠时更加明显。心腔机械牵张通过膜电位去极化、过早去极化和扩散促使母体发生心律失常。妊娠时母体激素如雌二醇和孕酮水平升高，导致心脏复极化异常，促使发生心律失常。妊娠期心率增快可能是心律失常易患素质孕妇发生心律失常的一个触发因素。除妊娠期间血流高动力状态和激素改变促使孕妇发生心律失常之外，妊娠前心脏病基础或有心律失常发作史的孕妇妊娠期间心律失常发生率明显增高，这可能是妊娠期母体心律失常最重要的危险因素。妊娠期快速性心律失常和缓慢性心律失常都可能导致母体血流动力学不稳定（收缩压持续＜90mmHg，或平均动脉压＜45mmHg），由此减少子宫-胎盘血液灌注，影响胎儿宫内发育。另外，妊娠前心律失常复发是增加胎儿和新生儿不良结局的独立危险因素，有较高的早产发生率，这与妊娠前心律失常复发可能需要接受抗心律失常治疗或抗凝治疗有关。

四、临床表现

胎儿和新生儿不良结局有早产（包括自然早产和胎儿窘迫导致的引产早产）、小于胎龄儿、呼吸窘迫综合征、脑室内出血（intraventricular haemorrhage, IVH）、围生期死亡、胎儿和新生儿心律失常、非免疫性胎儿水肿（nonimmune hydrops fetalis, NIHF）。早产及相关并发症、小于胎龄儿的临床表现见相关章节。新生儿IVH的临床表现主要有头围增大、前囟饱满、颅缝分离、呼吸暂停、惊厥、昏迷、贫血等。胎儿和新生儿心律失常根据心率快慢分为快速性心律失常（心率持续超过180次/分）和缓慢性心律失常（心率持续低于100次/分）。胎儿快速性心律失常持续发作可引起NIHF，其中房扑和室上速引起NIHF的发生率相似，分别为38.6%和40.5%，导致胎儿宫内死亡的发生率也相似，分别为8.0%和8.9%。NIHF指过多的细胞外液积聚在2个或多个部位（如腹腔、心包腔、胸腔、鞘膜腔、皮肤），而无针对胎儿红细胞抗原的任何循环母体抗体，表现为腹水、心包积液、胸腔积液、鞘膜积液、皮下水肿、全身水肿，出生时常有窒息，常合并先心病和或心律失常（二者占NIHF的19%～25%）。

五、诊断和鉴别诊断

1. *产前诊断* 产前磁共振诊断胎儿IVH具有优势，特别是对28～35周胎儿，可清晰显示IVH的出血部位、范围及合并异常，检出率高于超声。胎儿心律失常通常通过胎儿超声心动图（表15-10）和胎儿心电图诊断，胎儿心脏磁共振有助于进一步明确胎儿心律失常的潜在机制。NIHF产前诊断通常在妊娠早期和中期借助胎儿超声明确诊断，超声征象包括胸腔积液、心包积液、腹水、阴囊积水、皮下水肿或全身水肿、胎动减少、羊水过多、胎盘水肿、胎盘增大（厚度

> 4cm)，其中胎盘改变为NIHF的早期征象，需同时行胎儿超声心动图检查证实有无合并先心病（妊娠 24 周之后的 NIHF 常系心脏结构异常所致）和（或）心律失常。

表 15-10　基于室房间期的胎儿快速性心律失常超声心动图诊断

室房关系	快速性心律失常诊断
短 VA（VA < AV）	顺向性反复性心动过速
长 VA（VA > AV）	异位房性心动过速，持续性交界性异位心动过速，窦性心动过速
VA 同步	交界性异位心动过速
2 : 1 AV	心房扑动，异位房性心动过速（可能性较小）
VA 分离	交界性异位心动过速，室性心动过速

AV，房室；VA，室房

引自：Gleason CA, Devaskar SU. Avery' s diseases of the newborn. 9th, Philadelphia: Elsevier Saunders, 2012.

2. *生后诊断*　早产及相关并发症、小于胎龄儿诊断与鉴别诊断见相关章节。新生儿IVH的诊断须结合病史、症状、体征及头颅影像学检查，头颅超声对头颅中心部位病变分辨率高，可床旁进行，为新生儿 IVH 首选特异性诊断手段。头颅超声首次检查时间为出生后 48 h 内，第 7 天复查，此后每周 2 次动态监测直至出院。新生儿IVH 采用 Papile 分级：Ⅰ级，出血限于室管膜下生发层基质；Ⅱ级，脑室内出血，无脑室扩张；Ⅲ级，脑室内出血，伴脑室扩张；Ⅳ级，脑室内出血，伴脑实质出血性梗死。新生儿 IVH 需与中枢神经系统疾病鉴别时，可行脑脊液检查。新生儿心律失常通过心电图可明确诊断。NIHF 根据病史、症状、体征、母婴血型相合及直接 Coombs 试验阴性不难做出诊断。NIHF 需与母婴血型不合导致的免疫性胎儿水肿鉴别诊断，后者最常见于 RhD 血型不合溶血病（见第 12 章第一节）。

六、治疗

1. *产前治疗*

(1) 胎儿心律失常管理：首选经胎盘抗心律失常药物治疗，即通过母体口服或静脉注射抗心律失常药物。对胎儿快速性心律失常，如孕晚期间歇发作（1 次发作持续时间 < 12h，或超声心动图检查 < 50%），通常能很好地耐受，罕见发生心功能不全。地高辛是胎儿快速性心律失常最常用最安全的一线抗心律失常药物，地高辛单一治疗顺向型反复性心动过速非常有效，其次是房扑。当有胎儿水肿时，地高辛胎盘屏障通过率降低，疗效降低至约 25%，此时需联合氟卡尼。胎儿快速性心律失常最常用的二线抗心律失常药物有氟卡尼（治疗血药浓度 0.2 ～ 1.0μg/ml）和索他洛尔。氟卡尼为 Ic 类抗心律失常药物，胎儿水肿时，氟卡尼在胎盘中能达到比地高辛更高的血药浓度，伴胎儿水肿的室上速或房扑的心脏复律率约 60%。索他洛尔是Ⅲ类抗心律失常药物，如母体心电图 QTc 间期延长不宜使用，随访期间如母体心电图 QTc 延长 >基线水平 25% 或 > 500 ms，须停用索他洛尔。其他抗心律失常药物治疗胎儿快速性心律失常失败时可选用胺碘酮，负荷量 800 ～ 1 200mg/d，分 4 次口服，连续 2d，维持量 200 ～ 600mg，1 次 / 天口服，治疗浓度为 0.7 ～ 2.8 μ g/ml。经胎盘抗心律失常药物治疗失败时，可选择直接胎儿治疗 (direct fetal treatment)，包括经腹腔途径和经脐静脉途径注射抗心律失常药物。胺碘酮为直接胎儿治疗的首选药物，其他抗心律失常药物也可选择，如地高辛、β 受体阻滞剂、氟卡尼、腺苷。尽管胺碘酮有较多副作用，但大多数围生期新生儿完全正常。胎儿水肿伴持续性难治性心律失常（经胎盘抗心律失常药物治疗和直接胎儿治疗失败），应急诊剖宫产分娩。对胎儿缓慢性心律失常，糖皮质激素可提高免疫介导的先天性房室传导阻滞胎儿的存活率，甚至暂时逆转完全性房室传导阻滞，但是副作用较多，如出生后精神发育迟缓，尤其是使用地塞米松时。连续超声心动图监测胎儿心室功能失代偿时，应启用倍他米松治疗。其他治疗胎儿缓慢性心律失常的措施包括 β - 拟交感神经药和静脉免疫球蛋白，β - 拟交感神经药的禁忌证包括长 QT 综合征 2 ∶ 1 阻滞。胎儿心率缓慢或心率下降，可启用 β - 拟交感神经药，但是一旦出现胎儿水肿，β - 拟交感神经药不能改善胎儿结局。当考虑胎儿死亡的风险高或胎龄达到 34 ～ 35 周时，可考虑分娩（图 15-2）。

（2）非免疫性胎儿水肿：产前治疗包括浆膜腔穿刺放液、羊水减量、宫内输血（贫血显著时）、宫内胎儿心脏手术，但是这些有创性干预措施有较高的早产胎膜早破和绒毛膜羊膜炎，可促进早产分娩。期望妊娠 34 周前早产分娩者，可给予糖皮质激素促胎肺成熟（图 15-3）。

2. 新生儿治疗

（1）早产及其相关并发症：见相关章节。

（2）脑室内出血：保持患儿安静，尽可能避免搬动及刺激性操作，维持正常的 PaO_2、$PaCO_2$、pH。止血：维生素 K_1，酚磺乙胺，巴曲酶，新鲜冰冻血浆。控制惊厥：首选苯巴比妥，负荷量 2mg/kg，15 ～ 30min 静脉注射，若不能控制惊厥，1h 后可追加 10mg/kg，12 ～ 24h 后维持量 3 ～ 5mg/（kg • d），顽固性抽搐者加用地西泮，每次 0.1 ～ 0. 5mg/kg，静脉注射，或加用 10% 水合氯醛 50mg/kg 灌肠。降低颅内压：呋塞米 0.5 ～ 1.0mg/kg，2 ～ 3 次 / 天静脉注射，中枢性呼吸衰竭者可用小剂量甘露醇，每次 0.25 ～ 0.5g/kg，每 6 ～ 8 小时 1 次，静脉注射。50% 的早产儿Ⅲ～Ⅳ级 IVH 并发出血后脑积水，乙酰唑胺可减少脑脊液的产生，10 ～ 30mg/（kg•d），分 2 ～ 3 次口服，

地高辛负荷量2mg，口服，之后0.5mg，口服，一天3次，之后0.5mg，口服，一天2次，第5次剂量前测血药浓度，目标血药浓度1～2μg/L，以治疗剂量持续24h

↓

使用地高辛
氟卡尼，100mg，口服，一天3次，连接3d

↓

停用氟卡尼
索他洛尔，80mg，口服，一天2次，36h后剂量增加至160mg，口服，一天2次，继续3天

↓

继续索他洛尔治疗
重复地高辛，负荷量2mg，口服，之后0.5mg，口服，一天3次，之后0.5mg，一天2次，第5次剂量前测地高辛血药浓度，治疗血药浓度1～2μg/L，以治疗剂量持续24h

↓

继续地高辛和索他洛尔，联合氟卡尼，100mg，口服，一天3次

图 15-2 胎儿室上性心动过速（不伴有非免疫性胎儿水肿）经胎盘抗心律失常药物治疗建议

HR ＞ 200 次 / 分，伴或不伴先天性心脏病

引自：Gleason CA, Devaskar SU. Avery' s diseases of the newborn[M]. 9th, Philadelphia: Elsevier Saunders, 2012.

地高辛负荷量2mg，口服，之后0.5mg，口服，一天3次，之后0.5mg，口服，一天2次，第5次剂量前测血药浓度，目标血药浓度1～2μg/L，以治疗剂量持续24h

\+

氟卡尼，100mg，口服，一天3次，连接3d

↓

使用地高辛和氟卡尼
地高辛负荷量2mg，口服，一天2次，36h后剂量增加至160mg，口服，一天2次，连续3d

↓

继续索他洛尔，重复氟卡尼，继续治疗3d

↓

继续联合氟卡尼和索他洛尔，36h后胺碘酮150mg，口服，一天2次

图 15-3 胎儿室上性心动过速伴非免疫性胎儿水肿经胎盘抗心律失常药物治疗建议

胎儿水肿时地高辛单一治疗常常失败，初始治疗推荐地高辛和氟卡尼联合治疗

引自：Gleason CA, Devaskar SU. Avery' s diseases of the newborn[M]. 9th, Philadelphia: Elsevier Saunders, 2012.

疗程不超过 2 周。出血急性期（4 ～ 5d）后尚未出现脑室扩张前，连续腰椎穿刺放脑脊液可减少脑积水的发生，每次放出适量脑脊液（6 ～ 10ml），依病情决定腰穿次数，至脑脊液外观变清澈为止。对已形成梗阻性脑积水者，治疗方法包括口服乙酰唑胺、连续腰椎穿刺放脑脊液、脑室外引流、侧脑室 - 腹腔分流术等，原则上应至少随访至 1 岁。连续腰椎穿刺指征：Ⅲ级以上 IVH，经影像学检查证实梗阻性脑积水，且侧脑室进行性扩大。每次放液量 8 ～ 10ml，最多可达 14ml，操作频率酌情掌握，最初可 1 次 / 天，以后间隔时间逐渐延长，过渡到隔日 1 次，隔 2 日 1 次，隔 3 日 1 次，使侧脑室不再继续增大，并在原有基础上有一定程度的变小，总疗程一般为 2 周至 1 个月。

（3）心律失常：顺向型反复性心动过速和房扑是最常见的新生儿室上速，前者通常用抗心律失常药物治疗，后者可能需要心脏电复律（图 15-4）。先天性房室传导阻滞新生儿如心室功能正常，平均心室率＞ 55 次 / 分，通常耐受性好，可在门诊随访。如血流动力学不稳定，可给予心外膜起搏（体重＞ 2kg）和经脐静脉或股静脉临时起搏。阻滞型房性早搏二联律是新生儿心动过缓的一个原因，通常是良性心律，无须治疗，当房性早搏触发反复发作的室上速时为治疗指征，首选地高辛。先天性三度房室传导阻滞为永久性心脏起搏器置入指征：宽 QRS 波逸搏心律，复杂性心室异位心律，或心室功能不全；心室率＜ 55 次 / 分，伴先心病者，心室率＜ 70 次 / 分。

（4）非免疫性胎儿水肿：通常病情凶险，需要紧急处理，包括产房窒息复苏（见第 10 章第一节），肺表面活性物质，气管插管机械通气（吸入氧浓度初始设置 100%，吸气峰压和呼气末正压初始设置水平宜高），胸腔穿刺抽液或引流，白蛋白（1g/kg）液体复苏，正性肌力药物提高心排血量，合并心律失常者同时给予抗心律失常药物复律。

七、预防

大多数妊娠期母体新发心律失常为良性心律失常，无不良母胎结局。妊娠期母体心律失常的合理管理有助于改善胎儿和

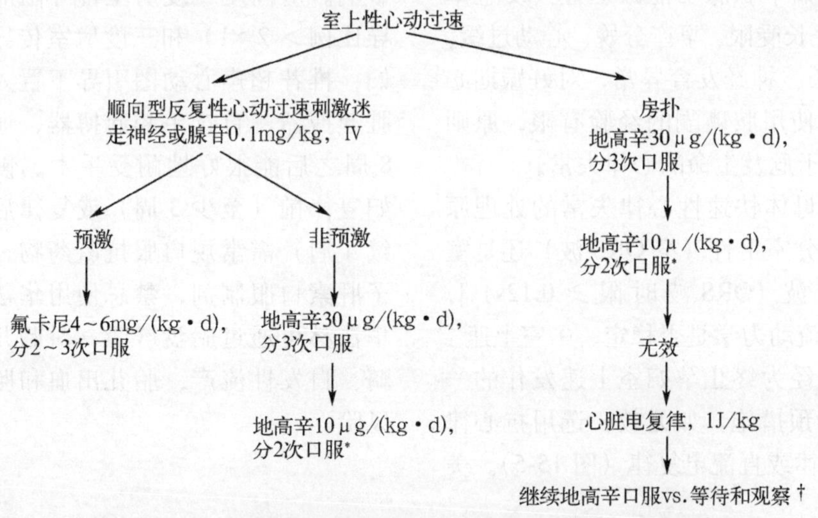

图 15-4　2 种最常见的新生儿室上性心动过速的治疗建议

* 早产儿地高辛剂量需减量；† 鉴于新生儿房扑转律为窦性心率后复发率很低，也可等待和观察

引自：Gleason CA, Devaskar SU. Avery’s diseases of the newborn[M]. 9th, Philadelphia: Elsevier Saunders, 2012.

新生儿结局。

心律失常孕妇抗心律失常药物治疗的目标是减少异位节律点活动或者改善传导。现有的许多抗心律失常药物均有促心律失常作用，且几乎所有常见的抗心律失常药物都能通过胎盘屏障，对胎儿有潜在的致畸作用，因此应避免在妊娠早期使用抗心律失常药物。无心脏病基础的窄 QRS 波（QRS 波时限＜ 0.12s）快速性心律失常和窦性心动过缓孕妇通常能很好地耐受。窦性心动过速的治疗主要是针对基础病因，如感染、贫血、甲状腺功能亢进、疼痛、焦虑等。孤立性室性早搏无临床意义，无须抗心律失常药物治疗。抗心律失常药物初始剂量采用最低推荐剂量，同时监测对治疗的反应。心律失常孕妇急诊抗心律失常药物治疗的指征是母体血流动力学不稳定和（或）子宫 - 胎盘血流灌注减少。必须权衡抗心律失常药物治疗对母胎的益处和风险，避免选用对胎儿造成风险的抗心律失常药物，如苯妥英（胎儿内酰胺综合征和出血风险）、决奈达隆（致畸）、阿替洛尔（胎儿生长受限）。胺碘酮对胎儿有许多副作用，如甲状腺功能减退症（发生率为 17%）、生长受限、早产分娩、心动过缓、QT 间期延长、神经发育异常，对妊娠期心律失常母体使用胺碘酮的经验有限，原则上仅保留用于危及生命的心律失常。

妊娠期母体快速性心律失常的处理原则须首先区分室上性（窄 QRS 波）还是室性 [宽 QRS 波（QRS 波时限≥ 0.12s）]，然后判断血流动力学是否稳定。①室上速：刺激迷走神经为终止孕妇室上速发作的一线非药物干预措施，如无效，选用抗心律失常药物复律或直流电复律（图 15-5）。美托洛尔、普萘洛尔和地高辛口服为预防孕妇室上速发作的一线药物，氟卡尼和普罗帕酮用于治疗多种母体和胎儿心动过速，但仅保留用于无结构性心脏病或缺血性心脏病基础的孕妇。如室上速症状明显，反复发作，抗心律失常药物治疗失败，可在三维电解剖标测技术下行导管射频消融术根治，辐射暴露剂量极低甚至零辐射暴露。②室速：血流动力学稳定者，首选抗心律失常药物治疗，如普鲁卡因胺、阿马林、利多卡因等；血流动力学不稳定者，直流电复律，首剂 50 ～ 100J，如无效能量增加至 100 ～ 360J，对母胎无严重副作用。胺碘酮仅用于持续性室速，或当直流电复律失败、其他抗心律失常药物治疗失败和血流动力学恶化时。心脏结构正常的孕妇或先天性长 QT 综合征孕妇，可用 β 受体阻滞剂预防室速复发，也可考虑维拉帕米。室颤或室扑是危及生命的宽 QRS 波快速性心律失常，可发生在妊娠的任何阶段，有很高的心脏猝死风险，须立即给予直流电除颤复律，从长远治疗，可置入埋藏式心脏复律除颤器，对妊娠结局无不良影响。对高度二度房室传导阻滞（房室传导比例＞ 2：1）和三度房室传导阻滞的孕妇，推荐超声心动图引导下置入永久性心脏起搏器，首选单腔起搏器，通常在妊娠 8 周之后能很好地耐受手术。慢性房颤孕妇复律前（至少 3 周）或复律后（至少持续 4 周）需常规口服抗凝药物，推荐低分子肝素口服制剂，禁忌使用华法林，因为华法林可通过胎盘屏障，对胎儿有心脏致畸、自发性流产、胎儿出血和胎儿死亡的风险。

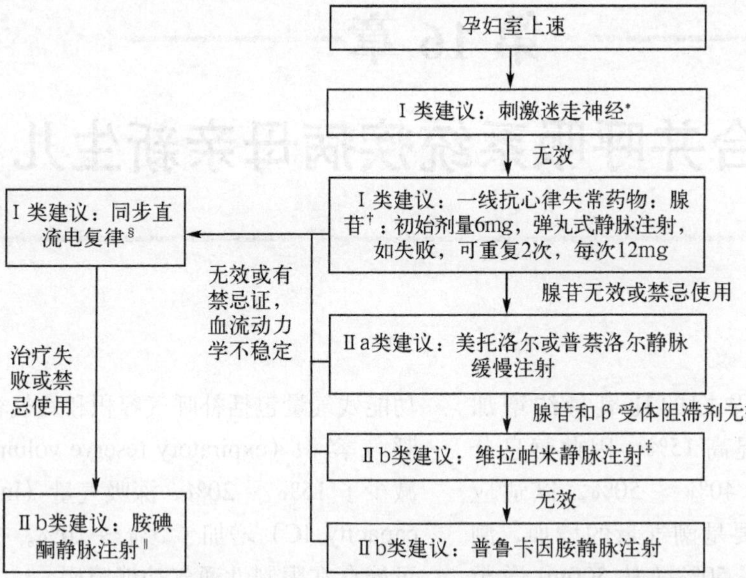

图 15-5　2015 年 ACC/AHA/HRS 孕妇室上性心动过速急诊治疗建议

常用的刺激迷走神经方法有乏氏（Valsalva）动作、颈动脉窦按摩和潜水反射，适用于房室结折返性心动过速。这些刺激迷走神经的动作，应在孕妇仰卧位时实施。目前尚没有标准的乏氏动作定义，通常通过深吸气紧闭声门屏气 10 ～ 30s 提高胸内压（至少相当于胸内压增加 30 ～ 40 mmHg）。颈动脉窦按摩在听诊证实颈动脉无杂音的前提下实施，对右侧或左侧颈动脉窦施以稳定的压力 5 ～ 10 s。潜水反射，包括以冰冷的湿毛巾覆盖孕妇面部，或面部沉浸在 10℃的水中。乏氏动作终止室上速发作较颈动脉窦按摩更加有效，刺激迷走神经终止室上速发作的总体成功率为 27.7%。† 腺苷半衰期很短，不可能到达胎儿循环，对胎儿无副作用。‡ 维拉帕米静脉注射时，母体有较高的低血压发生风险。§ 同步直流电复律在妊娠所有阶段都是安全的，如时间允许，推荐电复律期间及复律后胎儿监测，能量同非妊娠患者（50 ～ 360 J）。‖ 潜在危及生命的室上速其他治疗无效或禁忌使用时，选用胺碘酮静脉注射急诊治疗

引自：Page RL, Joglar JA, Caldwell MA, et al. 2015 ACC/AHA/HRS Guideline for the Management of Adult Patients With Supraventricular Tachycardia: A Report of the American College of Cardiology/American Heart Association Task Force on Clinical Practice Guidelines and the Heart Rhythm Society. Circulation, 2016, 133（14）: e506-e574.

（赵　武）

第 16 章

妊娠合并呼吸系统疾病母亲新生儿

正常妊娠时，孕妇的耗氧量约增加30%，基础代谢率提高15%，因此静息分钟通气量一般提高40%～50%，以适应这种需求，其中主要是潮气量的增加，潮气量增加了30%～50%（从500ml增至700ml）。妊娠期胎盘黄体酮增多也导致潮气量增加和高通气。因此妊娠期间容易发生呼吸困难。

妊娠期间由于子宫增大和腹压升高，胸部解剖学表现为膈肌上升，上升幅度约为4cm，胸廓容积的上下界缩短，同时孕激素可使连接肋骨和胸骨的韧带松弛，孕妇胸腔的前后径和横径都增加，最终胸腔总体积变化不大，但是增大的子宫可不同程度地压迫下腔静脉，减少回心血量，导致肺血流量的减少。妊娠期孕妇体内雌激素分泌增多，引起肺组织黏膜充血、水肿，使肺泡膜厚度相对增加，肺泡上皮和毛细血管内皮细胞基膜增厚，气体弥散距离增加而使肺弥散功能减退，可导致孕妇呼吸困难。

在肺功能方面，正常妊娠期间用力肺活量（forced vital capacity, FVC）没有变化。1s用力呼气容积（forced expiratory volume in one second, FEV1）也没有变化。FEV1和FVC的比值在妊娠和非妊娠妇女没有差别。最大呼气流速（peak expiratory flow rate, PEFR）也没有本质的差别。但是，肺通气功能测试显示孕妇功能残气量（functional residual capacity, FRC）减少了10%～25%，功能残气量包括补呼气容积和残气容积。补呼气容积（expiratory reserve volume, ERV）减少了15%～20%，深吸气量（inspiratory capacity, IC）增加了5%～10%。提示孕妇可能存在限制性通气功能障碍。

妊娠期上述的呼吸生理变化导致了循环血液中PaO_2更高（13～14kPa）和$PaCO_2$更低（3.7～4.2kPa）。母亲更高的PaO_2有助于氧由母亲循环系统向胎儿循环系统转运，同时母亲低$PaCO_2$有助于二氧化碳逆向转运。血液循环中低$PaCO_2$的结果是呼吸性碱中毒状态。母亲的pH维持在7.40～7.45，增加了碳酸氢盐的排泄，因此妊娠妇女处于低碳酸状态。低碳酸水平（18～21mmol/L）降低了缓冲能力，使孕妇发生代谢性酸中毒的风险增加。低碳酸水平也使氧解离曲线左移，母亲血红蛋白的氧亲和力增加，可以携带更多氧。

此外，由于妊娠期母亲的变化及受雌激素影响，上呼吸道（鼻、咽、气管）黏膜增厚，轻度充血、水肿，颈围增加，易合并呼吸困难。

在妊娠期间，呼吸系统疾病在孕期妇女疾病中较为常见，60%～70%的孕妇都有不同程度的呼吸困难主诉，但妊娠合并症如贫血、哮喘、支气管扩张、胸廓畸形、甲型流行性感冒、肺栓塞和心脏疾病都会影响呼吸功能，临床也会有呼吸困难的表现，具体原因相当复杂，有妊娠期生理变化引起的相应症状，也有妊娠合并其他脏器疾病引起的呼吸系统疾病。此外，妊娠期的呼吸困难随着孕周的增加而易于发生，故而孕期妇女呼吸系统疾病近年来一直是研究焦点。妊娠、分娩和围生期均可对呼吸系统的解剖结构和病理生理产生影响。健康孕妇可有轻微的呼吸系统症状，但一般均能耐受。然而，妊娠可使孕妇原有的呼吸系统疾病加重，原有的呼吸系统疾病也可反过来影响正常的妊娠过程，甚至对妊娠造成威胁。孕妇呼吸系统疾病的某些药物治疗也可能干扰妊娠，或通过胎盘屏障，对胎儿造成不良影响。

妊娠合并呼吸系统疾病中最常见的是哮喘，其次是妊娠合并呼吸道感染性疾病及妊娠合并急性呼吸窘迫综合征。本章为三节，就妊娠合并呼吸道感染性疾病、哮喘及急性呼吸窘迫综合征母亲新生儿方面做一一陈述。

第一节　呼吸道感染性疾病母亲新生儿

一、概述

呼吸道感染（respiratory infection）系由各种病原引起的呼吸道急性炎症，分急性上呼吸道感染和下呼吸道感染。急性上呼吸道感染主要侵犯鼻、鼻咽和咽部，病原体主要为病毒，如鼻病毒、冠状病毒、流感病毒、副流感病毒、柯萨奇病毒等，在病毒感染的基础上亦可继发肺炎链球菌、流感嗜血杆菌、卡他莫拉菌等细菌感染。下呼吸道感染主要表现为急性支气管炎、肺炎等疾病，可由多种病原体引起，如细菌、病毒、真菌、寄生虫等。妊娠合并呼吸道感染是孕产妇非产科感染的常见原因之一，如不及时治疗，可能威胁母婴健康，及时诊治可改善母儿预后，应引起重视。因呼吸道感染孕妇常有高热、咳嗽、呼吸困难等表现，所以易致胎儿缺氧，流产率及早产率升高，Madinge 报道孕妇合并肺炎早产率为 44%。孕期若合并特殊病原体肺炎，胎儿可出现特殊表现，如孕妇感染水痘肺炎，胎儿可发生先天性水痘综合征（包括先天性白内障、小头、小眼、皮肤病变、肢体发育不全等），若孕妇合并结核感染，可并发胎婴儿感染、胎儿生长受限、死胎等。

二、母亲疾病概况

妊娠期间由于胎儿生长发育的需要，孕妇需氧量明显增加，呼吸系统发生某些解剖学及生理学的变化，妊娠使机体对呼吸道感染的耐受性变差，增加了并发症的危险。妊娠合并呼吸道感染的症状与非孕期相同。上呼吸道感染常表现为发热、鼻塞、流涕、咽部痒痛、咳嗽、全身酸痛等，下呼吸道感染临床常有咳嗽、咳痰、气短、胸痛等症状，但需除外非感染性因素，如哮喘、慢性阻塞性肺疾病（COPD）、心力衰竭、心肌梗死等引起的上述症状。根据临床表现，查体可见咽部分泌物增多、黏膜充血、水肿、局部淋巴组织肿大，上呼吸道感染一般不难诊断，但需与一些急性传染病的早期（如麻疹、百日咳等）及急腹症相鉴别。下呼吸道感染常见的如肺炎，除临床表现外，体格检查时典型病例有胸部叩浊、语颤增强、肺部可闻及湿啰音，细菌感染者白细胞常升高（病毒感染可正常），胸片可有渗出、间质与肺泡弥漫性病变、肺实变、脓肿、空洞形成等，痰涂片及细菌培养、血清抗体、冷凝集试验阳性等有助于诊断。

由于孕妇年龄、体质、病原体及病变部位的不同，病情的缓急、轻重程度也不同。妊娠期妇女如患上呼吸道感染，对于症状较轻者，一般不需用药处理，只要多加休息，多饮开水，保持室内空气流动。症状较重者和细菌感染者，疾病本身对母体、胎儿的影响超过了药物的影响，应考虑用药治疗。孕期合并下呼吸道感染患者，除需加强全身支持疗法外，常需采取药物治疗。孕妇选择药物应该十分谨慎，药物对胎儿的影响在不同的孕期影响是不同的，与药物的性质、给药的剂量、用药持续时间及个体体质等有关，妊娠早期是受精卵向胚胎胎儿高度分化时期，是胎儿各器官发育不断形成的阶段，此期用药是十分危险的，容易造成流产、胎儿畸形；妊娠中期和妊娠晚期大多器官已形成，但生殖系统、中枢神经系统继续发育，许多器官功能不成熟，此期用药致畸作用减弱，但药物对胎儿仍有不良影响。妊娠合并呼吸道病毒感染，一般不推荐用抗病毒药，重症病毒感染或患流行性感冒患者，可口服磷酸奥司他韦胶囊。谢胜云等对孕妇使用磷酸奥司他韦胶囊治疗进行分析，结论是使用此药治疗的孕妇与未使用此药治疗的孕妇，妊娠结局及新生儿结局情况比较均无统计学意义，但此研究的总体样本量小，此药是否会对胎儿产生畸形尚无明确定论，有待临床进一步研究。中药维C银翘片、柴胡口服液等，具有清热解毒和抗病毒的作用，酌情可选，但亦没有绝对安全的中成药，孕妇仍需慎用。抗生素的选择，需根据病原菌结果合理选择用药，β-内酰胺类抗菌药，常用的有青霉素、头孢呋辛、头孢曲松等，对孕妇、胎儿、婴儿都比较安全，是孕期最常用的抗生素。感染特殊病原体肺炎的孕妇，根据情况选择不同的药物治疗，如支原体感染首选红霉素，水痘病毒感染首选无环鸟苷，真菌感染常选两性霉素等。若孕期合并结核感染，同样需坚持早期、联合、适量、规律、全程使用敏感抗生素的原则，但需定期监测孕产妇的肝肾功能及胎儿宫内生长情况。其他对症用药，如镇咳、祛痰药，可酌情选择止咳立效丸、宁咳糖浆等中草药，盐酸氨溴索注射液，孕前3个月应慎用。解热镇痛药及抗过敏药孕期均需慎用。总之，妊娠期用药必须有明确的指征，避免不必要的用药，能用单一品种就不要联合用药，最大限度减轻母体疾病和药物对胎儿的损害。

三、病理与病理生理

呼吸道感染是各种病原引起的呼吸道急性炎症，是呼吸道对损伤因子所发生的防御反应，病理变化以组织充血、水肿、渗出、炎症细胞浸润为主。上呼吸道感染病理主要表现为鼻腔及咽黏膜充血、水肿、上皮细胞破坏，少量单核细胞浸润，有浆液性及黏液性炎性渗出，继发细菌感染后，有中性粒细胞浸润，大量脓性分泌物阻塞气道，可引起呼吸困难。肺炎及支气管炎的病理表现为肺内微小动脉炎性充血，血管通透性增加，血管内富含蛋白质的黏液及白细胞渗出，进入肺泡内，经肺泡壁通道向周围组织蔓延，呈点片状炎症病灶，若病变融合成片，可累及多个肺小叶。当小支气管、毛细支气管发生炎症时，可导致管腔部分或完全阻塞而引起肺气肿或肺不张。

妊娠期生理改变如横膈上升、胸腔受压使孕妇清除分泌物的能力减弱和通气功能下降，同时由于孕期耗氧量增加20%～30%，可使孕妇表现轻度气急。一旦呼吸道发生炎症、气道梗阻，气急症状更易加重。此外，孕期免疫系统的变化包括淋巴细胞增生反应减弱，尤其孕中、晚期更为明显；杀伤性淋巴细胞的活性也降低；辅助性T细胞数目减少，使孕妇易受感染，且对感染的耐受力差，因此，发生呼吸道感染尤其是下呼吸道感染时，病情较重，危险性增加。呼吸道感染主要的病

理生理变化为通气 - 换气功能障碍，导致缺氧和二氧化碳潴留，从而产生一系列的病理生理改变。孕妇发生呼吸道感染后，上述病理变化会更加明显，由于病原体的炎症作用，支气管黏膜充血、水肿，管腔变窄甚至闭塞，导致肺气肿或肺不张，同时可致通气功能障碍。肺泡壁亦充血、水肿、肺泡内炎性渗出，导致换气功能障碍，从而引起呼吸功能不全、酸碱平衡失调及电解质紊乱，此时孕妇易出现缺氧症状，当孕妇 PaO_2 降至 60mmHg 或以下时，则可出现胎儿血氧饱和度下降，出现胎儿宫内窘迫。另外，妊娠期妇女感染特殊病原体（如水痘病毒、结核等）肺炎后，严重时可出现菌血症、毒血症危害母儿健康。如水痘病毒在胎盘结构发育不完整情况下，病毒可以穿过胎盘，在胎儿体内复制，引起先天水痘综合征和胎儿带状疱疹，导致胎儿出生缺陷或死胎。若孕妇感染百日咳鲍特菌肺炎或肺结核等传染性呼吸道疾病，大大增加了新生儿患此类疾病的风险。

四、临床表现

孕妇合并呼吸道感染以上呼吸道感染居多，轻者一般不会对妊娠造成影响。重症上呼吸道感染或下呼吸道感染的孕妇，可对胎儿或新生儿造成影响，一方面为母体发热、低氧血症等导致的间接影响，另一方面为病原体的直接影响。孕母低氧血症主要引起胎儿宫内窘迫、生长受限、早产、低出生体重等，急性重度缺氧可致死胎，出生后常有窒息表现。

病原体的直接影响常见于流行性感冒病毒肺炎、水痘病毒肺炎及肺结核孕母胎儿及所分娩新生儿。尽管流感病毒经胎盘垂直传播罕见，但 2007 年 Gu 等报道，H5N1 病毒可以经胎盘从孕妇垂直传播给胎儿，母亲感染流感病毒是否导致胎儿畸形尚存争议。但患流感孕妇可出现高热，有资料认为母体发热消耗大量叶酸，可能在孕早期影响胚胎神经系统的正常形成，远期可能导致行为改变，如孤独症和精神分裂。孕妇早期感染水痘，胎儿可发生先天水痘综合征，出生后患水痘概率明显增加。患结核病孕母，孕期并发急性粟粒性肺结核，可经血行播散，感染胎盘，引起胎盘结核，从胎盘经脐静脉传染给胎儿或经摄入污染羊水感染胎儿，造成先天性肺结核。同时，结核病孕母所生新生儿也可因密切接触母亲而感染结核。

孕期放射线对胎儿及新生儿也有影响。因胸部 X 线表现是诊断肺炎金标准之一，因此对怀疑肺炎的妊娠期妇女应选择进行胸部 X 线检查。胎儿对放射线最敏感的时期是孕 8 ～ 15 周，导致畸形发生的放射剂量一般＞ 10 ～ 20 rad，＜ 5rad 而致流产和先天致畸的风险可忽略不计，随胸片、CT 等影像学检查接受的放射剂量均远低于致畸剂量，但仍需尽量减少胎儿暴露。

呼吸道感染孕妇，若用药不当，也可对胎儿、新生儿造成不良影响。如镇咳药可待因可致婴儿腹股沟疝、心脏缺陷及唇腭裂；氨基糖苷类对胎儿听神经有损害作用；解热镇痛药阿司匹林、非那西丁、安乃近等可致骨骼和肾脏畸形等。孕期用药需谨慎。

五、诊断及鉴别诊断

1. 诊断　孕期曾明确患呼吸道感染所分娩新生儿即称之为呼吸道感染疾病母亲新生儿，大部分属于正常新生儿。若孕期合并重症呼吸道感染，亦可对妊娠结局产生不良影响。下面着重介绍几种不良妊娠结局新生儿的诊断。

（1）低氧血症主要引起胎儿宫内窘迫、生长受限、早产、低出生体重等，不同疾病可参照第 4 版《实用新生儿学》中对应疾病的诊断标准进行诊断。若合并新生儿窒息，诊断标准可参照2016年中华医学会围产医学分会新生儿复苏学组《新生儿窒息诊断的专家共识》中提出的标准执行。

（2）呼吸道感染孕妇合并特殊病原体感染新生儿的诊断

①新生儿围生期感染水痘的临床诊断标准：母亲孕期曾有明确的水痘感染史；新生儿皮肤病损符合水痘皮疹区域分布；血清学检查阳性；出生后数月内出现带状疱疹而无水痘病史。实验室诊断标准：对于非典型的水痘疑似患儿可行疱疹刮片检查寻找病毒包涵体，或电子显微镜检查寻找病毒颗粒及病毒分离培养等进行确诊。

②新生儿先天性肺结核的诊断标准：母亲孕期有明确的肺结核病史；新生儿组织内有结核分枝杆菌生长；肝内有原发综合征；多次抽胃液寻找结核杆菌或做结核杆菌的DNA检查；胸部X线检查；原因不明的肝脾大；结核菌素试验阳性等。

③宫内感染性肺炎的诊断标准：母亲妊娠后期有明确的呼吸道感染症状，病原体为支原体等，可通过胎盘屏障；新生儿出生后常有呻吟、憋气、呼吸暂停；反应差，肺部常可闻及啰音；常合并休克、DIC、肺出血等；胸部X线表现常以间质性肺炎为主；出生后胃液涂片可发现与孕母相同的病原体。

2. 鉴别诊断　因重症呼吸道感染母亲新生儿出生时可表现为新生儿窒息、早产、低出生体重儿、新生儿感染性疾病等，需与以下疾病进行鉴别。

（1）湿肺：又称暂时性呼吸困难，由于肺内液体积聚引起，出生后常有呼吸窘迫、发绀、呻吟、吐沫等表现，本症预后良好，病程短者为5～6h或1d内正常，长者4～5d恢复。X线征象及动态观察有助于诊断。

（2）颅内出血：患儿可有出生窒息史，但神经系统症状进展快，神经系统的症状呈波动式兴奋与抑制状态，头颅B超或CT可见出血病灶。

（3）新生儿呼吸窘迫综合征：早产儿多见，出生不久即出现进行性呼吸困难为其特点。死亡多发生在出生后48h内，72h后随着肺的成熟度增加，多数患儿能逐渐恢复。X线的特殊表现为毛玻璃样改变或出现“白肺”。羊水卵磷脂和鞘磷脂的比例（L/S）常小于1.5，X线征象有助鉴别。

六、治疗

治疗包括胎儿期治疗及新生儿期治疗。

1. 胎儿期　呼吸道感染孕妇胎儿期常见的并发症为低氧血症所致的宫内窘迫，药物或病原体本身的致畸作用，所以处理重点在于加强孕期营养，提高孕妇免疫力，孕期谨慎用药，重症感染者维持良好的呼吸功能，避免缺氧对胎儿的伤害。

2. 新生儿期

（1）围生期有窒息者：出生后立即进行新生儿复苏。

（2）早产儿：注意保暖、呼吸管理、保持液体平衡、营养支持、保持血糖稳定、黄疸的治疗、感染的防治等，后期需要注意贫血、视网膜病变、听力筛查等。

（3）低出生体重儿：注意保暖，尽早开奶，预防低血糖，能量不足者可给予静脉高营养治疗。

（4）新生儿围生期感染水痘的治疗：隔离患儿，加强护理；无合并症患儿无须特殊处理，仅需对症治疗；预防皮疹继发细菌感染；重症水痘或合并水痘肺炎患儿可使用静脉阿昔洛韦治疗。

（5）新生儿先天性肺结核的治疗：隔离患儿，加强护理；注意营养，加强支持疗法；静脉使用抗结核药：异烟肼加利福平，均10～20mg/（kg・d），前者用1年以上，后者用9个月至1年。先天性肺结核预后不良。

（6）宫内感染性肺炎的治疗：母亲孕晚期有明确呼吸道感染史，分娩前有羊膜早破、绒毛膜羊膜炎的孕妇，分娩前可用抗生素预防胎儿感染；出生后有症状者经验选用氨苄西林或头孢噻肟，根据病原学结果调整抗生素；常规心电监护、血压监测、血糖监测；保持液体和电解质平衡；呼吸困难者给予机械通气。

七、预防

对妊娠合并呼吸道感染患者，需高度重视，合理治疗，谨慎用药，否则可能威胁母婴健康。加强围生期保健，注意卫生，加强营养，提高免疫力，减少呼吸道感染概率，同时需加强胎儿监护，提高医护人员对急性新生儿缺氧的认识及复苏技术水平。

（刘克战）

第二节　哮喘母亲新生儿

一、概述

哮喘（亦称支气管哮喘，bronchial asthma）是由多种细胞（如嗜酸性粒细胞、肥大细胞、T 淋巴细胞、中性粒细胞、气道上皮细胞等）和细胞组分参与的气道慢性炎症疾病。这种慢性炎症与气道高反应性相关，通常出现广泛多变的可逆性气流受阻，并引起反复发作性喘息、气急、胸闷和（或）咳嗽等呼吸困难的症状。随着病程的延长可产生气道不可逆性缩窄和气道重塑。哮喘是妊娠妇女的常见疾病之一，哮喘与妊娠的免疫反应呈双向性相互影响，哮喘影响妊娠和分娩的过程，而妊娠也可能改变哮喘的严重性。据统计有 4% ～ 8% 孕妇患有哮喘，其中 1/3 在妊娠期有急性发作。

二、母亲疾病概况

哮喘孕妇在妊娠期约 1/3 哮喘症状改善，1/3 病情恶化，1/3 病情无明显变化。Schatz（1988）报道了 336 例妊娠合并哮喘孕妇情况，监测其孕产期及产后的临床症状及肺功能测定情况，发现 28% 有改善，33% 不变，35% 恶化，4% 不定。同时 Schatz 还发现 40% 的孕妇会在产程或分娩时发生哮喘，产褥期发生也是十分危险的。Mabie 等（1992）认为剖宫产比阴道自然分娩产后哮喘病情加重的危险度要高10倍。有人认为哮喘的严重程度是孕期哮喘是否变坏的重要因素，重度哮喘倾向于加重，而轻度哮喘则多不改变。Lehrer 等研究表明哮喘孕妇的妊娠期高血压疾病发病率增加 2.5 倍。还有研究发现严重哮喘孕妇的先兆子痫、胎膜早破的发病率也明显增加。哮喘孕妇死亡原因均与哮喘持续状态有关，哮喘的致死性并发症有气胸、纵隔积气等，需要机械通气的哮喘孕妇死亡率高达 40%。哮喘病情控制不佳，尤其是需要口服较大剂量糖皮质激素的患者，妊娠合并症的概率增加，如妊娠剧吐的概率增高 3 倍，血尿的发生率增高 2 倍，后者在应用糖皮质激素治疗的患者中更加明显。哮喘孕妇发生早产、需要引产的概率也比较高。

哮喘孕妇临床常出现反复发作的喘息、气急、胸闷或咳嗽等症状，常在夜间及凌晨发作或加重，相对非妊娠哮喘妇女，1/3 患者妊娠期间症状加重，亦有部分患者妊娠期间症状减轻。这可能与妊娠期间呼吸生理、解剖结构及激素水平发生变化有关。妊娠期间诊断哮喘的标准可参照中华医学会呼吸学会哮喘学组《支气管哮喘防治指南》中的诊断标准：有典型的临床症状及体征，同时具备气流受限客观检查中的任一条，并除外其他疾病所引起的喘息、气急、胸闷及咳嗽，可以诊断为哮喘。妊娠期哮喘发作需立即进行积极治疗，病情若得到有效控制，则母儿预后好，否则重度哮喘可影响妊娠的结局。

孕期哮喘治疗方案的选择既要兼顾孕妇因素，也要兼顾胎儿因素，需制订书面的哮喘防治计划，定期随访、监测，并根据孕妇控制水平及时调整治疗以达到并维持哮喘控制。哮喘孕妇急性发作时，需迅速评估其肺功能，采取积极的药物治疗和呼吸道管理，维持良好的氧合，避免胎儿宫内窘迫。药物首选高剂量短效的 β_2 受体激动剂（如沙丁胺醇等）雾化吸入，并给予全身性皮质类固醇激素，口服或静脉内给药。呼吸道管理方面需保持呼吸道通畅，酌情吸氧，若出现呼吸骤停等急症，需机械通气。慢性持续期哮喘孕妇的治疗首选短效 β_2 受体激动剂（如沙丁胺醇）或规律使用低剂量的吸入性糖皮质激素（如布地奈德），总体是安全的。在口服或静脉输注糖皮质激素方面，因确认可造成腭裂、早产、低出生体重和先兆子痫等不良后果，需慎重。

三、病理与病理生理

目前哮喘是一种慢性气道炎性疾病。哮喘初期，因病理变化的可逆性，肉眼观解剖学上很少能见到器质性改变，随着病情发展，病理学变化逐渐明显。对死于哮喘的患者进行尸解发现，气管内有液体渗出水肿，支气管壁增厚，黏膜肿胀充血形成皱襞；气道黏膜下组织水肿，微血管通透性增加，支气管内分泌物潴留（可引起平滑肌痉挛）。显微镜下可见，管壁内有嗜酸性粒细胞、嗜中性粒细胞、浆细胞及淋巴细胞浸润以及气管上皮细胞损伤、坏死，纤毛上皮细胞脱落，基底膜露出，杯状细胞增殖，基底膜显著增厚以及玻璃样变、毛细血管增生和肥大。此外，在支气管管壁及黏液栓中，常可以见到嗜酸性粒细胞的崩解产物夏科-雷登(charcot-leyden)结晶体。若哮喘长期反复发作，表现为支气管平滑肌肌层肥厚，气道上皮细胞下纤维化、基底膜增厚等，导致气道重构和周围肺组织对气道的支持作用消失。

哮喘发作时一个最重要的病理生理变化为气体只能吸入而难以呼出（air-trapping），这使得正常肺泡过度膨胀，肺泡壁上的毛细血管受压，导致通气血流比例失调，继而引起机体缺氧。随着病情进一步发展，肺内功能性残气量增多，使辅助呼吸肌参与呼吸运动，若此时病情不能好转，最终将引起呼吸肌疲劳，出现高碳酸血症，病情进一步加重，引起肺血管阻力增加出现肺动脉高压，导致右向左分流。缺氧是通气血流比例失调的结果，在哮喘初发作期，PCO_2 尚正常或稍升高，但肺动脉高压出现后则 PCO_2 可增至 40mmHg 或以上，这是孕妇呼吸肌疲劳的表现，提示需要及早给予机械通气才能使机体保持正常的氧供。同时，哮喘发作时孕妇 PO_2 下降，当 PO_2 降至 60mmHg 或以下时，则可出现胎儿血氧饱和度下降，胎儿宫内出现缺氧。

虽然妊娠造成肺功能下降，但是健康孕妇在孕期可很好地耐受这种生理变化。妊娠对哮喘的影响主要是由于机械性的影响和与哮喘有关的激素变化的作用。在妊娠晚期膈肌位置升高导致残气量、呼气储备量和功能残气量有不同程度的下降，同时通气量和氧耗量增加、支气管运动张力下降及气道阻力下降、血液循环中的皮质醇水平增加、血浆组胺水平下降等均可减少哮喘发作频率及减轻其发作的程度。相反，孕期黄体酮、皮质激素的增加均可竞争糖皮质激素的受体，增加呼吸道病毒感染、细菌性鼻窦炎的发病概率，同时还增强胃食管反向压力及过度换气又可使哮喘加重。

孕妇哮喘对胎儿的影响主要是急慢性缺氧所引发的一系列损伤，可能是因为子宫动脉血流减少和呼吸性碱中毒导致氧离曲线左移共同作用的结果。

四、临床表现

哮喘孕妇急性发作可致低氧血症引起胎儿宫内缺氧，慢性缺氧早期表现为胎动增加、胎心增快，晚期胎动减少甚至消失，胎心变慢或不规则，羊水重度粪染。长期慢性缺氧也可能导致胎儿生长受限、早产、低出生体重，急性重度缺氧可致死胎。潘星等研究称，妊娠合并轻、中度哮喘患者经恰当治疗胎儿或出生新生儿未发现异常，重度哮喘孕妇新生儿娩出后发现有 50% 发生生长受限。

受哮喘妊娠妇女低氧血症的影响，新生儿出生后可表现出不同程度的窒息、胎粪吸入、新生儿红细胞增多、低血糖、抽搐等，远期将影响神经行为发育，并增加代谢综合征的发生风险。

五、诊断及鉴别诊断

（一）诊断

哮喘母亲新生儿的诊断依据主要为生育该新生儿的母亲为确诊哮喘患者，分两种情况：哮喘患者妊娠后所生育的新生儿和妊娠后初次诊断哮喘妇女所生育的新生儿，需与心源性哮喘、支气管肺炎、气管内膜病变及变态反应性肺疾病（如粉尘职业肺）孕妇所生育新生儿进行鉴别。因哮喘母亲新生儿出生时可出现不同程度的窒息、胎粪吸入、新生儿红细胞增多、低血糖、抽搐等表现，远期有神经行为发育落后、代谢综合征的发生风险。哮喘母亲新生儿患不同疾病的诊断标准可参照相应指南及教科书执行，如新生儿窒息诊断标准可参照 2016 年中华医学会围产医学分会新生儿复苏学组《新生儿窒息诊断的专家共识》中提出的标准执行，而胎粪吸入综合征与新生儿红细胞增多及低血糖等可参照第 4 版《实用新生儿学》中阐述的诊断标准进行诊断。

（二）鉴别诊断

因哮喘母亲新生儿出生时可表现为新生儿窒息、早产、胎粪吸入、新生儿红细胞增多、低血糖等，需与以下疾病进行鉴别。

1. **先天性脑发育异常** 如先天性巨脑回、先天性胼胝体发育异常等，此类患儿可有出生窒息史，有神经系统的异常表现，如反应低下、惊厥等表现，行头颅磁共振可鉴别。

2. **新生儿呼吸窘迫综合征** 产儿多见，出生不久即出现进行性呼吸困难为其特点。死亡多发生在出生后 48h 内，72h 后随着肺的成熟度增加，多数患儿能逐渐恢复。X 线的特殊表现为毛玻璃样改变或出现“白肺”。羊水卵磷脂和鞘磷脂的比例（L/S）常小于 1.5，可与哮喘母亲新生儿所致胎粪吸入综合征相鉴别。

3. **糖尿病母亲婴儿** 出生后极易发生呼吸窘迫综合征、红细胞增多症、低血糖、高胆红素血症等并发症，远期亦可有神经行为发育落后、代谢综合征的发生风险，需与之鉴别，需仔细询问母亲孕期病史。

六、治疗

治疗包括胎儿期治疗及新生儿期治疗。

1. **胎儿期** 哮喘孕妇胎儿期最常见的并发症为宫内生长迟缓，所以处理重点在控制孕妇哮喘发作，加强孕期营养，避免缺氧对胎儿的伤害。

2. **新生儿期**

（1）对围生期有窒息者出生后立即进行心肺复苏，包括快速评估、初步复苏、复苏后监护与转运三步（具体流程可参照中国新生儿复苏项目专家组制定的《中国新生儿复苏指南》）。

（2）宫内慢性缺氧造成的早产儿、低出生体重儿、新生儿红细胞增多症、低血糖症等并发症的治疗如下。

①早产儿：依据《早产儿管理指南》进行系统性管理，早期主要涉及保暖、呼吸管理、保持液体平衡、营养支持、保持血糖稳定、黄疸的治疗、感染的防治等，后期需要注意贫血、视网膜病变、听力筛查等。

②低出生体重儿：分娩前即做好复苏准备，出生时尽量预防窒息及胎粪吸入，有呼吸困难及发绀应给予吸氧。注意保暖，有条件者置入暖箱。尽早开奶，预防低血糖，能量不足者可给予静脉高营养治疗。

③低血糖的处理：a. 无症状低血糖并能进食者可先进食，监测血糖，不能纠正者静脉输注葡萄糖[按6～8mg/（kg • min）糖速]，每小时监测微量血糖1次，稳定24h后逐渐停用。b. 症状性低血糖首先静脉推注10%葡萄糖（2ml/kg），后给予6～8mg/（kg • min）糖速维持，每小时监测微量血糖1次，根据血糖值调节糖速率，正常24h后逐渐减慢糖速，48～72h停用。较长时间低血糖可加用氢化可的松（5mg/kg）静脉滴注，每12小时1次。c. 持续性低血糖，考虑高胰岛素血症者首选二氮嗪5～20mg/kg，分3次口服。如无效可用奥曲肽，药物治疗无效者须行外科手术治疗。

④红细胞增多症：周围静脉血HCT在0.65～0.70，无症状者仅需注意观察。大多数患儿对增加液体量反应良好，可增加液体量20～40ml/（kg • d），每6小时重新测定一次HCT。周围静脉血HCT在0.70～0.75，是否换血存有争议。周围静脉HCT＞0.75时，给予部分换血。生理盐水经济、安全，可作为部分换血的首选。部分换血的换血量计算方法如下：

$$换血量=\frac{血容量\times(实际HCT-预期HCT)\times 体重(kg)}{实际HCT}$$

血容量常按85～100ml/kg计算，预期HCT为65%，换血速度为每3分钟5ml/kg。

七、预防

加强围生期保健。哮喘孕妇需定期监测肺功能，加强营养，提高免疫力，减少呼吸道感染概率，避免过敏原暴露，避免口服导致哮喘发作的药物（如镇痛剂中的对乙酰氨基酚等），杜绝孕妇吸烟，若哮喘急性发作需及时处理并有效控制。加强胎儿监护，提高产科、儿科、麻醉科医护人员对急性新生儿缺氧的认识及复苏技术。

（刘克战）

第三节 急性呼吸窘迫综合征母亲新生儿

一、概述

急性呼吸窘迫综合征（acute respiratory distress syndrome，ARDS）是指各种肺内和肺外致病因素导致的急性弥漫性肺损伤，以急性、进行性呼吸困难，顽固性低氧血症及胸部X线显示双肺弥漫性浸润为特征的一种病变。ARDS的病因可总结为直接肺损伤和间接肺损伤，其中直接因素包括感染性肺炎、吸入性肺炎、肺挫伤、脂肪栓塞、溺水、再灌注损伤等；间接因素包括脓毒血症、外伤、急性胰腺炎、产科病理因素、弥散性血管内凝血（disseminated intravascular coagulation，DIC）、烧伤、输血等。妊娠期患急性呼吸窘迫综合征者相对少见，是妊娠期需要重症监护的主要疾病之一，胎儿死亡率较高。急性呼吸窘迫综合征孕妇可能由多种疾病引起，大部分并不因肺部疾病引起，而由产科病理因素引起。导致ARDS的产科病理因素包括子痫前期及其相关并发症、羊水栓塞、宫缩抑制剂使用不当、感染性流产等。一项对

1 276 例重度子痫前期孕妇进行的单中心研究表明，2.9% 的孕妇在分娩前发生了肺水肿，70% 的孕妇在产后出现了肺水肿的表现，从而诱发 ARDS。Catanzatite 等的一项调查发现，每 10 万孕妇中约有 17 人可并发 ARDS，近期的一项单中心研究表明，妊娠期 ARDS 的发生率为 130/10 万。这些研究结果提示，地理区域与该病的发病率也有一定的联系。根据已有报道，合并 ARDS 孕妇的死亡率为 24% ～ 39%。由于孕妇合并 ARDS 时氧合功能发生障碍，易诱发胎儿缺氧及宫内窘迫。研究发现，当母体动脉血氧分压低于 70mmHg 时，胎死宫内的概率明显增加。

二、母亲疾病概况

孕妇发生 ARDS 可由多种疾病诱发，分产科病理因素及非产科因素。妊娠期母体呼吸道可发生明显的解剖结构和生理学变化，加之胎儿压力及心脏负荷加重，孕妇需氧量明显增加，故呼吸频率及潮气量相对增加，孕妇常常处于相对呼吸性碱中毒的状态。另外，妊娠晚期及分娩时宫缩使耗氧量进一步增加，致使肺脏的血管通透性增加，若原发病控制不理想，容易导致 ARDS。另妊娠晚期子宫增大，膈肌抬高，腹压增加，功能残气量（functional residual capacity，FRC）及补呼气量有所下降，胸腔顺应性降低，气道所需压力增加，使氧气的运输发生障碍，加剧了 ARDS 的病情进展。同时子宫增大压迫下腔静脉使回心血量及心排血量减少以及妊娠期贫血都在一定程度上影响了氧气的运输，也可增加发生 ARDS 的风险。妊娠合并 ARDS 患者的临床表现除原发病的症状和体征外，最早出现的症状是呼吸加快，并呈进行性加重的呼吸困难、发绀，顽固性低氧血症，常常伴有烦躁不安，病情进展快，最终可出现混合性酸中毒和心脏骤停，危及母儿生命。妊娠合并 ARDS 的诊断依据与中华医学会重症医学分会制定的急性呼吸窘迫综合征的诊断依据一致：明确诱因下 1 周内出现的急性或进展性呼吸困难；胸部 X 线平片或胸部 CT 检查显示双肺浸润影，不能完全用胸腔积液、肺叶或全肺不张和结节影解释；氧合指数（PaO_2/FiO_2）≤ 200mmHg；肺动脉嵌顿压≤ 18mmHg，或无左心房压力增高的临床证据。符合上述标准，即可诊断 ARDS。

妊娠合并 ARDS 的治疗措施包括：①积极治疗原发病。②呼吸支持是治疗 ARDS 的关键，发病早期，可给予氧疗，目的是使动脉血氧分压（PaO_2）达到 60 ～ 80mmHg，若常规氧疗难以奏效，需积极采取机械通气。目前常用的机械通气主要包括无创正压通气、呼气末正压给氧（PEEP）和小潮气量。虽一些个案报道无创通气可作为治疗妊娠合并 ARDS 的一种有效的支持手段，但应当谨慎使用，治疗同时应监测母体的呼吸模式及胎儿宫内情况，治疗超过 30 ～ 40min 后临床症状及血氧情况无改善时，应及时改用有创通气。有创通气建议潮气量控制在 6 ～ 12ml/kg，PEEP 水平维持在 8 ～ 18cmH_2O。③液体管理，过度输液容易诱发肺水肿，液体出入量应维持在轻度负平衡状态。④药物治疗，糖皮质激素及 β 受体激动剂因被证实不能明显改善预后，不推荐使用。吸入一氧化氮可扩张肺血管，从而改善肺通气 / 血流比值及氧分压，在中、重度的 ARDS 患者中可考虑应用。⑤体外生命支持，也被称为体外膜肺氧合（extracorporeal membrane oxygenation，ECMO），已经被用作 ARDS 的替代治疗方案。近年来的一些研究结果都支持将 ECMO 用于妊娠合并 ARDS 患者。

三、病理与病理生理

ARDS 的病理过程可分为渗出期和纤

维增生期。渗出期主要是由于中性粒细胞和肺泡巨噬细胞等炎性细胞释放弹性蛋白酶和基质金属酶（MMPs）等物质，导致肺泡上皮细胞和毛细血管内皮细胞损伤，引起上皮细胞－内皮细胞屏障功能异常，使大量富含蛋白的物质渗出到肺泡和细支气管腔内。受损后裸露的肺泡上皮细胞表面形成一层透明质酸蛋白膜，进一步使肺通气和血流灌注比例失常。此外，受损的肺泡上皮细胞和聚集到肺泡内的炎性细胞释放各种炎性细胞因子和趋化因子，进一步导致了组织损伤和Ⅰ型肺泡上皮细胞的凋亡。ARDS 通常于发病 3d 后进入纤维增生期，该期的主要特征是肺泡腔内大量间质细胞聚集、增殖和分化。

ARDS 的基本病理生理改变是肺泡上皮和肺毛细血管内皮通透性增加所致的非心源性肺水肿。由于肺泡水肿、肺泡塌陷导致严重的通气 / 血流比例失调，特别是肺内分流明显增加，从而产生严重的低氧血症。肺血管痉挛和肺微小血栓形成可引发肺动脉高压。

由于妊娠期妇女呼吸生理、解剖结构、免疫系统及激素水平发生明显变化，妊娠与 ARDS 可以相互作用。较非妊娠患者而言，病理妊娠所致 ARDS 是妊娠期妇女特有的病理类型。如子痫前期即为妊娠特有的疾病，主要表现为高血压、蛋白尿以及水肿，低蛋白血症及水肿的进行性发展最终会导致肺水肿诱发 ARDS。羊水栓塞是一种分娩期罕见的严重并发症，主要发病机制是羊水通过子宫静脉或胎盘附着处破裂的小血管进入母体血液循环，最终到达肺血管引起 ARDS、心源性休克、DIC 等一系列病理生理变化。宫缩抑制剂的大量应用可使肺部血容量增加而诱发 ARDS。孕妇合并 ARDS 时氧合功能发生障碍，极易诱发胎儿缺氧及宫内窘迫，甚至胎死宫内。有报道称，妊娠妇女合并 ARDS 即使早期得以控制，但孕期间歇缺氧会促使胎儿产生神经炎症介质，促进神经细胞凋亡，减弱呼吸控制中枢的神经细胞的免疫反应，减少新生儿脑干脊髓中神经递质的产生，可导致胎儿脑发育异常。妊娠合并 ARDS 的治疗目标与非孕期一致，即保证足够的通气，为胎儿提供血液和营养支持。产科医师需要连续监护胎儿状况，以确定分娩的最佳时机。

四、临床表现

妊娠合并 ARDS 对胎儿及新生儿的影响分两方面。一方面是原发病的影响，如感染可致胎儿流产或早产。另一方面 ARDS 所致的急性缺氧可引起胎儿缺氧、宫内窘迫、脑发育异常、出生后窒息、胎死宫内等临床表现，远期将影响神经行为发育。

五、诊断及鉴别诊断

1. 诊断　孕期明确诊断急性呼吸窘迫综合征妇女所娩出的新生儿即称之为急性呼吸窘迫综合征母亲新生儿，出生时多表现为新生儿窒息、早产，诊断标准可参照第 4 版《实用新生儿学》中对应疾病的诊断标准进行诊断。

2. 鉴别诊断

（1）染色体病：由于染色体数目、结构畸变，造成许多基因物质的缺失，引起特有的临床表现，称染色体病。临床上可有体重低、发育迟缓、小头、特殊面容、多系统受累等表现，出生后可有窒息表现。行外周血染色体核型分析可以确诊。

（2）湿肺：又称暂时性呼吸困难，需与早产所致的肺透明膜病鉴别。湿肺由于肺内液体积聚引起，出生后常有呼吸窘迫、发绀、呻吟、吐沫等表现，本症预后良好，病程短者 5 ～ 6h 或 1d 内正常，长者 4 ～ 5d 恢复。X 线征象及动态观察有助于诊断。

六、治疗

包括胎儿期治疗及新生儿期治疗。

1. 胎儿期　孕期合并 ARDS 时，应对胎儿进行多方面的综合评估，包括胎龄、胎儿状况、母体状况等。超声监测胎儿的呼吸运动、肢体活动、心脏跳动、羊水量等情况。对孕 28 周以后发生 ARDS 者建议积极终止妊娠。

2. 新生儿期

(1) 围生期有窒息者：出生后立即进行新生儿复苏，包括快速评估、初步复苏、复苏后监护与转运三步（具体流程可参照中国新生儿复苏项目专家组制定的《中国新生儿复苏指南》）。

(2) 早产儿：早期主要涉及保暖、呼吸管理、保持液体平衡、营养支持、保持血糖稳定、黄疸的治疗、感染的防治等，后期需要注意贫血、视网膜病变、听力筛查等。

七、预防

妊娠期并发 ARDS 并不常见，但因其病情凶险、死亡率较高而备受重视。故应加强围生期保健，积极治疗原发病，提高医务人员对该症状的早期识别能力，加强胎儿监护，提高产科、儿科、麻醉科医护人员对急性新生儿缺氧的认识及复苏技术水平。

（刘克战）

第 17 章 妊娠合并消化系统疾病母亲新生儿

第一节　急性胰腺炎母亲新生儿

一、概述

妊娠合并急性胰腺炎（acute pancreatitis in pregnancy，APIP）是妊娠期严重并发症之一，发病率明显高于普通人群，据报道，普通人群急性胰腺炎发病率为 5/100 000 ～ 80/100 000，妊娠合并急性胰腺炎的发病率具有地区性和种族差异性，西方国家发病率为 1/10 000 ～ 1/1 000，而包括中国在内的东亚发病率高达 2.27/1 000 ～ 42.5/1 000。

APIP 具有发病急、并发症多、死亡率高以及容易导致多器官功能衰竭等特点，同时由于其临床表现不典型、诊断比较困难、治疗方法并不完善等原因，严重威胁母婴健康。过去 20 年，APIP 孕产妇和围生儿的死亡率分别为 37% 和 11% ～ 37%，随着早期诊断、产科重症监护病房及新生儿重症监护病房的发展，母儿结局得到改善，母儿死亡率分别降至＜ 1% 和 0 ～ 18%。因此围生科医师对此病应高度重视 APIP。

二、母亲疾病概况

妊娠合并急性胰腺炎可发生在妊娠的任何一个时期，以妊娠晚期居多，妊娠早期、中期和晚期发病率分别为 19%、26% 和 53%。

APIP 的主要临床表现为恶心、呕吐、上腹疼痛。约 89% 的 APIP 患者有腹痛，疼痛多位于中上腹偏左，偶有全腹疼痛，为阵发性或持续性，部分患者可出现左侧肩背部放射性疼痛；伴有或不伴有恶心、呕吐、发热、呼吸困难、腰痛、心跳加速等症状。当胰腺炎渗出加重，发生出血坏死时，即可出现局限或者弥漫性腹膜炎的症状，如果此时未能及时就诊治疗，则有可能发生多器官功能衰竭。APIP 的症状在妊娠的各个时期表现不同，妊娠早期合并急性胰腺炎以消化道症状为主，妊娠中、晚期以腹痛为主要表现。体格检查：可有体温升高、呼吸急促、血压下降、黄疸、中上腹压痛、反跳痛、肌紧张，移动性浊音阳性，肠鸣音减弱或者消失；少部分患者可出现典型的 Grey-Turner 征及 Cullen 征；重症患者多个脏器受累，出现休克、呼吸窘迫、少尿无尿、意识障碍等。

目前对于妊娠胰腺炎实行早期内科非手术治疗，非手术治疗不能解决的情况下，使用内镜及微创技术已成当下的热点。在保证母体生命安全的前提下，视胎儿在宫内的情况而定是否终止妊娠。对于妊娠早、中期患者，应加强对胎儿胎心、胎动等指标的监测，大部分轻度 APIP 经非手术或手术治疗能继续妊娠至足月，严重病例一旦发现存在胎儿死亡情况，应尽早引产，排出死胎。对于妊娠晚期的患者，经非手术治疗无效后，可在积极做好术前准备工作后及时终止妊娠。

三、病理生理

妊娠急性胰腺炎最常见的病因是胆道疾病和先天性 / 获得性高脂血症，其他病因还包括酒精源性以及特发性，另外还有由甲状旁腺功能亢进、外伤、医源性、口服药物引起的胰腺炎等。

由于妊娠时孕妇体内孕激素含量增加，胆囊平滑肌放松，胆囊排空减缓，胆固醇在肝胆汁中分泌增加，孕妇容易发生胆汁淤积和形成胆石。当胆结石阻碍胰腺导管后，胰蛋白酶过早激活胰蛋白酶原，导致胰腺腺泡细胞的自身消化，随后引起胆源性胰腺炎。妊娠晚期子宫不断增大，增大的子宫压迫胆管及胰管，阻止胆汁及胰液的排出，胰管内压力不断升高，导致胰腺组织充血水肿及渗出，渗出的消化酶消化胰腺自身组织而形成胰腺炎。

孕妇在妊娠过程中三酰甘油和总胆固醇水平生理性升高，随着妊娠期的延长，胆固醇会比妊娠初期增加 50%，三酰甘油会增加原来的 2 ～ 4 倍。三酰甘油极度升高会增加患者患胰腺炎及高脂血症的风险。理论研究显示三酰甘油被来自胰腺腺泡细胞的脂肪酶自发地水解，导致游离脂肪酸升高。这些大量的游离脂肪酸作为细胞毒素导致腺泡细胞的毛细血管的损伤。高浓度的乳糜微粒增加了血清黏度，堵塞了胰腺中的毛细血管，血管阻塞后形成一个缺血环境，最后导致胰腺自身消化从而引起胰腺炎。高脂血症性胰腺炎的风险随着孕龄的增长而增大。严重的高脂血症性胰腺炎可增加早产率和胎儿的死亡率。一项研究表明，高三酰甘油性与胆源性胰腺炎导致的胎儿死亡率分别为 60% 和 14%。

孕母急性胰腺炎炎症因子损伤血管内皮细胞，直接导致胎盘血液灌流不足，并且母体代谢性酸中毒、代谢紊乱等均可以诱发宫缩，导致流产、早产、胎儿窘迫、胎死宫内等。

四、临床表现

根据孕母急性胰腺炎病史即可诊断急性胰腺炎母亲新生儿。孕母急性胰腺炎常可导致流产、早产、胎儿窘迫、胎死宫内等。出生新生儿可表现为早产、新生儿窒息，少数严重胰腺炎可能会导致新生儿出现感染表现。

新生儿根据孕周、体重即可诊断早产儿、低出生体重儿。根据其他相应临床表现诊断相关疾病。早产儿肺发育不成熟可发生呼吸窘迫综合征（RDS），严重先天感染性肺炎炎性渗出亦可灭活肺表面活性物质发生 RDS，出现严重呼吸窘迫。因分娩方式常选择剖宫产，肺内液体清除迟缓致呼吸困难发生湿肺。

五、诊断和鉴别诊断

根据相关病史可明确诊断。

六、治疗

根据相应诊断治疗相关疾病。早产儿、低出生体重儿、新生儿窒息、RDS 等治疗均见相关章节。

急性胰腺炎胎儿 / 新生儿的救治需要产科、新生儿科团队合作。产科医师应迅速全面评估胎儿宫内情况。新生儿科医师应积极介入产房的窒息复苏以及早产儿管理等问题的。

七、预防

妊娠合并急性胰腺炎的主要病因与普通胰腺炎一样，即为胆道疾病和高脂血症。妊娠期身体中的各种分子因素及生理变化可能加快了胰腺炎的发生和发展，因此我们应该更加关注孕妇血中胰酶及脂肪酶的水平，对有症状的可疑患者结合各项实验室指标及借助各种诊断胰腺炎的影像学技术，及早及时做出诊断，尽可能降低其对孕妇及胎儿的影响。

（黄小艺 刘志伟）

第二节 急性阑尾炎母亲新生儿

一、概述

急性阑尾炎是妊娠期最常见的急腹症，发生率为1/1 500～1/1 400，与普通人群相似。急性阑尾炎可对妊娠造成不同程度的影响，最常见的是流产、早产以及小于胎龄儿等。妊娠期急性阑尾炎并发阑尾穿孔而合并腹膜炎时，将对母儿的健康带来更大的危害。

二、母亲疾病概况

阑尾炎是妊娠期妇女急腹症最常见的原因，可发生于妊娠各期，但多见于孕中期。阑尾炎的典型临床症状有：①转移性右下腹疼痛；②恶心、呕吐等胃肠道症状；③发热、血白细胞升高。腹部阳性体征有压痛和反跳痛、腹肌紧张和皮肤感觉过敏。由于妊娠期腹部解剖结构及生理变化，妊娠合并急性阑尾炎的临床表现常不典型。尽管右下腹疼痛仍是妊娠期阑尾炎的最常见症状，但是妊娠期子宫长大可造成腹壁过度伸张、其疼痛感受器反应下降以及阑尾解剖位置向上外移动等，这些因素使得妊娠合并阑尾炎无典型腹痛症状。此外，腹痛易与其他腹痛性疾病相混淆，如早产、胆囊炎、胎盘早剥、腹腔脏器扭转等。恶心、呕吐与早孕反应容易混淆。妊娠期存在生理性的白细胞计数增加现象。

一旦确诊急性阑尾炎，立即手术。手术治疗延误至发病后24h可增加阑尾穿孔的风险。此类患者阑尾穿孔的发生率可达40%。阑尾穿孔可显著增加流产发生率。因此，不管是确诊还是高度怀疑患者，应尽量在入院后24h之内进行手术以避免阑尾穿孔的发生。手术方式可选择开腹手术或者腹腔镜阑尾切除术。围术期抗生素选择应覆盖革兰阳性和阴性菌以及厌氧菌。

三、病理生理

阑尾为一细长的管道，仅一端与盲肠相通，一旦梗阻可使管腔内分泌物积存、内压增高，压迫阑尾壁阻碍远侧血供。在此基础上管腔内细菌侵入受损黏膜，易致感染。妊娠期阑尾炎炎症易于扩散，主要与以下因素有关：①妊娠期盆腔血液循环和淋巴循环旺盛，毛细血管通透性增高；②膨大的子宫阻碍大网膜抵达感染部位发挥防御功能。

妊娠期阑尾炎时炎症可波及子宫，甚至宫腔内，进而引起子宫收缩。一项基于700万孕妇人群的研究显示，妊娠期阑尾炎显著增加产褥期感染以及羊膜腔内感染的发生率，以及早产的发生率。如果并发腹膜炎，早产风险进一步增高。此外，手术操作本身可能也是引起早产的原因之一。有文献报道，妊娠早、中期腹部手术并不增加早产风险，而孕晚期腹部手术与早产相关。妊娠期阑尾炎尤其并发腹膜炎时，胎儿宫内死亡风险增加。

发生于妊娠早、中期的急性阑尾炎可经手术治愈，相当部分胎儿可至足月分娩。这部分胎儿可能早期处于不良宫内环境的暴露如炎症因子和母体发热等，进而增加发生SGA和先天畸形的风险。

四、临床表现

根据孕母有急性阑尾炎的病史即可诊断急性阑尾炎母亲新生儿。孕母急性阑尾炎可诱发宫缩，导致流产、胎膜早破、早产、胎儿窘迫等。出生新生儿可表现为早产、新生儿窒息、先天性感染包括肺炎、败血症甚至感染性休克。

新生儿根据孕周、体重即可诊断早产儿、低出生体重儿。根据其他相应临床表现诊断相关疾病。早产儿肺发育不成熟可发生 RDS，严重先天感染性肺炎炎性渗出亦可灭活肺表面活性物质发生 RDS，出现严重呼吸窘迫。因分娩方式常选择剖宫产，肺内液体清除迟缓致呼吸困难发生湿肺。

五、诊断和鉴别诊断

根据相关病史可明确诊断。

六、治疗

根据相应诊断治疗相关疾病。早产儿、低出生体重儿、新生儿窒息、肺炎、败血症、RDS 等治疗均见相关章节。

对于分娩前近期发生的急性阑尾炎母亲而言，新生儿存在早发型败血症的风险，出生后应预防使用抗生素。同时完善血常规、CRP 以及血培养等检查。一旦排除感染，应及时停用抗生素。

七、预防

临床上产科医师应充分认识和重视急性阑尾炎，尽早识别和早诊断，积极治疗，预防并发症，可改善围生期母儿结局。

（刘志伟　黄小艺）

第三节　急性胆囊炎母亲新生儿

一、概述

急性胆囊炎是妊娠期比较常见的急腹症，仅次于急性阑尾炎，发生率高达 1/10 000 ～ 1/1 600。急性胆囊炎可发生严重并发症，如胆源性胰腺炎、胆囊积脓、胆囊穿孔、急性腹膜炎等，炎症可诱发宫缩导致流产、早产、胎儿窘迫等，威胁母儿生命。

二、母亲疾病概况

急性胆囊炎可发生于妊娠各期，但以妊娠晚期多见。患者既往多有右上腹疼痛病史，常在饱餐或过度疲劳后突发右上腹痛，也可见于上腹部正中或剑突下阵发性加剧。疼痛可放射至右肩部、右肩胛下角或右腰部，少数患者可放射至左肩部。大部分患者可有恶心呕吐、寒战、发热表现，25% 左右的患者合并黄疸。严重感染时可出现感染性休克表现。查体右上腹压痛明显，部分患者墨菲征阳性，并发腹膜炎时可有腹肌紧张和反跳痛。患者白细胞计数升高，丙氨酸氨基转移酶（ALT）和天冬氨酸氨基转移酶（AST）可有轻度升高，因胆管梗阻，胆红素可升高，B 超检查可见胆囊肿大、壁厚或合并胆结石，结合超声检查可明确诊断。

妊娠期急性胆囊炎的治疗原则与非妊娠期一致。可选用非手术治疗缓解症状、控制感染和预防并发症。当出现以下情况需手术治疗：①非手术治疗无效；②有明显的腹膜炎体征或疑为坏疽性胆囊炎、胆囊穿孔、胆囊周围积液；③合并有胆总管结石、急性胆管炎，出现梗阻性黄疸，并发急性坏死性胰腺炎；④妊娠期胆绞痛反复发作＞ 3 次者。手术包括腹腔镜和开腹性胆囊切除或胆囊造瘘术。目前认为妊娠期腹腔镜下胆囊切除术是安全有效的治疗方法，相对开腹手术可减少对子宫的操作和激惹，降低早产发生率。有文献报道，妊娠晚期急性胆囊炎患者非手术治疗出现症状复发的概率为 44%。妊娠期急性胆囊炎症状一旦复发，病情较前加重，增加手术难度，也增加住院次数和早产风险，且非手术治疗的急性胆囊炎患者产后症状容易复发，因此及早诊断和手术治疗是病情发展和母儿预后的重要因素。

三、病理生理

胆囊内结石梗阻或嵌顿胆囊管是导致急性胆囊炎的常见原因。90%的胆囊炎合并胆囊结石。孕期血清雌激素和孕酮的水平升高，胆囊组织细胞核及胞质都具有雌激素、孕激素的受体，胆囊对缩胆囊素的反应减弱，胆囊排空能力降低，空腹胆囊的容量增加，妊娠晚期胆囊体积较非妊娠期体积增大一倍，胆汁淤积。淤积的胆汁可刺激胆囊壁，引起化学性炎症。且妊娠期血中胆固醇升高，胆汁分泌发生变化，胆汁中胆汁酸盐、磷脂和胆固醇的比例降低，使胆固醇易析出结晶，形成胆结石。胆囊结石梗阻胆囊管，胆囊黏膜充血水肿，渗出增加，胆囊增大，胆囊内压力增大，胆囊壁血液循环障碍，胆囊可出现缺血性损伤，缺血的胆囊容易继发细菌感染，加重胆囊炎进程，最终引起胆囊坏疽或穿孔、急性腹膜炎等并发症。此外，妊娠子宫增大压迫胆囊也可引起胆囊炎。严重创伤、烧伤、败血症、大手术后也可诱发急性胆囊炎。年龄、体重指数、多产次、家族史、高三酰甘油和高胆固醇、低高密度脂蛋白、胰岛素抵抗是该病发生的危险因素。

急性胆囊炎可发生严重并发症，如胆源性胰腺炎、胆囊积脓、胆囊穿孔、急性腹膜炎等，炎症可诱发宫缩导致流产、早产、胎儿窘迫等。

四、临床表现

根据孕母有急性胆囊炎的病史即可诊断急性胆囊炎母亲新生儿。孕母急性胆囊炎炎症可诱发宫缩导致流产、胎膜早破、早产、胎儿窘迫等。出生新生儿可表现为早产、新生儿窒息、先天性感染包括肺炎、败血症甚至感染性休克。

新生儿根据孕周、体重即可诊断早产儿、低出生体重儿。根据其他相应临床表现诊断相关疾病。早产儿肺发育不成熟可发生RDS，严重先天感染性肺炎炎性渗出亦可灭活肺表面活性物质发生RDS，出现严重呼吸窘迫。因分娩方式常选择剖宫产，肺内液体清除迟缓致呼吸困难发生湿肺。

五、诊断和鉴别诊断

根据相关病史可明确诊断。

六、治疗

根据相应诊断治疗相关疾病。早产儿、低出生体重儿、新生儿窒息、肺炎、败血症、RDS等治疗均见相关章节。

分娩前发生急性胆囊炎母亲存在羊膜腔内感染的风险，新生儿娩出后应密切观察，完善血常规、CRP以及血培养等相关检查，必要时及时应用抗生素。

急性胆囊炎胎儿/新生儿的救治需要产科、新生儿科团队合作。产科医师应迅速全面评估胎儿宫内情况。新生儿科医师应积极介入产房的窒息复苏以及早产儿管理等问题的。

七、预防

临床上产科医师应充分认识和重视急性胆囊炎，尽早期识别和早诊断，积极治疗，预防并发症，可改善围生期母儿结局。

一般情况下，围生期急性胆囊炎无论采取非手术治疗或是手术治疗，均需严密监测胎儿宫内情况。如果情况允许，建议有早产征象者给予宫缩抑制剂抑制宫缩，并给予促胎肺成熟后酌情继续妊娠。如果存在胎儿窘迫则需尽快终止妊娠。

当采用非手术治疗时，应充分考虑胎儿生长对营养的需求，应给予静脉营养支持治疗，避免因急性胆囊炎所致的胎儿宫内发育迟缓。对需要手术治疗的妊娠晚期胆囊炎患者，无产科终止妊娠指征时，可手术治疗胆囊炎，并给予促胎肺成熟后酌情继续妊娠。如患者一般情况较差，而胎儿接近成熟，也可选择剖宫产同时进行胆囊切除术。剖宫产的选择以腹膜外剖宫产为首选。在终止妊娠的决策中应以孕妇安全为首要目标，充分评估母儿情况，合理选择治疗方法和分娩方式，提高孕妇治愈率及胎儿存活率。

（黄小艺　刘志伟）

第 18 章 妊娠合并泌尿系统疾病母亲新生儿

存在基础肾脏疾病的女性在妊娠时，有两个问题需要解决：妊娠对肾脏病有何影响？肾脏病对妊娠有何影响？在异常妊娠的危险因素中，妊娠合并泌尿系统疾病长久以来是广大临床医师最为关注的因素之一。泌尿系统疾病与妊娠是相互影响的，泌尿系统疾病可能会带来不良妊娠结果，妊娠在某种程度上也会加重肾脏负担。合并肾脏疾病的生育期妇女如果在不恰当的时机妊娠，由于妊娠引发的血流动力学和肾脏功能的巨大变化不但可以加重孕妇原有的肾脏病变，而且可以使流产、早产、胎儿宫内发育迟缓、围生期婴儿死亡等产科不良事件的发生率显著升高。

对于存在肾脏病的妊娠患者，应由肾脏科医师和熟悉肾脏病对妊娠影响的产科医师共同监管。一般处理原则包括：增加产前检查频率、早期发现并治疗无症状性细菌尿、连续监测母体的肾功能及治疗高血压、监测是否出现子痫前期，以及采用超声检查和胎心监测进行胎监。如果出现肾功能不断恶化、重度子痫前期、胎儿生长受限或宫内状态不良，则可能需要进行早产干预。

第一节 泌尿系感染性疾病母亲新生儿

一、概述

泌尿道感染（urinary tract infection, UTI）在妊娠妇女中十分常见，发病率约占孕妇的 7%，可造成早产、败血症，甚至诱发急性肾衰竭。通常 UTI 分为下尿路感染（急性膀胱炎）或上尿路感染（急性肾盂肾炎）。妊娠妇女的 UTI 主要为急性膀胱炎、急性肾盂肾炎和无症状性菌尿。其中以急性肾盂肾炎最常见。

急性泌尿系感染所致的高热可引起流产、早产。若在妊娠早期，病原体及高热还可使胎儿神经管发育障碍，无脑儿发病率明显增高。妊娠期急性肾盂肾炎有 3% 可能发生中毒性休克。慢性肾盂肾炎有可能发生高血压，并发妊娠高血压疾病者较无泌尿系感染者高 2 倍。

二、母亲疾病概况

妊娠妇女中，有 1% ～ 4% 患有下尿路感染，0.5% ～ 2% 患有上尿路感染（肾盂肾炎）。妊娠期泌尿系感染是妊娠妇女非产科相关性入院的最常见原因。未经治疗的泌尿系感染可能导致早产、脓毒血症、成人呼吸窘迫综合征、甚至死亡。妊娠期女性，一旦出现泌尿系感染的相关可疑症状及检查结果，如尿频、尿急、尿痛、尿白细胞增加等。

在 2% ～ 7% 的妊娠中发生菌尿，特别是经产妇中，与非妊娠妇女的患病率近似。

在妊娠妇女与非妊娠妇女中，尿液中细菌的种类和毒力因子也相似。因此在这两个群体中，细菌侵入泌尿道的基本机制有可能相同。

细菌尿经常发生于妊娠第 1 个月，并且常伴随尿浓缩能力下降，提示肾脏受累。妊娠期平滑肌松弛以及随后的输尿管扩张被认为可促进细菌从膀胱向肾脏的上行。因此，相比于非妊娠妇女，妊娠期出现的细菌尿进展为肾盂肾炎的可能更大（高达 40%）。

细菌尿与早产、低出生体重以及围生期死亡的风险升高有关。例如，一项纳入 1959 ～ 1966 年、超过 50 000 例妊娠的回顾性研究显示，在妊娠期的最后 2 周有细菌尿和 / 或脓尿（未提及是否存在相关症状）的妇女，因各种原因导致的围生期死亡率比未感染的女性要高。许多研究也显示治疗妊娠期的细菌尿可降低这些并发症的发生率，也可降低无症状性菌尿后遗症的远期风险。

国内 88 例妊娠期尿路感染临床研究报道，29.5%（26/88）在此次患病住院期间分娩，剖宫产率 69.2%（18/26），顺产率 30.8%（8/26），早产率 14.77%（13/88）早产，包括 1 例死产，平均分娩孕周为（35.06 ± 4.06）周。有 34.1%（30/88）出现胎儿并发症，其中妊娠合并急性肾盂肾炎、急性膀胱炎、无症状性 UTI 胎儿并发症发生率分别为 31.4%（17/54）、42.1%（8/19）、33.3%（5/15）。其中：早产 14.77%（13/88）、先兆早产 9.1%（8/88）、胎膜早破 6.8%（6/88）、晚期先兆流产 2.3%（2/88）、胎儿窘迫 4.5%（4/88）、胎儿生长受限 3.4%（3/88），稽留流产、室间隔缺损、死胎各 1 例。

三、病理生理

尿路感染是常见的泌尿系统疾病之一，合并妊娠时，由于妊娠期胎盘分泌雌孕激素增加，泌尿系统平滑肌张力下降，肾盂、输尿管蠕动减弱，尿流缓慢，尿液潴留，为细菌在体内生长繁殖提供了便利。同时增大的子宫压迫输尿管形成机械性梗阻，易造成排尿不畅，尿液潴留或尿液反流。孕妇肾排糖阈降低，尿液中葡萄糖、氨基酸及水溶性维生素等营养物质增多，有利于细菌生长，使尿路感染症状加重，引起胎儿宫内发育迟缓，胎膜早破、早产、先天畸形和胎儿死亡等。

妊娠期易患泌尿系感染的因素主要为以下四个方面：

1. 妊娠期肾盂、肾盏、输尿管扩张妊娠期胎盘分泌大量雌激素、孕激素。雌激素使输尿管、肾盂、肾盏及膀胱的肌层增生、肥厚，孕激素使输尿管平滑肌松弛，蠕动减弱，使膀胱对张力的敏感性减弱而发生过度充盈，排尿不完全，残余尿增多，为细菌在泌尿系繁殖创造条件。

2. 增大的子宫于骨盆入口处压迫输尿管，形成机械性梗阻，肾盂及输尿管扩张。因子宫多为右旋，故以右侧为重。

3. 增大的子宫和胎头将膀胱向上推移变位，易造成排尿不畅、尿潴留或尿液反流入输尿管。

4. 妊娠期常有生理性糖尿，尿液中氨基酸及水溶性维生素等营养物质增多，有利于细菌生长，有使无症状菌尿症发展为急性肾盂肾炎的倾向。致病菌以大肠杆菌最多见，占 75% ～ 90%。其次为克雷伯杆菌、变形杆菌、葡萄球菌等。

四、临床表现

确诊妊娠合并泌尿系统感染妊娠怀疑泌尿系统感染问诊中需了解以下情况：①应了解妊娠妇女孕期是否正常。②胎儿状况：胎动（妊娠期全身性疾病将影响胎儿健康）。③目前泌尿系症状：是否尿少、尿频、尿急、腹痛情况。上述症状在妊娠妇女中，即使没有泌尿系感染也可能存在，尿液分析是进行鉴别诊断的重要方法。④泌尿系相关伴随症状：是否有耻骨上疼痛和血尿，鉴别尿潴留和泌尿系结石。⑤既往泌尿系感染的病史：既往有泌尿系感染病史的妇女，妊娠期再次出现泌尿系感染的可能性升高。⑥阴道渗液：细菌性阴道炎或某些性传染性疾病如衣原体感染，与泌尿系感染的症状类似，因此应询问近期性生活史。⑦全身伴随症状：发热、寒战、恶心、呕吐、食欲下降、精神状态的变化（辅助判断脓毒血症）。⑧既往病史：脊柱外伤导致的神经损害、糖尿病、其他妇产科疾病、使用免疫抑制剂。

妊娠怀疑泌尿系统感染需注意以下体格检查：①寻找是否存在脓毒血症的体征。②记录体温、脉率、呼吸频率、血压、如有可能检测血氧饱和度。③腰腹部体查：诊察腰、腹股沟和耻骨上压痛、叩击通等，鉴别尿潴留、泌尿系结石和上尿路感染。④听诊胎心率，如发现胎心率异常（正常范围 100 ～ 160 次 / 分），应转诊至产科医师行胎心监测。

泌尿系统感染常见的临床问题包括流产、早产儿、低出生体重儿、胎儿宫内窘迫、胎儿宫内发育迟缓、先天畸形、新生儿肾衰竭及围生儿死亡等。因此出生新生儿可表现为早产、低出生体重儿、小于胎龄儿、新生儿窒息（濒死儿）、先天性感染（包括肺炎、败血症甚至感染性休克）、新生儿肾衰竭、先天性畸形等。

新生儿根据孕周、体重即可诊断早产儿、低出生体重儿。根据其他相应临床表现诊断相关疾病。早产儿肺发育不成熟可发生 RDS，严重先天感染性肺炎炎性渗出亦可灭活肺表面活性物质发生 RDS，出现严重呼吸窘迫。因分娩方式常选择剖宫产，肺内液体清除迟缓致呼吸困难发生湿肺。

五、诊断及鉴别诊断

根据母亲孕前有肾脏相关疾病病史即可做出明确诊断。根据出生后体格检查及辅助检查等即可诊断胎儿宫内发育迟缓、先天畸形及新生儿肾衰竭等，根据孕周、出生体重即可诊断早产儿、低出生体重儿等，根据其他相关临床表现诊断相应疾病。

六、治疗

根据相关临床表现治疗相应疾病。肾脏疾病母亲 - 胎儿 / 新生儿的救治是一项多学科团队合作的工作，肾内科医师对孕妇肾功能做出明确评估，产科医师应迅速全面评估胎儿宫内情况。新生儿科医师应积极介入新生儿的复苏以及早产儿等问题的管理。

泌尿系统感染母乳大肠杆菌感染的病例约占 70%，其他引起感染的细菌包括克雷伯菌属、肠杆菌属、变形杆菌属以及包括 B 组链球菌在内的革兰阳性菌，对于可疑感染新生儿，选择抗生素时宜覆盖上述菌群。初始抗生素的选择应该以当地的微生物学及药敏试验数据为指导。首选胃肠外给予 β - 内酰胺类抗生素，随后根据相关细菌学培养结果选择敏感抗生素。

七、预防

大多数情况下，妊娠合并菌尿及尿路感染预后良好。上尿路感染未经处理可能导致低体重出生儿、早产儿、高血压、先兆子病、产妇贫血和羊膜炎等。

确诊母亲泌尿系统感染，需做好以下处理以防治妊娠不良新生儿结局，确保孕产妇及围生儿安全：①如果妊娠母亲出现全身或脓毒血症表现，应尽早安排住院治疗，静脉使用抗生素。②所有孕妇均留取尿微生物培养 + 药敏。③怀疑泌尿系感染的妊娠妇女，未出现全身症状时开始使用疗程 7d 的口服抗生素治疗，需要结合当地的常见细菌谱及药敏情况。④如果是在没有微生物培养结果时已开始抗生素治疗，需要密切追踪培养结果，如发现耐药菌，及时调整抗生素。对于 36 周前的妊娠妇女，7d 的呋喃妥因治疗是下尿路感染的首选。⑤大肠杆菌是怀孕妇女泌尿系感染的最常见病原菌。⑥如果疼痛是最主要的症状、或者培养结果是非典型泌尿系感染病原菌，如变形菌、克雷伯菌，需要考虑泌尿系结石，首选泌尿系超声检。⑦值得注意的是，B 组链球菌的感染与绒毛膜炎、新生儿疾病相关。妊娠妇女有 B 组链球菌性尿，应给予 7d 抗生素治疗，并在产时预防性使用负荷量青霉素，每隔 4 小时重复给药直至分娩结束。

（周伟勤　封志纯）

第二节　慢性肾小球肾炎母亲新生儿

一、概述

慢性肾小球肾炎对妊娠影响的大小，取决于肾脏病变损害程度。若病情轻，仅有蛋白尿，无高血压，肾功能正常，预后较好。但其中有一部分患者妊娠后期血压增高，围生儿死亡率也增高。若妊娠前或妊娠早期出现高血压及氮质血症，并发重度子痫前期及子痫的危险性大大增加，流产、早产、死胎、死产发生率随之增加。慢性肾炎病程长者，由于胎盘绒毛表面被纤维素样物质沉积，物质交换功能受阻，胎盘功能减退，影响胎儿生长发育，甚至胎死宫内。

二、母亲疾病概况

慢性肾小球肾炎（chronic glomerulonephritis）是一组以血尿、蛋白尿、水肿和高血压为基本临床表现的疾病。该病起病方式不同，病情迁延，可有不同程度的肾功能减退，甚至发展为慢性肾衰竭。妊娠合并慢性肾小球肾炎发病率占住院分娩的 0.03% ～ 0.12%。妊娠时肾脏的负担加重，以往确诊患有慢性肾小球肾炎者，通常建议避免妊娠。近年来随着内科治疗手段不断发展，高危妊娠监护手段的增多及质量的提高，妊娠合并慢性肾炎的病例逐年增多，且妊娠成功率亦明显增加。

三、病理生理

绝大多数慢性肾炎的病因不清，由多种病因、不同病理类型的原发性肾小球疾病发展而来，仅少数由急性链球菌感染后肾小球肾炎发展而来。其发病机制主要与原发病的免疫炎症损伤有关。妊娠期长时间的生理代偿性肾小球高灌注和高滤过，可造成肾小球器质性损害，使原有肾小球病变加重；妊娠后，严重的肾小球病变不能维持肾小球内血流动力学平衡，较容易发生肾小球硬化和玻璃样变；另外，妊娠期生理性血液的高凝状态也会加重原有肾小球病变，如果发生肾内凝血，则更易使病情恶化。

目前慢性肾脏病患者妊娠的可能性由原来的 0.1% ～ 1% 上升到 3%。IgA 肾病、狼疮性肾炎、紫癜性肾炎以及早期糖尿病肾病等是育龄期女性常见的慢性肾脏疾病。慢性肾脏疾病并非妊娠禁忌证，但是妊娠高危人群，慢性肾脏疾病 1 ～ 2 期妊娠患者，当血压控制良好、尿蛋白＜ 1g/24h 时对肾功能无影响或影响很小，胎儿存活率＞ 95%。但慢性肾脏疾病 3 ～ 5 期患者妊娠极易引起原有肾脏疾病复发（特别是狼疮性肾炎患者）或加重，引起肾功能不可逆损害，导致难以控制的严重高血压、先兆子痫甚至患者死亡；对于胎儿，则易导致生长迟缓、胎盘早剥、早产甚至胎儿死亡等不良结局。慢性肾脏病患者合并妊娠时，由于妊娠引起血容量增加、母体及胎儿代谢产物增加等原因，会使得原有疾病的肾脏难以适应新的变化，从而引起贫血、维生素D缺乏等表现，若出现产科并发症，则肾功能可能急剧恶化。慢性肾脏疾病患者妊娠期间，当不可避免的使用一些降压、降脂、抗凝及免疫抑制药物时，则可能引起胎儿低血压综合征、生长受限、新生儿肾衰竭、羊水过少、新生儿低血糖、先天畸形甚至胎儿死亡等严重并发症。

四、临床表现

肾脏疾病母亲新生儿的临床表现取决于疾病的类型、严重程度、病程及母亲救治的情况。常见的临床问题包括流产、早产儿、低出生体重儿、胎儿宫内窘迫、胎儿宫内发育迟缓、先天畸形、新生儿肾衰竭及围生儿死亡等。

五、诊断及鉴别诊断

根据母亲孕前有肾脏相关疾病病史即可做出明确诊断。根据出生后体格检查及辅助检查等即可诊断胎儿宫内发育迟缓、先天畸形及新生儿肾衰竭等，根据孕周、出生体重即可诊断早产儿、低出生体重儿等，根据其他相关临床表现诊断相应疾病。

六、治疗

根据相关临床表现治疗相应疾病。肾脏疾病母亲-胎儿/新生儿的救治是一项多学科团队合作的工作，肾内科医师对孕妇肾功能做出明确评估，产科医师应迅速全面评估胎儿宫内情况。新生儿科医师应积极介入新生儿的复苏以及早产儿等问题的管理。

产科治疗原则：血压正常，肾功能正常或轻度肾功不全者，一般可以耐受妊娠。慢性肾炎病程长，已有明显高血压及中、重度肾功能不全患者不宜妊娠。

七、预防

患有肾小球肾炎的妇女妊娠时肾脏的负担加重，影响肾脏功能，严重者常常危及孕妇和胎儿生命，病情轻者又常容易与妊娠期高血压疾病相混淆而缺少应有的重视，致使贻误病情。对于妊娠合并慢性肾小球肾炎，目前尚缺乏有效的治疗手段，早期发现、正确评估妊娠与肾脏疾病严重程度的利弊关系，防止血压升高，对母体的预后有着重要的意义。

泌尿系统疾病合并妊娠时，需涉及肾脏科学、妇产科学、儿科学和保健科学等多学科的内容，需要多科加强合作，建立统一的监管机制，确保孕产妇及围生儿安全。

（周伟勤　封志纯）

第三节　肾功能不全母亲新生儿

一、概述

肾功能不全是由多种原因引起的，肾小球严重破坏，使身体在排泄代谢废物和调节水电解质、酸碱平衡等方面出现紊乱的临床综合症候群。临床分为急性肾功能不全和慢性肾功能不全，预后严重，是威胁生命的主要病症之一。肾功能不全会严重影响患者身体健康和生命安全。

妊娠期妇女身体处于一种特殊的状态，对多种疾病敏感，妊娠期合并肾功能不全是一种恶性的围生期疾病，治疗难度大，对胎儿影响大，预后困难，有效预防妊娠期合并肾功能不全是目前最好的方法。肾功能不全与出现不良母体结局（包括妊娠期高血压、子痫前期、子痫和死亡）和不良胎儿结局（包括早产、宫内生长受限、小于胎龄儿和死产）的风险升高相关。

二、母亲疾病概况

肾功能正常女性的活产率超过 90%，而在轻度慢性肾脏病 (chronic kidney disease, CKD) 的女性中活产率更低一些。相关数据表明，1 期 CKD 妊娠女性中不良妊娠结局（早产）的发生率升高，1 期 CKD 的定义为有肾功能损伤且估算肾小球滤过率 (estimated glomerular filtration rate, eGFR) 大于 90ml/(min•1.73m^2)。

据研究报道，妊娠期肾脏病存在一些重要的危险因素：

① CKD 与不良母体结局的发生率更高相关。在一项纳入了 13 项队列研究的 meta 分析中，既存肾功能损伤的妊娠女性发生妊娠期高血压、子痫前期、子痫或死亡的可能性显著更高（12% vs 2%）。CKD 患者的孕产妇死亡率更高（4% vs 1%），但该结果并不具有统计学意义。对于已存在高血压和蛋白尿的 CKD 女性，诊断子痫前期可能更加困难。然而，子痫前期综合征的特征可能包括高血压和蛋白尿显著加重，以及血小板计数下降或肝酶升高。虽然该综合征通常在晚期妊娠发生，但存在基础肾脏疾病的女性在中期妊娠出现子痫前期的风险较高。

② CKD 女性的胎儿结局也较差。在一项 meta 分析中，存在肾功能损害的女性早产率显著更高（13% vs 6%），还观察到其胎儿宫内生长受限（5% vs 0）、小于胎龄儿（14% vs 8%）和死产（5% vs 2%）的发生率也更高，但并无统计学意义。在另一项 meta 分析中，与非 CKD 女性相比，CKD 女性出现妊娠失败、早产、剖宫产和小于胎龄儿 / 低出生体重儿的风险更高，OR 分别为 1.8、5.72、2.67 和 4.85。

当母体的高血压未得到控制时，胎儿存活率会降低。据研究，妊娠时平均动脉压大于 105mmHg 的女性出现死胎的相对风险约为自发性或药物治疗后血压恢复正常患者的 10 倍。

肾脏病患者可能因妊娠而出现肾功能下降，下降程度部分取决于基础肾脏病的严重程度：

1. 对于初始肾小球滤过率（glomerular filtration rate, GFR）正常或仅轻微下降（血浆肌酐浓度＜ 1.5mg/dl 或＜ 132 μ mol/L）的女性，有 0 ～ 10% 会因妊娠出现肾功能的永久性下降。其他患者可能在妊娠期间出现肾功能的暂时性下降。例如，一项研究评估了 360 例肾功能正常的慢性肾小球肾炎女性：其中 171 例妊娠，其余则没有妊娠。长达 30 年的随访发现，两组女性的肾脏存活率并无差异。合并高血压的患者出现疾病进展的可能性远远更大，这与是否妊娠无关。

2. 中度肾功能不全（血浆肌酐浓度为 1.5 ～ 2.9mg/dl 或 132 ～ 255 μ mol/L）女性的结局可能不同。在这种状况下，血浆肌酐浓度在妊娠前半段通常略微下降，随后随着妊娠的继续，血浆肌酐浓度会升高至超过先前的基线水平。

例如，一项研究评估了 76 例妊娠女性，其初始平均血浆肌酐浓度为 1.9mg/dl（168 μ mol/L），到妊娠晚期时肌酐浓度升高至平均 2.5mg/dl（223 μ mol/L）。初始肌酐浓度为 1.4 ～ 1.9mg/dl（124 ～ 168 μ mol/L）的患者发生肾功能下降的风险约为 40%。CKD 女性可能出现不可逆的 GFR 下降，下降程度超过了基于患者既往病程的预测值。几项小型研究表明，多达 1/3 的患者会出现肾功能不可逆性下降，在上文提及的那项纳入 76 例女性的研究中，截止至产后 12 个月时 10% 的患者进展为终末期肾病（end-stage renal disease, ESRD）；8 例患者中有 7 例在妊娠期间出现了肾功能下降,1 例在妊娠前和妊娠后不久肾功能稳定。初始血肌酐浓度超过 2.0mg/dl（177 μ mol/L）的女性发生肾功能加速恶化的风险最高(33% vs 2%)。在同时存在未控制的高血压的患者中，GFR 不可逆下降的风险可能超过 50%。

3. 一项 meta 分析汇总了 8 项队列研究共 1268 例基线肾功能良好的 CKD 患者，该分析发现这些患者的妊娠期并发症发生率高，包括子痫前期、早产以及胎儿生长受限。然而，基线肾功能的相关数据不够好，且尽管这些研究中大多数患者都存在白蛋白尿，但其肾功能似乎都正常。因此，CKD 女性在妊娠期间或妊娠后发生肾功能恶化的风险并不会升高这一发现与大多数指南的推荐意见一致，即基线肾功能正常时大多数女性不会在妊娠期出现肾功能恶化。

有学者认为研究者得出的结论“妊娠并不是妊娠前存在 CKD 的女性发生肾病进展的危险因素”具有误导性，因为在肾功能减退的患者中，妊娠会使疾病进展风险升高。

而对于基线血浆肌酐浓度超过 3mg/dl(265 μ mol/L）的女性，情况稍有不同。这些女性通常存在闭经或无排卵性月经周期，因此其受孕并妊娠至足月分娩的概率较低；但合并晚期 CKD 时会出现不良妊娠结局，因此最好应采取避孕措施。

总之，血浆肌酐浓度升高（超过 1.5mg/dl 或 132 μ mol/L）和高血压是基础肾脏病永久性恶化的主要危险因素。有学者提出肾脏病的类型可能也很重要，因为膜增生性肾小球肾炎、局灶节段性肾小球硬化和反流性肾病更可能出现加速进展。然而，大多数研究者发现，如果已考虑了既存的肾功能不全和高血压，病因（狼疮性肾炎除外）很可能并不是肾脏病恶化的主要决定因素。存在膀胱输尿管反流的女性发生泌尿道感染的风险可能升高。

此外，严重肾功能不全，即急性肾功能损伤（acute kidney injury, AKI），是围生期的严重并发症，是导致母婴死亡的重要原因。它的诊断标准为各种病因引起的肾功能在短期内（数小时内或数日内）急剧下降、进行性减退而出现的临床综合征。

妊娠相关 AKI 在发达国家十分少见。由于存在不同的诊断标准，真实发病率难以估计。大多数文献估计，在产前保健健全的国家，20 000 例妊娠中大约只有 1 例出现严重到需要肾脏替代疗法（renal replacement therapy, RRT）的 AKI。在产前保健服务相对缺乏以及实施非法流产的国家，本病的发病率可能高得多。虽然来自印度和非洲的一些单中心病例系列研究报道称这一发病率高达 10% ～ 20%，但来自埃及的一项病例系列研究显示，在 5600 例分娩中，需要透析的 AKI 仅占 0.6%。

妊娠合并急性肾衰竭一旦确诊，应立即查找病因，如子痫前期、糖尿病、胎盘早剥、羊水栓塞、败血症等，积极处理原发病，防止原发病进一步发展，并严格控制液体摄入量，纠正水、电解质紊乱及酸碱平衡。用足量广谱抗生素积极控制感染，注意避免使用对肾脏有损伤的药物。并进行降压、强心、纠正贫血等对症支持治疗。对合并多器官功能障碍综合征者应尽早行血液透析有助于降低病死率，促使患者康复。

妊娠可加重肾脏负担，同时急性肾衰竭时代谢产物的蓄积对胎儿将造成一定危害，故确诊为急性肾衰竭后应尽早终止妊娠。在对病情做出初步处理后，应于 24 ～ 48h 内终止妊娠以减轻肾脏负担和对胎儿的威胁，并有利于缓解某些引起肾衰竭的原发病，如子痫前期、DIC 等。除了估计短时间内能经阴道分娩者，均应及时行剖宫产。胎儿娩出前应持续监测胎心。术后应继续调整水电解质和酸碱平衡，控制感染。

三、病理生理

妊娠相关肾功能不全的最常见病因取决于妊娠阶段。妊娠较早期（< 20 周）AKI 最常由以下因素引起：①妊娠剧吐导致的肾前性疾病；②流产合并感染导致的急性肾小管坏死（acute tubular necrosis, ATN）；③与病毒（如，流感病毒）或细菌感染和 / 或脓毒症相关的 AKI；④部分疾病在妊娠较晚期可以导致 AKI，包括：重度子痫前期，重度子痫前期伴 HELLP 综合征，血栓性血小板减少性紫癜（thrombotic thrombocytopenic purpura, TTP，获得性或遗传性）或补体介导的溶血 - 尿毒综合征（hemolytic uremic syndrome, HUS）；⑤妊娠期急性脂肪肝（acute fatty liver of pregnancy, AFLP）；⑥出血相关的 ATN 或急性肾皮质坏死（见于前置胎盘、胎盘早剥、长时间的胎死宫内或羊水栓塞时）。除此之外，急性肾盂肾炎以及少数情况下尿路梗阻也可引起妊娠女性出现 AKI。

妊娠期，泌尿系统会发生一些重大的变化。其中最重要的是由于抗利尿激素增多及肾素 - 血管紧张素 - 醛固酮（RAA）介导的钠排出减少，使得妊娠期血容量增加。血管内皮细胞对 RAA 系统血管收缩因子的抵抗以及一氧化氮及松弛素介导的血管舒张，使得肾小球血流量增加，肾脏集合系统平滑肌舒张而出现生理性肾盂积水及输尿管积水。其次，由于妊娠期心排出量增加导致肾血浆流量及肾小球滤过率（GFR）增加，血肌酐值下降，妊娠晚期 GFR 可增加 30% ～ 50%。因此，蛋白排泄量也近似可达到 300mg/24h。同时，尿酸排出量减少，血浆渗透压约下降 10mOsm/L，血浆钠浓度约下降 5mEq/L。再次，血孕酮水平增高使得妊娠妇女分钟通气量增加，常可导致妊娠晚期的呼吸性碱中毒。肾脏通过增加碳酸氢盐的排泄，从而代偿机体碱中毒。妊娠后 3 个月孕妇血碳酸氢盐水平约比非妊娠妇女低 18 ～ 21mEq/L。因此，非妊娠患者 AKI 诊断标准可能并不适用于妊娠患者，在妊娠妇女 AKI 的诊断、治疗及护理方面，必须同时考虑到妊娠期肾脏功能的变化。美国大学妇产科根据其近期妊娠期高血压诊断纲要对先兆子痫的定义，对妊娠期 AKI 的诊断下了新的定义。若血肌酐值 > 1.1mg/dl 或无其他肾脏疾病基础上血肌酐值上升 2 倍以上，可诊断为肾功能不全。虽然此诊断标准被其他同行认可，但由于缺少循证指南支持妊娠妇女 AKI 诊断与非妊娠患者诊断具有一致性，该诊断标准仍不精确。

传统上，急性肾衰竭根据病因的不同可分为三类：肾前性、肾性和肾后性。伴有轻度肾衰竭（Scr 0.9 ～ 1.4mg/dl）的孕妇往往能够成功妊娠，并且妊娠很少加速原发性肾脏病进展。肾功能正常或轻微受损的妇女，在妊娠期间肾小球滤过率生理性升高，妊娠晚期肾小球滤过率一过性上升，分娩后又会回到原来水平。故母亲轻度肾衰竭对胎儿影响较小。中重度肾衰竭的孕妇发生妊娠并发症（如高血压、先兆子痫、贫血、胎儿宫内窘迫）、早产等的可能性远远高于轻度肾衰竭的孕妇。

四、临床表现

肾功能不全母亲新生儿的临床表现取决于疾病的类型、严重程度、病程及母亲救治的情况。常见的临床问题包括流产、早产儿、低出生体重儿、胎儿宫内窘迫、胎儿宫内发育迟缓、先天畸形、新生儿肾衰竭及围生儿死亡等。

在一项 meta 分析中，存在肾功能损害的女性早产率显著更高（13% vs 6%），还观察到其胎儿宫内生长受限（5% vs 0）、小于胎龄儿（14% vs 8%）和死产（5% vs 2%）的发生率也更高，但并无统计学意义。在另一项meta分析中，与非CKD女性相比，CKD女性出现妊娠失败、早产、剖宫产和小于胎龄儿/低出生体重儿的风险更高，OR分别为1.8、5.72、2.67和4.85。细菌尿与早产、低出生体重以及围生期死亡的风险升高有关。例如，一项纳入1959～1966年超过50 000例妊娠的回顾性研究显示，在妊娠期的最后2周有细菌尿和/或脓尿（未提及是否存在相关症状）的妇女，因各种原因导致的围生期死亡率比未感染的女性要高。许多研究也显示治疗妊娠期的细菌尿可降低这些并发症的发生率，也可降低无症状性菌尿后遗症的远期风险。88例妊娠期尿路感染临床研究。

五、诊断及鉴别诊断

根据母亲孕前有肾脏相关疾病病史即可做出明确诊断。根据出生后体格检查及辅助检查等即可诊断胎儿宫内发育迟缓、先天畸形及新生儿肾衰竭等，根据孕周、出生体重即可诊断早产儿、低出生体重儿等，根据其他相关临床表现诊断相应疾病。

六、治疗

根据相关临床表现治疗相应疾病。肾脏疾病母亲-胎儿/新生儿的救治是一项多学科团队合作的工作，肾内科医师对孕妇肾功能做出明确评估，产科医师应迅速全面评估胎儿宫内情况。新生儿科医师应积极介入新生儿的复苏以及早产儿等问题的管理。

七、预防

泌尿系统疾病合并妊娠时，需涉及肾脏科学、妇产科学、儿科学和保健科学等多学科的内容，需要多科加强合作，建立统一的监管机制，确保孕产妇及围生儿安全。

关于肾脏病对妊娠影响的问题为，用于治疗肾脏病的药物对胎儿的可能影响。一旦发现妊娠，应立即停用血管紧张素转化酶抑制剂、血管紧张素Ⅱ受体阻滞剂以及一些免疫抑制剂（尤其是环磷酰胺）。此外，对于未妊娠的育龄期女性，应向其警示这些药物的潜在后果。

对于存在肾脏病的妊娠患者，应由肾脏科医师和熟悉肾脏病对妊娠影响的产科医师共同监管。一般处理原则包括：增加产前检查频率、早期发现并治疗无症状性细菌尿、连续监测母体的肾功能及治疗高血压、监测是否出现子痫前期，以及采用超声检查和胎心率监测进行胎监。如果出现肾功能不断恶化、重度子痫前期、胎儿生长受限或宫内状态不良，则可能需要进行早产干预。

（周伟勤）

第 19 章 妊娠合并神经系统疾病母亲新生儿

第一节 癫痫母亲新生儿

一、概述

癫痫是妊娠期常见的神经系统合并症，是由于脑神经元反复异常放电所致，发生率约 0.3%。妊娠对癫痫的影响存在争议，但疾病及治疗药物对母胎的影响基本已达到共识。为改进患者妊娠结局，产科及新生儿科医师需对相关问题有一定认识。

二、母亲疾病概况

癫痫发作有大发作、小发作、局限性发作及精神运动性发作等类型，可单一或混合发作。典型大发作具有间歇性、短暂性及刻板性的特点，表现为强直或阵挛性发作、意识丧失、全身抽搐，伴有尿失禁及口吐白沫，发作过程可造成自伤与外伤，通常历时仅数分钟，发作后不能回忆，一般无定位性精神症状或体征。脑电图检查有助于确诊及分辨类型，阳性诊断率可达 80% ～ 85%。尿蛋白、血糖、血钙、肝肾功能测定，心电图检查，眼底检查，必要时头颅磁共振成像、计算机断层扫描及脑脊液检查等可协助诊断疾病。

三、病理生理

癫痫为一种症状，系多种原因导致脑局部发生节奏型、重复性及同步性的神经元放电。这种异常脑电活动可能与 γ- 氨基丁酸 (gamma-aminobutyric acid, GABA) 水平降低削弱了抑制作用；由 N- 甲基 -D 天冬氨酸盐（N-methyl-D-aspartate,NMDA）中介的神经突触兴奋性增强或神经元暴发性改变有关。对于有癫痫病史而未治疗的患者来说，妊娠期癫痫复发的风险会升高，其可能原因如下。

1. 癫痫发作是中枢神经系统内某些神经细胞群发生突然的、过度的重复放电所致。孕期的一系列生理变化如水钠潴留、妊娠水肿等均可增加大脑的激惹性，对外界刺激因素敏感，劳累、紧张、情绪波动等均可引起癫痫发作。

2. 激素的改变。雌激素是一种较强的线粒体药物代谢酶竞争的抑制剂，妊娠期其水平迅速增高，可引起癫痫发作。此外，雌激素在皮质可产生新的癫痫灶，并可激活以前存在的癫痫灶。

3. 妊娠晚期腹腔血管受压，回心血量减少，产生暂时性的脑缺血缺氧，加上妊娠晚期孕妇热量及钙的需求量增加，若孕妇摄入营养不足，可诱发妊娠晚期癫痫发作。

4. 抗癫痫药物（AED）的影响：①孕早期常见恶心、呕吐、消化不良使孕妇不能很好地摄入及吸收抗癫痫药物；②妊娠期血容量及体重增加，使 AED 在母体内被稀释，药量相对不足。母体内水、钠潴留可以增加大脑的激惹性，使癫痫病情加重，发作次数增加；③母体血浆白蛋白水平下降，使抗癫痫药物与血清白蛋白结合改变，母体肝脏、胎盘及胎儿各种酶活动增加，使药物代谢迅速。

四、临床表现

1. 孕期并发症 患癫痫的孕妇（含用药治疗者）有85%～90%可娩出正常新生儿，但孕期并发症的风险增高，包括剖宫产、先兆子痫、妊娠高血压、妊娠出血并发症、过早宫缩、早产、胎死宫内以及自然流产等，同时妊娠期癫痫发作会导致胎儿宫内发育迟缓，出现小于胎龄儿、低体重儿等。

2. 神经系统损伤 胎儿缺氧性损伤见于癫痫大发作或连续状态等长时间抽搐者。有资料表明低于中毒水平的抗癫痫药物及短时间的发作不增加婴儿低智商的危险。一项前瞻研究表明，孕期暴露于药物的胎、婴儿精神发育不良者占1.4%，稍高于对照组，但5.5岁时的智商却明显落后。

3. 胎儿畸形 癫痫患者的基因缺陷，在特定环境因素作用下，诱发癫痫的同时可能产生致畸作用。此外，使用抗癫痫药物的癫痫妇女出现胎儿畸形的概率为4%～6%（正常人群为2%～3%）。常见的先天畸形包括面部缺陷（唇腭裂）、心脏畸形（室间隔缺损，法洛四联症）、泌尿生殖缺陷（尿道下裂）、骨骼畸形（脊柱裂）等。

4. 子代癫痫 Philip提出子代癫痫发生的概率约为1/30，取决于疾病的病因，特发性危险大于继发性，Aminoff等认为父母一方患有特发性癫痫，子代发生危险的概率为2%～3%，双方均为患者则概率更高。

5. 新生儿的一些特殊问题 如孕母长期服用苯巴比妥钠或苯妥英钠可致胎、婴儿体内维生素K依赖性的凝血因子缺乏，引起的新生儿凝血障碍，发生出血现象；婴儿娩出后抗癫痫药物戒断，出现兴奋、不安静、啼哭、震颤或者入睡困难等药物撤退综合征。

五、治疗与处理

1. 分娩前处理

（1）预防：长期使用苯巴比妥或苯妥英钠应补充维生素D及叶酸，前者400U/d，后者1mg/d；此外，药物长期服用可致胎、婴儿体内维生素K依赖性的凝血因子缺乏，应于妊娠34周始给予维生素$K_1$10mg，日服1次，预防新生儿出血。

（2）检测胎儿发育：妊娠18～24周行B超筛查胎儿畸形，有条件者可行超声心动图检查以排除先天性心脏畸形；采用妊娠图或隔期B超监测胎儿生长发育；妊娠30～32周后，定期进行胎心监护。

（3）加强胎儿监护：孕期密切监测胎儿生命体征情况，必要时尽早择期剖宫产娩出。

2. 分娩时处理 除有产科指征外目前仍主张阴道分娩，但需做好胎儿监测，避免产妇分娩过程中出现癫痫发作而对胎儿及新生儿造成损伤。

3. 分娩后处理 胎儿娩出后如发现有窘迫、窒息、呼吸困难等表现，需及时进行产房内复苏并转入新生儿科病房监护，减少缺氧缺血性脑病的发生。另外，新生儿娩出后，应详细检查有无畸形，并留脐血测凝血酶原时间与活动度，并及时给予维生素K_1 5mg肌内注射，如有其他临床表现，需对症处理。

4. 喂养 目前认为抗癫痫药在乳汁中的含量远低于母血中的浓度，因此接受癫痫药物治疗的产妇可进行母乳喂养。

六、干预

癫痫产妇需做好孕前咨询。

1. 长期无发作者 应将药物减量至停用，病情稳定者妊娠最理想。停药阶段需要加强防护。

2. *仍有发作者*　应与神经科医师协同调整药量控制发作后再妊娠。用药原则如下：①尽可能用单一药物；②大发作者首选苯巴比妥作为长期用药，小发作者可选用卡马西平或扑米酮，无效时再考虑换用苯妥英钠或乙琥胺等；③禁用三甲双酮或丙戊酸等明显致畸药；④定期监测血药浓度，调整药量以维持其有效水平。

（姜　红）

第二节　脊髓损伤母亲新生儿

一、概述

脊髓损伤所造成的截瘫，是由多种因素引起脊髓损害，以致损害平面以下的脊髓神经功能障碍，运动、感觉、括约肌及自主神经出现异常，呼吸、循环、泌尿生殖等全身各个系统的功能发生改变。脊柱损伤的发生率为 0.28‰，其中脊髓损伤占 10% ～ 30%。妇女脊髓损伤后又怀孕者并不少见，这对临床医师提出了诸多挑战。

二、疾病概况

脊髓损伤产妇孕前或孕期常有外伤或神经系统疾病史，按脊髓损伤程度分为以下 2 种。

1. *完全性横贯损伤*　无论水平在何处，①首先出现脊髓休克期，损害水平以下的肢体呈迟缓性瘫痪，腱反射及病理反射不能引出，感觉丧失，大小便潴留。此阶段持续 3 周至 2 个月，有时更长；②痉挛性瘫痪期，上期过后，损害水平以下感觉仍丧失，然肌张力亢进，病理反射出现，呈痉挛性屈曲性截瘫，并反射性排尿。

2. *不同损害平面的脊髓损伤*　T_{10} 以上时不能感知子宫收缩的阵痛，其下则有感觉。胸 5 ～ 6 以上损害时可出现自主神经反射的亢进，常发生于病变下方交感神经受刺激时，如导尿、肛查或宫颈口扩张等。

三、病理生理

因自主神经系统对人类分娩启动几乎没有任何影响，脊髓损伤患者过期分娩风险不会增加，但脊髓损伤患者早产率较高，单胎 < 37 周发生率在 6% ～ 13%，< 36 周 7% ～ 12%。由于子宫感觉传入神经进入脊髓的 T_{11} 至 L_1 水平，脊髓损伤 T_{10} 以上的患者不能感受到宫缩痛而易发生忽略性分娩。如果为脊髓横断损伤，通常发生于 T_6 及以上，损伤平面以下未受到下丘脑等中枢控制，有腔脏器及子宫在受牵拉、收缩时，刺激交感神经输出纤维，脊髓反射加强，产生自主神经反射异常，临床上可产生忽略性分娩及致命性并发症，如癫痫、呼吸暂停、心肌梗死、颅内高压和脑出血。

四、临床表现

脊髓损伤母亲新生儿的诊断主要依靠对孕母疾病诊断，临床常无特异性表现，多表现为早产和忽略性分娩以及由此带来的一系列伴随症状，如呼吸困难、出生窒息等。

1. *早产等*　脊髓损伤母亲，由于日常活动或行为受限，同一体位持续时间过长，可导致胎膜早破、早产、宫内感染等新生儿合并症。

2. *胎儿宫内感染及分娩时感染*　由于脊髓损伤母亲长期卧床，膀胱神经支配障碍，常发生尿潴留，易发生泌尿道感染，可导致胎儿在宫内或分娩时并发感染。

3. *忽略性分娩*　由于子宫感觉传入神经进入脊髓的 T_{11} 至 L_1 水平。脊髓损伤 T_{10}

以上的患者不能感受到宫缩痛而易发生忽略性分娩，如果为脊髓横断损伤，即使是较低水平损伤，患者也可感受不到子宫收缩。从而发生忽略性分娩。

五、处理

对新生儿的治疗和处理多对症处理。新生儿娩出后如有呼吸困难、窒息等情况应经积极产房复苏后，在产科及新生儿科医师共同协作下转入新生儿科。

1. *加强产前监护，预防早产及忽略性分娩* 有脊髓损伤的孕产妇的，建议做宫颈相关检查，评估有无早产风险。孕期特别是近足月应教授子宫触诊技术，感触子宫收缩，有先兆临产时及时来院，避免发生忽略性分娩。

2. *新生儿窒息复苏* 母亲宫缩无力及忽略性分娩易导致新生儿窒息，产儿科医护应做好新生儿复苏准备，胎儿出生后初步评估不合格，立即给予新生儿窒息复苏。

3. *新生儿感染监测* 脊髓损伤母亲新生儿产后应行血常规、CRP、PCT、血培养、胸片等辅助检查，了解有无宫内感染性肺炎、新生儿败血症等情况。

4. *评估忽略性分娩新生儿* 若产科及儿科医师无法及时评估出生后情况，可能延误新生儿救治，病情危重者转入NICU救治。

六、预防

1. *加强孕期护理* 进行膀胱训练，减少留置导尿时间，预防泌尿系统感染。

2. *康复功能训练* 体位变换是脊髓损伤患者护理的一个重要问题。妊娠期，尤其是妊娠晚期长时间处于仰卧位，下腔静脉受压过久，使下腔静脉压升高，可引起仰卧综合征和胎盘早剥等并发症，因此，患者应卧硬板床，每2～4小时平衡翻身1次。

3. *孕28周后脊髓损伤孕妇的产前保健* 建议做宫颈相关检查，评估有无早产风险。孕期特别是近足月应教会患者或家人子宫触诊技术，感触子宫收缩，有先兆临产时及时来院，避免发生忽略性分娩。有学者提出，脊髓病变 T_6 以上的，如有宫颈扩张潜在危险时，为避免发生忽略性分娩及自主神经反射异常的高风险，应收住院观察。

（姜 红）

第三节 脱髓鞘性疾病母亲新生儿

一、概述

中枢神经系统脱髓鞘疾病（central nervous system demyelinative diseases，CNS demyelinative diseases）是一组脑和脊髓髓鞘破坏或髓鞘脱失为主要特征的疾病，其病因不明，病变常累及中枢神经系统白质部分，常发生于20～40岁。该病还与易感的遗传素质、病毒感染或机体免疫调节缺陷等因素可能有关，孕期并不少见，以多发性硬化（multiple sclerosis，MS）最为常见。

二、母亲疾病概况

脱髓鞘性疾病常起病于孕前或在妊娠期首次发病，病程缓慢，复发与缓解交替出现，约1/3患者病情持续进展。临床表现为视觉障碍、单侧或双侧下肢力弱或行路不稳等，以视觉障碍最常见；有时可伴有面部疼痛、构音障碍、吞咽困难及括约肌功能紊乱等。该病特异性体征包括：①视神经炎、视野缺损；②眼球震颤、听力减退、眼肌麻痹、面瘫或舌肌麻痹等脑神经症状；③上运动神经元性肢体瘫痪，截瘫最常见，出现病理反射，伴有排尿障碍；④共济失调；⑤节段性或根性分布的感觉异常等。

三、病理生理

脱髓鞘是其病理过程中具有特征性的表现，包括遗传性（髓鞘形成障碍性疾病）和获得性（正常髓鞘为基础的脱髓鞘病）两大类。

1. 遗传性中枢神经系统脱髓鞘疾病　主要是遗传因素导致某些酶的缺乏而引起的神经髓鞘磷脂代谢紊乱，统称为脑白质营养不良。

2. 获得性中枢神经系统脱髓鞘疾病　又分为继发于其他疾病的脱髓鞘病和原发性免疫介导的炎性脱髓鞘病。前者包括缺血-缺氧、营养缺乏、病毒感染等引起的疾病；后者是临床通常所指的中枢神经系统脱髓鞘病，主要包括中枢神经系统特发性炎性脱髓鞘疾病（idiopathic inflammatory demyelinating diseases，IIDDs）。IIDDs 是一组在病因上与自身免疫相关，在病理上以中枢神经系统髓鞘脱失及炎症为主的疾病，包括多发性硬化（multiple sclerosis，MS）、视神经脊髓炎（neuromyelitis optica，NMO）、同心圆形硬化（Balo 病）及播散性脑脊髓炎等。

四、临床表现

1. 胎儿　脱髓鞘性疾病对多胎妊娠与单胎妊娠的临床结局无不良影响。

2. 新生儿　该病本身对新生儿不会造成不良影响。最新研究表明，与正常孕妇的新生儿相比，合并脱髓鞘性疾病的孕妇的新生儿在出生体重、出生胎龄、宫内生长迟缓、分娩方式无差异，在死胎、新生儿的死亡率及出生后 1 年内的死亡率也无差异。脱髓鞘性疾病不会增加产科及新生儿并发症的发生率，但目前尚无大样本数据研究的支持。

五、处理

1. 分娩前　在妊娠期，应对胎儿进行生长发育状况进行评估和监护，包括胎盘功能和胎儿成熟度监测、胎心监护、胎儿超声检查等。脱髓鞘性疾病，尤其是多发性硬化的药物治疗会对胎儿产生不良影响，在妊娠之前停止药物治疗会避免这种不良影响。然而，停止对多发性硬化的治疗反过来可能会对母亲造成不好的结果。该病非妊娠禁忌，但疾病活动期不宜妊娠。如急性进展期最好立即终止妊娠。

2. 分娩时　无产科指征可以引导分娩，但要避免过度疲劳，尽量缩短第二产程。选择最佳分娩时间和分娩方式，尽量将母胎双方的损伤控制在最小限度内。母亲宫缩无力分娩时易导致新生儿窒息，产儿科医护应做好新生儿复苏准备，胎儿出生后初步评估不合格，立即给予新生儿窒息复苏。

3. 分娩后　脱髓鞘性疾病母亲新生儿在出生后无特殊处理，如新生儿出生后有呼吸困难、窒息等不良反应，应及时进行积极有效的产房内复苏后并转入新生儿科观察治疗。

4. 喂养　最近研究显示产妇产生的催乳素有可能治愈多发性硬化症，研究人员在实验室老鼠身上发现，母鼠怀孕期间产生的催乳素可以自动修补遭损伤的髓鞘。从实验结果来看，催乳素产生愈多，髓鞘也随之增多，进而使受损的髓鞘获得修补。另外，最近有研究报道罹患多发性硬化症的妇女妊娠后如果进行完全母乳喂养（没有辅助喂养）至少 2 个月，其多发性硬化症复发的风险将大大降低。因此鼓励纯母乳喂养。

六、预防

大量回顾性调查发现，妊娠并不影响脱髓鞘性疾病。在多发性硬化家系的研究中发现，若父母中仅有一位患多发性硬化，且再无其他家庭成员患有多发性硬化，则子代一生患多发性硬化的概率只有3%～5%，若家庭中有几个人和（或）父系和母系双方都有多发性硬化，则其危险性会有增加。做出生育决定的同时，应考虑其长远的后果。诸如当前和将来的残疾程度，对方为照料和抚育孩子能做贡献的能力，家庭和朋友给予支持的可能性，经济能力等，各种因素均应评估。不应在没有考虑所有这些可能的情况下做出生育孩子的决定，因为有多发性硬化的家庭要比没有多发性硬化患者的家庭更需要系统支持。

（姜　红）

第20章 妊娠合并精神性疾病母亲新生儿

第一节 精神分裂症母亲新生儿

一、概述

近年来女性精神分裂症(schizophrenia)患者的生育率逐渐上升，女性精神分裂症患者的高发年龄与女性最佳生育年龄相重叠，有些女性精神分裂症患者在妊娠期间症状更容易恶化，而精神分裂症本身也会增加神经系统畸形、早产、低体重儿、胎盘异常、子痫、产前出血等风险。对即将成为母亲的精神分裂症患者，在考虑安全性的同时控制妊娠患者精神病性症状的稳定是必要的，但对于所有妊娠期妇女来说，抗精神病药物治疗都是有风险的，如何控制精神病发作，选择一个合适的抗精神病药物至关重要。

二、母亲疾病概况

1. *病因*　精神分裂症致病因素是多方面的，如先天遗传、个体特征及体质因素、器质因素、环境因素等。

(1) 遗传因素：可能是多基因遗传，由若干基因的叠加作用所致。

(2) 神经生化病理学说：多巴胺功能亢进假说、谷氨酸生化假说、皮质下多巴胺系统和谷氨酸系统功能不平衡假说。

(3) 环境中的生物学和社会心理因素：包括社会心理因素、家庭教养环境、性格问题、生活时间影响等。

(4) 神经发育研究：发生于妊娠第2个3月期的发育缺损可导致脑部病理学改变。包括：①产科并发症所致；②出生前病毒感染；③母孕期及围生期合并症所致；④其他因素，如酒精对胚胎发育产生的负面影响，母亲在妊娠早期（前3个月）的饥饿与精神分裂症患儿增加有关。

(5) 大脑病理和脑结构的变化以及神经发育异常假说：患者有侧脑室扩大，脑皮质、额部和小脑结构较小，胼胝体的面积、长度和厚度和对照组亦有差别，至少部分与遗传因素有关，来源于遗传控制的脑发育不对称。

2. *常见症状及诊断*　其特征性症状为：妄想、幻觉、思维障碍等。诊断需确定无疑有以下2项，或可疑、不典型至少3项①联想障碍：破裂性思维或逻辑倒错等；②妄想；③情感障碍；④幻听；⑤行为障碍：紧张综合征或幼稚愚蠢行为；⑥被动体验或被控制体验；⑦被洞悉感或思维播散；⑧思维插入、被撤走或思维中断。

3. *治疗*

(1) 治疗原则：①育龄妇女在使用精神科药物时应采取可靠、有效的避孕措施。②用药过程中一旦发现妊娠应首先考虑终止妊娠，待病情完全稳定，并咨询精神科医师被认可后再怀孕。③停药妊娠，应于病情稳定，巩固长时间后未见波动才能进行。情感性精神障碍者，治愈且巩固治疗 1 年以上；精神分裂症患者妊娠前需巩固治疗稳定 2 年以上才考虑停药怀孕；过去无复发史和临床缓解水平很高的患者可以考虑妊娠，待妊娠 12 周后再用药。④巩固时期不足或存在精神症状已受孕者，妊娠中、晚期应给予维持治疗，妊娠早期病情加重，服用较大剂量或致畸风险高的药物，应选择终止妊娠。妊娠期病情复发加重，患者及家属自愿终止妊娠，应给予支持。⑤对确实需要维持治疗的患者，可考虑选用对母体和胎儿毒性最小、最安全的新型抗精神病药物如维思通和舒思等治疗，且用量宜减到最低有效剂量；并进行胎儿监测，以便早期发现异常。⑥目前临床上多数精神科药物没有发现对妊娠有确切影响的证据（少数 D 级 X 级药物除外），但不能排除精神科药物对妊娠的不良影响。妊娠 12 周内最好禁止使用精神科药物。妊娠后期也应为精神科急诊时才考虑用药。大多数精神药物都能分泌到乳汁中，服用精神药物的妇女应避免哺乳婴幼儿。

（2）2008 年美国妇产科学会（ACOG）发布妊娠期和哺乳期精神药物治疗指南：

A 级证据（良好及一致的科学证据）：锂可能轻度增加先天性心脏畸形（风险比 1.2 ～ 7.7）；丙戊酸钠会增加胎儿发育异常的风险（尤其在妊娠早期）；卡马西平与胎儿卡马西平综合征有关，应尽量避免（尤其在妊娠早期）；分娩前使用地西泮类药物与婴儿低肌张力综合征有关。

B 级证据（有限或不一致的科学证据）：妊娠或计划妊娠的女性应避免使用帕罗西汀，胎儿在孕早期接触过帕罗西汀者应考虑做胎儿超声心动图；产前使用苯二氮䓬类增加唇裂的风险（绝对风险增加 0.01%）；拉莫三嗪可用于治疗妊娠期双相性精神障碍，安全性较好。

C 级证据（主要基于共识和专家意见）：孕期精神病治疗更倾向于采用较高剂量的单一药物治疗；不推荐检测母乳喂养新生儿的血药水平；孕期应用选择性 5- 羟色胺再摄取抑制剂和去甲肾上腺素再吸收抑制剂时应遵从个体化治疗；孕早期接触锂的胎儿，应考虑做超声心动图检查。

三、病理生理

1. 以 Glover 为代表的围生期精神医学研究者们通过长期观察，提出了胎内环境因母亲生理学改变而给胎儿带来诸多不利因素的证据，并认为出生前不良环境因素的暴露增加了精神障碍发生的脆弱性。同时，妊娠期因精神障碍而需药物治疗时，药物对胎内环境的影响也必然会给胎儿器官的形成、发育或出生后情绪、行为的早期发育产生重大影响。

2. 不同抗精神病药物对胎儿、新生儿的影响

（1）抗精神病药物：部分研究发现酚噻嗪、丁酰苯类抗精神病药物可引起新生儿锥体外系症状、过度镇静、新生儿黄疸、QT 间期延长等，也有报告氯丙嗪致新生儿缺陷率可达 16.1%。然而在大规模的调查中，却未显示吩噻嗪类药物暴露组比普通群体有更高的致畸性，迄今亦未发现奥氮平对妊娠期及新生儿产生重大影响。即使在目前使用丁酰苯类治疗妊娠呕吐的大样本调查中也未发现有明显意义的致畸结果。

（2）心境稳定剂：妊娠初期服锂可引起胎儿 Ebstein’s 综合征（心脏三尖瓣畸形，常伴有房间隔缺损）。在妊娠期服用锂的观察中，还发现新生儿出现了发绀、肌张力障碍等锂中毒现象。服用卡马西平、丙戊酸钠的妊娠者中，有报告发现新生儿出现了中枢神经管缺损，且干扰维生素 K 的代谢，

抑制维生素K通过胎盘并诱导胎儿肝微粒体酶活性致胎儿体内维生素K降解，维生素K缺乏引起的出血性疾病，易发生新生儿颅内出血。长期服用丙戊酸盐可引起“丙戊酸盐胎儿综合征”，患儿外貌奇特，肌张力低下或伴有声门下黏膜肿瘤。

(3) 抗焦虑药（BZD）：BZD致畸作用或新生儿戒断反应、惊厥发作等屡见报道。Safra等曾对妊娠期服用BZD者进行调查，发现BZD有引起胎儿唇裂的较高风险。Nako等也报道妊娠中服BZD引起了新生儿血小板增加。但更多报道是妊娠后期服BZD可引起新生儿呼吸困难、低血糖、一过性黄疸、肌张力低下和惊厥发作等戒断症状。

四、临床表现

1. *生长发育迟滞，流产、早产* 严重焦虑的孕妇常伴有恶性妊娠呕吐，可引起胎儿生长发育迟滞，并可导致流产、早产。

2. *畸形及先天发育异常* 以先天性心脏病、唇腭裂、中枢神经系统发育异常最为常见。某些治疗精神疾病的药物可通过胎盘，结合于胚胎细胞核核酸上，干扰了胚胎的正常发育和代谢，导致新生儿畸形率上升。

3. *窒息* 部分患精神病的孕妇肾上腺素分泌增加，导致代谢性酸中毒，引起胎儿宫内窘迫。部分可出现自主神经功能紊乱导致宫缩无力，部分产妇不能配合分娩导致产程延长、难产、窒息。

4. *神经系统症状*

(1) 撤药综合征：新生儿表现为激惹，伴喂食困难的伸舌，手姿势异常，头、手和脚震颤，可持续6个月。可能与长期服用抗胆碱药引起胆碱能超敏有关。

(2) 妊娠后期服BZD可通过胎盘进入胎儿体内，可引起新生儿呼吸困难、呼吸抑制、哭叫微弱、吸吮力差、肌张力低下及惊厥发作等戒断症状、低血糖和一过性黄疸。

(3) 新生儿疲软综合征和癫痫发作。

(4) 卡马西平、丙戊酸钠可干扰维生素K的代谢，导致颅内出血。

5. *体质量（体重）或身高异常* 抗精神病药物可引发或恶化妊娠糖尿病，导致巨大儿（巨大儿可致肩难产）。考虑与抗精神病药物引起的糖脂代谢异常有关。孩子7岁以后的身高和体质量高于对照组同龄儿童，考虑与抗精神病药物长期阻断多巴胺D受体、引起受体超敏和刺激生长激素释放有关。

五、诊断和鉴别诊断

根据孕母病史可以诊断。

六、治疗

1. 胎儿分娩处理：绝大多数患精神病的母亲在分娩前精神病已治愈，孕期病情稳定，分娩处理与正常产妇基本相同，但应视为高危妊娠，注意防患于未然。无产科指征可阴道分娩，尽量配合导乐及无痛分娩，酌情助产缩短第二产程。对发作期患者可进行保护性约束，并适当放宽剖宫产指征，可确保产妇和新生儿安全，麻醉方式以全麻为宜。

2. 人工喂养：许多精神药物都能通过乳汁分泌，对新生儿产生不良影响，且哺乳影响产妇休息易加重病情，故服用精神药物的哺乳期妇女应避免哺乳婴幼儿。建议人工喂养。

3. 密切监护新生儿，及时复苏，注意维持血糖及水、电解质酸碱平衡，对症处理。

4. 新生儿适当补充叶酸、磷脂酰胆碱及维生素K_1。

5. 出现震颤或抽搐时

(1) 给予苯巴比妥静脉注射，负荷量10mg/kg，24h后给予维持量每6小时1～

2mg/kg，根据病情和血药浓度（维持在12～15μg/ml）调整剂量，疗程10～14d。

（2）给予咪达唑仑静脉注射，每次0.03～0.15mg/kg，持续静脉输注每小时10～50μg/kg。

七、预防

1. 预防妊娠期神经精神疾病的发生，加强心理疏导治疗　应根据不同孕产妇的情况，有针对性地给予心理咨询和指导，使其在认知、情绪和态度等方面更好地适应环境。

2. 正确选择妊娠时间并进行全面产前评估　精神疾病病情未稳定之前不宜妊娠，病情稳定2年以上方可妊娠。如妊娠前精神分裂症病情完全缓解，停药后妊娠期精神分裂症仅10%～15%复发。如妊娠前病情未完全缓解，妊娠期不服药的复发率达60%。

3. 其他　母亲妊娠期补充叶酸、维生素K_1。

（陈　蓉）

第二节　围生期抑郁母亲新生儿

一、概述

在ICD-10中，产后抑郁（postpartum depression, PPD）编码为F53——产褥期伴发的精神及行为障碍，无法在他处归类。根据严重程度分为轻度与重度2类，轻度又分为产褥期抑郁与产后抑郁，重度则为产褥期精神病。在2013年5月出版的《精神障碍诊断及统计手册》（DSM-5）中，取消产后抑郁障碍的概念，取而代之的是围生期抑郁（peripartum depression），特指从妊娠开始至产后1周内发生的抑郁症。

近年来围生期抑郁发病率逐渐上升，国际公认患病率平均为15%。该病不仅对产妇造成危害如增加产妇滥用药物或酒精的风险、导致共患的躯体病或产后并发症恶化或慢性化、自伤、自杀乃至伤害新生儿等行为，对胎儿与新生儿也可能增加早产、低体重儿、小于胎龄儿（SGA）、癫痫、神经行为发育异常、智力与情绪发展障碍等风险。大多数抗抑郁药均可透过胎盘进入胎儿体内，存在增加胎儿早产和先天性畸形等风险。迄今为止，美国FDA和我国CFDA均未正式批准任何一种精神药物可以用于哺乳期。因此，如何既能有效预防与控制抑郁症状，又能避免妊娠期女性服用抗抑郁药对其子代发育的影响一直受到临床重视，很多国家已经将围生期抑郁列为一个重大公共卫生问题。

二、母亲疾病概况

（一）病因

涵盖生物、心理、社会等多方面的危险因素。相关性最强的因素为既往精神疾病史、阳性家族史、生活事件、社会支持；相关性中等的因素为个体心理因素、婚姻关系；相关性较弱的因素有产科因素、社会经济状况；几乎无相关性的因素有产妇的年龄、文化层次、妊娠的次数、与配偶关系的时间长短。生物学因素方面证实了下丘脑-垂体-肾上腺（HPA）轴的失调对某些产妇发生PPD起到一个重要的作用。雌二醇及孕酮在怀孕后是某些易感产妇发生PPD和产后心绪不良的重要原因。

（二）临床表现

产后抑郁是发生在产后的典型抑郁发作，临床表现可分为核心症状和附加症状，附加症状又包含心理症状群、精神病性症状群和躯体症状群3个方面。

1. 核心症状

（1）情感（心境）低落：产妇感觉心情压抑、悲伤，常常诉说自己心情不好，高兴不起来，常无缘无故地哭泣。典型病例有晨重夜轻的特点。

(2) 兴趣及愉快感丧失：产妇常常无法从日常生活及活动中获得乐趣，对以前非常感兴趣的活动也难以提起兴趣。体验不到照看婴儿的快乐，害怕接触婴儿，把养育婴儿当作是一种负担。

(3) 易疲劳 / 精力下降：有不同程度的疲乏感，且通过休息或睡眠并不能有效地恢复精力。产妇常感到四肢沉重，活动困难，难以完成喂奶、换尿片等基本任务。

2. 附加症状

(1) 心理症状群

①焦虑：是指产妇会无来由地担心婴儿会发生异常或受到伤害，常忧心忡忡、无缘无故感到恐慌，坐立不安，来回踱步、搓手、做无目的小动作等。

②"三无"症状：即无望、无助、无用。产妇认为前途是灰暗的，对自己的将来感到悲观绝望；觉得自己处于孤立无援的境地；认为自己生活毫无价值，充满了失败，一无是处。自己只会给别人带来麻烦，不会对任何人有用。

③"三自"症状：即自责、自罪、自杀。产妇自我评价下降，自感一切都不如别人，什么都不会，缺乏自信，事情不顺利时总是责备自己；认为自己是家庭的包袱，社会的累赘，甚至认为自己罪大恶极（自罪妄想），应该被枪毙，从而产生自伤、自杀观念或行为。自杀危险性以产后 42d 内最大。

④认知力下降：即产妇注意力和记忆力下降，表现为反应迟钝，思考问题困难，感到脑子不好用变笨了。做事丢三落四，健忘明显。决断能力明显下降，变得犹豫不决。

(2) 精神病性症状群

①精神病性症状：主要是幻听和妄想。幻听主要出现与抑郁心境相关的嘲弄性或谴责性幻听，也可以出现与心境无关或是没有情感色彩的幻听，如汽车喇叭声。妄想可出现与抑郁心境有关的自罪妄想、疑病妄想，也可出现与抑郁心境无关的被害妄想，如多疑，对周围的人充满敌意，最常见到的是婆媳关系紧张。有时还会出现感知综合障碍，认为孩子的形状、大小、色泽发生了改变。

②精神运动性迟滞：在认知上表现为思维迟缓，在行为上表现为运动迟缓。在别人看来，产妇沉默寡言，活动显著减少而缓慢，甚至整日卧床或呆坐不语，严重者可以处于木僵状态。

(3) 躯体症状群

①睡眠障碍：抑郁的产妇大多有某种形式的睡眠障碍，可以表现为入睡困难、睡眠不深、易醒、睡眠感缺失。其中以入睡困难、易醒最为多见，而以早醒（比平时至少要早醒 2h 以上）最具有特征性。

②食欲改变：多数抑郁产妇表现为食欲下降，进食少，导致奶水稀少，或质量不好。由于进食量少且消化功能差，常出现体重减轻，也有少数产妇表现为食欲增加。

③性欲下降：产后由于激素水平下降，有可能出现生理性暂时性性欲减退。但产后抑郁障碍的性欲减退比生理性性欲减退程度严重，持续时间更长。

④非特异性躯体症状：包括头痛或全身疼痛，周身不适，胃肠道功能紊乱，心慌气短及至胸前区痛，尿频、尿急等，产妇常常认为是"月子病"，并因这些症状到综合医院反复就诊，接受多种检查和治疗。

（三）诊断

产后抑郁障碍主要通过询问病史、心理评估、依据诊断标准，最终做出诊断。

1. 询问病史

(1) 既往史：了解产妇以往是否具有类似的发作，如有，应诊断为复发性抑郁障碍。应注意以往有无轻躁狂或躁狂发作，如有应诊断为双相障碍。此外，要重点询问以往发作过程中有无自杀观念及行为，以作为本次风险评估及制订治疗方案的参考。此外，治疗躯体疾病的药物也有可能导致抑郁障碍，常见如抗高血压药、抗肿瘤药、类固醇类药等。

（2）个人史：了解产妇有无酗酒或滥用药物的情况。

（3）家族史：如产妇无法提供，可询问其家族成员。

（4）心理社会因素：包括人格特征、创伤性生活事件如亲人亡故、婚姻变故、职业变动等。

2. 心理评估

（1）心理评估步骤：目前临床研究对PPD的诊断一般采用两步筛查法，第一步为量表筛查，可由经过相关培训的社区及产科医护人员完成；第二步采用临床定式检查，做出符合相应诊断标准的临床诊断，应由精神科医师完成。

（2）常用心理评估量表：筛查量表最常用的是爱丁堡孕产期抑郁量表(Edinburgh postnatal depressions scale, EPDS)，其次如贝克抑郁量表（Beck' s depression scale, BDI）、抑郁自评量表（self-rating depression scale, SDS）以及症状自评量表（self-rating symptom scale-90，SCL-90）等。临床定式检查量表较常使用的有复合性国际诊断交谈检查（composite international diagnostic interview, CIDI）以及DSM-IV-TR轴I障碍定式临床检查诊断工具（Structured Clinical Interview for DSM-IV-TR axis I disorders-patient edition，SCID-I/P）。其他常用量表还有汉密尔顿抑郁量表（Hamilton rating scale for depression，HAMD。流行病学调查研究时可选用流调用抑郁量表（center for epidemiologic studies depression scale, CES-D）。

3. 分类与诊断标准　以下分类与诊断标准依据的是ICD-10中有关抑郁发作和复发性抑郁障碍的相关内容和编码。

F32　抑郁发作

该分类与诊断标准描述了3种不同形式的抑郁发作[轻度(F32.0)、中度(F32.1)、重度（F32.2和F32.3）]。各种形式的典型发作中，通常都有心境低落、兴趣和愉快感丧失、易疲劳/精力降低这样的核心症状。其他常见附加症状是：①集中注意和注意的能力降低；②自我评价和自信降低；③自罪观念和无价值感；④认为前途暗淡悲观；⑤自伤或自杀的观念或行为；⑥睡眠障碍；⑦食欲下降。

F32.0 轻度抑郁发作

（1）症状标准：至少上述2个核心症状+至少上述2个附加症状。

（2）严重标准：产妇通常为症状困扰，继续进行日常工作和社交活动有一定困难。

（3）病程标准：符合上述症状标准及严重标准至少2周。

（4）伴随症状：根据不伴随/伴随躯体症状分为两个第五位编码。

F32.1 中度抑郁发作

（1）症状标准：至少上述2个核心症状+至少上述3个附加症状。

（2）严重标准：产妇继续进行工作、社交或家务活动有相当困难。

（3）病程标准：符合上述症状标准及严重标准至少2周。

（4）伴随症状：根据不伴随/伴随躯体症状分为2个第五位编码。

F32.2 重度抑郁发作，不伴精神病性症状

（1）症状标准：上述3个核心症状+至少上述4个附加症状。但是，如激越和迟滞这类主要症状十分明显时，患者可能不愿或不能描述许多其他症状。

（2）严重标准：产妇除了在极有限的范围内，几乎不可能继续进行社交、工作或家务活动。

（3）病程标准：符合上述症状标准及

严重标准至少 2 周，但在症状极为严重或起病非常急骤时，病程可＜2 周。

F32.3 重度抑郁发作，伴精神病性症状

(1) 符合重度抑郁发作的标准，并且存在妄想、幻觉或抑郁性木僵。妄想一般涉及自罪、贫穷或灾难迫在眉睫的观念，产妇自认对灾难降临负有责任。听幻觉常为诋毁或指责性的声音；嗅幻觉多为污物腐肉的气味。严重的精神运动迟滞可发展为木僵。

(2) 鉴别诊断：抑郁性木僵必须与紧张型精神分裂症（F20.2）、分离性木僵（F44.2）以及器质性木僵表现相鉴别。

F33 复发性抑郁障碍

反复出现抑郁发作中所标明的轻度至重度抑郁发作历史，不存在符合躁狂标准的心境高涨和活动过度的独立发作。抑郁发作的起病年龄、严重程度、持续时间、发作频率等均无固定规律。发作间期一般缓解完全。

复发性抑郁障碍可根据目前临床状态进一步划分为：

F33.0 复发性抑郁障碍，目前为轻度发作。

F33.1 复发性抑郁障碍，目前为中度发作。

F33.2 复发性抑郁障碍，目前为不伴有精神病性症状的重度发作。

F33.3 复发性抑郁障碍，目前为伴有精神病性症状的重度发作。

F33.4 复发性抑郁障碍，目前为缓解状态。

（四）治疗

1. 治疗原则

(1) 综合治疗原则：当前治疗抑郁障碍的 3 种主要方法是药物治疗、心理治疗和物理治疗。已有众多的循证医学证据认为，综合治疗的效果优于单一的任何一种治疗。

(2) 全病程治疗原则：抑郁障碍为高复发性疾病，因此倡导全病程治疗。抑郁障碍的全病程治疗分为急性期治疗（推荐 6～8 周）、巩固期治疗（至少 4～6 个月）和维持期治疗（一般至少 2～3 年）3 期。

(3) 分级治疗原则：轻度抑郁发作可以单独使用心理治疗；中度以上的抑郁发作须进行药物治疗或药物联合心理治疗，并建议请精神科会诊；若为重度抑郁发作并伴有精神病性症状、生活不能自理或出现自杀及伤害婴儿的想法及行为时，务必转诊至精神专科医院。如果进行了规范的心理治疗 12 周没有明显改善，即使是轻度的抑郁发作，也必须进入药物治疗。

(4) 坚持以产妇安全为前提原则：虽然母乳喂养对婴儿心身健康都非常有利，但对已患抑郁障碍的产妇，首先应该考虑的是产妇的安全。如果症状严重或非药物治疗无效，应立即使用抗抑郁药物。抗抑郁药物不但可以改善产妇的抑郁症状，降低自杀、自伤及伤害婴儿的风险，还有利于母亲角色的发挥，避免因抑郁症状加重住院导致的母婴分离。

(5) 保证婴儿安全原则：原则上尽量避免在哺乳期用药，建议哺乳期服药者可改用人工喂养。

(6) 产妇和家属共同参与治疗原则：医师应与产妇及其家属认真讨论治疗方案，权衡利弊，体现共同参与决策、共同承担责任的原则，特别要强调丈夫的作用。

2. 心理治疗 由于担心药物通过乳汁对新生儿产生不良影响，心理治疗成为大多数产后妇女更容易接受的干预措施。可以采用个体、家庭以及团体治疗的形式。需要指出的是，专业的心理治疗应由取得相应资质的心理治疗师在医疗机构中进行，社区及产科医护人员在接受专业培训并取得相关资质后，可以在医疗机构、社区或其他机构中从事心理咨询和支持性心理治疗。

(1) 支持性心理治疗：又称一般性心理疏导，是基础性的心理治疗模式。主要

作用是提供支持，调动患者潜在的资源与能力，以较有效的方式去处理所面对的困难或挫折。常用的技术为倾听、解释、指导、疏泄、保证、鼓励和支持等。每次治疗前要对患者现状和先前的治疗效果予以评估，并根据评估结果调整实施方案。支持性心理治疗每次需时 15 ～ 50min。

（2）人际心理治疗（Interpersonal psychotherapy，IPT）：在心理治疗中 IPT 被认为是对产妇最有效的方法。IPT 强调人际问题与角色转换，而这正是产后新妈妈们所面临的重要障碍：如角色转换，婚姻关系，社会支持，生活事件等，同时 IPT 也关注产妇与婴儿及丈夫的关系。该治疗不仅可以减轻母亲的症状，并且在改善母婴关系方面，也具有显著效果。ITP 治疗周期短，并已证实可以有效治疗重性抑郁障碍。

（3）认知治疗：是通过改变人固有的、不合理的信念，来消除因信念（思维）对人情绪和行为的不良影响，达到缓解各种心理问题及障碍的目的。认知治疗主要通过 3 种途径实现：①发现信念与实施之间的矛盾；②改变信念的建构系统；③领悟出认知加工过程中的不合逻辑之处。认知治疗往往需要通过行为矫正，促进患者接受和巩固改善后认知，所以又称之为认知行为治疗。可供选用的矫正技术推荐下述 5 种：识别自动性想法、识别认知错误和逻辑错误、真实性检验、去除注意或转移注意力、监察苦闷或焦虑水平（焦虑处置训练）。认知治疗的疗程，门诊一般为 15 ～ 20 次治疗性会谈，每次 40 ～ 60min，持续约 12 周。住院患者认知治疗的方法与门诊患者有所不同，虽然也是 15 ～ 20 次治疗性会谈，但为每天 1 次，故疗程一般为 3 ～ 4 周，出院后再随访 3 ～ 4 个月（每 1 ～ 2 周会谈 1 次）。

（4）婚姻家庭治疗：一个人的病态行为，常常是为了配合其他家庭成员的心理需要而被强化和保持下来的。所以，婚姻家庭治疗不注重对个人的治疗，而注重婚姻中的双方或整个家庭之间的人际关系，把群体中任何成员的表现对这个群体的影响作为治疗的目标，从而改善患者在婚姻家庭中的心理功能。具体方法与技术有回顾法、相互关系法、行为治疗法等。家庭治疗的实施主要有选定对象、注意技巧、分析问题 3 个环节，内容包括介绍家庭生活艺术、家庭管理、心理卫生知识，照顾老人和患者的护理知识，以及如何争取社会的支援等。

3. *药物治疗* 迄今为止，美国 FDA 和我国 SFDA 均未正式批准任何一种精神药物可以用于哺乳期。决定产妇是否继续使用抗抑郁药物应权衡利弊。根据国外抑郁障碍药物治疗原则，急性期推荐使用新型抗抑郁药 SSRIs（选择性 5- 羟色胺再摄取抑制剂）作为一线治疗药物。

对于哺乳期产妇，《国家药典临床用药须知》中帕罗西汀、氟伏沙明属于慎用，舍曲林、西酞普兰和艾司西酞普兰属于不宜使用，氟西汀属于禁用。而在各药品的说明书中，氟伏沙明属于禁用，艾司西酞普兰属于不应使用，其余 4 种均为慎用。根据目前已有的研究资料认为，舍曲林的安全相对较高。用药时间最好在刚哺完乳，或用药后至少 4h 后才哺乳。每天只服一次药者，应在睡前服。首次应使用半量，加量要缓慢。5- 羟色胺（5-HT）和去甲肾上腺素再摄取抑制剂（SNRI）中的文拉法辛（venlafaxine）是 SSRI 类药物疗效不佳时的候选药物。对于一些症状顽固的患者，亦可选择三环类抗抑郁剂及单胺氧化酶抑制剂，但应该完全停止哺乳。

4. *物理疗法*

（1）（现代无抽搐）电痉挛治疗（MECT/ECT）：是一种非常有效的治疗方法，它能使病情迅速得到缓解，让需要照顾婴儿的产妇能在短时间内恢复过来，有效率可高达 70% ～ 90%。可作为首选的治疗适应证包括：①严重抑郁，有强烈自伤、自杀企图及行为者，明显自责自罪者，以及有伤害婴儿的想法及行为者；②拒食、违拗和紧张性木僵者；③极度躁动、冲动伤人者；④抗抑郁药物治疗无效或对药物治疗不能耐受者。疗程一般 6 ～ 12 次。

(2) 重复经颅磁刺激（rTMS）：作为治疗抑郁症的一种物理方法，疗效肯定，应用较广泛，可用于难治性抑郁的治疗。rTMS 安全性高，不良反应少，产妇一般都能耐受。常见的不良反应有头痛、头晕，但持续时间多较短暂，可自行缓解。

(3) 光照治疗：效果与导致生理节律的提前有关。其抗抑郁作用一般在 2 ～ 5d 起效，但某些产妇需要更长时间的治疗。该治疗对有“不典型”抑郁症状（如贪食和多睡）的产妇效果更好。

(4) 其他疗法：音乐治疗、运动治疗、饮食治疗、芳香疗法、按摩疗法等也被用来治疗产后抑郁症。

(5) 生物反馈治疗：生物反馈（biofeedback，BF）是应用现代科学技术，将人们正常意识不到的身体生物信号如肌电、脑电、皮温、心率、血压等，转变为可以被人察觉到的信号如视觉、听觉信号，让患者根据这些信号，学会在一定范围内通过意识调控自主神经及其所支配内脏器官的活动，控制和稳定情绪的治疗和训练方法。该方法打破了传统的学习理论认为自主神经系统所支配的器官不能进行学习、不能随意控制的陈规，开辟了“内脏学习”“情绪控制”的新领域。

生物反馈具备无损伤、无痛苦、无药物副作用、方法简便以及明显减轻疾病防治导致的巨大经济和社会负担等优点，因此，一些发达国家已把生物反馈和自身调节作为身心疾病治疗常规的有机组成部分，广泛应用于临床治疗。Phillip L.Rice 尝试把生物反馈放松训练运用在临床中，结果发现在改善和缓解产后抑郁症状，缩短疗程中有良好的效果。国内陆军总医院在这方面进行了有益的尝试。

三、病理生理

围生期抑郁对子代的不利影响通过以下 3 种途径：①疾病直接引起的不良影响；②母婴依恋与互动障碍；③遗传性因素。

1. 早产与 SGA　胎盘和神经内分泌功能在维持怀孕和启动分娩方面有极其重要的作用，抑郁可影响孕妇的神经内分泌系统，对胎盘激素水平分泌和功能产生不良影响，增加早产的风险。同时孕妇的抑郁或焦虑等不良情绪还可导致子宫的血流供应量明显下降，造成胎儿供氧不足或营养不良致胎儿窘迫、生长受限或者早产，严重者甚至出现流产或死胎。

孕妇不良情绪还可引起交感神经 - 肾上腺系统的兴奋，儿茶酚胺大量释放，血管紧张素增加，肌肉紧张，导致外周动脉血流阻力增大，血压升高。而妊高症是引起 SGA 发生的重要危险因素。

2. 神经行为发育障碍——产前生物模式　动物实验和人类临床试验发现，孕期应激和抑郁可能通过影响 HPA 轴的功能、5-HT 系统和海马区的细胞再生对子代产生影响。研究认为，母孕期遭受不同程度及形式的家庭暴力，对子代可能存在氨基酸神经递质及血浆皮质醇的影响。分子生物学研究认为，rs4818C/G 多态性可能和 GABA 神经递质变化有关。COMT 基因 rs4818SNP 可能和暴力行为存在关联，rs4680-rs4818 单体型 A-G 联合增加了子代暴力行为发生的风险。

3. 神经行为发育障碍——产后母婴互动模式　产后抑郁的母亲，不能很好地承担起一个做母亲的功能和责任，她们说话少，也较少地观察和爱抚自己的孩子，对其婴儿表现出较多的无反应、反应迟钝或

消极情绪，不能建立良好的亲子互动关系并及早对婴儿进行早期教育、早期智力开发，影响了婴儿的气质和行为发展，导致婴儿气质困难，使婴儿活动水平降低、运动能力差、情绪反应强烈、心理消极、坚持度和生活规律性差，对外部的环境和人表现为退缩及不能适应，对母亲说话的响应能力也降低，影响了婴儿的语言构词和语意理解以及对外部世界知识获得长时记忆等语言和认知的发展，从而对婴儿情绪、智力发育和心理行为发展产生消极的影响。

4. 不同抗抑郁药物对胎儿、新生儿的影响 荷兰一项集合了近10年14 902名妊娠期女性情况的调查显示，妊娠期女性使用抗抑郁药的概率从1995～1996年每千名孕妇有12.2人使用（95%CI 7.0～19.8）增加至2003～2004年每千名孕妇有28.5人使用（95%CI 23.0～34.9）。

绝大多数抗抑郁药为C级，安非他酮和马普替林为B级，而丙米嗪、去甲替林和帕罗西汀为D级。①三环类抗抑郁药在孕7～9个月服用可见新生儿癫痫发作、功能性肠梗阻和尿潴留，血糖过低的风险可明显增加。②选择性5-羟色胺再摄取抑制剂（SSRIs）：孕早期使用帕罗西汀，胎儿心脏畸形的发生率增加1.5～2.0倍，故FDA已将其从C级改为D级；在孕早期服用氟西汀，新生儿出现心血管畸形的风险增高，西酞普兰则可使新生儿脊柱裂发生的风险增高；SSRIs在孕期应用可能致流产或早产，增加新生儿患脐膨出、颅缝早闭的风险。在孕20周后使用SSRIs可能会增加新生儿持续性肺动脉高压的风险，发生率约1%，为不使用者的6倍。③妊娠后期服用抗抑郁药，约1/3新生儿出现撤药综合征，还可能出现呼吸抑制、癫痫发作等。

四、临床表现

1. 早产与SGA 详见本书相关章节内容。

2. 脑损伤

(1) 中枢性协调障碍（Central coordination disturbance,CCD）：包括中枢性运动功能障碍、肌张力改变（痉挛、松弛或紊乱）、原始反射持续存在或出现异常姿势3种表现形式。

(2) 运动发育落后：发育落后是指中枢性运动功能落后。按照正常的运动发育规律，婴儿原本4个月会翻身，6个月会坐，8个月会爬行。由于脑损伤出现神经行为发育异常，现为大运动的发育明显落后，但无肌张力和姿势异常。

3. 情感发育落后 婴儿对母亲的依恋性明显减低，表现为回避型和反抗性依恋。不善与陌生人交往、情感淡漠、交往活动少、注意力不集中、对任何事情采取消极态度。

4. 睡眠问题

(1) 睡眠不安：入睡潜伏期超过30min。

(2) 睡眠节律紊乱：白天睡眠难以控制，夜间清醒；入睡过早，甚至傍晚入睡。

(3) 异态睡眠：用口呼吸、打鼾、肢体痉挛性抽动等。

五、诊断与鉴别诊断

1. 早产儿与SGA 根据孕周、出生体重即可诊断早产儿、SGA与低出生体重儿。

2. 神经行为发育异常 神经行为发育异常是脑损伤最常见的结果。由于新生儿的神经行为发育异常表现不典型，过早诊断脑瘫和智能落后对家长会造成过大精神压力且易导致误诊，增加医患矛盾。所以对于有明显肌张力异常、运动发育落后、原始反射姿势异常，但又尚未能满足脑性瘫痪、智能低下诊断标准的，采用中枢性协调障碍和发育落后作为婴儿脑损伤的早期诊断名称。

(1) 中枢性协调障碍（CCD）诊断需满

足以下条件之一：①中枢性运动功能障碍；②肌张力改变（痉挛、松弛或紊乱）；③原始反射持续存在或出现异常姿势。

(2) 发育落后：大运动的发育明显落后，但无肌张力和姿势异常。

3. *情感发育落后* 婴儿哺喂评估量表(nursing child assessment feeding scale，NCAFS)是用于评估母亲与婴儿之间的互动行为的测量工具，NCAFS 总分 76 分，< 55 分即为异常。

4. *睡眠问题* 至少每周发生 3 次，持续时间至少 1 个月，有以下情况之一者即被认为是存在睡眠问题：

(1) 睡眠不安：入睡潜伏期超过 30min。

(2) 睡眠节律紊乱：白天睡眠难以控制，夜间清醒；入睡过早，甚至傍晚入睡。

(3) 异态睡眠：用口呼吸、打鼾、肢体痉挛性抽动等。

六、治疗

1. *早产儿与 SGA* 详见第三篇第 16 章“妊娠合并呼吸系统疾病母亲新生儿”中新生儿疾病相关内容。

2. *神经行为发育异常*

(1) 综合康复医疗：①运动（体育）疗法，包括粗大运动、精细运动、平衡能力和协调能力训练；②爬行、有目的地指认（鼻、耳等）、训练抓物、持物、起坐、摇摆、扶行（背靠墙、面朝墙）、原地运动（弯腰拾物、抬脚训练、单脚独立、原地起跳）、行、跑；③物理疗法，包括神经电刺激与磁刺激疗法，以及热、光、声与水疗法；④语言、交流治疗；⑤运动功能治疗；⑥日常生活活动能力（ADL）训练。

(2) 药物疗法：口服或注射有关药物：脑神经营养药、肌肉松弛药、活血药等。

(3) 手术与矫形器。

3. *情感发育落后* 通过提高母婴互动水平路径进行干预。

(1) 认知—情绪—行为路径：护理人员运用认知行为学习理论，识辨母亲对早产儿不良认知，运用发育支持理论传授母亲正确认识早产儿的生理特点和行为暗示，矫正母亲对早产儿不合理的认知和行为，使母亲获得全新而健康的情绪，从而激发他们的积极行为。而母亲对婴儿的正确认知，良好的情绪，使 Barnard 亲子互动模式中亲子之间的信息交换顺畅、亲子互动性增强。

(2) 情绪—认知—行为路径：有研究者认为母亲的情绪改善是母婴互动行为的“扳机”因素。在医护人员的指导下，孕产妇使用家庭版生物反馈训练系统进行自主训练，在首先改善孕产妇情绪基础上，传授母亲正确认识早产儿的生理特点和行为暗示，矫正母亲对早产儿不合理的认知和行为，从而提高母婴互动水平。

4. *睡眠问题* 从母亲状态的改善入手。

(1) 改善母亲睡眠质量：通过调整新生儿照护模式，改变环境因素、社会因素、生活模式，调节心理状态，使用物理治疗等方法进行改善。

(2) 改善母亲情绪状态：通过各种心理干预手段与物理治疗方法进行情绪调节。

七、预防或早期处理

1. *早期干预* 国内由鲍秀兰主持的早产儿早期干预协作组研究表明，早期干预可以促进早产儿智能发育，有利于防治其智力低下。在此基础上进行的包括运动、认知、语言、社会交往 4 方面内容的早期综合干预可改善早产儿神经运动发育，对早产儿早期发育商有积极的影响。

2. *睡眠问题* 婴儿由于神经系统发育尚未成熟，夜间睡眠过程维持较为困难，夜醒、睡眠节律紊乱、打鼾等问题的发生率较高。随着月龄的增长，神经系统及感知觉的发育，婴儿自主活动能力增加，所受干扰因素增多，入睡困难逐步上升为主要问题。也正是由于不同月龄存在的睡眠障碍不同，睡眠问题的发生率随月龄的增长呈现一定的波动性。

持续睡眠紊乱会给儿童带来生长发育迟缓、行为问题等一系列远期影响。婴儿期是儿童睡眠模式发展及睡眠习惯形成的关键期，且早期睡眠/觉醒的行为方式具有高度的可塑性，所以采取科学有效的措施，早期预防，比治疗更为重要，了解引起睡眠问题的各种危险因素是预防的关键。

3. 安全防护　产后抑郁症状严重时，可出现伤害新生儿的行为，从而对新生儿的安全造成威胁。无论是产科医师、社区医师等医护人员，还是孕产妇的家人，乃至孕产妇本人，都应该了解产后抑郁相关知识，掌握最基本的症状筛查方法如爱丁堡产后抑郁量表，发现疑似患者应及时转诊专科医师或专科机构。伤害事件多半突然发生，因此决不能掉以轻心和心存侥幸，只有及早识别和干预才能避免出现不可挽回的伤害事件，保证新生儿的安全。

（肖利军）

第 21 章 妊娠合并自身免疫性疾病 / 结缔组织病母亲新生儿

系统性红斑狼疮母亲新生儿

一、概述

系统性红斑狼疮（systemic lupus erythematosus，SLE）是一种累及多系统的自身免疫性疾病，病因至今尚不十分清楚，但大多数研究认为 SLE 发病与遗传因素和环境因素相互作用有关，特征为广泛的血管炎和结缔组织炎症，血中存在抗核抗体（ANA），特别是抗 dsDNA 和抗 Sm 抗体。好发于育龄女性，临床表现多样，除发热、皮疹、疲乏无力、体重下降等共同表现外，因受累脏器不同而表现不同。SLE 与妊娠相互影响，妊娠增加 SLE 病情复发、恶化风险，SLE 也会增加妊娠并发症，引起反复流产、先兆子痫、死胎、早产、低出生体重儿、胎儿生长受限等，围生儿患病率及死亡率增高。目前已证实 SLE 孕妇血中与 SLE 相关的自身抗体在孕 12 ～ 16 周时可经胎盘进入胎儿血液循环，引起新生儿红斑狼疮或新生儿狼疮综合征（neonatal lupus erythematosus,NLE），其中抗 Ro/SSA 和（或）抗 La/SSB 抗体阳性的母亲，其婴儿 NLE 发生率达 2%。

二、母亲疾病概况

妊娠合并 SLE 的发病是多因素的，包括遗传、内分泌、各种感染、环境及自身网状内皮系统功能紊乱等因素导致的机体免疫功能失调，其中遗传和激素起着更为重要的作用。常见的表现有面颊部皮疹、盘状红斑、皮肤对光照敏感、口腔溃疡、关节炎、浆膜炎、肾脏病变、抽搐发作、血液疾病及血抗核抗体阳性等，以上 3 种表现同时存在或连续出现加血抗核抗体阳性，即可诊断本病。孕期前、中、后均可患此病。孕前如肾功能基本正常，孕期可能维持病情不恶化。约有 10% 的孕妇产后病情恶化，但可恢复；10% 的孕妇产后有病情恶化且不再恢复。患病孕妇一旦并发重度子痫前期，可进一步加重肾脏损害。孕期若出现蛋白尿，或肌酐清除率下降，胎死率则增高。存活的胎儿及新生儿，可伴有先天性心脏传导阻滞并可发生心衰。胎儿及新生儿血中可能查到狼疮因子。轻者，在缓解较长时间后可以妊娠，但不宜多次妊娠。此种患者往往死于肾衰竭或败血症。重度肾功能不全者妊娠的预后不良，一旦怀孕应尽早终止妊娠。

早期诊断是早期治疗的前提。对仅有低热、乏力、胸膜炎、皮疹等轻症患者可口服狼疮康泰冲剂、青蒿琥酯片，重症患者还应用糖皮质激素和其他免疫抑制剂，中西医辨证施治；长期定期随访，每隔 1 ～ 2 个月进行全面检查，根据病情变化，调整用药剂量；病情缓解时，可以逐渐减少或停用激素。由于胎盘能产生 11-β - 去氢酶，能将母体循环中进入胎盘的泼尼松氧化成无活性的11-酮形式，因此母亲服用泼尼松对胎儿无影响，妊娠时病情活动可以根据病情需要增高泼尼松的剂量，而地塞米松、免疫抑制剂、雷公藤总苷及非甾体抗炎药对胎儿有一定副作用，应避免使用。由于系统性红斑狼疮诱发因素多，致使该病经常处于不稳定状态，复发（活动）与缓解交替出现是其临床特点，应该把预防复发，指导患者配合治疗，做好自我保护作为重要目标。妊娠期按高危妊娠处理，校正孕周，常规胎儿监护，包括胎动、胎心监护。需要行干预性早产时，须先行羊膜腔穿刺，抽羊水测L/S比值，同时将地塞米松10mg注入羊膜腔，促胎儿肺成熟，L/S ≥ 2，可及时终止妊娠。单纯SLE并非剖宫产指征，宜按照病情个别考虑。

三、病理生理

母亲抗Ro/SSA抗体和（或）抗La/SSB抗体属于IgG类抗体，可经胎盘进入胎儿体内，形成抗原抗体复合物，导致胎儿及婴儿组织损伤。SLE孕妇胎盘存在免疫损伤及绒毛发育不良，其病理改变为绒毛内部分或大部分血管壁增厚，管腔变窄，血管内血栓形成，甚至管腔闭塞，影响绒毛的物质交换功能，使胎儿经母体获得氧气和营养物质及排泄代谢产物途径受阻，引起宫内发育迟缓、胎儿窘迫及胎死宫内；另一方面，补体过度激活，导致胎盘损害、胎盘绒毛发育异常，全身血管内皮细胞损伤并释放有害物质，造成肝、肾等多脏器损伤，进而并发子痫前期，诱发早产。新生儿红斑狼疮主要表现为心脏和皮肤损害。皮肤病理为表皮及真皮连接部位出现退化，真皮和附属器周围淋巴细胞和单核细胞浸润，基底细胞液化变性；免疫荧光显示，在角质形成细胞及基底膜周围出现免疫沉积物，导致皮肤损害。抗Ro抗体可直接与心肌细胞表面的L-型钙通道发生交叉反应，导致心室细胞、窦房结细胞、房室束、房室结细胞钙超载而死亡。

四、临床表现

患SLE和狼疮样疾病母亲所生新生儿大多数不出现临床症状，体内的自身抗体在出生后数周至数月消失，部分患儿出生时或出生后不久发病，表现为暂时性皮肤损害及血液系统异常和持续的心脏病变等，最突出的临床表现是皮肤和心脏损害。

1. *皮肤损害* 最多见，常为首发症状。多于出生后数小时或数日内出现，通常持续数周后逐渐消退，1岁左右完全消退，消退后不遗留痕迹。皮疹特点：多见于暴露部位如头额及面部，其次为四肢和躯干，少数患儿全身广泛分布。皮疹呈圆形或环形红斑，中央萎缩，边缘隆起，表面薄层鳞屑，偶有融合，病程长者新旧皮损并存，可有色素减退或色素沉着，皮疹常在6个月内自行消退，消退后不留瘢痕。少数可发展为SLE。

2. *心脏受损* 发生率为50% ～ 54%，不可逆，病变程度决定预后。最常见表现为胎儿期或新生儿期出现的完全性房室传导阻滞，可引起心动过缓而导致心力衰竭，其致死率为20% ～ 30%，为NLE最严重的表现，其中房室传导阻滞伴有皮损者，预后差；其次为不完全性房室传导阻滞和其他心律异常及传导异常；心包炎、心包积液、心肌炎、心肌病、心内膜弹性纤维增生症等较少见，有些可合并心脏结构异常。

3. *血液系统异常* 有10% ～ 20% NLE患儿出现血液系统异常，表现为溶血性贫血、血小板减少、白细胞减少，呈暂时性，于出生时即存在，可持续数月至数周，很少出现临床症状，有时仅出现皮肤出血点，胃肠道出血偶有发生。

4. *其他*　NLE 其他系统病变一般较轻，可有早产儿、小于胎龄儿、肝脾大、肝功能异常、高胆红素血症、胆汁淤积性黄疸、新生儿颅内出血等，几乎不累及肾脏。

五、诊断和鉴别诊断

1. *诊断标准*　SLE 和狼疮样疾病母亲的新生儿如有上述皮肤损害和（或）先天性心脏传导阻滞即考虑 NLE，如患儿抗 Ro 抗体和（或）抗 La 抗体阳性则诊断肯定；婴儿偶可出现 UI-RNP 抗体。

2. *鉴别诊断*　NLE 要与先天性心脏传导阻滞、新生儿肝炎、新生儿巨细胞病毒感染、新生儿血小板减少症、湿疹等相鉴别。鉴别的要点为 SLE 母亲和抗 Ro 抗体或抗 La 抗体阳性。

六、治疗

1. *皮肤型 NLE*　避免日光照射，一般不需要药物治疗，皮疹可自行消失。

2. *伴有严重血液系统改变*　采用短疗程肾上腺皮质激素疗法，泼尼松片 1.5 ～ 2.0mg/（kg·d），维持用药至临床症状缓解，实验室检查（红细胞沉降率、白细胞、血小板、网织红细胞、补体及尿蛋白）基本正常后逐渐减量；或静脉冲击疗法，甲泼尼龙 15 ～ 30mg/（kg·d），连续 3d，然后改用泼尼松口服；或输血对症支持治疗，可联合静脉应用人免疫球蛋白 400mg/（kg·d），连续 3 ～ 5d。

3. *伴有心脏受累*　对先天性心脏传导阻滞的 NLE，目前无有效治疗方法。部分伴有心肌炎者，可危及生命，需采用换血疗法，以尽快清除体内的抗 Ro、抗 La 抗体。少数心动过缓、心排血量过低者，安装永久性起搏器。如胎儿期发生心动过缓，如果妊娠期合适，必要时可引产后安装起搏器。

七、预防

正确评估系统性红斑狼疮患者妊娠前病情，把握好妊娠时机，做好宣教，避免诱发 SLE 的因素。妊娠期间经肾病科、风湿免疫科及产科医师联合指导并密切监测，在妊娠期间进行心电图、肝功能、肾功能、自身抗体和补体的监测，评估 SLE 病情变化，管理和调整好妊娠期用药，控制病情进展及并发症的发生，增加产检次数并内科随诊，做好胎儿监测，适时终止妊娠，降低围生期母儿并发症。

（张　华）

第22章 妊娠合并内分泌系统疾病母亲新生儿

第一节 妊娠前糖尿病母亲新生儿

一、概述

随着人口老龄化与生活方式的变化，糖尿病发生率逐年增加。调查表明，我国糖尿病患病率为10.4%，肥胖人群糖尿病患病率升高2倍，未诊断糖尿病比例达63%。孕前糖尿病（pre gestational diabetes mellitus，PGDM）占妊娠合并糖尿病的10%～20%。孕前糖尿病母亲婴儿（infants of pre gestational diabetic mothers，IPGDMS）同妊娠期糖尿病母亲婴儿（infants of gestational diabetes mellitus,IGDMS）一样易发生许多临床问题。鉴于孕期糖尿病和妊娠前糖尿病对胎儿-新生儿的影响有相似、相同之处，本节侧重阐述二者区别之处，更多相关内容参见第二篇第9章第一节。

二、母亲疾病概况

1. PGDM诊断及分期　中华医学会妇产科学分会产科学组与中华医学会围产医学分会妊娠合并糖尿病协作组制定的《妊娠合并糖尿病诊治指南（2014）》和《中国2型糖尿病防治指南（2017年版）》采用国际和国内推荐的新PGDM诊断标准。符合以下2项中任意1项者，可确诊为PGDM。

（1）妊娠前已确诊为1型、2型或特殊类型糖尿病的患者。

（2）妊娠前未做过血糖检查的孕妇，具有糖尿病高危因素者（包括肥胖、一级亲属患2型糖尿病、GDM史或大于胎龄儿分娩史、多囊卵巢综合征、反复尿糖阳性等）者，需在首次产前检查时明确是否存在糖尿病。妊娠期血糖升高达到以下任意1项标准应诊断为PGDM。如符合下列条件之一可诊断为妊娠合并糖尿病：①空腹血糖（fasting plasma glucose，FPG）≥7.0mmol/L（126mg/dl）；②口服75g无水葡萄糖耐量试验（OGTT），服糖后2h血糖≥11.1mmol/L（200 mg/dl）；③伴有典型的高血糖或高血糖危象症状，同时任意血糖≥11.1mmol/L（200 mg/dl）；④糖化血红蛋白（glycosylated hemoglobin，HbA1c）≥6.5%。

2. PGDM分期　妊娠期糖尿病根据患者发生糖尿病的年龄、病程以及是否存在血管并发症等进行分期（White分类法），以利于判断病情的严重程度及预后。

A级：妊娠期诊断的糖尿病。

A1级：经控制饮食，空腹血糖＜5.3mmol/L，餐后2h血糖＜6.7mmol/L。

A2级：经控制饮食，空腹血糖≥5.3mmol/L，餐后2h血糖≥6.7mmol/L。

B级：显性糖尿病，20岁以后发病，病程＜10年。

C级：发病年龄10～19岁，或病程达10～19年。

D级：10岁前发病，或病程≥20年，

或合并单纯性视网膜病。

F 级：糖尿病性肾病。

R 级：眼底有增生性视网膜病变或玻璃体积血。

H 级：冠状动脉粥样硬化性心脏病。

T 级：有肾移植史。

3. *PGDM 对母儿的影响*　妊娠使阴性糖尿病呈现显性或原有糖尿病的患者病情加重，孕期更容易出现各种并发症，如血糖紊乱，严重者可出现低血糖昏迷及酮症酸中毒。妊娠早期对胎儿影响 PGDM 较 GDM 更常见。糖尿病母亲婴儿是远期患糖尿病的高危人群。①父母患有胰岛素依赖性糖尿病时遗传给子女的概率为：母亲为患者时遗传给子女的概率为 1% ～ 4%，父亲为患者时遗传给子女的概率为 10%，父母均为患者时遗传给子女的概率为 20%。②父母患有非胰岛素依赖型糖尿病时遗传给子女的概率为：父母中一方为患者时遗传给子女的概率为 30%，双方父母均为患者时遗传给子女的概率为 50% ～ 60%。

三、病理生理

1. *母亲的影响*　糖尿病是以高血糖为特征的代谢性疾病，无论 1 型或 2 型均由遗传因素决定，与感染、肥胖等环境因素相互作用，导致胰岛素活性相对或绝对不足而发病。糖尿病主要并发症是心血管病变，约 70% 以上患者死于心血管性病变的各种并发症。血管病变累及大中小血管、动脉、毛细血管和静脉等，常并发许多脏器病变，特别是心血管、肾、眼底、神经、肌肉、皮肤等的微血管病变。妊娠前糖尿病患者，因病程相对较长、较重，且妊娠后机体会增加拮抗胰岛素样物质使糖尿病病情复杂化，血糖波动大，很容易发生并发症。已存在糖尿病慢性并发症者，妊娠期症状可能加重，如糖尿病视网膜病变、糖尿病肾病、神经病变和心血管病变等。如潜在的心血管疾病未被发现和处理，妊娠可增加患者的死亡风险，应在计划妊娠前做好评估，并给予处理。

2. *胎儿的影响*　PGDM 与 GDM 病理生理均为胰岛素分泌相对或绝对不足而引起，胎儿和新生儿也会因其导致的母体高血糖水平而发生一系列代谢反应。糖尿病合并妊娠对母儿影响取决于糖尿病病情及血糖控制水平。PGDM 因血糖较难控制，较 GDM 相比先天畸形、死胎、早产以及胎儿宫内生长受限或巨大儿等发生率更高。研究表明，胚胎发育早期血糖升高可导致严重畸形，而胚胎发育晚期及胎儿发育早期血糖升高仅增加胎儿轻度畸形的患病风险，以心血管畸形及神经系统畸形最常见。其致畸机制可能为高血糖损伤 DNA 并增加氧化应激，致胚胎卵黄囊发育受损，影响营养物质传递；肌醇影响代谢，使胚胎形态发育异常；生长介质抑制因子增加等多因素有关。糖尿病合并微血管病变者，如肾脏、视网膜血管病变，胎盘血管常出现异常，导致胎儿宫内生长迟缓。研究发现，糖尿病父亲、非糖尿病妇女及在妊娠中期后发展的妊娠糖尿病的子代中出生缺陷发生率并没有增加，提示高血糖及高酮血症是畸形发生的关键因素。PGDM 较 GDM 更易合并血管病变、妊高症及酮症酸中毒，故胎儿宫内死亡率更高。

3. *新生儿的影响*　PGDM 孕妇胎儿体内有大量胰岛素，而高胰岛素血症可拮抗糖皮质激素，出生后更容易发生呼吸窘迫综合征；高胰岛素血症加速胎儿新陈代谢，增加耗氧量，使胎儿缺氧加重甚至出现酸中毒，使肝糖原生成减少，加上缺氧时儿茶酚胺、胰岛素对低血糖的反应性降低，胎儿出生后血糖来源中断，高胰岛素血症仍存在，易导致低血糖等现象。研究报道，2 型糖尿病合并妊娠期接受降糖治疗的患儿更容易发生低血糖。特别是在出生后 3h 内最易发生低血糖，严重时危及新生儿的生命，以巨大儿常见。

四、临床表现

详见第 9 章第一节妊娠期糖尿病母亲新生儿部分。

五、诊断和鉴别诊断

糖尿病合并妊娠妇女，包括妊娠前已有糖耐量减低或糖尿病，在孕期首次被诊断的患者所娩出的新生儿，即可诊断为孕前糖尿病母亲新生儿。此类新生儿同妊娠期糖尿病母亲婴儿（IGDMS）一样易发生低血糖等各种临床问题，亦属于高危儿。

鉴别诊断（详见第 9 章第一节妊娠期糖尿病母亲新生儿部分）。

六、治疗

详见第 9 章第一节妊娠期糖尿病母亲新生儿部分。

七、预防

PGDM 患者，妊娠期间必须严格控制血糖，如得到良好控制，可明显减轻对胎儿、新生儿的影响。首先，糖尿病女性应计划妊娠，妊娠之前应认真回顾糖尿病病程、急慢性并发症、治疗情况、其他伴随疾病的诊治情况、个人生育史以及家庭和工作单位的支持情况等。然后由内分泌医师和妇产科医师评估是否适合妊娠。糖尿病患者合并妊娠时血糖波动大，较难控制，大多数患者需要使用胰岛素控制血糖，以降低早期流产、先天畸形发生的风险。因此，计划妊娠的糖尿病妇女受孕前应做如下准备：①全面检查，包括血压、心电图、眼底、肾功能、HbA1c；②停用口服降糖药物，改用胰岛素控制血糖；③严格控制血糖，使餐前血糖控制在 3.9 ～ 6.5mmol/L，餐后血糖在 8.5mmol/L 以下，HbA1c 控制在 7.0% 以下；④血压控制在 130/80mmHg 以下，停用血管紧张素转化酶抑制剂和血管紧张素受体阻断剂；⑤停用他汀类及贝特类调脂药物；⑥加强糖尿病教育；⑦戒烟。PGDM 患者妊娠期血糖控制目标：妊娠早期血糖控制勿过于严格，以防发生低血糖；妊娠期餐前血糖控制在 3.3 ～ 5.6mmol/L，餐后血糖在 5.6 ～ 7.1mmol/L 以下，HbA1c 控制在 6.0% 以下。经饮食或运动管理达不到上述标准时，要及时加用降糖药。

研究报道，妊娠期 1 型和 2 型糖尿病的首选治疗药物为胰岛素。1 型和 2 型糖尿病女性，在早期妊娠结束时开始服用低剂量阿司匹林，以降低先兆子痫的风险。如果孕妇拒绝使用胰岛素，或医师认为患者无法正确掌握安全使用胰岛素的情形下，二甲双胍可作为二线用药。

PGDM 患者选择分娩时间应因人而异，权衡宫内危险和早产后各种问题。如血糖控制良好，且无母儿并发症，在严密监测下，妊娠 39 周后分娩。如糖尿病血糖控制不满意、伴血管病变，合并重度子痫前期，严重感染，胎儿宫内生长受限，胎儿窘迫等母儿并发症时，根据病情适时决定终止妊娠。

（金贞爱）

第二节 妊娠合并甲状腺功能低下新生儿

一、概述

近年来对妊娠早期妇女进行甲状腺功能筛查发现，妊娠合并甲状腺功能减退（简称甲减）的患者有所增加。其发病率约为 2.5%，另有 2% ～ 5% 存在亚临床甲状腺功能低下（简称甲低），其中慢性淋巴细胞性甲状腺炎导致的甲状腺功能减退最为常见。当 TSH 水平升高（＞ 2.5mU/L），同时伴有 FT_4 水平下降，就可以诊断为临床甲减。如果血清 TSH 水平≥10.0mU/L，那么无论 FT_4 水平如何，这名女性都被认为是临床甲减。妊娠合并甲减是引起妊娠不良结局的独立危险因素，常导致早产、流产的发生，增加发育中胎儿神经智力发育障碍的风险，导致胎儿宫内发育迟缓，新生儿甲减的发生。

二、母亲疾病概况

由于妊娠导致机体对甲状腺激素需求增多，母体碘缺乏或体内甲状腺储备不足时可能发生甲减。妊娠 11 周以前，胎儿自身不能合成甲状腺激素，直到妊娠第 12 周后，胎儿甲状腺才开始具备浓缩碘和合成甲状腺激素的能力，直至妊娠 24 周胎儿大脑神经系统发育仍然依赖母体甲状腺激素。因此，母亲妊娠期甲状腺激素水平的高低、抗甲状腺抗体的多少对胎儿生长发育有很大影响，即使是亚临床妊娠甲减亦可增加妊娠不良结局发生风险，可能增加发育中胎儿大脑皮质分化、发育不良，出现神经智力发育障碍的风险。Abalovich 等研究表明，如果临床甲减的孕妇不能被及时的诊断和治疗的话，发生流产的风险为。Leung 等研究发现临床甲减的孕妇发生妊娠期高血压的风险是 22%，比甲状腺功能正常和亚临床甲减的孕妇都高。Allen 等发现临床甲减的孕妇发生死胎的风险也升高。如母亲孕期存在临床甲减或亚临床甲减，而且没有进行正规治疗检测，那么部分新生儿出生时便会表现出胎儿甲低的症状，如出生体质量与身高分离，即躯体大、身材小、全身臃肿、皮肤粗、黄疸消退慢、腹胀、便秘、后囟未闭等。部分新生儿会出现甲状腺功能亢进（简称甲亢）的症状。调查发现新生儿甲状腺功能减退发病率为 1/40 000，病死率为 12% ～ 20%，死亡原因多为心力衰竭；新生儿甲状腺功能低下在各国发病率不尽相同，如美国的发病率约为 1/4 000，意大利约为 1/2 400，研究发现父母双方甲减病史是新生儿先天甲减的危险因子（DR=1.9）。总而言之，临床甲减对母婴的危害已经得到证实。

三、病理生理

妊娠时，甲状腺除受下丘脑 - 垂体 - 甲状腺轴调控外，还受胎盘 - 甲状腺轴的调控。孕妇甲状腺功能呈现特殊改变的原因有 5 个：人绒毛膜促性腺激素（human chorionic gonadotropin，HCG）在妊娠不同时期对甲状腺的作用（早期刺激，晚期抑制）；雌激素增加血清甲状腺结合球蛋白（thyroxine binding globulin，TBG）浓度，从而影响甲状腺素代谢；肾小球滤过率的变化增加了碘的排泄；甲状腺本身的功能及其激素分泌需求增加；母体的免疫耐受。由于妊娠期母体内环境的改变，妊娠早期母体的甲状腺可表现为一过性功能亢进，与妊娠剧吐相关。但中、晚期及产后，其则表现为功能的抑制，引起甲状腺功能正常的女性甲状腺体积增大，甲状腺结节形成，甲状腺功能仍正常或发展为亚临床甲减。同时促甲状腺激素受体抗体（thyrotropin receptor antibody,TRAb）中甲状腺刺激免疫球蛋白（thyroid stimulating immunoglobulin，TSI）为 IgG, 分子小，易通过胎盘，刺激胎儿 T_3，T_4 增加，引起胎儿甲亢。而 TRAb 中促甲状腺刺激结合抑制免疫球蛋白（thyroid stimulating hormone binding inhibitor immunoglobulin，TBII）可通过胎盘抑制 T_3,T_4 产生，引起胎儿甲减。TSI,TBII,ATDs（抗甲状腺药物），三者的平衡决定胎儿甲状腺功能。新生儿体内的 TSI 及 TBⅡ继续刺激或抑制甲状腺功能，出现新生儿甲亢或甲减。

四、临床表现

因为母体甲状腺素（T_4）可通过胎盘，

维持胎儿出生时正常 T_4 浓度中的 25% ～ 75%。新生儿症状出现的早晚及轻重与甲减的强度和持续时间有关。约有 1/3 患儿出生时体重大于同胎龄儿、头围大、囟门及颅缝明显增宽；可有暂时性低体温、低心率、极少哭、少动、喂养困难、易呕吐和呛咳、睡多、淡漠、哭声嘶哑、胎便排出延迟、腹胀、顽固性便秘、生理性黄疸期延长、体重不增或增长缓慢、腹大，常有脐疝、肌张力减低。由于周围组织灌注不良，四肢凉、苍白、常有花纹。额部皱纹多，似老人状，面容臃肿状，鼻根平，眼距宽、眼睑增厚、睑裂小，头发干枯、发际低，唇厚、舌大，常伸出口外，重者可致呼吸困难。

五、诊断

根据典型的临床症状和甲状腺功能测定，诊断不甚困难。

1. 筛查试验　有 47% 的甲低患儿出生后 3d 足跟血筛查时 TSH 明显升高，说明对初筛 TSH 明显增高者应高度怀疑甲低，尽快召回，做确诊检查。另外有 23% 甲低患儿的足跟血筛查 TSH 结果稍高于正常，经确诊检查才发现有典型改变。此种情况常不引起筛查人员及家属重视，极易漏诊。

2. 甲状腺功能检查　实验室结果的改变与病情的轻重和持续时间有关，甲低患儿 T_3 改变出现最迟，TSH 最敏感、早期出现，T_4 改变为确诊依据。故为了避免漏诊，建议患者家属进行甲状腺功能 5 项指标的检查。

3. 超声检查　部分患儿有超声异常改变，多见于腺体肿大增生、血流丰富，考虑为促甲状腺激素分泌增加，导致甲状腺内腺体和血管代偿性增生所致，病理表现为甲状腺内滤泡间的血管明显增多，管腔扩张、充血。其次为腺体发育不良、腺体小、血流减少及囊性变等退行性改变，考虑为发育不良表现。无甲状腺为甲状腺未发育。超声检查对了解甲低病因有帮助。

六、鉴别诊断

该病有严重的后遗症，因此要重视该类患儿，如年长儿应与下列疾病鉴别。

1. 先天性巨结肠　患儿出生后即开始便秘、腹胀，并常有脐疝，但其面容、精神反应及哭声等均正常，钡灌肠可见结肠痉挛段与扩张段。

2. 21- 三体综合征　患儿智能及动作发育落后，但有特殊面容，如眼距宽、外眼角上斜、鼻梁低、舌伸出口外，皮肤及毛发正常，无黏液性水肿，常伴有其他先天畸形。染色体核型分析可鉴别。

3. 佝偻病　患儿有动作发育迟缓、生长落后等表现。但智能正常，皮肤正常，有佝偻病的体征，血生化和 X 线片可鉴别。

4. 骨骼发育障碍的疾病　如骨软骨发育不良、黏多糖病等都有生长迟缓症状，骨骼 X 线片和尿中代谢物检查可资鉴别。

七、治疗

新生儿甲状腺功能低下的治疗以药物治疗为主，一般采用甲状腺素药物，如左甲状腺素 10 ～ 15μg/（kg·d），用牛奶或开水冲服，并要求患儿按时复诊。Anjum 等采用甲状腺素片治疗新生儿甲状腺功能低下症，也能够使新生儿血清中的三碘甲状腺原氨酸、甲状腺素和 TSH 等指标达到正常水平，有效地避免了甲状腺功能低下对新生儿智力和体格发育的损害。Tutanc 等采用左甲状腺素钠治疗新生儿甲状腺功能低下症，能够有效阻止新生儿身材较小、智力低下等，促进了新生儿正常发育，智力均达到正常水平。以上治疗手段可使甲状腺素的水平快速恢复正常，在改善新生儿甲状腺功能低下症状等方面具有较好效果。对新生儿暂时性低甲状腺素血症，及时补充甲状腺素可以改善患儿的低体质量和神经发育。高 TSH 血症若在复查后 TSH 仍然增高者应给予左甲状腺素治疗，起始剂量可酌情减量，4 周后根据 TSH 水平调整，需定期复查，逐步减少用药量，直至停药观察。

八、预防

为保证母亲和子代的健康，每一个在妊娠期患自身免疫性甲状腺疾病的妇女，即使是轻度者也必须接受治疗，尤其对甲低的妇女补充甲状腺激素且在妊娠期接受随访、追踪是非常重要的。

（孟远翠　郑玲芳）

第三节　甲状腺功能亢进母亲新生儿

新生儿甲状腺功能亢进症（hyperthyroidism）简称新生儿甲亢，此病很少发生，但有潜在的生命危险，多为暂时性，男女发生率相当，主要见于患自身免疫性甲状腺疾病尤其是甲亢的母亲所生婴儿。其特点是患儿出生时就有甲亢的表现，可以持续几周到几个月，重症患儿若不能及时发现和治疗，病情可迅速恶化，病死率可达 15% ～ 20%。

一、病因和发病机制

母亲患有甲亢，其中 85% 以上为 Grave 病，约 10% 为毒性甲状腺肿，亚急性甲状腺炎和毒性单一腺瘤等少见，其血浆中存在高滴度的甲状腺兴奋刺激抗体（thyroid-stimulating antibody，TSAb），属于 IgG 抗体，可通过胎盘传递给胎儿，TSAb 与 TSH 竞争胎儿甲状腺泡细胞膜 TSH 受体，激活腺苷酸环化酶系统，使甲状腺激素的合成与分泌增加，引起甲状腺功能亢进。如果甲亢母亲孕期应用抗甲状腺药物如硫脲类等，可通过胎盘进入胎儿循环。可降低甲状腺激素合成；或孕妇血浆中同时存在甲状腺抑制抗体，可阻断 TSAb 对甲状腺的刺激作用，使婴儿出生时甲状腺功能可暂时正常甚至降低，数周后随着甲状腺抑制抗体的浓度降低，而血浆 TSAb 仍高，逐渐出现甲亢症状。由于致新生儿甲亢的促甲状腺素受体抗体（TRAb）是来源于母体，非自身产生，因此随着时间的延续，促甲状腺素受体抗体将自行降解，其甲亢症状也将逐渐缓解，然而由于清除速度的不同，新生儿甲亢持续时间从数周到数月不等。

二、临床表现

新生儿甲亢的临床表现多种多样，可累及多个系统。临床表现有食欲亢进、体重不增、兴奋、激惹、震颤、心动过速、高血压、皮肤潮红、出汗、体温增高，可有甲状腺肿，突眼，肝脾可增大。重症患儿可出现室上性心动过速、充血性心力衰竭、肺水肿、高血压脑病等。新生儿甲亢多发生于早产儿，症状多在 24h 内出现，症状的严重程度决定于新生儿血浆 TSAb 浓度的高低。随着 TSAb 浓度的下降，症状逐渐消失，通常 3 ～ 12 周缓解，亦有长达 6 个月以上，极少数可持续数月或数年才缓解，缓解后可能再复发。

三、诊断和鉴别诊断

新生儿甲亢的诊断主要依据母亲病史及甲状腺功能检测，其中母亲病史的采集非常关键。孕母患自身免疫性甲状腺病尤其是甲亢病史，新生儿出生后应立即采血做甲状腺功能检测，一般 FT_3、FT_4 增高，TSH 降低，即可做出诊断。但如果孕母应用抗甲状腺药物，如硫脲类等，这些药物可通过胎盘，导致新生儿出生时甲状腺功能正常，因此出生 5 ～ 7d 后需要复查甲状腺功能。

新生儿甲亢的某些症状与神经系统疾病、先天性心脏病及败血症相似，甲状腺功能检测可以鉴别。新生儿甲亢血清 FT_3、FT_4 增高、TSH 降低，部分可伴有甲状腺肿大，有条件可以检测母子血清 TSAb，新生儿甲亢明显增高。

四、治疗

治疗需结合临床症状选用抗甲状腺药物、β 受体阻滞剂如普萘洛尔、碘剂、辅以对症支持治疗等。

1. **抗甲状腺药物** 新生儿甲亢常用的有丙硫氧嘧啶（PTU）和甲巯咪唑，其中首选 PTU。PTU 剂量 10mg/（kg·d）或甲巯咪唑（他巴唑）1mg/（kg·d），分 3 次口服。硫脲类药物主要作用是抑制甲状腺激素的合成，故用药后需经过一段时间，需数日或更长，待已合成贮存的甲状腺激素释放和代谢后，症状才减轻。PTU 过量易致患儿甲状腺功能减退、影响患儿脑与骨的发育，治疗中必须严密观察，定期复查血常规，测定 FT_3、FT_4 和 TSH，以调整治疗方案，当症状好转即应减量直至停药。轻者无症状患儿可暂不治疗，密切观察，大多在出生后 1 ～ 3 个月逐渐缓解，无复发，也不留后遗症，对于不能自行缓解者，可采取相应的方法及时治疗。

2. **普萘洛尔** 1 ～ 2mg/（kg·d），分 2 ～ 4 次口服，应用普萘洛尔可在几小时内迅速减轻甲状腺危象症状，有心衰者合用洋地黄类药物。

3. **碘剂** 可抑制甲状腺激素的释放，起效迅速，只用于需迅速控制症状者。

新生儿甲亢若得到及时诊断与治疗，大部分预后良好，极少数患儿由于胎儿期严重高甲状腺素血症及延误诊治而遗留神经精神发育迟缓或死亡。

（陈 俊）

第四节 甲状旁腺功能亢进母亲新生儿

一、概述

甲状旁腺激素（parathyroid hormone，PTH）、1,25- 二羟维生素 D_3[1,25-$(OH)_2D_3$] 和降钙素 3 种激素是调节人体钙磷代谢平衡的重要激素，且相互作用，其中任何一种激素或受体功能异常均会导致钙磷代谢的紊乱，造成临床上钙磷代谢异常性疾病。甲状旁腺激素由 4 个成对分布在甲状腺上下极的甲状旁腺主细胞分泌，主要作用是升高血钙，降低血磷。PTH 通过以下机制增加血清钙：动员骨钙入血，通过刺激破骨细胞吸收骨质以及使钙从可交换性钙池释放入血；刺激肾脏的 1-α- 羟化酶，从而将 25- 羟维生素 D 转化为 1,25- 二羟维生素 D（维生素 D 的活性形式），进而直接增加肠道对钙的吸收，直接增加远端肾小管对钙的重吸收。甲状旁腺功能亢进可以导致孕母、胎儿及新生儿钙磷代谢失衡，新生儿出生后容易出现低钙血症。

二、母亲疾病概况

孕母甲状旁腺功能亢进，多数是由母亲甲状旁腺瘤引起，偶有异位甲状旁腺分泌激素或甲状旁腺癌引起。甲状旁腺功能亢进孕妇表现甲状旁腺激素异常升高、血钙升高，尿钙增高，血磷降低，血钙常常大于 2.5mmol/L，轻症没有明显临床症状，重者可以表现疲乏、厌食、便秘、软弱无力，可以出现肾结石、骨痛，严重者血钙大于 3.75mmol/L 时可以出现高钙危象。甲状旁腺功能亢进孕妇可以发生流产、早产、死胎或死产。

三、病理生理

甲状旁腺功能亢进孕母血钙升高，胎盘主动向胎儿转运更多钙，胎儿血钙处于高水平状态下，胎儿甲状旁腺功能受到抑制。另外孕母增多的甲状旁腺激素可以经过胎盘进入胎儿体内抑制胎儿甲状旁腺功能。还有孕母高血钙，刺激母亲降钙素分泌，降钙素可以透过胎盘，导致胎儿降钙素增多，另外胎儿血钙处于高水平状态下，胎儿降钙素分泌亦反应性增多。

出生后，新生儿脱离母体的高钙环境，母亲钙供应突然停止，而新生儿甲状旁腺功能由于宫内高钙环境而处于长期抑制状态，出生后甲状旁腺功能恢复较慢，甲状旁腺激素合成不足，导致新生儿发生低钙血症。另外 PTH 刺激肾脏的 1-α- 羟化酶，从而将 25- 羟维生素 D 转化为 1,25- 二羟维生素 D（维生素 D 的活性形式），所以 1,25-$(OH)_2D_3$ 合成需要 PTH 协同，由于 PTH 的不足，也会导致 1,25-$(OH)_2D_3$ 合成不足而影响肠道钙的吸收，加之甲状旁腺功能亢进母亲新生儿降钙素水平较高，加重低血钙。由于以上原因，甲状旁腺功能亢进母亲新生儿出生后由于甲状旁腺功能受到抑制容易出现低钙血症，甚至出现低钙抽搐，且持续时间较长，一般持续几周至 2 个月才能恢复。

四、临床表现

新生儿出生后可以出现低钙血症。甲状旁腺功能亢进母亲新生儿临床症状轻重不同，由于母亲胎盘主动运输钙给胎儿，故新生儿刚出生后血钙一般正常，但随着外源性钙的补充中断，加之新生儿甲状旁腺功能低下，会逐渐出现顽固性低钙血症，一般低钙血症出现在出生后 1 ～ 2 周，持续时间几周至 2 个月，但最终会随着补钙和甲状旁腺功能的恢复，血钙最终恢复正常。

临床表现主要为神经肌肉兴奋性增高，哭闹、惊跳、易惊、手足搐搦、惊厥，严重者可以出现喉痉挛、呼吸暂停，甚至危及生命。心电图 QT 间期延长。

实验室检查：血清钙及离子钙降低，血清钙＜ 1.8mmol/L，离子钙＜ 0.9mmol/L，血磷升高，一般达到 2.6mmol/L 或更高，可以伴有低镁血症，甲状旁腺激素水平降低或正常或轻度升高。因低钙血症对甲状旁腺是一个强刺激，当血钙≤ 1.88mmol/L 时，血 PTH 值应增加 5 ～ 10 倍，故即使 PTH 正常或轻度升高也提示甲状旁腺功能低下。

五、诊断及鉴别诊断

根据母亲有甲状旁腺功能亢进病史，新生儿出生后出现顽固性低钙血症，血磷升高，甲状旁腺激素水平正常或降低，或轻度升高，可以确诊。

需要与其他引起低钙血症的疾病鉴别。

1. 新生儿早发性暂时性低钙血症　出生后有窒息、颅内出血、胎粪吸入综合征、新生儿呼吸窘迫综合征等各种新生儿缺氧性疾病，由于缺氧，磷释放增加，血磷升高使血钙降低，加之缺氧后细胞钙泵失调，细胞内钙超载，以及甲状旁腺功能抑制，导致低钙血症。糖尿病母亲新生儿由于宫内从母体胎盘转运的钙量增加，甲状旁腺功能抑制，出生后孕母钙供应的突然中断，容易出现低钙血症。早产儿 25-(OH) D_3 向 1,25-(OH)$_2D_3$ 转化能力低下，尿磷排出减少，早产儿易发生早发性低钙血症。这些低钙血症多在出生后 2d 内出现，表现血钙降低，一般出生后 5 ～ 10d 会很快恢复。

2. 家族性先天性甲状旁腺功能低下　有各种遗传方式，包括常染色体显性遗传、常染色体隐性遗传、X 连锁隐性遗传。常染色体显性遗传，由 PTH 基因单一碱基的置换，由精氨酸替代半胱氨酸。常染色体隐性遗传为PTH mRNA突变。X连锁隐性遗传基因位于*Xp*[26-27]，基因缺失或突变使甲状旁腺缺如。以上原因导致先天性甲状旁腺功能低下，为永久性甲状旁腺功能低下。

3. *甲状旁腺功能减退伴有畸形综合征* 这是一些甲状旁腺功能减退伴有先天畸形的综合征。DiGeroge综合征，该病22q[11]缺失，甲状旁腺和胸腺不发育，还常伴有心血管异常、头面部畸形及免疫功能异常。其他如Kenny-Caffey综合征也常常伴有甲状旁腺功能低下。

4. *自身免疫性甲状旁腺功能低下* 血中发现PTH抗体，发生自身免疫性甲状旁腺炎，引起甲状旁腺功能减退，可伴有其他自身免疫性疾病。新生儿少见。

5. *假性甲状旁腺功能减退* 甲状旁腺正常或增生，能合成PTH，PTH水平正常或增高，而患者有低血钙和高血磷，其原因为基因缺陷，激素受体-腺苷环化酶系统异常，导致PTH抵抗。

6. *维生素D缺乏性手足搐搦* 由于维生素D缺乏，导致低钙血症，血中维生素D浓度降低，碱性磷酸酶升高，患儿有多汗、易惊、哭闹、睡眠不稳。

六、治疗

甲状旁腺功能亢进母亲新生儿，出生后出现低钙血症，给予以下治疗。

1. *钙剂* 当血清钙＜1.5mmol/L或离子钙＜0.72mmol/L，出现惊厥或其他明显神经肌肉兴奋症状时，给予静脉补充钙剂，10%的葡萄糖酸钙（含元素钙9mg/ml），每次2ml/kg，5%葡萄糖液稀释1倍缓慢静脉注射，速度1ml/min，不能太快，防止心脏骤停，注射时监听心率，或应用输液泵静滴控制速度，根据低钙的程度，必要时可间隔6～8h重复给药，最大剂量元素钙50～60mg/（kg•d），惊厥停止后可以改为口服补钙制剂，包括葡萄糖酸钙、碳酸钙、枸橼酸钙、醋酸钙等，计量元素钙20～40mg/（kg•d），维持血钙在2～2.3mmol/L，补钙同时注意监测血钙水平，避免高血钙、高尿钙和肾脏钙沉积。

2. *1,25-(OH)$_2$D$_3$* 由于PTH刺激肾脏的1-α-羟化酶，从而将25-羟维生素D转化为1,25-二羟维生素D。PTH促进1，25-(OH)$_2$D$_3$的合成，PTH不足，1，25-(OH)$_2$D$_3$合成少，故甲状旁腺功能低下的低钙血症患儿补充1，25-(OH)$_2$D$_3$能促进尽快纠正低钙血症。1，25-(OH)$_2$D$_3$作用优于维生素D。补充1,25-(OH)$_2$D$_3$开始每天0.25μg，以后0.01～0.1μg/（kg•d）。

3. *镁剂* 部分患儿合并低镁血症，给予补充镁剂，应于补钙后给予2.5%硫酸镁2～4ml/kg静脉滴注或给予25%硫酸镁0.2～0.4ml/kg肌注，8～12h后可以重复应用；惊厥控制后可以给予10%硫酸镁口服，剂量为1～2ml/kg，每天2～3次，服用5～7d。低镁血症可降低甲状旁腺激素的分泌和PTH的反应性。因此，一些同时存在低钙血症和低镁血症的新生儿，在低镁血症得到纠正前，低钙血症可能对治疗无反应。

4. *饮食调节* 建议母乳喂养，如没有母乳选用钙磷比例适当的配方乳喂养，避免高磷。

七、预防

妊娠期甲状旁腺功能亢进的孕母，半数以上可以通过手术治愈，切除甲状旁腺腺瘤或部分切除增生的甲状旁腺，手术选择最佳时间妊娠16～26周，此时妊娠处于稳定阶段，不易流产。妊娠晚期才发现甲状旁腺功能亢进，或有手术禁忌证，也可以考虑非手术治疗，低钙饮食，口服磷，应用呋塞米、静滴生理盐水。甲状旁腺功能亢进孕母，轻症往往无临床症状不易发现，若新生儿出生后顽固性低钙血症，甚至出现低钙抽搐，进一步检查母亲是否患有甲状旁腺功能亢进。故孕母产前应监测血钙，及早发现母亲甲状旁腺功能亢进，及早处理，防止早产、流产、死胎以及新生儿出生后出现顽固性低钙血症。另外，对于新生儿出生后 2 周左右出现顽固性低钙血症，伴有高磷，甲状旁腺激素水平减退或正常，要注意检查孕母是否患有甲状旁腺功能亢进，进一步指导治疗。

（王国华）

第五节　甲状旁腺功能减退母亲新生儿

一、概述

甲状旁腺功能减退是一种极为少见的妊娠合并症，由于它影响钙的新陈代谢，故很重要。妊娠合并甲状旁腺功能减退的发病率低。杨洁等报道北京协和医院对 46 471 例的孕妇进行常规检查，仅 4 例合并甲状旁腺功能减退且均为接受甲状腺手术后所致，占 0.086‰。国外 Shoback D 报道，由于甲状腺手术所致甲状旁腺功能减退的发生率为 0.5% ～ 6.6%，B.L.Hatawell 等报道 15 年中 135 000 例孕妇中发生 10 例，发生率为 0.074‰，均为手术所致。

甲状旁腺激素（PTH）、骨化三醇 [1，25-$(OH)_2D$] 和降钙素是调节体内钙磷代谢的重要激素，而钙又对 3 种激素的分泌有调节作用。孕母甲状旁腺功能减退，会造成母亲、胎儿和新生儿的钙磷代谢异常，导致一系列病理生理改变。

二、钙磷代谢及调节

1. *甲状旁腺和甲状旁腺激素*　甲状旁腺共有 4 个，位于甲状腺两叶的上下极。甲状旁腺内的主要组织为分泌甲状旁腺激素的主细胞。甲状旁腺激素是体内钙代谢稳定调节的最重要的激素，是由含有 115 个氨基酸的前甲状旁腺激素原在 N 端经 2 次酶解后产生的 84 肽的 PTH 分子，其中第 1 ～ 2 氨基酸是其活性所必需，如缺乏则 PTH 即失去活性。

（1）甲状旁腺激素的合成和分泌调节：

①对 PTH 的合成和分泌最重要的是血中的钙离子浓度调节。甲状旁腺主细胞对细胞外液钙离子的浓度非常敏感，血中钙离子浓度增高使 PTH 分泌减少，血中钙离子浓度降低则 PTH 分泌增加。低血钙可使 PTH 的分泌增加为正常的 5 倍，持续性低血钙可增加 50 倍。镁对 PTH 分泌亦有和钙相似的调节作用。

②甲状旁腺细胞上有 β- 肾上腺素能受体和异丙肾上腺素能受体，有刺激 PTH 分泌的作用。

③甲状旁腺细胞上还有维生素 D 及其代谢产物骨化三醇 [1，25-$(OH)_2D$] 受体，抑制 PTH 的分泌。

④ H_2 组胺阻滞剂可抑制 PTH 的分泌。

⑤糖皮质激素可直接刺激 PTH 的分泌。

（2）PTH 的生理作用：PTH 的靶器官主要有骨骼和肾脏，对小肠的作用是间接的。

① PTH 对肾脏的作用：减少磷在近端肾小管的重吸收，增加钙在远端肾小管的重吸收，刺激 25- 羟维生素 D 在近端肾小管转变为骨化三醇。

② PTH 对骨骼的作用：骨骼的代谢通过自身稳定系统和重塑系统储存钙和磷，PTH 在骨化三醇的允许下调节两个系统，特别是自身稳定系统。低血钙时 PTH 抑制成骨细胞生成而刺激破骨细胞增生。

③ PTH 对小肠的作用：PTH 对小肠钙磷的吸收是由于骨化三醇的作用，PTH 仅

对骨化三醇的合成起调节作用。

2. 骨化三醇 [1，25-$(OH)_2D$] 是维生素D在体内代谢生成的激素。维生素D是由日光照射皮下的脂肪组织生成或自食物中由十二指肠和空肠吸收，经淋巴管进入血液，储存于脂肪组织和肌肉组织中。

（1）当摄入的钙稳定在正常水平时，血中骨化三醇的浓度则主要由PTH调节。

（2）低血磷促进骨化三醇的合成，高血磷则抑制其合成，骨化三醇与磷之间的这种反馈调节作用不依赖PTH。

（3）骨化三醇使骨动员和促进小肠吸收钙和磷，增加血钙和磷的浓度。

3. 降钙素 是由甲状腺滤泡旁细胞分泌的，主要作用为抑制破骨细胞的活性，减少骨吸收，有降低血钙浓度的作用。降钙素的分泌受血钙浓度和细胞内cAMP的调节，血钙浓度高则降钙素分泌增多。

三、母亲疾病概况

妊娠合并甲状旁腺功能减退临床上很罕见，最主要的原因为甲状腺手术后，甲状旁腺腺体或血液供应被破坏所致，术后发生率为0.007 4%～6.6%，多数于术后第3天出现症状，半数患者只是暂时性甲状旁腺功能减退，病程超过6个月可诊断为术后永久性甲状旁腺功能减低。原发性甲状旁腺功能减退极罕见，可见于Ⅰ型自身免疫性多腺体疾病。此外，母亲应用放射性碘治疗、柔红霉素和阿糖胞苷等化疗、胸部放疗等也可引起甲状旁腺功能减退。

较轻的甲状旁腺功能减退可无症状，严重者由于游离血钙降低而产生低钙高磷的并发症，出现相应症状，如神经肌肉兴奋性增高致Chvostek征阳性，即轻叩面神经可导致口眼鼻周肌肉痉挛。还可有视盘水肿、脑脊液压力升高，甚至哮喘样症状、神志改变和精神症状等。

母亲孕期有甲状旁腺功能减退，可于早晨应用活性维生素D治疗，但过度治疗会使母体血钙水平偏高，导致胎儿低钙、甲状旁腺发育不良，造成胎儿“精灵长相”，故孕妇血钙维持在2.0mmol/L以上而又不能过高。应密切监测，定期评估。

四、病理和病理生理

妊娠期间，由于胎儿对钙、磷的需求增加，母体内血钙和血磷的平衡稳态随之改变，总甲状旁腺激素分泌应增多。在妊娠中、晚期，由于雌激素和胎盘泌乳素作用，1-a羟化酶活性增加，1，25-羟维生素D的合成也增加，而降钙素的分泌也增加，可以抑制甲状旁腺激素，通过降解骨质、依靠肠道吸收提升血钙水平供给胎儿所需。进入哺乳期后，母体中调节血钙的激素开始逐步恢复正常。故甲状旁腺功能减退的母亲如未治疗或治疗不当，会引起母体和胎儿的异常。

甲状旁腺功能减退孕母，由于甲状旁腺激素分泌减少，导致发生各种低钙高磷的并发症。孕母可出现手足抽搐、癫痫样发作、软弱疲乏、精神错乱及哮喘样改变。

对胎儿及新生儿影响：胎儿和新生儿出现高钙低磷和PTH的增高。在宫内，母体由胎盘主动向胎儿输送钙。孕母甲状旁腺功能减退时，母体血钙降低，可导致胎儿发生甲状旁腺功能亢进，PTH分泌增多，使得肾小管对磷的吸收减少、对钙的重吸收增加；PTH的增高和血磷的降低可促进骨化三醇的合成，从而使骨动员和促进小肠吸收钙，增加血钙的浓度，以保证机体有足够的钙来满足生长发育所需。甲状旁腺功能亢进时，是慢性血钙增高，一般不刺激降钙素的分泌。甲状旁腺功能减退母亲的胎儿可发生宫内窘迫、宫内发育迟缓、早产、流产、低体重等，且胎儿、新生儿死亡率高。

五、临床表现

1. 甲状旁腺功能亢进，均有高钙血症，可致出生后食欲不良，恶心呕吐，易激惹，嗜睡，肌无力，便秘和生长发育障碍。

2. 发热，多饮多尿。钙沉积于肾脏引起肾脏钙化或肾结石，血尿、肾绞痛，最终导致肾功能障碍或衰竭。

3. 头颅脱钙，颅骨软化。骨质疏松，骨骼 X 线改变可有骨膜下骨质吸收，易发生于手骨。这种原发性骨骼病变，一般于出生后数月后恢复。

4. 严重者，发生急腹症时可伴有胰腺炎，新生儿罕见。

5. 高血钙＞ 6mmol/L 可引起甲状旁腺危象，进行性少尿、氮质血症、意识障碍及昏迷。

6. 以后随着年龄增长，还会出现肢体发育和智能障碍，惊厥和失明。

7. 化验检查

(1) 血钙增高，可高达 3mmol/L，有报道最高时达 7.5mmol/L，多为 3.75 ～ 5mmol/L；血磷降低，＜ 0.97mmol/L；血镁也下降。

(2) 尿比重低且固定，血尿素氮（BUN）和尿酸升高。

(3) PTH 增高，降钙素正常。

(4) X 线骨片可见普遍的骨质疏松，骨膜下骨质吸收多见于指骨。

(5) 用 CT、超声波检查和 ^{99m}Tc 及 ^{210}TI 扫描等方法检查甲状旁腺，看有无肿大及异常改变。

六、诊断和鉴别诊断

1. 诊断　母亲有孕期甲状旁腺功能低下病史，新生儿出生后存在高钙血症，表现为食欲不良、恶心呕吐、易激惹、嗜睡、肌无力、颅骨软化、便秘和生长发育障碍等，实验室检查符合上述改变。排除其他原因所致高钙血症。

2. 需与以下疾病鉴别

(1) 甲状腺功能亢进：多见于早产儿，症状多于出生后 24h 内出现，表现兴奋、活动过多、皮肤潮红、出汗、食欲亢进，可有呕吐、腹泻，体重增长少或不增反而下降。可有突眼、发热、心率增快、心律失常等表现，甲轴提示 TSH 降低、T_3/T_4 增高。

(2) 维生素 D 中毒：有维生素 D 摄入过多的病史，临床症状较多，但均为非特异性，可有全身乏力、嗜睡、食欲缺乏、恶心呕吐、便秘或腹泻、体重下降、心动过缓和房室传导阻滞、肌张力减退等表现。血 25-OHD 及钙增高，尿钙增加、肾脏钙化等。

(3) 家族性低磷血症：该病血磷很低，常＜ 1mmol/L，并有明显的骨骼变形和严重的活动性佝偻病的体征。

(4) 家族性低尿钙性高血钙：本病是由于钙离子 - 敏感受体基因失活突变，基因位于 3q2 区，为常染色体显性遗传。此受体在甲状旁腺和肾脏调节钙的稳定，受体失活使对钙离子产生拮抗，引起高血钙。基因检查可明确。

七、治疗

1. 胎儿期的处理　应加强孕母围生期的治疗和监测，防止胎儿发生宫内窘迫、流产、早产等。

(1) 孕期母亲使用活性维生素 D 和钙剂，限制磷的摄入，维持血钙在 2.0mmol/L 以上而又不能过高。活性维生素 D 建议早晨使用，妊娠早期每周检查 1 次以调整药物用量，以后每月检查 1 次，围生期应再次评估钙代谢情况。有报道，母亲每天 0.25μg 骨化三醇，每天 0.6 ～ 1.2g 碳酸钙。

(2) 哺乳期仍应定期检测血钙水平，大量的维生素 D 可通过母乳进入新生儿体内，其 PTH 和磷的分泌也增多，因此产后可减少维生素 D 的摄入量，只要维持 1,25OHD 和血钙水平正常即可。

（3）避免分娩时过度换气如大口深呼吸或呼吸频率过速。硬膜外麻醉有益。

2. 新生儿的治疗和监测

（1）高钙危象时，输入生理盐水 10 ～ 20ml/kg，同时速尿每次 1 ～ 2mg/kg，促进尿中钙的排出。利尿的同时应注意维持水电解质平衡，并适当补充镁和磷。

（2）降钙素 4 ～ 8U/kg 皮下或肌内注射，每周 1 次，10 次为 1 个疗程，可用于短期治疗高钙血症。

八、预防

1. 妊娠期甲状旁腺功能减退比较罕见，在给母亲行甲状腺手术时，注意不要误伤或误切甲状旁腺；在给母亲进行有可能导致甲状旁腺功能减退的某些治疗时，要充分预见性地考虑到可能发生甲状旁腺功能减低的情况，并给予适当的治疗和监测。

2. 母亲适当的治疗对于胎儿发育和孕期进展无不良影响。甲状旁腺功能减低母亲在孕期血钙、血磷水平如能得到良好的监测和控制，通常能获得较好的妊娠结局。产后定期检查，可行母乳喂养。

（黄瑞文）

第六节 苯丙酮尿症母亲新生儿

一、概述

苯丙酮尿症（phenylketonuria，PKU，MIM261600）是最常见的氨基酸代谢病之一，为常染色体隐性遗传。其遗传病理机制：苯丙氨酸（Phe）为人体必需氨基酸，机体吸收后一部分被利用合成蛋白，一部分在苯丙氨酸羟化酶（phenylalanine hydroxylase,PAH）作用下转化为酪氨酸，后者是合成多巴胺、去甲肾上腺素、甲状腺素、黑色素等物质的前体。如果苯丙氨酸羟化酶（phenylalanine hydroxylase,PAH）基因发生突变，会造成 PAH 活性减低或消失，Phe 不能转变为酪氨酸，因而蓄积于血浆或组织内。由于主要代谢途径受阻，Phe 旁路代谢途径增强，经转氨酶作用产生苯丙酮酸、苯乳酸、苯乙酸等，高浓度的苯丙氨酸和旁路产物抑制神经递质合成、干扰脑细胞蛋白质合成和髓鞘形成过程，加重神经系统损伤。不同国家与地区的发生率与疾病谱有所不同，美国发病率约 1/15 000，北爱尔兰为 1/4 500，土耳其为 1/2 600，我国发病率为 1/61 366 ～ 1/5 521，地区分布上北方高于南方。

母源性苯丙酮尿症（maternal phenylketonuria，MPKU）是 1956 年首先被英国的 Charles Dent 医师发现并描述的。苯丙酮尿症母亲新生儿（maternal phenylketonuria，MPKU）是指怀孕前患有 PKU 的育龄妇女，PKU 未经治疗或虽经治疗但病情未得到控制，致使怀孕时母体血液中的苯丙氨酸（Phe）异常蓄积，其所生新生儿出现系列临床异常。主要临床表现主要为宫内发育迟缓、出生时小头畸形、面部畸形、先天性心脏病、智力发育障碍等，严重者造成流产、死胎。随着我国对于遗传性疾病诊断、治疗水平的不断提高，新生儿筛查的普遍开展及预防水平的不断发展，苯丙酮尿症已成为可治疗、可预防的疾病，为遗传代谢病防治史的典范。我国开展 PKU 筛查的 20 余年，当年新生儿期诊断为 PKU 的女性陆续进入育龄期，这些 PKU 患者将面临如何控制与治疗 MPKU 发生的临床问题，若 PKU 孕妇未能有效治疗，可对胎儿产生严重的不良结果，与此相反，PKU 孕妇在孕前及孕期合理控制血中 Phe 的水平，将会避免MPKU。因此对于苯丙酮尿症母亲应加强围生期管理，预防苯丙酮尿症母亲新生儿异常临床表现的发生。

二、病理生理

妊娠前、妊娠中母体血浆Phe水平升高，是一个确定的新生儿致畸高危因素。其可能的致畸机制是母体中高浓度的Phe会通过主动转运经胎盘进入胎儿血液循环，这种主动转运会使胎儿血中Phe是母体浓度的1.5倍，高浓度的Phe透过血脑屏障，导致脑内Phe增高，引起神经元细胞增殖及移行异常，影响神经元髓鞘发育及突触的形成等。发育迅速的胎儿组织对高Phe毒性更敏感且更具易损性。

MPKU畸形发生与妊娠期Phe浓度增高密切相关。PKU孕妇Phe水平与胎儿结局的研究表明，尽管先天性心脏病（CHD）的发生率为14%，但是在Phe浓度120～360μmol/L组未发现，在361～600μmol/L组也仅有3%，考虑CHD主要发生于暴露在Phe浓度600μmol/L以上时；在Phe浓度900μmol/L以上组，小头畸形发生率为85%，智力低下为92%，出生后发育迟缓51%，宫内发育迟缓发生率为40%。与此同时Vockley J等指出，母孕期给予低苯丙氨酸饮食治疗，将血Phe浓度控制在120～360μmol/L，特别在开始怀孕之前或妊娠8周之内，可减少畸形发生的危险，小头畸形的发生可从73%下降至8%，并可能娩出正常或接近正常的子代。

MPKU的胎儿畸形发生与孕母暴露于高浓度Phe的时机密切相关。研究表明孕0～8周和孕8～12周是最易导致畸形发生的时间段。其中孕早期（0～8周），过高的Phe浓度易导致先天性心脏病的发生；孕8～12周暴露在高浓度的Phe下更易导致胎儿脑发育异常，宫内发育迟缓，面部畸形（特别易表现为宽鼻梁，鼻孔前屈）。

三、临床表现

未经饮食控制的PKU母亲生育的子代会出现多种畸形，其中宫内生长发育迟缓、小头畸形、面部畸形、先天性心脏病及癫痫最为常见，也有母亲PKU合并单侧肾发育不全的病例报道。

MPKU的临床特征包括组织结构异常和功能异常。

面部畸形包括头围小，鼻梁低平，鼻翼增宽，眼距宽，眼裂长，人中短平，鼻孔向内翻转，耳位低，外耳郭向后旋转。

先天性心脏病包括室间隔缺损、法洛四联症、右心室双出口、主-肺动脉开放畸形；情感及行为异常通常在出生后出现，包括智力低下，行为和情绪异常表现在学习困难、焦虑与抑郁、注意力缺陷。

在一项针对PKU母亲及所生子代结局的评估研究表明，在24例接受治疗的PKU母亲所生48名子代（年龄跨度1个月至26岁）中，眼距都处在平均值70%分位以上，小头畸形（头围＜3%分位）发生率为19%，该组病例未见心脏畸形；IQ值平均为（94±19）分，有12%子代IQ值低于70分，表现为智力低下；研究也表明，PKU母亲所生孩子，5岁以后有25%存在学习困难，有31%出现了注意力缺陷（ADHD），有22%需要服用抗ADHD药物，有34%存在焦虑或抑郁表现。其子代IQ值的高低与母亲孕期Phe的控制程度、母亲智商、社会经济地位呈正相关。合并焦虑或抑郁母亲所生子代出现学习困难、注意力缺陷及情感异常的概率更高。

四、诊断及鉴别诊断

PKU母亲在孕前及孕期未能很好控制其血中苯丙氨酸浓度，很可能导致有临床异常的MPKU新生儿出生。

1. 诊断依据

（1）明确的母亲 PKU 患病史，母孕期未给予有效的监测和治疗。

（2）出生后表现结构畸形：面部畸形，包括头围小，鼻梁低平，鼻翼增宽，眼距宽，眼裂长，人中短平，鼻孔向内翻转，耳位低，外耳郭向后旋转；先天性心脏病，包括法洛四联症、右心室双出口、主 - 肺动脉开放畸形。

（3）行为异常，包括多动、焦虑及抑郁表现及智力 / 运动发育迟滞。

（4）生化异常，即血中苯丙氨酸升高。

2. 鉴别诊断　对所有 MPKU 新生儿需进行 PAH 基因分析，50% 可能为 PAH 基因突变携带者。

五、治疗

如血中苯丙氨酸浓度持续升高，要给予饮食控制，限制苯丙氨酸摄入。对于结构畸形可适当采取外科治疗修复。定期评价小儿生长发育及智能发育，在出生后 4 ～ 8 周时进行神经行为评估和心动超声检查，出生后 1 岁、4 岁、8 岁及 14 岁都要进行神经行为再评估，早期发现心理及行为变化，早期进行心理干预和药物治疗。

六、预防

1. MPKU 的一级预防　我国新生儿筛查工作始于 20 世纪 80 年代初，通过新生儿筛查早期诊断早期治疗的 PKU 患儿，绝大多数可获得健康发育。近年部分女性 PKU 患者已进入育龄期，加之当年筛查工作尚未覆盖全部新生儿，部分患者为发病后临床诊断，部分患者无明显特异性症状及体征，临床诊断困难。一些轻度 PKU 育龄期女性，在病因不明的状态下结婚生育，子代患智力障碍、先天畸形的发生率很高。因此，对父母的婚前检查可进一步预防 MPKU 的发生。

多年来，产前保健水平的不断提高使新生儿死亡率大幅度降低，但出生缺陷、早产和低出生体重的发生率并没有随之降低。人们意识到仅仅以单纯的产前保健来预防不良妊娠结局效果并不显著，认识到孕前保健对于改善出生结局的重要性。越来越多的证据显示许多孕前保健和措施对于预防出生缺陷、早产、低出生体重是有效的，包括对孕产妇苯丙酮尿症的管理。

自国际社会提出孕前孕期保健概念以来，以风险评估、孕前咨询和健康促进、孕前干预三部分有机结合的孕前孕中保健已成为许多发达国家卫生保健的重要组成部分。围孕期保健协助降低了出生缺陷的发生水平。要建立一种可实施的孕前围孕保健模式并进一步推广，还需要多部门、多个研究机构的共同关注。

针对 PKU 育龄人群的一级预防及遗传咨询的重点是应由医学遗传专业人员或医师开展遗传咨询，告知 PKU 个体和家庭关于 PKU 及 MPKU 遗传病的性质、遗传方式和临床表现，帮助他们理解 MPKU 的预后，以及控制 Phe 浓度的重要性和必要性。

2. MPKU 的二级预防　目的是减少缺陷儿的出生，主要是在妊娠期通过早发现、早诊断和早采取措施，以预防出生缺陷儿的出生，包括产前筛查、产前诊断，早发现、早诊断和早采取措施。

（1）产前筛查：在未全面开展 PKU 新生儿筛查的地区，建议广泛进行产前筛查。本人为 PKU 患者或存在该病家族史者，曾分娩过小头畸形或智力低下者，不明原因流产、死胎、死产或新生儿死亡者，必须进行产前筛查；曾分娩过先天性心脏病可考虑做产前筛查；而当地行新生儿筛查后才出生的人群通常不需产前筛查。

（2）产前诊断：PAH 基因定位于染色体 12q22-24.1，全长约 100kb，含 13 个外显子，编码 451 个氨基酸。至今国际上已报道近 800 种 PAH 基因突变类型（http://www.pahdb.mcgill.ca/ 及 www.biopku,org），具有高度遗传异质性，存在显著的地区和人种差异。我国一般人群 PKU 发病率 1/61 366 ～ 1/5 521，推算人群中 PAH 基因突变的携带率为 1/60 ～ 1/50，在不清楚配偶是否为携带者的前提下，PKU 患者子女患 PKU 的概率高于正常人群。而子代中已有 PKU 子女的孕妇，再妊娠时必须进行产前诊断。国内专家建议通过 PAH 基因分层排序和短串联重复系列（short tandem repeats, STR）连锁分析快速且准确地进行 PKU 的基因诊断和产前诊断，从而预防 PKU 患儿的出生。但是产前诊断要特别警惕标本污染，需除外母体细胞的干扰。当胎儿的基因型与母亲的基因型相同时，必须选用其他多态性基因位点进行鉴别，直到找出不同点，确认为胎儿基因为止。

3. PKU 孕母的早期治疗

（1）饮食管理：严格的低苯丙氨酸饮食是国内外治疗经典型 PKU 的有效方法。在孕母给予低苯丙氨酸饮食治疗，将血 Phe 浓度控制在 120 ～ 360 μ mol/L，特别在开始怀孕之前或妊娠 8 周之内，可减少畸形发生的危险，并可能娩出正常或接近正常的子代。美国一项多中心研究指出，PKU 患者经饮食管理后，分娩新生儿的出生体重、头围及 4 岁和 8 岁时韦氏智能测定结果均显著高于未经饮食管理者，而孕前即开始严格饮食管理者胎儿结局则明显好于妊娠期开始者，子女出生头围及发育商与母亲饮食控制的周数呈显著正相关，头围与发育商亦呈正相关。若高苯丙氨酸血症（HPA）不是胎儿宫内发育迟缓（intra uterine growth retardation，IUGR）的唯一风险因素，血 Phe 低于 120 μ mol/L 也可能与 IUGR 的发生相关，因此强调饮食管理的重要性。

PKU 孕妇的饮食管理应当由遗传代谢科医师和营养科医师共同介入，要求各种营养素供应量应满足母体和胎儿生长发育所需，监测患者血红蛋白、总蛋白、白蛋白等营养情况及胎儿发育情况，以防止营养不良或营养过剩。若胎儿在生长发育阶段暴露于营养过剩或营养不足，将可能导致肥胖和成人疾病，如 2 型糖尿病和心脏病。若婴儿早期营养不良，则有发生肾脏疾病的倾向。我国部分学者根据国内 PKU 特殊食品现状初步制订了 PKU 孕前和孕期食谱，包括合理控制能量摄入，保证蛋白质的摄入量，增加碳水化合物的供应量，以及科学补充微量元素，基本保证了足够营养摄入，且血 Phe 浓度控制在合理范围。但不同 PKU 患者的 Phe 耐受量不同，食谱也有个体差异。

针对部分 PKU 孕妇孕早期妊娠反应导致饮食依从性差现象，有文献指出，在权衡安全性及 MPKU 危害性后，可以通过胃造瘘置管术，将低苯丙氨酸膳食经造瘘管注入，控制 Phe 浓度在合理范围，保证胎儿的正常身体和头围及心脏的生长。

由于年轻的 PKU 妇女患者常有智力缺陷、情感失控、社会地位较低等因素，将阻碍治疗的依从性，需建立专门的机构对其培训，提高其自我控制能力和治疗的依从性，保证孕期科学合理膳食的执行，严格控制血 Phe 浓度，避免 MPKU 的发生。

（2）药物治疗：目前发现的 PAH 基因突变有 800 多种，约 50% 的 PKU 患者存在基因突变，若给予补充四氢生物蝶呤（BH4），可使 PAH 酶活性提高。BH4 是苯丙氨酸羟化酶的辅酶，盐酸沙丙蝶呤（6R-BH4）是 BH4 的一种生物活性制剂，可用于 BH4 缺乏所致 MPKU 患者，Aldámiz 等报道，一育龄期女性在新生儿期确诊为 PKU（基因突变位点为 p.V388M/p.I65T）后坚持低苯丙氨酸饮食，孕前一直口服盐酸沙丙蝶呤（6R-BH4）并耐受良好，妊娠期血苯丙氨酸浓度控制稳定，胎儿顺利娩出，并无神经毒性发生，表明6R-BH4治疗MPKU风险低且效果良好。国内外研究发现约30%的PKU患者服用四氢生物蝶呤后，血Phe浓度下降。但以上仅局限为小样本研究，为证实孕期使用该药的安全性及有效性，还需进一步努力。

PKU育龄妇女孕前、孕中Phe水平升高是导致MPKU的高危致畸因素，MPKU不仅可以造成严重的多种畸形，还会造成智力行为发育异常。如果PKU孕妇血中Phe浓度保持在120～360μmol/L，会保证胎儿良好的结局，反之会导致MPKU发生。所有PKU育龄妇女均进行遗传咨询，包括生育选择、计划生育信息以及MPKU管理知识。如果可能的话，PKU孕妇或HPA孕妇应由有经验的PKU中心医师进行咨询监测，确保确诊为PKU的新生儿在生后1周即开始治疗。PKU妇女所生孩子，若未受影响，也应接受定期的随访，特别是这些孩子进入学龄期后要重视心理行为评估及干预。

MPKU主要干预措施是严格孕前及孕期低苯丙氨酸饮食，使母体血苯丙氨酸水平降低，减少母体及胎儿伤害。提倡PKU患者终身限制饮食，以改善其生活质量，对于轻度PKU孕妇可适当补充BH4。同时注意心理疏导及干预，减低和减少焦虑及抑制的发生及对低苯丙氨酸饮食的依从性。

（何玺玉）

第23章 妊娠合并血液系统疾病母亲新生儿

第一节 血小板减少症母亲新生儿

一、概述

妊娠合并血小板减少是孕妇妊娠期间常见的疾病，其发生率为0.1%～0.2%。造成妊娠期血小板减少的原因很多，如妊娠相关血小板减少症、妊娠合并特发性血小板减少性紫癜（idiopathic thrombocytopenic purpura，ITP）、妊娠高血压综合征、再生障碍性贫血、脾功能亢进、系统性红斑狼疮、HELLP综合征、妊娠期急性脂肪肝、人类免疫缺陷病毒感染、药物诱发的血小板减低、弥散性血管内溶血、血栓性血小板减少、溶血性尿毒症综合征及肝内胆汁淤积症等。其中，妊娠相关血小板减少症、妊娠合并特发性血小板减少性紫癜和妊娠高血压综合征是其主要病因。原因不同，其妊娠结局不同。妊娠合并血小板减少患者的凝血功能出现异常，最大的风险就是分娩时出现大出血，也是新生儿颅内出血的主要危险因素。若围生期处理不当，对母婴危害较大，早产和胎死宫内是常见的并发症。胎儿的死亡率达33%。

二、母亲疾病概况

妊娠合并血小板减少的孕妇，其特点是出血、贫血和感染，对妊娠和分娩可能造成一定的不利影响，严重时可能对母儿生命造成威胁。妊娠期血小板减少的原因很复杂，最常见的为妊娠相关血小板减少，其次为特发性血小板减少紫癜，其他包括遗传性血小板减少、产科并发症相关的血小板减少。

妊娠相关血小板减少，也就是妊娠期血小板减少症，占妊娠合并血小板减少性疾病的60%～70%。是一种良性血小板减少。孕妇一般孕前没有血小板减少的病史，妊娠后首次发生，如果是双胞胎或三胞胎时，妊娠相关血小板减少更容易发生。妊娠相关血小板减少一般在怀孕3个月后才会发生，主要可能与血容量增加有关。血小板减少的程度轻，一般无明显出血症状和体征，不会引起新生儿血小板计数减少及出血，血小板计数在产后1～6周可自然恢复正常。

妊娠期血小板减少的第二大原因就是特发性血小板减少性紫癜（ITP）。其发生率明显高于普通人（正常成人发病率为7/100 000左右，而妊娠期发生率为1/10 000～5/10 000），而且多在妊娠早期出现，且血小板计数更低。特发性血小板减少性紫癜对妊娠的主要影响是出血，在分娩过程中，孕妇用力屏气可能诱发颅内出血、产道裂伤出血及血肿形成。自然流产和母婴死亡率均高于正常孕妇。

三、病理生理

妊娠期血小板减少症是一种自限性疾

病，其发病机制目前尚不清楚。目前认为可能与妊娠期妇女生理性血容量增加、血液稀释、血液处于高凝状态、血小板消耗增多、胎盘循环中血小板的收集和利用增多有关。血小板减少程度轻，一般无明显出血症状及体征，不会引起新生儿血小板计数减少及出血。

妊娠合并特发性血小板减少性紫癜（ITP）是自身免疫因素所导致的妊娠期血小板破坏过多的临床综合征。目前认为ITP的发病机制是由于血小板结构抗原变化引起的自身抗体所致，80%～90%ITP患者体内可以检测到血小板相关免疫球蛋白。部分血小板自身抗体可以通过胎盘，引起胎儿血小板破坏，导致胎儿、新生儿血小板减少，这也是妊娠合并ITP引起的主要问题。

妊娠期高血压疾病导致血小板减少的机制为全身血管痉挛、缺氧导致血管内皮细胞损伤，血小板黏附聚集消耗增加，数量减少。一些与凝血有关的基因突变在子痫前期患者中更加常见，这也说明凝血机制异常在子痫前期和子痫导致血小板减少中起作用。

四、临床表现

妊娠血小板减少症母亲所生新生儿，由于原因多种多样，症状出现的时间和严重程度各不相同。

1. *妊娠期血小板减少症的母亲新生儿* 妊娠期血小板减少症是一种良性血小板减少，血小板减少的程度轻，不会引起新生儿血小板计数减少及出血。

2. *妊娠合并特发性血小板减少性紫癜的母亲新生儿* 一般来说，新生儿的结局是好的，但新生儿患有血小板减少症和出血并发症的风险增加。约50%的母亲新生儿在出生第一天发现血小板计数＜150×10^9/L，其中60%的患儿需要治疗以提高血小板计数，个别患儿有临床症状，但没有发现严重出血。新生儿低血小板计数和母亲妊娠期血小板计数低、分娩时血小板计数低、妊娠期血小板减少病程无统计学联系。临床医师应该密切关注这类新生儿。

3. *其他* 先兆子痫、HELLP综合征可能引起胎儿宫内生长受限。其他原因如血栓性血小板减少性紫癜、弥漫性血管内凝血、抗磷脂抗体综合征、骨髓增殖性疾病可能发生胎盘早剥、新生儿低评分及死产，比较少见。

五、诊断和鉴别诊断

妊娠期血小板减少的病因不同，新生儿的预后有很大差异。因此，临床需要明确病因指导治疗。

1. *妊娠期血小板减少症* 国外学者认为该病的血小板计数＞70×10^9/L，具有以下特点：血小板轻度减少且没有临床症状；孕前没有血小板减少病史；血小板减少多发生于妊娠中晚期；不会引起胎儿血小板减少；不会导致母亲或新生儿出血；血小板计数在产后1～6周自然恢复正常；在血小板计数＞80×10^9/L的情况下出血时间正常。

2. *特发性血小板减少性紫癜* 可直接测定母儿血中血小板抗原和抗体，有助于确诊同族性免疫性血小板减少性紫癜，但测定技术难度大，只能在少数科研实验室进行。临床诊断可参考以下几点：①先天性血小板减少；②出生后不久出现出血现象；③母亲血小板计数正常，且无出血倾向、无特发性血小板减少性紫癜病史或服用能引起免疫性血小板减少的药物；④婴儿无其他可致血小板减少的疾病如感染、用药等历史；⑤补体结合试验，婴儿血中的血小板抗体与父亲的血小板发生免疫反应，但不能与母亲血小板起反应；⑥ Coombs

试验一般阴性。

3. 妊娠期高血压疾病、HELLP 综合征　子痫前期和子痫临床表现为妊娠 20 周后的高血压、水肿、蛋白尿可导致母体发生血小板轻度减少、弥漫性血管内凝血、HELLP 综合征、肝肾衰竭及呼吸衰竭等，可导致胎儿宫内生长受限，不引起新生儿血小板减少。HELLP 综合征易发生血小板减少，临床表现为全身不适，右上腹痛，体质量骤增，脉压增宽，晚期有出血倾向，实验室检查以溶血、肝酶升高及血小板较少为特点。

4. 妊娠合并再生障碍性贫血　获得性骨髓功能衰竭可引起全血细胞减少，妊娠前可有再生障碍性贫血的病史。其临床表现为由于红细胞、白细胞、血小板减少引起的贫血、感染、出血；血象表现为三系细胞减少；骨髓象显示骨髓脂肪变、三系造血细胞及有效造血面积均减少，显示骨髓增生不良。

5. 其他少见原因　包括血栓性血小板减少性紫癜、弥散性血管内凝血、抗磷脂综合征、系统性红斑狼疮等，根据患者病史，检测肝功能、血常规、凝血系列、抗磷脂抗体、狼疮全套、免疫全套等鉴别。

六、治疗

妊娠期血小板减少的病因不同，新生儿的预后有很大差异。因此，临床需要明确病因指导治疗，更需要产科、麻醉科和新生儿科的紧密合作。

妊娠期血小板减少症的孕妇血小板减少程度轻，一般不会引起新生儿血小板减少，因此目前主张无须特殊治疗。

特发性血小板减少性紫癜可能导致新生儿血小板减少，因此对于母亲是特发性血小板减少性紫癜的新生儿，分娩后所有病例都应测定脐带血小板计数。那些血小板计数异常的婴儿都应从临床和血液学方面严密观察，因为出生后 2 ～ 5d 血小板计数会进一步降至最低点。新生儿很少需要进行治疗。临床上有出血或血小板 $< 20 \times 10^9$/L 的患者应用 1g/kg 的丙种球蛋白（IVIG）治疗很快会产生疗效。发生威胁生命的出血时，应采用血小板输注和 IVIG 治疗。有严重的血小板减少和临床有出血表现的新生儿很少与母亲 ITP 有关，因此应通过实验室检查来排除新生儿自体免疫性血小板减少。

七、预防

妊娠期血小板减少的病因复杂、目前尚未确切。诊断与鉴别诊断主要依靠临床症状观察和实验室检查指标。对孕妇的主要影响是产后出血的发生率升高，对胎儿的影响是颅内出血，对新生儿出生后同族免疫性血小板减少性紫癜的发生发展十分重要，治疗和分娩方式都不相同。

（孟远翠　郑玲芳）

第二节　贫血母亲新生儿

缺铁性贫血母亲新生儿

一、概述

铁是人体必需元素，是合成血红蛋白的主要原料，也是肌红蛋白、细胞色素 C、酶等细胞内氧化还原过程不可缺少的成分。铁缺乏（iron deficiency，ID）及缺铁性贫血（iron deficiency anemia，IDA）是世界范围内最常见的营养性疾病。WHO 资料显示，发展中国家和发达国家妊娠妇女贫血的发病率分别为 52% 和 23%，亚洲国家妊娠妇女贫血的比例最高，我国 26 个市县 3 591 例妊娠妇女的调查显示，妊娠妇女 IDA 和 ID 患病率分别为 19.1% 和 61.7%。

妊娠期ID和IDA对母体、胎儿和新生儿均会造成近期和远期的不良影响。

二、母亲疾病概况

妊娠期缺铁对母体的影响：妊娠期循环血量增加以适应子宫胎盘及各组织器官增加的血流量，对维持胎儿生长发育极为重要。妊娠期血容量增加而需要的铁为650～700mg，胎儿的生长发育需要铁250～350mg，妊娠期总需求铁约1 000mg。食物中的铁吸收有限，不能满足需求，妊娠期如不及时补充可以出现缺铁性贫血，增加妊娠期高血压疾病、胎膜早破、产褥期感染和产后抑郁的发病风险。此外，产后贫血和铁缺乏得不到纠正，可引起产妇抑郁、疲劳、冷漠、注意力不集中，影响母婴互动，影响儿童生长发育。

三、病理生理

母体铁缺乏所致贫血，影响母体的携氧能力，间接减少胎儿供氧，增加胎儿生长受限、早产、低出生体重儿及胎儿死亡等发病风险。由于孕妇骨髓和胎儿在竞争摄取孕妇血清铁的过程中，胎儿组织占优势，而且铁通过胎盘由孕妇运至胎儿是单向转运，胎儿缺铁程度不会太严重，但母体铁储存耗尽时，胎儿铁储存也随之减少，而铁缺乏与婴儿大脑发育不良、甲状腺激素代谢紊乱、组织酶紊乱和认知功能障碍有关。动物实验研究还发现现贫血对子代海马功能、听觉脑干反应、感觉运动系统及血液系统有一定的损害。

四、临床表现

母体妊娠期缺铁性贫血新生儿临床上主要有两方面表现，一方面是围生期早产、窒息、宫内发育迟缓等及其相关并发症，另一方面表现为婴儿期缺铁性贫血及铁缺乏对生长发育的影响。

1. 围生期

(1) 早产及相关并发症：早产儿生理学及解剖学等发育不成熟，易发生各器官系统疾病，如围生期窒息、颅内出血、畸形、肺透明膜病、肺出血、硬肿症、呼吸暂停、坏死性小肠结肠炎及各种感染等，胎龄越小，体重越低，死亡率越高。

(2) 窒息：母体由于铁缺乏而长期处在贫血状态，且易合并妊娠期高血压疾病，影响胎盘血流及供氧，新生儿在宫内长期处于慢性缺氧环境中，常并发围生期窒息，严重者可留下不同程度的神经系统后遗症，同时增加胎粪吸入、多器官缺氧缺血性损害发生率，影响围生儿预后。

(3) 宫内发育迟缓：常表现为小于胎龄儿，易合并低血糖、体温调节异常、感染等，尤其是低血糖，出生时若合并缺氧，糖原贮存易趋向耗竭，极易发生低血糖，表现为反应低下、多汗、苍白、阵发性发绀、喂养困难、嗜睡、呼吸暂停、发绀、哭声异常、颤抖、震颤、甚至惊厥等，如不及时补糖，进一步可导致中枢神经细胞不可逆性损伤，出现抽搐、肢体抖动等低血糖脑病表现。

(4) 红细胞增多症-高黏滞度综合征：胎儿宫内缺氧，引起红细胞生成素水平升高及红细胞增多，血黏滞度增高，影响组织正常灌注，导致全身各器官受损而继发一系列临床症状和体征，如呼吸窘迫、发绀、低血糖、心脏扩大、肝大、黄疸、坏死性小肠结肠炎等，可进一步加重低血糖和脑损伤。

2. 婴儿期　母体铁缺乏及其导致的早产、低出生体重所致婴儿先天性储铁不足，是婴儿早期出现IDA的重要原因，临床上表现如下。

(1) 一般表现：皮肤黏膜苍白，易疲劳，不爱活动。年长儿可诉头晕、眼前发黑、耳鸣等。

(2) 髓外造血表现：由于髓外造血，肝、脾可轻度增大；年龄越小，病程越久，贫血越重，肝脾大越明显。

(3) 非造血系统表现：① 消化系统：食欲减退，少数有异食癖；可有呕吐、腹泻；可出现口腔炎、舌炎或舌乳头萎缩；重者可出现萎缩性胃炎或吸收不良综合征。② 神经系统：表现为烦躁不安或萎靡不振、精神不集中、记忆力减退，智力多数低于正常同龄儿。③ 心血管系统：明显贫血时心率增快，严重者心脏扩大，甚至发生心力衰竭。④ 因细胞免疫功能降低，常合并感染。可因上皮组织异常而出现反甲。

五、诊断和鉴别诊断

根据母亲产前病史，可诊断母体妊娠期缺铁性贫血新生儿，需与母亲其他因素所致贫血相鉴别，如珠蛋白生成障碍性贫血、巨幼细胞性贫血、再生障碍性贫血等。此外，新生儿出生后出现的症状亦要与先天性感染、染色体畸变等相鉴别。

1. ID 诊断标准

(1) 具有导致缺铁的危险因素，如喂养不当、生长发育过快、胃肠疾病和慢性失血等。

(2) 血清铁蛋白＜ 15μg/L，伴或不伴血清转铁蛋白饱和度降低（＜ 15%）。

(3) Hb 正常，且外周血成熟红细胞形态正常。

2. IDA 诊断标准

(1) 血红蛋白降低，6 个月以下的婴儿由于生理性贫血等因素，血红蛋白变化较大。中国小儿血液会议（1989 年）建议：血红蛋白在新生儿期＜ 145g/L，1 ～ 4 个月＜ 90g/L，4 ～ 6 个月＜ 100g/L，6 个月至 6 岁＜ 110 g/L，6 ～ 14 岁＜ 120g/L，为贫血；由于海拔高度对 Hb 的影响，海拔每升高 1 000m，Hb 值上升约 4%。

(2) 外周血红细胞呈小细胞低色素性改变：平均红细胞容积（MCV）＜ 80fl，平均红细胞血红蛋白含量（MCH）＜ 27pg，平均红细胞血红蛋白浓度(MCHC)＜ 310g/L。

(3) 具有明确的缺铁原因：如铁供给不足、吸收障碍、需求增多或慢性失血等。

(4) 铁剂治疗有效：铁剂治疗 4 周后血红蛋白应上升 20g/L 以上。

(5) 铁代谢检查指标符合 IDA 诊断标准：下述 4 项中至少满足 2 项，但应注意血清铁和转铁蛋白饱和度易受感染和进食等因素影响，并存在一定程度的昼夜变化。

①血清铁蛋白（serum ferritin, SF）降低＜ 15μg/L，建议最好同时检测血清 CRP，尽可能排除感染和炎症对血清铁蛋白水平的影响；

②血清铁（serum iron，SI）＜ 10.7μmol/L（60μg/dl）；

③总铁结合力（total iron binding capacity，TIBC）＞ 62.7μmol/L（350μg/dl）；

④转铁蛋白饱和度（transferrin saturation，TS）＜ 15%。

(6) 骨髓穿刺涂片和铁染色：骨髓可染色铁显著减少甚至消失、骨髓细胞外铁明显减少（0 ～ ±）（正常值：+ ～ +++）、铁粒幼细胞比例＜ 15% 仍被认为是诊断 IDA 的“金标准”；但由于为侵入性检查，一般情况下不需要进行该项检查。对于诊断困难，或诊断后铁剂治疗效果不理想的患儿，在有条件的单位可以考虑进行，以明确或排除诊断。

(7) 排除其他小细胞低色素性贫血，尤其应与轻型珠蛋白生成障碍性贫血相鉴别，注意鉴别慢性病贫血、肺含铁血黄素沉着症等。

凡符合 IDA 诊断标准中的第 1 和第 2 项，即存在小细胞低色素性贫血者，结合病史和相关检查排除其他小细胞低色素性贫血，可拟诊为 IDA。如铁代谢检查指标同时符合 IDA 诊断标准，则可确诊为 IDA。基层单位如无相关实验室检查条件可直接开始诊断性治疗，铁剂治疗有效可诊断为

IDA。骨髓穿刺涂片和铁染色为侵入性检查，不作为IDA常规诊断手段，在诊断困难和治疗无效情况时可考虑进行。

六、治疗

1. 围生期管理

（1）加强胎儿宫内监护，选择适当分娩时机及方式。

（2）延迟脐带结扎，新生儿娩出后，由产科医师或助产士将其放置于产床水平下方约20cm处，持续时间＞30s，再结扎脐带，以利于胎盘及脐带中的血液充分回流至新生儿体内。但迄今为止，DCC的延迟时间仍缺乏统一标准，可延迟至新生儿娩出后30 s、60 s、10 min等。

（3）合并早产、胎儿宫内窘迫、新生儿窒息、宫内发育迟缓者，应在产科及新生儿科医师协同下，尽快进行复苏抢救，转新生儿科进一步监测生命体征变化，完善血常规、生化、代谢及重要器官影像学检查。

2. 远期随诊，适当喂养

（1）早产儿和低出生体重儿：提倡母乳喂养，纯母乳喂养者应从2～4周龄开始补铁，剂量1～2mg/（kg·d）元素铁，直至1岁。不能母乳喂养的婴儿人工喂养者应采用铁强化配方奶，一般无须额外补铁。牛乳含铁量和吸收率低，1岁以内不宜采用单纯牛奶喂养。

（2）足月儿：由于母乳铁生物利用度高，应尽量母乳喂养4～6个月；此后如继续母乳喂养，应及时添加富含铁的食物；必要时可按每日剂量1mg/kg元素铁补铁。未采用母乳喂养、母乳喂养后改为混合部分母乳喂养或不能母乳喂养的人工喂养婴儿，应采用铁强化配方乳，并及时添加富含铁的食物。1岁以内应尽量避免单纯牛乳喂养。

（3）早产儿和低出生体重儿：建议在出生后3～6个月进行血红蛋白检测，其他儿童可在9～12个月时检查血红蛋白。

七、预防

尽管居民生活水平有了大幅度提高，但妊娠期贫血尤其是缺铁性贫血现状依然严峻。

所有孕妇在首次产前检查时（最好在妊娠12周以内）检查外周血血常规，每8～12周重复检查血常规。有条件者可检测血清铁蛋白。由于各地区孕妇铁缺乏和IDA患病率差别较大，很难提出统一的妊娠期补充铁的规范。建议血清铁蛋白＜30μg/L的孕妇口服补铁。不能检测血清铁蛋白的医疗机构，根据孕妇所在地区IDA的患病率高低，确定妊娠期和产后补铁剂的剂量和时间。

（房晓祎　邹新飞）

母体再生障碍性贫血新生儿

一、概述

再生障碍性贫血（aplastic anemia，AA），简称再障，是由多种病因、多种发病机制引起的一种骨髓造血功能衰竭症，主要表现为骨髓有核细胞增生低下、全血细胞减少及其导致的贫血、出血和感染。妊娠合并再生障碍性贫血，母儿并发症发生率明显增加。

二、母亲疾病概况

妊娠合并再生障碍性贫血并不多见，国内报道，占分娩总数0.3‰～0.8‰。再生障碍性贫血的原因较复杂，50%为原因未明的原发性再障，少数女性在妊娠期发病，分娩后缓解，再次妊娠时复发。

1. 母体再生障碍性贫血诊断标准

（1）血常规检查：全血细胞减少，校正后的网织红细胞比例＜1%，淋巴细胞比例增高。至少符合以下3项中2项：Hb＜100 g/L；PLT＜50×10^9/L；中性粒细胞绝对值（absolute neutrophil count，ANC）＜ 1.5×10^9/L。

（2）骨髓穿刺：多部位（不同平面）骨髓增生减低或重度减低；小粒空虚，非造血细胞（淋巴细胞、网状细胞、浆细胞、肥大细胞等）比例增高；巨核细胞明显减少或缺如；红系、粒系细胞均明显减少。

（3）骨髓活检（髂骨）：全切片增生减低，造血组织减少，脂肪组织和（或）非造血细胞增多，网硬蛋白不增加，无异常细胞。

（4）除外检查：必须除外先天性和其他获得性、继发性骨髓衰竭性疾病。

2. 母体再生障碍性贫血程度分型

（1）重型AA诊断标准（Camitta标准）

①骨髓细胞增生程度＜正常的25%；如≤增生程度正常的25%＜50%，则残存的造血细胞应＜30%。

②血常规：需具备下列3项中的2项：ANC ＜ 0.5×10^9/L；校正的网织红细胞＜1%或绝对值＜ 20×10^9/L；PLT ＜ 20×10^9/L。

③ ANC ＜ 0.2×10^9/L，为极重型AA。

（2）非重型AA诊断标准：未达到重型标准的AA。

3. 孕妇管理

（1）治疗性终止妊娠：妊娠期再生障碍性贫血患者应在病情稳定获得医师认可的前提下有计划地妊娠，当妊娠后病情不稳定需要进行治疗性人工流产终止妊娠；当妊娠中晚期需要引产时，由于出血和感染的风险较大，一般在严密的监护和支持疗法下至足月分娩。

（2）支持疗法：妊娠期加强营养、减少感染、间断吸氧、少量多次间断输入新鲜血液后成分输血。

（3）肾上腺皮质激素：当有明显出血倾向时，给予肾上腺皮质激素可刺激红细胞生成。用法参考：泼尼松10mg，每日3次口服，但不宜长时间使用，或用羟甲烯龙5mg，每日3次口服。

（4）避免感染：在感染早期给予有效、广谱抗生素治疗，避免感染扩散。

（5）分娩原则上以阴道分娩为宜，注意加强产时监护、缩短第二产程，防止用力过度，造成脑出血等重要脏器出血或胎儿颅内出血；可适当助产；剖宫产术只有当有剖宫产的指征时进行。

三、病理生理

1. 妊娠期再生障碍性贫血对母体的影响　妊娠与再生障碍性贫血之间的影响是相互的，妊娠可能使再生障碍性贫血复发或病情加重，而再生障碍性贫血所致的贫血、感染等对妊娠期母胎均构成巨大威胁。

目前认为妊娠不是再生障碍性贫血的病因，但有学者提出激素失衡可引起再生障碍性贫血的假设，其理由是再生障碍性贫血在妊娠终止后改善、再妊娠时复发。妊娠期间，胎盘催乳素、促红细胞生成素和雌激素的生成增加，其中胎盘催乳素和促红细胞生成素产生增加可促进造血，但高剂量雌激素抑制骨髓造血。目前没有证据证明母体再生障碍性贫血可引起不孕症，但母体再障者妊娠成功率低。

妊娠期间，孕妇血液相对稀释，使贫血加重，易发生贫血性心脏病，甚至造成心力衰竭。由于血小板质量减少和质的异常，以及血管壁脆性及通透性增加，可引起鼻、胃肠黏膜出血。由于外周血粒细胞、单核细胞级丙种球蛋白减少、淋巴组织萎缩，孕妇防御能力低下，易引发感染。再生障碍性贫血孕妇易发生妊娠期高血压疾病，使病情进一步加重。分娩后宫内胎盘剥离创面易发生感染，甚至引起败血症。颅内出血、心力衰竭及严重呼吸道、泌尿道感染及败血症常是再生障碍性贫血孕产妇的重要死因。

2. 妊娠期再生障碍性贫血对胎儿及新生儿影响 妊娠期再生障碍性贫血对胎儿的影响主要由母体贫血及感染引起。孕妇血液相对稀释，使贫血加重，影响胎盘氧气及营养物质交换，导致胎儿宫内缺氧及宫内生长受限。此外，母体外周血粒细胞、单核细胞级丙种球蛋白减少、淋巴组织萎缩，使孕妇防御能力低下，易引发感染，进而增加胎儿感染及早产发生率。

一般认为，妊娠期血红蛋白＞60g/L对胎儿影响不大。分娩后能存活的新生儿一般血象正常，极少发生再生障碍性贫血。妊娠期血红蛋白≤60g/L对胎儿不利，可导致流产、早产、胎儿生长受限、死胎及死产。

四、临床表现

母体再生障碍性贫血新生儿出生后的临床表现，与母体再生障碍性贫血程度相关，主要与母体贫血程度相关。活产儿主要表现为早产、宫内发育迟缓。

五、诊断和鉴别诊断

根据母体病史，可以诊断母体再生障碍性贫血新生儿，但新生儿临床表现不一定由母体再生障碍性贫血引起，注意有无存在先天性TORCH感染、营养不良、染色体异常、遗传代谢病等

六、治疗

1. 围生期 围生期管理重在对早产、低出生体重、窒息等的管理，应该在产科和新生儿科医师共同协作下完成，根据新生儿具体情况，决定是否需要转新生儿科住院观察治疗。

2. 远期随访 目前暂无临床证据表明分娩后能存活的新生儿有发生再生障碍性贫血风险，但再生障碍性贫血所导致的早产、窒息、宫内发育迟缓等，均需要长期儿科门诊随诊，监测生长发育情况。

七、预防

随医疗水平的提高，再生障碍性贫血患者妊娠的风险显著降低，孕妇死亡率明显下降，在适当的支持治疗下，大多数再生障碍性贫血患者可以成功分娩健康婴儿。但母体再生障碍性贫血引起的母婴并发症仍需高度重视，孕产期积极支持治疗及胎儿出生后的监护必不可少。

（房晓祎 邹新飞）

巨幼细胞性贫血母亲新生儿

一、概述

巨幼细胞性贫血（megaloblastic anemia）是由叶酸或维生素 B_{12} 缺乏引起的DNA合成障碍所致的贫血。其特点是骨髓呈现典型的“巨幼变”。由于骨髓红细胞、粒细胞和巨核细胞三系细胞及上皮细胞均可受累，故巨幼细胞贫血严重时，可表现为全血细胞减少。叶酸及维生素 B_{12} 缺乏还可出现神经系统发育和精神方面异常。妊娠合并巨幼细胞贫血，临床上以叶酸缺乏所致较多见，以山西、陕西、河南、山东多发，国内发病率约0.7%。调查显示，我国35～64岁的人群维生素 B_{12} 缺乏的发生率明显升高，尤其是北方人群，分别有11%南方人及39%北方人存在维生素 B_{12} 缺乏。

二、母亲疾病情况

1. 母体巨幼细胞性贫血的诊断

（1）巨幼细胞贫血：多发生在妊娠后半期，孕妇若出现贫血及胃肠症状应仔细追问病史并完善相关实验室检查，根据临床表现、血象和骨髓象可诊断孕妇巨幼细胞性贫血。

（2）血象：属大细胞性贫血，红细胞平均体积（MCV）＞100fl，可呈现全血细胞减少，红细胞大小不等，以大卵圆形红

细胞为主；中性粒细胞分叶过多，有 6 叶或更多；网织红细胞数正常或轻度增多。

(3) 骨髓象：骨髓增生活跃，以红细胞系为主，各系均可见巨幼变，细胞体积大，核发育明显落后胞质；巨核细胞减少。

(4) 生化检查：血清胆红素可稍高；血清叶酸 < 6.8nmol/L（3ng/ml）；维生素 B_{12} < 74pmol/L（100pg/ml）；红细胞叶酸 < 227nmol/L（100ng/ml），血清铁及转铁蛋白饱和度正常或高于正常。

2. 巨幼细胞性贫血孕妇管理

(1) 妊娠期：加强营养指导，适当补充叶酸、维生素 B_{12}，若效果不佳时应注意混合性贫血的存在，需同时补充铁剂。若血红蛋白 < 60g/L，在近期内可能分娩者，应输新鲜血或浓缩红细胞以尽快纠正贫血。巨幼细胞贫血者，补充叶酸 48 ～ 72h 后，骨髓中巨幼红细胞系可迅速转化为正常幼红细胞系列，故短期内不分娩者即使是重度贫血也可口服叶酸，使血红蛋白快速增高。

(2) 分娩期：分娩时因贫血性心脏病、妊娠高血压综合征、胎盘早期剥离、急产、胎儿宫内窘迫、胎儿宫内生长受限、死胎等，注意加强监护，选择适当的时机及分娩方式终止妊娠，在产科及新生儿科医师共同管理下分娩。

(3) 哺乳期：适当补充叶酸、维生素 B_{12}，增加乳汁中叶酸、维生素 B_{12} 含量。

三、病理生理

叶酸由蝶啶、对氨基苯甲酸和谷氨酸组成，属水溶性 B 族维生素，其性质极不稳定，易被光和热分解破坏，人体必须从食物中获得。正常成年妇女日需叶酸 50 ～ 100μg，而孕妇日需量为 300 ～ 400μg，多胎孕妇日需量增大。然而妊娠早期多数妇女出现妊娠反应，偏食、厌食或不能进食，致使叶酸摄取量明显减少。孕妇胃酸分泌减少，肠蠕动减弱亦影响叶酸吸收。妊娠期肾血流量增加，叶酸在肾内廓清加速，肾小管再吸收减少，叶酸在尿中排泄增加。总之，妊娠期叶酸代谢的特点是摄入少、吸收差、排泄快、需求多，因而易导致缺乏。

维生素 B_{12} 也属水溶性 B 族维生素，人体维生素 B_{12} 的来源也靠食物，动物的肝、肾、心、肌肉组织及蛋白类，乳制品中的维生素 B_{12} 含量丰富。成年人储存 4 ～ 5mg 维生素 B_{12}，每天需维生素 B_{12} 2 ～ 5μg，而且内因子在肠内还可再吸收维生素 B_{12}，故除非绝对素食者或维生素 B_{12} 吸收障碍者，一般不易发生维生素 B_{12} 缺乏。而因妊娠期胃壁黏膜细胞分泌的内因子减少，导致维生素 B_{12} 吸收障碍，加之胎儿的大量需要，可出现维生素 B_{12} 缺乏。

叶酸与维生素 B_{12} 都是 DNA 合成中的重要辅酶，若缺乏会影响生化反应的进行，使 DNA 合成障碍。红细胞发育阶段，细胞核中的 DNA 合成速度变慢，胞质的 RNA 继续成熟，DNA 与 RNA 比例失调，细胞体积大而核发育幼稚不能按时成熟而呈巨幼细胞。这种巨幼变也可同时出现在粒细胞系与巨核细胞系。巨幼变细胞大部在骨髓内未成熟就被破坏，称无效造血。因此巨幼细胞贫血孕妇也可有全血细胞减少。巨幼细胞性贫血时，孕妇贫血性心脏病、妊娠期高血压疾病、胎盘早剥、早产、产褥感染等疾病的发病率明显增多，增加围生儿发病风险。

叶酸的缺乏，早已证实与神经管发育畸形相关，也可导致胎儿宫内发育迟缓、先天性心脏病等。虽没有直接证据证实叶酸缺乏会引起先天性心脏病，但有大型病例对照分析间接证明，叶酸在早期胚胎心脏发育中起着一定作用。

维生素 B_{12} 可促进叶酸进入细胞和参与 DNA 合成中的各种生化反应。此外，维生素 B_{12} 可使甲基丙二酰辅酶 A 转变成琥珀酰辅酶 A 而参与三羧酸循环，此作用与神经髓鞘中脂蛋白形成有关，因而能保持中枢和外周髓鞘神经纤维的功能完整性；当其缺乏时，大量丙二酰辅酶A堆积，影响神经髓鞘形成，可出现神经系统症状。有报道指出，妊娠期补充维生素B_{12}可增加孕妇免疫力，尤其是高龄的恶性贫血患者，维生素B_{12}浓度的增加，有利于免疫球蛋白（IgG、IgA、IgM）和补体（C3）的生成及细胞介导的免疫能力的恢复，减少妊娠期感染性疾病的发生，并且母体增加的免疫球蛋白IgG可通过胎盘进入胎儿体内，对出生后6个月内的婴儿免疫功能起重要作用。同时，妊娠期补充维生素B_{12}可减少婴儿急性炎症反应的发生，从而减少因急慢性炎症反应所致的损伤及发育不良。因母体维生素B_{12}缺乏，可引起婴儿维生素B_{12}缺乏，但目前暂无依据显示妊娠期叶酸或维生素B_{12}缺乏可引起婴儿巨幼细胞性贫血。

四、临床表现

母体巨幼细胞性贫血对新生儿的影响，临床上主要表现为贫血、叶酸缺乏、维生素B_{12}缺乏所造成的影响。

母体巨幼细胞性贫血，其贫血性心脏病、妊娠期高血压疾病、胎盘早剥、早产、产褥感染等疾病的发病率升高，增加围生儿早产、窒息、感染等发病率，与新生儿低体重、身长、头围、胸围相关。

叶酸缺乏可致胎儿神经管缺陷、先天性心脏病等畸形。维生素B_{12}缺乏，一方面可影响叶酸的吸收及作用，引起叶酸缺乏相关症状；另一方面，影响神经髓鞘形成，婴儿若存在维生素B_{12}缺乏，可出现神经系统症状如易怒、生长迟缓、冷漠、厌食症和血液系统症状等。

五、诊断与鉴别诊断

根据临床表现、血象和骨髓象可诊断孕妇巨幼细胞性贫血，在此基础上，婴儿可合并神经管畸形、先天性心脏病、宫内发育迟缓、围生期合并症等，注意排除。暂无依据显示妊娠期叶酸或维生素B_{12}缺乏可引起新生儿巨幼细胞性贫血，婴儿出现营养性巨幼细胞性贫血多在出生后6个月至2岁，主要是由摄入量不足、需要量增加、吸收或代谢障碍引起的。

六、治疗

1. 围生期监测　母体巨幼细胞贫血新生儿应加强宫内监测，出现早产、低体重、窒息及存在宫内感染风险者，应在产科及新生儿科医师共同抢救后，转至新生儿科进一步监护及治疗。怀疑神经管发育畸形或严重先天性心脏病者，应完善相关影像学检查以明确。

2. 适当添加辅食　有报道指出，出生4个月后，乳汁中维生素B_{12}明显降低，需要采用适当配方奶混合喂养或添加辅食。

3. 远期随诊　母体妊娠期巨幼细胞性贫血的婴儿，尤其是合并早产、SGA、窒息病史者，应定期儿科门诊随诊，监测生长发育情况。有条件时可测定血清维生素B_{12}或叶酸水平。

七、预防

叶酸及维生素B_{12}对妊娠早期胚胎发育及胎儿器官形成影响大，应注意完善产前检查以排除。此外，有神经管发育不良胎儿妊娠史的孕妇，再次妊娠时应注意纠正再生障碍性贫血。

（房晓祎　邹新飞）

地中海贫血母亲新生儿

一、概述

地中海贫血（thalassemia）（简称地贫）是由于珠蛋白基因异常引起一种或几种珠

蛋白肽链合成减少或缺乏，导致血红蛋白(Hb)组成成分改变的一组溶血性贫血疾病，为常染色体不完全显性遗传性疾病。流行病学资料显示，广西地区 α 和 β 地贫基因人群携带率分别达 17.6% 和 6.4%，广东地区分别达 8.5% 和 2.5%。妊娠合并地中海贫血可引起母体血栓栓塞、心脏病变、内分泌功能异常等，也可导致胎儿罹患不同类型地贫、生长受限、早产，甚至胎死宫内等不良妊娠结局。及时产前筛查、诊断、有效治疗妊娠合并地中海贫血可改善母儿结局。

二、母亲疾病概况

地中海贫血多发生于地中海沿岸及东南亚国家，我国广东、广西、云南等地发病率较高，但随人口流动，本病已扩散至更多地域。根据肽链合成障碍的不同，可分为 α、β、γ δ 等地中海贫血，其中 α 和 β 地贫多见。临床上将 α 地贫分为：静止型（-α/αα）、轻型（-/αα）、中间型（HbH 病）（-/-α）和重型（Hb Bart）(-/-)；根据 β 基因点突变或缺失情况，将 β 地贫分为轻型（杂合子）、中间型（双重杂合子/纯合子）、重型（纯合子）。静止型和轻型 α 地贫孕妇常无明显临床表现，轻型 β 地贫孕妇可表现为轻度贫血，对妊娠影响不大，可常规补充叶酸及维生素 B_{12}。中间型和重型地贫孕妇随着妊娠期生理性血容量增加，Hb 水平进行性下降，可出现中重度贫血，输血率增加，病情继续发展可导致贫血性心脏病，甚至发生心力衰竭。由于妊娠期血液高凝状态，血栓栓塞性疾病发生率也明显增加。当发生 Hb Bart 胎儿水肿时，孕妇可并发镜像综合征，表现为高血压、蛋白尿、低蛋白血症等类似子痫前期的症状，严重时危及生命，须及时终止妊娠。

三、病理及病理生理

若夫妻双方均为同一类型轻型地贫携带者，则子代有 25% 的概率为重型地贫患儿；静止型与轻型 α 地贫患者婚配，则子代有 25% 概率为中间型 α 地贫患儿。重型 α 地贫：4 个 α 珠蛋白基因均缺失或缺陷，无 α 链生成，致含有 α 链的血红蛋白合成均减少，大量 γ 链合成 γ_4（Hb Bart's），γ_4 与氧亲和力极高，可造成组织严重缺氧，引起胎儿水肿综合征。中间型 α 地贫：3 个 α 珠蛋白基因缺失或缺陷，仅合成少量 α 链，多余 β 链合成 HbH（β_4），HbH 对氧亲和力高，且易在红细胞内形成包涵体，可致红细胞膜僵硬、红细胞寿命缩短。轻型及静止型 α 地贫：病理生理改变较轻。重型 β 地贫因 β 链生成严重受抑，使 HbA（$\alpha_2\beta_2$）合成明显减少，多余 α 链可与 γ 链结合生成 HbF($\alpha_2\gamma_2$)，致 HbF 明显增加，HbF 氧亲和力高，可致组织缺氧。部分剩余 α 链可形成包涵体附着于红细胞膜，使红细胞膜通透性改变，寿命缩短。α 链包涵体还可使红细胞膜变僵硬，致红细胞在骨髓内或在外周血中通过微循环时被破坏，因此患儿在临床上呈慢性溶血性贫血表现。贫血和缺氧可刺激骨髓造血增加，引起骨骼改变。轻型 β 地贫病理生理改变极轻，中间型则介于轻型与重型之间。

地贫患者由于珠蛋白肽链合成异常，大量无效红细胞生成，破坏的红细胞及前体细胞释放入外周循环致血管外溶血，形成小细胞低色素贫血。妊娠期生理性贫血会进一步加重地贫妇女的贫血状态，胎儿营养供给及胎盘氧气运输、交换减少，导致胎儿慢性缺氧，生长发育受限，胎儿窘迫、流产及早产风险也明显增高。由于反复输血使孕母心脏铁负荷增加，可致心力衰竭及心律失常发生率增高；内分泌器官对铁毒性也较敏感，铁负荷可致甲状腺功能低下、甲状旁腺功能低下、糖尿病等并发症，从而影响胎儿、新生儿代谢。

四、临床表现

1. 地中海贫血相关表现

（1）α 地贫：Hb Bart 胎儿水肿综合征胎儿呈重度贫血、黄疸、肝脾大、水肿、胸腔积液、腹水等，常于胎儿中、后期时流产、死胎或娩出后 30min 死亡。中间型大多在婴儿后期出现贫血、乏力、黄疸、肝脾大等症状。其他类型 α 地贫常无明显临床症状。

（2）β 地贫：重型 β 地贫患儿出生时多与正常婴儿无明显差异，但可早至新生儿后期发病，呈慢性溶血性贫血，贫血和缺氧刺激促红细胞生成素分泌增加，骨髓造血随之增加，从而引起骨骼改变。颅骨 X 线片可见颅骨内外板变薄，板障增宽，骨皮质间出现垂直短发样骨刺。其他型 β 地贫患儿均不在新生儿期发病。

2. 并发症　由于母亲贫血、代谢异常等疾病，胎儿宫内慢性缺氧，可致生长发育迟缓及多系统器官功能损害，常见并发症如下：①胎儿生长受限，低出生体重；②窒息：原本已处于慢性缺氧状态的胎儿，由于子宫收缩导致更严重的缺血缺氧，甚至并发多器官功能不全（包括：缺氧缺血性脑病、心力衰竭、肾衰竭、胎粪吸入综合征、持续肺动脉高压、消化道出血、穿孔等）；③代谢方面：易并发低血糖、低血钙、低体温、代谢性酸中毒等；④血液系统：慢性缺氧致血液黏滞度增加，血小板减少症、中性粒细胞减少症也可见于此类患儿。

五、诊断和鉴别诊断

1. 诊断

（1）产前诊断：

①有创产前诊断：对于夫妻双方均为地贫基因携带者的高危孕妇，可在妊娠 11 ～ 13 周进行绒毛活检，在妊娠 16 ～ 22 周行羊水穿刺或于妊娠 24 ～ 30 周行脐血穿刺检查，以明确胎儿地贫基因类型。但有创操作可能损伤孕妇及胎儿，甚至导致宫内感染、自然流产、胎膜早破、早产或死胎等。

②无创产前诊断：利用孕妇外周血胎儿细胞或游离胎儿 DNA 检测进行产前诊断，可在妊娠早期进行，并避免对胎儿造成损伤。Zafari 等进行 Meta 分析显示游离胎儿 DNA 对于检测胎儿父系 β 地贫突变基因的敏感度、特异度均高达 99%。产前超声是发现胎儿水肿有效的方法之一，联合监测大脑中动脉峰值流速、胎儿心胸比值、胎盘厚度等指标，可提高预测敏感度及特异度。

（2）产后诊断：①一般结合阳性家族史、临床表现、实验室检查（呈小细胞低色素性贫血、红细胞渗透脆性降低、Hb 电泳显示异常条带）可诊断是否患有地贫及地贫类型，必要时行地贫基因确诊。②根据种族、性别等评估出生体重小于同胎龄 10 百分位以下者，考虑宫内生长受限。早产儿、低出生体重儿、窒息等可参照相关诊断标准。

2. 鉴别诊断

（1）Rh 溶血病：此病表现为早期溶血性贫血，严重者可出现死胎或胎儿水肿，需与 Hb Bart 胎儿水肿综合征相鉴别。可由母婴血型、血清相关抗体、Coombs 试验阳性等证实。

（2）G6PD 缺陷病：此病可于新生儿期发生溶血性贫血，患儿 G6PD 酶活性明显低下或缺乏，有可疑或阳性家族史，不难鉴别。

六、治疗

1. 地中海贫血相关治疗　静止型及轻型地贫无须特殊治疗，中间型及重型地贫应采取相应治疗，方法如下。

（1）预防感染，适当补充叶酸和维生

素 E。

(2) 输血治疗：中间型地贫可采用少量输注法，重型 β 地贫需从早期即予中、高量输血，以期患儿获得正常生长发育、防治骨骼病变。

(3) 去铁治疗：输血同时给予铁螯合剂治疗。

(4) 基因活化治疗：应用化学药物增加 γ 基因表达或减少 α 基因表达，以改善 β 地贫症状。

(5) 造血干细胞移植：异基因造血干细胞移植是目前能根治重型 β 地贫的治疗方法，如有人类白细胞抗原（HLA）相配的造血干细胞供者，应作为首选治疗方法。

2. 并发症相关治疗　孕母维持 Hb 在 10g/dl 以上，可减少胎儿生长受限发生率。娩出后需密切监测血糖。尽早喂养，必要时给予静脉输注葡萄糖，避免持续低血糖致脑损害。给予精细护理，注意保暖保温，避免热量散失、低体温发生。宫内发育迟缓胎儿母亲分娩前，需做好充分的复苏准备。

七、预防

在地贫高发区积极开展人群普查及婚前指导、遗传咨询工作，避免地贫基因携带者联姻。在高发区，应行妊娠期地贫常规筛查，美国妇产科医师学会（ACOG）指南推荐，对存在 α 或 β 地贫高危因素的孕妇进行红细胞平均体积（MCV）筛查，若 MCV < 80fl，可能存在地贫基因，再进一步行 Hb 电泳。运用此流程筛查，地贫受累儿检出率高。在妊娠早期对重型地贫胎儿做出明确产前诊断后及时终止妊娠，是预防本病的有效方法。

（刘　方）

溶血性贫血母亲新生儿

遗传性球形细胞性溶血性贫血母亲新生儿

一、概述

遗传性球形红细胞增多症（hereditary spherocytosis, HS）又称先天性溶血性贫血，是由红细胞膜先天性缺陷而引起的溶血性贫血。本病是由于红细胞膜蛋白，主要是膜骨架蛋白的缺陷所致。临床以不同程度的贫血、反复出现黄疸、脾大、血液中球形红细胞增多及红细胞渗透脆性增加为特征。

本病大多数为常染色体显性遗传（占 75%），少数为常染色体隐性遗传（占 25%），其异常基因位于第 8 或第 12 对染色体短臂上。男女均可发病，纯合子多在胎儿期死亡，临床就诊患者几乎全为杂合子。约 80% 患儿的双亲或一方为该病患者，10% ～ 20% 的患者为散发病例，家族中无本病患者，是基因突变的结果。

二、母亲疾病概况

成人以轻至中度贫血、间歇型黄疸和脾大为常见临床体征。由于红细胞破坏加速和（或）红细胞合成减少而产生严重贫血危象。常见的并发症有胆囊结石（50%）。少见的并发症有下肢复发性溃疡、慢性红斑性皮炎、痛风、髓外造血性肿块。少数患者有骨骼畸形，如塔形头、鞍状鼻、多指等。

患有该病的母亲妊娠期可突然出现严重贫血。另外，妊娠期感染可加重病情，出现如溶血危象、再生障碍性贫血危象、巨幼细胞贫血危象。因此必须严密监护和及时治疗。需要补充叶酸以免有巨幼红细胞生成的危险，危及红细胞的产生。即使本次妊娠进展顺利，也不能排除再次妊娠出现严重贫血。妊娠期母亲应防止感染，避免劳累和情绪紧张，适当补充叶酸。脾切除治疗后可大大减轻溶血、贫血及黄疸程度。

三、病理和病理生理

遗传性球形红细胞增多症的基本病理变化是红细胞膜蛋白基因的异常，其主要的分子病变涉及膜收缩蛋白（spectrin）、锚蛋白（ankyrin）、4.2 蛋白（protein 4.2）和区带 3 蛋白（band 3）。在此病理的基础上，红细胞膜通透性增加，引起被动性钠盐加速流入细胞内，凹盘形红细胞增厚，表面积减少接近球形。血液通过脾索时，由于其表面积减少、细胞变形性下降、渗透脆性增加，红细胞大量阻留在氧、糖和 pH 较低的脾索内，易被破坏而发生溶血。被破坏的红细胞裂解出的大量血红蛋白分解生成血清非结合胆红素，黄疸常是新生儿期 HS 的首要表现。脾脏由于红细胞在此破坏，大量有核红细胞堆积和含铁血黄素沉着，刺激增生，脾脏常显著增大，脾小体缩小甚至消失。脾窦扩大，髓部似花边或海绵样。

患病母亲在妊娠期出现严重贫血时，其血液携带营养物质和氧气的能力下降，使胎盘所供营养物质和氧气不能满足胎儿生长发育的需要，导致胎儿生长发育受限、宫内窘迫，以致新生儿出现低出生体重、早产、新生儿窒息等情况。另外，遗传性球形细胞性溶血性贫血为遗传性疾病，新生儿出生后也可患球形红细胞增多症。

四、临床表现

遗传性球形细胞性溶血性贫血母亲的新生儿出生后可出现低出生体重、早产、新生儿窒息及患遗传性球形红细胞增多症等情况。

1. *低出生体重儿* 世界卫生组织（WHO）的妇幼专门机构于 1961 年建议，出生体重＜ 2 500g 的婴儿应统称为低出生体重儿，出生体重在 1 000 ～ 1 499g 的婴儿称为极低出生体重儿，出生体重＜ 1 000g 者称为超低出生体重儿。

2. *早产儿* 目前主要定义为胎龄＜ 37 周的新生儿，主要表现为外观发育稚嫩，如出生体重低、头部相对较大、皮肤薄嫩、耳壳软、乳腺结节小或不能触及、足底纹理少等。另外，早产儿还存在呼吸系统、消化系统、神经系统发育不完善等情况，并伴随相应的临床症状。

3. *新生儿窒息* 新生儿出生后不能建立正常呼吸，引起缺氧并导致全身多脏器损害。国内诊断新生儿窒息多以 Apgar 评分为主要诊断标准，但近年提出监测新生儿脐动脉血气，以增加诊断依据。中华医学会围产医学分会新生儿复苏学组组织相关专家讨论，提出了关于结合 Apgar 评分及脐动脉血气 pH 诊断新生儿窒息的具体方案。

（1）新生儿仍做 Apgar 评分，在二级及以上或有条件的医院出生后应即刻做脐动脉血气分析，Apgar 评分要结合血气结果做生窒息的诊断。①轻度窒息：Apgar 评分 1min ≤ 7 分，或 5min ≤ 7 分，伴脐动脉血 pH ＜ 7.2；②重度窒息：Apgar 评分 1min ≤ 3 分或 5min ≤ 5 分，伴脐动脉血 pH ＜ 7.0。

（2）未取得脐动脉血气分析结果的，Apgar 评分异常，可称之为“低 Apgar 评分”。考虑到目前国际、国内的疾病诊断编码的现状，对于“低 Apgar 评分”的病例，Apgar 评分≤ 3 分列入严重新生儿窒息（severe，ICD-9 code 768.5/ICD 10 code21.0）；Apgar 评分≤ 7 分列入轻或中度新生儿窒息（mild or moderate，ICD-9 code 768.6/ICD 10 code21.1）的诊断。

4. *遗传性球形红细胞增多症* 患儿大

部分出生后无明显临床表现。出生后需注意对黄疸、贫血等的监测。有临床表现的患儿多在出生后 2 周内发病，也有少数患儿在宫内发病或出生后 2 周以后发病。在新生儿期发病的患儿病情多较严重，表现为严重的急性溶血性贫血及高胆红素血症。另外新生儿红细胞对渗透压的耐受性比成人红细胞更好，在诊断时应注意此特点。新生儿期发病时出现溶血危象，可因高胆红素血症而致核黄疸，症状持续 1 ～ 2 周后自然缓解。新生儿期后，黄疸大多很轻，呈间歇性发作，劳累、感染均可诱发或加重黄疸。在宫内发病的存活患儿多出现早产、胎儿水肿等情况。

如果不能在新生儿期确定 HS 的诊断，可延迟到 6 月龄后重复有关检查。

五、诊断和鉴别诊断

1. 诊断

(1) 低出生体重儿、早产、新生儿窒息的诊断：新生儿出生后出现低出生体重、早产、新生儿窒息等临床表现，且母亲有遗传性球形细胞性溶血性贫血。

(2) 遗传性球形细胞性溶血性贫血的诊断

①详细询问病史了解有无家族贫血史，是否伴有常染色体显性遗传的家族史，红细胞膜蛋白电泳或基因检查发现膜蛋白缺陷，则提示遗传性 HS 的可能。

②有贫血、黄疸等临床表现和血管外溶血为主的实验室依据（如血清游离胆红素增高、粪球形红细胞增多、胆原和尿胆原增高等）。

③实验室检查：a. 球形细胞增多：外周血涂片中胞体小、染色深、中央淡染区消失的球形细胞增多（10% 以上）；b. 渗透性脆性增加：Coombs 试验阴性，渗透性脆性试验提示渗透性脆性增加。红细胞的渗透性脆性与红细胞的面积 / 体积的比值有关，球形红细胞面积 / 体积的比值缩小，脆性增加，细胞在 0.51% ～ 0.72% 的盐水中就开始溶血，在 0.45% ～ 0.36% 时已完全溶血。红细胞于 37℃温育 24h 后再做渗透性脆性试验，有助于轻型病例的发现。

2. 鉴别诊断

低出生体重儿、早产、新生儿窒息的鉴别诊断需与其他导致这些疾病的病因相鉴别，如胎膜早破、胎盘早剥、妊娠期高血压、宫内感染等。

遗传性球形细胞性溶血性贫血可与下列疾病相鉴别：

①自身免疫性溶血性贫血（AIHA）：本病有溶血症状，球形红细胞增多和渗透脆性增高，但无家族史，抗人球蛋白试（Coonrbs 试验）阳性是诊断此病的重要依据。一般而言，HS 外周血中小球形红细胞形态比较均匀一致，而其他溶血病外周血中的球形红细胞大小不一。AIHA Coombs 试验多次阴性者与 HS 鉴别比较困难，MCHC 测定、红细胞渗透脆性试验和自溶血试验等有助于鉴别。但 AIHA 球形红细胞较多时，红细胞渗透脆性试验也可呈阳性。红细胞膜蛋白分析或组分的定量虽有一定的鉴别意义，但并非 HS 所特有。

②新生儿溶血症：系母婴血型不合所致。新生儿外周血中可因暂时出现球形红细胞而易与遗传性球形细胞增多症相混淆，但前者母子 ABO 和 Rh 血型不同，抗人球蛋白试验呈阳性，有助于鉴别。

③药物引起的免疫性溶血性贫血：也可出现球形细胞，红细胞渗透脆性增高，但有明确用药史，抗人球蛋白试验阳性，停药后溶血消退。

④其他：G6PD 缺乏症、不稳定血红蛋白病（包括 HbH）和 Rh 缺乏症引起的溶血性贫血都可有少数球形细胞。但是，G6PD 缺乏性贫血常呈发作性，多能找到诱因，为性联遗传，红细胞 G6PD 减低。不

稳定血红蛋白病热不稳定试验与珠蛋白小体生成试验阳性，血红蛋白电泳可确诊。Rh缺乏症则极罕见，外周血中可以见到大量口形红细胞和少量球形红细胞，Rh抗原部分或完全缺乏。

六、治疗

1. *对低出生体重儿、早产、新生儿窒息的治疗* 主要为对症支持治疗，详见前面相关章节。

2. *遗传性球形细胞性溶血性贫血新生儿的治疗*

（1）防治高胆红素血症：新生儿期主要是在发生溶血危象时治疗高胆红素血症及贫血，尤其是前者。有时需换血，但很少需重复输血，除非发生再障危象。

（2）输注红细胞：贫血轻者无须输红细胞，重度贫血或发生溶血危象时应输红细胞，发生再生障碍危象时除输红细胞外，必要时予输血小板。

（3）脾切除或大部分脾栓塞：年长后如反复发生溶血危象须考虑脾切除。脾切除或大部分脾栓塞是治疗本病有效的方法，对常染色体显性遗传病例有显著疗效。手术时间以5～6岁为宜，因过早切脾可导致机体免疫功能下降，易发生严重感染。对重症患儿，如频繁发作溶血或再生障碍性贫血危象，手术年龄亦可适当提前，但应禁忌在1岁以内进行。脾切除术过程中应注意寻找副脾，特别注意脾门、脾韧带、大网膜等好发部位。如有副脾，应一并切除。近年来有骨髓移植成功的报道。

七、预防

无特殊预防方式，早发现早诊断是防治的关键。但如确定新生儿母亲为HS，对有症状的新生儿给予积极的对症支持处理，无症状的新生儿出生后应密切注意有无高胆红素血症及贫血等临床表现，以便及时处理。

（单若冰 袁 静）

遗传性非球形细胞性溶血性贫血母亲新生儿

遗传性非球形细胞溶血性贫血（hereditary nonspherocytic hemolytic anemia，HNSHA），是指参与细胞代谢的酶由于基因缺陷导致酶活性或酶性质改变，引起溶血的一组疾病。自1956年证明葡萄糖-6-磷酸脱氢酶（G-6-PD）缺陷为其重要原因以来，又先后证明丙酮酸激酶（PK；Valentine等，1961）、已糖激酶（HK；Valentine等，1967）、葡萄糖磷酸异构酶（GPI；Baughan等，1968）、磷酸果糖激酶（PFK；Tarui等，1965）等19种酶遗传性缺陷以及腺苷脱氨酶（AD；Valentine等，1977）活性增高均可导致非球形细胞溶血性贫血。发病率居前2位的遗传性红细胞酶缺陷病为葡萄糖-6-磷酸脱氢酶(G-6-PD)和丙酮酸激酶（PK）缺陷。G-6-PD缺陷病为X连锁不完全性显性伴性遗传病，临床症状多为急性血管内溶血；PK缺陷病为常染色体隐性遗传，主要表现为贫血、脾大、黄疸，纯合子有临床症状，杂合子一般无临床表现或表现轻微。

葡萄糖-6-磷酸脱氢酶缺陷病母亲新生儿

一、概述

红细胞葡萄糖-6-磷酸脱氢酶(G-6-PD)缺陷病（erythrocyte glucose-6-phosphate dehydrogenase deficiency）是指G-6-PD活性降低或性质改变引起的红细胞溶血性贫血，是一种最常见的遗传性红细胞酶功能缺陷病，为X连锁不完全显性遗传，在全世界约有4亿多人受累。目前，全世界共发现186种突变类型，突变的分布存在种族和地区差异，以东半球热带和亚热带多见，人数超过 4 亿，我国南方各省是高发区。婴幼儿与成人发病率亦有很大差别。患者在食用蚕豆、服用氧化性药物和感染等情况下，血红蛋白氧化变性，红细胞破坏而导致溶血。

二、母亲疾病概况

女性细胞有两条 X 染色体，因此女性 G-6-PD 缺陷病可分为纯合子和杂合子 2 种类型。理论上讲，纯合子型女性 G-6-PD 缺陷病在人群中极少见。绝大部分女性 G-6-PD 缺陷病为杂合子型。大多数杂合子型 G-6-PD 缺陷病母亲不出现明显临床症状，很容易被本人及医务人员忽视，但其在妊娠期或哺乳期食用蚕豆或服用氧化性药物时就有可能诱发急性溶血性贫血、流产、死胎、新生儿黄疸甚至核黄疸的发生。因此，G-6-PD 缺陷病母亲妊娠期应忌用氧化性药物、水溶性维生素 K 或使用樟脑丸储存衣服；忌吃蚕豆及其制品；产前口服苯巴比妥可减轻新生儿高胆红素血症或降低其发病率。

三、病理生理

G-6-PD 所致溶血病理生理尚未完全明了，一般认为在磷酸戊糖途径中 G-6-PD 是 6- 磷酸葡萄糖转变为 6- 磷酸葡萄糖酸反应中必需的限速的脱氢酶，在此反应中脱出 H^+，使氧化型辅酶Ⅱ（NADP）还原为还原型辅酶Ⅱ（NADPH），NADPH 能使红细胞内的谷胱甘肽（GSSG）还原为还原型谷胱甘肽（GSH）。而 GSH 的主要作用是与谷胱甘肽过氧化酶共同作用使 H_2O_2 成 H_2O，保护红细胞内含硫氢基（-SH）的膜蛋白和酶蛋白，维持红细胞膜的完整性和保护红细胞免受氧化剂的损害。当 G-6-PD 缺陷时，NADPH 的生成不足，红细胞 GSH 含量减少。患者如食用蚕豆、服用某些药物或感染等时，出现氧化反应，所形成的 H_2O_2 不能迅速还原，并且迅速耗尽 GSH，过多的 H_2O_2 氧化红细胞含硫氢基（-SH）的膜蛋白和酶蛋白并使之灭活，使红细胞膜发生改变。氧化产物堆积成的不可溶性变性珠蛋白小体（Heinz 小体）使红细胞变硬，可塑性减少。这种红细胞在血流中冲撞或在通过单核巨噬细胞系统尤其是脾脏时，膜内的 Heinz 小体被摘除，部分细胞膜丧失，红细胞表面面积减少，变为球形发生破裂而致溶血。

G-6-PD 缺陷病母亲出现急性溶血时，可伴随不同程度的贫血。母亲贫血可导致的子宫缺血缺氧，胎盘灌注及氧供不足引起死胎、死产、早产、低出生体重儿、胎儿宫内窘迫及新生儿窒息等。另外，杂合子 G-6-PD 缺陷病母亲的子代患 G-6-PD 缺陷病的概率高达 50%，新生儿出生后应注意其黄疸的变化，并进行早期诊断。

四、临床表现

由于 G-6-PD 缺陷病母亲妊娠期出现溶血性贫血，新生儿可表现为早产儿、低出生体重儿及新生儿窒息等。

因 G-6-PD 缺陷病为 X 链锁遗传性疾病，G-6-PD 缺陷病母亲的新生儿患病率较高。部分新生儿在宫内发病，表现为流产、死胎、早产、胎儿水肿；出生时发病的新生儿，可因严重溶血导致贫血，出现心力衰竭，表现为发绀的症状。因胎儿胆红素可使这些患儿在出生前已有溶血但出生时并不见黄疸，脐血胆红素仅轻度升高。宫内发病的新生儿，胆红素可通过胎盘到母亲体内，并由母亲代谢排出，所以出生后黄疸不严重。

大部分新生儿属于单纯 G-6-PD 缺乏，在新生儿期缺乏临床表现。有临床表现的 G-6-PD 缺陷病新生儿发病时间多在出生后 2 周内，少数在出生前及出生后 2 周后。哺乳的母亲服用氧化剂药物或新生儿感染、缺氧、穿戴含有樟脑丸气味的衣物等均可诱发溶血，但也有不少病例无任何诱因可查。新生儿在发病时主要临床表现如下。

1. *高胆红素血症* 新生儿期发病者主要表现为高胆红素血症。黄疸可与生理性黄疸出现时间相同，多于出生后 2 ～ 4d、早至出生后 24h 内出现，中、重度黄疸多见，5 ～ 6d 达高峰。新生儿感染及乳母用药可引起出生后第 1 ～ 2 周后的“晚期”溶血性黄疸。少数可发生严重急性溶血，可致死，胆红素脑病发生率高。

2. *贫血和发绀* 早期发病者呈轻、中度贫血或无贫血，外源性因素诱发或晚发者常有中、重度贫血，甚至发绀及棕色尿、可有肝脾大，尤以药物诱发者可合并胆汁淤积综合征。

五、诊断和鉴别诊断

早产儿、低出生体重儿及新生儿窒息诊断较明确，下面主要阐述新生儿 G-6-PD 缺陷病的诊断及鉴别诊断。

1. *G-6-PD 缺陷病的实验室检查*

实验室证据是 G-6-PD 缺陷病诊断的主要依靠，分为 G-6-PD 活性筛选试验和定量测定 2 类。

（1）筛选试验：目前国内常用的筛查试验有以下几种。

①高铁血红蛋白还原试验（methemoglobin reduction test，MHb-RT）：G-6-PD 正常者还原率＞ 0.75；0.74 ～ 0.31 为中间型；＜ 0.3 为显著缺乏。此试验敏感度高，但可出现假阳性或假阴性。故应结合其他有关实验室检查来判断。

②荧光斑点试验（fluorescence spot test）：G-6-PD 正常者 10min 内出现荧光；中间型 10 ～ 30min 出现荧光；显著缺乏者 30min 仍不出现荧光。本试验敏感度和特异度均较高。

③硝基蓝四氮唑（nitroblue tetrazolium，NBT）还原试验（纸片法）：G-6-PD 活性正常者滤纸呈紫蓝色，中间型呈淡蓝色，显著缺乏者仍为红色。

④细胞化学染色法：原理与 NBT 纸片法相同。将细胞染色后在油镜下检查，计数 500 个红细胞，得出阴性细胞（未染色细胞）的百分比。结果判断：G-6-PD 活性正常者，阴性细胞＜ 20%；中间缺型，阴性细胞为 40% ～ 60%；严重缺乏者，阴性细胞为 78% ～ 96%。如严格操作，则结果较为可靠。

⑤葡萄糖 -6- 磷酸脱氢酶直接比值法（G-6-PD/6P-GD）：该法是血液中的 G-6-PD 催化 G6-P 转化为 6-PG 时，伴有 NADP 转化为 NADPH，NADPH 的量反映了 G-6-PD 的活性。用分光光度计在 650nm 同时测定 G-6-PD 和 6-PG 生成的 NADPH 量，通过 G-6-PD/6-PGD 比值判断 NADPH 生成的相对含量。该法用于新生儿筛查时，由于新生儿时期网织红细胞释放入外周血增加，新生红细胞的 G-6-PD 活性较成人高，掩盖了 G-6-PD 缺乏的实质，该法对新生儿 G-6-PD 检出敏感度低。

（2）定量检测法：方法学以全自动生化分析仪检测的紫外速率法为主。检验结果提供了每克血红蛋白 G-6-PD 酶活性和含量。样本为抗凝血标本。紫外速率法是 G-6-PD 在 NADP 存在条件下催化葡萄糖 -6- 磷酸生成 6- 磷酸葡萄糖醛酸和 NADPH。在 340nm 处测定 NADPH 的生成速率，即可测定 G-6-PD 的活性。结合血红蛋白含量或者溶血指数的测定，可以计算出每克血红蛋白中 G-6-PD 的活性。该法通常用双试剂测定，试剂一加入 6P-GD 抑制剂，可消除 6P-GD 在测定过程中的干扰，所测结果为 G-6-PD 的真实活性值。该方法优点是基本实现了自动化分析，最大可能地减小人为因素造成的误差，标本用量少、快捷，可快速进行大批量标本的检测。

(3) 细胞学检测法：该方法主要是以单个红细胞为研究对象，它扩展了经典的高铁血红蛋白还原试验，加入荧光物质，酶缺乏的红细胞与荧光物质不反应或呈低反应，正常红细胞与荧光物质发生连续反应。将加入荧光物质孵育好的红细胞上机检测，做流式细胞分析，经高通量的细胞数据收集，通过 SSC 和 FL1 二维直方图能直观区分出纯合子、杂合子、正常细胞。用荧光显微镜做形态学分析，可观察到 G-6-PD 缺乏细胞内低荧光或非常朦胧，G-6-PD 正常红细胞内有明亮的绿色荧光，且整个低荧光信号在细胞内都均匀分布。该方法优点是由于检测对象是单个红细胞，因此在女性杂合子检测中提供了准确的检测及直观图，消除了上述 2 种检测方法对女性杂合子漏检的缺点。但该法采用高通量检测，涉及昂贵的设备、复杂的人工操作步骤，不适合在基层用做筛查。

(4) 基因检测法：该方法能提供明确诊断，清晰得出特定的基因突变。常用方法有限制性片段多态性分析（restriction fragment length polymorphism，RFLP）、变性高效液相色谱法（denaturing high performance liquid chromatography，DHPLC）、变性梯度凝胶电泳（denaturing gradient gelelectrophoresis，DGGE）、单链构象多态性（single-strand conformation polymorphism，SSCP）、突变扩增阻滞系统（amplification refractory mutation system，ARMS）、反向斑点杂交、多色探针荧光 PCR 熔解曲线法（multicolor melting curve analysis，MMCA）、DNA 测序等。目前报道较多的是高通量 DNA 测序、DHPLC、MMCA。ARMS 只能检测几个已知点突变，RFLP、SSCPP、DGGE 需要反复摸索条件，步骤烦琐，还有交叉污染的可能。高通量 DNA 测序可以得出大数据量，但需要进行复杂的分析，成本高。DHPLC 是分离核苷酸片段及分析检测已知基因突变核苷酸多肽性的最佳技术，为基因突变提供了新的检测平台，其分析的 PCR 产物不需要纯化，可自动化操作，结果以图表显示，直观易判断。MMCA 是 PCR 与荧光探针杂交在同一反应体系内实时进行，不需要 PCR 扩增后的复杂杂交过程，不易造成污染，检测结果通过熔解曲线 Tm 值判断，结果直观，易判定，整个过程只需 2.5h。尽管各种基因检测方法不断改进，但未确定的基因型仍是制约基因诊断的重要因素。

2. 诊断

(1) 有可疑或阳性家族史，亲代或同胞中有 G-6-PD 缺陷者，高发地区或祖籍在高发地区新生儿黄疸均应高度怀疑本病。

(2) 高胆红素血症：新生儿出生后胆红素明显高于同龄新生儿胆红素值；或足月儿 3d 后血清胆红素高于 221 μmol/L。

(3) 新生儿期出现急性溶血表现者（黄疸、贫血、血红蛋白尿）。

(4) G-6-PD 活性检测是诊断本病的重要依据。

典型的临床表现加以下 1 条即可诊断：①筛选试验中 1 项显著缺乏；② G-6-PD 活性定量测定较正常值降低 40% 以上；③筛选试验中 1 项中间型伴变性珠蛋白小体试验阳性；④筛选试验中 1 项中间型伴明确家族史；⑤筛选试验中 2 项中间型。

3. 鉴别诊断

(1) 新生儿溶血病：系母婴血型不合所致的溶血。此病黄疸出现早，严重者出生时即有贫血、水肿。周围血片中可见到小球形红细胞，可由母婴血型、Coombs 试验及抗体测定来证实。应注意的是 G-6-PD 缺陷病者可与 ABO 血型不合新生儿溶血病并存，并存率为 1.2% ～ 4%，如并存则发病时间早、病情重、黄疸持续时间长。

(2) 感染性溶血：主要指患者本身存

在红细胞膜、酶或珠蛋白的内在缺陷，因受感染诱发而出现的急性溶血性贫血，临床上除出现各类原发疾病的临床特点外，突出表现为感染后数天内出现急性溶血性贫血表现，尤其是细菌性败血症，如合并G-6-PD缺陷病则病情加重。

(3) 传染性肝炎：多指病毒性肝炎。传染性肝炎可以分为黄疸性和无黄疸性及病毒携带者。传染性肝炎通过血液、母婴等传播。病情进展及黄疸消退均比较慢，可由胆红素的性质，肝炎抗原及抗体检查、肝功能测定及病史来鉴别。

(4) 红细胞其他酶、形态、结构及血红蛋白异常的黄疸：如红细胞丙酮酸激酶缺陷病、半乳糖血症、遗传性球形细胞增多症、遗传性椭圆形细胞增多症等。α地中海贫血在血红蛋白异常病的高发地区也是新生儿黄疸、贫血、水肿常见的原因之一，有时可与G-6-PD缺陷病合并存在，且有部位重叠。

(5) 其他原因引起的高胆红素血症：常见的有窒息、血肿、早产儿、21-三体综合征、白血病、母乳性黄疸、甲状腺功能低下症等。

六、治疗

早产儿、低出生体重儿及新生儿窒息治疗主要为对症支持治疗。G-6-PD缺陷病目前尚无根治方法，应尽早明确诱发溶血原因，积极去除诱因，对症支持治疗，防治并发症。无溶血者不需治疗，注意防治诱因；急性溶血者应去除诱因，在溶血期注意供给足够的水分，纠正电解质失衡，酌情口服或静脉给予碳酸氢钠使尿液保持碱性，以防止血红蛋白在肾小管内沉积。

1. *对诱因的治疗* 如控制感染、停止使用诱发溶血的药物，尤其是一些氧化剂。

2. *对症治疗* 主要针对高胆红素血症与贫血。

(1) 新生儿高胆红素血症的治疗：目前临床常用的方法有：①光照疗法；②口服苯巴比妥；③换血：个别溶血严重者应考虑换血疗法，以防止胆红素脑病的发生。

(2) 贫血的治疗：在娩出前即已发病的新生儿出生后主要表现是贫血。由于严重溶血会导致溶血性休克、脑缺血缺氧，及时输血是抢救的重要措施。重度溶血患儿应及时输全血或浓缩红细胞。在G-6-PD缺陷高发地区，输血时要注意选择健康供者，否则易导致再次溶血。因库血中的红细胞G-6-PD的活性随库存时间逐渐减少，故主张G-6-PD缺陷者输血时应输新鲜血或库存期短的血。由于机体对溶血的应激，骨髓处于休克状态，急性溶血期过后贫血则表现突出，尤其溶血后2～4周，可多次少量输血。

(3) 纠正水、电解质及酸碱平衡紊乱：溶血期常有酸中毒和高血钾，应及时纠正。同时需输注足够液体，适当碱化尿液，防止肾衰竭。

(4) 辅助药物：可加用维生素E、还原型谷胱甘肽等抗氧化作用，延长红细胞寿命，以减少溶血。另外，多数不主张常规使用糖皮质激素，但急重症者可考虑短期使用。

(5) 手术：对无诱因的先天性非球形红细胞性溶血性贫血（CNSHA）者，需依赖输血维持生命者脾切除可能有帮助；骨髓移植可试用于纯合子病例。

七、预防

1. *孕母筛查* 对妊娠满28周的母亲进行G-6-PD缺陷病产前筛查，可以及早发现杂合子型G-6-PD缺陷者，有利于指导临床医生对该类孕母正确用药及饮食指导，避免医源性损伤，帮助她们安全度过妊娠期及对该类孕母的子代进行有效预防与及时处理，减轻本病对新生儿的危害。本病绝大多数有诱因诱发急性溶血，故预防极为重要。

2. *新生儿黄疸者*　① G-6-PD 缺陷病母亲于产前 2 ～ 4 周，每晚服苯巴比妥 0.03 ～ 0.06g，可减轻新生儿高胆红素血症或降低其发病率。②分娩时尽量避免胎儿宫内窘迫、窒息、产伤，同时取脐血做常规筛查以发现 G-6-PD 缺陷新生儿。③检测新生儿外周血红细胞、血红蛋白、有核红细胞、网织红细胞，可给苯巴比妥 5mg/ 次，每天 3 次，共 5d。如果溶血迅速、黄疸剧增或 24h 内出现黄疸者即按高胆红素血症治疗，出生后避免感染及容易诱发溶血药物的应用。④母亲产前及婴儿忌用氧化性药物或使用樟脑丸储存衣物，母亲忌吃蚕豆及其制品，积极防治新生儿感染。

3. *群体预防*　对 G-6-PD 缺陷病母亲的新生儿出生后进行 G-6-PD 缺陷病筛查，有利于降低新生儿溶血及以后蚕豆病的发生。筛选试验有以下 4 种：①高铁血红蛋白还原试验；②荧光斑点试验；③硝基蓝四氮唑还原试验（纸片法）；④细胞化学染色法。建议新生儿出生 72h 充分哺育后（特殊情况下，必须保证充分哺育 6 次后），由接产医疗机构取其足跟血样 4 滴，送往指定的新生儿筛查中心进行实验室检测。产前筛查胎儿 G-6-PD 缺陷，出生前预知 G-6-PD 缺陷状态有益于避免胎儿暴露于氧化环境，但绝大多数的 G-6-PD 缺陷患儿临床经过良好，慢性溶血罕见。从成本 / 效益分析来看，产前筛查该病尚难推广。

丙酮酸激酶缺陷病母亲的新生儿

一、概述

红细胞丙酮酸激酶（pyruvate kinase，PK）缺陷病是仅次于 G-6-PD 缺陷病的红细胞酶病，两者构成遗传性非球形细胞溶血性贫血（HNSHA）的主要病种，过去称为先天性非球形性细胞溶血性贫血Ⅱ型，也是糖无氧酵解途径中酶缺乏引起溶血性贫血中最多见的一种。PK 缺陷病为常染色体隐性遗传，患者为纯合子或双重杂合子。其发生率无种族偏向。人类 PK 基因位于染色体 1q21，已确定 5 种以上的 PK 基因点突变。多数患儿是杂合子，此症严重型在美国中西部 Amish 人群中发病率高。在我国广东曾对新生儿进行筛查，发生率为 1.2% ～ 2.2%。PK 缺陷病有高度变异性，多为慢性血管内溶血，症状很轻，常被忽视，最常见的表现为贫血、黄疸和脾大。重者自幼发病，需依赖输血维持，主要与 PK 突变类型有关。

二、母亲疾病概况

PK 缺陷病母亲在妊娠期贫血可加重，程度不同，甚至出现急性溶血“溶血危象”或“再生障碍危象”，可能需要接受输注红细胞等治疗。叶酸补充非常重要，尤其是妊娠期间。严重者妊娠中期可进行脾切除，术后必要时给予预防性青霉素治疗。在围生期发病者，可出现非免疫性胎儿水肿。

三、病理生理

丙酮酸激酶（PK）是糖酵解途径中催化磷酸烯醇丙酮酸（PEP）转化为丙酮酸的必需酶，在这一反应中使二磷酸腺苷（ADP）磷酸化而转变为 ATP。PK 有 4 种同工酶，其中 R 和 L 型见于红细胞，由同一基因编码，基因定位 1q21，已确定 5 种以上的 PK 基因点突变。由于基因点突变引起氨基酸置换而致 PK 酶活性低下，糖的消耗减少，红细胞 ATP 生成明显减少。红细胞能量代谢障碍，使“离子泵”的功能减退，红细胞内钾离子的丢失超过了钠离子的进入。随后水分亦由红细胞内流出，使红细胞脱水，皱缩形小红细胞（echinocyte）。由于 ATP 生成减少，Ca-ATP 酶的活性降低，红细胞膜与钙结合，膜内 Ca^{2+} 堆聚，使细胞膜僵化，细胞皱缩，造成不可逆的细胞损伤，尤其是脾窦内滞留的PK缺陷的网织红细胞ATP产生更受损害，选择性地被脾或肝的巨噬细胞破坏，发生溶血。PK缺陷的网织红细胞尤其容易被脾脏破坏。此外由于PK缺陷使红细胞内糖酵解途径发生障碍，导致红细胞内糖酵解反应的中间产物如2，3-二磷酸甘油酸（2，3-DPG）和磷酸烯酮酸的堆积，同时ATP及乳酸含量减少使红细胞功能和形态发生障碍而导致破坏。纯合子或双重杂合子状态的临床表现为新生儿溶血性贫血和HNSHA，杂合子多无临床和血液学异常，但红细胞ATP水平降低，2，3-DPG，3-磷酸甘油酸（3-PG）及磷酸烯醇丙酮酸（PEP）轻度增加。自溶试验Ⅱ型阳性，红细胞PK荧光斑点试验及PK活性定量测定可确诊。

PK缺陷病母亲在妊娠期出现的贫血对胎儿和新生儿的影响与G-6-PD缺陷病母亲相同，可导致子宫缺血缺氧、胎盘灌注及氧供不足，引起死胎、死产、早产、低出生体重儿、胎儿宫内窘迫及新生儿窒息等。

PK缺陷病为常染色体隐性遗传性疾病，患病母亲的新生儿发病率较非患病母亲新生儿高。

四、临床表现

由于母亲妊娠期贫血，新生儿出生后可出现早产儿、低出生体重儿及新生儿窒息等表现。因遗传因素，患PK缺陷病的新生儿主要表现为黄疸、贫血、肝脾大等慢性溶血的表现，贫血程度通常比遗传性球形红细胞增多症患者更严重，常需要输血。严重者可因高胆红素血症导致胆红素脑病，且在出生前发病症状较重，甚至出现非免疫性胎儿水肿。出生后所出现的溶血性贫血症状多为中度或重度贫血，脾大不明显是红细胞酶缺陷的特点。另外，胆石症为较常见的并发症。在急性感染时，慢性溶血过程可加剧，甚至出现“溶血危象”而需要输血。

五、诊断和鉴别诊断

早产儿、低出生体重儿及新生儿窒息诊断较明确，下面主要阐述新生儿PK缺陷病的诊断及鉴别诊断。

1. 诊断　丙酮酸激酶缺陷病新生儿的诊断除临床表现外，主要依赖于实验室检查。诊断时需根据溶血的临床表现和（或）阳性家族史，并除外继发性PK缺乏的可能。以下为PK缺陷的诊断标准。

（1）红细胞PK缺陷病所致新生儿高胆红素血症：①出生后早期（多为1周内）出现黄疸，足月儿血清总胆红素超过205.2μmol/L（12mg/dl），未成熟儿超过256.5μmol/L（15 mg/dl），主要为未结合胆红素升高；②溶血的其他证据，如贫血、网织红细胞增多、尿胆原增加等；③符合PK缺陷的实验诊断标准。具备上述3项，又排除其他原因所致的黄疸者，可确诊；不具备上述2项和（或）有其他原因并存者，应疑诊为红细胞PK缺陷所致的溶血。

（2）PK缺陷病所致遗传性非球形细胞性溶血性贫血（HNSHA）：①呈慢性溶血过程，有脾大、黄疸、贫血；②符合PK缺陷的实验室诊断标准；③排除其他红细胞酶病及血红蛋白病；④排除继发性PKD。符合以上4项方可诊断为遗传性PK缺陷病所致遗传性非球形细胞性溶血性贫血。

2. 实验室检查

（1）PK活性测定：这是确诊本病的主要方法。正常为(15.0±1.9)μg/g血红蛋白。本病患者的PK活性低下，酶活性低于正常50%以下者，即有诊断意义。

（2）自溶试验：新鲜去纤维蛋白血在37℃孵育48h后自溶明显增加，孵育前加入葡萄糖不能纠正溶血，但加入ATP可纠正溶血。本试验对诊断有一定帮助。

(3) PK 基因分析：本病包括纯合子、双杂合子及单纯杂合子，后者可无临床表现。许多 PKD 个体是具有 2 个不同丙酮酸激酶突变的双杂合子型，即位于 1q21 的 PKLR 基因及 15q22 的 PKM 基因的双突变。由于多方面的原因，此类测定在国内尚未普遍开展。随着分子生物学技术的发展，基因及相关氨基酸、蛋白的测定必将成为测定此种疾病的最佳方法。

3. 鉴别诊断　PK 缺陷病应与其他红细胞酶病如 G-6-PD 缺陷病、同种免疫性溶血症、遗传性球形细胞增多症及血红蛋白病相鉴别。白血病、再生障碍性贫血、骨髓增生异常综合征，化疗后都可以引起继发性 PK 缺乏，因此遗传性 PK 缺陷病（通常是杂合子）应与继发性 PK 缺陷病相鉴别。但有时此两者的鉴别相当困难，因为两者红细胞 PK 活性都是轻至中度降低，一般都没有明显的溶血表现，有时需要进行随诊和仔细分析。

六、治疗

早产儿、低出生体重儿及新生儿窒息治疗主要为对症支持治疗。对于遗传性 PK 缺陷病新生儿，目前尚无特异性的治疗方法，尽早明确病因，对症支持治疗，防治并发症。

1. 对于高胆红素血症的治疗　新生儿期发生急性溶血需积极治疗高胆红素血症。目前临床可用光照疗法、口服苯巴比妥等；个别溶血严重者应考虑换血疗法，以防止胆红素脑病的发生。

2. 输血　在出生后前几年，严重贫血的最好处理是红细胞输注。血红蛋白浓度维持在 80 ～ 100g/L 以上不影响患儿生长和发育，并减少危及生命的再障危象。然而决定输血最重要的是根据患儿对贫血的耐受性，而不单是血红蛋白的水平。由于患儿红细胞 2，3-DPG 水平增高，中重度贫血时可无明显不适。

3. 脾切除　脾切除治疗可使患者长时间地控制贫血。由于出生后前几年在无脾状态下有发生严重败血症的危险，故患儿行脾切除术至少要 5 ～ 10 岁后。脾切除术可改善预后，但并不能纠正溶血状态。在选择患儿行脾切除术时，红细胞生存期及脾脏血容量的术前评估意义不大。因为部分患儿肝脏是红细胞破坏的主要场所，脾脏似乎破坏缺陷更严重的红细胞。贫血越严重，则脾切除效果越好。

4. 药物治疗　对无症状的轻症患儿应注意预防感染，每日口服叶酸 5mg。发生再生障碍危象、贫血严重者可输血并补充叶酸。ATP 制剂（口服剂型）和膜稳定剂（维生素 E、阿魏酸钠等）对改善病症有一定作用。

5. 造血干细胞移植　有研究采用同胞供者骨髓造血干细胞移植治疗 PK 缺陷症，且成功移植 3 年后，PK 缺陷症患儿血红蛋白水平、PK 活性均正常，无溶血性疾病的临床症状，DNA 分析证实完全植入。但是，该研究仅为个案，治疗效果及利弊需进一步分析。

6. 基因治疗　对于 PK 缺陷症的基因治疗仍停留于实验室阶段，尚未应用于人体，但这可能是 PK 缺陷症治疗研究发展的新方向。

七、预防

在 PK 缺陷症的高发地区应开展人群普查和遗传咨询、做好婚前产前指导，对预防新生儿疾病有重要意义。叶酸补充非常重要，尤其是妊娠期间。新生儿出生后需监测其外周血红细胞、血红蛋白、网织红细胞等。如果溶血迅速、黄疸剧增即按高胆红素血症治疗，出生后避免感染等容易诱发溶血的因素。

（单若冰　袁　静）

第三节 血友病基因携带者母亲新生儿

一、概述

1. 血友病定义：血友病是一组遗传性出血性疾病，主要病理变化是凝血过程的第一阶段即凝血活酶生成出现障碍。分为血友病A（缺乏Ⅷ、AHG因子）、血友病B（缺乏Ⅸ、PTC因子）、血友病C（缺乏Ⅺ、PTA因子）3种，其中最常见的是血友病A。血友病有家族遗传性和基因突变两种致病原因。根据世界卫生组织（WHO）和世界血友病联盟联合会议报告，血友病A的发病率为15～20/10万人口，血友病B占血友病的15%～20%，血友病C非常少见。

2. 出血是本病的主要临床表现，患者终身有自发的出血倾向，重型可在出生后即发病，轻者发病稍晚。常见有皮肤黏膜出血，因皮下组织、牙龈、舌、口腔黏膜等部位易于受伤，故为出血多发部位。关节积血是血友病A患者常见的临床表现，常发生在创伤、行走过久或运动之后引起滑膜出血，多见于膝关节，其次为踝、髋、肘、肩、腕关节等处。重型病例还可有肌肉出血和血肿。少数患者有血尿、创伤或外科手术后出血。

3. 血友病分型：血友病分为血友病A、血友病B和血友病C。而血友病A又根据出血轻重及血浆中凝血因子活性水平分为4型（表23-1）。

二、母亲疾病概况

血友病的遗传特点为伴X染色体隐性遗传，男性患者多于女性，女性血友病患者较为罕见。妊娠合并血友病患者在整个妊娠期及分娩过程中均有出血风险，其临床表现主要为持续慢性的出血，而急性大出血少见。有报道说，血友病携带者更易发生自然流产和产后出血，若在孕产期出现严重出血症状，会对胎儿造成严重的影响。如母亲继发中度贫血，可造成胎儿宫内生长发育受限、宫内窘迫、畸形甚至胎死宫内。因此，在妊娠早期应鉴别胎儿性别，如系男孩应行人工流产；妊娠中、晚期需避免外伤，定期做相关实验室检查，必要时输入缺乏的凝血因子或血浆；分娩方式尽量选择经阴分娩，但因新生儿头颅严重出血风险大，不推荐血友病或携带者母亲选择胎头吸引术。

三、病理和（或）病理生理

1. 发病机制　血友病是一组先天性凝血因子缺乏导致的自发性出血性疾病。凝血因子Ⅷ、Ⅸ、Ⅺ缺乏均可使凝血过程中

表23-1　血友病A的临床分型

严重程度	Ⅷ：C（%）	临床出血特征	CT	KPTT	PCT	TGT
重型	0～2	自发性出血，关节肌肉出血，可于新生儿期发病	↑	↑	不佳	不正常
中型	2～5	创伤后出血严重，偶见自发性出血	正常	↑	不佳	不正常
轻型	5～25	拔牙、手术出血不止，于年长儿及成人仍不能诊断	正常	↑	不佳	不正常
亚临床型	25～45	重伤、手术后中度出血	正常	不定	正常	

注：↑：延长；CT：凝血时间；KPTT：白陶土部分凝血活酶时间；PCT：凝血酶原消耗试验；TGT：凝血活酶生成试验

的第一阶段凝血活酶生成减少，引起凝血功能障碍，导致出血。血友病 A 由因子Ⅷ的促凝成分（Ⅷ:C）的减少或缺乏所致，Ⅷ:C 的基因位于 X 染色体长臂的第二区末端（Xq28），80% 由肝脏合成，20% 由肝脾及巨噬细胞合成，为水溶性，其活性易被破坏；血友病 B 由凝血因子Ⅸ缺乏所致，因子Ⅸ基因定位于 X 染色体长臂 27 区（Xq27.3），是一种由肝脏合成的糖蛋白，合成过程需要维生素 K 的参与；血友病 C 由凝血因子Ⅺ缺乏所致，常为常染色体不完全隐性遗传，一般出血症状较轻，自发性出血较为少见。

2. 血友病 A/B 的遗传方式 为性联隐性遗传，由女性传递，男性发病，但也有基因突变者。因凝血因子不能通过胎盘传递，血友病胎儿在宫内即可出现颅内出血及重要脏器出血，导致出生后终身后遗症或残疾；严重凝血因子缺乏可在出生时或胎儿期就出现关节出血。若父母为血友病患者，其子女的发病概率如下。

（1）男性患病，女性正常：生育男孩是健康的，也会阻断血友病在家族中的遗传。若生女孩，会是致病基因携带者，虽不会发病，但是会导致子代男性的发病率为 50%。

（2）男性患病，女性致病基因携带者：所生育的子代，无论是男孩还是女孩，都有 50% 的可能性是患者，而生育女孩则有 50% 的可能是致病基因携带者。

（3）男性正常，女性致病基因携带者：这类夫妻所生育的男孩，有 50% 的可能性是患者，另外 50% 则是正常的；若是女孩，50% 的可能性是致病基因携带者，另 50% 可能性是正常的。

（4）男性正常，女性患病：这种夫妇所生育的男孩一定是患者，而女孩就一定携带致病基因。

（5）男女都患病：所生育的子代一定都患有血友病。

约 30% 无家族史，其发病可能因基因突变所致。

四、血友病新生儿临床表现

1. 颅内出血 新生儿血友病的临床表现及症状具有非特异性，如嗜睡、贫血、低血压和休克等。血友病新生儿最常见的临床表现为颅内出血（intracranial haemorrhage，ICH）和头皮血肿，多数由产伤所致（产钳助产术及胎头吸引术等）。ICH 是血友病新生儿的首发症状，可发生于任何分娩方式的新生儿中，亦是导致新生儿发生合并症和死亡的重要原因。颅内出血部位包括脑实质出血、硬膜下出血，后者更为常见。严重的硬膜下出血可压迫脑干，新生儿在出生后不久就出现烦躁不安、惊厥、局限性神经系统异常，进而出现瞳孔不等大，对光反射异常，经数分钟至数小时出现进行性意识障碍加重、昏迷，瞳孔固定、散大，心率减缓，中枢性呼吸衰竭，是血友病患者新生儿期死亡的首要原因。血友病新生儿发生 ICH，其后遗症是长期的，包括精神运动发育障碍、癫痫发作和脑性瘫痪等严重并发症。

2. 颅外出血 颅外出血的部位多见于头颅血肿和帽状腱膜下出血。但也可见皮肤黏膜瘀血、瘀斑，肺、腹腔内重要脏器出血及消化道出血，关节出血、脐带渗血、下眼睑出血以及肌内注射、静脉穿刺所致的医源性出血等。持续出血可导致贫血，严重黄疸，胆汁淤积，肝功能异常，低血容量休克，甚至死亡。因此，严重的颅外出血同样不容忽视。

五、诊断和鉴别诊断

1. 新生儿血友病诊断

（1）筛查试验：即活化的部分凝血活酶时间试验（APTT），是反应血友病凝血因子水平较敏感而简便的检验方法。血友病患儿APTT明显延长伴或不伴有PT、TT等异常。怀疑胎儿有严重血友病时，最好在出生后几小时监测凝血因子以明确诊断，可在分娩时留取脐带血，监测凝血功能及Ⅷ和Ⅸ因子。若怀疑脐血被母血污染，要取新生儿静脉血检查。已知母亲为血友病携带者时，无论APTT结果正常与否，都应测定因子Ⅷ和Ⅸ。正常新生儿Ⅷ因子与成人相近或稍高，早产儿亦是如此，故血友病A出生时即可确诊。因子Ⅸ的合成具有维生素K依赖性，出生时明显低于成人水平，早产儿更甚。因出生时无法与正常新生儿生理性下降区分，轻型的血友病B的诊断常需出生后6～12个月复查才能确定。

（2）确诊试验：测定血浆FⅧ：C，辅以FⅧ抗原（FⅧ：Ag）可测定血友病A。测定血浆FⅨ：C，辅以FⅨ抗原（FⅨ：Ag）可测定血友病B。若患儿FⅧ：C/FⅨ：C或FⅧ：Ag/FⅨ：Ag同时减少，提示FⅧ/FⅨ蛋白质合成或分泌减少。若FⅧ：C/FⅨ：C减低而FⅧ：Ag/FⅨ正常，提示FⅧ/FⅨ相应的分子功能异常。

（3）血友病基因携带者母亲的产前诊断：因为目前尚缺乏对血友病的根治措施，故对致病基因的携带者和产前诊断无疑是减少血友病发病率的一个有效手段。因本病属一种遗传性疾病，故要使血友病基因携带者及其家属懂得优生优育的道理，若产前羊膜穿刺确诊为血友病，应终止妊娠，以减少血友病的出生率。

血友病A基因携带者母亲需要进行F8基因内含子22及1倒位筛检联合F8基因内、外多个位点的遗传连锁分析，这可作为血友病A的携带者检测及产前诊断的方法。F8基因位于Xq28，全长186kb，由26个外显子和25个内含子组成，F8mRNA长9kb，编码了2 351个氨基酸的多肽链。首先应进行内含子22倒位和内含子1倒位检测，其次是遗传连锁分析或基因直接测序。

血友病B基因携带者母亲要进行直接核苷酸测序，可确定F9基因突变，而联合基因外多个多态性位点检测并进行遗传连锁分析，是血友病B携带者检测及产前诊断的简便、快速方法。F9基因位于Xq263—271，全长34kb，有8个外显子和7个内含子组成，包括直接诊断和间接诊断2种方式。

2. 鉴别诊断

（1）获得性因子Ⅷ缺乏症：多由血液中有抗因子Ⅷ抗体存在所致，具有因子Ⅷ缺乏所致的临床表现，但无性别、年龄差异，既往无出血史，也无家族出血史，白陶土部分凝血活酶时间及复钙时间均延长，小剂量血浆不能纠正。

（2）血管性假血友病：其特点是出血时间延长，阿司匹林耐量试验阳性，血小板对玻璃珠的黏附率降低，血小板对瑞斯托霉素不凝聚。Ⅷ：C及ⅧR：Ag减少或正常，Ⅷ：C/ⅧR：Ag增高。而血友病A除Ⅷ：C及Ⅷ：C/ⅧR：Ag降低外，其他实验室指标均正常。

六、治疗

目前尚无针对血友病的根治措施，新生儿的治疗原则为局部止血、替代治疗及预防进一步出血。目前基因治疗仍处于研究阶段。

1. 局部止血　血友病新生儿的出血形式多种多样，如穿刺后出现渗血或形成血肿，有创操作及外科手术后出血，分娩相关的头颅血肿和颅内出血等。新生儿血友病出现出血时要与血友病治疗经验丰富的血液病专家讨论后处理。一旦确诊应立即采取止血措施，防止大出血。

2. 替代治疗　是目前血友病目前最有效的治疗方式。对有出血表现者，应及时输入相应的凝血因子制品。对于新生儿血友病的替代治疗，需考虑新生儿特别是早产儿的代谢特点，其因子Ⅷ、Ⅸ恢复缓慢，半衰期短而清除增加，治疗剂量要大。对于怀疑有血友病的新生儿，在未出检验结果前就可输入新鲜冷冻血浆治疗。对于严重血友病新生儿，需大剂量血浆（15～25mg/kg）来提高凝血因子水平。因去氨加压素可引起低钠血症和频发抽搐，新生儿不推荐使用。对血友病新生儿可进行采血和静脉穿刺等操作，但需专业人员操作。

3. 颅内和颅外出血的早期诊断和预防

新生儿颅内出血的概率为1%～4%。颅内出血较颅外出血常见，最常见的出血部位为硬膜下，平均发生日龄为出生后4.5d。颅内出血及颅外出血的症状可以轻微并呈非特异性，需密切观察。临床上对于高度怀疑颅内出血或其他出血时，应在影像学结果出来之前，先输入相应的凝血因子或新鲜冷冻血浆替代治疗。英国新生儿及胎儿血友病管理共识建议，所有中、重度新生儿出院前均需完善颅脑B超检查，对怀疑有硬膜下出血的还应完善颅脑MRI检查。

七、预防

若父母双方为血友病患者，或母亲为携带者，需进行产前咨询及产前监测，避免血友病新生儿的出生，选择优生优育。而对于确诊为血友病或疑似血友病的新生儿需要接受常规的产科及新生儿管理。因目前尚无证据表明在新生儿早期对重型血友病A和血友病B给予预防性治疗有效。但对已明确诊断并有出血风险时，如产伤、器械助产（吸引器或产钳助产）、第二产程延长者进行短期预防性替代治疗；早产儿出生后即可给予短期预防性替代治疗。对于血友病携带者女婴，新生儿期出血风险较低，但有偶发莱昂作用导致因子显著降低而导致出血。血友病新生儿出院前，需向家长告知诊断和其严重出血倾向，并与当地血友病治疗中心建立随访机制。

（刘冬云）

第24章 妊娠合并肿瘤母亲新生儿

第一节 宫颈癌母亲新生儿

一、概述

宫颈癌是女性生殖系统常见的恶性肿瘤之一，是可以通过常规筛查诊断的恶性肿瘤，也是妊娠合并恶性肿瘤中最常见的一类，约占妊娠期恶性肿瘤的50%。妊娠合并宫颈癌的发病率很低，国外报道为0.01% ～ 0.10%，国内为0.92% ～ 7.05%。妊娠合并宫颈癌的确切定义尚未统一，严格地讲，妊娠合并宫颈癌（cervical cancer in pregnancy）仅指妊娠期发生的宫颈癌，但有学者将产后6 ～ 12个月甚至18个月发现的宫颈癌也列入范畴，这一说法已经逐渐为国内外的学者所接受。妊娠合并宫颈癌具有特殊性，既需要考虑治疗疾病的需要，又要考虑孕妇和胎儿的因素，因此处理需要谨慎。宫颈癌发展到晚期可能会出现贫血、消瘦、恶病质等症状，或者部分患者需妊娠期化疗，这些均可造成流产、早产、胎儿窘迫、宫内发育迟缓、死胎、胎儿畸形及新生儿死亡率增加等。

二、母亲疾病概况

妊娠合并宫颈癌的母亲常在妊娠早期妇科检查或常规宫颈涂片时被发现宫颈癌。其常无症状或症状轻微，最多见的症状为阴道不规则出血，还可出现阴道排液。妇科检查见宫颈呈糜烂或呈结节状及菜花状增大。

妊娠可影响宫颈癌的发展，宫颈癌又可影响妊娠的结局。妊娠合并宫颈癌时，由于雌、孕激素、HCG及肾上腺皮质激素的增加抑制了机体的免疫状态，子宫血液供应增多、淋巴充盈，从而加速肿瘤的生长和扩散，转移率较非妊娠患者要高。宫颈癌母亲在分娩期可发生难产、产时和产后的大出血；并且手术产的概率增加。但是近年通过大量资料分析，年龄、临床病期相同的妊娠与非妊娠的宫颈癌患者的生存期长短相似，分娩方式亦不影响其预后，故认为宫颈癌合并妊娠如能及时诊断和正确治疗其预后与非妊娠期一样。

三、病理生理

早期宫颈癌对生殖道的正常生理环境未有破坏，因而不影响受孕和胚胎发育，不致引起不孕、流产、早产等异常情况。晚期宫颈癌阴道排液增多，阴道酸碱度改变或癌组织阻塞颈管而妨碍妊娠。癌症晚期，病灶浸润宫旁组织、主韧带等处，甚至形成冰冻骨盆，以致挤压子宫或影响宫内胎儿的成长而发生晚期流产或早产。更多见的是，足月临产时，子宫下段及宫颈受癌灶浸润，不易扩张而发生滞产、难产，分娩时宫颈撕裂而出现产时或产后大出血。晚期宫颈癌可能会转移至胎儿附属物，但较少见。Can等报道1例宫颈癌ⅡB期患者于妊娠33^{+4}周分娩，胎盘病理检查证实有鳞状细胞癌转移。

四、临床表现

由于胎盘屏障对胎儿的保护，在妊娠合并宫颈癌时，转移到胎儿很少，一般不直接影响胎儿生长发育，新生儿无特异临床表现。常见的新生儿临床表现如下。

1. 流产、早产　主要由于晚期宫颈癌时，病灶浸润以致挤压子宫，可诱发流产、晚期早产等。

2. 胎儿生长受限、低出生体重儿　瘤体增大挤压子宫、肿瘤的消耗增多、孕妇发现肿瘤后的精神压力加剧等均可能造成孕妇的营养不良，从而影响胎儿在宫内的发育，严重时可导致胎儿生长受限、低出生体重儿等。

3. 新生儿窒息　足月临产时较多，由于经阴分娩时易发生滞产、难产、母亲产时或产后大出血等，可导致新生儿窒息。

五、诊断和鉴别诊断

因宫颈癌母亲新生儿临床表现缺乏特异性，临床诊断主要为母亲患宫颈癌的诊断，并需与其他造成相似新生儿临床表现的疾病相鉴别。

六、治疗

新生儿治疗无特异性，主要为对症支持治疗。

1. 早产儿　需进行保暖、体温监测；防治低血糖；合理喂养及必要的静脉营养支持；积极对症处理呼吸、循环、消化系统并发症；评估神经系统发育；预防感染等。

2. 低出生体重儿　注意保暖，维持体温在正常范围，减少能量消耗；尽早开奶，预防低血糖注意监测血糖；适当的营养管理；注意监测并发症，并给予积极对症支持治疗。

3. 新生儿窒息　出生后应立即进行复苏及评估。复苏后监护与转运复苏后仍需监测体温、呼吸、心率、血压、尿量、氧饱和度及窒息引起的多器官损伤，如并发症严重，需转运到NICU治疗，转运中需注意保温、监护生命指标和予以必要的治疗。

七、预防

妊娠合并宫颈癌早期的准确诊断及规范治疗，相对预后较好。除制订严格的治疗指南外，国外医学专家提倡将以下4方面作为制订治疗方案的参考标准：①尽力有益于母体身心健康；②尽力治疗可治疗性恶性肿瘤；③尽可能地减轻肿瘤治疗对胎儿（新生儿）的有害影响；④尽力保护母体的生育功能。化学治疗妊娠合并妇科肿瘤仍是临床医学工作者面临的挑战，尽管在现有的病例报道中妊娠合并宫颈癌的新辅助化疗有较好的疗效，但病例数量太少，结论是否可靠有待进一步临床观察和试验研究证实。

（单若冰　袁　静）

第二节　子宫肌瘤母亲新生儿

一、概述

子宫肌瘤是女性生殖器中最常见的一种良性肿瘤，由平滑肌及结缔组织组成，多见于30～50岁妇女。妊娠合并子宫肌瘤属高危妊娠，在肌瘤患者中的发生率为0.15%～1%，占妊娠的0.1%～3.9%。因肌瘤多无或很少有症状，临床发病率远低于肌瘤真实发病率。

子宫肌瘤在妊娠期增长较快，可对母

亲产前、产时、产后以及新生儿造成一系列的不良影响，可能增加早期流产、胎盘附着部位异常、胎位异常、胎儿宫内发育迟缓、早产、胎盘早剥、胎膜早破、产后出血等产科并发症的发生率。

二、母亲疾病概况

大多数合并子宫肌瘤的妊娠期母亲无症状，有的孕前已患子宫肌瘤，有的在产检中发现，有的甚至在剖宫产中才被发现。其临床症状与肌瘤部位、肌瘤大小、位置、数目及有无变性相关，常见症状和体征有下腹包块、白带增多、膀胱压迫症状、下腹坠胀、腰酸背痛等，肌瘤红色变性时有急性下腹痛，伴呕吐、发热及肿瘤局部压痛。如伴感染时可有坏死、出血及脓性分泌物。

子宫肌瘤和妊娠之间的影响是相互的，而子宫肌瘤对妊娠风险的增加，是高危妊娠的重要因素之一。由于子宫肌瘤在妊娠期、产时、产后及对胎儿可有不同程度的影响，所以加强妊娠期监护和制订正确的治疗方案有十分重要的意义。

三、病理生理

子宫肌瘤和妊娠之间是相互影响的，对胎儿及新生儿的影响有下面几个方面。

1. *流产或早产* 子宫肌瘤与早产的关联机制尚不十分清楚，子宫肌瘤可能会引起子宫腔局部结构异常与相应的局部效应。黏膜下肌瘤妨碍受精卵着床、发育、生长时发生流产。黏膜下或肌壁间肌瘤单个较大或多发性，常使子宫肌层发育不良或宫腔被挤压变形，随妊娠期增长致宫腔压力加大，会促发子宫收缩，导致流产或早产。子宫肌瘤能够降低缩宫素酶活性，引起缩宫素水平升高，导致宫缩，进一步引起早产。肌瘤变性可能引起局部感染或慢性炎症，由此产生的细胞因子会增加早产的风险。

2. *低出生体重或胎儿宫内发育迟缓* 子宫肌瘤可能压迫局部血流，导致子宫胎盘循环减少、胎盘生长不足，从而引起胎儿宫内发育迟缓、新生儿低出生体重。肌瘤较大时可使宫腔狭小，降低子宫扩张，导致机械障碍，进而限制宫内空间，限制胎儿运动。

3. *胎位异常* 晚期妊娠阶段由于肌瘤对胎儿活动发生机械性阻碍，常造成胎位不正，臀位、横位及斜位发生率较高。

4. *宫内窘迫* 妊娠晚期生长在子宫一侧的肌瘤可使子宫两侧重量不均，在孕妇突然改变体位及胎动等诱因下，可引起子宫向左或向右旋转＞ 90°，扭转程度较重，时间越久，子宫缺血越严重，严重时可出现胎儿宫内窘迫、胎死宫内、休克等。另外，在生产过程中，肌瘤可阻碍胎先露下降或引起宫缩乏力，使产程延长，也可造成胎儿窘迫、新生儿窒息。

四、临床表现

大多数子宫肌瘤母亲新生儿为正常新生儿，但由于母亲子宫肌瘤的理化因素，可导致部分新生儿早产、低出生体重、窒息等。

1. *早产儿* 妊娠合并子宫肌瘤发生早产（胎龄＜ 37 周）的风险是无肌瘤妊娠者的 1.32 倍。多发肌瘤（≥ 2 个）患者与单发肌瘤患者相比，更可能发生早产；在较大肌瘤（肌瘤直径＞ 5cm）患者中，也更易发生早产。

2. *低出生体重* 子宫肌瘤母亲患儿易出现低出生体重（出生体重＜ 2 500g），可能与肌瘤可能压迫局部血流，引起胎儿宫内发育迟缓、新生儿低出生体重；也与早产有直接关系。

3. *新生儿窒息* 由于子宫扭转或肌瘤导致产程延长，可导致宫内窘迫，出生后出现新生儿窒息。患儿出生后如不能建立正常呼吸，也可引起缺氧甚至导致全身多脏器损害。

五、诊断和鉴别诊断

子宫肌瘤母亲新生儿主要诊断依据为母亲子宫肌瘤，且新生儿临床表现缺乏特异性。鉴别诊断需与其他造成相似新生儿临床表现的疾病相鉴别。

六、治疗

宫颈癌母亲的新生儿多为正常新生儿，受影响新生儿主要表现为早产、低出生体重、窒息等，因前面章节已做简述，本节不再重复（详见本章第一节）

七、预防

在妊娠早期，子宫增大不明显时通过B超及妇科检查较易发现子宫肌瘤；到中、晚期妊娠，子宫及胎儿增大，肌瘤与胎儿头部、肢体相混淆，肌瘤变软、变平而失去固有感觉时易漏诊，肌瘤软化与周围组织界限不清时，也易导致漏诊。因此，建议孕妇在妊娠期间要定期到医院检测，以方便妊娠合并子宫肌瘤的诊断，做到早诊断、早治疗。妊娠合并子宫肌瘤属于高危妊娠，在定期进行产前检查时应严密监测肌瘤的生长情况，根据肌瘤的发生部位、大小、胎儿及产妇的情况确定分娩方式，对于出现合并症的患者，如胎位异常、胎儿宫内窘迫、宫缩乏力者，应密切观察并及时处理。

（单若冰　袁　静）

第三节　白血病母亲新生儿

一、概述

白血病（leukemia）是一类造血干祖细胞的恶性克隆性疾病，因白血病细胞自我更新增强、增殖失控、分化障碍、凋亡受阻，而停滞在细胞发育的不同阶段。在骨髓和其他造血组织中，白血病细胞大量增生累积，使正常造血受抑制并浸润其他器官和组织。妊娠合并白血病是产科的危急重症，其发病率国内外报道不尽相同，国外报道的发病率为1/10万～1/7.5万，国内较早的研究报道，妊娠合并白血病占同期妊娠总数的17.78/10万。

尽管妊娠合并白血病的发病率不高，但肿瘤细胞浸润、重度贫血、反复出血、感染都将严重损害重要脏器的功能，影响母胎健康。胎盘屏障可防止白血病细胞进入胎儿体内。先天性白血病极罕见，但白血病可引起孕妇全身状况低下及胎盘功能不足，导致自然流产、胎儿宫内生长受限、早产、死胎等不良后果。同时，因白血病有一定的家族聚集性，白血病母亲新生儿的白血病发生概率相对偏高。

二、母亲疾病概况

妊娠合并白血病与非妊娠期白血病临床症状无区别，但白血病部分症状与妊娠反应相似，有乏力、面色苍白、气促、食欲缺乏、体重减轻及体内某处疼痛等表现，正常孕妇因受妊娠期生理变化影响亦可出现。起病急骤者则表现为反复发热、进行性贫血、出血倾向和骨关节疼痛等，而孕妇可出现白细胞轻度升高或降低、还可以出现贫血或血小板减少，这些非特异临床症状和实验室检查结果易被误诊为妊娠期反应而延误白血病的诊断。所以妊娠期应定期复查血常规，当血常规异常或出现类似白血病症状时，需及时到血液科就诊，避免延误诊治。骨髓穿刺是诊断白血病的主要依据和必做检查，结合细胞化学、免疫学、分子生物学及染色体检查不难明确白血病的诊断及分型。

三、病理生理

对胎儿来说，胎盘屏障可防止白血病细胞进入胎儿体内，故先天性白血病极罕见，但白血病可引起孕妇全身状况低下及胎盘功能不足，导致自然流产、早产、胎死宫内和宫内生长受限等不良后果，其发生率仍相当于正常妊娠的 3 ～ 4 倍，早产及死产发生率可高达 40%。不管妊娠期母亲是否进行化疗，胎儿将有 40% ～ 50% 发生胎儿生长受限和早产。而妊娠早期的化疗可导致 10% ～ 30% 的胎儿发生畸形，妊娠中、晚期的化疗虽然不增加胎儿畸形的风险，但亦可导致胎儿出生后一过性骨髓抑制和抵抗力下降，还可引起远期、潜在的并发症，如生育力的丧失、生殖内分泌异常等。

四、临床表现

白血病母亲新生儿受母亲疾病因素及治疗等影响，主要表现为早产、宫内生长受限、低出生体重，但没有证据证实白血病垂直传播。有报道，新生儿出生后血象中存在幼稚细胞，但很快消失，说明幼稚细胞来源于母体对胎儿的传输，并不是胎儿本身患病。但是从遗传学方面，白血病发病有一定的家族倾向，白血病母亲新生儿白血病发生概率偏高。

先天性白血病（congenital leukemia，CL）也称新生儿白血病，是指从出生至出生后 4 周内起病的白血病，常于出生时即有皮肤浸润性结节，肝脾大，外周血幼稚白细胞数升高，血小板数减少。病情发展迅速，预后差，多于数周到数月内死亡。与小儿白血病的临床表现有类似之处，但是由于起病在宫内，故临床表现有其特点，尤其是皮肤损害和神经系统损害最常见，主要症状有如下。

1. *皮损* 皮损表现多样，可按其性质分为 2 种：①白血病细胞浸润皮肤组织所形成的皮肤纤维瘤样结节（即白血病皮肤），小如米粒大如枣样，可在皮下组织中自由移动，导致其所在之处表皮脱色而成蓝色或灰色，类似于“蓝莓蓝松饼样”（Blueberry-Muffin）外观；②出血性皮损。

2. *出血* 可以是先天性白血病最先发现的体征，如鼻、消化道、肺及颅内出血等。

3. *浸润* 早期可以发生中枢神经系统和睾丸白血病，肺、肾、肝脾均可有浸润，但淋巴结少有肿大。据报道，50% 的患儿可出现神经系统受累的表现。

4. *其他* 发热、进行性苍白、萎靡、体重不增等，有的病例合并 21- 三体或其他的染色体异常。

五、诊断和鉴别诊断

1. *诊断*

（1）母亲白血病病史为必须诊断条件。

（2）患儿早产、宫内生长受限临床表现。

（3）先天性白血病应具备以下 3 个标准：①外周血和骨髓中出现大量异常髓系或淋巴系幼稚细胞；②异常幼稚细胞浸润造血外组织；③排除引起类白血病反应因素。

2. *鉴别诊断* 早产、低出生体重儿诊断需与其他造成相似新生儿临床表现的疾病相鉴别。先天性白血病需与白血病样反应、成纤维细胞瘤、神经母细胞瘤、朗格汉斯细胞组织细胞增多症等疾病相鉴别。

六、治疗

白血病母亲的新生儿，均应按高危新生儿处理。

1. *新生儿检查* 出生后查血象及染色体。

2. *人工喂养* 因产妇应尽快进行化疗，不宜母乳喂养。

3. *治疗* 产前如应用大剂量皮质激素，新生儿出生后应用泼尼松 2.5mg，每日 2 次口服，1 周后可逐渐减量。

一般认为新生儿对化疗耐受性差，预后不良。大部分在诊断后不久死亡。由于病例数少的原因，先天性白血病化疗的经验非常有限，故在早期应用骨髓移植或脐血干细胞移植有可能得到缓解。

七、预防

白血病的妊娠期母亲应积极进行支持治疗和联合化疗。未经治疗的白血病对母儿都有致命危害。尽可能对白血病母亲实施标准化的治疗，并对胎儿风险给予适当咨询。目前对于妊娠期是否需要调整对化疗药物剂量的问题尚无定论。某些条件下，可使用胎儿致畸性较小的药物。但在未对母亲风险进行充分的知情讨论前，不能仅因为胎儿面临的风险而采用未经证实的非标准治疗方案。

有任何产科指征时应尽快分娩，目的是在母亲处于血液系统稳定的情况下，分娩有生机的新生儿，避免分娩并发症和提高新生儿的存活率。应对新生儿进行早期评估，以了解宫内暴露于化学药物可能导致的并发症，包括对潜在畸形的检查和血液检查以排除药物短期影响，如果母亲近期接受过化疗，应对脐血标本进行全血细胞计数检查。

先天性白血病起病急、发展迅速、预后差，所以备孕及妊娠期间的孕检相当重要，可以及早发现异常，尽早处理。

（单若冰　袁　静）

第四节　淋巴瘤母亲新生儿

一、概述

淋巴瘤（lymphoma）起源于淋巴结和淋巴组织，其发生大多与免疫应答过程中淋巴细胞增殖分化产生的某种免疫细胞恶变有关，是免疫系统的恶性肿瘤。按组织病理学改变，淋巴瘤可分为霍奇金病（Hodgkin lymphoma，HL）和非霍奇金淋巴瘤（non Hodgkin lymphoma，NHL）两大类。妊娠合并淋巴瘤较少见。在妊娠期诊断的淋巴瘤中，HL 最常见，其并发妊娠的概率是 1/8000 ～ 1/1000，患者平均患病年龄约 32 岁。在 HL 患者中并发妊娠的比例为 3.2%，在妊娠次数少和年龄较大的孕妇中更常见。NHL 很少发生在妊娠期，平均患病年龄为 37 ～ 42 岁。恶性肿瘤累及妊娠产物的报道罕见，有报道 NHL 累及妊娠产物，包括累及胎儿。淋巴瘤母亲可出现严重的骨髓受抑，可导致流产、早产、胎儿宫内生长迟缓、低出生体重等；另外，化疗药物可能导致自发性流产、新生儿畸形及肿瘤。

二、母亲疾病概况

妊娠期淋巴瘤母亲临床表现同非妊娠期患者，70% ～ 80% 表现为淋巴结肿大，20% 伴有全身症状。淋巴结肿大为本病最早出现的症状，表现为无痛性、进行性的淋巴结肿大，淋巴结质硬，粘连融合一起，尤其以表浅的颈部、腋下和腹股沟淋巴结肿大最为常见。病变晚期常见肝脾大及深部淋巴结肿大，局部压迫及侵犯全身组织和器官，可引起呼吸系统、消化系统及泌尿系统等各种症状。当淋巴瘤浸润血液和骨髓时可形成淋巴细胞白血病，如浸润皮肤时表现为蕈样肉芽肿等。发热、盗汗、瘙痒和消瘦等全身症状较多见。淋巴瘤的确诊依赖于淋巴结活检，基于现代水平的局部麻醉或全身麻醉下的手术，不会增加孕妇流产的风险。CT 或 PET-CT 等影像学检查可用于淋巴瘤的分期，虽然研究表明这些检查的辐射剂量远远低于胎儿致畸阈值，但仍应尽量避免。所以，目前的建议是分娩前使用超声或磁共振评估病情，屏蔽腹部后可行 X 线胸片检查。分娩后使用 CT 或 PET-CT 再评估。妊娠期行骨髓活检是安全的，也是淋巴瘤诊断和分期中至关重要的一步。

三、病理生理

因妊娠合并淋巴瘤较少见，对胎儿和新生儿的影响的报道不多，尤其恶性肿瘤累及妊娠产物的报道罕见。淋巴瘤母亲可因骨髓受抑，出现血红蛋白下降，导致流产、早产、胎儿宫内生长迟缓、低出生体重等；另外，化疗药物可能导致自发性流产、新生儿畸形及肿瘤。

四、临床表现

淋巴瘤母亲新生儿由于母亲疾病或治疗原因，可能存在早产、胎儿宫内生长迟缓、低出生体重、新生儿畸形等。

1. 早产儿、低出生体重儿。

2. 新生儿畸形：主要与母亲妊娠期进行化疗有关，新生儿畸形的发生率为 3%～4%。新生儿出生后可出现多种形式的畸形：骨骼发育异常如并指（趾）畸形、颅骨发育不全伴骨化延迟、小头畸形、髋关节半脱位等；先天性心脏病；神经系统发育异常等。

3. 暂时性骨髓抑制：因母亲化疗所致，新生儿骨髓中血细胞前体的活性下降，血液中红细胞、白血病、血小板下降，为暂时性的，持续 2～4 周后恢复。在母亲化疗结束后，可尽量延迟胎儿娩出时间，以防新生儿骨髓被抑制。

五、诊断和鉴别诊断

因淋巴瘤母亲新生儿临床表现缺乏特异性，临床诊断主要为母亲患淋巴瘤的诊断，并需与其他造成相似新生儿临床表现的疾病相鉴别。

六、治疗

淋巴瘤母亲新生儿的治疗，主要是对早产儿、出生低体重儿、发育畸形儿的对症支持治疗。

另外由于 PET-CT 使用药物在乳腺组织和乳汁积聚，此母亲在检查后 24h 内不要抱孩子，以免新生儿暴露于放射线；如产后哺乳，母亲在行 PET 检查后，应中断哺乳 72h。

七、预防

因淋巴瘤早期以淋巴结增大为主要临床表现，其他表现如乏力、气短、贫血、局部疼痛等可能与妊娠期生理反应混淆，影响早期诊断及治疗，所以要重视妊娠前及妊娠期检查，减少肿瘤对母亲及新生儿的危害。

妊娠早期治疗相关的流产等风险大，如果疾病本身不危重，可以尝试密切监测下继续妊娠至妊娠中、晚期，再分别选择相应的治疗方案。霍奇金淋巴瘤母亲的治疗应根据疾病期别和妊娠期而采取不同方法。中、晚期妊娠可先给予化疗，待胎儿娩出后再补充放疗，但化疗结束后应尽可能延迟胎儿娩出时间，以防新生儿骨髓被抑制。妊娠合并非霍奇金淋巴瘤的预后较差，需进行积极的化疗。但积极的治疗可能治愈母亲，却同时危及胎儿和新生儿。医务工作者应详细、客观地向患者解释相关选择的利弊，充分尊重患者的自主权，因为该决定不仅涉及医学、社会、伦理、道德等问题，还将牵扯家庭的未来和潜在的财务负担。

（单若冰　袁　静）

第五节 其他肿瘤母亲新生儿

一、概述

母亲在妊娠期合并肿瘤并非少见，且为重要的临床问题，特别是合并恶性肿瘤。不少良性肿瘤，如子宫肌瘤、卵巢良性肿瘤等可常与妊娠同在，而恶性肿瘤相对少见，发生率仅为 0.07% ～ 0.10%，主要是宫颈癌、白血病、淋巴瘤、乳腺癌、卵巢癌、甲状腺癌、肺癌等。母亲妊娠合并肿瘤时，肿瘤本身或肿瘤治疗可对新生儿产生一定影响，如致畸、流产与早产、宫内生长迟缓等。有些肿瘤的治疗还涉及哺乳对新生儿的影响。下面简述除宫颈癌、子宫肌瘤、白血病、淋巴瘤外，其他妊娠期母亲合并肿瘤的特点。

二、母亲疾病概况

1. *卵巢恶性肿瘤* 卵巢肿瘤是妇科常见的肿瘤，可发生于任何年龄。卵巢肿瘤不太大时，在妊娠期多数常无明显自觉症状，而在妇科检查时偶被发现：但当肿瘤长大后，患病母亲可感腹胀，下腹不适或可扪及肿块，可压迫邻近器官而产生尿频、尿急、尿潴留、大便不畅、消化道障碍等症状。巨大囊肿可致呼吸困难、心悸、行动不便等表现。恶性卵巢癌肿瘤生长迅速，患者短期内可有腹胀，出现腹部包块，腹水。肿瘤向周围组织浸润或压迫神经则可引起腹痛、腰痛或下腹疼痛。一般经过妇科检查就可做出诊断，妇科三合诊检查时，除发现妊娠子宫外，还可在子宫的侧方扪及另一能活动之肿块。所以妊娠早期必须常规做妇科检查。

2. *阴道肿瘤*

(1) 阴道良性肿瘤：阴道良性肿瘤有平滑肌瘤、纤维肌瘤、乳头状瘤及神经纤维瘤等。因阴道良性肿瘤较少见，故妊娠合并者非常罕见。患病母亲在阴道肿瘤小时临床无症状，随肿瘤逐渐长大，可出现白带增多，下坠感，膀胱直肠压迫症状，如尿频、尿急、大小便困难或性交困难。当肿瘤有溃疡、坏死还可出现阴道出血。

(2) 阴道恶性肿瘤：阴道恶性肿瘤少见，占妇科恶性肿瘤 2% 左右。以阴道鳞状细胞癌和透明细胞癌常见。鳞状细胞癌好发于更年期妇女，透明细胞癌发病高峰在青春期。生育年龄妇女患病较少，因此阴道恶性肿瘤合并妊娠极为罕见。患病母亲的症状与体征以阴道出血和排液为主，妇科检查时可发现或触及阴道壁上或黏膜下的病灶。

3. *输卵管肿瘤* 妊娠合并输卵管肿瘤很罕见。绝大多数患者早期无明显临床症状。随着妊娠周的增加，肿物可能出现扭转、破裂等，从而引起急腹症。妊娠期无临床症状，可随访，无须特殊处理，可待妊娠结束后或剖宫产分娩时一并处理。但若出现并发症，如扭转、破裂、出血等，仍应急诊手术。

4. *乳腺癌* 是妇女最常见的恶性肿瘤之一，可于妊娠期出现。妊娠期乳腺癌（pregnancy-associated breast cancer，PABC）系指妊娠期间或者产后 1 年内确诊的原发性乳腺癌。它包括妊娠、哺乳期乳腺癌，因此又被称为妊娠哺乳期乳腺癌，属于罕见的特殊类型乳腺癌。产后 1 年内诊断为乳腺癌者实际上在妊娠期间其乳腺已有了癌变，只是由于临床症状较轻或因其他原因未被发现。每 10 万例分娩的妇女中有 10 ～ 40 例发生 PABC，约占所有妊娠者的 3/10 000，平均发病年龄为 33 岁。随着女性怀孕年龄的推迟，这一比例呈上升趋势。

PABC的临床表现与一般乳腺癌相同，主要表现为乳腺的无痛性肿块或局限性增厚，偶有乳头血性溢液，晚期可有橘皮样变、皮肤破溃等。文献报道，妊娠中、晚期妇女确诊的PABC达80%，所以妊娠早期乳腺检查极为重要，不能因为妊娠而忽略乳腺检查。如果妊娠哺乳期间发现乳腺肿块或乳头溢血，要尽快行专科检查，时间最好不要迟于2周。

5. 甲状腺癌　妊娠期母亲在甲状腺癌发生的早期通常没有临床症状，仅有早期体征即甲状腺结节。正常妊娠期母亲可有生理性甲状腺肿大，此时如合并有甲状腺结节则易被忽视，而不少妊娠合并甲状腺癌母亲常以甲状腺肿大初次就诊，因此，对妊娠期母亲及育龄妇女的定期体检，对甲状腺癌的早期诊断是十分必要的。与非妊娠期甲状腺结节诊断一样，甲状腺癌母亲的诊断包括临床症状及体征，还需进行甲状腺功能试验、甲状腺超声、细针穿刺抽吸细胞学检查（FNAC）等。尽管甲状腺核素扫描对甲状腺癌的诊断率较高，但对妊娠期母亲属绝对禁忌。

三、病理生理

母亲患肿瘤时，可通过多种方式影响胎儿或新生儿。

妊娠期卵巢肿瘤容易发生扭转及破裂，导致胎儿宫内窘迫或死胎。在妊娠早期，肿瘤嵌入盆腔可引起流产。妊娠晚期时，如肿瘤较大可致胎位异常；如肿瘤位置低，则可阻塞产道，延长产程，导致胎儿宫内窘迫。

母亲患阴道肿瘤时，由于肿瘤可以挤压子宫，可诱发流产、晚期早产、胎儿生长受限、低出生体重儿等。在生产过程中，经阴分娩时易发生难产、母亲产时或产后大流血等，可导致新生儿窒息。

甲状腺癌母亲由于体内激素水平可能发生变化，如分化型甲状腺癌母亲体内血清促甲状腺激素水平可升高，可影响新生儿甲状腺功能及宫内生长。甲状腺核素扫描时，放射性药物 ^{131}I 可通过胎盘被胎儿甲状腺以特殊方式摄取从而产生内照射，造成胎儿严重的辐射损伤，可抑制胎儿本身甲状腺功能或改变其甲状腺滤泡上皮增殖程度，从而成为新生儿永久性甲状腺功能减退、甲状腺癌的根源。

四、临床表现

由于胎盘屏障功能，在妊娠合并肿瘤时，转移到新生儿很少。而新生儿可因肿瘤及其治疗、母亲营养不良等因素出现早产儿、低出生体重儿、新生儿窒息、甲状腺功能异常等。

五、治疗

早产儿、低出生体重儿、新生儿窒息可给予对症支持治疗。

另外需注意的是甲状腺癌母亲新生儿，其出生后应监测甲状腺功能并行超声等影像学检查，必要时需给予相应的治疗。如新生儿确诊为先天性甲状腺功能减退，根据《先天性甲状腺功能减低症诊疗共识》，一旦确定诊断应该立即治疗，因开始治疗时间的早晚、左甲状腺素（L-T_4）初始剂量和3岁以内的维持治疗依从性等因素与患儿最终智力水平密切相关。

六、诊断与鉴别诊断

由于肿瘤母亲的新生儿临床表现无特异性，临床诊断主要依据为母亲患病的诊断。

诊断亦需与其他造成相似新生儿临床表现的疾病相鉴别。另外，如新生儿存在甲状腺功能异常时，需与神经系统疾病、地方性克汀病等相鉴别。

七、预防

由于大部分妊娠期肿瘤在早期无明显临床表现，且受妊娠因素影响，如乏力、贫血、疼痛、气短等症状常被误认为妊娠期生理反应，影响肿瘤的诊断及治疗。妊娠期肿瘤的早期诊断对孕母及胎儿的安危有至关重要的作用。因妊娠期的特殊性，其治疗需依据临床分期、肿瘤部位、妊娠的周数和母亲的年龄及要求考虑治疗方案，所以全面的妊娠前及妊娠期检查十分重要。

（单若冰　袁　静）

第25章 妊娠合并传染病及感染性疾病母亲新生儿

第一节 妊娠合并细菌感染性疾病母亲新生儿

妊娠期感染性疾病范围很广，包括病毒、衣原体、支原体、螺旋体、细菌、真菌、原虫等各种病原微生物引起的疾病，是导致围生儿死亡与病残的重要原因。

羊膜感染综合征母亲新生儿

一、概述

羊膜感染综合征（amniotic infection syndrome，AIS）是指在妊娠期和分娩期，病原微生物进入羊膜腔引起羊水、胎膜（绒毛膜、羊膜和蜕膜）、胎盘甚至子宫的感染。文献中，有使用绒毛膜羊膜炎（chorioamnionitis）、宫内感染（intra-uterine infection）、羊膜腔内感染（intra-amniotic infection）、产时感染（intrapartum infection）、羊水感染（amniotic fluid infection）等名词来描述此病。发生率为0.5%～2.0%。对某些具有高危因素的患者来说，发病率可以高达4.3%～10.5%。它可导致产妇、胎儿及新生儿产生一系列并发症，最常见的是流产、早产、胎膜早破及新生儿感染等，是造成围生儿及产妇发病率和死亡率增高的重要原因。

二、母亲疾病概况

1.临床特点　可发生于妊娠各期。常见发病原因有胎膜早破、产科操作所致医源性感染、孕产期生殖系统感染、妊娠前亚临床慢性子宫内膜炎妊娠期发展成绒毛膜羊膜炎等。

常见临床症状有孕妇发热，分娩期体温≥37.8℃，甚至可以达到39℃以上，呈稽留热或弛张热，可以伴有寒战。如果再具备下列症状体征2个或以上者即可诊断。

（1）孕妇心动过速，孕妇心率＞100次/分；原因不明的胎儿心率＞160次/分。

（2）腹部检查时子宫体部出现张力增加、压痛和反跳痛等腹膜刺激症状，该疼痛为持续性，无宫缩时存在，宫缩时强度增加。

（3）IAIS患者的血液系统与急性感染性炎症相同，表现为白细胞数量增加，中性粒细胞比例增加，核左移。但正常妊娠妇女的血白细胞呈增高的表现，所以当白细胞超过15×10^9/L对诊断IAIS才有意义。

（4）产科检查可以出现规律或不规律宫缩，阴道内有恶臭分泌物，既可以是宫颈或阴道局部炎症的脓性分泌物，也可以是脓性羊水。子宫颈管缩短或子宫颈口扩张。

2.诊断及鉴别诊断　羊膜感染综合征的临床诊断指标既不特异也不敏感，多数情况下是呈亚临床经过，早期诊断十分困难。临床诊断主要依靠临床表现、病理学检查、羊水等标本细菌培养和实验室检查指标。

(1) 胎儿生物物理学检测

①无负荷试验（NST）：胎儿心动过速（胎心率＞ 160 次 / 分）常被用作宫内感染的标志。宫内感染与 NST 无反应或胎儿心动过速密切相关。建议胎膜早破患者每天做 NST。

②胎儿生物物理监测（BPP）：超声评价胎儿行为，最关键是胎儿呼吸运动，还包括羊水量、胎动、胎心率、肌张力。BPP 异常与宫内感染相关，低评分的 BPP 胎儿感染率为 93.7%，BPP 可广泛用于胎膜早破患者监测胎儿安危和宫内感染。

NST 异常、无胎儿呼吸运动、BPP 低评分与母亲及新生儿感染密切相关。

③多普勒：宫内感染时脐动脉的 S/D 比值升高。对于胎膜早破孕妇，如果 S/D 比值逐渐升高超过正常的 15%，其对组织学绒毛膜羊膜炎的诊断价值大幅提高。

(2) 实验室检查

①病理学检查：绒毛膜板和羊膜组织中有大量的多形核白细胞浸润，产后进行，有助确诊，对早期诊断意义不大。

②病原体培养：羊水细菌培养是诊断羊膜腔感染的金指标，但细菌培养时间需 48 ～ 72h，很难做出快速诊断。还可做羊水革兰染色，该法特异度较高，但灵敏度较差。此外，还要收集胎盘组织、宫腔内拭子、阴道分泌物、孕母血液进行培养。

③羊水中葡萄糖含量监测：葡萄糖含量降低多提示羊膜腔感染的可能。当葡萄糖含量 ≤ 0.9mmol/L 时，其诊断 IAIS 的特异度达 93%，当羊水葡萄糖含量 ≤ 0.55 mmol/L 时，阳性预测率达 100%。临床上常与其他标志物联合检测综合评价羊膜腔感染的可能性。

④ C 反应蛋白（C-reactive protein, CRP）：是感染急性期由肝脏分泌依赖白细胞介素 -1 的蛋白质，是急性羊膜腔感染孕产妇血浆中的敏感指标，其特异度为 88%，敏感度高达 96%，同时 CRP 可提前预测感染的发生，而且在感染存在时可成倍升高。

⑤细胞因子：目前宫内感染的诊断集中在利用炎性细胞因子上，细胞因子是一些由不同类型的细胞产生的小分子糖蛋白，参与免疫反应的细胞产生。羊水中白介素 -1（IL-1β）、白介素 -6（IL-6）和白介素 -8（IL-8）在宫内感染时明显升高，其诊断羊膜腔感染综合征的价值较羊水染色涂片及检测羊水中葡萄糖浓度更大。同时脐血 IL-8 可以作为绒毛膜羊膜炎诊断的一种敏感度和特异度检测指标，但其临床应用价值目前还须进一步评估。

⑥胎盘病理学检查。

3. 处理原则　IAIS 的处理很复杂，需要综合考虑孕周、感染范围、感染种类、孕妇全身状况、胎儿一般状况、胎盘功能、就诊医院医疗条件和水平及其他多种因素。总之，IAIS 的处理应该遵循个体化原则。一旦诊断成立，应立即给予广谱抗生素，并给予缩宫素引产或根据情况选择剖宫产，尽快结束分娩。

(1) 抗生素的应用：根据细菌培养结果选用对细菌敏感的抗生素，但在使用抗生素前要考虑到各种抗菌药物妊娠期使用的安全性及药学变化。在培养结果没有出来时可以选用毒性低、抗菌谱广且易穿过胎盘的抗生素，同时兼顾到厌氧菌的感染，如氨苄西林、林可霉素、克林霉素及替硝唑等。

(2) 及时终止妊娠：妊娠 34 周以后发生的羊膜腔感染要尽快终止妊娠，终止妊娠实施期间应给予足量的抗生素治疗。至于不到 34 周发生的羊膜腔感染综合征，也宜及时终止妊娠，宫内感染的时间越长，则胎儿宫内死亡的危险性越大，产后新生儿败血症及母亲产褥期感染的危险性越大，但若孕龄过小胎儿娩出不易成活，可适当采用非手术治疗，给予抗生素的同时密切观察胎心及孕妇血白细胞数及分类计数的变化。若有威胁母儿安全的可能性时，则宜及时终止妊娠。经阴道分娩过程中密切注意胎心变化，有无胎儿窘迫的发生。不能经阴道分娩可采用剖宫产分娩。

（3）产前酌情考虑促肺成熟。

三、病理和病理生理

1. *病理* 通常孕妇于妊娠前合并亚临床的慢性子宫内膜炎，妊娠期病原微生物累及胎盘和胎膜进一步扩散到羊膜和羊膜腔，进而引起新生儿非特异性感染，包括羊水、胎膜（绒毛膜、羊膜和蜕膜）、胎盘甚至子宫、新生儿感染，出现相应受累部分炎症改变。

2. *病理生理* 正常情况下妇女阴道内存在各种细菌及其他微生物，但由于机体局部的防御功能作用而不发病。妊娠期由于母体高水平雌激素的作用，阴道上皮内糖原合成增加，加上机体免疫功能下降，在一定的条件下，使阴道正常菌群的成分发生改变。当孕产妇发生胎膜早破、细菌性阴道病、进行阴道宫腔内操作以及机体免疫力低下时为AIS的发生提供了可能性。病原菌与阴道内多种细菌类似，有2/3的羊膜腔感染孕妇羊水标本分离出2种或2种以上的细菌。常见的病原体有厌氧性链球菌、大肠埃希菌、真菌、金黄色葡萄球菌、肺炎球菌、肠球菌等，另外沙眼衣原体、支原体、巨细胞病毒及风疹病毒也可引起宫内感染。B族链球菌和大肠埃希菌是绒毛膜炎最常见的需氧菌，单核细胞李斯特菌引起绒毛膜炎的报道日渐增多，解脲支原体是围生期亚临床感染的主要病原体之一。

妊娠晚期病原微生物侵入羊膜腔的感染途径有4种。

1. *胎膜破裂* 研究发现胎膜破裂和AIS互为因果，而且AIS可能是造成胎膜破裂的主要原因。由于各种原因引起的AIS的存在，导致胎膜破裂、宫颈扩张和子宫收缩，进而羊膜腔与阴道相通，随时间延长感染复杂而严重。

2. *医源性感染* 包括以各种诊断和治疗为目的的羊膜腔穿刺技术、胎儿外科或宫内手术、羊膜镜和胎儿镜术、妊娠期子宫颈缩窄术、围生期的阴道检查、肛查等。

3. *妊娠期生殖系统感染* 主要指子宫颈和阴道炎症，如常见的细菌性阴道炎、真菌性阴道炎和滴虫阴道炎等。子宫颈或阴道内细菌上行通过破裂或未破裂的羊膜到达羊膜腔，并在羊膜腔内进一步繁殖，引起严重感染。

4. *绒毛膜羊膜炎* 通常孕妇于妊娠前合并亚临床的慢性子宫内膜炎，妊娠期炎症累及胎盘和胎膜进一步扩散到羊膜和羊膜腔，引起感染。

羊膜感染综合征对胎儿的影响主要有流产及胎死宫内、早产、胎膜早破等。轻微的或慢性IAIS，发生流产及胎死宫内的危险性也较正常妊娠要高。AIS还可引起分娩发动，发生早产。正常子宫颈黏液中含有IgG，对下生殖道细菌的上行感染构成第一道防线。子宫颈长度越短，则子宫颈外口距胎膜越近，这时子宫颈黏液量也就越少，下生殖道细菌的上行感染就随即发生。AIS时羊膜及绒毛膜有炎性细胞浸润，以及各种病原体产生的内毒素可以刺激炎性细胞产生各种细胞因子。如单核细胞产生的细胞因子，使得羊水中的IL-6及肿瘤坏死因子（TNF）升高，IL-6及TNF水平过高又可以刺激人绒毛膜及蜕膜释放前列腺素，从而诱发早产。故IL-6和TNF可以作为宫内感染的一个标志物。AIS可促进胎膜早破的发生。当羊膜腔感染综合征发生后，宫内胚胎组织物出现炎症反应，炎性细胞分泌炎性介质引起早产的同时，也可产生多种酶，如白细胞弹性蛋白水解酶及金属蛋白酶，这些酶消化和溶解羊膜的胶原成分，降低胎膜强度而发生早破。

IAIS 还可诱发产褥感染。阴道和子宫颈部存在链球菌、支原体、假丝酵母菌及厌氧菌等均可增加产后感染的危险性，细菌性阴道炎还可使剖宫术后的子宫内膜炎和子宫体炎症增加。

四、临床表现

孕母羊膜感染综合征可诱发宫缩导致流产、早产、胎膜早破、胎儿窘迫。超声可见胎儿心率和行为改变。而刚出生的新生儿可表现为早产、新生儿窒息和宫内感染，如肺炎、胃肠炎、败血症、化脓性脑膜炎甚至感染性休克等。早产儿肺发育不成熟可发生 RDS，严重先天感染性肺炎炎性渗出亦可灭活肺表面活性物质发生 RDS，出现严重呼吸窘迫。因分娩方式常选择剖宫产，肺内液体清除迟缓致呼吸困难发生湿肺。出生后需要新生儿复苏的比例较高。而且羊膜感染综合征母亲新生儿脑瘫的危险性增加 3.8 倍，所生新生儿体重＜ 2000g，低智商的发生率增高。

五、诊断和鉴别诊断

根据孕母有羊膜感染综合征病史即可诊断羊膜感染综合征母亲新生儿。相关辅助检查如下。

（1）感染指标检测：白血病计数、中性粒细胞比值、C 反应蛋白、红细胞沉降率（ESR）、降钙素原、IL-6、IL-8 等。

（2）病原学检查：收集新生儿气道分泌物、胃液、咽拭子、外耳拭子、鼻拭子、脐血、尿、便等并培养，以便及早确诊。

六、治疗

1. *积极复苏*　此类患儿发生窒息概率较高，注意产前咨询，并做好复苏准备，娩出时积极进行新生儿的复苏。

2. *抗感染治疗*　临近分娩前发生的羊膜感染综合征母亲所娩出的新生儿，存在早发型败血症的风险，建议尽早预防性给予抗生素治疗。病情危重者，建议尽早给予特殊级别抗生素处理。根据病情变化和培养结果及时调整抗生素，针对相应病原体进行治疗。滴抗生素眼药水以预防或治疗眼炎。

3. *治疗危重症*　此类患儿出现早产、呼吸窘迫综合征、严重肺炎、败血症、化脓性脑膜炎甚至感染性休克概率高，还需加强相应危重症支持和管理，其相应诊断治疗原则参见相关章节。

4. *加强病情观察*　一旦排除感染，应及时停用抗生素。

七、预防

加强孕前检查，治疗生殖系统及全身潜在炎症。妊娠期注意加强卫生防护，减少泌尿、生殖、消化道感染风险。加强妊娠期产检，关注血常规、白带中感染指标的水平，对有症状的可疑患者结合各项实验室指标，及早及时做出诊断和治疗，尽可能降低其对孕妇及胎儿的影响，防止早产。不做不必要的阴道或肛门检查、严格执行消毒隔离制度，大力宣教妊娠晚期不要性交。

（赵文利）

B 族链球菌感染母亲新生儿

一、概述

链球菌为革兰阳性球菌，根据溶血特性分为甲（不完全溶血）、乙（完全溶血）、丙（不溶血）3 类。甲型、丙型致病力弱，所以抗原分类无意义。乙型溶血性链球菌抗原结构复杂，分为核蛋白抗原、族特异性抗原、型特异性抗原 3 种。根据细胞壁糖类的族特异性抗原将其分为 20

个群。无乳链球菌细胞壁C多糖物质又属于B群抗原，故亦称B群链球菌（group B streptococcus,GBS）。根据细胞壁型特异性抗原将GBS分为10个血清型，即Ⅰa、Ⅰb、Ⅱ、Ⅲ、Ⅳ、Ⅴ、Ⅵ、Ⅶ、Ⅷ、Ⅸ型，其中Ⅲ型毒力最强，可产生多种外毒素和溶组织酶，引起严重感染。无乳链球菌是上呼吸道正常菌群，正常妇女阴道和直肠带菌率可达30%左右，是新生儿感染的主要传染来源。若孕妇生殖道存在GBS定植而无预防措施，50%的新生儿在分娩过程中发生GBS定植，其中1%～2%的新生儿会发展为侵袭性GBS感染，可引起新生儿肺炎、败血症、脑膜炎等。

二、母亲疾病概况

B族链球菌是一种寄生于人类下消化道及泌尿生殖道的细菌。如上所述，正常妇女阴道和直肠带菌率达30%左右。自20世纪70年代以来，GBS所致的妇女生殖道感染，尤其是在围生期感染呈上升趋势。因GBS为条件致病菌，妊娠后妇女机体雌激素分泌量及糖原合成量增加，加之存在免疫抑制作用，原有正常生态系统遭破坏致菌群失调，故更易发生GBS感染。GBS的带菌率随人种、地域、年龄的不同而不同，同时还受到多种因素的影响，如社会经济状况、年龄、性行为、培养基的选择以及取标本位置、数量等。妊娠妇女感染的危险因素主要有肥胖、糖耐量异常、多次妊娠、低龄或高龄产妇等。在阴道GBS带菌产妇中，肥胖、妊娠期糖尿病、妊娠期糖耐量减低的发生率明显高于阴性组，多次妊娠妇女的带菌率明显高于初次妊娠者。孕妇感染GBS可出现发热（体温≥38℃）、心动过速（心率≥100次/分）、宫体压痛、高血压、阴道分泌物恶臭等临床表现，检验白细胞计数及CRP常增高，若细菌培养阳性或胎盘病理检查炎症则可明确诊断。GBS定植可表现为一过性、间歇性或持久性，妊娠35～37周的培养结果与孕妇产程中的GBS定植情况具有更好的相关性，因此建议对此期间所有孕妇进行GBS的筛查。有报道称，GBS是孕产妇宫内感染的第二位常见致病菌，占宫内感染患者的7.4%。在产科发热患者血培养所分离到的细菌中，GBS高达11%～21%。有研究发现，在直肠及阴道GBS阳性而行剖宫产的妇女中，产后子宫内膜炎发生率为61.1%，显著高于GBS阴性组；GBS阳性也与产后盆腔炎、蜂窝织炎等相关，由GBS单独引起者占35%，65%与其他细菌混合感染。母体GBS感染性疾病主要包括绒毛膜羊膜炎、子宫内膜炎、败血症、泌尿道感染、产褥感染、化脓性关节炎等。GBS感染的孕妇易发生胎膜早破，胎膜破裂易并发上行性感染而导致羊膜腔感染，发生羊膜腔感染综合征（指羊膜腔及其附属物包括胎膜、脐带、胎盘以及胎儿在妊娠期或产时发生各种非特异性感染）。初生婴儿GBS体表带菌率与母体带菌率相当。母婴传播率与分娩方式有关，阴道分娩者胎儿经过产道，受阴道分泌物污染，新生儿GBS带菌率增加。有研究发现，产时GBS阳性的母亲，有41.70%的新生儿携带与母体相同血清型的GBS，母婴垂直传播可能是新生儿感染的主要途径。治疗上，美国疾病控制预防中心（CDC）等建议对妊娠35～37周的孕妇阴道-直肠拭子GBS筛查阳性者，至少在分娩4h前使用抗生素，首选青霉素或氨苄西林，对青霉素过敏的孕妇可使用头孢唑林、克林霉素、红霉素和万古霉素等。

三、病理与病理生理

GBS感染的传播途径主要有以下2种：①母婴垂直传播：GBS对绒毛膜有很强的吸附及穿透能力，是胎膜早破及羊膜腔感染的重要病原菌，胎儿可以通过已破的羊膜上行传播途径感染，或分娩时从母体感染 GBS。母婴垂直传播率约为 50%，这种方式通常引起新生儿早发型 GBS 感染。②出生后水平传播：新生儿也可以通过出生后水平传播发生 GBS 感染，如母亲与婴儿之间、婴儿与婴儿之间、其他人与婴儿之间均可以通过传播而导致感染，这种传播方式往往引起新生儿晚发型 GBS 感染。

新生儿 GBS 感染分为早发型感染和晚发型感染。早发型感染指出生后 7d 内的感染，通常发生在出生后 24h 或 72h 内；晚发型感染通常指出生后 7 ～ 90d 感染。婴儿早发型感染通常是由于母体阴道 GBS 的定植所致。尽管 GBS 可以侵入完整的胎膜，但大多数新生儿 GBS 感染最初是发生在产程中或胎膜破裂时。GBS 从阴道侵入羊水，若胎儿长时间暴露于该环境，则可能吸入 GBS 至肺部而发生感染。新生儿由于特异性及非特异性免疫力相对缺陷，感染不易局限，导致扩散，主要引起肺炎、败血症、脑膜炎等。母体 GBS 定植同样是晚发型感染的一个重要危险因素，与早发型感染相比，晚发型感染的生存婴儿更容易发生神经系统后遗症，因为约 1/3 的晚发型感染最终会导致脑膜炎。有研究发现，患儿预后与 GBS 不同血清型有关，GBS 血清型Ⅲ型与脑膜炎有关，且严重病例大部分以Ⅲ型为主。

GBS 感染对母体的影响：① GBS 感染与胎膜早破和羊膜腔感染有关：包括绒毛膜羊膜炎、子宫内膜炎、败血症、泌尿系统感染、产褥感染、化脓性关节炎等。胎膜早破的发生是因为 GBS 富含磷酸酯酶 A2，使前列腺素活化，刺激子宫颈。并且感染部位炎症细胞的吞噬作用及代谢产物直接侵袭胎膜，使局部胎膜控制力降低，引起胎膜过早破裂。② GBS 感染与晚期流产、早产有关：GBS 感染可以引起前列腺素释放，从而刺激羊膜、刺激子宫收缩导致流产或早产。③ GBS 感染还与产褥感染有关，但多是混合细菌感染。

四、临床表现

新生儿 GBS 感染分为早发型和晚发型。早发型指出生 7d 内发病，其中约 50% 在出生后 6h 内发病，由宫内垂直感染所致，以新生儿败血症和肺炎为主；晚发型发生于出生后 7d 之后，可由产时垂直传播、院内感染或其他因素所致，90% 为Ⅲ型 GBS，以肺炎、脑膜炎为主。

GBS 感染引起的危害不容忽视，肺炎进展快、病死率高。最初表现多为呻吟，发热及拒乳。呼吸系统症状较严重，可以表现为发绀、呼吸暂停、呼吸窘迫，氧饱和度下降，肺部听诊啰音轻重不一，严重者发生肺出血时啰音明显增多，口鼻腔可以流出泡沫样血性液。X 线胸片以炎症浸润片状阴影及云絮改变为主。

早发型 GBS 败血症发病早，以气促、呻吟、发绀为首发症状，随病情进展出现急性呼吸窘迫、呼吸衰竭等，常伴有发热、反应差、拒乳、肤色晦暗，严重者出现弥散性血管内凝血、多器官功能衰竭。

GBS 化脓性脑膜炎以晚发型感染多见。临床表现多为发热、嗜睡、反应低下、颅内高压、抽搐等，有些病例可以合并颅内出血、硬膜下积液、脑疝等，部分病例留有运动发育落后、癫痫发作等。

五、诊断和鉴别诊断

早发型感染的患儿，临床特异性较低，诊断关键在于出现相应的临床症状之后临床医师应考虑到 GBS 感染的可能。除此之外，实验室检查如血常规、血培养及脑脊液等检查也有助于诊断。

晚发型 GBS 感染的患儿，同样缺乏特征性临床表现。曾有学者研究认为，晚发型 GBS 败血症患儿的临床症状常见发热、反应低下和抽搐，而且与其他类型败血症临床症状表现方面存在差异。但笔者认为，这些征象仍不属于特征性临床表现，仅仅提供一个临床思考的方向，应考虑到GBS感染的可能，进一步进行头颅CT、MRI或脑脊液检查等，以利于做出最后的诊断。

除此之外，由于患儿感染GBS可能来自于母婴垂直传播，所以对母体的GBS检测也是病史收集中非常重要的一部分。而母体GBS的检出率依赖于多种因素，如取材部位、检查的时间等，已达成共识的是应从多个部位取材，必要时重复检查，以提高GBS的阳性检出率。

1. 细菌学检查　为最基本的检测手段。其金标准为：妊娠35～37周取阴道及直肠标本，于肉汤培养基培养呈阳性。

2. 细菌抗原检测　应用免疫学方法进行细菌抗原的检测比较快。

3. 特异性抗体检测　用免疫荧光抗体检测培养6h的标本，其敏感度和特异度分别为49%、99%。

4. 其他方法　如核酸探针检测、荧光原位杂交、脉冲式凝胶电泳法、PCR等，但都处于试验中。

六、治疗

对患儿GBS感染的治疗，主要依据病原学检查，选择敏感抗生素治疗。GBS对青霉素、氨苄西林、头孢类、亚胺培南及万古霉素等都具有较高的敏感度。一般情况下，青霉素为首选，必要时可联合用药。

新生儿肺炎确诊为GBS感染引起，则可用青霉素G20万U/（kg•d）静脉注射，或氨苄西林150～200mg/(kg•d)静脉注射，其疗程为10d。

对疑似败血症的病例必须立即开始治疗，静脉内使用抗生素。一旦GBS败血症被确诊，可用青霉素G30万U/（kg•d）静脉注射，或氨苄西林300mg/（kg•d）静脉注射，疗程为10～14d。

对所有败血症患儿必须尽早行脑脊液检查，同时开始抗生素治疗。一旦GBS脑膜炎被确诊，青霉素G加大剂量至50万U/(kg•d)，或氨苄西林300～400mg/(kg•d)静脉注射，治疗48h后复查脑脊液评价疗效。其治疗疗程为脑脊液培养阴性后，继续持续静脉滴注抗生素至少3周。

除此之外，对中、重度的GBS感染病例可使用免疫球蛋白及血浆支持治疗。

七、预防

鉴于上文中提到新生儿GBS感染的主要途径有母婴垂直传播和出生后水平传播。因此新生儿预防GBS主要是切断传播途径。

对母婴垂直传播的预防工作早在20世纪80年代就曾有学者进行尝试，在分娩过程中给予抗生素试图阻断细菌传播，降低新生儿感染的发生率。但此后，这一预防措施并未得到广泛认同和应用。美国疾病预防控制中心（CDC）针对妊娠期GBS感染的预防和控制提出两种方案供临床选择，并得到美国妇产科医师学会和美国儿科学会的认可。

方案一：对所有孕产妇于妊娠35～37周时进行GBS培养，阳性者进行预防性治疗。如有新生儿GBS感染病史、本次妊娠有GBS菌尿、妊娠37周前分娩，也应该进行预防性治疗。对于GBS携带状态不详的孕妇，以下情况时可进行预防性治疗：产时体温≥38℃、破膜时间≥18h。

方案二：对具有以下高危因素的孕妇，不进行筛查，直接给予预防性治疗：妊娠37周前分娩、产时体温≥38℃、破膜时间≥18h、有新生儿GBS感染病史、本次妊娠有GBS菌尿。

目前根据文献报道，方案一比方案二更有效，可以更好地减少新生儿早发感染的发病率。

预防 GBS 疾病的抗生素推荐用法：青霉素，首次剂量 500 万 U 静脉注射，继以 250 万 U，静脉注射，每 4 小时 1 次；或氨苄西林负荷量 2g，静脉注射，继以 1g，静脉注射，每 4 小时 1 次直至分娩。对青霉素过敏者可以用克林霉素 0.9g，静脉注射，每 8 小时 1 次；或者红霉素 0.5g，静脉注射，每 6 小时 1 次，但由于红霉素耐药性问题，且不能有效通过胎盘，较少选用。

除此之外，GBS 疫苗目前作为一种更简便、更安全的预防 GBS 感染的方法正在研究当中。

而对新生儿出生后水平传播的预防主要是做到环境卫生控制，包括注意手卫生，注意避免交叉感染，加强新生儿亲属的预防保健知识教育工作等。

（刘克战）

李斯特菌病母亲新生儿

一、概述

围生期李斯特菌病（perinatal listeriosis）是围生期孕妇、胎儿和新生儿感染单核细胞增生性李斯特菌（Listeria monocytogenes, LM，简称李斯特菌）引起的一种严重感染性疾病，孕妇表现为流感样症状、腹泻、流产、胎死宫内、早产，胎儿或新生儿表现为宫内窘迫、窒息、呼吸窘迫以及休克、DIC、脑膜炎等合并症。胎儿和新生儿比孕妇发展成重症感染的风险更高，具有较高的死亡率。近年来该病报道日趋增加。围生医学科医师必须保持高度警觉，加深对本病的认知。

二、母亲疾病概况

1. 流行病学　李斯特菌是致命性食源性致病菌，比沙门菌和某些大肠埃希菌更致命。其危害程度已引起国际社会广泛重视，欧美等发达国家将其列为法定传染病进行监控。该病可以散发，也可引起暴发性流行。2011 年美国暴发了被李斯特菌污染的毒甜瓜事件，导致至少 146 人患病、30 人死亡，7 例孕妇感染，1 例流产。其发病率在不同人群和国家差异较大。欧美国家免疫正常普通人群中，年发病率为 1/10 万，一些有效监控国家为 0.2/10 万～ 0.7/10 万。2014 年 Lancet 上多篇文章关注李斯特菌病的全球负担，并进行多层次的荟萃分析，估计 2010 年李斯特菌导致全球 23 150 人发病，5463 人死亡。围生期病例的比例为 20.7%。孕妇、胎儿、新生儿等免疫功能低下人群为易感人群。妊娠期李斯特菌感染风险比非妊娠妇女明显增高（RR 114.6；95%CI，68.9 ～ 205）。围生期和新生儿感染占人类感染总量的 30% ～ 40%。以色列在 1998 ～ 2007 年创建的所有李斯特菌病例队列，共纳入 100 66 例与妊娠有关的李斯特菌病病例，年发病率 5/10 万～ 25/10 万，与胎儿死亡相关的多见于妊娠中期（55.3%），在妊娠晚期早产（52.3%）和不正常心率胎儿（22.2%）中更常见；胎儿存活率在妊娠中期较低（29.2%）和在妊娠晚期较高（95.3%）；妊娠每增加 1 周增加了 33% 生存的概率 [比值比为 1.331（95% 置信区间，1.189 ～ 1.489）]。法国监测 1999 ～ 2011 年妊娠相关的李斯特菌病例 606 例，其中孕产妇感染持续妊娠 89 例（15%），胎儿死亡 166 例（27%），活产新生儿李斯特菌病 351 例（58%）。大多数活产新生儿李斯特菌病病例（216，64%）为早产（22 ～ 36 妊娠周），其中 14%（30）为超早产（22 ～ 27 妊娠周）。每年妊娠相关李斯特菌病发生率，在奥地利为 2 ～ 3/79 000，在德国为 20 ～ 30/68 万，在美国为 50 ～ 100/400 万。张巍报道我国北京妇产医院妊娠期李斯特菌感染率 2010 ～ 2011 年为 44/10 万。活产新生儿中李斯特菌病发病率为 2 ～ 13/10 万，美国

1989 年为 17.4/10 万，1993 年为 8.6/10 万。我院 2013 年 11 月至 2014 年 9 月收治 11 个月新生儿李斯特菌病 21 例，推算期间北京市活产儿中发病率＞ 12/10 万，而我院 2010 年 10 月至 2013 年 10 月 3 年期间仅收治 15 例，提示存在流行可能。新生儿实际发病率可能更高，因为李斯特菌引起自然流产和死胎在很大程度上是无法识别的。

该病死亡率为 20% ～ 30%，免疫缺陷患者中高达 70%，并发脑膜炎时高达 70%，而 50% 败血症并发脑膜炎，围生期 / 新生儿感染后并发脑膜炎超过 80%。死胎的 10% ～ 25% 由感染所致。美国 CDC 报道 2009 ～ 2011 年李斯特菌病例（292 例）中 17.69% 导致孕妇流产或者新生儿死亡。中国疾病预防控制中心系统综述显示，1964 ～ 2010 年中国 28 省李斯特菌感染临床病例 147 例，暴发病例 82 例，临床病例中死亡率为 26%（34/130），而新生儿中死亡率为 46%（21/46）。

2. *临床表现* 关于李斯特菌感染潜伏期，1987 年 Linnan 等首次在《新英格兰医学杂志》上报道，大暴发李斯特菌病程为 3 ～ 70d。2013 年 Goulet 等报道了 1987 年法国国家公共卫生监测疫情调查的潜伏期，平均为 8d（1 ～ 67d），而且不同感染部位的潜伏期存在差异：消化道感染潜伏期最短，中位潜伏期为 24h（6 ～ 240h），菌血症为平均 2 d（1 ～ 12 d），中枢系统感染为 9 d（1 ～ 14 d）。妊娠相关感染病例的潜伏期平均 27.5 d（17 ～ 67d）。

妊娠期李斯特菌感染后可能毫无症状。典型病程分为两个阶段，第一阶段为流感样症状或消化道感染症状，包括发热、畏寒、乏力、头痛、肌肉酸痛、背部疼痛、喉咙痛、倦怠、寒战、腹泻，且消退较快；第二阶段在 2 ～ 14d 后，再次发热，妊娠早中期感染可导致过早宫缩随之死胎、流产、早产、娩出脓毒症性胎儿，妊娠晚期感染可感染胎儿及新生儿，出现胎心减慢、胎动减少、胎粪污染羊水以及新生儿窒息。少数孕妇感染也可突然发病，出现发热、剧烈头痛、颈部僵硬、身体失衡、痉挛、抽搐、昏迷等脑膜脑炎症状，肺炎（呼吸急促）、败血症（出血性皮疹）以及胃肠炎、肝炎、心内膜炎症状，直至死亡。

妊娠早期感染导致自然流产或死胎；妊娠第 5 个月后出现死产或脓毒症性胎儿时容易确诊为该病；妊娠晚期感染出现早产和死产，约 70% 病例胎龄＜ 35 周。发病的孕妇无论是否使用抗生素治疗，通常在分娩后不久症状便消退，但国内已有个别孕妇死亡报道。李斯特菌感染形成胎盘绒毛膜血管血栓并可导致胎儿卒中；胎儿还可发生产时经产道感染，出生后 1 ～ 4 周出现细菌性脑膜炎。早期治疗能够防止胎儿和新生儿的感染和后遗症。

3. *治疗* 抗生素的选择上，特别需要注意不宜选用头孢菌素类药物，因李斯特菌对头孢菌素类药物具有高水平耐药性。20 世纪 80 年代后期，氨苄西林或青霉素是最佳首选药物，临床菌株还几乎对红霉素、利福平、SMZ-TMP、氟喹诺酮类、克林霉素、万古霉素、氯霉素、四环素等普遍敏感。复方新诺明已普遍被作为 β - 内酰胺类过敏患者的二线或替代疗法。一项丹麦研究发现 1958 ～ 2001 年期间分离的人李斯特菌病菌株对青霉素、氨苄西林和磺胺均敏感的。我国已有李斯特菌耐药菌株出现，中国疾病预防控制中心调查显示，467 株食源性单核细胞增生李斯特菌对 15 种常见抗生素的耐药率为 4.5%，主要耐受四环素和环丙沙星；我院 2011 ～ 2014 年 37 例新生儿的 58 株李斯特菌菌株对万古霉素、红霉素均敏感，对青霉素耐药率为 39.66%，而氨苄西林的资料较少，但存在耐药菌株。目前尚未见耐万古霉素菌株的报道。

妊娠期李斯特菌病怀疑为绒毛膜羊膜

炎时，静脉给药，确保达到足够组织浓度。国外，推荐氨苄西林 4 ～ 6g/d，分 4 次给予，联合氨基糖苷类药物。国内一般不对孕妇使用氨基糖苷类药物，需要充分权衡利弊。绒毛膜羊膜炎急性期症状消退后选择口服抗生素，推荐阿莫西林，1 ～ 2g/d，分 3 次，疗程 14d。β- 内酰胺类过敏者，给予红霉素（避免无味红霉素，肝毒性大）；复方新诺明是一种活性剂，但必须权衡妊娠期间使用的理论风险和潜在治疗效益。

三、病原、病理生理和病理

1. *病原*　单核细胞增生性李斯特菌属厚壁菌门、芽孢杆菌纲、芽孢杆菌目、李斯特菌科、李斯特菌属的一个种。该菌的属名是在 1940 年为纪念外科消毒方法推广之父约瑟夫·李斯特命名的，种名依据该菌感染动物后以单核白细胞增多为特征而命名。该菌为革兰染色阳性的短小杆菌，大小为 (0.4 ～ 0.5) μm×(0.5 ～ 2.0) μm。根据菌体（O）抗原和鞭毛（H）抗原分为 13 个血清型，分别是 1/2a、1/2b、1/2c、3a、3b、3c、4a、4b、4ab、4c、4d、4e 和“7”。前 8 个为致病菌株血清型，其中 1/2a、1/2b 和 4b 为主要致病血清型。引起疾病的血清型分布不均，北美菌株血清型 4b 和 1/2 占 95%；西班牙和德国，血清型 4b 是优势菌株。

李斯特菌生物适应性强。①耐酸碱：在 pH 4.3 ～ 9.6 环境中能生长，在 pH 2.5 环境中也可存活；②耐盐：＞ 10%NaCl 中可生长；③耐低温：2 ～ 42℃下生存，0℃能缓慢生长，是一种典型的耐冷性细菌，属于典型冰箱致病菌，能在冰箱最佳冷藏温度(4℃以下)慢慢繁殖，冰块内存活 3 ～ 5 个月，秋冬时期土壤中能存活＞ 5 个月；④耐高温：能在 100℃下存活 15 ～ 30min，在 70℃下可存活 30min 以上，巴氏消毒仍可存活，不易被日晒杀灭。为了杀灭该菌，食物需加热至产生蒸汽；或者在 70% 乙醇 5min、2.5% 石炭酸、2.5% 氢氧化钠、2.5% 福尔马林中持续 20min。这种超强抵抗力导致其适应范围广，可以在土壤、粪便、青储饲料和干草内能长期存活。

食源性传播是孕妇李斯特菌感染的最主要途径。李斯特菌也可接触传播，经眼及破损皮肤、黏膜进入体内而造成感染；性接触也是本病可能的传播途径。母婴垂直传播是新生儿感染李斯特菌的最主要方式。没有胎膜早破下的绒毛膜羊膜炎证明了李斯特菌经胎盘途径感染胎儿，这与 GBS 感染经误吸被污染的阴道液体或者羊水所致的常见途径不同。李斯特菌也可栖居于阴道、子宫颈，上行或接触感染胎儿或新生儿。李斯特菌进入胎儿体内并扩散至各大脏器而致病。

李斯特菌具有较强的致病能力，能够穿过肠、胎盘和血 - 脑屏障。该菌生物适应性强，能够通过转录、转录后及翻译水平的多种调节机制来适应不断变化的环境而生存。该菌绝大多数通过消化道感染，可以在胃肠道存活，并在肠道繁殖，引起胃肠症状如腹泻。李斯特菌是典型的胞内寄生菌，侵袭过程包括侵入—逃逸—增殖—运动—传播 5 个阶段，受到多种毒力因子的调控。在细菌表面黏附分子 inlA 或 inlB 蛋白等介导下，李斯特菌易于侵入肠道上皮细胞、内皮细胞和肝细胞等非吞噬细胞而形成液泡。此外李斯特菌可被巨噬细胞摄入形成吞噬泡，但李斯特菌可产生过氧化物歧化酶，使活化巨噬细胞内的杀菌毒性游离基团过氧物分解，而免于被杀灭。*hly* 基因编码的蛋白李斯特菌溶血素（Listeriolysin O，LLO）和 *plcA*、*plcB* 基因编码的磷脂酶 PLC 可以破坏吞噬体膜，促进菌体进入胞质，逃避吞噬溶酶体的杀菌作用，并在吞噬细胞内寄居繁殖。actA 基因编码细菌表面蛋白肌动蛋白聚集蛋白（ActA），可以增强宿主细胞肌动蛋白聚合形成"彗尾状结构"，推动李斯特菌在宿主细胞内极向移动，进而突破宿主细胞膜，进入另一细胞，再裂解双重膜结构进入胞质后继续复制，继而侵袭肠系膜淋巴结，并进而在全身播散，导致血液中单核细胞增多（反刍动物和马则为嗜中性粒细胞增多），使内脏发生细小坏死病灶。

李斯特菌致病性与进入人体的细菌数量、宿主免疫状态有关。与非孕健康成年人相比，较低细菌数量即可以引起孕妇感染。宿主对它的清除主要靠细胞免疫功能。妊娠期间胎盘局部细胞免疫处于抑制状态，这有利于保护胎儿免受免疫排斥反应，但感染细胞内的病原体李斯特菌极容易穿越人类胎儿-胎盘屏障而增殖、传播，在胎盘和胎儿中迅速生长而致病。目前能够解释病原体穿过胎儿-胎盘屏障而传播的分子机制还知之甚少。对于胎盘免疫学和生理学上的物种差异性和李斯特菌细胞受体的较好认识已经提供对垂直传播感染的深刻了解。胎儿和新生儿免疫功能低下，对李斯特菌具有较高易感性。

2. *病理* 特征性病理改变包括特征性粟粒状肉芽肿（listerioma，李斯特菌肉芽肿）和组织化脓性炎症或局灶性坏死。李斯特菌引起局灶性坏死，继而发生网状内皮细胞增生，导致肉芽肿的发生，肉芽肿中心是坏死区，周边含有充足慢性炎性细胞，李斯特菌病原体以不同数量出现在这些坏死病灶中，几乎所有受累器官肝、脾、心脏等都能发现类似变化。中枢神经系统主要发现于脑膜、结膜、中耳和鼻窦上皮层。

组织化脓性炎症或局灶性坏死可见于李斯特菌绒毛膜羊膜炎、蜕膜炎、马蹄绒毛组织炎、脐带炎、化脓性脑膜脑炎。感染胎盘常从子宫蜕膜开始，李斯特菌侵入蜕膜后快速增殖，表现为非特异性胎盘炎。大体特征是在绒毛实质和蜕膜内的多样的微小、白色或灰色坏死区。最大的病变区域倾向于发生在基底绒毛和底蜕膜，这些大坏死灶就是巨大脓肿。通常发现中性粒细胞局部聚集在绒毛滋养层和基质之间，炎症或坏死的绒毛膜绒毛陷在绒毛间的炎性物质和纤维蛋白中。革兰阳性杆菌在绒毛坏死中心和底蜕膜大脓肿内、绒毛膜和脐带内可见（图 25-1，图 25-2）。

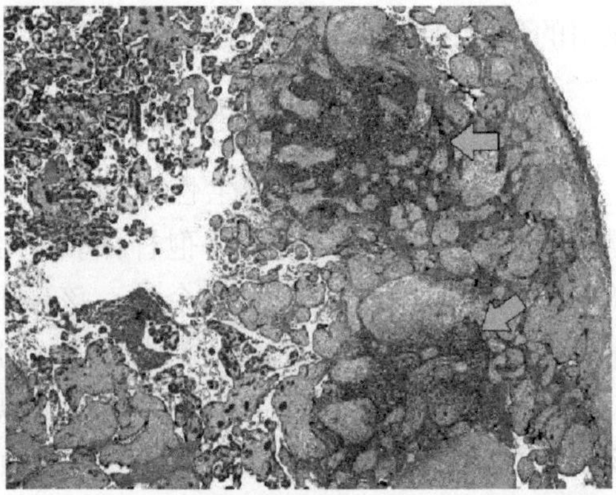

图 25-1 妊娠期李斯特菌病胎盘组织学图像——显示急性绒毛炎。绒毛扩张并含有大量炎性细胞。在感染绒毛局部有多发微脓肿（箭头），显示中央坏死（HE 染色），放大 ×20 倍

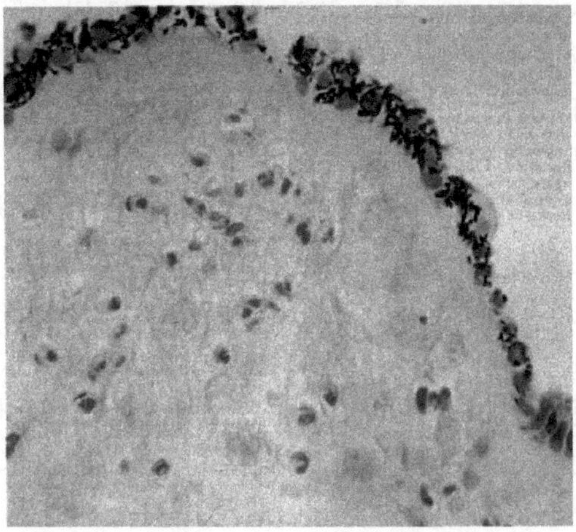

图 25-2 胎盘膜组织学图像显示革兰染色阳性杆菌放大 ×400 倍

引自：CKrause VW, Embree JE, MacDonald SW, et al. congenital listeriosis causing early neonatal death. Can Med Assoc J, 1982, 127（1）:36-38.

四、临床表现

20 世纪 30 年代首次报道了新生儿李斯特菌病。该病是人李斯特菌病最常见临床形式，死亡率可高达 60%，多数为感染孕妇娩出的死胎和早产儿（包括晚期流产儿），并存在复发危险，而足月新生儿明显较少。张巍教授根据临床发病时间将其分为早发型（< 5d）及晚发型（≥5d）。而国外在临床上根据发病年龄将其分早发型(≤1 周）和迟发型（>1 周），并总结了两者的区别（表 25-1）。新生儿早发型感染可以通过胎盘和出生后第 1 天即有脓毒症。

表 25-1　早发型和迟发型新生儿李斯特菌病临床和实验室检查所见

特　征	围生期母亲患病	
	早发型	迟发型
死亡率（%）	25	15
中位日龄（范围）	1（0 ～ 6）	14（7 ～ 35）
男性（%）	60	67
早产儿（%）	65	20
呼吸系统受累（%）	50	10
脑膜炎（%）	25	95
血液细菌分离（%）	75	20
围生期母亲患病（%）	50	0

新生儿李斯特菌病可能发生院内传播。墨西哥报道了院内感染暴发病例，先症者为早发型病例，其携带的李斯特菌污染了沐浴用矿物油，导致同一监护室内 9 个婴儿发病，临床体征出现在感染后 4 ～ 8d，类似于迟发型感染体征，常见发热和脑膜炎等隐匿性起病。

本节主要介绍早发型新生儿李斯特菌病。临床上发生李斯特菌宫内感染新生儿常在出生时或出生后 1 ～ 2d 发病，表现为窒息、呼吸困难、发热、循环障碍、DIC 等，也可发生脑膜炎。也有病例表现得较为温和，取决于被感染时间、治疗及时与否。患儿母亲往往有起先发病证据；有的症状模糊和非特异性（如不舒服、肌痛）；有的明显（发热、寒战），提示产前患李斯特菌病风险。羊水胎粪污染是此类患儿共同特点，可发生在任何胎龄。大多数病例在分娩时已有明显临床表现，如发绀、呼吸暂停、呼吸窘迫和肺炎。常需辅助通气，但持续缺氧仍可见于严重受累的婴儿。肉芽肿皮疹（又称肉芽肿病败血症）（图 25-3）见于严重感染时，稍隆起，直径为 1 ～ 2mm，苍白脓疱，皮疹周环绕着深红色红斑基底。皮疹活检显示白细胞浸润，伴随较多细菌存在。

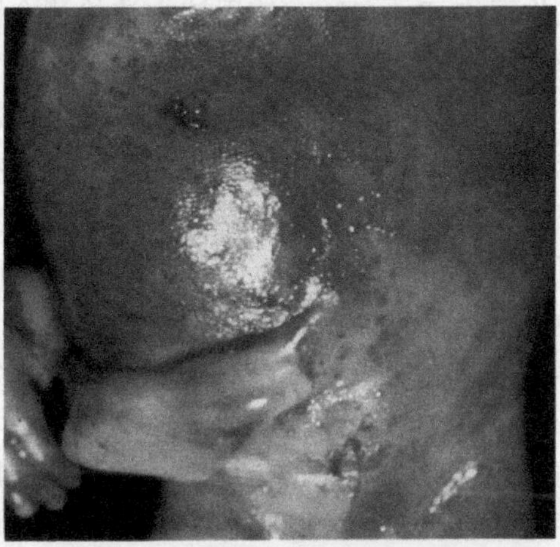

图 25-3　李斯特菌病新生儿皮疹

引自：CKrause VW, Embree JE, MacDonald SW, et al. congenital listeriosis causing early neonatal death. Can Med Assoc J, 1982, 127（1）: 36-38.

妊娠晚期孕母感染时可导致胎儿死亡、发育不良、早产，胎儿或新生儿感染病死率较高。存活患儿可发生远期发育迟缓、神经发育障碍增加，可有脑积水，严重患儿多伴有脑膜炎。如果不存在脑膜炎，结局总体上是好的。

五、诊断和鉴别诊断

1. 诊断　孕母不明原因发热、感染先兆、早产、胎儿呼吸窘迫、皮疹等是新生儿李斯特菌病高危信号。根据以上高危信号结合辅助检查可疑似诊断。标本培养李斯特菌阳性是诊断金标准。

2. 辅助检查 血常规非特异性，白细胞数量增加或显著减少，伴有未成熟的白细胞，相当多病例可出现单核细胞显著增高，血小板可减少，CRP 升高，许多婴儿贫血，严重者可以出现凝血功能紊乱。血清学诊断抗 LLO 抗体检测灵敏度和特异度均 > 90%。实时 PCR 试剂盒和李斯特菌 16S 核糖体 RNA 基因扩增与测序已批准用来进行食品筛查。标准化脉冲场凝胶电泳（PFGE）的 DNA 大分子限制模式流程可进行细菌亚型鉴定，美国 CDC 创建了实验室工作网络 -PulseNet，使用该方法检测全国李斯特菌菌株 DNA 分型和流行情况。

标本培养李斯特菌阳性是诊断金标准。标本包括孕母血液、腹水、子宫颈分泌物、尿液、胎盘、羊水、恶露、母亲血、胎盘组织、宫腔内拭子和胎儿 / 新生儿脐带血、静脉血、气道分泌物、胃内容物、耳拭子等。标本涂片镜检可以发现短的革兰阳性杆菌，有时为球菌。病灶活检以肉芽肿和病灶性坏死为特征。产前诊断经腹羊膜腔穿刺术可能提示李斯特菌性绒毛膜羊膜炎，此时胎儿死亡率（死产和流产）可达 40% ～ 50%。

宫内感染性肺炎时胸部 X 线片特征为非特异性的（为支气管周围广泛浸润），长期感染时有大颗粒、花斑状或结节状图像。头颅 MRI 对新生儿化脓性脑膜炎诊断有重要意义。

3. 鉴别诊断 注意与其他感染性疾病、新生儿出疹性疾病、新生儿勒雪病相鉴别。

六、治疗

呼吁产科和新生儿科医师对本病的关注和合作，妊娠期早期识别、早期正确治疗是降低新生儿李斯特菌病的重要环节。

1. 抗感染治疗 及早、足量、足疗程给予敏感杀菌性抗生素是治疗成功的基础。重视新生儿感染监测，一旦提示感染，在采集血培养标本后立即给予积极抗感染治疗。疾病进程及治疗效果取决于治疗及时与否以及胎龄大小。治疗失败见于给药太晚及严重新生儿败血性肉芽肿或脑炎患者。

早发型新生儿李斯特菌病，国外推荐首选氨苄西林联合氨基糖苷类治疗。氨苄西林：出生后第 1 周，体重< 2 000g，100mg/(kg•d)，bid；体重> 2 000g，150mg/（kg•d），tid；出生后第 2 周，体重< 2 000g，150mg/(kg•d)，tid；体重> 2 000g，200mg/（kg•d），tid。氨基糖苷类剂量随所选择药物而变化。庆大霉素：出生后第 1 周 5mg/（kg • d），均分 2 次用药；出生后第 2 周 7.5mg/(kg•d)，均分 3 次用药。败血症疗程 10 ～ 14d，伴有脑膜炎时则疗程更长。因氨基糖苷类药物国内儿童使用受限，亟待探讨适合国情的新生儿李斯特菌病管理方案，随着新生儿耳聋基因的筛查，或可考虑联合使用氨基糖苷类药物。我院收治 37 例患儿药敏情况显示，已存在氨苄西林耐药菌株。对可疑危重患儿首选给予万古霉素联合美罗培南或可提高救治成功率。积极有效的治疗可使病死率较大幅度下降。

2. 对症支持治疗 早发型胎儿或新生儿李斯特菌感染，重型者可以存在败血症、感染性休克、宫内感染性肺炎、呼吸窘迫综合征、凝血功能障碍、DIC 等并发症，病情危重、进展急骤，危及生命。在选择敏感抗生素抗感染的同时，针对患儿上述危及生命的并发症进行积极有效的治疗，是改善预后的重要措施。此外，注意免疫支持。新生动物研究显示，补充干扰素 -γ 可增强细胞免疫应答、改善动物的预后，那么对新生儿李斯特菌病能是否考虑适时给予干扰素 -γ 值得研究。

七、预防

国家应加强食品安全管理，李斯特菌

被 WHO 食品安全工作计划列为重点检测的食源性病原菌之一，欧美多个国家已将李斯特菌病列为法定报告传染病监控，已经有效减少了发病。但研究显示绝大多数妊娠妇女甚至产前保健人员并不清楚李斯特菌感染的危害及感染征兆。因此，应对孕妇加强教育，使其认识妊娠期李斯特菌病的来源和风险。孕妇禁食生冷腐烂变质食品、过期速食食品、黄油、冻肉；生食瓜果蔬菜应洗净；避免饮用生牛奶或食用生牛奶制品，避免食用软乳酪，如羊乳酪、白软干酪；为防止二次污染所进食食物均需彻底加热至产生蒸汽。此外，产前保健人员和产科医师继续教育课程中应包括妊娠期李斯特菌病相关内容，使其了解李斯特菌感染特点。积极研究李斯特菌疫苗正成为预防本病的新途径。

（封志纯　赵文利）

耐甲氧西林金黄色葡萄球菌感染母亲新生儿

一、概述

耐甲氧西林金黄色葡萄球菌（methicillin-resistant Staphylococcus aureus，MRSA）是金黄色葡萄球菌的一个独特菌株，隶属真细菌目，微球菌科，葡萄球菌属中的一种，需氧或兼性厌氧，呈不规则葡萄串状排列的革兰阳性球菌。1961 年英国的 Jevons 首次发现了耐甲氧西林金黄色葡萄球菌（MRSA）。MRSA 除对甲氧西林耐药外，对其他所有与甲氧西林相同结构的 β-内酰胺类和头孢类抗生素均耐药，被称作超级细菌。MRSA 从发现至今感染几乎遍及全球，已成为院内和社区感染的重要病原菌之一。

目前 MRSA 在全球的感染率日益增加，耐药程度也日趋严重。在美国，2001～2010 年平均年发病率为 25.2/100 000 人，发病率急剧随着年龄的增长而增加；在新西兰，MRSA 年发病率从 2001 年的 360/100 000 上升到 2011 年的 412/100 000($P < 0.001$)；在挪威，1993～2011 年，65 岁以上人口感染 MRSA 的发病率从 1995 年的 1/100 000 到 2011 年的 13/100 000；近年，我国 MRSA 感染形势也比较严峻，2010 年中国 CHINET 细菌耐药性监测显示 MRSA 在金黄色葡萄球菌感染中所占比例平均为 51.7%；不同医院 MRSA 检出率存在较大差异，检出率最高的为 77.6%；在秦皇岛地区，2006 年 MRSA 检出率为 54.1%，2009 年为 63.9%，2010 年上升到了 70.4%；陕西延安市某医院 MRSA 检出率为 74.0%。以上数据说明 MRSA 感染已经到了很严重的程度。

二、母亲疾病概况

金黄色葡萄球菌是 11～60 岁妇女阴道携带最常见的病原体之一，其中以 31～40 岁妇女最为常见，而孕妇阴道细菌定植的风险是非怀孕妇女的 2 倍。妊娠期妇女阴道内环境发生变化，细菌定植的种类和耐药性也随之改变，他们可转移到易感部位引起生殖道感染。有报道称 MRSA 是孕产妇阴道内定植的常见多重耐药菌之一。Chen 等研究发现 2963 名怀孕妇女中有 13 名感染 MRSA，感染率是 0.47%。Andrews 等研究发现 5732 名孕妇中 MRSA 感染率是 3.5%。孕产妇感染 MRSA 后可导致胎膜早破、宫内感染、早产等不良妊娠结局，甚至可造成孕产妇多脏器功能衰竭甚至死亡。孕母感染 MRSA 亦可传染给新生儿。但是研究发现母婴垂直传播的概率是非常低的。Andrews 等发现 200 名感染 MRSA 的重症孕妇，所生新生儿无一感染 MRSA，但是一旦发生垂直传播，部分可引发胎儿流产、早产、低出生体重、新生儿败血症、新生儿肺炎、新生儿化脓性脑膜炎等。因

MRSA耐药范围广和耐药率高，一旦引发感染，治疗难度较大，致死率高，故重在预防。MRSA对于围生期妇女而言，即便是无症状的定植，也有潜在院内感染的可能性。我国对孕产妇感染MRSA的诊治经验较少，妊娠期是否需对准妈妈阴道分泌物行病原菌筛查，何时筛查，尚无定论。对孕产妇而言，若疑有MRSA感染，应尽早行阴道分泌物培养，抗生素可选择敏感率相对较高且较为安全的头孢西丁，再根据细菌培养抗生素耐药性分析，合理调整用药，同时应增强孕产妇的卫生意识及养成良好的卫生习惯。

三、病理与病理生理

1. *病理* 青霉素结合蛋白（PBP）是参与细菌细胞壁肽聚糖生物合成的酶，介导细菌细胞壁合成过程中肽聚糖的交联，是细菌保持正常形态及功能的必需条件。青霉素等抗生素正是通过与PBPs结合抑制细菌细胞壁的生物合成引起细菌细胞死亡从而发挥杀菌作用。敏感金黄色葡萄球菌细胞表面存在4种PBPs，而MRSA增加了一种分子量为7800的PBP，命名为PBP2a，它与β-内酰胺类抗生素亲和力极低。当β-内酰胺类抗生素存在的条件下，其他PBPs被抑制，不能发挥效能，而PBP2a仍可发挥作用，继续完成细菌细胞壁的合成，使细菌得以生存。PBP2a只存在于MRSA细菌表面，而不存在于敏感金黄色葡萄球菌，由位于mec片段上的*mecA*基因编码。MRSA菌株与β-内酰胺类抗生素结合后，使*mecA*基因被诱导活化，进行转录产生PBP2a，临床上表现为耐药。

2. *病理生理* MRSA产生多种毒素和侵袭性酶：①凝固酶（coagulase），使得病菌逃避机体免疫系统的清理，同时易于引起感染的局限性和血栓形成。②葡萄球菌溶血素（staphyolysin），主要是α溶素，是损伤细胞膜的毒素，生物学活性广泛，对哺乳动物红细胞有溶血作用，此外对白细胞、血小板、肝细胞、成纤维细胞、血管平滑肌细胞均有损伤作用。③杀白细胞素（panton-valentine，PV），只攻击中性粒细胞和巨噬细胞，抵抗宿主吞噬作用，增强病菌侵袭力。④肠毒素（enterotoxin），目前已发现9个血清型，均能引起急性胃肠炎即食物中毒，作用于中枢神经系统后，刺激呕吐中枢导致病患出现剧烈呕吐。⑤表皮脱落毒素（exfoliative toxin, exfoliatin）引起烫伤样皮肤综合征（staphylococcal scalded skin syndrome, SSSS），又称剥脱性皮炎，多见于新生儿、幼儿和免疫力低下的成年人。患者皮肤呈弥漫性红斑和水疱，继而表皮上层大片脱落。⑥毒性休克综合征毒素-1（toxin shock syndrome toxin-1, TSST-1）可引起机体发热、脱屑性皮疹、多器官系统的功能紊乱以及毒性休克综合征。此外，MRSA产生的超抗原，如肠毒素A、B、C、D、E、G以及TSST-1都具有超抗原活性，除具有毒性作用外，还有与免疫抑制和自身免疫病等相关的生物学意义。

四、临床表现

新生儿细菌感染发病率高，是导致新生儿死亡的重要原因。葡萄球菌是国内新生儿全身感染和皮肤化脓性感染最常见细菌。随着抗菌剂的广泛使用，葡萄球菌株自身不断变异，造成了细菌耐药性逐年增强。金黄色葡萄球菌是人类化脓性感染最常见的病原菌，可引起局部化脓感染，如疖、痈、皮下脓肿、外科切口及烧伤创面感染，还可以引起败血症、脓毒血症等全身感染。耐甲氧西林金黄色葡萄球菌（MRSA）的多耐药性和交叉耐药性更为复杂，其危害性引起了医学界的高度重视，被形象地称为“超级细菌”。

MRSA新生儿败血症的早期症状常不

典型，早产儿尤其如此，除常见新生儿败血症的临床表现外，如进奶量减少、溢乳、嗜睡或烦躁不安、哭声低、发热或体温不升、不吃、反应低下、面色苍白或灰暗、神萎、嗜睡、体重不增、黄疸、肝脾大、出血倾向、休克等，当出现以下情况时，应高度怀疑病原菌为金黄色葡萄球菌：①皮肤黏膜有化脓性感染，如脓疱、疮、疖、甲周炎、化脓性结膜炎，尤其是涂片镜检发现球菌呈葡萄状。②新生儿皮下坏疽或深部脓肿。③有猩红热样皮疹或皮肤普遍发红或 Nikolsky 征（稍用力擦皮肤表皮即大片剥脱）阳性，脱皮后如烫伤。④肺炎并发肺大疱或脓气胸。⑤化脓性关节炎或骨髓炎等。当患儿病程长，治疗效果不佳时应高度怀疑 MRSA 感染。

MRSA 新生儿化脓性脑膜炎系指出生后 4 周内 MRSA 感染引起的中枢神经系统感染性疾病，多发生于新生儿败血症患儿。一般患儿表现如反应低下，精神、面色欠佳，哭声微弱，吮乳减少及体温异常等，常与败血症相似，但常常更重，发展更快。神经系统表现为目光呆滞、凝视、激惹、尖叫、嗜睡、惊厥，前囟紧张、饱满或隆起，骨缝增宽；重者意识改变，甚至昏迷。

五、诊断和鉴别诊断

MRSA 新生儿败血症，除符合新生儿败血症诊断条件外，需血培养结果显示 MRSA 阳性或血标本 MRSA 抗原或 DNA 检测阳性。

MRSA 新生儿败血症在临床诊断当中应与新生儿肺炎和坏死性小肠结肠炎相鉴别。新生儿肺炎：表现为精神萎靡，呼吸增快或暂停、面色灰白或发绀。胸部 X 线呈肺炎征象，血培养阳性可资鉴别。坏死性小肠结肠炎：常表现为反应差、腹胀、呕吐、便血等，与败血症不易鉴别，也可互为因果，但前者往往首发胃肠道症状，血培养阴性；而败血症晚期可并发其他多脏器受累的表现。

MRSA 新生儿化脓性脑膜炎除具有相应临床表现外，如同时具有病原学检查之一项，可做病原学确诊。排除新生儿缺氧缺血性脑病、新生儿颅内出血、结核性脑膜炎、病毒性脑膜炎、真菌性脑膜炎等对于本病的诊断至关重要。

血液常规检测：白细胞分类计数、C 反应蛋白（CRP）、血清降钙素原（PCT）、血清淀粉样蛋白 A（SAA）以及细胞因子检测均有助于 MRSA 感染的诊断。MRSA 感染引起的脑脊液生化变化明显：葡萄糖和氯化物降低，免疫球蛋白、乳酸、乳酸脱氢酶升高。

特殊检查：MRSA 新生儿化脓性脑膜炎，头颅 B 超及 MRI 检查对确定有无脑膜炎、硬膜下积液、脑脓肿、脑积水等很有帮助。MRI 对多房性及多发性小脓肿价值较大。

六、治疗

对 MRSA 感染患儿，加强护理，维持体温稳定；保证热量供给，维持水、电解质平衡，纠正酸碱平衡紊乱；退热止痉，减轻颅内压。

对疑似败血症的病例必须立即开始治疗，静脉内使用抗生素。一旦 MRSA 败血症被确诊，可用万古霉素静脉注射：体重＜1 200g，日龄＜4 周推荐剂量 15mg/(kg·次)，1 次 / 日。体重在 1 200～2 000g 之间的，日龄＜7d 推荐剂量 10mg/(kg·次)，每 12 小时 1 次；日龄＞7d 推荐剂量 15mg/(kg·次)，每 12 小时 1 次。体重＞2 000g，日龄＜7d 推荐剂量 15mg/(kg·次)，每 12 小时 1 次；日龄＞7d 推荐剂量 15mg/(kg·次)，每 8 小时 1 次。此外还可以给予替考拉宁抗感染，新生儿第 1 天剂量 16mg/kg，1 次 / 天，第 2 天起 8mg/kg，

1 次 / 天。对万古霉素耐药的，可以给予利奈唑胺抗感染。MRSA 败血症总疗程为 10 ～ 14d。

对于所有败血症患儿必须尽早行脑脊液检查，同时开始抗生素治疗。一旦确诊为 MRSA 脑膜炎，万古霉素的使用剂量加倍，治疗 48h 后复查脑脊液评价疗效。因脑脊液中替考拉宁浓度低，故不用于化脓性脑膜炎的治疗。对万古霉素耐药的，可以给予利奈唑胺抗感染。其治疗疗程为脑脊液培养阴性后，继续持续静脉滴注抗生素至少 3 周。

MRSA 感染并发症：①及时纠正休克：血管活性药物如多巴胺和多巴酚丁胺；②纠正酸中毒和低氧血症；③积极处理脑水肿和 DIC。

对 MRSA 感染进行的支持疗法、免疫疗法、穿刺放液以及引流减压有助疾病恢复。

七、预防

注意个人卫生、消毒隔离和防止医源性感染。皮肤有创伤时应及时消毒，有化脓性感染者，未治愈前不宜从事食品制作或饮食服务业。

目前抗生素广泛应用，耐药株日益增多，必须根据药物敏感实验结果合理使用抗生素。

（刘克战）

第二节 妊娠合并结核病母亲新生儿

一、概述

肺结核（pulmonary tuberculosis）是由耐酸性结核分枝杆菌引起的呼吸系统慢性传染病，其病理特点是结核结节、干酪坏死和空洞形成，主要通过呼吸道传染。近年来，全球结核病的发生率有所回升，其主要与人类免疫缺陷病毒（HIV）感染及多重耐药结核杆菌的迅速增长有关。2016 年 WHO 公布的结核病年度报告显示，2015 年全世界新发结核病数量约为 1040 万例，其中 120 万新发结核病例为艾滋病毒感染者，超过 95% 的结核病死亡发生在中、低收入国家。2015 年我国结核病新发病例 91.8 万例（包含 1.5 万结核患者合并艾滋病毒感染，发病率 67/10 万），其中女性 25.8 万人（占 28%）；死于结核病者 3.5 万人（死亡率 2.6/10 万），另有 0.26 万人死于结核合并艾滋病毒感染。文献报道，妊娠合并结核病患者占妊娠妇女的 2% ～ 7%。妊娠合并结核病是高危妊娠的一种，妊娠与分娩可促进结核病进入活动期引起病情进展甚至导致孕妇死亡；妊娠期结核会增加早产、流产、低出生体重儿及围生儿死亡的风险。产前积极做出诊断、给予规律的抗结核治疗及健康指导，有利于改善母儿预后。

二、母亲疾病概况

1. 临床特点 妊娠合并结核病的临床表现与一般病患类似，病情轻者可无症状，一般表现为发热、乏力、体重减轻、盗汗、食欲缺乏等症状。妊娠期间最常见的结核病表现形式是肺结核，活动性肺结核的常见症状为咳嗽，有时伴有咳痰、咯血、胸痛等症状。当胸膜受累时可有胸痛及呼吸困难，严重者肺功能受损，甚至死亡。肺外型结核最常见的为颈淋巴结结核，其次是生殖系统结核、骨结核及中枢神经系统结核等。由于倦怠与不适恰巧也是妊娠期间常见的症状，再加上妊娠期对放射线暴露的担忧，因此常延迟结核病的诊断，导致病情加重或传染他人。有研究妊娠合并结核病例，发现妊娠并发结核病患者全身中毒症状重，多并发中枢系统结核而危及生命。

2. 诊断　多数患者在孕前已明确结核病诊断和治疗病史。妊娠妇女有发热、乏力、盗汗、咳嗽、咳痰、咯血等临床表现，消瘦、贫血、肺上部湿啰音等体征应考虑到肺结核可能。可行以下辅助检查协助诊断。

(1) 血液生化及免疫学检查：包括血常规、红细胞沉降率及结核菌素皮肤试验 (PPD) 等。外周白细胞总数正常或稍高，血型播散型肺结核患者可出现白细胞增高、核左移和中毒颗粒；病程长者常伴有不同程度贫血。多数活动性结核患者红细胞沉降率增快。PPD 试验是临床上诊断结核的常用方法，阳性结果提示结核，阴性结果不能完全排除结核。为减少胎儿不必要的射线接触，故多主张用 PPD 试验作为筛选方法。由于 PPD 试验结果会受到艾滋病毒感染或任何严重削弱免疫系统功能的疾病（如播散性结核病）的影响导致假阴性结果，故需综合判断。

(2) 结核菌涂片和培养：反复痰液或其他体液涂片抗酸染色找结核杆菌检查及细菌培养。痰中找到结核杆菌是确诊肺结核的主要依据。

(3) 影像学检查：包括 X 线检查、CT 检查及 MRI 检查等。如果没有临床症状，妊娠期不建议使用胸部 X 线检查。胸部 X 线检查需在适当防护屏保护下腹部的条件下进行。肺结核患者肺尖部多见浸润，斑状小阴影为早期再感染的特征，病变可有液化空洞形成，亦可硬结、钙化。有时可见肺门纵隔淋巴结肿大，肺段或肺叶不张，胸膜渗出，粟粒性肺结核等。MRI 或 CT 检查适用于早期发现隐匿感染部位，CT 检查的诊断价值优于胸部 X 线检查，在妊娠早期 MRI 替代 CT 检查可避免放射线照射对胚胎发育的影响。

(4) 结核感染 T 细胞斑点试验（T.SPOT.TB）：T.SPOT.TB 是以特异性抗原为刺激源，应用酶联免疫斑点技术诊断结核感染的新方法，具有灵敏度高、特异度强等特点。其检测结果不受接种卡介苗与否及免疫力功能是否正常等因素影响，获得广泛认可。

3. 鉴别诊断　肺结核可酷似任何肺部疾病，特别是当其临床或 X 线表现不典型，实验室资料似乎提示某一疾病，而医师又未全面分析时，可能会错诊错治而造成不良后果。尤其需要与下列疾病仔细鉴别。

(1) 肺癌：中央型肺癌常有痰中带血，肺门附近有阴影，与肺门淋巴结结核相似；周围型肺癌呈球形、分叶状块影，有时与结核球需要鉴别；癌性空洞需与结核性空洞相鉴别；弥漫型细支气管肺泡癌需与粟粒型肺结核相鉴别。临床表现结合胸部影像学资料、结核菌和脱落细胞检查，以及纤维支气管镜和活组织检查，有助于鉴别诊断。

(2) 肺炎：有轻度咳嗽、低热的支原体肺炎和过敏性肺炎在 X 线平片上与早期浸润型肺结核相似。支原体肺炎在 2 ～ 3 周可自行消散，起病后 2 周约 2/3 患者冷凝集试验阳性，滴度＞ 1 ：32，特别是当滴度逐步升高时，有诊断价值。过敏性肺炎血中嗜酸性粒细胞增多，且肺内浸润常呈游走性。细菌性肺炎须与干酪性肺炎相鉴别，但细菌性肺炎起病多急骤，除高热、寒战外，有些细菌性肺炎有其特征性的痰或 X 线表现，痰查结核菌阴性，而痰细菌学培养阳性，在有效抗生素治疗下，肺部炎症一般可在 3 周左右消散。

(3) 肺脓肿：起病较急，发热高，脓痰多，且部分患者痰有恶臭，痰中无结核菌，但有多种其他细菌，血白细胞总数及中性粒细胞增多，脓肿空洞积液较结核空洞多，周围炎症浸润也较广泛，无卫星灶，抗生素治疗有效。

(4) 支气管扩张症：有慢性咳嗽、咳痰和反复咯血史，须与慢性纤维空洞型肺结核相鉴别。支气管扩张症的痰结核菌阴性，X线平片见局部肺纹理增粗或卷发状阴影，支气管造影或CT检查可确诊。

(5) 其他疾病：支气管淋巴结结核有时需与纵隔淋巴瘤、结节病等相鉴别。

4. 处理原则

(1) 一般治疗：保持环境空气新鲜和阳光充足，适当休息，尽量避免过多消耗体力，以防止病情加重。及时治疗早孕反应和妊娠剧吐，保证摄取足够多的热量，食用高蛋白、高维生素食物，如动物肉类、奶、蛋、新鲜蔬菜、水果等。

(2) 药物治疗：妊娠期活动性结核病的治疗仍以化疗为主，必须遵循早期、联合、规则、适量和全程的原则。这种治疗的特殊性在于化疗中必须考虑到药物对胎儿有毒性和致畸作用，为保证胎儿安全，避免对胎儿的生理功能和发育造成损害或影响，注意合理选择抗结核药物。妊娠早期合并肺结核时，应首选异烟肼和乙胺丁醇，副作用小，孕妇使用安全，3个月内不建议使用利福平。妊娠3个月后，联合应用异烟肼和利福平具有较强的杀菌效果，可缩短疗程。应用异烟肼，应给予维生素B_6，以防发生末梢神经炎、胎婴儿反应迟钝和脑病。服用利福平时，应注意肝损害。考虑对胎儿的影响，妊娠期禁止应用链霉素、吡嗪酰胺、氨硫脲、环丝氨酸等药物。

(3) 手术治疗：妊娠期间一般不考虑结核病的外科治疗。对于反复咯血，空洞久治不闭且病灶局限者，为避免病情恶化，酌情在妊娠前半期进行手术治疗。

(4) 妊娠末期以及分娩期的感染管制：只有肺结核才可能有传染性，一般接受过2周以上适当治疗以后，这些患者就不具传染性，就不需要再对这些患者进行隔离，可以像一般人一样生产。若母亲是在生产前2周内才被诊断出肺结核，而且痰液染色呈现阳性，则母亲应该被隔离；若母亲得的是非多重耐药性结核菌，而且正接受有效地治疗，则不需将婴儿强制与母亲隔离，但是婴儿必须服用预防性的药物（异烟肼5mg/kg），且在6周时做结核菌素测试，如果呈现阴性，则停止服药，注射卡介苗；如果母亲得的是多重耐药性结核菌，或者服药的依从性不佳，则需将婴儿强制与母亲隔离。产科处理时，对于活动性肺结核或曾行肺叶切除的孕妇，因有效呼吸面积减少及血氧分压降低，易使胎儿缺氧，应在预产期前1～2周住院待产。如无产科指征，以阴道分娩为宜，分娩时尽量避免屏气用力，以防止肺泡破裂，病灶扩散和胎儿缺氧；但也应避免分娩时体力消耗过多，需要尽可能缩短产程，可适当选用手术助产，缩短第二产程，并预防产后出血。若需剖宫产，麻醉应选用硬脊膜外持续阻滞，术中酌情行输卵管结扎术。产褥期需增加营养，延长休息时间，活动性肺结核产妇应禁止哺乳，严格与新生儿隔离，以减少母体消耗及防止感染新生儿，应在产后6周及3个月，行肺部X线复查，以了解肺结核病灶的变化，因肺结核有可能在产后加重。

三、病理生理

绝大多数先天性结核患儿病例孕母有全身血行播散性结核或子宫内膜、胎盘和子宫颈结核。感染途径多经脐静脉到肝引起肝原发综合征；少数病例原发综合征发生于肺，则可能是结核菌绕过肝经静脉导管到右心、肺形成原发综合征，或由于胎盘或子宫内膜干酪病灶破溃感染羊水，致胎儿子宫内吸入而发生肺原发综合征；或吞入而发生肠原发综合征。病理检查可见胎盘结核病变。除肝或肺原发综合征外，又可见全身包括脾、肾、脑、肾上腺，骨髓等粟粒性结核病变。先天性结核病特点是明显干酪样坏死而缺乏细胞反应，提示严重感染而机体反应性差，肝或肺原发灶、粟粒结节及局部淋巴结干酪样坏死灶含大量结核杆菌，病灶边缘可见多形核白细胞浸润，但淋巴细胞、上皮细胞、朗汉斯巨细胞少见或不见，反映结核杆菌急剧繁殖而机体无抵抗力。

1. 妊娠对结核病的影响　关于妊娠与结核的相互影响，过去认为妊娠能改善结核病预后，因为子宫增大，横膈上升，压迫胸腔有利于空洞愈合。19 世纪中期有报道显示孕妇结核病随妊娠而加重。此后普遍认为，所有患结核病的孕妇均应终止妊娠。在广泛应用抗结核药物前数年，有文献分析了 1 000 余例妊娠期结核病患者资料，在妊娠期 9% 结核病情改善，7% 恶化，而 84% 无变化；产后 9% 好转，15% 恶化，76% 无变化。因此，认为妊娠期结核病复发与妊娠无关，但产后复发率升高。有些研究显示妊娠对肺结核有害，在妊娠影响下，静止性肺结核也可能复发或病情加重。理由如下：妊娠早期恶心、呕吐、食欲缺乏等影响孕妇的进食与营养；妊娠时能量消耗增加，全身脏器的负担增加；产时体力消耗大，产后腹压骤然减低和膈肌下降；哺育婴儿损失营养、消耗体力等，这些均可对结核病孕妇产生不利的影响，使结核病灶从静止性转为活动性的危险增加，孕前无结核病症状及体征而妊娠期发展为全身严重结核，脊髓结核妊娠期或产后出现截瘫。妊娠期结核病发生率增加及病情加重与妊娠期的细胞免疫调节受到抑制有关，妊娠使膈肌上升、肺膨胀减低引起的肺部缺氧，容易使肺受到感染。现在，由于有效的化疗药物使结核病预后明显改善，妊娠期、产后的预后基本与未孕同龄妇女相同。产后 1 年结核易病复发或病情常恶化，可能与产后急剧的激素变化、细胞免疫的改变、横膈下降、营养消耗及睡眠不足有关，与母乳喂养无关。

2. 结核病对妊娠的影响　通常认为非活动性肺结核或病变范围不大，健康肺组织尚能代偿，肺功能无改变者，对妊娠经过和胎儿发育无大影响，而活动性肺结核妇女妊娠可致流产、宫内感染、胎死宫内及新生儿死亡，尤其是已有肺功能不全者，妊娠分娩会加重其病情，甚至引起孕产妇死亡。围生儿死亡率高达 30% ～ 40%。结核病孕产妇在产前及产时均可将结核菌传染给胎儿，引起围生期感染。1994 年 Jana 等报道了印度 79 例妊娠期活动性肺结核孕妇，她们的胎儿平均出生体重低，早产、低体重儿、宫内生长受限儿均增加 2 倍，围生儿死亡率为 6 倍。治疗结核病的药物对母儿带来不良作用的可能性也存在。妊娠不良的后果与诊断晚、治疗不彻底及肺部病变进展等情况有关。结核病孕妇的胎儿可通过胎盘或吸入羊水而感染结核，从死婴及胎盘组织已分离出结核杆菌。2001 年 Figueroa 等的报道也证实了妊娠期结核菌感染可增加新生儿的患病率及死亡率，尤其是开始治疗较晚的孕妇，其新生儿死亡率增加。1999 年 Jana 等报道了 33 例肺外结核，淋巴结核并未影响妊娠预后，而肾、肠等处的结核与出生低体重儿有关。

四、临床表现

孕母局限在肺或淋巴结的结核病对胎儿影响较小，胎儿的不良结局更多是由肺外结核所致。研究显示，患有结核病的妇女有比较高的概率生下早产儿及低出生体重儿，过期产死亡率也较高。新生儿结核病临床症状并无特异性，与其他先天性感染（如梅毒、巨细胞病毒感染、细菌感染造成的败血症）类似，当广谱抗生素使用无效而且其他的先天性感染检查均呈现阴性时，需怀疑是否罹患先天性结核病，特别是母亲新近才被诊断有结核病者。症状可以在刚出生时就出现，多于出生后2周内发病，也有在出生后4个月才出现症状。先天性结核病实质上是全身血型播散性结核病，其病情凶险，发展迅猛，也有隐匿、迁延者。多有发热、据乳、呕吐、体重不增等非特异性表现。肝和肺是最常受到影响的两个器官。呼吸道症状可有咳嗽、呼吸困难及肺部湿啰音。此外有淋巴结和肝、脾大，肝门淋巴结压迫胆管可致阻塞性黄疸。累及神经系统可有结核性脑膜炎表现。有结核性中耳炎时可因鼓膜穿孔致耳聋及面神经瘫。

五、诊断和鉴别诊断

先天性结核病预后差，病死率高，因此早期诊断甚为重要。1994年Cantwell等提出了先天性结核病新的诊断标准，即婴儿确定有结核病，另符合以下至少一项条件：①出生后第1周即发现有结核病变；②出现肝脏原发性病灶（肝脏及邻近淋巴结有感染）或干酪性肉芽肿；③胎盘或母亲生殖器有结核杆菌感染；④排除产后感染的可能性。

由于新生儿结核病临床往往缺乏特异性表现，早期诊断困难。对母亲有粟粒性结核病或生殖器结核病的患儿应设法明确有无新生儿结核病。

1. *详细询问及产前检查母亲有无结核病* 有研究发现，只有不到一半的母亲在分娩时明确有结核病，往往是先诊断婴儿有先天性结核病之后，才诊断出母亲有结核病。

2. *胎盘检查* 分娩过程仔细检查胎盘有无异常，怀疑病例送检。

3. *结核菌检查* 新生儿胃液、痰液、尿液、脑脊液等涂片做抗酸染色查找抗酸杆菌或细菌培养。多次抽胃液是找抗酸杆菌最快最好的方法。由于受到结核菌生长速度的限制，6～12周才能得到结核杆菌培养的结果，错过了结核病确诊及治疗的时机。BACTEC-46O拟放射技术采用了7H12液体培养基，可以提高结核杆菌的生长速度，使生长周期缩短至1～2周。当患者的痰液呈现阳性时，可以用核酸复制分析（NAA）来确认是否为真的结核菌感染，但是NAA仍然无法取代培养。另有Line-probeassay可以检测是否带有突变的*rpo B*基因，对于多重抗药性结核菌可以快速诊断。

4. *影像学检查* 影像学技术包括有X线检查、超声检查、CT以及MRI。几乎所有的婴儿胸部X线平片均有不正常的发现，其中约有50%的患者X线平片显示粟粒状。刚出生时胸部X线平片可能显示是正常的，但之后会进展迅速。对先天性结核病应进行动态观察，以便早期发现结核改变。腹部超声检查可以了解有无肝大。CT、MRI可进一步了解肝内病变及胸内淋巴结病变，有利于先天性结核病的早期诊断。超声检查、CT及MRI还可用于中枢神经系统结核病的诊断。

5. *结核菌素试验* 结核菌素试验刚出生时都是阴性，一般在感染后3～5周后才为阳性。

6. *肝脏活检* 肝原发综合征或干酪性肉芽肿是经脐静脉感染的先天性结核病非常重要的依据，可行病理学的诊断。

7. *其他检查* 诊断先天性结核病必须同时查HIV感染，因HIV感染会增加结核菌感染概率。

六、治疗

由于先天性结核病预后差，需积极治疗。如母亲有活动性结核病须母婴隔离，禁止哺乳。若肺结核孕妇分娩时痰结核杆菌涂片为阴性，新生儿需接种卡介苗，但不必预防性治疗；如母亲分娩时结核杆菌涂片为阳性，且婴儿情况良好，则建议给予婴儿3个月的预防性治疗（异烟肼5mg/kg，1次/天），不接种卡介苗；3个月后PPD试验如为阴性，可停用异烟肼，接种卡介苗；如为阳性，再治疗3个月，PPD试验转为阴性可给婴儿接种卡介苗。

若有结核中毒症状，确诊为先天性结核病患儿应给予全程抗结核治疗，病初最好静脉给予抗结核药物。异烟肼加利福平，均10～20mg/（kg·d），异烟肼1年以上、利福平9个月到1年。重症可加乙胺丁醇15～25mg/（kg·d）或吡嗪酰胺15～20mg/（kg·d），但二药在新生儿用药经验不多。

七、预防

1. *加强宣教，做好卡介苗的接种工作，预防育龄妇女感染结核病*　孕前有结核病史或有密切接触者，均应在妊娠前行胸部X线检查，以便早期发现及处理。在肺结核活动期待抗结核治疗病灶稳定1年以后，再考虑妊娠；若已妊娠，应在妊娠8周内行人工流产。

2. *早期发现和早期治疗孕妇结核病*　孕妇属于高危险人群，如最近曾经到过结核病盛行地区旅行，或是来自结核病盛行地区，感染人类免疫缺陷病毒（HIV）的患者，家中亲属或亲密接触的对象患有结核病（或疑似结核病），有一些内科疾病（包括淋巴瘤、糖尿病、慢性肾衰竭或营养不良者），接受免疫抑制药物治疗者，酒精或药物成瘾者，或者是低收入者，都应该接受结核菌素测试，此种测试对孕妇是相当安全的，若为阳性则应该进一步评估，决定治疗或给予预防性药物。

3. *加强产前检查*　凡孕前有肺结核史或有密切接触者，在初次产前检查时，应常规行胸部X线检查。增加产前检查次数，以便在治疗期间及时了解病情变化和及时发现妊娠期并发症。

（陈　燕　王　琳）

第三节　妊娠合并病毒感染性疾病母亲新生儿

乙型肝炎母亲新生儿

一、概述

乙型病毒性肝炎（viral hepatitis type B）系由含乙型肝炎病毒（hepatitis B virus，HBV）的体液或血液经破损的皮肤和黏膜进入机体而获得感染引起，以乏力、消化道症状、尿黄，肝大及肝功能异常为主要临床表现。部分病例有发热和黄疸；少数病例病程迁延转为慢性，或发展为肝硬化、肝癌；重者病情进展迅猛可发展为肝衰竭；另一些感染者则成为无症状的病毒携带者。自1965年Blumberg发现澳大利亚抗原以来，全世界约20亿人感染过HBV，慢性感染者达3亿～3.5亿。我国是乙型病毒性肝炎的高发区，约6亿人感染过HBV。由于母婴传播及日常生活密切接触，乙型肝炎母亲新生儿是乙型肝炎的高危人群。乙型肝炎母亲通过母婴传播将HBV传递给新生儿。新生儿患乙型肝炎临床表现不典型，感染后可长期携带乙肝病毒。

二、母亲疾病概况

乙型肝炎母亲由于妊娠期代谢旺盛，肝负担加重，而肝血流量相对减少，导致营养相对缺乏；妊娠期母亲血浆总蛋白尤其是清蛋白减少明显，影响肝细胞的再生与修复。在妊娠早期，妊娠反应如厌食、恶心、呕吐等症状较重。妊娠晚期由于肝病使醛固酮灭活能力下降，较易发生妊娠高血压综合征，发生率可达30%。分娩时，由于肝功能受损，凝血因子合成功能减退，易发生产后出血。妊娠后期易发展为重症肝炎、肝衰竭，病死率可达30%。妊娠期间免疫功能受损，以上原因使乙肝孕妇易并发感染，并且肝修复功能下降，使得妊娠合并病毒性肝炎患者临床表现相对较重，进展较快，容易进展为重型，预后相对较差。

三、病理生理

乙型肝炎母亲对新生儿的影响主要是乙型肝炎病毒的母婴传播。乙肝病毒母婴传播有3条途径，即宫内传播，产时传播和产后传播。

1. 宫内传播　对HBV宫内传播的机制还不清楚，目前主要有细胞转移学说、胎盘渗漏学说等。多数研究认为HBV的宫内感染主要发生在妊娠晚期，可能由于胎盘老化受损，母亲血液中的乙型肝炎病毒突破胎盘屏障进入胎儿血液循环，HBV的宫内感染率为5%～10%。

2. 产时传播　主要是由于在分娩过程中频繁的子宫收缩使得胎儿吞咽了含有HBV的血液、羊水或阴道分泌物等母体体液成分，或者因子宫收缩导致胎盘血管破裂，胎儿皮肤黏膜损伤，母血渗入胎儿血液中而引起。因此，产程延长、人工破膜、胎头吸引等措施都会增加HBV感染的风险。

3. 产后传播　是指通过接触母亲唾液、母乳喂养和其他生活上的密切接触而传播HBV。母乳中含有丰富的营养成分和多种免疫物质，是婴儿的天然食品，然而慢性乙型肝炎病毒感染产妇能否进行母乳喂养一直是一个有争议的问题。近年来，国内一些研究表明，乙型肝炎母亲的新生儿母乳喂养不会增加母婴传播的风险，特别是对出生后经过主被动联合免疫预防的新生儿更安全。

四、临床表现

大多数受乙型肝炎病毒感染的新生儿及婴儿起病缓慢，表现为亚临床过程。新生儿出生时多无临床症状，一般不影响发育，亦不致畸，甚至没有肝功能及血清学的改变。常在感染1～6个月有慢性抗原血症及转氨酶的持续性轻度增高。有时仅在感染6～12个月时检出HBsAg的抗体。偶尔感染的新生儿可发生急性乙型肝炎，通常是轻微的和自限性的，主要表现为黄疸；可表现为出生后黄疸消退延迟，或退而复现，或逐渐加深。部分新生儿病例出现临床症状，如黄疸（早期呈阻塞性黄疸的表现）、发热、肝大、食欲欠佳，实验室检查出现轻度肝功异常或仅有转氨酶升高，血清胆红素增高，以结合胆红素增高为主，而后恢复或呈慢性肝炎的经过。也可表现为持续性阻塞性黄疸，巩膜与皮肤黄染，尿色加深如茶色，大便颜色减退或呈陶土色，肝、脾大，以肝大为主，体重不增。少数新生儿乙型肝炎呈暴发型经过，黄疸出现后迅速加重，短期内发展到肝性脑病、出血等肝功能衰竭症状，死亡快、预后极差。如能存活还可望肝组织恢复正常。与急性肝炎母亲新生儿相比，暴发型肝炎更多见于慢性带病毒母亲的新生儿。

绝大多数感染的新生儿成为慢性携带者，是日后发生肝癌或肝硬化的潜在危险。随着新生儿乙肝疫苗的普遍接种，我国儿童无症状HBV携带率已明显下降。

五、诊断和鉴别诊断

1. 诊断

（1）病史及临床表现：在乙肝的高发地区、孕母为HBsAg和（或）HBeAg阳性者的新生儿和（或）出生后有食欲欠佳、发热、黄疸、肝大等表现时，应考虑到此病。

（2）实验室辅助检查：是最重要的依据。

除血清酶及胆红素外，应进行 HBV 血清标志物（抗原及抗体）的测定。目前酶联免疫吸附测定法（ELISA）最为敏感，其次为反向被动血凝及免疫黏附血凝法。免疫扩散与对流电泳虽不甚敏感、但仍为我国广泛采用，3 种抗原、抗体系统中，以检测 HBsAg 最为有用，阳性提示 HBV 现正在感染。HBsAg 阳性比肝脏受损指标更早出现。抗 HBc-IgG 阳性提示原已感染，需查 HBc-IgM，确定是否存在活跃的感染。HBeAg 阳性见于 HBV 复制活跃时。另外，HBV-DNA 阳性是病毒复制和传染性的直接标志，目前常用聚合酶链反应（PCR）和分子杂交检测。常见 HBV 血清标志物组合的临床意义见表 25-2。

2. 鉴别诊断

（1）巨细胞病毒性肝炎：是婴儿肝病中最常见的病因，可急性起病，有黄疸、肝大、肝功能异常及病情迁延等临床表现。临床上有时与乙型肝炎较难鉴别，但巨细胞病毒肝炎时肝大较为明显，多伴有脾大。病原学检查有助于鉴别。

（2）中毒性肝炎和肝脓肿：临床以感染中毒症状为主，如高热、毒血症或败血症样表现，外周血白细胞和中性粒细胞数以及急相蛋白明显增高。血培养可找到病原菌。

（3）胆道闭锁（biliary atresia，BA）：可见于肝内、外胆管系统全部或部分的缺失，使胆汁流出完全受阻。患儿在出生后不久可出现黄疸、陶土样便、肝损伤等胆道梗阻症状，严重者可导致肝硬化、肝衰竭，甚至死亡。该病不是单因素性疾病，主要与宫内外病毒感染、免疫系统异常、胆管受损、炎症和纤维化、妊娠妇女接触有毒物质、胎儿肝胆系统发育过程中血管发育异常有关。多可通过超声、内镜逆行胰胆管造影（ERCP）、磁共振胰胆管造影等检查确诊。早期诊断并及时手术可有效缓解病情。

（4）先天性胆总管扩张症：亚洲比欧美多见，女婴发病明显高于男婴 [（4 ~ 5）：1]。在出生后数日内发病较少。呈间歇性黄疸，腹部肿块，因腹部疼痛而哭闹，50% 伴呕吐，35% 粪便呈灰白色，20% 可并发胰腺炎。腹部超声或 CT 检查可以确诊，宜及时行手术治疗，以免并发胆道感染或发展成胆汁淤积性肝硬化。

表 25-2　HBV 血清学标志物及其临床诊断意义

HBsAg	HBsAb	HBeAg	HBeAb	HBcAb	临床意义
+	−	+	−	+/−	HBV 感染、传染性强
+	−	−	+/−	+	HBV 感染、有传染性
+	−	−	+	−	HBV 感染、有传染性
+	+	+/−	+/−	+/−	HBV 感染、有传染性、HBV 可能有变异
+	−	−	−	−	HBV 感染潜伏期、有传染性
−	+	−	+/−	+	既往 HBV 感染已恢复、有保护力
−	+	−	+	−	既往 HBV 感染已恢复、有保护力
−	+	−	−	−	接种疫苗或既往 HBV 感染已恢复、有保护力
−	−	−	+/−	+	既往 HBV 感染已恢复、无保护力
−	−	−	+	−	既往 HBV 感染已恢复、无保护力
−	−	−	−	−	既往无 HBV 感染、易感人群

（5）肝豆状核变性：肝病型主要以肝损害为主，有肝大或伴脾大、肝区压痛、恶心及呕吐等，可呈亚急性重症肝炎表现，黄疸日益加深，有出血倾向，严重者发生肝衰竭。儿科临床凡遇到不明原因肝病需常规检测血清铜蓝蛋白。铜蓝蛋白降低（< 200mg/L），24h 尿酮增高（100 ～ 1 000 μg）；或裂隙灯下观察到眼角膜 K-F 环，是本病的诊断依据。

（6）传染性单核细胞增多症：常有发热、颈淋巴结肿大、咽峡炎、皮疹及肝脾大，外周血白细胞总数及淋巴细胞增多，异型淋巴细胞达 10% 以上，血清嗜异性抗体阳性，可与乙型肝炎相鉴别。

六、治疗

新生儿期感染 HBV 起病缓慢，新生儿多无临床症状，少部分 HBV 感染患儿可发生肝炎表现，主要为黄疸；也可伴发热、肝大、食欲欠佳，实验室检查出现相应改变。因此，新生儿期多无须治疗，部分发病患儿需给予治疗，主要以加强营养以及对症支持治疗。

1. *一般治疗* 需合理的营养和支持疗法，利于患儿病情恢复。

（1）营养：过量营养与不足都对肝脏不利。在急性病毒性肝炎时，糖原合成、分解和异生都有明显异常，即使是轻度病变，患儿仍可有临床症状不明显的禁食性低血糖，因此每天要有一定量的糖类供应；由于肝脏疾病也影响耐糖能力，故摄入糖分不宜过多。肝脏从门脉血摄取氨基酸以合成蛋白，当患儿出现肝炎时，应供应一般量的蛋白。另外，还需补充适量的维生素 A、维生素 D、维生素 K、维生素 E 等。肝功能出现障碍时，可有苏氨酸、色氨酸、甲硫氨酸和胱氨酸的升高，加上新生儿本来对芳香族氮基酸代谢功能不全，故苯丙氨酸和酪氨酸可增高，因此在重症肝炎时，应给予支链氨基酸（缬氨酸、亮氨酸、异亮氨酸），该类氨基酸可在肝外组织进行代谢，促进蛋白合成。如经静脉滴入，可不经门脉而在体循环内发挥作用。脂肪供应则宜减少，肠内胆盐的减少不仅影响对食物中脂肪的分解和吸收，而且有促使小肠合成胆固醇增多的弊端。但若长期脂肪供应少，加上吸收障碍，可使必需脂肪酸缺乏，故应酌情补充必需脂肪酸。有低蛋白血症者可补充人血白蛋白。

（2）支持疗法：频繁恶心和呕吐者可静脉滴注葡萄糖、维生素和复合氨基酸溶液，以补充摄食不足。

2. *对症治疗*

（1）保肝治疗：葡醛内酯，每次 50mg/kg。谷胱甘肽每次 50 ～ 100 mg/kg，肌内注射或静脉滴注，每日 1 ～ 2 次。

（2）肾上腺皮质激素：目前对激素的临床应用价值尚有争论。泼尼松 2mg/(kg•d) 对部分病例有一定疗效，在症状明显好转后逐步减量，其作用可能为消除肝细胞肿胀、减轻黄疸并延迟肝组织的纤维化等。疗程按临床情况而定，一般共 4 ～ 8 周。需注意预防其他感染。

（3）促肝细胞生长素：用于肝功能损害明显者。

（4）中草药：新生儿期可给予茵栀黄口服液或颗粒口服，可与激素同时使用。

3. *抗病毒药物治疗* HBV 的新生儿多数处于免疫耐受期，表现为 HBeAg 阳性、高 HBV-DNA 水平而 ALT 正常，肝组织学正常或为轻微病变，此类患儿暂不给予抗病毒治疗，且目前尚无批准用于 1 岁以内婴儿的药物，但要定期监测肝功能和病毒学指标。

4. *免疫调节药物* 如干扰素、干扰素诱导剂、转移因子、免疫核糖核酸等激活免疫功能的药物，对部分病例有效。

5. *乙型肝炎治疗性疫苗* 目前治疗性

疫苗大致可分为核酸疫苗（HBV-DNA 疫苗）、细胞疫苗及蛋白多肽疫苗 3 类。其中 HBV-DNA 疫苗可以诱导抗原特异性的细胞免疫反应，但由于其抗原性较弱，引起的免疫反应强度往往不如蛋白抗原引起的强。蛋白抗原的缺陷在于诱导的免疫反应是以 Th2 反应为主，不能诱导 Th1 和 CTL 反应以达到清除慢性 HBV 感染者体内病毒的作用。利用蛋白抗原的强免疫原性，通过新型免疫佐剂改变其免疫反应的极性，转为以 Th1 和 CTL 反应为主，会是 HBV 治疗性疫苗研究的一个重要方向。

6. 乙型肝炎基因治疗　根据 HBV 复制周期中的不同阶段，可以采取不同的基因治疗策略。在 cccDNA 转录初始阶段，使用锌指核酸酶（ZFNs）、转录激活因子样效应物核酸酶（transcription activator-like effector nucleases，TALENs）等 DNA 结合蛋白切断 cccDNA 双链，可以阻止 cccDNA 的转录；应用 CRISPR/ Cas9 酶系统，阻碍 pgRNA的合成和延长。在 cccDNA 转录后加工阶段，使用反义寡核苷酸等技术抑制 HBV 复制。在 cccDNA 与病毒蛋白装配阶段，使用衣壳蛋白靶向病毒灭活（CTVI）方法阻碍完整 HBV 的合成。

七、预防

1. 妊娠期预防措施

（1）母亲妊娠期常规筛查 HBsAg：是发现感染高危新生儿的前提。妊娠早、中期 HBV 血清学标志均阴性者，妊娠晚期仍需复查，以明确有无急性感染。

（2）阻断母婴传播：应向 HBV 阳性的育龄妇女宣传有关防止病毒传染给婴儿的知识。妊娠期应常规检查夫妇双方 HBV 感染情况；对 HBV 感染的孕妇，设专床分娩，器械及用具需严格消毒。胎儿分娩后应首先清洗身上的母血和羊水，有条件时隔离新生儿至少 4 周。HBsAg 阳性的母亲如有乳头破损，尤其是 HBeAg 也是阳性，不宜哺乳，对所生婴儿应及时进行免疫预防。新生儿在出生 12h 内注射乙肝疫苗免疫球蛋白（hepatitis B immunoglobulin，HBIG）和乙型肝炎疫苗后，可接受 HBsAg 阳性母亲的哺乳。

2. 新生儿预防措施　2012 年我国传染病学与产科学专家根据国内外公认的研究结果，参考国际相关资料，共同制订《乙型肝炎病毒母婴传播预防临床指南（第 1 版）》。指南指出，最有效的预防 HBV 母婴传播措施是新生儿接种乙型肝炎疫苗，诱导机体主动产生抗 -HBs，发挥抗 HBV 作用。开始接种乙型肝炎疫苗后 35 ～ 40 d 机体对 HBV 有免疫力；第 3 针疫苗接种可使抗 -HBs 水平明显升高。新生儿全程接种乙型肝炎疫苗后，抗 -HBs 阳转率高达 95% ～ 100%，保护期可超过 22 年。

新生儿乙型肝炎免疫预防要点如下。

（1）孕妇产前需要检测乙型肝炎血清学标志物：HBsAg 阳性，说明有 HBV 感染，有传染性；HBeAg 阳性，传染性强；抗 -HBs 阳性，对乙型肝炎有免疫力。

（2）孕妇 HBsAg 阴性：新生儿按 0 个月、1 个月、6 个月 3 针方案接种乙型肝炎疫苗，即出生 24 h 内、1 个月和 6 个月分别接种 1 针；不必再注射 HBIG。

（3）孕妇 HBsAg 阳性：新生儿出生 12h 内，肌内注射 1 针 HBIG；同时按 0 个月、1 个月、6 个月 3 针方案接种乙型肝炎疫苗。

（4）HBsAg 阳性孕妇的母乳喂养：新生儿正规预防后，不管孕妇 HBeAg 阴性还是阳性，均可行母乳喂养。

（5）分娩方式与母婴传播：剖宫产分娩不能降低 HBV 的母婴传播率。

（6）早产儿：出生体重 ≥ 2 000g 时，无须特别处理。体重 < 2 000g 时，待体重达到 2 000g 后注射第一针疫苗，然后间隔 1 ～ 2 个月后再按 0 个月、1 个月、6 个月

3 针方案执行。孕妇 HBsAg 阴性，早产儿健康状况良好时，按上述方案处理；身体状况不好时，先处理相关疾病，待恢复后再行疫苗注射。孕妇 HBsAg 阳性，无论早产儿身体状况如何，12h 内肌内注射 1 针 HBIG，间隔 3 ～ 4 周后再注射 1 次；出生 24 h 内、3 ～ 4 周、2 ～ 3 个月、6 ～ 7 个月分别行疫苗注射，并随访。

（7）其他家庭成员 HBsAg 阳性：如果新生儿与 HBsAg 阳性成员密切接触，就必须注射 HBIG；不密切接触，不必注射。

（8）HBsAg 阳性孕妇的新生儿随访：7 ～ 12 个月时，检测乙型肝炎血清学标志物。若 HBsAg 阴性，抗-HBs 阳性，预防成功，有抵抗力；若 HBsAg 阴性，抗 -HBs 阴性，预防成功，但需再接种 3 针疫苗方案；若 HBsAg 阳性，预防失败，成为慢性感染者。

（9）其他注意事项：在任何有损皮肤黏膜的操作前，必须充分清洗、消毒后再进行。

（10）HBsAg 阳性孕妇是否行抗 HBV 治疗以降低母婴传播率：HBeAg 阴性时，无须抗病毒治疗；HBeAg 阳性时，是否进行抗 HBV 治疗尚无定论。

（单若冰　袁　静）

TORCH 感染母亲新生儿

TORCH 感染指弓形虫病（toxoplasmosis，TOX）、其他（Other，如人类免疫缺陷病毒、梅毒螺旋体、水痘 - 带状疱疹病毒、柯萨奇病毒、人细小病毒 B19、结核分枝杆菌等）、风疹（rubella，RV）、巨细胞病毒（cytomegalovirus，CMV）感染和单纯疱疹病毒（herpes simplex virus，HSV）感染性疾病，其中病毒性感染居重要地位。妊娠期母亲患有 TORCH 感染时，病原微生物可经胎盘或产道感染胎儿。母亲感染这些病原体后，大多无典型临床症状，但胎儿感染后则常发生严重后遗症，称 TORCH 综合征，这是一组以胎儿中枢神经系统损害为主、多器官受累的临床症候群。临床表现复杂而多样化，由隐性感染到显性感染，从胎儿死亡到存留严重畸形和后遗症。因此 TORCH 感染性疾病是严重危害母亲、胎儿和新生儿健康的疾病，TORCH 感染的检查、诊断及治疗已经成为优生优育的重要环节，对预防流产、早产、死胎、胎儿畸形和新生儿智力障碍等，提高人口素质发挥了积极作用。

弓形虫感染母亲新生儿

一、概述

弓形虫病（toxoplasmosis）是由刚地弓形虫（toxoplasma gondii）（简称弓形虫）原虫引起的人兽共患病。几乎所有哺乳动物和人及某些鸟类都是中间宿主，猫科动物是其唯一的终宿主。弓形虫感染分为先天性及获得性。先天性感染是弓形虫感染母亲体内的病原体通过胎盘传染给胎儿，可引起流产、早产、死胎，即使能顺利娩出，新生儿也常出现眼及中枢神经系统的严重损害。弓形虫病经胎盘传播率约为 40%，且传播率随胎龄增长而增加，但胎儿感染严重程度随胎龄增长而减轻。

二、母亲疾病概况

妊娠期母亲机体免疫功能低下，是弓形虫病的易感者。母亲感染弓形虫后，临床表现多数无症状或症状较轻，病情复杂和多样化。急性型以淋巴结炎症最常见，约占 90%，全身或局灶性淋巴结肿大，无粘连、触痛，可反复数月；虫体可破坏脉络膜视网膜细胞引起炎症、坏死，重者影响视力。全身弓形虫病虫体侵犯多个脏器，出现相应的临床症状，如高热、斑丘疹、头痛、呕吐、脑炎、心肌炎、肺炎、肝炎等。慢性型弓形虫病较少见，主要表现为脉络膜视网膜炎，其特点是无陈旧性瘢痕，伴脉络膜色素沉积，抗体效价高。弓形虫感染还可能增加妊娠并发症。孕妇患弓形虫病后，其原虫血症发病率较其他孕妇为高。此外，还可发生临产时宫缩无力、产后出血多、子宫复旧不全、子宫内膜炎等。

三、病理生理

先天性弓形虫病通过母体经胎盘传播，其孕母几乎均为原发性感染。母亲妊娠期感染弓形虫后，发生原虫血症时，可通过胎盘传染给胎儿，并可接种于多个器官，包括胎盘。弓形虫侵入人体后经淋巴或直接入血，播散到全身组织器官。速殖子可侵犯任何有核细胞。感染初期，宿主尚未形成特异性的免疫力，侵入宿主细胞内的速殖子迅速增殖，以致细胞破裂，逸出的速殖子再侵入邻近的宿主细胞。如此反复进行，形成局部组织的坏死病灶，同时伴有以单核细胞浸润为主的急性炎症反应。当宿主特异免疫形成之后，速殖子的增殖减慢并最终形成包囊，可在宿主脑、眼和骨骼肌等处长期生存，一般不引起炎症反应。当包囊内缓殖子增殖致体积增大时，可挤压器官引起功能障碍。一旦宿主免疫功能下降或受损，处于“静态”的包囊破裂，缓殖子逸出，造成虫体播散和急性增殖，导致致死性感染。缓殖子的死亡，可引起相应组织强烈的迟发型变态反应，导致局部组织损害和功能的障碍。

四、临床表现

先天性弓形虫病临床主要表现为全身性症状和系统性症状。症状有轻、中、重之分，与宫内感染时母妊娠期有关。母妊娠早期感染症状较重者，可引起流产、早产或死胎；妊娠中晚期感染，新生儿可为亚临床感染，或出生后逐渐出现临床症状。

1. 全身性症状　早产、宫内生长迟缓、黄疸、肝脾大、斑丘疹或出血性皮疹、贫血、发热或体温不稳、肺炎、心肌炎、肾炎、淋巴结肿大等，持续数日和数月。出生缺陷常为宫内早期感染的结果，常有小眼球、小头畸形、无脑畸形及其他头面部、肢体、消化器官等发育畸形。

2. 内脏或系统性症状　多见于慢性型。

(1) 中枢神经系统：脑膜脑炎可于出生时即出现症状，此多为重型。也可出生时症状轻或无症状，于出生后数月或1年发病，表现为前囟突起、呕吐、抽搐、昏迷、角弓反张，严重者可死亡。脑脊液循环受阻时，可产生阻塞性脑积水。脑皮质钙化较多见，脑性瘫痪、多发性神经炎、下丘脑综合征亦可见。儿童期可有精神运动发育低下。

(2) 眼部：在弓形虫感染中较多见，感染愈早损害愈重。脉络膜视网膜炎是眼部损害最普遍的病变，并可发生视网膜剥离、白内障、斜视和眼球震颤，继发性视盘萎缩，青光眼等病变，甚至最终失明。小眼球、无眼球畸形也为常见损害。

(3) 肝脏：约50%的患者出现黄疸和肝脾大，病程长短不一，黄疸轻重不一等，可类似病毒性肝炎或慢性肝炎表现。

(4) 其他系统：可有肺炎、心肌炎、肾炎、肾病综合征、淋巴结炎等。

(5) 其他畸形：硬或软腭裂、无肛门、两性畸形、先天性心脏病等。

五、诊断和鉴别诊断

1. 诊断　新生儿弓形虫感染的诊断应结合孕母感染史、患儿临床表现，且确诊必须依靠病原学或血清学检查。

(1) 病原检查：取血、体液或淋巴结，直接涂片或接种、组织细胞培养找病原体。但该方法操作复杂，阳性率低。

(2) 抗体检测：ELISA检测血清弓形虫IgG、IgM，该方法敏感性高，特异性强；

聚合酶链反应（PCR）检测血或胎儿羊水弓形虫DNA，后者阳性提示胎儿宫内感染。

2. 鉴别诊断

（1）新生儿巨细胞病毒（congenital cytomegalovirus，cCMV）感染：是人类最常见的先天性病毒感染，指巨细胞病毒感染的母亲所生的子女于出生2周内证实有CMV感染，是宫内感染所致。临床表现如小头畸形、脑水肿、颅内或腹腔内钙化等，后遗症包括听力障碍、智力发育迟缓等。诊断的金标为从血液、尿液、唾液等标本分离出病毒。

（2）先天性风疹综合征：是由于母亲妊娠早期感染风疹，风疹病毒通过胎盘感染胎儿，导致胎儿先天性畸形。先天性风疹综合征表现为未成熟儿、先天性心脏病、白内障、耳聋、发育障碍等，所致的损害除少数为暂时性外，大多为进行性或永久性的病变，并且无特效疗法。婴儿早期在血清或脑脊液标本中存在特异性风疹IgM抗体，从咽分泌物、尿、脑脊液或其他病理组织中分离出风疹病毒即可明确诊断。

（3）新生儿单纯疱疹病毒（HSV）感染：为全身性感染，多见于早产儿，病变累及多个器官，预后严重。可在妊娠期、分娩时及产后被感染。宫内感染HSV可引起流产，死产，或出生时即有皮肤疱疹、结痂、小眼球、角膜结膜炎、视网膜脉络膜炎、小头畸形、脑积水、颅内钙化及肝脾大等表现，预后不良。从疱疹液、咽分泌物、脑脊液或其他病理组织中分离出疱疹病毒即可明确诊断。

（4）传染性单核细胞增多症：是一种由EB病毒引起的以侵犯淋巴系统为主的急性感染性疾病。新生儿期传染性单核细胞增多症很少，本病可能由母婴垂直传播引起。临床表现不典型，常见发热、反应差、咽颊炎、淋巴结和肝脾大等，血中淋巴细胞增多并有异型淋巴。血清、唾液及淋巴组织中可检出EB病毒。

六、治疗

目前新生儿先天性弓形虫病的药物治疗仍基于经验性治疗。出生后第一年进行治疗，主要采用磺胺嘧啶（sulfadiazine）和乙胺嘧啶（pyrimethamine）加叶酸或四氢叶酸联合用药，其他药物有螺旋霉素、阿奇霉素、克林霉素。

1. 磺胺嘧啶和乙胺嘧啶合用　是治疗本病最常用的方法，可抑制弓形虫滋养体的繁殖，在急性期治疗颇见疗效。磺胺嘧啶80～100mg/（kg·d），分4次口服，疗程4～6周。乙胺嘧啶1mg/（kg·d），每12小时1次，2～4日后减半，疗程4～6周。用3～4个疗程，每个疗程间隔1个月。

2. 螺旋霉素　3～4g/d，20d为1个疗程，可与磺胺药联合应用（用法同前）。

3. 阿奇霉素　5mg/（kg·d），顿服，首剂加倍，10d为1个疗程，可与磺胺药联合应用（用法同前）。

4. 克林霉素　10～30mg/（kg·d），10～15d为1个疗程，可与磺胺药联合应用（用法同前）。

5. 叶酸　乙胺嘧啶为二氢叶酸还原酶抑制剂，可引起叶酸缺乏及骨髓抑制，用药期间应定期观察血象，并服用叶酸或肌内注射甲酰四氢叶酸，可改善骨髓功能。

6. 皮质激素　适用于脉络膜视网膜炎及脑脊液蛋白明显升高（≥1g/dl）者，以减轻炎症反应。需同时应用抗弓形虫病药物。

7. 干扰素-γ（IFN-γ）治疗　对免疫功能低下患者，上述各种用药方案的疗程时间较前延长1倍；次数最少不低于2个疗程。可同时加用IFN-γ治疗。

8. 生物制剂类

（1）蛋白酶抑制剂：蛋白酶在弓形虫增殖和入侵宿主细胞的过程中发挥很重要

的作用，抑制其活性能有效地抑制和杀灭弓形虫。另外，蛋白酶抑制剂易于穿过血-脑屏障和中枢神经系统，更有效治疗脑、眼弓形虫病。

(2) 抗菌肽：抗菌肽是生物体内经诱导产生的一种小分子多肽，具有抗菌、抗病毒、抗肿瘤、抗原虫等多种生物学功能，目前已发现数种具有抗弓形虫作用的抗菌肽。抗菌肽的作用机制特殊，不易产生耐药性，对人体正常细胞损伤甚微，理化性质比较稳定，作为新型抗弓形虫生物治疗药物发展潜力巨大。

七、预防

1. 加强饮食卫生和个人卫生，不吃生肉及不熟的肉、蛋及乳类，接触后要注意洗手。

2. 严格肉类及其制品的卫生检疫制度。

3. 强调管理好猫粪，防止猫粪污染餐具、水源、食物和动物家畜饲料。

4. 强调孕妇不应接触猫、土壤、生肉，以防止胎儿发生先天性弓形虫病。

5. 母亲在妊娠初期感染弓形虫应终止妊娠，中、后期感染应给予治疗。母亲可用螺旋霉素和克林霉素治疗，对减轻和防治胎儿感染有作用。

（单若冰　袁　静）

风疹病毒感染母亲新生儿

一、概述

风疹（rubella，German measles）是由风疹病毒引起的急性出疹性传染病，临床上以前驱期短、低热、皮疹、耳后和枕部淋巴结肿大为特征。高发年龄在发达国家为5～9岁，在发展中国家为1～5岁，可在集体机构中流行。四季均可发病，冬春季高发。风疹病毒感染主要通过空气飞沫经呼吸道传播，人与人之间也可经接触传染。母亲感染风疹病毒时，病毒可通过胎盘传给胎儿，引起流产、死产、早产或有多种先天畸形的先天性风疹综合征（congenital rubella syndrome，CRS）。

胎儿致畸的危险与感染风疹母亲的妊娠月份密切相关，即在怀孕的前3个月内感染风疹病毒，胎儿发生畸形的危险性最大。妊娠第1个月的发生率为80%～100%，第2个月的发生率为60%～80%，第3个月的发生率为40%～60%。因新生儿在胎儿期感染风疹病毒病情及预后严重，故必须重视风疹病毒感染母亲新生儿的防治。

二、母亲疾病概况

妊娠期母亲风疹感染率比正常非孕妇女高5倍，感染潜伏期一般为14～21d，症状轻，主要表现为感冒症状，淋巴结肿大及皮疹。发热1～2d后出现皮疹，于面部、躯干、四肢发生弥漫性似麻疹样红斑丘疹，周围充血，多在1～3d自然消退。可出现周身淋巴结肿大，多在耳后、颈部，以及头痛、关节肌肉痛等。病程为数天至2周，预后良好。但孕妇受感染后往往能引起流产、早产、死胎或胎儿畸形，且孕妇在妊娠12周（3个月）内容易感染风疹，因此应特别加强妊娠前和妊娠早期的保健。

三、病理和病理生理

妊娠期母亲感染风疹病毒后，在出疹前1周已有病毒血症。风疹病毒可通过胎盘进入胎儿循环系统，进而感染胎儿其他器官。胎盘绒毛膜感染风疹病毒，出现较持久的小血管和毛细血管壁广泛受累。胎儿感染后细胞免疫功能更为缺乏，不产生干扰素，使风疹病毒在体内长期存在，随着胎儿细胞分裂，风疹病毒又侵入下一代细胞，不断增殖传代，形成多器官持续感染。胎儿细胞受感染后并不被破坏，但细胞生长速度降低，致使新生儿出生后器官可有缺损或畸形。

母亲妊娠早期感染，几乎都可引起胎儿广泛持续的多器官感染及病理改变。

1. 胎盘及绒毛膜　可见胎盘小，蜕膜炎，绒毛膜毛细血管内皮、绒毛上皮及内皮坏死。

2. 心血管系统　显微镜下见动脉内膜纤维增生及酸性黏多糖的沉积，多见于主动脉和肺循环血管，常有心脏瓣膜、冠状动脉、肾动脉硬化，心肌可有灶性坏死。

3. 中枢神经系统　主要表现为头畸形及脑膜慢性炎症浸润的局限性脑膜脑炎、慢性进行性脑炎和脑回萎缩，显微镜下可见脑实质弥散性小灶性坏死，神经元丧失，脱髓鞘改变。在大脑半球白质，基底神经节和小脑的初级小血管壁内有无定形沉淀物。星形细胞增生，血骨周围有淋巴细胞聚集，血管壁有形态不规则的黑色素沉积，进行性风疹全脑炎，脑膜增厚，小脑、脑桥和延髓严重萎缩。

4. 眼白内障、视网膜病变及小眼球　晶状体纤维化，变性区域可见致密点状的中心坏死，虹膜睫状体炎、睫状体坏死。视网膜炎、视网膜色素斑为其特征性改变。

5. 耳　听骨无解剖缺陷，但内耳可有局限性损害。由于细胞炎症和出血致耳蜗上皮坏死。

6. 肝　肝大，伴有胆汁淤滞及炎性细胞浸润的肝细胞坏死，常有融合的巨细胞。

7. 巨噬细胞系统　脾脏缩小较脾大多见，胸腺小；淋巴结的生发中心发育良好，浆细胞分化较早；骨髓正常，仅巨核细胞减少。

8. 肺和骨骼　肺部病变主要为间质性肺炎，有慢性间质性及单核细胞和淋巴细胞浸润。骨骺端缺血造成生长障碍等。

四、临床表现

在母亲妊娠早期的感染风疹病毒的新生儿，几乎所有器官均可发生暂时的、进行性或永久性损害。严重的风疹病毒感染临床疾病和缺陷多出现于新生儿期。由于风疹病毒在婴儿出生后多年仍存活于某些组织器官内，因此延迟症状可发生于数月或数年以后，甚至10余年后还可有严重的进行性神经系统退行性变。

风疹病毒感染导致的先天性风疹畸形表现主要是白内障、耳聋和心血管缺陷；非畸形表现主要是出生体重低、紫癜、肝脾大、黄疸、脑膜脑炎及脑钙化等。

1. 出生时低体重　患儿出生时体重低于2500g，呈小体格和营养不良。

2. 先天性心脏畸形　以动脉导管未闭最多，约占先天性心脏畸形的30%。此外还有肺动脉及其分支狭窄、房间隔缺损、室间隔缺损、法洛四联症以及其他复杂畸形。

3. 眼损害　较常见，以白内障为特征性眼部改变，常同时并发小眼球畸形，晚期可出现圆锥形角膜、角膜水肿和自然晶体吸收。出生时白内障可能很小或不能发现。另外，也可出现青光眼和视网膜黑色素斑等眼损害。

4. 耳聋　常见，并常与其他畸形同时存在，多为双侧感觉神经性耳聋，伴有传导性障碍，可导致继发性语言障碍。耳聋的程度可轻可重。患儿听力于出生第一年后呈进行性减退，也可听力突然丧失。

5. 中枢神经系统病变　约20%的患儿出生后数周出现脑膜炎，表现为前囟饱满，易激惹、昏睡、肌张力异常或阵发性痉挛。脑脊液中淋巴细胞和蛋白增高。脑CT早期可出现钙化影像。其他病变有头畸形，亦可出现智力、语言、精神发育迟滞或孤僻症，运动障碍及脑性瘫痪。

6. 骨骼生长障碍　10%～20%患儿的X线平片可见股骨远端及胫骨近端的骨骺端密度减低，类似先天性梅毒改变。

7. 其他表现　50%以上患儿有肝脾大、黄疸，持续时间较短。间质性肺炎，发生率约为 5%，可呈急性、亚急性或慢性过程。新生儿血小板减少性紫癜发生率为 5% ～ 10%，多在出生后 1 个月消失，常伴其他严重畸形。延迟型 CRS 还可于数年后出现糖尿病、甲状腺功能失调、生长激素缺乏等内分泌性疾病。另外，肝炎、溶血性贫血等亦常见到。

五、诊断和鉴别诊断

1. *诊断*　母亲妊娠期有风疹感染史，新生儿存在先天性心脏病、白内障及耳聋、肝脾大、黄疸、紫癜、脑膜脑炎等表现时，应怀疑 CRS。

WHO 推荐 CRS 监测病例定义如下。

（1）疑似病例：①＜1 岁的婴儿；②婴儿患有心脏病和（或）疑似耳聋，和（或）一种或多种眼部疾病，如白内障，失明，眼球震颤斜视，先天性青光眼，小眼球。

（2）临床确诊病例：符合①中 2 项或①、②中各 1 项者：①白内障和（或）先天性青光眼，先天性心脏病，耳聋，视网膜色素斑。②紫癜，脾大，小脑，智力障碍，脑膜炎，X 线诊断骨病，出生后 24h 内出现黄疸。

（3）实验室确诊病例：临床确诊病例经血液检测风疹 IgM 抗体阳性。

（4）先天性风疹感染（CRI）：血液检测风疹 IgM 抗体阳性，但非临床确诊 CRS 的新生儿可作为先天性风疹感染病例。

2. *鉴别诊断*

（1）新生儿单纯疱疹病毒感染：为全身性感染，多见于早产儿，病变累及多个器官，预后严重。可在妊娠期，分娩时及产后被感染。新生儿出生时即有皮肤疱疹、结痂、小眼球、角膜结膜炎、视网膜脉络膜炎、小头畸形、脑积水、颅内钙化及肝脾大等表现，预后不良。从其疱疹液、咽分泌物、脑脊液或其他病理组织中分离出疱疹病毒即可明确诊断。

（2）先天性弓形虫感染：弓形虫感染母亲体内的病原体通过胎盘传染给胎儿，可引起流产、早产、死胎，即使能顺利娩出，新生儿也常出现眼及中枢神经系统的严重损害，如各种畸形、智力障碍、脉络膜视网膜炎等。通过病原或抗原及血清学证据可确诊。

（3）新生儿巨细胞病毒感染：是人类最常见的先天性病毒感染，指由巨细胞病毒感染的母亲所生的子女于出生 2 周内证实有巨细胞病毒感染，是宫内感染所致。新生儿可有小头畸形、脑水肿、颅内或腹腔内钙化等表现，可出现听力障碍、智力发育迟缓等后遗症。取血液、尿液、唾液等标本接种于成纤维细胞，培养后分离出病毒，是诊断的金标准。

六、治疗

对 CRS 目前亦无特效治疗方法，需密切观察患儿生长发育情况，矫治畸形。有严重症状者应相应处理。

1. 有明显出血者及低丙种球蛋白血症者可考虑静脉用免疫球蛋白治疗。

2. 肺炎并呼吸窘迫、黄疸、心脏畸形、视网膜病等的处理原则同其他新生儿。

3. 充血性心力衰竭和青光眼者需积极处理，白内障治疗最好延至 1 岁以后。

4. 早期和定期进行听觉脑干诱发电位检查，以早期诊断耳聋而及时干预，如戴助听器和特殊培训。

七、预防

预防先天性风疹的关键在于防止孕妇在妊娠期内，尤其是在妊娠早期发生风疹病毒感染，同时也应加强儿童期风疹病毒感染的预防。

1. *避免受感染*　妊娠期妇女尽量避免和风疹患者接触，以防发生风疹病毒感染。

2. *减毒活疫苗接种*　单价风疹减毒活疫苗用于儿童及对风疹易感的育龄妇女。

其免疫原性和安全性均较满意，接种后抗体阳性率超过95%，并维持7年以上。8月龄初次接种，6岁时复种1剂；再结合后续对2～14岁儿童和易感育龄期妇女（在校青春期女生、20～35岁育龄期妇女等）开展的强化免疫活动，为漏种儿童提供补种机会的同时，保护育龄期妇女。美国预防接种使用RA27/3风疹减毒活疫苗，年龄12个月及以上的接种者中95%以上产生抗体。保护率达90%以上，并持续15年，由于风疹疫苗接种对胎儿的影响极低、美国免疫接种咨询委员会对接种后至怀孕之间的间歇时间由原来的3个月缩短到28d。已经怀孕的妇女，在妊娠期内应避免减毒活疫苗接种，以免胎儿发生感染。

（单若冰　袁　静）

巨细胞病毒感染母亲新生儿

一、概述

巨细胞病毒（cytomegalovirus，CMV）是人类先天性病毒感染最常见的病原体，人群普遍易感。大多数成人CMV感染预后良好，但是当其发生于妊娠期间时，病毒可以从母体传播到胎儿并引起症状性先天性CMV感染或亚临床的先天性CMV感染。

妊娠期垂直传播可能发生在妊娠期的任何阶段，在妊娠早、中、晚期，孕妇原发性CMV感染宫内传播发生率分别为30%、34%～38%和40%～70%。母亲在妊娠早期发生CMV感染，容易导致胎儿严重并发症。先天性CMV感染可导致新生儿多种出生缺陷，主要引起中枢神经系统损伤，是导致感觉神经性耳聋的重要病因。

二、母亲疾病概况

初次感染CMV的母亲多数无明显症状，部分表现为低热、乏力、咽痛、淋巴结肿大，关节肌肉疼痛，多发性神经炎和单核细胞增多。偶有宫颈炎及阴道分泌物增多。当母亲怀孕或免疫功能低下时，病毒可被激活而复发感染。

三、病理生理

巨细胞病毒感染母亲通过以下3种途径感染新生儿。

1. **出生前感染**　经胎盘或子宫颈感染胎儿为宫内感染。宫内感染时若孕母系原发感染，产生病毒血症，病毒经母体多形核白细胞和淋巴细胞转运至胎盘感染胎儿，或病毒引起母体胎盘绒毛膜炎再感染胎儿。若孕母子宫颈潜伏病毒活化，病毒可经子宫内膜逆行传播，感染胎儿。胎儿在妊娠早期感染后可引起宿主免疫耐受，使病毒在细胞内缓慢增殖而致器官损伤，以致流产、死胎、死产和宫内发育迟缓、智力低下、视力听力损伤及先天畸形等。无论孕母为原发感染或潜伏病毒活化再感染，新生儿出生后也有临床症状。

2. **出生时感染**　胎儿在分娩过程中吸入生殖道中被CMV污染的分泌物而感染。

3. **出生后感染**　出生后新生儿接触母亲含有CMV的唾液、尿液或通过母乳中CMV引起感染，其中母乳中CMV感染是出生后感染的重要因素。

CMV侵入胎儿或新生儿后，在人体细胞内增殖，同时造成组织病变。CMV借其包膜糖蛋白（gB和gH）与细胞的受体（低结合力的肝素受体和高结合力的蛋白受体）结合进入细胞。病毒DNA被转运至细胞核内，在其中完成复制过程，产生子代病毒。在胎儿和新生儿期，神经细胞、唾液腺和肾上皮细胞对CMV最为敏感，单核-吞噬细胞系统也常受累。

四、临床表现

先天性CMV感染是最常见的新生儿先天性感染，发病率为0.2%～2.2%。大部分患先天性 CMV 感染的新生儿出生时无症状。有临床症状的患儿中，约 25% 会出现远期后遗症，近 30% 严重感染的婴儿会死亡，65% ～ 80% 的存活者可并发严重的神经系统后遗症。先天性听力丧失是先天性 CMV 感染最严重的后遗症。

1. 无症状性感染　新生儿有 CMV 感染，但无任何明显的症状、体征和生理功能受损。这是感染人群中最多见的临床类型，病毒可终身存于体内。以后再患其他疾病时，病毒又趋活动，多无临床表现。

2. 有症状性感染

（1）先天性症状性 CMV 感染：为胎儿宫内感染所致，临床表现为多系统及多器官损伤的症状及体征。

①中枢神经系统损害：主要见于宫内感染，导致脑坏死、钙化，脑发育迟缓，出生后表现为小头畸形、脑膜脑炎、抽搐、肌肉瘫痪、肌张力障碍及智力发育落后。头颅 X 线检查及 CT 检查可发现脑室周围钙化或脑发育不全改变。

②耳聋：25% ～ 50% 的有症状先天性感染患儿和 15% 的无症状先天性感染患儿，于出生时就有耳聋。其中至少有 2/3 的患儿至学龄前期时，耳聋继续发展加重，且还可持续至学龄儿童和成人。耳聋程度有轻有重，可单侧也可双侧。

③发育落后：主要特征为早产儿、低出生体重儿及小于胎龄儿，出生后发育迟缓。

④肝脏损害：主要表现为黄疸，肝脾大及肝功能损害。

a. 黄疸：可在出生后 24h 以内、生理性黄疸期及生理性黄疸消退或减轻后出现，以结合胆红素增高为主，占总胆红素的 50% 以上。黄疸多数在新生儿期或 3 月龄以内消退，与肝功能恢复时间大体一致。

b. 肝大：出现时间与黄疸一致，90% 有明显的肝大，多在肋下 3 ～ 5cm 处，边缘较钝，质地中等。肝脏可在新生期或生后数月至数年恢复正常。

c. 脾大：常与肝大并存，可在 1 ～ 17 个月恢复，常较肝大恢复早。

d. 肝功能损害：多伴有谷丙转氨酶、谷草转氨酶的轻至中度升高，其增高程度不如乙型及甲型肝炎明显。少数严重者可有血清蛋白，尤其是血清白蛋白降低。肝功能损害恢复与肝脏大小恢复基本一致。

⑤血液系统损害：多数患儿有轻至中度贫血；少数有血小板减少性紫癜，发生在新生儿期或出生后数月以内；个别患儿可因肝脏损害导致继发性凝血因子生成不足而导致出血，尤以消化道出血常见，出血量多少不等。此种情况多在出生后至数月内出现；单核细胞增多症：血中出现异常淋巴细胞增多，表现与 EB 病毒感染相似。

⑥肺炎：先天性 CMV 感染的新生儿，出生时就可存在严重的肺炎，是巨细胞病毒感染的一部分。围生期感染新生儿，也可发生间质性肺炎，多数病情自限，少数重症则迁延难愈；在未成熟儿，可与支气管肺发育不良的发生有关。

⑦其他损害：心肌炎、关节炎、膀胱炎、肾炎、胃肠炎、视网膜脉络膜炎等均可出现。

（2）新生儿出生时及出生后 CMV 感染：多数表现为与先天性感染相同的黄疸、肝脾大、肝功能损害，亦可表现为单核细胞增多症、间质性肺炎、心肌炎、关节炎、血液系统损害。目前尚无出生时及出生后感染 CMV 引起神经系统损害、听力损害的报道，亦与先天畸形无关。

五、诊断和鉴别诊断

1. 诊断　当母亲患巨细胞病毒感染，且新生儿出现 CMV 疾病相关临床表现时，应积极寻找实验室证据，高度警惕本病；当病情不能完全用 CMV 疾病解释时，还应注意寻找基础疾病或他伴随疾病。

确诊 CMV 感染需要实验室检查数据，包括：①病毒分离阳性：尿标本中病毒量高，且排病毒持续时间可长达数月至数年，但排病毒为间歇性，多次尿培养分离可提高阳性率；此外，脑脊液、唾液等也可进行病毒分离。②检测出病毒抗原：利用单克隆和多克隆抗体技术检测临床标本中的 CMV 抗原，如 IEA、EA、LA、pp65 抗原等。③检测出 CMV-mRNA。④血中 CMV-IgM 抗体阳性。符合上述 4 项之一即可确诊 CMV 感染。

2. 鉴别诊断

（1）先天性风疹综合征：是由于妊娠早期感染风疹，风疹病毒通过胎盘感染胎儿，导致胎儿的先天性畸形。新生儿可为未成熟儿，可有先天性心脏病、白内障、耳聋、发育障碍等，称为先天性风疹，或先天性风疹综合征。先天性风疹综合征所致的损害除少数为暂时性外，大多为进行性或永久性的病变，并且无特效疗法。婴儿早期在血清或脑脊液标本中存在特异性风疹 IgM 抗体，咽分泌物、尿、脑脊液或其他病理组织中分离出风疹病毒即可明确诊断。

（2）新生儿单纯疱疹病毒感染：为全身性感染，多见于早产儿，病变累及多个器官，预后严重。可在妊娠期，分娩时及产后被感染。宫内感染的新生儿出生时即有皮肤疱疹、结痂、小眼球、角膜结膜炎、视网膜脉络膜炎、小头畸形、脑积水、颅内钙化及肝脾大等表现，预后不良。新生儿 HSV 感染多由Ⅱ型所致。疱疹液、咽分泌物、脑脊液或其他病理组织中分离出疱疹病毒即可明确诊断。

（3）先天性弓形虫感染：弓形虫感染母亲体内的病原体通过胎盘传染给胎儿，可引起流产、早产、死胎，即使能顺利娩出，新生儿也常出现眼及中枢神经系统的严重损害，如各种畸形、智力障碍、脉络膜视网膜炎等，通过病原或抗原及血清学证据可确诊。

（4）先天性梅毒：又称胎传梅毒（prenatalsyphilis），病原体在母体内通过胎盘途径感染胎儿，可引起死产、早产。患儿可出现肝脾大、全身皮损、贫血、血小板减少等表现。实验室检查主要为非梅毒螺旋体抗体试验（RPR）和梅毒螺旋体颗粒凝集试验 / 梅毒螺旋体抗体微量血凝集试验（TPPA/TPHA）。TPPA/TPHA 阳性，RPR 滴度为母亲的 4 倍以上，且有梅毒临床表现，可诊断为先天性梅毒。

六、治疗

1. 抗病毒治疗　对于先天性 CMV 感染的新生儿是否给予抗病毒治疗仍存在争议。原则上，抗 CMV 药物治疗新生儿及婴儿期 CMV 感染应用指征主要是：①有中枢神经系统累及的症状性先天性 CMV 感染的新生儿，以预防听力损害恶化；②有明显活动期症状的 CMV 感染的患儿，如肺炎、肝炎、脑膜炎和视网膜脉络膜炎等。而对于无症状的 CMV 感染。甚至轻症 CMV 病患儿，尤其是出生后感染者，可先不治疗，但需临床密切观察。目前，更昔洛韦、缬更昔洛韦、膦甲酸、西多福韦等抗病毒药得到上市许可，可用于治疗 CMV 感染。但对于新生儿的先天性症状性 CMV 感染的抗病毒治疗，仅有更昔洛韦的用药经验。

更昔洛韦治疗新生儿症状性先天性 CMV 感染的剂量和疗程目前尚无循证的推荐意见。对于静脉更昔洛韦的应用，不应一概而论，应根据患儿的具体情况而定。单系统受损（血小板减少、非结合胆红素增高为主的黄疸）大部分为自限性，无须治疗；而对于两个系统以上受损的患儿，或症状明显的 CMV 肝炎，则可应用更昔洛韦治疗，且倾向于采用早期、高剂量、足疗程的个体化治疗方案（每次 7.5mg/kg，每 12 小时 1 次，疗程 6 ～ 12 周）。国内也有应用先诱导（7.5mg/kg，每 12 小时 1 次，共 14d）后维持（10mg/kg，隔日 1 次，连用 2 ～ 3 个月）的治疗方案治疗新生儿先天性 CMV 感染并取得显著近期临床疗效且副作用少的报道。用药期间应予以密切监测血常规和肝、肾功能。如果黄疸明显加重和肝功能恶化或血小板下降至 $\leqslant 25\times10^9$/L、粒细胞下降至 $\leqslant 0.5\times10^9$/L 或减少至用药前水平的 50% 时应立即停药。粒细胞减少是可逆的，一般在停药后 5 ～ 7d 恢复，严重者可给予粒细胞集落刺激因子。若需再次更昔洛韦治疗，仍可使用原剂量或减量。

其他药物如高价免疫球蛋白、CMV 免疫核糖核酸（CMV-iRNA）等，对 CMV 感染治疗有一定帮助。干扰素、阿昔洛韦等对 CMV 的治疗效果不满意。

2. *治疗并发症*　有听力障碍者应早期干预，必要时可应用人工耳蜗。

七、预防

目前尚无有效的预防母亲 CMV 感染的手段。原发性 CMV 感染孕妇病毒传播到胎儿的风险为 30% ～ 40%，而妊娠期间 CMV 感染再活化的病毒传播到胎儿的风险仅为 0.15% ～ 2%。因此，母亲的感染类型对胎儿的命运至关重要。治疗 CMV 感染所用的抗病毒药物在动物实验中都有致畸作用，不推荐在妊娠期间应用。因仅 10% ～ 15% 先天性 CMV 感染的新生儿存在症状，85% ～ 90% 的先天性 CMV 感染在新生儿期是无症状的，因此，做出流产选择之前孕妇及其家属必须谨慎。

1. *一般预防*　避免暴露是最主要的预防方法。手部卫生是预防的主要措施，在接触携带病毒者后应注意洗手，尽量减少传播的危险。使用 CMV 抗体阴性血制品或洗涤红细胞（去除白细胞组分）可减少输血后感染。

2. *阻断母婴传播*

（1）易感孕妇应避免接触已知携带病毒者分泌物；注意手部卫生。

（2）带病毒母乳处理：对于无症状足月儿，可以继续母乳喂养。由于 CMV 感染有以后发生进行性听力损伤的风险，对先天性 CMV 感染患儿及获得性感染早产儿和低出生体重儿需处理带病毒母乳。－ 20℃以下冻存至少 24h 后室温融解可明显降低病毒滴度，再用短时巴斯德灭菌法（62 ～ 72℃，5s），将母乳中的 CMV 病毒颗粒灭活后再喂给婴儿，以免造成婴儿的 CMV 感染。

3. *疫苗及药物预防*　虽然尚没有 CMV 疫苗，但一些研究已经将开发 CMV 疫苗和进行 CMV 的一级预防作为研究焦点。一项Ⅱ期临床试验表明，重组糖蛋白佐剂疫苗在 1 年内能够有效预防 50% 的血清学阴性的育龄女性感染 CMV。然而，这种疗效不能够持久，而且尚不明确疫苗是否能够预防先天性感染。因此，需要Ⅲ期临床试验证实该疫苗的有效性和安全性。CMV 免疫球蛋白曾被用于选择性免疫缺陷患者，然而尚未在阻断母婴传播 CMV 中进行研究。

4. *其他检查*　由于 CMV 感染后有发生进行性听力损伤的风险，对先天性 CMV 感染患儿及获得性感染的极低体重早产儿的随访应该包括一系列听力测试。所有感染 CMV 的新生儿都应进行眼底检查，以便早期发现视网膜脉络膜炎、视神经萎缩或其他可能需要进一步检查和治疗的眼科异常。

（单若冰　袁　静）

单纯疱疹病毒感染母亲新生儿

一、概述

单纯疱疹病毒感染（herpes simplex virus

infection）是由单纯疱疹病毒（herpes simplex virus，HSV）引起的常见感染性疾病，HSV 感染一年四季始终存在，其潜伏期为 1～26d，平均 6～8d。感染者是唯一的传染源。HSV 感染母亲可通过母婴传播使新生儿获得感染。

新生儿是否被感染，主要取决于母亲的感染与免疫状态。妊娠晚期母亲的感染为原发性感染，新生儿将有 33% 被感染的概率，若为继发性感染仅有 3% 的产时感染概率。先天性 HSV 感染约占 HSV 总感染率的 4%，临床表现多样，可累及皮肤、黏膜、眼和中枢神经系统。

二、母亲疾病概况

妊娠期母亲生殖器 HSV 感染概率较非妊娠期妇女高 2～3 倍。妊娠期感染的临床表现与非妊娠期相似。原发性感染可完全无症状。有症状时常于受感染后 3～7d 出现。初期表现为患处感觉异常、痛痒、灼热痛及白带增多，检查可见外阴、阴道或宫颈红肿。继而发生数量和大小不等的水疱，可融合成大片损害。1～3d 后水疱破溃，形成表浅粉红色溃疡。如无继发感染，溃疡结痂、愈合。发病时常有全身不适、发热、头痛及淋巴结肿大。复发感染比原发感染症状轻微，大多数仅出现单个损害。

三、病理和病理生理

单纯疱疹病毒感染母亲感染新生儿有以下 3 个途径。

1. 宫内感染　病毒通过胎盘或宫颈逆行感染，多为妊娠早期孕妇感染所致，症状较重，占 5%。

2. 出生时感染　是新生儿 HSV 感染的最主要途径。出生时接触母亲生殖道感染性分泌物，是新生儿感染 HSV-2 的最主要途径，占 85%～90%。

3. 出生后感染　新生儿出生以后可以通过接触带 HSV 的母亲或家庭成员、护理人员的体液而发生感染，占新生儿 HSV 感染的 5%～10%。

HSV 主要侵犯外胚层组织如皮肤、黏膜、眼和神经系统，组织病变具有多样性，但以巨细胞病变和典型的核内及胞质包涵体为特征的病理改变。血行播散最常受损的器官为肝、肾上腺，受损器官可有广泛细胞损害，形成灶性坏死。皮肤及黏膜疱疹典型病变为单房性，疱液内含有上皮细胞、多核巨细胞和白细胞；主要侵犯表层细胞，病理改变是在皮肤形成水疱，在黏膜形成表浅溃疡；真皮无坏死病灶，但有毛细血管扩张和单核细胞浸润。HSV 有嗜神经性，病毒通过三叉神经或嗅神经入脑，选择性侵入颞叶、额叶及边缘系统。原发性或复发性 HSV 感染都可引发脑炎。HSV 脑炎主要累及颞叶、额叶及边缘系统，也可波及脑膜、枕叶、下丘脑、脑桥与延髓，引起脑组织出血性坏死和（或）变态反应，性脑损害。病变多限于单侧，双侧受累时呈不对称性。孕妇在妊娠前 20 周的原发感染 HSV 可导致自然流产、死胎和胎儿先天性畸形，特别是小头畸形和脑积水；在妊娠中晚期的原发感染主要导致胎儿宫内发育迟缓。

四、临床表现

根据临床表现，可将新生儿 HSV 感染分为 3 类：仅累及皮肤、眼睛和口腔的 HSV 感染称为 SEM 病，中枢神经系统感染及播散性感染。

1. SEM 病征　SEM 患儿占新生儿 HSV 感染病例的 45%，病情较轻，一般在出生后 10～12d 发病，水疱样皮疹和角膜炎、结膜炎、口腔疱疹、溃疡等是其特征性临床表现。此类患儿若不治疗，易造成中枢神经系统感染或播散性感染。重者可因角膜受损形成瘢痕、脉络膜视网膜瘢痕、白内障或视神经萎缩而导致失明。

2. 中枢神经系统感染　此类病例占30%，一般在出生后16～19d发作，临床表现包括惊厥（局灶性或全身性）、昏睡、易激惹、震颤、呼吸暂停、拒食、体温不稳定和前囟饱满及张力增高等，60%～70%的患儿在疾病的过程中出现皮肤疱疹。脑脊液检查可发现白细胞轻度升高及蛋白质轻度增多。该类HSV感染的死亡率也从抗病毒药物应用前的50%降至现在的15%，仅30%的存活者在1岁时发育正常。死亡原因通常是脑的破坏性病变，新生儿HSV病可累及脑的任何部位且常常是多部位的，与新生儿期以后起病的单纯疱疹脑炎所见的以颞叶为主的损害部位相反。

3. 播散性感染　占新生儿HSV感染病例的25%，一般在出生后10～12d发病。这类患儿预后最差，常表现为病毒性脓毒病（viral sepsis），包括呼吸衰竭、肝衰竭和DIC。肺部、肾上腺、胃肠道、肝脏、胰腺和肾脏都可以受累。若不及时治疗，死亡率高达50%～70%。死亡原因通常为严重的凝血障碍、肝功能障碍和呼吸衰竭；应用阿昔洛韦治疗后，死亡率降至55%，但存活者25%有严重的神经系统损害。

4. 宫内发生的先天性HSV感染　较少见，但后果严重。大多数的病例是由HSV-2型引起的。其特征性的标志为出生时即存在的或在出生后不久出现的水疱样皮疹。伴随的异常包括先天畸形（60%）、脉络膜视网膜炎（40%～50%）和小眼畸形（25%）。少数患儿在出生时存在颅内钙化灶，并在婴儿期继续进展。部分新生儿出现惊厥，死亡率为40%，存活者1/2有明显的远期后遗症问题，如精神运动发育迟缓、癫痫发作、痉挛状态、眼盲或耳聋。

五、诊断和鉴别诊断

（一）诊断

新生儿期出现HSV感染的全身症状，如发热，黄疸等，同时具有典型疱疹性皮疹，且患儿母亲有单纯疱疹病毒感染的病史，有利于该病的诊断，另外还需实验室检查辅助诊断。实验室检查包括：①病毒分离：是新生儿HSV感染实验室诊断的“金标准”；②HSV-DNA检测；③HSV抗原检测；④病理学检测；⑤血清中HSV抗体检测等。

（二）鉴别诊断

1. 新生儿脓疱病　又称新生儿大疱性脓疱病（bullous impetigo of the newborn）或新生儿天疱疮（pemphigus neonatorum），为新生儿常见的一种以大疱为主的急性传染性化脓性皮肤病，由凝固酶阳性、噬菌体Ⅱ组71型金黄色葡萄球菌感染所致，发病急剧，传染性强，多在新生儿出生后4～10d发病。好发于颜面、四肢、臀部、手足和其他暴露部位，初期为正常皮肤上突然发生豌豆至核桃大或更大的水疱，疱壁紧张，内容为浆液性，疱周围有炎性红晕。不久疱液混浊呈脓液，疱壁松弛、易破裂，破裂后露出红色糜烂面。个别患儿可并发菌血症、肺炎、肾炎或脑膜炎，甚至致死。

2. 先天性梅毒　又称胎传梅毒（prenatal-syphilis），病原体在母体内通过胎盘途径感染胎儿，可引起死产、早产，患儿可出现肝脾大、全身皮损、贫血、血小板减少等表现。实验室检查主要为非梅毒螺旋体抗体试验（RPR）和梅毒螺旋体颗粒凝集试验/梅毒螺旋体抗体微量血凝集试验（TPPA/TPHA）。TPPA/TPHA阳性，RPR滴度为母亲的4倍以上，且有梅毒临床表现，可诊断先天性梅毒。

3. 新生儿巨细胞病毒感染（congenital cytomegalovirus，cCMV）是人类最常见的先天性病毒感染，指由巨细胞病毒感染的母亲所生的子女于出生2周内证实有CMV感染，是宫内感染所致。临床表现如小头畸形、脑水肿、颅内或腹腔内钙化等，后遗症包括听力障碍、智力发育迟缓等。诊断的金标为从血液、尿液、唾液等标本分离出病毒。

4. *新生儿化脓性脑膜炎*（purulent meningitis of newborn） 是新生儿受细菌感染后，细菌先侵入血液，以后通过血液循环到达脑膜引起脑膜的炎症。病死率较高，存活者常有智力障碍、瘫痪等严重后遗症。其临床症状常不典型（尤其早产儿），主要表现烦躁不安、哭闹尖叫、易激惹，严重者昏迷抽搐，有时表现反应低下、嗜睡、拒奶等症状。磁共振成像显示脑组织内可见多房性及多发性小脓肿。脑脊液压力增高，外观混浊或为脓样，细胞数明显增多，中性粒细胞占绝大多数，糖定量减低，蛋白显著增加，脑脊液涂片可检得病原菌。

5. *水痘*（varicella，chickenpox） 是一种传染性很强的出疹性疾病，由水痘-带状疱疹病毒（varicella-zoster virus，VZV）引起，其临床特点为皮肤和黏膜相继出现和同时存在丘疹、水疱疹、结痂等各类皮疹。

六、治疗

1. *一般治疗* 加强护理，注意保持疱壁完整及病损部位清洁和干燥，防止继发细菌感染。皮损局部可用 2%～3% 过氧化氢溶液洗净，或用 1 ∶ 5 000 高锰酸钾溶液浸泡，待干后涂搽炉甘石剂或含氧化锌的洗剂，或涂以 2% 甲紫溶液。口腔病损则用氯己定溶液漱口或生理盐水清洗局部。眼部以生理盐水清洗其分泌物。伴有细菌感染时,应采用抗生素治疗。防止及处理脱水、酸中毒及电解质紊乱，相应的对症治疗。

2. *抗病毒治疗* 对于临床高度怀疑或已确诊的新生儿 HSV 感染，应立即给予抗病毒治疗。及早有效的抗病毒治疗是影响预后的最关键因素。

（1）阿昔洛韦（acyclovir）：是目前推荐治疗新生儿 HSV 感染的主要药物。60mg/（kg·d），分 3 次静脉用药（每次 20mg/kg，每 8 小时 1 次），皮肤、黏膜、口腔损害疗程 14d。全身播散及中枢神经系统损害疗程 21d。所有中枢神经系统累及的患儿都应在静脉阿昔洛韦疗程结束时复查腰椎穿刺，如果 PCR 法测定脑脊液 HSV-DNA 仍然阳性，应继续静脉阿昔洛韦治疗直至 PCR 检测达到阴性。治疗期间，应 1 周 2 次随访中性粒细胞绝对计数（$< 1.0 \times 10^{12}$/L 为中性粒细胞减少）。

（2）阿糖腺苷（vidarabin A，ara-A）：是第一个获得批准全身给药的抗 HSV 病毒的药物，但由于毒性而被 FDA 限制用于危重的 HSV 和 VZV 感染，可阻止 HSV-DNA 合成，剂量 10～25mg/（kg·d）静脉滴注，1 次 / 天，连续 5～15d。但因其毒性大，耐受性差，临床已较少应用。但在全身应用阿昔洛韦治疗期间，局部应用 3% 阿糖腺苷滴眼液治疗疱疹性角膜炎有较好疗效。

（3）HSV 脑炎的其他治疗：

①预防和治疗脑水肿：首选 20% 甘露醇；严重者可加用呋塞米；心功能不良者可采取甘露醇和利尿药交替使用。必要时，可在使用抗病毒治疗的基础上加用地塞米松。

②降温：对高热者以物理降温为主，必要时加用药物降温、使体温尽量保持在 38℃以下。

③控制抽搐：可使用苯巴比妥、地西泮和水合氯醛等药物。

七、预防

预防新生儿 HSV 感染较为困难，但以下措施可减少其发生。

1. *孕妇临产前均应进行生殖器疱疹的检测* 如确定有生殖道 HSV 感染，且有病损宜采用剖宫产，避免经阴道分娩。剖宫产应在胎膜未破时进行，胎膜破裂 4～6h 后，新生儿有被上行感染的可能性。

2. *新生儿出生后应避免和有活动性 HSV*

感染的医护人员、亲属及新生儿接触　有HSV感染的新生儿应与其他新生儿隔离。应用IVIG被动预防新生儿感染HSV效果尚不肯定。

3. 阿昔洛韦的预防性应用

（1）对于通过HSV感染的产道娩出的或由于母亲生殖道有疱疹样损害而剖宫娩出的新生儿，某些临床情况需要在HSV感染确诊之前就开始静脉阿昔洛韦治疗，抑制病毒的急性复制和预防CNS感染的发生。但在使用抗病毒药物之前应获得诊断试验所需的标本，以便在几天内决定阿昔洛韦应继续治疗（确诊HSV感染）或是停药（排除HSV感染）。

（2）对于伴有复发性生殖道疱疹的孕妇，目前产科医师主张在临近分娩时给予口服阿昔洛韦以预防临产时生殖道疱疹复发。

4. HSV疫苗　尚在研究之中，包括亚单位疫苗、DNA疫苗，目前尚未用于临床。

（单若冰　袁　静）

第 26 章 妊娠合并性传播疾病母亲新生儿

第一节 淋病母亲新生儿

一、概述

淋病（gonorrhea）是最常见的女性性传播性疾病，通常是由淋病奈瑟菌(Neisseria gonorrhoeae，又称淋球菌）所致的泌尿生殖系统化脓性炎性疾病。好发部位包括尿道、子宫颈、直肠、眼和咽部等，还可因感染引起前庭大腺炎、子宫内膜炎和输卵管炎等。淋病奈瑟菌也可经血行播散引起菌血症、关节炎、心内膜炎、脑膜脑炎和肝炎、可导致不育和失明等。妊娠期淋病的患病率为 0.8% ～ 7%。妊娠期感染淋病如未能及时发现、治疗，可导致胎膜早破和羊膜腔感染（胎盘、胎膜、脐带及胎儿均受感染)，引起早产、产后败血症、子宫内膜炎、胎儿生长受限、低出生体重、新生儿眼炎和新生儿败血症等。淋病如能早期、及时、彻底地治疗，预后好，一般不用终止妊娠，分娩方式无特殊要求。淋病孕妇分娩的新生儿（淋病母亲新生儿)，应隔离观察。

二、母亲疾病概况

淋球菌仅侵袭人类，它对人类泌尿生殖系统的移行上皮及柱状上皮有特殊亲和力。95% 以上病例由性交直接传播。妇女可在妊娠期感染淋病。一般仍呈无症状的局部感染，或发生下泌尿生殖道的淋菌感染。在妊娠 12 周以后，平滑绒毛膜、包蜕膜和真蜕膜融合后，将宫颈与输卵管的通道闭塞，此时已不可能发生急性淋菌性输卵管炎等导致的盆腔感染。可是如妊娠前受到淋球菌损害的输卵管内膜，其免疫抵抗机制减弱，偶可与通过血运或淋巴途径传播的病原体发生混合感染。就是说，在妊娠前已处于亚临床状态的感染则可重新被激活，尤其在妊娠早期，在宫腔为孕卵闭塞之前，仍可发生淋菌性盆腔炎，病情较非妊娠期更为严重。在妊娠中、晚期的淋球菌感染，则很容易发展成播散性感染，即从原发感染部位经血行播散，发生淋球菌血症，引起全身各器官复杂多样的损害，后果极为严重。1966 年 Taylor 报道，在播散性淋菌感染病例中，孕妇占 40%。妊娠期易发生播散性淋球菌感染（disseminated gonococcal infection，DGI）的原因还不清楚，可能与激素影响子宫颈内膜所发生的改变，导致抵抗细菌侵入的防御能力减弱有关。妊娠早期流产、中期妊娠引产及分娩后隐匿于子宫颈管的淋菌可上行感染，由于妊娠期盆腔器官充血、组织疏松、宫腔内膜留有创面等因素，病情往往较非孕者严重，也易发生 DGI。妊娠期下生殖道淋病可导致绒毛膜羊膜炎而引起早期破膜，致淋菌上行播散，可引起羊膜腔内感染，胎儿吞咽污染的羊水可发生口腔、胃、肠管淋球菌感染，再经血行传播引发 DGI；但亦不能排除淋球菌通过胎盘传播的可能。

淋球菌主要侵袭黏膜，以生殖、泌尿道黏膜柱状上皮、移行上皮为主，并沿生殖道黏膜上行扩散。感染后淋球菌沿生殖道上行，通过柱状上皮细胞吞噬作用进入细胞内繁殖，导致细胞溶解破裂，淋球菌遂到达细胞外黏膜下层。淋球菌内毒素及淋球菌表面外膜产生的脂多糖与补体结合产生一种化学毒素，诱导中性粒细胞聚集和吞噬引起局部炎症，出现充血、水肿、化脓和疼痛等。月经期或月经后，淋球菌进入宫腔，导致子宫内膜炎，再上行感染，破坏输卵管上皮，侵入输卵管黏膜下浆肌层，引起输卵管炎、输卵管积脓，脓液由伞端流入盆腔，引起盆腔炎、盆腔脓肿或局限性腹膜炎，输卵管伞与周围组织粘连、闭锁。输卵管炎症可波及卵巢，脓肿破裂可形成弥漫性腹膜炎。

三、临床表现

妊娠期感染淋病如未能及时发现、治疗，可导致胎儿受感染，引起早产、胎儿生长受限、低出生体重、新生儿眼炎和新生儿败血症等。

新生儿淋菌性眼炎是新生儿淋病最常见的临床表现。Cut-man 报道，30% ～ 35% 的新生儿是在经阴分娩过程中自母体感染的。多数感染淋球菌的新生儿是在通过被感染的宫颈管时感染的。淋菌性眼炎多发生于出生后 2 ～ 4d，但也有报道潜伏期可达 21d。潜伏期一般少于 48h，双眼发病，轻重程度不同，初起时眼睑和结膜轻度充血水肿、继而症状迅速加重，眼睑高度水肿、痉挛，球结膜高度水肿、充血，脓性分泌物中常有血，有时结膜有假膜形成。高度水肿的球结膜可掩盖角膜周边部。分泌物初起时为血水样，耳前淋巴结肿大，3 ～ 4d 后眼睑肿胀渐消，但分泌物剧增，呈黄色脓性，不断从结膜囊排出，俗称“脓漏眼”。2 ～ 3 周后分泌物减少转为亚急性，1 ～ 2 个月眼睑肿胀消退。眼结膜充血肥厚，表面粗糙不平，呈天鹅绒状，球结膜轻微充血，持续数月之久，此时淋球菌仍存在。角膜合并症常导致失明。最初角膜表面轻度混浊，继而形成灰色浸润，迅速变灰黄，坏死，破溃，穿孔。角膜溃疡可发生在角膜各部位，由角膜上皮坏死、细菌直接侵入引起，最终形成粘连性角膜白斑、角膜葡萄肿或全眼球脓眼。也可同时合并口腔、咽喉、肛门、生殖器及脐部等感染征象。

四、诊断和鉴别诊断

可根据产妇的淋病史、典型的脓漏眼症状及结膜刮片细菌检查而确诊。细菌学检查对诊断十分重要。在分泌物涂片和结膜刮片中可见到上皮细胞内外聚集成对的革兰阴性奈瑟淋球菌。淋菌性结膜炎需与急性卡他性结膜炎、衣原体结膜炎、泪囊炎等其他眼部炎症相鉴别。

五、治疗

首先采取预防措施，加强性道德教育的同时，制止卖淫嫖娼等。药物选择应以廉价、高效为原则，用单次大剂量疗法时要注意妊娠期用药的特殊性。用药前最好行细菌培养和药物敏感试验，根据各地区淋球菌耐药情况选择药物。治疗时应注意患者是否有梅毒及其他性病，并追踪其性伴侣，必要时同时治疗。孕妇无并发症者：首选头孢曲松（菌必治）125mg，单次肌内注射；或头孢克肟 400mg，单次顿服。作为替换方案：大观霉素 2g，单次肌内注射；头孢噻肟 500mg，单次肌内注射；头孢唑肟 500mg，单次肌内注射；或头孢替坦 1g，单次肌内注射，或头孢西丁 2g，单次肌内注射。同时口服丙磺舒 1g。对于疗效不佳或上述药物过敏者，可改用红霉素口服。对于有并发症者：①合并输卵管炎：头孢曲松250mg，肌内注射，1次/天，连用10d；②合并衣原体感染：红霉素500mg，口服，4次/天，连用15～21d；③合并梅毒感染：首选苄星青霉素240万U肌内注射，1次/天。

新生儿淋菌性眼炎应住院隔离治疗，急性阶段用5 000～10 000U/ml青霉素每1～2小时滴1次患眼，或用等渗盐水冲洗双眼，每间隔1h 1次，直到分泌物完全清除。若新生儿已感染淋菌性结膜炎，为预防新生儿播散性淋病，必须同时进行全身治疗。全身用药按体重计算，新生儿用青霉素10万U/（kg·d），静脉滴注或分4次肌内注射，共7d。或用头孢曲松钠（ceftriaxone，125mg，肌内注射）、头孢噻肟钠（cefotaxime，25mg/kg，静脉注射或肌内注射），每8小时或每12小时1次，连续7d。亦可用头孢曲松25～30mg/kg（单剂量不超过125mg）静脉注射或肌内注射，1次/天，连用7d，高胆红素血症婴儿尤其是未成熟儿慎用。如有淋菌性脑膜炎，则需治疗10～14d。

六、预防

本病为接触传染，应积极对患淋病的产妇给予产前产后抗淋病治疗。新生儿眼炎，除淋球菌性外，也可由衣原体、链球菌、肺炎球菌或其他微生物引起，通常较轻。由于新生儿出生后无泪液，当新生儿出生后第1周内存在任何眼部分泌物都应怀疑有新生儿眼炎。对于淋病母亲新生儿应常规滴用1%硝酸银溶液（Cede法）或2 000～5 000U/ml青霉素眼液预防。

（李文杰）

第二节 梅毒母亲新生儿

一、概述

梅毒是一种比较严重的疾病，对母儿的身心健康都会造成巨大的影响。如果孕妇患有梅毒，从妊娠2周开始梅毒螺旋体即可感染胎儿引起流产；妊娠16～20周后梅毒螺旋体可通过感染的胎盘播散到胎儿所有器官，引起肺、肝、脾、胰和骨骼改变而致死胎、死产或早产。未经治疗的一期梅毒及二期梅毒早产率和先天梅毒发生率分别达20%和40%；晚期潜伏梅毒时，先天梅毒发生率达10%。孕妇梅毒血清抗体滴度越高，死胎或死产发生率越高。先天性梅毒（congenital syphilis）又称胎传梅毒，是梅毒螺旋体由母体经过胎盘进入胎儿血液循环中所致的疾病。发病可出现于新生儿期、婴儿期和儿童期。2岁以内者为早期梅毒，早期胎传梅毒未经正规治疗者，常发展为晚期胎传梅毒。2岁以上者为晚期梅毒。

二、传播途径和发病机制

先天性梅毒通过胎盘传播，其感染时间在妊娠4个月以后。妊娠早期由于绒毛膜朗汉斯巨细胞层阻断，母血中螺旋体不能进入胎儿。妊娠4个月以后，朗汉斯巨细胞层退化萎缩，螺旋体可通过胎盘和脐静脉进入胎儿血液循环。分娩过程中，胎儿亦可通过接触患早期梅毒母亲外生殖器的初疮而受感染，此为获得性感染，极少见。父亲的梅毒螺旋体不能随精子或精液直接传给胎儿。另外接吻、哺乳、接触患者的日用品、衣服、毛巾、剃刀、餐具、输血等亦可传染。

胎儿的感染与母亲梅毒的病程及妊娠期是否治疗有关。一般母亲早期梅毒或有螺旋体血症时较晚期梅毒更易使胎儿受染。

据统计，早期梅毒孕妇生下 16% 的健康新生儿，受感染的胎儿有 30% 发生死胎、死产、流产和早产。受感染的新生儿病死率达 25% ～ 30%。妊娠期经适当治疗者，新生儿患病率明显下降。

三、母亲疾病概况

梅毒是由梅毒螺旋体引起的一种慢性传染病，临床表现复杂，几乎可侵犯全身各器官，造成多器官损害，包括硬下疳、皮肤黏膜损害、淋巴结肿大及心脏、神经、骨、眼、耳受累及树胶样肿损害等。梅毒患者是唯一传染源。主要通过性交传染，占 95%。潜伏期为 10 ～ 90d，平均 21d。

四、病理和病理生理

主要病理改变为血管炎，组织坏死和纤维化，先天性梅毒常影响多个脏器。胎盘变大、变硬，色苍白。纤维结缔组织增生，小动脉壁变厚。肝体积变大，明显纤维化和髓外造血。肺组织弥漫纤维化，淋巴细胞和巨噬细胞灶性浸润，称为白色肺炎（pneumonia alba）。相似的病变也可出现在脾、胰和心脏。这些脏器的镀银染色切片中可找到梅毒螺旋体。其他病变有心脏、皮肤受损，骨软骨骨膜炎、骨组织树胶样肿、肾炎、间质性角膜炎、脉络膜视网膜炎及慢性脑膜炎等。

梅毒螺旋体从完整黏膜和擦伤皮肤进入人体后，数小时即侵入附近淋巴结，2 ～ 3d 经血液循环播散全身。约经 3 周的潜伏期，再入侵部位发生初疮，即硬下疳，为一期梅毒。发生初疮后，机体产生抗体，发挥免疫作用，将梅毒螺旋体迅速从病灶中清除，在感染 2 ～ 6 周后，大部分螺旋体被杀死，硬下疳自然消失，进入无症状潜伏期，即潜伏梅毒。潜伏梅毒仅能用血清试验检查发现。未被杀灭的螺旋体仍在体内繁殖，经过 6 ～ 8 周，大量螺旋体进入血液循环引起二期梅毒，皮肤黏膜、骨骼、眼等器官及神经系统受损。二期梅毒螺旋体最多，可见于许多组织内，如皮疹内、眼房水、淋巴结和脑脊液中。随着机体免疫应答建立，机体大量产生抗体，螺旋体又被杀死，二期梅毒自然消失，再次进入潜伏状态。40% 的二期梅毒患者中枢神经系统受累。此时虽无临床症状，但残存螺旋体仍可待机活动，一旦机体抵抗力下降，螺旋体再次进入血液循环，发生二期复发梅毒。以后随着机体免疫消长，病情活动与潜伏交替，2 年后进入晚期梅毒。

五、临床表现

1. *症状和体征*　多数病例出生时症状和体征不明显，约 2/3 的病例在出生后 3 ～ 8 周至 3 个月出现症状。如未在早期做出诊断，及时进行治疗，常发展为晚期先天性梅毒。

早期先天性梅毒常有以下表现。

（1）全身症状：患儿多为早产儿、低出生体重儿或小于胎龄儿，营养障碍，消瘦。可有发热、贫血、易激惹表现，肝、脾大较常见，伴有黄疸和肝功能异常。约 20% 的患儿有全身淋巴结肿大，滑车上淋巴结肿大有诊断价值。

（2）皮肤黏膜损害：占 30% ～ 60%。可于出生时即发现，多出现在出生后 2 ～ 3 周。皮疹为散发或多发性，呈多种形状如圆形、卵圆形或彩虹状，紫红或铜红色浸润性斑块，外周有丘疹，带有鳞屑。分布比外观更具有特征性，多见于口周、臀部、手掌、足跖，重者全身分布。掌跖部损害多表现为大疱或大片脱屑，称为梅毒性天疱疹（pemphigus syphiliticus）。口腔黏膜如唇、腭、舌、肛门、鼻前庭均可出现红斑。口周病损呈放射状裂纹，具有特征性，持续多年，愈合后遗留放射状瘢痕，有一定诊断价值。

（3）骨损害：20% ～ 95% 的病例有骨

损害。X线检查发现的异常更多。主要为长骨的多发性、对称性损害，表现为骨、软骨炎、骨膜炎，肢体剧烈疼痛可致假性瘫痪。放射学观察发现，胎儿感染梅毒5周即可有长骨干骺端完整性受破坏，出现骨软骨炎的表现；骨膜炎的发生可早至胎儿感染后的16周。

（4）鼻炎：常见梅毒性鼻炎，表现为鼻塞、张口呼吸，或有脓血样分泌物。鼻前庭皮肤湿疹样溃疡。如损及鼻软骨及鼻骨，致日后鼻根下陷成马鞍鼻。侵犯喉部发生喉炎。

（5）中枢神经系统梅毒：症状很少出现在新生儿期，多在3个月后出现，但无症状型神经梅毒约占60%。急性梅毒性脑膜炎可表现为发热、呕吐、前囟突起或紧张、颈强直、惊厥等，Kernig征阳性。慢性、未治疗的梅毒性脑膜炎常有进展性交通性脑积水、脑神经瘫痪、视神经萎缩，以及血管梗死导致的偏瘫、癫痫等症状。脑脊液淋巴细胞增高，多在200×10^6/L以下，蛋白呈中度增高，糖正常。

（6）其他：存活患儿中约1/6有非免疫性水肿，可由低蛋白血症、先天性肾病或梅毒性肾炎引起。还可有肺炎、脉络膜视网膜炎、青光眼、心肌炎、紫癜、出血倾向、血小板减少、腹泻和吸收不良综合征、指甲炎或甲沟炎等表现。

晚期先天性梅毒：出现在2岁以后，可发生结节性梅毒疹和梅毒瘤，楔状齿（郝钦森齿），马鞍鼻，骨膜增厚，胫骨呈马刀状，膝关节肿痛、积液。单侧或双侧间质性角膜炎，视盘萎缩，神经性耳聋以及慢性脑膜炎所致的智力低下、惊厥、瘫痪等。

隐性先天性梅毒：指临床无症状或体征，仅血清学反应呈阳性（需排除生物性假阳性）者。

2. 实验室检查

（1）梅毒螺旋体检查：可取胎盘、脐带或皮肤黏膜损害处渗出物涂片，在暗视野显微镜下查找螺旋体，但阳性率低；或用以上标本做免疫荧光染色，如发现病原体，或螺旋体DNA阳性有诊断价值。

（2）血清学试验

①非特异性试验：即非梅毒螺旋体抗原血清试验，测定血清中非特异性抗体，常用快速血浆反应素（rapid plasma regain，RPR）试验和性病研究实验室（venereal disease research laboratory，VDRL）试验。原理是：用心磷脂作为抗原，与患儿血清中抗心磷脂抗体即反应素结合后发生凝集，生成絮状物为阳性反应。RPR试验需同时做定性和定量试验，对梅毒的筛查、早期梅毒和各期梅毒的诊断、再感染及判断疗效均有意义。该试验简便、快速、敏感性高，梅毒感染4周内即可出现阳性反应，早期梅毒阳性率达90%。也有假阴性。其他一些疾病如疟疾、溶血性贫血和自身免疫疾病等可有假阳性，称为生物性假阳性，因此阳性结果需用特异性试验进一步证实。

②特异性试验：即梅毒螺旋体抗原试验。用梅毒螺旋体或其成分作抗原，检测血清抗梅毒螺旋体特异性抗体的试验方法，特异性强，敏感性高，可避免生物性假阳性，常用于确诊。包括螺旋体荧光抗体吸收试验（fluorescein treponema antibody-antibody absorption，FTA-ABS）试验，梅毒螺旋体血细胞凝集试验（treponema pallidum haemagglutination assay，TPHA），梅毒螺旋体乳胶凝集（T.pallidum particle agglutination test，TPPA）试验，免疫印迹法试验，酶联免疫吸附试验（ELISA）。TPHA试验方法简单，应用广泛。检测梅毒螺旋体特异性IgM抗体（19S IgM），特别是47-kilodalton螺旋体外膜蛋白的抗体有助于诊断。免疫印迹法试验是用免疫印迹法检测梅毒特异性抗体，其诊断梅毒的敏感性和特异性均比较高。应用ELISA法检

测特异性梅毒抗体 IgM，用于诊断早期梅毒。

③脑脊液检查：对梅毒婴儿应常规进行腰椎穿刺。脑脊液如有异常，如淋巴细胞增加、蛋白增高、VDRL 阳性，无论临床有无症状，均可诊断为神经梅毒。

3. *X 线检查*　胸部 X 线片显示肺部炎症浸润影。骨骼主要表现为骨膜炎、骨髓炎、骨质破坏及日后锯齿状改变。

六、诊断和鉴别诊断

主要根据母亲病史、临床表现、实验室检查和 X 线检查进行诊断。强调早期、及时，防止发展成晚期。

1. *病史*　应详细询问父母亲，尤其母亲有无性病史，梅毒检验史及治疗史。如有怀疑，母亲应做梅毒血清学试验。如母亲梅毒血清学试验阳性，婴儿受感染可能性较大。母血清反应强阳性时，子女约 70% 有感染概率；弱阳性者，受感染概率约 10%。

2. *临床表现*　新生儿期症状常不明显，故早期诊断较困难。胎盘大、色苍白提示宫内梅毒感染。母亲梅毒血清反应阳性，新生儿出生后外观正常也应怀疑。新生儿有肝脾大、黄疸、典型皮肤损害、瘀斑和血小板减少等是考虑该病的重要症状和体征。

3. *辅助检查*　X 线检查可早期发现长骨骨软骨膜炎。梅毒螺旋体和螺旋体 DNA 阳性，婴儿血清 RPR 或 FTA-ARS 或 TPPA 阳性有确诊价值。

应与宫内弓形虫、巨细胞病毒、风疹病毒、疱疹病毒感染，大疱性表皮松解症，新生儿天疱疮，败血症和坏血病等相鉴别。

七、治疗

梅毒母亲所生婴儿出生时即进行梅毒感染相关检测（如非梅毒螺旋体抗原血清学定量检测等），及时发现先天性梅毒患儿。根据需要，为所生新生儿实施预防性青霉素治疗。对出生时明确诊断的先天性梅毒婴儿及时给予规范治疗，并上报先天性梅毒感染信息；对出生时不能明确诊断先天性梅毒的婴儿，应定期检测和随访，及时诊断或排除性先天梅毒；对随访过程中诊断的先天性梅毒婴儿及时给予规范治疗，并上报先天性梅毒感染信息。在没有条件或无法进行先天性梅毒诊断、治疗的情况下应及时进行转诊。

1. *预防性治疗*

（1）治疗对象：妊娠期未接受规范性治疗，包括妊娠期未接受全程、足量的青霉素治疗，或接受非青霉素方案治疗，或在分娩前 1 个月内才进行抗梅毒治疗的孕产妇所生儿童。妊娠期接受过规范性治疗，出生时非梅毒螺旋体抗原血清学试验阳性、滴度不高于母亲分娩前滴度的 4 倍的儿童。

（2）治疗方案：苄星青霉素 G，5 万 U/kg，1 次肌内注射（分两侧臀肌）。

2. *先天性梅毒治疗*

（1）治疗指征：由于先天性梅毒临床表现不典型，血清学诊断试验有假阴性，可发生漏诊。而如果未及时治疗，发展为晚期梅毒则后果非常严重。对梅毒母亲的新生儿，如血清学诊断试验阴性而不给予治疗风险比较大，由于青霉素治疗的费用比较低，因此对先天性梅毒的治疗指征可适当放宽。

新生儿有下列情况者都应接受梅毒治疗：①确诊或疑似先天性梅毒；②梅毒母亲妊娠期治疗情况不明；③梅毒母亲妊娠期经治疗后 VDRL 滴度未下降 4 倍以上，或在滴度下降 4 倍前分娩；④梅毒母亲妊娠期用非青霉素类药物治疗。血清学阳性但无临床表现者，亦应正规治疗。

（2）一般措施：梅毒婴儿应严格隔离，避免感染其他疾病及他人被感染。孕妇一经查出患有梅毒，并未接受过正规治疗者，应立即开始治疗，以预防或减轻胎儿受感染。

（3）婴儿先天性梅毒的治疗：青霉素

是治疗本病的首选药物，敏感，一般无耐药性，且能通过胎盘到达胎儿体内。水剂青霉素G 10万～15万U/（kg·d），最初7d 10万U/（kg·d），分2次，肌内注射或静脉滴注，之后15万U/（kg·d），分3次，共10～14d；或普鲁卡因青霉素5万U/（kg·d），每日肌内注射1次，共10d；或苄星青霉素G 5万U/（kg·d），单次肌内注射。脑脊液正常者主要选用苄星青霉素G或普鲁卡因青霉素G。脑脊液异常者（神经毒性）选用青霉素G 5万U/（kg·d），肌内注射或静脉注射，共10～15d；或普鲁卡因青霉素G 5万U/（kg·d），肌内注射，共10d。药物治疗要系统进行，治疗期间中断1d以上，则梅毒螺旋体可以增殖，故整个疗程需重新开始。

3. *先天性梅毒患儿的随访* 疗程结束后须在2个月、4个月、6个月、9个月、12个月追踪观察血清学试验，如治疗较晚者应追踪更久，直至VDRL滴度持续下降至最终阴性。神经梅毒6个月后再复查脑脊液。治疗6个月内血清滴度未出现4倍下降，应视为治疗失败或再感染。根据临床复发现象可重复治疗，重复治疗的剂量应加倍。超过这一期间滴度不下降，亦应重复治疗一次。先天性梅毒在宫内或出生后早期经青霉素充分治疗者，预后良好。治疗过晚，病情严重的患儿可能发生死亡。

4. *其他* 2008年英国指南推荐母亲呈梅毒血清学阳性的婴儿在出生、3个月、6个月和12个月时随访，或者直到所有的血清学试验（非梅毒螺旋体和梅毒螺旋体）是阴性的。相反，2010年疾病控制和预防中心指南建议，母亲对非梅毒螺旋体试验和梅毒螺旋体试验呈活性的婴儿，应出生时评估，然后每2～3个月只使用非梅毒螺旋体试验，直到试验变得无反应或活性降低为1/4。疾病控制和预防中心不建议婴儿进行梅毒螺旋体试验。

八、预防

1. *妊娠期筛查* 有些梅毒孕妇常隐瞒病史，导致漏诊，而目前孕妇梅毒的发生率比较高，因此必须建立孕妇梅毒筛查制度，对所有孕妇在妊娠早期3个月内进行梅毒筛查，一旦发现梅毒，应立即给予正规治疗，这样可明显降低先天性梅毒的发生率。

2. *妊娠期治疗* 各级医疗卫生机构应当应对妊娠早期发现的梅毒感染孕产妇（包括既往感染者）在妊娠早期及妊娠晚期进行规范的青霉素治疗；对妊娠中、晚期及临产发现的梅毒感染孕产妇，也要及时给予治疗。在治疗过程中要定期进行随访和疗效评价，对复发或再感染者应追加治疗。

青霉素是妊娠期梅毒治疗唯一有效的抗生素。美国CDC推荐的妊娠期梅毒治疗方案是：一期、二期及早期潜伏梅毒，给予苄星青霉素2.4×10^6U，单次肌内注射；晚期潜伏梅毒，给予青霉素2.4×10^6U，每周肌内注射1次，共3次。但有报道，尽管对梅毒孕母进行正规治疗，仍有14%的胎儿发生感染。另外由于红霉素不能通过胎盘，妊娠期预防性治疗只能用青霉素，如青霉素过敏，应进行脱敏。预计至2020年底，实现以下目标：梅毒感染孕产妇梅毒治疗率达90%以上，所生儿童预防性治疗率达90%以上。先天性梅毒报道发病率下降至15/10万活产以下。

各级医疗卫生机构应当对感染孕产妇实行首诊负责，将其纳入高危管理，遵循保密原则，提供高质量的保健服务。除常规孕产期保健外，还要提供安全性行为指导、感染症状和体征监测、营养支持、心理支持、性伴告知与检测等服务。

给予感染孕产妇安全助产服务，提倡自然分娩，不应将感染作为剖宫产指征。实施普遍性防护措施，减少分娩过程中疾病的传播。帮助产妇及其家人制订适宜的生育计划，落实避孕措施、促进安全套使用，减少非意愿妊娠和疾病传播。

为感染孕产妇所生儿童提供常规保健与随访服务，强化生长发育监测、喂养指导、疾病综合管理、感染症状和体征监测等服务。

3. 宣传教育　目前先天性梅毒防治中的主要问题是孕妇隐瞒梅毒病史，使妊娠期梅毒治疗不正规，甚至在新生儿出生后还隐瞒病史，不愿意接受正规治疗。因此加强宣传教育非常重要，要宣传梅毒的治疗方法及疗效，使梅毒孕妇愿意接受筛查和正规治疗。

（李文杰）

第三节　获得性免疫缺陷综合征母亲新生儿

一、概述

获得性免疫缺陷综合征（acquired immunodeficiency syndrome, AIDS）简称艾滋病，是由人类免疫缺陷病毒（human immunodeficiency virus, HIV）引起的传染性疾病。HIV 属反转录 RNA 病毒，有 HIV-1 和 HIV-2 两型，约 95% 的 AIDS 由 HIV-1 引起，HIV-2 型致病力较弱，病程较长，症状较轻，主要局限于非洲西部。HIV 入侵机体后引起以 $CD4^+T$ 细胞减少为特征的进行性免疫功能缺陷，继发各种机会性感染、恶性肿瘤和中枢神经系统疾病，目前严重威胁着人类健康和社会经济发展。据 2015 年联合国艾滋病规划署（UNAIDS）的全球艾滋病流行趋势报道，截至 2014 年底，全球 HIV 感染者约 3690 万，新发感染约 200 万。截至 2015 年 10 月，我国报道现存活 HIV/AIDS 患者 57.5 万例，死亡 17.7 万人。HIV 存在于感染者的体液，如血液、精液、眼液、阴道分泌物、尿液、乳汁、脑脊液中，可经母婴、血液及性接触 3 个途径传播。

目前，全球 1/6 艾滋病相关疾病死亡和 1/7 新发 HIV 感染者是 15 岁以下儿童。研究资料表明，HIV 感染者中 18% 以上为妇女，其中 85% 为生育年龄妇女；5 岁以下 HIV 感染小儿中，90% 以上为母婴垂直传播。在没有任何预防措施的情况下，HIV 感染母婴传播率在发达国家为 15% ～ 25%，发展中国家为 25% ～ 35%，在 HIV 感染重灾区的非洲高达 50%。据不完全统计，我国母婴传播率为 35% ～ 38%。新生儿 HIV 感染与成人比较，其发生率增长快、潜伏期短、疾病进展快和死亡率高。因此，HIV 感染已成为引起全球儿童死亡的一个主要原因。在许多发展中国家，HIV 的流行已抵消多年来在降低孕产妇和儿童死亡率方面取得的所有进步。本节将主要讨论孕产妇与新生儿感染 HIV 相关问题。

二、母亲疾病概况

AIDS 母亲 HIV 病毒载量的多少，是母婴垂直传播最直接的风险因素。发生母婴垂直传播的孕妇体内 HIV 病毒平均载量为 10 567 拷贝 /ml。当 HIV 病毒载量大于 1 000 拷贝 /ml 时，垂直传播的概率为 29%；小于 1 000 拷贝 /ml 时，垂直传播的概率极低。有意义的是，孕妇外周血 $CD4^+T$ 细胞计数与垂直传播呈负相关。围生期 HIV 病毒的垂直传播，50% 以上发生在分娩过程中，因此这一过程也被认为是 HIV 母婴传播的危险期。研究还发现，母乳喂养可以使婴儿受 HIV 感染的危险率额外增加约 15%。此外，孕妇的一些不良行为如吸烟、静脉吸毒、多性伴侣及妊娠期无保护性行为等均与垂直传播相关。

三、病理生理

母婴垂直传播是新生儿感染艾滋病的主要原因，其中2/3的婴儿是在母亲怀孕、分娩过程中被感染，1/3是在哺乳期被感染。

1. 胎儿期 HIV病毒可直接感染绒毛膜细胞或通过破损缺口进入胎儿血液循环，造成胎儿HIV感染。

2. 分娩期 分娩时经母体-胎儿微循环，尤其在宫缩时，经血液传播胎儿被感染的概率明显增加。分娩时，胎儿头皮可直接接触母体子宫阴道口的分泌物，并且母体行外阴切开术、胎儿头皮电极的应用、阴道助产也会使胎儿皮肤或者破损黏膜直接接触母体的血液、产道分泌物而被感染。此外，当母亲存在细菌性感染时，母亲的白细胞可进入羊水中并通过胎儿的皮肤、黏膜、肠道和肺而进入胎儿体内形成感染。

3. 分娩后 母乳内的病毒可以通过口腔或者胃肠道导致新生儿感染。而且有研究报道，混合喂养比纯母乳喂养更能增加HIV感染的概率，这可能与混合喂养更易引起新生儿胃肠道炎症反应有关，而炎症反应可增加感染的概率。

四、临床表现

由母婴垂直传播造成的新生儿艾滋病临床表现与成人截然不同，潜伏期短、病情进展快。但是新生儿期缺乏典型的临床表现，常见的有早产、低出生体重、畸形等。具体表现如下。

1. 生长发育迟缓或停止 多数出生后4～8个月出现。

2. 消耗综合征 主要表现为体重明显下降20%～40%。

3. 间歇性或持续性低热和高热。

4. 淋巴结病综合征 表现为不明原因的全身淋巴结肿大，无触痛，持续数月甚至数年；肝大但肝功能不一定异常；不明原因脾大持续2个月；无痛性、对称型腮腺肿大超过1个月；血清淀粉酶一般会出现升高。

5. 肺部疾病 可见于80%以上的艾滋病患儿，是儿童艾滋病发病、发生并发症和死亡的主要原因。其中有为卡氏肺孢子虫肺炎（PCP）、淋巴细胞间质性肺炎和肺淋巴样增生等。

6. 反复细菌性感染 常为艾滋病患儿的首发症状，包括急性细菌性肺炎、脓毒症、慢性化脓性中耳炎、脑膜炎等。

7. 不明原因反复发作的慢性腹泻 可能是机会性感染，也可能是HIV病毒对胃肠黏膜的直接刺激所致。

8. 其他 神经系统损伤、不明原因的血小板减少、皮肤黏膜的反复感染等。

五、诊断与鉴别诊断

HIV感染确诊主要根据母亲及新生儿流行病学史和实验室检查（病毒抗原、抗病毒抗体、病毒核酸和免疫细胞数目及功能等）进行综合分析，临床表现仅有参考价值。

1. 流行病学 是否存在HIV暴露的风险可通过对孕妇产前HIV抗体检测来决定。对产前未进行HIV抗体检测的孕妇要在产时或产后立即进行补检，也可通过对新生儿HIV抗体检测来确定围生期暴露状况。

2. 实验室检查 临床上主要应用HIV抗体及抗原检测对母亲新生儿进行HIV感染的诊断，而免疫学参数及病毒学指标主要用于已确诊HIV感染的母亲新生儿监测。

对HIV感染母亲所生新生儿，应进行HIV血清学检测，根据新生儿不同时间的检测结果，证实或排除HIV感染。由于母体HIV-IgG抗体可以通过胎盘屏障到达胎儿体内，至9～12个月（甚至长达18个月）才消失，而新生儿感染HIV后自身产生HIV抗体多在出生1年后，故对于18个月以内的新生儿，不能单凭新生儿 HIV 抗体阳性诊断 HIV 感染，而根据 HIV p24 抗原检测结果可弥补这一不足。HIV 的核心抗原 p24 出现于急性感染期和 AIDS 晚期，可以作为早期和晚期病毒的间接指标。在潜伏期，该抗原常为阴性。

国际艾滋病临床小组儿科病毒学委员会对新生儿 HIV 感染的诊断做出如下定义：① HIV 感染母亲所分娩的新生儿在非母乳喂养的情况下，若出生后 48h HIV RNA 和（或）p24 抗原阳性，可以诊断为宫内感染；新生儿出生后 7d 内 HIV RNA 和（或）p24 抗原阴性而 7 ～ 90d 阳性则为产时感染。② HIV 感染母亲所分娩的新生儿在母乳喂养或混合喂养的情况下，出生后 90d 内 HIV RNA 和（或）p24 抗原阴性，90 ～ 180d 转阳性则为产后（母乳喂养）感染。③若 18 个月以上婴儿 HIV 抗体阴性，可以完全排除 HIV 感染。

六、治疗

目前尚无特效的病因疗法，主要采用抗病毒药物及一般支持对症治疗。

1. *抗病毒治疗*　目前已明确，HIV 感染在年幼患儿进展非常迅速且不可预期，延迟治疗将造成生长发育迟缓、免疫功能及神经认知功能障碍等严重且不可逆的损害，尽早开始抗病毒治疗将带来明确的临床益处。因此，HIV 感染母亲新生儿应在出生后尽早(6 ～ 12h)服用抗病毒药物治疗，常规给予齐多夫定（Zidovudine，AZT）或奈韦拉平(Nevirapine, NVP)，至出生后 4 ～ 6 周。对出生后已确诊 HIV 感染的新生儿，应尽早开展高效抗反转录病毒治疗方案（参考 2015《艾滋病诊疗指南》第 3 版）。此外，由于乳汁可传播 HIV，因此不推荐 HIV 感染母亲母乳喂养。如果坚持要母乳喂养，则整个哺乳期都应继续抗病毒治疗。治疗方案与妊娠期间抗病毒方案一致，且新生儿在 6 月龄之后立即停止母乳喂养。

2. *控制机会性感染*　若感染 HIV 新生儿病情进展，可发生卡氏肺孢子虫肺炎(PCP)、细菌性呼吸道及肠道感染、念珠菌病及隐球菌病、巨细胞病毒（CMV）病等机会性感染，是导致患儿死亡的重要原因之一，应积极防治。

3. *增强机体的免疫功能*　存在低丙种球蛋白血症（IgG < 400mg/dl）的 HIV 感染新生儿，应静脉注射人血免疫球蛋白(IVIg)，以防发生严重细菌感染；对反复发生严重感染的 HIV 感染新生儿，在接受抗生素治疗的同时，也可考虑给予 IVIg。

七、预防

HIV 病毒株的多样性和高度变异性，使得特定疫苗的效果难以持久，迄今尚未研制成功有效的 HIV 疫苗，因此阻断母婴垂直传播是预防新生儿 HIV 感染的关键措施。根据 2005 年原国家卫生部、国家中医药局文件推荐的《艾滋病诊疗指南》中对感染的母婴垂直传播阻断方案，阻断 HIV 母婴垂直传播的有效措施为：产科干预 + 药物干预 + 人工喂养。HIV 感染或 AIDS 孕妇应用该综合措施，可使母婴垂直传播率降至 1% ～ 2%。此外，加强营养，应用免疫调节药物干扰素、白介素 -2（IL-2）、中药香菇糖片等，加强全身支持，也有利于预防艾滋病的发生。

（王德胜）

第27章 特异体质母亲新生儿

第一节 肥胖母亲新生儿

一、概述

自1997年世界卫生组织（WHO）正式将肥胖作为全球的健康问题提出以来，肥胖的发生率一直呈持续增高的趋势，已成为21世纪影响人类健康的最大问题之一。2010年全球因体重过重和肥胖所致死亡达到340万，因此，WHO明确宣布肥胖是一种疾病，并根据体重指数[body mass index，BMI = 体重（kg）/ 身高（m）^{2}]将肥胖分为超重、Ⅰ级（肥胖）、Ⅱ级（重度肥胖）和Ⅲ级（严重肥胖）。按WHO肥胖的标准全球2009～2010年肥胖的发生率在成人超过33%、青少年儿童超过17%，至2015年全球成年人约有23亿存在体重超重、7亿以上出现肥胖。肥胖对各年龄段均有影响，全球孕妇及生育年龄妇女肥胖的发生率也呈持续增高现象。最新的数据显示，在美国进入生育年龄的妇女中有35%以上的人群出现肥胖、8%的人群出现严重肥胖。我国妇女的肥胖人群从1975年的1.7/100万上升至2014年的46.4/100万，已成为全球妇女肥胖人数最多的国家。WHO预测2050年我国将成为肥胖大国。孕妇肥胖不仅能引起孕妇妊娠期各种并发症的发生率明显增高，而且也能引起胎儿死亡和先天发育畸形的发生率明显增高。临床流行病学资料和动物实验均显示妊娠期肥胖将对子代的远期健康产生长期的影响。因此，肥胖不仅是生育年龄妇女一个重要的医疗风险因素，而且对子代的健康也将产生深远的影响。

二、母源性病因

孕妇肥胖包括孕前肥胖（肥胖妇女妊娠）和妊娠期增重过多2种情况。孕前肥胖即孕妇在怀孕前BMI达到肥胖的标准，妊娠期增重过多是指孕妇在整个孕期体重的增加超过推荐的适宜范围。肥胖不仅可引起孕妇出现妊娠期糖尿病、高血压、先兆子痫和血栓栓塞，使其剖宫产率、产后大出血及围术期各种并发症的发生率明显增高，而且这些与肥胖相关的妊娠期并发症还可影响胎儿及新生儿的发育及远期健康。肥胖孕妇晚期死胎、先天畸形和新生儿在重症监护病房的住院率明显上升。大量研究发现，母亲体重超重和肥胖者对子代的影响，除了遗传作用外，还与妊娠期宫内环境状况的变化有关，临床观察发现孕母高胆固醇血症或高脂血症时，胎儿因氧化应激反应引起自身胰岛B细胞凋亡增加，导致自身胰岛B细胞数量明显减少，从而在出生后早期出现胰岛功能的异常，使胰岛素抵抗和代谢综合征发生的风险明显增加。动物实验研究也发现，母亲在孕前和妊娠期间长期高脂饮食或肥胖可引起子代发生高血压。由于胎儿在宫内的正常生长发育取决于母亲-胎盘-胎儿三者之间的平衡，胎儿的发育不仅受基因的调控，而且受子宫内环境的影响。Napoli 等在低密度脂蛋白受体缺乏小鼠的模型上观察高脂饮食对动脉基因表达及动脉粥样硬化发生的影响，结果发现调控小鼠降主动脉发育的 11 000 基因中有 139 个基因的表达明显受母鼠高胆固醇血症的调控，高胆固醇血症孕鼠的雄性仔鼠出现动脉粥样硬化的病变增加 1 倍。孕龄妇女的肥胖或妊娠期体重过度增加使母亲自身的代谢和营养状况及在妊娠时的变化、母亲的饮食习惯、心理行为、个性特点等都会对子宫内环境产生影响，导致胎儿的基因表观遗传学改变，从而对子代产生长期的影响，到成年时出现肥胖、心血管疾病、2 型糖尿病等代谢综合征，这又称之为“成人疾病的胎儿学说”。

三、病理生理

母亲妊娠期肥胖使得体内葡萄糖、游离脂肪酸和氨基酸浓度升高导致胎儿的食欲控制、神经内分泌功能和（或）能量代谢产生持续变化，使其子代发生肥胖的风险明显增加。20 世纪 80 年代，Barker 等提出胎儿期的不良刺激能够产生远期发生代谢性疾病的危险。即在生命早期（胎儿期和婴儿期），个体接受的各种不利刺激（环境、疾病、营养等），可以对某些器官的结构产生长期或永久性的影响。由生命早期各阶段环境因素变化引起的机体生理与代谢等方面的持续性改变被称为发育程序化（developmental programming）或发育的可塑性（developmental plasticity），是机体在生命早期对不利因素做出适应性变化，改变了基因表达的动态平衡。这种变化会对机体的生理和代谢过程产生持续的影响，最终导致成年期疾病的发生。母亲妊娠期肥胖会导致全身促炎症因子水平的升高及脂肪组织巨噬细胞的聚集。这些炎症反应可以通过胎盘，使胎儿暴露于炎症反应的环境中，从而诱导了发育程序化改变，使其子代在成年期发生相应的疾病。大量的动物实验显示，肥胖母亲子代伴有 β_2 和 β_3 肾上腺素能受体表达的下调及 PPAR-γ2、脂蛋白脂肪酶（lipoprotein lipase）、脂联素和瘦素表达的升高。这些基因表达的变化，使脂肪分解减少而脂肪储存增加，最终导致子代肥胖。过多的脂肪沉积导致炎症因子与脂肪因子调节紊乱，形成代谢综合征。Murabayashi 等发现高脂饮食母亲的子代 TNFβ，CD68 及 MCP-1 表达升高，GLUT4 表达下降，提示母亲肥胖可以通过改变炎症反应影响胎儿对胰岛素的敏感性。此外，研究还发现肥胖母亲导致的子代多种炎症因子的增加还参与了子代非酒精性脂肪肝的发生，并可以影响骨骼肌对胰岛素的敏感性及糖和脂肪酸的吸收。

近年来，表观遗传学机制在肥胖母亲对子代影响的作用日益得到重视。1999 年 Wolffe 等首次提出了当前广为认可的表观遗传定义。机体生命早期对多种刺激的反应，通过表观遗传学的改变，使得发育程序化受到影响，进而导致成年疾病的发生。Waterland 等报道小鼠体内与肥胖相关的调控皮肤颜色变化的 A^{vy}PS1A 基因甲基化与妊娠期所摄食物有关，A^{vy}PS1A 低甲基化时皮肤呈浅黄色且体重正常，而高甲基化时皮肤呈深棕色并出现肥胖。当小鼠怀孕后给予高甲基供体（叶酸、维生素 B_{12}、胆碱和三甲铵乙内酯）食物喂养后，所生 A^{vy}PS1A 基因甲基化水平明显增高、皮肤呈深棕色、肥胖仔鼠的数目明显增多。Cho 等也报道，糖尿病母亲的子代在儿童期血压明显增高、肥胖和糖耐量异常发生率明显增多，在青少年期血压（舒张压和平均动脉压）与妊娠中晚期母亲血清游离脂肪酸（肥胖者明显增高）的含量呈明显的正相关。这进一步证明遗传和宫内环境的共同作用可导致胎儿基因表观遗传学改变，从而引起成年期发生肥胖、高血压和糖尿病。

四、临床表现

1. *胎儿及婴儿期死亡增加* 死产一般是指妊娠20周后母体内的胎儿发生死亡。若妊娠周数不清楚，体重大于500g的死胎也称为死产。孕妇肥胖明显增大胎儿宫内死亡或死产的风险，尤其是妊娠晚期原因不明的胎儿宫内死亡风险随着孕妇BMI的增大而增高。英国一个以人口为基础的队列研究发现，肥胖孕妇死产的发生率（6.9/1 000）明显高于体重正常的孕妇（4/1 000）。Chu等对2000～2005年16个有关孕妇肥胖与死产关系的研究进行Meta分析，发现有9个研究显示肥胖孕妇或极度肥胖孕妇发生死产的风险分别增加1.47和2.07倍。Villamor等对151 025例孕妇孕前BMI的变化与不良妊娠结局进行分析，发现孕妇第2次妊娠前BMI比第1次妊娠前增加≥ 3kg/m^{2}者发生死产的风险，较BMI增加＜ 1kg/m^{2}者增加63%，证明孕妇肥胖与死产的发生呈直接因果关系。Janni Kristensen等对24 505例单胎妊娠结局分析发现，肥胖孕妇的死产率与新生儿死亡率分别是正常体重孕妇的2.8倍和2.6倍，提示孕母的肥胖与死产与早期新生儿死亡的密切相关。Meehan等对11个有关母亲妊娠期肥胖与婴儿死亡的研究进行Meta分析，发现母亲肥胖者（BMI ≥ 30）婴儿死亡率增加1.42倍，重度肥胖者（BMI ≥ 35）增加2.03倍。2015年的一项Meta分析显示，96个研究中有9个研究表明超重（BMI 25～30 kg/m^2）或肥胖（BMI ＞ 30 kg/m^2）的孕妇发生死产的风险分别增加23%和60%，3个研究表明极度肥胖（BMI ＞ 40kg/m^2）的孕妇发生死产的风险增加2倍。Nohr等对1 199 183例单胎活产婴儿进行分析，发现出生后第一年内死亡的3481例中新生儿占63.6%。在排除其他各种相关因素后，出生后第一年内发生死亡的风险随着孕妇BMI的增大而增加。与正常体重孕妇相比，超重、肥胖和极度肥胖孕妇所生婴儿的死亡风险分别增加1.2倍，1.4倍及2.1倍。

2. *先天畸形增多* 大量的研究证明孕妇肥胖使胎儿发生先天畸形的风险增加。临床观察发现肥胖孕妇的胎儿易发生神经管畸形、先天性唇腭裂、先天性脑积水、短肢缺陷、先天性腹裂和先天性心脏病。美国一个病例对照研究显示，肥胖孕妇分娩无脑儿、脊柱裂和孤立性脑积水患儿的风险较正常体重孕妇分别增加2.3倍、2.8倍和2.7倍。Rasmussen等对2001～2007年发表的有关孕妇肥胖与先天畸形关系的12个研究（4个队列研究，8个病例对照研究）进行Meta分析，发现孕妇的肥胖是引起胎儿神经管畸形发生的独立危险因素。孕妇肥胖降低了胎儿超声影像检查的准确性，增大了B超筛查胎儿解剖结构异常的难度，从而导致肥胖孕妇所生出生缺陷增多。临床发现，BMI ＜ 25 kg/m^{2}的孕妇产前胎儿宫内B超的漏诊率为1/250，而肥胖孕妇则高达1/100。Dashe JS对10 112例妊娠18～24周胎儿常规超声检查结果分析发现，随着孕妇BMI的增大，胎儿可见清晰解剖结构的脏器数目明显减少，从72%（BMI ≤ 25kg/m^2）分别减少至68%（BMI 25～29.9kg/m^2）和50%（BMI ≥ 30 kg/m^2）。证明胎儿脏器B超成像清晰度随着孕妇BMI的增大而降低，受影响最大的脏器依次是心脏（下降50.3%），脐带（下降25.8%），四肢（下降20.4%），脊柱（下降17.2%）、膈肌（下降17.1%）、大脑（下降11.9%）和肾脏（下降10.0%）。

3. 巨大儿和产伤增加　巨大儿即出生体重超过 4kg 或大于同胎龄儿体重的第 90 百分位，大量的研究表明，妊娠前 BMI 的增大及妊娠期体重增加超过 11kg 时，明显增加分娩巨大儿概率，提示孕前的 BMI 和妊娠期间体重增加幅度与新生儿出生体重呈正相关，是引起新生儿出生体重增大的独立危险因素。Jolly MC 等对英国一个基于队列研究的 350 311 例单胎妊娠结局分析发现，肥胖孕妇所生巨大儿数目是正常体重孕妇的 2 倍。Sheiner 等对 126 080 例无高血压和糖尿病孕妇妊娠结局分析发现，与正常体重孕妇相比，BMI ＞ 30 kg/m^2 的肥胖孕妇分娩巨大儿的危险性增加 1.4 倍，肥胖是孕妇分娩巨大儿的独立危险因素。临床发现在产程启动前巨大儿在宫内多正常，产程启动后因出现头盆不称而引起第一产程和第二产程延长，导致胎儿宫内窘迫，易发生肩难产、产伤（骨折和臂丛神经损伤）、新生儿窒息甚至死亡，出生后收住 NICU 率明显增高。

4. 剖宫分娩率增高　与正常体重孕妇相比，肥胖孕妇需要诱导分娩率增加，第一产程失败、羊水胎粪污染、胎位异常和剖宫分娩的风险明显增大。Fyfe 等对 2629 例单胎足月初产妇妊娠分娩方式分析发现，体重过重和肥胖孕妇的剖宫产率分别是正常体重孕妇的 1.34 倍和 2.51 倍。Chu 等对 33 个临床研究进行 Meta 分析发现，与正常体重孕妇相比，超重、肥胖和极度肥胖的孕妇剖宫分娩率分别增加 1.46 倍、2.05 倍和 2.89 倍。Heslehurst 等对 1990 ～ 2007 年有关孕妇 BMI 与妊娠结局的 49 个研究进行 Meta 分析，发现肥胖孕妇剖宫分娩率较正常体重孕妇增加 2 倍，且主要是急诊剖宫分娩率的增加，这些研究都证明肥胖是引起孕妇剖宫分娩的独立危险因素。欧洲一项前瞻性大样本的研究发现，与 BMI 正常的孕妇相比，BMI 大于 40kg/m^2 的孕妇发生因产程失败而进行急诊剖宫分娩的危险增加 4 倍。Arrowsmith 等采用队列研究方法回顾性分析肥胖对初产孕妇的妊娠期及分娩方式的影响，发现过期妊娠率、需诱导分娩率及剖宫分娩率随着孕妇妊娠前 BMI 的增大而增加，证明肥胖会导致妊娠期明显延长，使过期妊娠率、需诱导分娩率及剖宫分娩率明显增加。上述研究都证明，随着孕妇妊娠前 BMI 的增大，需剖宫分娩的风险明显增加，尤其是急诊剖宫分娩的风险明显增加。

5. 子代肥胖增多　临床研究及动物实验均显示，母亲的肥胖不仅对子代出生时体重有影响，而且对其成年期肥胖的发生都会产生显著影响。孕妇肥胖不仅引起胎儿在宫内生长过速形成巨大体儿，而且子代在出生后生长发育过程中也极易出现肥胖。大量的临床观察也发现孕妇肥胖的程度不仅与大于胎龄儿和巨大儿的出生率呈正相关，而且与其子代在儿童期和成年期的肥胖发生有明显相关关系。肥胖母亲子代肥胖的主要变化主要是脂肪的堆积。Carlsen 等报道肥胖孕妇所生婴儿身体脂肪总量和腹部脂肪含量较正常体重孕妇的婴儿分别增加 135g 和 18g，而身体非脂肪组织的含量两者无差异，表明母亲肥胖者子代在出生时体内脂肪组织含量就明显增多。Whitaker 等对 8494 例低收入家庭的儿童进行回顾性队列研究，发现与正常体重母亲相比，在妊娠早期肥胖者其子代在 2 岁、3 岁及 4 岁时发生肥胖的危险性增加 2.4 ～ 2.7 倍。证明母亲孕前 BMI 是预测其子代在儿童期肥胖的最大的独立危险因素。Tie 等对来自 12 个观察性队列研究中的 52 000 对母子配对的结果进行 Meta 分析，发现母亲妊娠前肥胖或妊娠期体重增加过多者，其子代在儿童期发生体重过重或肥胖的风险增加 1.33 倍。研究还发现，妊娠期体重增加过多也可以导致子代身体脂肪量的增加，与妊娠期增重适当的母亲相比，妊娠期增重过多者的子代在新生儿期、4岁时和6岁时的身体脂肪量明显增加，而且这种影响与孕前肥胖可以产生叠加作用。这些研究都表明儿童期的肥胖与母亲妊娠前肥胖及妊娠期体重增加之间呈明显的正相关。

6. *易发生代谢综合征* 母体肥胖除了增加子代肥胖的风险外，对子代的代谢水平也会产生影响。肥胖母亲子代在青春期或成年期发生2型糖尿病及心血管疾病的风险明显增加。临床观察发现，肥胖母亲子代可以发生多种组织器官代谢紊乱，包括脂肪组织、胰腺、肝脏及骨骼肌等。与正常体重孕妇相比，肥胖孕妇的子代出现胰岛素抵抗的比例明显增加。一项包括23 316例孕妇的大样本队列研究显示，孕妇BMI增加和胎儿高血糖明显相关。最新一项回顾性分析发现，与母体妊娠前或妊娠期体重正常者相比，母亲妊娠期或妊娠前肥胖（BMI > $30kg/m^2$）者胰岛素抵抗者明显增多。同时还发现，肥胖母亲所生子代虽在出生时体重正常，但在出生后的生长发育过程中易出现肥胖和胰岛素抵抗。动物实验也显示肥胖动物的子代其葡萄糖/胰岛素平衡随着年龄增长而出现衰减。肥胖母羊的胎羊胰腺重量和胰腺单位面积中胰岛素阳性细胞数量均显著增加，这些变化可导致成年期发生肥胖和代谢异常。提示妊娠前或妊娠早期母亲高BMI是预测其子代发现代谢综合征的主要危险因素。

7. *心血管疾病增多* 临床观察发现，肥胖使高血压、动脉硬化和缺血性心脏病的危险明显增加，包括心肌梗死和脑血管事件的发生率明显增加。一项2 432例患者的临床队列研究发现，孕母妊娠期间体重的增加及产后BMI增加与子代收缩压的升高明显相关。Cho等也报道糖尿病母亲的子代在儿童期血压明显增高、肥胖和糖耐量异常发生率明显增多，在青少年期血压（舒张压和平均动脉压）与妊娠中晚期母亲血清游离脂肪酸（肥胖者明显增高）的含量呈明显的正相关。母妊娠前和妊娠期长期高脂饮食或肥胖使大、小血管内皮细胞依赖性血管舒张因子减少，导致内皮细胞功能不全、血管脂肪酸发生改变、血管平滑肌细胞的数量和容积减少，导致主动脉僵硬度增加；此外，肥胖还可引起心血管应激反应增加、自主神经功能失调、交感神经张力增加、去甲肾上腺素分泌增多、肾素增加等，从而引起子代发生高血压。

8. *非酒精性脂肪肝增多* 生命早期（包括宫内及哺乳期）不良环境因素的影响使子代患脂肪肝的概率明显增加。临床及动物实验均显示，新生儿肝脏细胞内脂肪含量与母亲BMI密切相关。妊娠期高脂饮食可以导致子代肝脏脂肪的堆积，并最终发展为脂肪肝。这可能与肝细胞线粒体信号转导的复杂活动及脂肪生成、氧化应激及炎症反应的基因表达增加有关。

五、诊断

WHO根据BMI将肥胖分为超重（25.0～$29.9kg/m^2$）、Ⅰ级（肥胖）（30～$34.9kg/m^2$）、Ⅱ级（重度肥胖）（35～$39.9kg/m^2$）和Ⅲ级（严重肥胖）（≥ $40kg/m^2$）。我国成人肥胖诊断标准为BMI ≥ $28kg/m^2$。如果孕妇妊娠前BMI超过此标准者即考虑为妊娠前肥胖（表27-1）。

根据孕妇妊娠前不同BMI，各国制定了妊娠前增重的适宜范围。美国医学会1990年提出、并经美国妇产科医师学会及儿科学会在1997年签署同意的妊娠期体重增加标准为：孕前BMI < 19.8的孕妇，妊娠期增重的适宜范围为12.5～18.0kg；妊娠前BMI为19.8～26者，妊娠期增重应控制在11.5～16.0kg；妊娠前BMI

表 27-1 各地区肥胖的诊断标准

BMI（kg/m²）		WHO	亚太标准	中国标准
体重过低		< 18.5	< 18.5	< 18.5
正常		18.5 ～ 24.9	18.5 ～ 22.9	18.5 ～ 23.9
超重		25.0 ～ 29.9	23 ～ 24.5	24 ～ 27.9
肥胖	Ⅰ级	30 ～ 34.9	25 ～ 29.9	28
	Ⅱ级	35 ～ 39.9	30	
	Ⅲ级	≥ 40		
	超级	≥ 60		
	超级超级			

为 26 ～ 29 的孕妇，妊娠期增重应控制在 7.0 ～ 11.5kg；妊娠前 BMI > 29 的孕妇，妊娠期增重的适宜范围为 6.0 ～ 7.0kg。2007 年《中国居民膳食指南》提出了中国孕妇妊娠期增重的适宜范围：妊娠前偏瘦的孕妇妊娠期增重的理想范围为 12.5 ～ 18.0kg，正常体重的孕妇妊娠期增重的理想范围为 11.5 ～ 16.0kg，妊娠前超重和肥胖的孕妇妊娠期增重的理想范围为 9.0 ～ 11.5kg。若孕妇的妊娠期增重超过此推荐范围，则考虑为妊娠期增重过多（表 27-2）。

六、治疗

1. *避免及早期发现先天畸形* 由于肥胖孕妇常存在叶酸缺乏，并常伴发有糖尿病或出现妊娠期糖尿病，孕妇的高血糖会降低胎儿 DNA 和 RNA 的合成，糖、蛋白质和脂肪代谢的紊乱也影响胚胎器官的发育，因此，肥胖（BMI ≥ 30kg/m²）孕龄妇女在孕前 1 个月及孕后 3 个月要加大叶酸的补充量（5mg/d）。同时要注意肥胖孕妇妊娠期营养的均衡，控制孕妇妊娠期体重增加的幅度，并将孕妇的血糖控制在正常的范围。此外，孕妇肥胖导致产前胎儿宫内 B 超筛查的准确率明显降低，因此要增加胎儿宫内 B 超检查频次，并由有经验的专科医师进行检查以提高肥胖孕妇胎儿宫内 B 超检查的准确性。

2. *避免难产和产伤发生* 肥胖孕妇巨大儿发生率较高，经阴道分娩可导致难产、产伤的发生率增加，甚至导致新生儿窒息缺氧及脑损伤的发生。但择期剖宫产分娩又可增加新生儿呼吸系统疾病（湿肺、足月儿呼吸窘迫综合征、气胸、肺炎等）的发病率。因此，在肥胖孕妇分娩前应密切评估胎儿的宫内状态，选择适当的分娩方式，以减少巨大

表 27-2 美国和中国妊娠期体重增加标准

<table>
<tr><th colspan="3">美国标准</th><th colspan="3">中国标准</th></tr>
<tr><th>妊娠前 BMI（kg/m²）</th><th>适宜</th><th>过多</th><th>妊娠前 BMI（kg/m²）</th><th>适宜</th><th>过多</th></tr>
<tr><td>19.8</td><td>12.5 ～ 18.0</td><td>> 18.0</td><td>< 18.5</td><td>12.5 ～ 18.0</td><td>> 18.0</td></tr>
<tr><td>19.8 ～ 26</td><td>11.5 ～ 16.0</td><td>> 16.0</td><td>18.5 ～ 23.9</td><td>11.5 ～ 16.0</td><td>> 16.0</td></tr>
<tr><td>26 ～ 29</td><td>7.0 ～ 16.0</td><td>> 11.5</td><td>24 ～ 27.9</td><td rowspan="2">9.0 ～ 11.5</td><td rowspan="2">> 11.5</td></tr>
<tr><td>> 29</td><td>6.0 ～ 7.0</td><td>> 7.0</td><td>≥ 28</td></tr>
</table>

儿产伤、窒息等并发症的发生，进行及时规范的复苏以减少甚至避免产伤或窒息缺氧对新生儿所致的进一步损伤。

3. 出生后密切监测各项指标　对肥胖母亲所生新生儿，即使出生后情况稳定，仍应按高危儿处理，加强监护，密切监测肥胖孕妇所生新生儿的血糖、胆红素、电解质、呼吸及循环功能等指标，及时完善相应检查，尤其注意排查神经系统及心脏等畸形，特别注意避免低血糖的发生。对于择期剖宫产分娩的新生儿，应密切观察其呼吸系统症状，及时发现和处理与呼吸系统相关的疾病，如新生儿呼吸窘迫综合征，从而改善预后。

4. 提倡母乳喂养　生命早期营养供给对婴幼儿肥胖及成年代谢综合征的发生有着重要的影响。研究表明，母乳喂养是防止婴幼儿肥胖重要的保护因子，婴幼儿肥胖程度与母乳喂养量呈负相关。因此，对于肥胖母亲新生儿，更应强调母乳喂养，预防婴幼儿肥胖及代谢综合征的发生。

七、预防

1. 预防孕龄妇女肥胖　孕龄妇女尤其是准备怀孕的妇女应注意合理饮食、加强锻炼，减少妊娠前肥胖；怀孕后应强调妊娠期合理营养，注意妊娠期体重增加幅度，避免体重增加过多。

2. 预防青少年肥胖　对于存在母亲肥胖的高危人群，在新生儿期就应该重视。提倡母乳喂养、注重膳食平衡，培养良好的饮食习惯。增加户外活动，加强体育锻炼，避免儿童期和青少年期出现肥胖。

3. 及时发现和治疗代谢综合征　代谢综合征是一种复杂的疾病，儿童和青少年的代谢综合征需要早期干预，以提高其生活质量。目前还没有完全有效的药物治疗，只能根据不同的临床表现对症治疗。针对2型糖尿病、高血压及高脂血症采取相应的治疗。但最重要的治疗是饮食控制和加强体育锻炼。

（岳少杰　王铭杰）

第二节　营养不良母亲新生儿

一、概述

围生期是生命过程中对营养状况最为敏感的时期。胎儿生长发育的营养由孕妇供给，因此孕妇的营养状况直接影响胎儿的生长发育。理想的妊娠结局是足月分娩一个健康、无畸形而且体质量适中的新生儿。新生儿体质量与孕妇的营养状况密切相关，营养状况良好的孕妇能够提供胎儿生长所需及分娩后乳汁中所有的营养；而孕妇营养不良，则可能出现胎儿营养缺乏，甚至出现某些严重的并发症。因此，孕妇营养状况，对于妊娠过程、胎儿及婴儿生长发育，均起到极为重要的作用。妊娠期营养缺乏不但导致胎儿生长受限、低出生体质量儿发生率高，而且足月低出生体质量儿的死亡率远高于正常出生体质量儿。低出生体质量儿在成年期患心血管疾病、胰岛素抵抗、高血压的概率明显增加。调查显示，我国除交通不便的贫困地区以外，仍然还有少数孕妇存在蛋白质 - 能量摄入不足问题，但大部分地区孕妇膳食中存在膳食成分不合理、多种微量营养素摄入量偏低，有些营养素长期处于较低水平（如维生素 D 和钙）。因此在注意改善膳食，增加奶类摄入量的基础上，处于高危妊娠的妇女还应在医师指导下适当选择营养素补充剂，改善营养状况、降低出生缺陷发生率。本节重点阐述孕妇蛋白质 - 能量营养不良对其子代的影响。

二、母亲疾病概况

由于妊娠后，母亲营养摄入需要满足母体和胎儿两方面的营养需要，因此妊娠后的营养需要明显增加。妊娠期间孕妇会发生一系列的生理性调整，以适应和满足胎儿生长发育需求。因受雌激素、孕激素、催乳素、人绒毛膜促性腺激素的影响，孕妇合成代谢加强，基础代谢率上升，摄入的脂肪主要用于妊娠晚期和哺乳期供能；孕妇对微量元素钙、锌、铁、锰、铜、碘和维生素及叶酸的吸收增加；妊娠期的血容量比非妊娠期明显增加，使血浆中的营养素除血脂和维生素 E 外，都有所下降，而出现血液稀释。另外，妊娠期子宫的重量、位置、容量、收缩力、形状、血流等比非妊娠期均有显著变化，妊娠期子宫的重量较非妊娠期增加 20 倍，子宫的容量也从非孕时的 10ml 增加到孕足月时近 5 000ml。为满足孕妇各个器官需求以及胎儿、子宫、乳房、胎盘等发育需要，妊娠期所需的营养会大幅增加，远远高于非妊娠期的营养需求。

研究显示，妊娠期总能量、糖类、蛋白质、脂肪的摄入量与新生儿出生体质量呈正相关。给予蛋白质 - 能量平衡膳食可降低死胎、低出生体质量儿和小于胎龄儿的风险。孕妇营养不良，如蛋白质和热量摄入不足，一方面可影响胎盘的正常代谢，胎盘的细胞数目大量减少，胎盘的重量和体积下降，胎盘功能低下，从而会导致早产、流产、死胎及低出生体质量儿；另一方面，可以使细胞增殖期的细胞分化停滞，胎儿某些器官的细胞数量减少，器官发育不良或出生缺陷。此外，研究还显示胎儿期营养缺乏、低出生体质量者在成年后 2 型糖尿病、冠心病和中心性肥胖的发病率明显增加。说明母亲营养不良不但影响胎儿发育，而且对其子代成年期疾病的发生也具有重要的不良影响。

三、病理和（或）病理生理

（一）影响胎盘及胎儿各器官的发育

妊娠期营养不良，尤其是蛋白质和热量摄入不足，影响胎盘的正常代谢，造成胎盘细胞数目减少，胎盘体积缩小和质量减轻，胎盘功能低下，从而导致流产、早产、死胎和低出生体质量。妊娠期某些营养素摄入不足，还可引起胎儿组织器官发育障碍或者畸形。胎儿组织器官发育可以分为 4 个阶段：① 细胞增殖期：主要是细胞的分化增生；② 细胞增殖与增大期：细胞分化增生和细胞体积增大；③ 细胞增大期：细胞体积增大为主；④ 细胞成熟期：细胞停止生长。在细胞增殖期，母体摄入热量或者蛋白质不足，尤其是严重缺乏时，可导致细胞分化停滞，使某些器官的细胞数量不足，器官发育不良或者出生缺陷。妊娠期营养不良可影响胎儿脑细胞的数量和体积，影响的程度取决于营养不良发生的时机、严重程度和持续时间。人脑细胞增殖与增大最关键的时期是在妊娠晚期至出生后 1 年内。脑细胞在这一时期对营养不良非常敏感，如此时出现严重蛋白质、热量供给不足，可能导致胎儿神经细胞发育和髓鞘形成障碍，出生后精神和智力异常、反应迟钝。动物实验证实孕鼠蛋白质摄入不足，则仔鼠脑细胞较正常仔鼠减少 60%。孕妇严重营养不良时，新生儿脑细胞可减少 20%。妊娠期蛋白质及热量长期不足，将导致不可逆转的脑损伤。研究还发现，孕前缺乏氨基酸或氨基酸比例失调对脑细胞发育也有影响，缬氨酸缺乏可使仔鼠出现中枢神经系统紊乱、共济失调等症状；赖氨酸、色氨酸和蛋氨酸缺乏，均可使仔鼠的大脑重量和大脑 DNA 含量降低；苯丙氨酸过多，则引起智力低下。

（二）导致成年期疾病发生

20 世纪 90 年代末，Barker 等提出宫内营养和环境将影响子代成年后疾病发生的危险性，并指出胎儿期营养缺乏、低出生体质量者至成年时易发生2型糖尿病、冠心病和中心性肥胖，即成年期疾病的胎儿起源假说（fetal origin hypothesis）。假说指出，胎儿各个系统都需经历关键发育期，即快速生长期，如果此时营养供给缺乏，机体将发生一系列内分泌及代谢因子的改变。Sullivan等进一步提出“代谢程序化”（metabolism programming）的概念，即胎儿对不利营养环境的适应，使胰岛内分泌功能和结构改变，胰岛素靶器官敏感性下降，这种改变可持续至成年期，使2型糖尿病易感性增加，引起器官和组织结构和功能发生永久性改变，最终导致成年期疾病的发生。目前，解释胎儿期营养状况与成年期发生代谢性疾病之间相互关系的主要机制包括以下2种。

1. *节俭表型假说* 同一种基因型会在不同环境条件的影响下表现为多种形态学或生理学的改变。20世纪90年代初Hales和Barker提出的节约基因假说（thrifty phenotype hypothesis）认为，妊娠期宫内营养环境与2型糖尿病等一系列代谢综合征的发生相关。胎儿期的营养状况决定个体成年后对这类疾病的易感性。如果胎儿在宫内处于营养缺乏的状态，胎儿机体就会建立起适应此代谢状态的生理机制以利于存活。主要表现为，为保证大脑的营养物质供应，对肝、胆、胰腺、肌肉的营养供应代偿性降低，帮助胎儿建立低代谢状态，使之适应出生后在持续低营养状态下存活。即通过一系列机制最终导致胰岛B细胞数目减少，机体对葡萄糖的摄取减少，从而导致胰岛素作用效果降低。但是这种适应性改变在出生后相对充足的营养条件下就成为对机体的有害因素，从而产生一系列的代谢性疾病。动物实验表明，与喂养正常热量和蛋白的孕鼠相比，给大鼠孕鼠喂养等热量、低蛋白的饮食，其仔鼠出生体质量低，胰岛B细胞的数目减少、增殖能力降低，胰岛的血管化减少，胰岛素反应受损，以及下丘脑核型的异常改变，而且肝脏、肌肉和脂肪组织也会受累。节俭表型假说阐明了妊娠期营养缺乏者，子代在宫内或出生后1岁内存在生长受限，而在随后出现快速追赶生长的子代中更易在成年期发展为代谢综合征的原因。

2. *表观遗传学机制* 研究表明，胎儿宫内生长受限（FGR）能够影响基因的甲基化、组蛋白修饰等导致基因表观遗传学改变，进而永久性地改变胚胎组织的基因表达，引发成年期疾病。Sinclair等更改处于围妊娠期绵羊的其维生素B和甲硫氨酸的供给后，观察到DNA甲基化的改变。母源蛋白供给受到限制会导致糖皮质激素受体启动子的甲基化状态改变，而血管紧张素的基因表达亦发生相应的变化。胎儿生长受限还可通过影响胎儿胰岛B细胞和胰岛素靶组织的基因表达和功能，增加了成年期罹患糖代谢疾病的风险。表观遗传学机制更好地解释了代谢综合征的家族群集特性及隔代遗传效应。

四、临床表现

（一）近期影响

1. *低出生体质量及围生期死亡率增加* 孕妇营养不良，围生期胎儿死亡率高，出生时体质量低，低出生体质量（出生体质量＜2 500g）儿多。出生后智力与体格发育迟缓。第二次世界大战期间，由于许多国家遭受饥荒，孕妇营养不良增加，低出生体质量儿明显增多。美国哈佛大学的研究显示，将孕妇分为营养低下、一般、良好、甚佳4种不同情况，新生儿出生体质量分别为2 693g、3 232g、3 515g及3 685g，说明孕妇的营养状况直接影响胎儿生长发育、出生体质量。妊娠剧吐、偏食、妊娠中晚期热量摄入＜ 8 368kJ/d（2 000kcal/d），易导致 FGR。临床也发现低出生体质量儿围生期死亡率明显高于正常出生体质量儿，约占新生儿死亡的 70%。印度报告低体质量儿围生期死亡率是正常体质量儿 5 倍。据 WHO 统计，围生儿死亡率较高的地区，孕妇营养不良也普遍存在。提示孕妇营养不良可以导致新生儿死亡率升高。2012 年 Imdad 等的 Meta 分析显示，与对照组相比，给予母亲平衡的蛋白质 - 能量饮食，可使低出生体质量儿风险降低 32%、小于胎龄儿风险降低 34%、死胎风险降低 38%。

2. *早产儿及小于胎龄儿增多* 早产儿系指出生时胎龄少于 37 周的新生儿。出生体质量小于同胎龄出生体质量第 10 百分位，或低于平均出生体质量 2 个标准差，称为小于胎龄儿。不同胎龄均存小于胎龄儿，妊娠期营养不良是造成小于胎龄儿的重要原因，尤其是孕妇存在能量、蛋白质摄入不足时。孕妇孕前体质量＜ 40kg，妊娠期增重＜ 12kg，胎儿发生发育迟缓的危险性显著增加。孕妇患严重缺铁性贫血可增加早产的发生率，导致新生儿贫血、甚至死亡。

3. *先天畸形增多* 孕妇营养不良使胚胎发育受影响。妊娠期某些营养素缺乏或过多，可能导致出生婴儿先天畸形，研究报道较多的营养素有锌、维生素 A、叶酸等。孕妇早期叶酸缺乏，可造成胎儿神经管畸形，其中以无脑儿和脊柱裂最严重。

（二）脑发育受损

妊娠期营养不良影响胎儿智力发育。胎儿脑细胞数快速增殖期是从妊娠晚期至出生后 1 年。此期间是大脑细胞增殖的激增期，是脑发育的关键时期，此时若存在营养不良，如蛋白质摄入不足，影响脑发育成熟，可致胎脑发生永久性病理及生化变化，并难以弥补。故妊娠期间营养状况，特别是妊娠后期母体蛋白质摄入量是否充足，关系到胎儿脑细胞增殖数量和大脑发育，并影响出生以后智力发育。

（三）代谢综合征

Barker 等对 1944 ～ 1945 年荷兰饥荒时期 2414 名孕妇的营养状况进行研究，首次发现妊娠期营养对子代冠心病、糖代谢异常、高血压病、中心性肥胖和血脂异常等一系列代谢性疾病的发生有重要影响。

1. *冠心病* Bleker 等按妊娠时期进一步将经历饥荒的孕妇分为妊娠晚期（n = 120）、妊娠中期（n = 108）及妊娠早期（n = 68），与未经历饥荒的孕妇（n = 440）进行比较，发现饥荒期孕妇子代中患冠心病者在出生时体质量低、头围较小；尤其是在妊娠早期营养缺乏的孕妇，在排除性别因素的影响后，其子代患冠心病的比例明显高于营养正常的孕妇（8.8% vs.3.2%）。印度一项对 517 名孕妇的调查同样发现，子代出生时体质量＜ 2 500g、身长短小、头围较小者发生冠心病的危险性增高。孕妇体质量低于 45kg 者的子代发生冠心病的比例明显增高，在排除其他已知的冠心病危险因素后仍存在这种关联。

2. *糖代谢异常* 低出生体质量者成年后发生糖耐量减低、2 型糖尿病的危险性增高，尤其是出生体质量低的成年后肥胖者。Ravelli 等研究发现饥荒年代孕妇的子代与营养正常孕妇的子代相比，糖耐量试验明显异常，妊娠早、中、晚期处于饥荒年代的孕妇所分娩的子代服糖后 2h 血糖分别较正常者高 0.1mmol/L、0.4mmol/L 及 0.5mmol/L，提示妊娠中、晚期营养缺乏对子代的糖代谢影响较大。受饥荒影响的孕妇子代餐前胰岛素水平及餐后 2h 胰岛素水平增高，提示存在胰岛素抵抗。美国一项对 69 526 名妇女的大规模研究发现，在排除年龄、体质量指数（BMI）和糖尿病家族史后，胎儿出生体质量与 2 型糖尿病的发生率呈负相关。与出生体质量在 3 200 ～ 3 800g 者相比，出生体质量＜ 2 300g 者患 2 型糖尿病风险增加 1.83。

3. *高血压* Roseboom 等报道，妊娠期受饥荒影响者的子代平均收缩压较妊娠期营养正常者子代高 1mmHg，出生体质量低者血压更高，出生体质量每增加 1000g 收缩压下降 2.7mmHg。他们进一步对这些孕妇在饥荒时期的饮食结构分析发现，与妊娠期营养正常的孕妇相比，在排除性别影响后，蛋白质 / 糖类比值每升高 1，收缩压下降 0.6mmHg，尤其在妊娠晚期更明显。表明妊娠期营养，尤其是蛋白质和糖类摄入的比例是影响子代血压的重要因素。可能是由于摄入蛋白质低影响下丘脑激素的分泌和肾脏结构发育、胎盘 11β 羟基类固醇脱氢酶的表达下调。11β 羟基类固醇脱氢酶是调节母体血液循环中糖皮质激素进入胎儿循环的重要物质。如果胎儿循环中的糖皮质激素增多，会导致各个器官包括大脑的糖皮质激素受体增加，减少肾小球的数目，导致肾功能损害，最终引起血压升高。

4. *中心性肥胖* 低出生体质量者青少年期和成年期发生肥胖的危险性增高。Rayelli 等对 741 名孕妇研究时发现，妊娠早期处于饥荒时期孕妇的女性子代 50 岁时 BMI 较营养正常孕妇子代的 BMI 增加 7.4%；而对男性子代无此影响。这种性别差异提示妊娠早期营养不良所致的中心性肥胖与中枢内分泌调节机制紊乱相关，而非脂肪细胞的分布异常。此后的研究也表明，这些肥胖人群的总体肥胖水平并非十分显著，但腹部和躯干的脂肪沉积显著，这种中心性肥胖与高血压、冠心病、胰岛素抵抗和血脂异常一起组成代谢综合征。一般认为，宫内营养环境和各类激素信号不仅影响胎儿宫内的生长发育，同时也影响子代出生后的正常生长发育。也就是说，如果宫内营养条件有限，则胎儿将减缓生长速度，调整出一种出生后相对受限的代谢机制，即胎儿将做出一些适应性改变，降低代谢和生长速度等。如果出生后营养状况相对充足，则这些适应性改变将引起成年后肥胖、胰岛素抵抗发生率增加，子代的生殖能力降低。

5. *血脂异常* 流行病学调查和动物研究均表明妊娠早期营养缺乏与子代成年期血脂代谢异常相关，尤其多见于出生体质量低而出生后获得充足营养的个体。Roseboom 等在对 704 名妊娠早期营养不良孕妇进行研究后发现，子代 LDL/HDL 比例较营养正常者高 13.9 倍。而且高密度脂蛋白（HDL）和载脂蛋白 A（ApoA）浓度较正常低，血浆总胆固醇和载脂蛋白 B（AplB）浓度较正常高。其他研究也表明，出生体质量低与血脂异常（包括 HDL 降低，LDL 升高，三酰甘油升高）发生相关。而出生身长短小、腹围小和总胆固醇、LDL 及载脂蛋白 B 升高有关。动物实验发现，猪和大鼠的妊娠期营养状况将对子代胆固醇的合成产生永久性影响。无论妊娠期营养缺乏母亲的子代是否发生肥胖，其胆固醇的代谢均受母亲妊娠早期营养状况影响。

（四）其他

1. *免疫功能* 英国学者报道宫内营养不良出生的人群成年后因感染或感染相关疾病的死亡率较正常人群高。另外，在对一组成年妇女的研究中发现，出生体质量低者更易患自身免疫性疾病。随着出生体质量的增加，甲状腺球蛋白自身抗体和甲状腺过氧化物酶自身抗体水平下降。出生体质量低的人群对伤寒多糖疫苗产生的抗体减少。提示宫内不良环境的刺激干扰了机体的免疫应答机制，从而增加了这部分人群对感染性疾病或自身免疫疾病的易感性。研究发现，FGR 者胎盘分泌 IL-8 增多而 IL-10 减少。对早期营养不良者的淋巴细胞数目和 T 细胞受体质量组删除周期（T-cell receptor rearrangement excision circles,

TRECs）水平的分析，发现胸腺是受累的靶器官。机体为保证重要脏器（如大脑）的营养供应，减少了胸腺和淋巴组织营养供应，导致发育受限。但胎儿期营养不良对成年期免疫系统功能的影响还需进一步研究。

2. 凝血功能　Roseboom 等在荷兰 1944～1945 年饥荒研究中，发现在妊娠早、中、晚期孕妇营养状况受限的子代，血浆纤维蛋白原的浓度分别较正常者低 0.13g/L、0.03g/L 及 0.01g/L；而凝血因子Ⅶ的浓度分别较正常者低 11.8、1.5 及 0.4 倍。这表明肝脏合成凝血物质的功能受妊娠期营养状况的影响，尤其妊娠早期更为明显。

五、诊断

2015 年欧洲肠外肠内营养学会（European Society for Parenteral and Enteral Nutrition, ESPEN）发表了营养不良（不足）诊断有关的专家共识，提出诊断营养不良的标准。

1. 体重指数（body mass index，BMI）＜ $18.5kg/m^2$。

2. 根据体质量下降程度：①体质量下降＞ 10%；②如 BMI ＜ $20kg/m^2$，或者女性去脂体质量指数（fat free mass index, FFMI）＜ $15kg/m^2$，3 个月内体质量下降＞ 5%。

孕妇营养不良目前尚无具体的诊断标准。妇女妊娠前适宜的 BMI 应在 18.5～$24.9kg/m^2$ 的范围内，如低于适宜体质量范围，需考虑发生营养不良的风险。

六、治疗

生命早期营养供给对于婴幼儿生长发育及成年期代谢综合征的发生有着重要的影响。对于存在母亲妊娠期营养不良的高危人群，在新生儿期就应该重视营养的供给。对于小于胎龄儿，既要保证其适度的追赶性生长，又要防止体质量过快增长导致肥胖。研究表明，母乳喂养是保证小于胎龄儿出生后追赶性生长的重要因素，同时又是防止婴幼儿肥胖的重要保护因子。因此，对于营养不良母亲新生儿，更应强调母乳喂养。后期则应注重膳食平衡，培养良好的饮食习惯。针对后期形成的肥胖、2 型糖尿病、高血压及高脂血症等代谢综合征，及时采取相应的治疗。但最重要的治疗是饮食控制和加强体育锻炼。早期对肥胖的干预将减少其发展成为代谢综合征的危险。

七、预防

宫内生长发育是复杂的动态过程，这一过程受到胎儿本身遗传因素的控制和影响，只有当母亲营养充足，胎盘功能良好足以维持胎儿的高效增殖、生长和分化时，胎儿才能依其生长轨迹生长发育。如果母亲妊娠期营养不良，在生长发育关键时期的刺激或损伤可造成胎儿关键器官和组织长期的发育和生理性的改变，导致成年期发生 2 型糖尿病、肥胖、高血压和心血管疾病的风险大大增加。因此，妊娠期合理饮食、合理营养是预防母亲妊娠期营养不良导致子代相关疾病发生的关键措施。妊娠早期胎儿生长发育速度相对缓慢，所需营养物质与妊娠前差别不大；从妊娠中期开始，胎儿生长发育开始加速，母体生殖器官发育也相应加快，对营养的需要增大。此时应在妊娠前膳食的基础上，增加奶类 200g/d，增加动物性食物 50g/d，妊娠晚期增加动物性食物 125g/d，以满足对优质蛋白、维生素 A、钙、铁等营养素和能量增加的需要。

（岳少杰　王铭杰）

第三节 过敏体质母亲新生儿

一、概述

某些人在接触一些药物、食物、花粉、昆虫等变应原后易发生过敏反应（也称变态反应或超敏反应），临床上称这部分人为过敏体质。过敏体质可遗传给子代，如果母亲患过敏性疾病，子代患过敏性疾病的概率为50%；如果父亲患过敏性疾病，子代患过敏性疾病的概率为45%；如果父母均患过敏性疾病，子代患过敏性疾病的概率为70%；如果父母均患严重过敏性疾病，子代患过敏性疾病的概率大于90%。

母亲的过敏性疾病史是新生儿发生过敏性疾病的重要危险因素，对新生儿的影响可从胚胎期开始，且与环境因素相互作用，对过敏性疾病的发生起了非常重要的促进作用。新生儿期过敏主要为食物过敏，尤其早产儿、足月小样儿，更易发生食物过敏的现象。而牛奶过敏是新生儿最常见的食物过敏问题，在婴幼儿中的发病率为0.3%～7.5%。世界过敏组织（World Allergy Organization，WAO）2010年食物过敏指南指出，从出生时起，当胃肠道摄入牛奶蛋白后即可出现食物不良反应，其中包括牛奶蛋白过敏和牛奶蛋白不耐受。

二、母亲疾病概况

在妊娠期，母亲机体会发生一系列的生理变化，包括呼吸功能、血液循环、水电解质的代谢、内分泌功能、能量代谢的改变等。这些变化都会影响到过敏性疾病的发生和严重程度。妊娠和分娩都增加母亲的体能负担。例如患有严重支气管哮喘的母亲，在妊娠后期和分娩时其肺功能能否应付得了增加的呼吸功能负担，是临床上必须认真考虑的问题。

三、病理生理

过敏体质母亲的新生儿在某些情况下，如过早接触蛋白食物、吸入二手烟、室内虫蛾、宠物、药物（如抗生素、某些激素等）、感染等可发生过敏反应。除遗传因素外，新生儿期食物过敏的危险因素还包括肠道菌群建立异常、肠道屏障发育不成熟、免疫系统功能情况等。另外，母乳喂养可由于宫内致敏、母乳内含有抗原活性片段，由乳汁传递给患儿导致牛奶蛋白或其他食物过敏的发生。

1. *肠道菌群建立异常* 影响新生儿肠道菌群形成的主要因素是：①剖宫产新生儿在手术过程中几乎无法接触母体的菌群，代之以医院环境中的细菌。②用普通的标准婴儿配方奶粉代替母乳喂养，如此新生儿既失去经母乳喂养弥补肠道菌群定植缺陷的机会，又无法获得刺激肠道益生菌生长的必要营养物质，肠道菌群异常的新生儿较容易发生皮炎等过敏症、腹泻等感染和克罗恩肠炎等疾病，甚至影响到其一生的健康。③其他因素，如早产、出生后禁食、使用抗生素等都会影响细菌的繁殖，降低细菌对免疫形成的刺激，从而降低对食物的耐受性。

2. *肠道屏障发育不成熟* 新生儿，尤其早产和足月小样儿肠道屏障发育不成熟，任何能引起胃肠道通透性改变的原因，如胃肠道感染、自身免疫疾病、酶缺陷性疾病、肠道菌群失调等，均可导致具有抗原性的大分子食物降解物吸收，而引发食物过敏。在这种情况下出现食物降解及吸收障碍，新生儿进乳后，食物蛋白抗原、抗体反应可使肠道壁发生变化引起腹泻。抗原进入肠道后首先附着于肠道黏膜，接着进入肠黏膜上皮下层与肥大细胞表面的受体结合，使细胞内化学传递物质如组胺、乙酰胆碱、嗜伊红细胞游离因子等释放，引起肠壁血管通透性增加，肠黏膜水肿，腺体分泌增多，嗜伊红细胞浸润，平滑肌痉挛等，临床上可出现腹痛、腹泻，腹痛可表现为进乳后哭闹。

3. *免疫系统功能* 新生儿免疫功能不成熟，处于发育过程中。通常情况下，在宫内为了防止胎儿和母亲免疫冲突，胎儿和母体的免疫系统都处于 Th1 功能相对弱而 Th2 功能相对较强，即免疫的耐受状态。这种相对的免疫耐受状态随着新生儿期的发育逐渐向 Th1 主导的免疫功能发展，使 Th1 功能增强而 Th2 的功能相对减弱，表现为新生儿对病原性微生物的抵抗力增强，而过敏反应和自身免疫反应受到一定的抑制，从而使机体的免疫系统达到新的平衡。在新生儿的这一免疫功能再平衡的过程中，肠道菌群起到至关重要的作用。激活新生儿免疫细胞，特别是 Th1 细胞功能的正是种类繁多的肠道菌群。新生儿出生时肠道黏膜内是无菌的，几小时后，大量细菌开始进入并繁殖，此时称为细菌的定植。出生后最初几天肠道定植的细菌主要来源于母亲和周围环境，所以第一个影响新生儿肠道菌群的主要因素即为分娩方式。自然分娩过程中，新生儿通过接触母亲产道及环境中的细菌，在肠道有不同菌群的定植。而剖宫产儿暴露于特定的医院环境，由于手术部位及环境的消毒、抗生素的使用、未接触母体菌群等原因，其肠道菌群的定植是推迟的，并且双歧杆菌的定植率低。如前所述，新生儿的免疫系统是处于 Th2 相对强势状态，因而易发生过敏和自身免疫性炎症等具有 Th2 细胞特征的免疫应答。双歧杆菌等益生菌能有效刺激免疫功能，尤其是肠道黏膜免疫系统的发育和成热，通过促进 Th1 细胞的功能而恢复 Th1/Th2 的平衡。剖宫产新生儿肠道内双歧杆菌减少，正常的 Th1 上调无法实现，于是形成了偏向 Th2 的免疫环境，因而易发生过敏和自身免疫性炎症等。

四、临床表现

根据过敏原类别的不同，新生儿过敏性疾病大致分为食物过敏、药物过敏、疫苗接种反应以及蚊虫叮咬反应等，其中食物过敏是新生儿过敏性疾病中最主要的类型。

1. *食物过敏* 食物过敏可以引起很多疾病，临床表现根据过敏原积聚的器官不同而异。最常见的是胃肠道症状、皮肤症状和呼吸道症状。极少数患者可以出现过敏性休克。

(1) 消化系统症状：典型表现为进食过敏食物后几分钟到 2h 内发生恶心、腹痛、肠绞痛、呕吐和（或）腹泻等。新生儿接触过敏食物后，如再有食物激发，则会出现更明显的过敏症状。新生儿食物蛋白诱导的小肠结肠综合征（neonatal food protein induced enterocolitis syndrome, NFPIES）是新生儿期较常见的一种胃肠道疾病，尤其是在足月儿、有特异性体质家族史的患儿更为常见。临床上主要表现为呕吐、腹泻、腹胀、便中带血丝等消化系统症状，甚至出现贫血、营养不良、肠腔狭窄、坏死性小肠结肠炎等全身严重并发症，肠道各部位均可受累。另外食物过敏也可导致肝功损害，出现谷丙转氨酶增高。

(2) 皮肤黏膜症状：常见的有荨麻疹和血管性水肿、湿疹、复发性口腔溃疡等。

(3) 呼吸道症状：新生儿期较少见，可能出现过敏性鼻炎等呼吸道症状，有时可能导致气道反应性增高。

(4) 全身严重过敏反应：新生儿期较少见，可出现皮肤、呼吸道、胃肠道、心血管症状，包括低血压、循环衰竭和心律失常等。

2. *药物过敏* 常见的临床表现有皮肤、呼吸、中枢神经、血液、消化等系统的不良反应，在新生儿期罕见。

3. *疫苗接种反应* 新生儿期为初次接种疫苗，过敏反应出现较少。

4. *蚊虫叮咬反应* 夏季新生儿极易被蚊虫叮咬。蚊虫叮咬人体后释放的多种毒性分泌物可引起患者局部和全身的临床症状。局部反应主要有皮肤红肿、疼痛、瘙痒，水疱或坏死，全身症状主要有发热、头痛、恶心、呕吐等，严重者出现呼吸、循环、神经系统的症状，甚至出现急性喉头水肿、急性心肌炎、急性肾功能不全等严重的并发症。

五、诊断和鉴别诊断

1. *诊断* 新生儿过敏性疾病的正确治疗取决于正确的诊断。由于新生儿的年龄特点及免疫功能发育特殊性，其病史采集、体格检查及实验室检查方法和内容与成人有所不同。

(1) 过敏性疾病的非特异性诊断

①症状诊断：新生儿出现了过敏临床表现，并且不能用感染、外科疾病、先天遗传代谢性疾病等解释。各种过敏性疾病均有它各自的症状特征，为过敏性疾病非特异性诊断的重要依据。

②病史诊断：病史收集除了新生儿常规的注意事项外，应特别注意与过敏反应有关的病史和症状，对新发疾病应询问近72h内的环境变化，对高度怀疑过敏性疾病的新生儿应追问至就诊前的5～7d。

③家族史：即父母具有过敏性体质或食物过敏病史，新生儿出现过敏性疾病的概率较高。

④体检诊断：各种过敏反应病，除各有其症状特征之外，还有各自的体征特点。由于过敏性疾病与过敏原密切相关，凡接触过敏原的皮肤、黏膜、器官组织均可出现症状，全面的体格检查尤为重要。

⑤实验室及其他辅助检查：血、痰液、眼分泌物、血清及分泌物中IgE，IgA，IgG，IgM含量的测定；血、其他体液或分泌物中组胺的测定；嗜酸性粒细胞功能的测定；补体C3，C4，C3c，C4c的测定；抗原抗体复合物的测定等。这些检测方法对不同的过敏性疾病均有各自的诊断意义。但由于非特异性检查易受到干扰和人为因素的影响，且新生儿期体液免疫和细胞功能不完善，实验室检查并不常用于新生儿。

放射性诊断：放射性诊断包括胸部透视、摄片、支气管造影、胃肠造影、B超、CT、磁共振成像等，对某些过敏性疾病的诊断亦有参考意义。

结肠镜检查：需要指出的是由于发生食物过敏时肠黏膜组织病理不同于其他疾病，如肠黏膜水肿，腺体分泌增多，嗜伊红细胞浸润等。条件允许下可行结肠镜检查，并达回肠末端位置更加利于小肠黏膜取材，有助于诊断。

⑥诊断性治疗：对可疑食物过敏的患儿可采取避食，母乳喂养儿母亲回避可疑过敏食物，症状缓解有助于诊断。

(2) 过敏性疾病的特异性诊断：由于新生儿免疫系统发育不完善和操作的局限性，新生儿期通常不进行以下特异性诊断。但在新生儿期就表现出过敏症状的患儿，如症状持续，可在婴儿期选择性进行。

2. *鉴别诊断*

(1) 乳糖不耐受症：新生儿乳糖不耐受症是由于乳糖酶分泌少，不能完全消化分解母乳或牛乳中的乳糖所引起的非感染性腹泻，又称乳糖酶缺乏症。远东人群发生率高。大部分人群不出现症状，但在新生儿中常出现腹泻。

(2) 肠激酶缺乏症：肠激酶是激活胰腺分泌蛋白必需的一种酶，位于肠壁黏膜吸收细胞微绒毛中。缺乏时出现腹泻、低蛋白性水肿。胰腺功能检查蛋白水解酶减低，用含胰蛋白酶食物治疗有效。

(3) 感染性腹泻（infectious diarrhea）：又称肠炎，对新生儿健康危害甚大。本病可由多种细菌、病毒、真菌及寄生虫引起。由于新生儿免疫系统发育不完善，细胞免疫和体液免疫还不成熟，肠道缺乏能中和大肠埃希菌的分泌型IgA，防御感染的功能低下。新生儿由胎儿的无菌环境到出生后立即暴露在各种细菌存在的环境中，消化功能和各系统的调节功能都较差等情况下，新生儿易患感染性腹泻。

(4) 以呕吐为主要表现的消化道结构异常性疾病：肠旋转不良、幽门狭窄、十二指肠狭窄、肠重复畸形、肠狭窄或闭锁、胎粪性肠梗阻等，出生后即可呕吐，呕吐物可为奶液或暗绿色液体，部分可伴腹胀，主要根据X线、钡剂造影或钡灌肠、超声等检查来确诊。但鉴别上述原因常常比较困难，经手术才能证实。

(5) 脂溢性皮炎：是发生在皮脂溢出基础上的一种慢性炎症，皮损为鲜红色或红黄色斑片，表面附有油腻性鳞屑或痂皮，常分布于皮脂腺较多的部位，伴不同程度的瘙痒。新生儿期即可起病。

六、治疗

1. 除去病因　立即中止使用并清除可能引起过敏反应的物质。

2. 对症支持治疗

(1) 食物过敏：首先要改变喂养方式。过早接触大量的食物蛋白质抗原是新生儿发生过敏的主要原因。对于母乳喂养儿，母亲回避可疑过敏食物（牛奶、鸡蛋、海鲜、小麦及坚果等）；对可疑食物蛋白过敏的患儿，可采取避食，如避食普通配方奶粉，给予蛋白质水解配方奶粉喂养。蛋白质水解配方奶粉有部分水解、深度水解和完全水解配方奶。目前主张首选完全水解配方奶进行治疗，待症状缓解后2～6周逐渐过渡为深度水解配方蛋白奶喂养。重度表现者建议给予完全水解配方奶喂养3～6个月再逐渐过渡为深度水解蛋白配方奶喂养，如无再出现过敏症状，再逐渐过渡为部分水解配方奶喂养及普通配方奶粉喂养。

(2) 益生菌疗法：益生菌对新生儿过敏症有一定治疗作用。益生菌可明显地调节健康者和过敏者单核细胞的吞噬能力；双歧杆菌和乳酸杆菌可增加IgA的产生，同时增强对有害抗原的IgA反应；另外，益生菌可介导$CD4^{+}$ Th的前体Th0向Th1分化，对天然的食物蛋白也具有免疫调节作用。目前，益生菌治疗食物过敏的疗效已被肯定，但关于剂量的掌握、菌群的筛选及安全性的评价等方面仍有待深入研究。

(3) 加强药物排泄：可酌情输液、利尿处理，以期促进体内药物的排出。

(4) 加强局部皮肤护理、预防皮肤继发感染；局部用氢化可的松药膏。局部奇痒可外用炉甘石洗剂涂擦。

(5) 症状较重者可以给予抗过敏药物治疗：如氢化可的松0.5～2mg/（kg·d），分3次口服；马来酸氯苯那敏（扑尔敏）0.1～0.2mg/（kg·次），2～3次/天。

(6) 出现以下情况应给予特殊处理：对于重症渗出性多形性红斑和大疱性表皮坏死松解症患儿则须使用糖皮质激素、大剂量丙种球蛋白冲击治疗，尽快控制病情发展。伴支气管痉挛者应吸入支气管扩张药，喉头水肿者立即雾化吸入布地奈德等糖皮质激素；抽搐者尽快用适当药物镇静。

(7) 其他治疗：支持治疗，加强皮肤、眼部护理，预防系统性损害及其并发症，保护重要器官功能和维持水、电解质平衡至关重要。

七、预防

过敏性疾病的复杂性与特殊性在于该病是与个体差异、遗传背景有关的疾病。预防胜过治疗。首先应加强一般人群、各级医护人员、过敏性疾病患儿及其家长的宣传教育工作。其次对新生儿过敏性疾病要早发现、早治疗，同时采取预防措施，并进行必要的检测和随访观察。

2011 年世界过敏反应大会就提出，重视过敏性疾病的预防工作，逐步实现三级预防。一级预防是预防过敏性疾病的发病；二级预防是对过敏性疾病做到早诊断、早治疗；三级预防是预防过敏性疾病严重并发症的发生及发展。

单纯母乳喂养、服用鱼油、避免吸入二手烟等可降低过敏性疾病的发生。另外，分娩方式及肠道菌群定植亦可影响过敏性疾病的发生，因此，决不能低估异常肠道菌群，强调和鼓励自然分娩和母乳喂养对于新生儿的健康是至关重要的。

（单若冰　袁　静）

第 28 章 遗传性疾病母亲新生儿

第一节　梅尼埃病母亲新生儿

一、概述

梅尼埃病（Meniere disease，MD），原称美尼尔综合征，最早由法国医生 P. 梅尼埃尔于 1861 年提出，其主要临床表现为发作性眩晕、恶心呕吐、耳鸣耳聋及眼球震颤。目前认为本病的发病机制是膜迷路积水。临床上青壮年多见，部分女性患者妊娠期发作频率增加，国内外均鲜有对胎儿、新生儿影响的报道。

二、母亲疾病情况

1. 发病情况　梅尼埃病好发于 50 岁以下的中青年人，以 35 ～ 45 岁患者多见，但最新的流行病学研究发现，该病有发病率升高且发病年轻化的趋势，该病通常为单侧起病。各地区发病率不一。有病例报道，患梅尼埃病的孕妇在妊娠期发作性眩晕和恶心、呕吐的频率和程度都明显增加。

2. 病因　目前的观点认为，解剖和发育异常、病毒感染、微循环障碍、内分泌失调、代谢紊乱、自身免疫等因素均可引起内耳液体失衡和内环境紊乱，导致膜迷路积水，诱发 MD 四联症。

3. 临床表现　MD 四联症，即反复发作性眩晕、波动性感音神经性耳聋、耳鸣（低频率吹风样）及耳胀感，是该病典型的临床症状，另外，近年来患者偏头痛的发生率也在逐年增高。其中，旋转性眩晕是发作期最为典型的临床症状，持续时间约数分钟到数小时不等，通常伴有恶心、呕吐、眼球震颤、身体失衡等，有时还会发生跌倒甚至“耳源性危象”，发作间歇期一般无眩晕症状，但严重者会出现失平衡感或头沉重感。眩晕发作病程无规律性且无法预知，有时在很长时间的间歇期后突然发作，有时在很短的时间段内频繁发作。

4. 诊断　目前国际上沿用的是 1995 年美国耳鼻咽喉头颈外科学会听力与平衡委员会提出的诊断标准，而国内则使用中华医学会耳鼻咽喉科学分会在 2006 年（贵阳）制订的诊断依据和治疗评估标准。梅尼埃病的诊断标准如下：①潜在性梅尼埃病：发作性眩晕不伴听力下降，或波动性感音性听力下降伴平衡功能障碍但无明确发作性眩晕，排除其他疾病；②怀疑梅尼埃病：一次明确发作性眩晕并且至少 1 次听力测试记录到听力下降，患侧耳鸣或耳胀满感，排除其他疾病；③临床确诊梅尼埃病：2 次或 2 次以上持续 20min 以上的眩晕发作并且至少 1 次听力测试记录到听力下降，患侧耳鸣或耳胀满感，排除其他疾病；④病理确诊梅尼埃病：2 次或 2 次以上持续 20min 以上的眩晕发作并且至少 1 次听力测试记录到听力下降，患侧耳鸣或耳胀满感，组织病理学明确内淋巴积水，排除其他疾病。

5. 治疗

（1）限盐、利尿：除已知病因者针对原因治疗外，限盐（钠盐 1g/d）、利尿应是治疗本病的主要措施。对内耳有毒性作用的尿素、依他尼酸等不宜应用。

（2）二硝酸异山梨醇内服：该药具有部分甘露醇和部分尿素的作用，易被肠道吸收。

（3）倍他司汀（betahistine）：该药是一种类组胺药物，具有改善内耳微循环的作用，每次 12mg，3 次 / 日，对眩晕、呕吐等均有明显疗效，未发现不良反应。

（4）10% 低分子右旋糖酐 250 ～ 500ml 静脉滴注。

（5）中药针灸治疗：近年来中药、针灸治疗梅尼埃病的临床报道不断增多，取得了良好的疗效，肯定了中药、针灸治疗在此病症上的优势。

三、病理与病理生理

1. *病理* 梅尼埃病是一种以膜迷路积水为主要病理特征的较为常见的原发性内耳疾病。近年研究发现，前庭小管狭窄及其周围骨质发育不良是梅尼埃病的解剖学基础，狭窄前庭小管中的内淋巴囊皱纹部吸收内淋巴能力下降，易发生迷路内淋巴积水。甚至有学者提出将影像学检查前庭小管是否显影或狭窄作为梅尼埃病的诊断指标之一，并认为梅尼埃病为一种有先天性因素参与的疾病。

2. *病理生理* 目前关于梅尼埃病的免疫病理机制还不清楚。早期有学者提出梅尼埃病的发病与细胞免疫、体液免疫介导的免疫损伤有关。后来随着对梅尼埃病的研究深入，越来越多的人认识到免疫复合物在梅尼埃病发病中的作用。目前关于免疫复合物在内耳中的沉积部位及其免疫病理作用，大致有以下几种看法：①免疫复合物沉积于血管纹，使得血管通透性增高，内淋巴液的分泌及吸收功能发生障碍，最终导致膜迷路积水的发生。②免疫复合物沉积于内淋巴囊，导致局部缺血、上皮损伤以及上皮下区域的纤维逐渐变性，这些对内淋巴囊的损伤将妨碍淋巴液的运输，最终导致膜迷路积水。③免疫复合物既沉积于血管纹又沉积于内淋巴囊。孕妇由于血清渗透压降低，使膜迷路积水易于发生，也易于加重。免疫复合物是否在胎盘沉积及是否影响胎盘功能，目前未见报道。

四、临床表现

1. *宫内发育迟缓* 由于患梅尼埃病的孕妇在妊娠期发作性眩晕和恶心、呕吐的频率和程度都明显增加，可能导致蛋白质和热量摄入不足及酮症酸中毒，引起胎儿生长发育迟缓。

2. *流产、早产* 患梅尼埃病的孕妇在妊娠期有发生眩晕、跌倒甚至“耳源性危象”的可能，可诱发流产或早产。

3. *患 MD 风险增加* Brown A 在 1941 年首次报道了家族型 MD，发病率占 7%，其兄弟姐妹患此病的风险要增加 10 倍，MD 患者可有明确的家族史，研究表明 MD 患者 20% 以上的家庭成员出现类似 MD 的症状。

五、治疗

1. 控制母亲眩晕、呕吐等症状发作。应注意选择对胎儿无害的方法。

2. 必要时给予孕妇补充静脉营养。

3. 注意补充能量、蛋白质，必要时予静脉营养。

六、预防

1. 保持良好的心理状态，避免急躁、

愤怒、悲观失望或过度兴奋，防止情绪波动过大。

2. 防止过度劳累，科学把握生活规律，合理安排衣食住行，注意劳逸结合。提高自我保护意识。

3. 治疗原发病及过敏症，防止感冒及耳、鼻、咽、喉相邻器官的感染性疾病。

（陈 蓉）

第二节 银屑病母亲新生儿

一、概述

银屑病（pustular psoriasis）是一种遗传 - 环境因素相互作用、T 淋巴细胞介导的慢性炎性皮肤病。银屑病症状严重的孕妇，低体重儿娩出率是正常孕妇的 1.4 倍(95%，可信区间为 1.04 ～ 1.89)，而银屑病症状较轻的孕妇娩出低体重儿、早产儿、小于胎龄儿及剖宫产术、子痫、先兆子痫发生风险与正常孕妇无差异。因此，银屑病孕妇需定期检测血清和胎盘中促炎症细胞因子水平，进行银屑病严重程度评分，避免对胎儿和新生儿产生不良影响。

二、母亲疾病概述

1. *银屑病的分类* 银屑病是一种由多基因遗传决定的、多环境因素刺激诱导的免疫异常性慢性炎症增生性皮肤病，分为寻常型、关节病型、脓疱型和红皮病型。脓疱型银屑病分为泛发性脓疱型银屑病（generalized pustular psoriasis，GPP）和掌跖脓疱型银屑病，GPP 又分为急性 GPP、妊娠期 GPP、婴幼儿 GPP、环状 GPP 和局限型 GPP 5 个临床亚型。妊娠期 GPP 临床罕见，是一种顽固、难治且严重的银屑病，以全身急性泛发性红斑伴浅在性无菌性脓疱为特征，可迅速融合成片状脓糊，常伴高热、疼痛、寒战、抽搐等全身症状，偶有舌、口腔、食管等处黏膜病变、甲下脓疱及甲剥离。多因继发败血症、体液及电解质紊乱、多脏器功能衰竭、胎盘功能不全等严重威胁母胎生命安全。

2. *妊娠期 GPP 临床表现及诊断* 妊娠期 GPP 的临床特征有：①全身皮肤大片状红斑，其上密集针尖至粟粒大小脓疱，部分融合成脓糊，局部糜烂、渗液、结痂和脱屑。②可伴发热、寒战及全身不适等系统症状。③实验室检查：白细胞增多（中性粒细胞为主），红细胞沉降率、C 反应蛋白升高，疱液及血细菌培养阴性，血清病毒学检测阴性，抗“O”阴性，可有血清钙、磷、白蛋白、维生素 D 降低。④组织病理：主要特征为海绵状脓疱（Kogoj 海绵状脓疱），银屑病样增生和棘层肥厚。⑤常有既往银屑病史或银屑病家族史。⑥分娩或终止妊娠后病情可自行缓解，再次妊娠可复发。

3. *鉴别诊断* 需注意与疱疹样脓疱病（impetigo herpetiformis，IH）及连续性肢端皮炎等其他疾病相鉴别。IH 既往无银屑病史，亦无家族史，突发在妊娠中晚期，初发即为脓疱，脓疱排列成花环状，皮损对称出现，常呈离心性扩大，脱屑不明显，组织病理无角质增厚和角化不全，脓疱内含中性粒细胞和嗜酸性粒细胞，常伴低钙血症引起的手足搐搦。妊娠终止后脓疱消失，再次妊娠常复发，愈后留有色素沉着。连续性肢端皮炎发病前多有指、趾部轻度外伤或感染史，初发于指、趾远端，局限于手足部，其泛发型多先有局部病灶，长时期后出现四肢、躯干等处对称性红斑、脓疱。

4. *银屑病严重程度评分* 通过皮损面积评分和皮损严重程度评分，如鳞屑程度分 (D)、浸润程度分 (I) 和红斑程度分 (E)，

计算银屑病面积与严重指数（psoriasis area and severity index）

PASI 分数 = 头部面积分 × 头部严重程度分（D、I、E 之和）×0.1 + 上肢面积分 × 上肢严重程度分（D、I、E 之和）×0.2 + 躯干面积分 × 躯干严重程度（D、I、E 之和）×0.3 + 下肢面积分 × 下肢严重程度（D、I、E 之和）×0.4。

轻度为 0 ～ 2 分，中度为 3 ～ 6 分，重度为 7 ～ 10 分。

三、病理与病理生理

银屑病的主要病理改变为角质形成细胞异常增生、角化不全、新生血管形成和炎性细胞浸润。银屑病早期病变之一是皮损内 T 淋巴细胞和巨噬细胞的出现。在遗传因素的基础上（目前发现主要与 IL36RN、CARD14 和 AP1S3 基因有关），各种环境因素（如感染、精神创伤、外伤等）诱导机体的神经 - 内分泌系统异常，对各种免疫细胞的调控失常，导致炎性细胞因子的释放，进一步使机体的先天性与获得性免疫功能发生障碍，引起更多的炎性细胞因子释放，诱导相关炎症细胞浸润，这种神经 - 内分泌 - 免疫 - 炎症网络的逐级放大最终导致了银屑病特有的慢性炎症过程。

银屑病皮损浸润的 T 细胞主要为 Th1 细胞、Th17 细胞和 Th22 细胞。Th1 细胞和 Th17 细胞在银屑病的免疫病理中起着重要作用。Th1 细胞产生的促炎介质 IL-2、γ - 干扰素（IFN-γ）可干扰血管重塑而对受精卵着床造成影响；Th17 细胞产生的 IL-17A 在子宫蜕膜层水平上升，可起到抵抗病原入侵的保护作用。不同的 Th 细胞可在环境因素影响下互相转换，银屑病患者体内 Th1 细胞和 Th17 细胞数目增加，破坏免疫系统平衡状态，产生多种促炎介质，影响胎盘功能，进而对妊娠结局造成不良影响。

患银屑病的女性易并发多囊卵巢综合征及代谢综合征，怀孕后妊娠期高血压、羊水过多、胎膜早破、剖宫产、会阴裂伤、产后出血的发生率均显著升高，可引起不良妊娠结局。

四、临床表现

1. 宫内发育迟缓及小于胎龄儿 银屑病症状严重的孕妇，低体重儿娩出率是正常孕妇的 1.4 倍（95%，可信区间为 1.04 ～ 1.89），而银屑病症状较轻的孕妇娩出低体重儿、早产儿、小于胎龄儿及剖宫产术、子痫、先兆子痫发生风险与正常孕妇无差异。可能与银屑病症状严重的患者血清和皮肤中有较高浓度的 TNF-α、IL-1、IL-6、γ-INF 等细胞因子有关，这些细胞因子导致母源性血管内皮细胞功能障碍，损伤母体胎盘、影响胎儿生长发育而导致胎儿体重低下。

2. 新生儿银屑病 银屑病具有一定的遗传性，约 30% 的银屑病患者具有银屑病家族史。目前研究证实了 IL-23/Th17 信号通路基因间的上位性作用在银屑病发病中起着重要作用。部分患者可在新生儿期发病。患儿身上出现“痱子”样皮疹可伴高热，其后可粟粒至绿豆大小炎性红色丘疹、呈点滴状分布、部分融合扩成片状，其边缘清晰、基底红、表面覆以白色鳞屑、轻轻除去（易脱）表面鳞屑露出淡红色半透明薄膜点状出血。部分患儿皮疹可发展为大片红斑和密集小脓疱。皮肤活检表皮内海绵状脓疱，真皮血管周围见单个核细胞及嗜中性粒细胞浸润。

3. 畸形或死胎 妊娠期 GPP 常伴高热、感染和电解质紊乱等，可能导致流产、胎盘功能低下甚至胎死宫内等。妊娠合并 GPP 胎盘功能低下多发生在妊娠晚期，通常 B 超和胎心监护无异常所见，可突发胎动消失，继之胎死宫内。因此，对妊娠合并 GPP 患者，妊娠晚期应严密监测胎儿和胎盘功能情况，适时终止妊娠，有益于此类银屑病的转归及胎儿预后。银屑病的常规用药如维 A 酸类为致畸剂，妊娠期用药可导致胎儿神经管、面部及肢体等多发畸形，且半衰期为 2 年。口服氧化补骨脂素与长波紫外线照射（PUVA）被认为可致癌、引起基因突变和染色体的畸变。动物实验表明，妊娠期 PUVA 治疗后，发生流产和畸形危险率明显升高。如母亲在妊娠前或妊娠期使用以上方法治疗，易导致胎儿畸形。

五、诊断与鉴别诊断

根据母亲罹患该病即可诊断。

六、治疗

儿童银屑病患者症状一般轻微，局部药物治疗可控制症状，症状严重、进展较快及对局部治疗抵抗的患者应采用系统治疗。治疗目的是改善患者生理和心理症状，减少疾病对患儿心理和健康的影响。

新生儿主要予糖皮质激素局部治疗。糖皮质激素类外用制剂可作为各年龄组局部治疗首选药物。低效至中效糖皮质激素制剂可用于颜面、耳部、屈侧及生殖器，中效糖皮质激素用于四肢和头皮，而角质较厚部位如掌跖部则需要强效或超强效糖皮质激素，但连续使用时间不宜超过 2 周。0.05% 氯倍他索丙酸酯乳膏或 0.05% 氯倍他索丙酸乳液治疗斑块状皮损，1% 氢化可的松乳膏治疗脓疱性银屑病具有较好疗效。其余药物均不推荐新生儿使用。

七、预防

加强妊娠期保健，注意对妊娠期银屑病严重程度的评估，必要时及时终止妊娠。

（陈　蓉）

第四篇

医源性和社会性因素异常母亲新生儿

概论　妊娠期并发症母亲新生儿

医源性和社会性因素异常母亲新生儿是指孕母受到医源性和社会性因素异常而娩出的新生儿。这类新生儿可能受到孕母所受到的异常因素而出现一系列临床表现。本篇系统总结了孕母在产科镇痛及麻醉、未成年、高龄、辅助生殖、院外出生，以及药物成瘾、吸烟、酗酒等不良嗜好以及妊娠期使用药物等异常因素下，所娩出的新生儿可能的临床表现，共 7 章 14 个较常见的妊娠并发症。内容上按照概述、母亲疾病概况、病理生理、临床表现、诊断和鉴别诊断、治疗、预防等方面深入系统地展开描述。

第 29 章 产科镇痛及麻醉对胎儿 - 新生儿的影响

一、概述

产痛是绝大多数女性一生中经历的最剧烈的疼痛。疼痛来源主要是子宫收缩和宫颈的扩张，疼痛可逐渐扩展到盆底，且痛感异常剧烈。在医学疼痛指数上，产痛仅次于烧灼伤痛，排在第二位。长时间而剧烈的产痛，使产妇在产房中失去自控，甚至失去自尊。这样，不仅给产妇身心带来极大痛苦，而且还可能危及母婴生命，还可能激化医患之间的矛盾。由于惧怕疼痛，那些在无法提供分娩镇痛技术医院分娩的产妇，剖宫产率明显升高。我国每年新生婴儿 2 000 万，约 50% 为剖宫产儿，在个别城市甚至达 60% ～ 80%。居高不下的剖宫产率，已成为我们国家又一个严重的“公共卫生问题”。镇痛分娩在某些地区不能普遍开展的原因之一是人们对于麻醉对产妇的安全性和麻醉药及辅助用药对胎儿、新生儿的影响仍有所顾虑。用于产科麻醉的方法和药物，影响母体和胎儿的关键是药物向胎盘的移行和药物对子宫收缩的影响。

1. *分娩镇痛的发展史* 美国波士顿的牙科医师 Nathan Colley Keep 是第一位将乙醚用于分娩镇痛的医师。1847 年 4 月 7 日她将乙醚用于分娩镇痛，给予乙醚吸入并与子宫收缩同步。乙醚的缺点为难闻和持久的气味，首次吸入时对呼吸道有刺激，有时需大量应用。1847 年 10 月 Simpsom 医师开始用挥发性和气味都较好的氯仿(chloroform）代替乙醚。他把氯仿用于分娩镇痛的观察结果发表在《柳叶刀》杂志上，这标志着分娩镇痛历史的开端。1880 年 Stanisla. Kilkovich 第一次应用 80% 氧化亚氮和 20% 氧气的混合物进行分娩镇痛。他观察到此混合物在整个分娩过程中都能有效镇痛，对母婴安全，但此装置很昂贵，也很难运输。20 世纪初期许多医师继续不断研制氧化亚氮和氧气的混合装置来避免产妇出现缺氧，直到 1961 年，Tunslalnl 医生应用的一种储气筒（叫作 Entonox）中有 50% 氧化亚氮和 50% 氧气的混合气体，提高了足够的氧浓度而有效减少了高浓度的氧化亚氮所致的缺氧，至今 Entonox 依然成为氧化亚氮作为分娩镇痛的首选方法。

哌替啶是 1939 年在德国由 Schaumann 和 Eisleb 在寻找阿托品样特性的解痉镇痛药物时合成出来的。1940 年 Benthin 在德国首次将哌替啶用于分娩镇痛，但在随后的应用过程中发现给母亲肌内注射小剂量哌替啶，会对新生儿呼吸产生显著的抑制作用。

1853 年爱丁堡的 Alexander Wond 设计了一个注射器，把药物注射到神经干区域以减轻神经痛,因此他被称为“神经阻滞之父”。随着外科领域的发展，消毒技术出现了，更多的药物也研制成功。1901 年 Tuffier 尝试硬膜外镇痛用于分娩，但是由于技术上的困难使得腰部硬膜外阻滞在很多年内未能够得到发展。直到 1938 年美国的 Craffagnim 和 Seyler 行腰部硬膜外阻滞完成了分娩镇痛。1949年利多卡因出现，推动了局部麻醉（简称“局麻”）的广泛应用。1963年布比卡因被引入，它作用时间更长，可重复注射，引起蓄积的危险更小，成为促进硬膜外阻滞技术在产科应用的主要因素。1961年Bromage证明了分娩时产痛的脊髓传入通路，推动了腰部硬膜外镇痛技术的应用。

2. 分娩镇痛国内外开展概况

（1）国外分娩镇痛的开展概况：在美国，产时镇痛主要以单纯硬膜外镇痛为主，采用分娩镇痛技术的比例由1981年的9%～22%上升到1997年的21%～50%，而且规模较大的医院产时采取硬膜外镇痛较多，并且无须等到进入活跃期。据估计美国每年400万分娩妇女中，约50%接受了硬膜外镇痛或腰麻硬膜外联合镇痛法。英国1946年的分娩镇痛率为32%；1958年分娩镇痛率为66%；1970年后分娩镇痛率达98%。而据1999年英国全年25万产妇的分娩统计表明，剖宫产率为18.5%。各个国家采用硬膜外镇痛的分娩镇痛技术的比例不同，多数发达国家（如法国、西班牙等）硬膜外镇痛的比例在35%以上，剖宫产率20%左右。

（2）中国分娩镇痛开展概况：由于中国地域广阔，经济发展极为不均衡，因此对中国分娩镇痛现状的调查具有很大的难度。为了更好地深入了解中国目前分娩镇痛的开展现状，北京大学第一医院麻醉科于2003年4月至2004年5月期间对全国各省市自治区共计140余家医院进行了问卷式调查。调查对象是来自全国21个省、自治区及直辖市的76家医院。结果显示，为数不多的医院在不同程度上开展了分娩镇痛，全国各家医院椎管内阻滞的分娩镇痛例数累计起来不足10 000例。近1年来，分娩镇痛数量不超过10万例。中国乃13亿人口的大国，每年出生新生儿人数约2 000万，分娩镇痛率不足1%，剖宫产率却高达50%。

二、母亲疾病概况

1. 分娩痛的程度　大多数初产妇和经产妇在阴道分娩时都会感到不同程度的疼痛。约有50%的产妇认为难以忍受；35%的产妇感受到中等程度的疼痛；仅15%的产妇分娩时有轻微的疼痛感觉。初产妇和经产妇的疼痛比率有所不同。10%的初产妇和24%的经产妇分娩时经历轻度或中等程度的疼痛；30%的初产妇和经产妇均感到严重的疼痛；38%的初产妇和35%的经产妇会感到非常严重的疼痛；22%的初产妇和11%的经产妇可达到“痛不欲生”的地步。因此，初产妇比经产妇在阴道分娩时经历更大程度和更长时间的分娩疼痛。

2. 分娩痛的部位　绝大多数产妇分娩痛的部位在腹部和背部。Melzack和Schaffelberg对46位产妇进行了研究，结果表明，46位全部腹部疼痛，其中44位（96%）在子宫收缩时最痛，而31位（74%）疼痛部位在后背下部，19位（41%）只有在宫缩时才感到背痛。

三、病理生理

1. 分娩疼痛对母婴的影响　大量临床观察发现，分娩时的剧烈疼痛除了帮助产科医师判断产程进展程度外，对产妇和胎儿无任何益处。其所产生的一系列体内的神经内分泌反应可引起胎儿和母体的一系列病理生理变化，如表29-1所示。

2. 胎儿及新生儿药物代谢的特点　从胎盘经脐静脉进入胎体的药物，约有50%进入肝脏被代谢，其余部分则从静脉导管经下腔静脉进入体循环，到达脑循环时药物已经稀释，因此，脑组织中麻醉药浓度已相当低。但胎儿与新生儿血-脑屏障的通透性高，药物较易通过，尤其在呼吸抑制出现CO_2蓄积和低氧血症时，膜通透性更增大。胎儿与新生儿的肾滤过率差，对

表 29-1　分娩痛对母婴的影响

生理作用	对产妇的影响	对胎儿的影响
基础代谢率增加	氧需增加	胎儿氧合减少
氧需增加，过度通气	呼吸性碱中毒、脱水、间歇性呼吸停顿和低氧血症	氧合减少
心动过速，血压升高	有严重心血管疾病者可致心血管失代偿（尤其在高龄产妇）	胎盘血流减少，胎儿酸中毒
高糖血症、血脂肪酸增加	酮体增加、酸中毒	胎儿酸中毒
儿茶酚胺增加（以及 ACTH、ADH）	血管收缩和心血管负荷过大、氧耗增加、子宫收缩受影响	胎盘血流减少，胎儿酸中毒
代谢性酸中毒加剧（低氧血症、脱水）	代谢性酸中毒	胎儿酸中毒
儿茶酚胺引起胃泌素增加	胃内容物滞留、胃酸增加导致恶心呕吐	
	焦虑、恐惧、喊叫、不合作	

ACTH，促肾上腺皮质激素；ADH，抗利尿激素

药物排泄能力比成人低，并相对缓慢。肾小球滤过率为成人的 30% ～ 40%，肾小管排泄量比成人低 20% ～ 30%，尤其对巴比妥类药排泄缓慢。胎儿肝的重量为体重的 4%（成人为 2%）。近年来发现胎儿肝内的细胞色素 P450，与 NADPH- 细胞色素 C 还原酶，葡萄糖醛酸转移酶的活性等与成人无显著差异，因此肝脏对药物的解毒功能无明显差别。

3. *麻醉药对母体与胎儿的作用*　麻醉药和麻醉性镇痛药都有程度不同的中枢抑制作用，且均有一定数量通过胎盘进入胎儿血液循环。因此，用药时必须慎重考虑用药方式、剂量、用药时间以及胎儿和母体的全身情况。如果胎儿在药物抑制高峰时刻娩出，则有可能发生新生儿窒息，特别对早产儿更应慎重。

（1）麻醉性镇痛药：如吗啡、哌替啶、芬太尼等，都极易透过胎盘，且对胎儿产生一定的抑制。

①吗啡：肌内（静脉）注射吗啡不适用于分娩镇痛，而适用于椎管内给药，2 ～ 4mg 一次硬膜外腔注入。对患有瓣膜损伤引起的心功能不良、先天性心脏病的产妇，吗啡是一种较理想的降低交感神经反应、稳定循环、对心肌收缩力影响最小的药物。此时，临床医师一定要预先估计到吗啡对新生儿的呼吸抑制作用。

②哌替啶：母体静脉注射 50mg 后，6min 后母血与胎血内的哌替啶浓度可达平衡；改用肌内注射，脐静脉的哌替啶出现较延迟，浓度也较低。于分娩前 1h 肌内注射 50 ～ 100mg，娩出的新生儿与未用药者无明显差异。但如果在娩出前 2h 肌内注射，新生儿呼吸抑制率明显增高；4h 内娩出者，呼吸性酸中毒的程度增加。近年证实哌替啶抑制新生儿的呼吸中枢是通过其分解产物去甲哌替啶、哌替啶酸及去甲哌替啶醇所产生，此类产物在胎儿肝内形成。哌替啶生物降解需 2 ～ 3h。有研究证实，静注哌替啶 1mg/kg，对新生儿的呼吸和神经行为虽有一定的影响，但无明显的临床意义，且出生后 48h 可完全恢复。因此，可以解释在胎儿娩出前 1h 用药，娩出的新生儿情况正常，于娩出前 2 ～ 3h 用同样剂量，则新生儿都有呼吸抑制现象。这说明哌替啶在娩出前 1h 内或 4h 以上使用为宜。哌替啶注射后宫缩频率及强度增加，

故可使第一产程缩短，可能与其镇痛以及加强皮质对自主神经调整功能等作用有关。新生儿一旦出现呼吸抑制，可用烯丙吗啡 0.1 ～ 0.25mg 经脐静脉注入以对抗。

③芬太尼（fentanvl）：是高脂溶性、高蛋白结合力合成的阿片类药物，其镇痛效能是哌替啶的800倍，起效时间为3～4min，但使用重复剂量后其时效半衰期会增加。有研究表明，静脉给予芬太尼镇痛效果优于哌替啶，但会影响产后新生儿哺乳。出生后37%的新生儿需使用纳洛酮，新生儿氧饱和浓度应于出生后持续监测 12h。

④瑞芬太尼（remifentanil）：是一种新型阿片类药物，具有药效强、起效迅速的特性，其时量相关半衰期为3～5min，作用消失快、无蓄积，静脉滴注容易控制，不必担心作用时间延长，是安全可靠且对肝肾功能影响小的镇痛药，目前国内许多医院已较普遍使用此药用于围术期的麻醉诱导与维持。与其他阿片类药物一样，瑞芬太尼容易通过胎盘，其药物代谢在新生儿脐动脉/脐静脉的比率为30%，瑞芬太尼在母体中的血浆清除率为93ml/（min•kg），是非产妇的2倍。由于其药动学在产科的特殊性，决定了瑞芬太尼在母体和胎儿体内代谢迅速，因此无其他阿片类药物的长时间呼吸抑制和镇静作用，对母体或新生儿均无严重影响。初步研究表明，瑞芬太尼镇痛效果优于吸入氧化亚氮镇痛和静脉注射哌替啶镇痛，在产妇瑞芬太尼 0.1μg/（kg • min）静脉滴注与芬太尼 100μg 硬膜外使用相比，新生儿的 Apgar 评分没有差别。因此，瑞芬太尼是分娩镇痛中最具有良好应用前景的全身阿片类药物，尤其适用于有椎管内阻滞禁忌的产妇。但在实际临床应用中，瑞芬太尼分娩镇痛对母婴的安全性还有待进一步证实，镇痛过程中应连续监测产妇呼吸指标（呼吸次数、SpO_2）、镇静程度及胎心等指标，胎儿娩出前 15min 停止使用瑞芬太尼。麻醉科医师更要摸索并研究瑞芬太尼分娩镇痛的患者自控静脉镇痛（PCIA）设置模式的设定，这是达到较好镇痛效果并保证母婴安全的关键。

（2）非苯巴比妥类镇静药

①地西泮：容易通过胎盘，静脉注射 10mg 在 30 ～ 60s，或肌内注射 10 ～ 20mg 在 3 ～ 5min 即可进入胎儿。母体肌内注射 10mg 40min 后母胎血内的浓度方达平衡，其后胎血浓度又复增加，与胎儿血浆蛋白对地西泮有较强亲和力有关。地西泮在新生儿的半衰期为（30±2.2）h，但 4 ～ 8d 后仍可检出其代谢产物（去甲地西泮）。地西泮可引起新生儿血内游离胆红素浓度增高，易诱发核黄疸。其他安定类药（如氟哌利多、氯氮䓬）可与芬太尼、哌替啶合用，以消除产妇紧张、疼痛而无呼吸循环副作用。

②氯丙嗪：主要用于先兆子痫和子痫患者，以达到解痉、镇静、镇吐及降压作用。肌内注射 12.5 ～ 25mg 后 1.5 ～ 2min 可通过胎盘，对子宫无明显影响，过量引起中枢抑制。少数敏感者可出现一过性黄疸，患有严重肝损害者慎用。有学者认为氯丙嗪的抗应激作用可提高新生儿复苏率。临床多与哌替啶、异丙嗪合用。

③异丙嗪：母体静脉注射 1.5min 后即可在脐静脉血中检出，对子宫肌张力无影响；个别产妇用药后出现躁动。近年来神经安定药如氟哌利多已被逐渐采用，异丙嗪及氯丙嗪已罕用。

（3）巴比妥类药：可迅速透过胎盘。药物在胎盘移行中受 pKa 的影响比脂溶性因素更大。如戊巴比妥的 pKa 为 8.02，异戊巴比妥的 pKa 为 7.78，两者脂溶性相同，但前者的胎盘移行速度比后者为快。硫喷妥钠静脉注射用于剖宫产时很少出现新生儿睡眠，这是因为硫喷妥钠静脉注射后，移行到脑内的硫喷妥钠浓度低，故不引起新生儿睡眠。

（4）局部麻醉药：局部麻醉药注入硬膜外间隙，母体静脉血局部麻醉药浓度可在 20 ～ 30min 时达最高值，脐静脉血中浓度在 30min 时达最高值。不同的局部麻醉药进入胎盘的移行速度也不同，影响因素如下。

①局部麻醉药的蛋白结合度：与母体血浆蛋白的结合度，布比卡因为 88% ～ 95%，利多卡因为 45% ～ 55%；与胎儿血浆蛋白的结合度，布比卡因为 51% ～ 66%，利多卡因为 14% ～ 24%。局部麻醉药与血浆蛋白结合度高者，通过胎盘量少，进入胎儿血的量也小。

②局部麻醉药的分子量：分子量在 350 ～ 450 以下的物质容易通过胎盘，常用的局部麻醉药的分子量都在 400 以下，故均较易通过胎盘。

③局部麻醉药的脂质溶解度：局部麻醉药中，脂质溶解度较高者，均较易于进入胎盘，后者决定于局麻药的 pH 和油 / 水溶解系数，如利多卡因 pH 为 7.20，溶解度为 30.2，较易通过胎盘。

④局部麻醉药在胎盘中的分解代谢：酰胺类局部麻醉药如利多卡因、甲哌卡因、布比卡因，大部分在肝脏经酶的作用而失活，不被胎盘分解；其代谢过程也远较酯类局部麻醉药缓慢。因此大量用酰胺类局部麻醉药的不良反应较酯类者多，但由于前者作用可靠，渗透性强，作用时间较长，不良反应尚不详，故仍被普遍用于产科。

酯类局部麻醉药如普鲁卡因、氯普鲁卡因、丁卡因等，大多经血浆或肝内假性胆碱酯酶水解，也在胎盘内水解，因此移行至胎体的量少，故较安全。

（5）全身麻醉药

①氯胺酮：1968 年用于产科，具有消除阵痛、增强子宫肌张力和收缩力的作用，对新生儿无抑制，偶可引起新生儿肌张力增强和激动不安（有报道占 2%）。氯胺酮静脉注射 1.5mg/kg，可作为全部麻醉诱导，或在胎头娩出时静脉注射 0.25mg/kg，或在会阴侧切时静脉注射 0.6 ～ 0.7mg/kg。氯胺酮禁用于有精神病史、子痫前期先兆子宫破裂的孕妇。

② γ - 羟丁酸钠（γ -OH）：1961 年以来用于难产和胎儿窒息，具有增加宫缩频率和速度，强化催产药作用和促进宫缩的作用。可透过胎盘预防胎儿缺氧性脑并发症。一次静脉注射 60mg/kg。剖宫产时，当胎儿出现代谢性酸中毒而需快诱导时，可先注入 γ -OH 40 ～ 60mg/kg，然后注入 2.5% 硫喷妥钠 3mg/kg 与琥珀胆碱 1mg/kg，进行诱导插管，并以氧化亚氮及肌松药维持，可改善非机械性原因引起的胎儿心率变化。本药禁用于严重子痫前期或低钾血症产妇。

③硫喷妥钠：1936 年始用于产科，不影响子宫收缩，可迅速通过胎盘，但胎儿的摄取量与母体所用剂量不成正比关系。本药用于妊娠期的半衰期比非妊娠期者长 2 ～ 3 倍。健康新生儿的 Apgar 评分与所用剂量及脐静脉血中的药物浓度无直接相关。大剂量硫喷妥钠可能抑制新生儿呼吸，故应限制剂量不超过 7mg/kg。由于巴比妥类药对脑似有保护作用，因胎儿窒息而需做急症剖宫产时，仍可考虑用本药作麻醉诱导。

④氧化亚氮：可迅速透过胎盘，母胎间的血浓度差为 55% ～ 91%，且随吸入时间延长而成比例增加。氧化亚氮对母体的呼吸、循环、子宫收缩力有增强作用，使宫缩力与频率增加。用于产科多取半紧闭法做间歇吸入，可在第一产程末宫缩前 20 ～ 30s 吸入。氧化亚氮用 3L/min，氧气用 3L/min，氧化亚氮浓度最高不超过 70%。

⑤三氯乙烯：常用于第一产程，镇痛可靠，浅麻醉下不抑制宫缩，不影响产程。吸入 0.4% ～ 0.6% 浓度时，母体血浓度为 6 ～ 7mg/dl，此时镇痛效果可比 2% 乙醚、0.5% 氟烷或 40% 氧化亚氮强。三氯乙烯

可透过胎盘，但在镇痛浓度时无不良影响。临床常取间断开放点滴或三氯乙烯吸入器吸入用药，禁用紧闭法，否则可能引起脑神经麻痹。

⑥乙醚：对子宫有明显抑制作用。浅麻醉可消除宫缩阵痛；深麻醉可使子宫肌张力完全消失，且对催产素不起反应。乙醚适用于剧烈宫缩阵痛、内倒转术或胎头吸引术。乙醚可迅速通过胎盘，8min 后母胎血内的乙醚浓度可达平衡，前者平均为 71.3mg/dl，后者为 68.1mg/dl。当脐静脉血乙醚浓度超过 102.8mg/dl 时，新生儿将出现明显抑制。

⑦氟烷：对子宫收缩力有较强的抑制作用。吸入 2 ～ 7min，当母血内浓度达 78mg/dl 左右，即可透过胎盘。氟烷吸入浓度一般应低于 0.5%，且应做间歇吸入。在第一产程即使用低浓度氟烷，抑制子宫收缩的作用已很明显，故应禁用于经阴道分娩。氟烷麻醉下娩出的新生儿表现皮肤红润。经氧分压测定观察，自然分娩儿脐静脉血氧分压为（30.0±2.6）mmHg。母体在单纯吸氧条件下，脐静脉血氧分压为（33.5±5.5）mmHg，增加并不明显；当母体吸入氟烷后，脐静脉血氧分压可明显增加至（50±9.5）mmHg，此与氟烷松弛子宫肌、改善子宫胎盘血流有关。

⑧甲氧氟烷：临床应用较少，由于母体吸入甲氧氟烷后，血浆钠、尿酸和尿素都有增加，新生儿的尿酸值亦上升，因此临床上需注意防止其肾毒性。

⑨安氟醚：其镇痛作用比氟烷稍强，低浓度吸入对子宫收缩的抑制较轻，麻醉诱导则较氟烷慢。异氟醚与前述强效麻醉药一样，浅麻醉时对子宫抑制不明显，对胎儿也无明显影响；深麻醉对子宫有较强的抑制，容易引起产后出血，同时对胎儿不利。

四、诊断

新生儿出生后如果没有自主呼吸或呼吸动作，出现呼吸暂停，首先建立通畅的气道和气囊面罩正压通气，若仍然没有自主呼吸，而母亲在分娩前应用麻醉剂或镇痛药，需要考虑麻醉剂或者镇痛药对新生儿呼吸中枢抑制引起的呼吸暂停，是继发性呼吸暂停。

五、治疗

首先要确定是原发性呼吸暂停还是继发性呼吸暂停，如果考虑是母亲在分娩前应用麻醉剂或者镇痛药引起的新生儿呼吸中枢抑制，治疗方法如下。

1. *一般处理* 密切观察患儿，监护患儿的呼吸、心率、经皮氧饱和度，及时发现呼吸暂停发生。避免可能促发呼吸暂停的诱因，如减少咽部吸引及插管，避免颈部的过度屈曲或伸展等，必要时吸氧。

2. *物理刺激* 出现呼吸暂停时可以先给予物理刺激，促使呼吸恢复，如托背、弹足底等，或用气囊面罩加压给氧。

3. *药物治疗* 纳洛酮是阿片受体拮抗剂，对抗 β-内啡肽抑制呼吸中枢的作用。纳洛酮剂量为 0.1mg/kg，静脉滴注、气管导管或者肌内注射。由于麻醉药药效时间通常比纳洛酮长，可能需要重复注射纳洛酮防止呼吸暂停复发。首次 0.1mg/kg，1h 后按 0.5μg/（kg·min）静脉持续滴注。具备以下条件可以使用纳洛酮：①正压人工呼吸使心率和肤色恢复正常后出现严重呼吸抑制；②母亲在分娩前 4h 内有应用麻醉药、镇痛药史。

应用时要注意：①必须首先建立通畅的气道和完成气囊面罩正压通气；②母亲吸毒者或者使用美沙酮者不能使用纳洛酮，否则会导致新生儿严重惊厥。

4. *正压通气* 如果药物治疗不能控制呼吸暂停，应气管插管使用人工呼吸机进行机械通气。

（余佩英 鲍静影 原鹏波）

第 30 章

未成年母亲新生儿

一、概述

未成年人是指未满 18 周岁的公民。WHO 定义青少年为介于 10 ～ 19 岁的人群。未成年少女妊娠 / 青少年妊娠是一个世界性的社会与健康问题。WHO《早婚、青少年和未成年人怀孕 ：秘书处的报告》提示，2008 年有 1 600 万 15 ～ 19 岁的青少年怀孕分娩，约占全世界所有分娩人数的 11%，其中绝大多数（95%）发生在低收入和中等收入国家。《2014 年世界卫生统计》显示，全球范围内每年每 1 000 名 15 ～ 19 岁少女平均生产 49 名新生儿，各国差异很大，从 1 名到 299 名不等，其中撒哈拉以南非洲地区最高。在美国，每年有 100 万以上的青少年妊娠，其中 85% 是非计划妊娠。53% 的非计划妊娠最终流产。据估计，1996 年美国青少年分娩的婴儿数达 505 514 名。2010 年中华医学会调查显示，我国城区女孩月经初潮年龄较 25 年前提前 1.2 岁。青少年首次性行为的年龄下降已成为一种社会趋势，青少年婚前性行为和妊娠问题日益突出。目前，我国青少年时期妊娠分娩的比例约为 2%。

二、母亲疾病概况

未成年母亲常常存在身心两方面的危险因素。在机体生理方面，未成年少女生殖器官发育尚未完全成熟，女性自身防御功能较差，很容易造成生殖道感染，如控制不及时还会使感染扩散至全身。部分未成年母亲常常还合并其他不良习惯，如吸烟、酗酒、吸毒、有多个性伴侣等，因此这些母亲可能伴有梅毒、艾滋病等传染性疾病。此外，未成年少女怀孕后容易引发贫血、营养不良、感染、妊娠高血压、子痫、难产、大出血、血栓（栓塞）等并发症。在心理方面，未成年母亲怀孕后的后悔、恐惧、焦虑、羞耻感、负罪感可引起她们心理紧张、失眠等症状，有的少女母亲可能产生产后抑郁。WHO 数据显示，青少年妊娠和分娩期间的并发症是全球 15 ～ 19 岁少女死亡的第二大原因。因此，未成年 / 青少年母亲状况堪忧，对其所生新生儿会产生严重影响。

三、病理生理

未成年 / 青少年妊娠导致早产、低出生体重儿、感染、转 NICU（Neonatal Intensive Care Unit）和新生儿死亡等风险增加。由于未成年少女生殖器官发育不完全成熟，自身防御功能也较差，易受各种病原体侵袭，造成生殖道各种感染甚至感染扩散至全身，可通过逆行传播或血源性播散感染胎儿，新生儿出生时或出生后发生早发型或晚发型感染。合并有梅毒、艾滋病的母亲可通过垂直传播，所生新生儿出生后可表现为先天性梅毒、艾滋病。吸毒母亲分娩的新生儿因突然中断母亲来源的毒品，可表现为戒断综合征。未成年少女怀孕后容易引发贫血、营养不良、妊娠期高血压，且大部分未成年母亲无正规产检，母亲妊娠期疾病及胎儿发育欠佳未得到及时诊治，可导致早产、低出生体重、小于胎龄。未成年母亲易出现难产、大出血等并发症，可造成新生儿窒息。部分未成年母亲院外分娩，不严格消毒断脐，新生儿可患破伤风。产后抑郁母亲对新生儿可能有厌恶、过度担心等心理，造成新生儿潜在不良风险。未成年母亲所生婴儿死亡的风险远远高于20～24岁母亲所生的婴儿，母亲的年纪越小，婴儿的风险越大，故需密切关注未成年母亲所生新生儿。

四、临床表现

1. *新生儿感染* 参见第三篇第25章第一节。

2. *戒断综合征* 参见第四篇第34章第一节。

3. *早产儿*。

4. *小于胎龄儿*。

5. *新生儿窒息* 参见第二篇第13章。

6. *新生儿破伤风* 参见第四篇第33章。

五、诊断和鉴别诊断

戒断综合征的诊断及鉴别诊断见第四篇第34章第一节。

六、治疗

新生儿感染、新生儿破伤风、早产儿、小于胎龄儿、新生儿窒息、戒断综合征治疗均见相关章节。

七、预防

对未成年母亲有分娩计划的，产前的照料包括严格的医疗和社会心理监督，定期产检，及时诊治妊娠期并发症。

对未正规产检未成年母亲所生新生儿，应尽可能详细了解母亲产科病史及有无不良嗜好等，及时追踪母亲梅毒、艾滋病病毒等检查结果，对新生儿认真进行体格检查。对有感染可能的需完善血常规、CRP等检查，必要时预防性应用抗生素。分娩时新生儿医师到达产房，做好窒息复苏准备工作，对出生窒息新生儿，进行快速有效窒息复苏。对未正规断脐的新生儿，争取在24h之内按严格消毒操作将脐带远端再剪去一段，重新消毒结扎，其近端用1∶4000高锰酸钾溶液或3%过氧化氢溶液清洗，再涂2.5%碘酒。同时，给新生儿肌内注射破伤风抗毒素1 500～3 000U和青霉素，可以预防感染。对吸毒母亲新生儿，严密观察其神经系统症状体征，及时对症及药物治疗。对早产儿、小于胎龄儿，则按照早产儿、小于胎龄儿常规进行处理。

（黄小艺　刘志伟）

第31章 高龄母亲新生儿

一、概述

高龄母亲新生儿是指由年龄≥35岁的产妇娩出的新生儿。随着生活节奏的加快、妇女受教育年限的增长、结婚和生育观念的改变、二胎政策的开放、医学技术的高速发展及助孕技术水平的提高，高龄产妇大量增加，至2016年上半年，高龄孕产妇人数比例达到19.9%，其中≥40岁比例大幅增加，导致高龄母亲新生儿的出生率大幅上升。大量数据统计，妇女的最佳生育年龄是20～30岁，30岁以后围生儿的死亡率逐渐增加，35岁以后第一次妊娠的孕妇，早产的发病率较适龄产妇高，且随着妊娠年龄的增长，围生儿的发病率及死亡率也增加，危害母儿健康。

二、母体疾病概况

人体的大部分器官，如心、肺、肝脏、肾脏、胰腺和卵巢等重要器官的功能在25～35岁达到高峰，之后逐渐减弱。因此，高龄孕妇的基础代谢率降低，体重指数较大，基础疾病如肥胖、慢性高血压、糖尿病、肝肾功能损害和心脏病的发生率较高，妊娠期高血压疾病发病率高1.5倍，妊娠期糖尿病的风险增加2.4倍，妊娠期糖尿病、糖尿病合并妊娠会增大巨大儿、难产风险，且胎儿发生先天性心脏病和神经管畸形的风险明显增高。据统计，高龄孕产妇21-三体（唐氏）综合征的发生率明显增加，孕妇18～19岁，其发生率为1/1 100，20～21岁为1/900；23～24岁为1/750～1/500，而25岁为1/350，28岁为1/100，≥35岁为1/35，再次妊娠发生率还增加。妊娠后需做羊膜腔穿刺，做羊水的染色体检查，以除外唐氏综合征的可能。另外，高龄孕妇发生流产、死胎、胎儿畸形、过期产、剖宫产、产后出血、胎盘早剥、胎膜早破、子宫破裂、子宫切除等不良情况发生率也逐渐增加。高龄孕妇要特别重视和做好产前检查，应缩短检查的时间间隔，从确诊怀孕开始，即应每半个月检查一次，从第8个月开始，每周检查一次。要特别注意血压、尿液，以便早期发现妊娠期高血压及子痫；为确保母婴安全，要比一般产妇提前几天或十几天入院待产，以保证分娩顺利。55岁以上妇女怀孕是极为罕见的事情，因为妇女进入绝经期的平均年龄是51岁，而妇女在54岁之后排卵的概率亦是非常低。另外，比起处于正常生育期的女性，中老年孕妇也更容易发生流产的意外。

三、病理生理

1. 高龄孕妇机体内分泌异常，子宫肌瘤等受激素影响的疾病发生率增加，导致受精卵着床位置异常，易发生前置胎盘和胎盘早剥，致使早产儿、低出生体重儿出生率增加。

2. 女子到了中年，其坐骨、耻骨、髂骨和骶骨相互结合部基本已经骨化，形成了一个固定的盆腔。且因高龄生育，关节韧带组织弹性差，子宫易出现宫缩无力，容易发生产程延长或难产，导致胎儿出现不同程度宫内窒息，轻者可引起胎儿心脑缺血缺氧，甚至导致不可逆性脑损伤、脑瘫等，重者窒息死亡。

3. 妊娠期高血压及子痫、妊娠期糖尿病、过期妊娠等妊娠并发症发生时，对胎盘的大小、血供造成很大影响，可使胎盘有效面积减少，如绒毛变性纤维化形成梗死、绒毛血管痉挛或微血栓形成等，造成胎儿在宫内生长发育迟缓、出生体重低、宫内窒息、早产及死胎的发生率增加。

4. 新生儿出生时易发生胎粪吸入综合征、低氧血症、呼吸窘迫综合征、酸中毒、低钙血症、低血糖，对新生儿的生长发育及智力发育造成影响。

5. 高龄孕妇机体的细胞分裂能力较适龄孕妇差，在受精卵分裂时，容易出现异常分裂，致使畸形儿、染色体异常发生率增加。

6. 患有妊娠期糖尿病的孕母血糖高，导致胎儿的血糖随之升高，胎儿的胰岛细胞代偿性增生，胰岛素生成增加，胰岛素-血糖激素分泌失衡及出生后来自母亲的糖原中断，可至新生儿低血糖；而且妊娠早期高血糖，可致新生儿畸形；也可因母体因素提前终止妊娠，导致呼吸窘迫综合征发生。

四、临床表现

1. *新生儿低血糖* 出现反应差、阵发性发绀、震颤、眼球不正常转动、惊厥、呼吸暂停、嗜睡、拒食等表现。

2. *新生儿窒息、新生儿呼吸窘迫综合征* 呼吸急促、呼吸不规则或暂停、吸气三凹征、呻吟、皮肤发绀，严重者出现呼吸衰竭。

3. *新生儿红细胞增多症* 胎儿慢性缺氧，可诱导红细胞生成素分泌增多，刺激骨髓造血，引起红细胞增多，导致新生儿高胆红素血症发生率增加，甚至发生胆红素脑病等。

4. *发育异常及畸形* 各大系统都可出现畸形：心血管系统，如大血管错位，房、室间隔缺损等；消化系统，如肛门及直肠闭锁等；泌尿系统，如多囊肾；呼吸系统，如肺发育不良；神经系统，如脊柱裂、无脑儿、脑积水等；染色体疾病，如并指，21、18、13-三体综合征等特殊体征。

5. *早产儿* 消化、呼吸、神经、循环、免疫等各大系统发育不完善，出现各种疾病。

五、诊断

根据产妇的年龄及孕期身体健康状况进行诊断。

六、治疗

1. 加强护理，注意保暖，清理呼吸道，抢救窒息新生儿，复苏后及时转新生儿病房，严密观测体温、呼吸、血氧等生命体征，监测血糖、血胆红素浓度、血钙等。

2. 根据新生儿情况，尽早开奶，积极喂养，必要时静脉营养支持治疗。

3. 依据相关疾病的诊疗常规进行诊治。

七、预防

尽量避免高龄妊娠，医护人员及社会加大对高龄产妇的重视，提高高龄产妇的自我警觉性，完善孕前评估，对高龄产妇进行充分的妊娠期健康教育和咨询，做好产前监护、产前筛查、产前诊断，坚持“早发现、早治疗”的原则，及时治疗和预防妊娠并发症及胎儿疾病；对于异常胎儿应及时终止妊娠；改变传统的观念，给产妇制订科学合理的膳食和运动计划，纠正妊娠期贫血、维生素缺乏、肥胖、高血糖等症状；在妊娠晚期，要及时监护胎儿的成熟度、胎盘的状态；在妊娠期内要做好产妇的心理护理，消除产妇的紧张、焦虑的情绪；分娩期要加强母婴监护，预防出现产后不良反应，实现优生优育。

（王　颖　张　华）

第32章 辅助生殖新生儿

一、概述

人类辅助生殖技术（assisted reproductive technology, ART）是20世纪70年代兴起的一种治疗不孕不育症的新方法，是运用医学技术和方法对配子、合子、胚胎进行人工操作，以达到受孕目的的技术，也就是用人工方法辅助自然过程的某一或全部环节来完成生育的方法。常用的ART技术包括人工授精（artificial insemination，AI），体外受精-胚胎移植（in vitro fertilization embryo transfer，IVF-ET）、胞质内单精子注射（intracytoplasmic sperm injection，ICSI）和植入前遗传学诊断（preimplantation genetic diagnosis，PGD）。

自1978年第1例试管婴儿Louise Brown诞生后，近几十年以来，通过ART出生的婴儿数量已经超过300万，ART出生人口已成为人口的重要组成部分并占据越来越大的比例。美国疾病预防与控制中心（CDC）自2002年以来的统计显示，ART出生儿童逐年增加，2010年已超过总儿童数的1%，达到1.2%，部分欧洲国家高达3%。我国的首例辅助生殖技术受孕儿于1988年诞生于北京医科大学第三医院。目前，中国生殖中心近年来呈迅速增长的态势，预计每年出生ART新生儿3万～4万个。

由于辅助生殖技术跨越生殖过程中自然选择的过程，同时还存在超排卵、取卵、取精、体外培养、胚胎移植等有创操作，加之不孕本身，都可能会对妊娠结局和子代的近、远期生长发育及疾病产生影响。Frans等对1985～2002年公开发表的25项研究资料进行系统性回顾分析后发现，对于辅助生殖技术受孕儿，无论是单胎还是双胎，不良妊娠结局的发生率都较高，其中新生儿重症监护病房的入住率明显高于自然受孕儿。因此，辅助生殖技术新生儿需引起关注。

二、母亲疾病概况

导致女性不孕不育最常见的为多囊卵巢综合征（PCOS），其母体内雄激素水平较高。暴露于高雄激素环境的女性胎儿将可能在生殖年龄出现各种PCOS的临床特点。此外，辅助生殖技术解决生育问题的同时，也给通过辅助生殖技术怀孕的母亲带来了一些未知的风险和并发症。

临床上为了保证ART的成功率，通常植入多个受精卵至宫腔内，从而导致了ART的高多胎率。近期有报道，ART子代的多胎率超过50%。多胎妊娠时，孕母子宫急剧增大，可能导致解剖学的变化，子宫胎盘循环受阻引起胎盘缺血缺氧，从而导致妊娠期高血压、子痫前期的发生，也可能增加前置胎盘的发生。此外，多胎妊娠容易造成孕妇贫血。孕妇重度贫血时经胎盘供氧不足以满足胎儿生长需求，增加不良产科结局的风险。

在多囊卵巢患者接收辅助生殖技术治疗的过程中，妊娠糖尿病或糖耐量异常发病率明显高于自然受孕。在辅助生殖技术的促排卵和黄体支持过程中，大剂量药物的应用增加了肝脏的负担，导致孕妇胆汁淤积综合征发病率的升高。此外 ART 母亲还可出现卵巢过度刺激综合征（OHSS）、急腹症、生殖器肿瘤等并发症。

三、病理生理

ART 婴儿出生缺陷发生率较自然妊娠婴儿增高 30% ～ 40%。由于 ART 人为地引入了大量非生理性的操作，在生命形成过程的各个阶段，甚至最关键、最易受外界影响的受精和胚胎早期发育阶段对生育过程进行干预，可能对配子和胚胎发育造成影响，导致出生缺陷发生率的上升。尤其 ICSI 技术回避了对精子的自然选择，可能造成遗传性出生缺陷的异常升高。亦有学者认为多胎妊娠是生育风险的高危因素，导致出生缺陷升高。

ART 也与表观遗传病有关。卵母细胞、精子以及受精后胚胎都需要在体外培养一定时间，而胚胎发育时，表观遗传学标记在胚胎第 11.5 ～ 12.5 天进行首次重编程。在体外培养时，配子和胚胎的代谢和基因印迹的表达均会受到培养液和培养环境中各种因素的干扰，导致发生表观遗传学疾病的危险性增加。取卵、胚胎移植等各种侵入性操作和超排卵反射也可导致原始生殖细胞 DNA 甲基化缺失，引起表观遗传学的改变。研究指出，ART 可能引起基因印迹缺陷导致罕见病 Beckwith-Wiedemann 综合征（BWS）、Angelman 综合征（AS）的患病率升高，部分成人的糖尿病和精神分裂症等复杂性疾病很可能就与表观遗传学修饰异常有关。

ART 受孕儿的早产的发生率高于自然受孕儿。一方面，在辅助生殖技术治疗过程中激素的应用引发 OHSS 发生增加，OHSS 可以引起子宫及宫颈纤维弹性变差。孕妇妊娠后期，随着胎儿的发育，宫腔容积不断增大，压力也随之增高，子宫肌纤维出现过度伸展，容易导致早产。另一方面，接受辅助生殖技术治疗的孕妇，一旦发现自身存在妊娠并发症及合并症时，精神过度紧张，可能出现过度监护及干预，导致医源性早产率的升高。

ART 患者中，多胎妊娠导致婴儿低出生体重是单胎妊娠的 7.5 倍。根据“胎儿总体”概念，双胎总出生体重大于单胎，加重了母体的负担，增加了营养需求，从而影响宫内环境而影响胎儿的发育。国外一些研究发现，即使在胎龄和妊娠胎儿数相同的情况下，辅助生殖技术受孕儿的出生体重仍较自然受孕儿低。接受辅助生殖技术治疗的女性年龄偏大，高龄产妇所占的比例高。一般来说，子宫内膜中的基质细胞 DNA 含量、雌激素及孕激素受体会随着孕妇年龄的增长而减少，子宫内膜的供血也会相应减少，接收辅助生殖技术的妊娠妇女胎盘较薄、重量较轻，且有梗死和坏死形成，这些因素都会对胎儿发育产生影响。此外，在超排卵刺激过程中，母体的内环境会发生变化，这些变化可对胚胎的移植、滋养层细胞的植入和胎盘的形成产生影响，进而引起胚胎的早期发育滞后。辅助生殖技术的体外培养和侵入性操作也与新生儿低出生体重直接相关。动物实验也证实，经过超排卵刺激出生的子代出生体重较轻。在辅助生殖技术过程中，由于在体外培养或侵入性操作过程中，基因的印迹状态会发生改变，可导致辅助生殖技术受孕儿的出生体重偏低。

四、临床表现

ART子代的不良健康风险多数在出生时即有表现，主要包括早产、低出生体重、出生缺陷、围生期死亡。

在新生儿科住院的辅助生殖技术受孕儿中，早产儿，尤其是早期早产儿，所占的比例较高，早产儿肺发育不成熟，缺乏肺表面活性物质（pulmonary surfactant, PS），导致新生儿NRDS的发生比例较高。而且胎龄越小，NRDS的发病率越高。黄越芳等对中山大学第一附属医院的24例患NRDS的ART早产儿进行研究后还发现，ART早产儿的并发症严重，预后差，死亡率高达33.3%。

早期早产儿的大脑发育不成熟，由于血管解剖学特点及脑血管的生理学特点，易发生颅内出血及早产儿脑白质损伤。当存在缺氧、感染等情况时，其合成凝血因子功能更加低下，导致出血及脑白质损伤加重。

由于接受辅助生殖技术治疗的母亲多年不孕，怀孕后情绪紧张，担心通过阴道试产会引起不良结局的发生，常常对阴道分娩不积极配合，致使辅助生殖技术受孕儿的剖宫产率升高。39周前的选择性剖宫产可增加NRDS发生的风险。可能是由于缺乏宫缩，与分娩相关的糖皮质激素应激反应减弱；内源性糖皮质激素分泌相对减少和Ⅱ型肺泡上皮细胞释放PS减少；早产儿肺液清除延迟。

此外，多胎妊娠分娩时胎儿之间会相互影响，导致宫内窘迫、胎盘剥离、脐带脱垂等情况的发生概率增加，可能会出现新生儿窒息。辅助生殖技术受孕儿由于母亲妊高症和胎盘功能不全可引起胎儿缺氧缺血及凝血功能障碍，造成宫内窘迫和出血的发生，可导致新生儿窒息、颅内出血、消化道出血发生率明显增高。

五、诊断和鉴别诊断

根据母亲有辅助生殖技术助孕的病史即可诊断辅助生殖新生儿。出生后根据体格检查、辅助检查即可诊断出生缺陷。根据妊娠周、体重即可诊断早产儿、低出生体重儿。根据其他相应临床表现诊断相关疾病。

六、治疗

根据相应诊断治疗相关疾病。

七、预后

对于辅助生殖新生儿日后的生长发育，大多研究认为其儿童期的体格和生理发育并无明显的异常，仅有少部分研究认为部分辅助生殖新生儿日后有追赶生长趋势，但一直不及自然受孕儿，并认为这部分儿童生长发育的落后除与多胎有关，还与新生儿期疾病的不良结局有关。

由于神经系统发育结局受家庭教育、父母遗传等多种因素的影响，随访辅助生育新生儿日后的神经系统发育结局结论不尽相同，但大部分研究认为辅助生殖受孕儿在神经运动、认知、语言和行为方面与自然受孕新生儿相比无明显的落后。少部分研究认为辅助生育受孕儿脑瘫发病率略升高与早产及多胎有关，是否与辅助生殖技术本身相关尚存争议。

八、预防

多胎妊娠造成母代妊娠并发症的多发已经得到广泛的关注，选择性减胎是多胎妊娠后减少妊娠胎儿数目的唯一补救措施。其安全性及对妊娠结局改善已得到肯定。目前，国际上把出生一个足月健康的孩子作为辅助生殖技术的理想结局。人们开始通过单胚胎移植、囊胚移植及多胎减胎术减少妊娠并发症和改善出生结局，多胎的比例较前已有所下降。但是目前对所有辅助生殖技术中心来说，最重要的挑战还是减少多胎的发生率。

辅助生殖胎儿需进行产前筛查，及时发现先天缺陷。出生后认真体格检查和观察病情，加强监护，及时对症处理。

对辅助生殖技术出生婴儿的监护，涉及生殖医学、妇产科学、儿科学、保健科学和神经康复科学等多学科的内容，需要多科加强合作，建立统一的监管机制，共同对其进行更为深入的研究和长期的随访。

（黄小艺　刘志伟）

第 33 章 院外出生新生儿

一、概述

院外出生新生儿是指出生在医院以外的新生儿。随着人民生活水平的提高和医疗保健服务的不断完善，在医院分娩的比例逐渐增加，但在广大农村、山区及其他经济落后地区不具备使产妇全部到医院分娩的条件，或由于临产产妇不及时就医，分娩过程过快、来不及把产妇送至医院等情况，使胎儿分娩于院外。分娩地点多在公共场所、路边或家里，不具备分娩所需的环境、设备、器械、药物，甚至无医护人员在场，胎儿娩出过程中及新生儿出生后，其周围环境无法达到无菌要求，甚至直接接触污染物质，使新生儿及产妇容易受到细菌、病毒、真菌等感染。因此，对非产房内出生新生儿的监护及干预极为重要。

二、母亲概况

出现院外出生新生儿的原因：①家庭及产妇缺乏临产及分娩相关知识的正确认知，未能及时识别临产及分娩先兆。②缺乏基本的卫生知识和清洁消毒概念，对分娩风险及无菌分娩情况认识不足。③联络社区资源不足及社交有限：多数外来务工人员居住地不稳定，对所居住地区孕产期保健服务地点不知情，未能接受规律产前检查和产前宣教，未能得到常规性的妊娠期保健，社交接触有限，影响临产后求助。④照顾不足：部分孕妇与年幼子女一起居住，缺乏家人照顾，临产后未能及时就医。⑤家庭经济困难，无医疗保险。⑥生活区域偏远，交通不便。⑦计划外妊娠、非婚生育及非法生育。⑧孕妇在车上还没到医院，宝宝就在车上出生了。⑨经产妇宫口扩张较快，宫缩过强或胎儿体重过轻、过小等情况导致急产，而来不及到医院。

产妇急产是非常危险的，新生儿出生后很容易造成窒息、损伤，断脐过程不专业、消毒不当，容易因细菌感染引发新生儿破伤风。胎盘娩出没有及时处理的话，还会造成产后大出血危及产妇的生命。在生产前一定要定期做好产前检查，出现宫缩、见红、破水等情况后一定要及时前往附近正规医院就诊；尤其是胎儿小、骨盆宽大、有急产分娩史的产妇更要尽早去医院。

三、病理生理

1. 新生儿出生在有菌环境中，可直接接触到环境中的病原体以及助产时用到的污染物品，可发生局部及全身感染。脐部为开放性伤口，病原体可在脐部定植、繁殖，导致脐炎，甚至导致新生儿破伤风发生；也可通过脐部进入血液，导致败血症等。

2. 胎儿出生时发生滞产、难产及分娩过程处理不当，或受母体情况的影响，发生胎儿宫内窘迫、新生儿窒息及吸入污染的羊水，导致不同程度的缺氧缺血性脑病、肺炎、呼吸衰竭，甚至死产。

3. 为急产娩出时，胎儿因出生太快，

外界压力骤变，易发生头部血管破裂，可能导致颅内出血。

4. 胎儿急产娩出，来不及接生，使新生儿坠地，发生外伤和骨折。

四、临床表现

1. 新生儿出生时处理比较到位，且为足月儿，则患儿情况一般较好。

2. 新生儿出生时处理不到位

(1) 感染性疾病：以呼吸道、皮肤、脐部感染、败血症等常见。主要临床表现如下。

①呼吸道疾病：助产水平差，易发生新生儿窒息、滞产、吸入污染羊水，造成新生儿肺炎等呼吸道感染，可表现为呼吸急促、呼吸暂停、呻吟、皮肤发绀，严重者出现呼吸衰竭、死亡等情况。

②脐炎：产前或产时对产妇无严格消毒措施，使病菌容易从脐部侵入体内。脐部可有红、肿、热、痛及异常分泌物的表现，以革兰阳性球菌感染为主。

③皮肤感染：环境卫生差，易发生皮肤感染，如脓疱疹。

④败血症：新生儿败血症是指新生儿期细菌侵入血液循环并在其中生长、繁殖，产生毒素而造成的全身性炎症反应。病原菌以葡萄球菌最为常见，其次为大肠埃希菌等革兰阴性杆菌。早期症状、体征常不典型。一般表现为反应低下、嗜睡、食欲缺乏、少哭、少动、体重不增或增长缓慢、发热或体温不升等非特异性表现。严重者可有呕吐、腹泻、腹胀、呕血、便血、中毒性肠麻痹、酸中毒、肤色欠佳、皮疹、皮肤瘀点瘀斑、皮肤硬肿、呼吸急促或暂停、肺出血、肝脾大、高胆红素血症，可并发坏死性小肠结肠炎、化脓性脑膜炎、DIC、休克及多器官功能衰竭等，病死率高，国内为12%～20.5%，早产儿可达30%以上，发达国家为5%左右。

⑤破伤风：起初有烦躁不安、打哈欠等前驱症状，接着可出现强烈的肌肉收缩。首先从面部肌肉开始，张口困难、牙关紧闭、表情肌痉挛，或者出现苦笑面容，背部肌肉痉挛，头后仰，呈“角弓反张”状，如发生呼吸肌或喉痉挛，可造成呼吸停止，患者窒息死亡。

(2) 外伤：可发生骨折、血肿、皮肤擦伤等，如锁骨骨折、颅骨骨折及头颅血肿等。

(3) 神经系统损伤：如缺氧缺血性脑病、颅内出血等，可有肌张力改变，激惹、尖叫、抽搐、昏迷及呼吸节律改变等，后期可继发癫痫或严重神经功能障碍。

五、诊断和鉴别诊断

只要新生儿出生于产房外即可诊断。

需与感染性肺炎相鉴别。分娩时感染，有院外出生史，有一定潜伏期，细菌感染多发出生于出生后3～5d，可伴有败血症及全身症状。感染性肺炎多以呼吸道症状为首诊，表现为气促、口吐白沫、呻吟、发绀、三凹征、鼻翼扇动等，可出现呼吸暂停，严重者出现呼吸衰竭。

六、治疗

新生儿在非产房出生后，要及时保暖，如为窒息复苏后、早产儿、分娩时消毒不严、孕母有高危因素等情况时，应转运至特殊护理中心或新生儿重症监护病房。

对新生儿再次进行全面评估，排除颅内出血、骨折等。

加强护理，注意保暖，清理呼吸道，抢救窒息新生儿，复苏后及时转新生儿病房，严密观察体温、呼吸等体征，给新生儿皮肤、脐部进行消毒。对未经彻底消毒分娩、有可能污染的新生儿注射破伤风抗毒素。

根据新生儿情况，尽早开奶，积极喂养，必要时静脉支持治疗，选用抗生素进行抗病原体预防治疗。

依据相关疾病的诊疗常规进行诊治。

七、预防

1. 医疗卫生部门向全社会孕妇及其家属做好宣教工作，强化孕前健康教育和健康促进工作，重点进行临产及分娩先兆相关知识的宣传教育，告知院外分娩的特殊情况及危险性，增强孕产妇就医意识，使他们从思想上引起重视，尽可能克服困难，让胎儿在产房分娩。

2. 建立流动人口孕产妇管理网络，通过网络平台，利用短信、电话及社区工作人员家居访视等多种途径督促孕产妇规律产检，进行妊娠期保健。

3. 相关部门在财政上予以支持，符合生育政策的外来孕产妇纳入本地区生育保险范围。

4. 建立多家接受外来务工人员收费低廉的产院，减少院外分娩发生。

5. 预计要分娩时尽早到医院待产。

6. 对接生人员加强培训，加强无菌观念及提高接产技术水平。

7. 医务人员掌握急救理论知识和操作技能，具备良好的心理素质和应变能力，认真观察母婴情况，提高院前抢救成功率，减少病残率和促进母婴健康。

8. 院外新生儿出生后，及早送至正规医院进行监护及治疗。

（张 华 陈 扬）

第 34 章

不良嗜好母亲新生儿

第一节　药物滥用母亲与新生儿疾病

一、概述

母亲药物滥用将对胎儿和新生儿产生多方面的影响。不同国家引起母亲成瘾的药物有差异，我国近年来母亲药物滥用情况有上升趋势，但详尽资料不容易准确获得导致其研究相对困难。

二、母亲疾病概况

药物滥用母亲有可能使用多种药物，并且常常伴有其他不良生活习惯（吸烟、酗酒、暴力侵犯、健康状况不良、营养不良等）。研究表明，多数药物滥用母亲经济条件和居住条件相对更恶劣、受教育程度更低，同时母亲容易罹患其他传染性病（乙肝、丙肝、戊肝、丁肝、HIV 等）。自我上报妊娠期药物滥用的数据可信度不高，观察胎儿药物接触后的长期预后也受出生后环境和不良习惯的影响，干扰因素较多。以上都使母亲药物滥用对新生儿影响的研究变得更加复杂。妊娠期药物滥用危险因素：产妇没有足够的产前护理、容易发生急产、胎盘早剥、反复流产、高血压发作、严重的情绪波动、有以前不明原因的胎儿死亡的心肌梗死或脑卒中病史。

三、发病机制

1. 阿片类　海洛因水解形成吗啡，麻醉效果强，代谢产物是 3- 吗啡葡萄糖醛酸（M3G）和 6- 吗啡葡萄糖醛酸（M6G）及可待因。M3G 分子量和极性大于吗啡，经胎盘来的吗啡在胎儿体内代谢后产物 M3G 却不能回归母体，导致在胎儿体内蓄积。M3G 有兴奋性但其作用可被母源性吗啡拮抗，出生后一旦吗啡水平下降，蓄积的 M3G 可引起抽搐。因此，海洛因戒断引起的抽搐可以用吗啡进行治疗，对这一类新生儿，分娩时抢救应用纳洛酮可能诱发戒断性抽搐。

动物实验显示，接触慢性阿片类药物使丘脑蓝斑、下丘脑、脊髓和大脑皮质突触后兴奋性增加，激活 β 肾上腺素受体。

2. 可卡因　是一种高度精神兴奋性药物。可卡因的药理作用包括交感神经末梢突触后抑制再摄取去甲肾上腺素，多巴胺和 5- 羟色胺神经递质，从而使这些神经递质的浓度较高（图 34-1）。可卡因可以和神经元的多巴胺再摄取转运蛋白紧密结合，在中脑皮质和边缘增加突触后多巴胺水平从而生产欣快和烦躁不安交替成瘾周期。色氨酸的吸收也被抑制，改变 5- 羟色胺通路，对睡眠产生影响。可卡因对交感神经及心血管系统的作用有潜在的不良生理效应。成年人中，可卡因常导致脑出血、心搏骤停、心律失常、心肌梗死、肠缺血，癫痫发作。长期使用导致厌食、营养问题

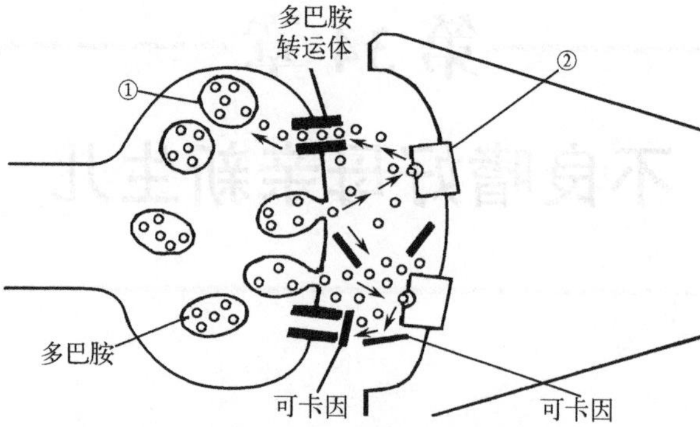

图 34-1 可卡因的作用机制

和偏执性精神病，并最终导致神经递质的耗竭、抑郁、焦虑、严重失眠，抑制食欲。盐酸可卡因可以口、鼻内吸入或静脉注射。静脉用药者可能同时有海洛因滥用史和其他药物滥用。可卡因不管经过何种途径进入体内，都能够很快地被吸收，区别只是时间的长短和效用的强弱。其代谢主要通过肝组织及血浆中实现，可卡因在体内约用量的 1% 以原形由尿中排出，用量的 25% ～ 40% 转为苯甲酰爱冈宁由尿中排出，18% ～ 20% 变成爱冈宁甲酯，2% ～ 3% 变为爱冈宁，也由尿中排出。

可卡因对中枢神经系统的损伤与中脑边缘系统多巴胺（dopamine，DA）通路有关。这个通路源于中脑腹侧被盖区投射至腹侧纹状体的伏隔核和边缘系统的一部分，如中隔、杏仁复合体及梨状皮质。而多巴胺转运体（dopamine transporter，DAT）是位于多巴胺神经元突触前膜的一种膜蛋白，其主要功能是重摄取突触间隙的 DA，可卡因通过抑制突触前膜上的 DAT，限制 DA 与其受体的作用时间、程度、范围，进而实现对精神和情绪活动的调控作用，即可卡因成瘾的强化效应。可卡因对胎儿和新生儿的影响及可能机制如表 34-1 所示。

新生儿体内可卡因来源有胎盘、产后母乳等。较高浓度可卡因可导致自主神经兴奋性高，导致新生儿睡眠异常、伴明显震颤和肌张力增高，觉醒时间延长，表现为眼睛张大但视觉反应低下。如同成人，婴儿可卡因水平高可导致抽搐，并有异常脑电活动。因为其可导致持续高血压和大

表 34-1 可卡因对胎儿和新生儿的影响及可能机制

症状	可能机制
胎盘早剥	儿茶酚胺对子宫肌肉的直接作用
胎儿缺氧、死胎	儿茶酚胺导致母胎血管收缩
宫内发育迟缓，低出生体重、头围小	胎儿代谢率增加、间歇性缺氧
中枢神经系统发育异常	神经元增殖、迁移、分类受损
脑室内、脑实质出血 / 梗死	自主调节受损、高血压致出血、血管收缩
羊水胎粪污染	自主神经兴奋性增高
坏死性小肠结肠炎、肠闭锁	自主神经兴奋性增高、血管收缩
心肌缺血	自主神经兴奋性增高、血管收缩
睡眠异常、震颤、肌张力高	自主神经兴奋性增高

引自：Avery’s diseases of the Newborn.

脑前动脉血流速度持续增加。

3. 安非他明　是中枢神经系统与周围神经系统交感区的刺激物。安非他明的主要作用似乎是增加多巴胺与儿茶酚胺神经递质系统的突触活动。安非他明引发由轴索末端释放出多巴胺，阻碍多巴胺的再利用，抑制囊泡中多巴胺储存，抑制酶摧毁多巴胺。这些反应都促使突触前上影响所及的受体。可卡因的精神影响持续时间为 5 ～ 45min，安非他明的影响可能会持续 2 ～ 12h。甲基苯丙胺对胎儿有直接和间接的影响，能升高孕母血压，阻碍胎儿营养物质和氧气供应。

安非他明和可卡因类似点是都是拟交感神经药，增强去甲肾上腺素，多巴胺和 5- 羟色胺的作用。与可卡因不同，安非他明似乎主要是通过提高突触前神经元释放的神经递质发挥对中枢神经系统的影响。苯丙胺类药物可以阻止神经递质的再摄取，也有较弱的直接刺激作用于突触后的儿茶酚胺受体作用。

因为苯丙胺抑制食欲、去甲肾上腺素等血管活性胺或缩血管效应可以减少产妇营养输送导致胎儿生长受限，使新生儿头围小和出生低体重。并改变去甲肾上腺素的代谢系统导致短暂的心动过缓和心动过速。近期研究显示安非他明与婴儿畸形没有明确联系。

4. 酒精　酒精能导致严重组织损伤，特别在肝脏为显著，因为肝是酒精代谢的主要场所。与非妊娠妇女相比，孕妇的酒精清除较慢，可能与激素的改变导致酒精代谢酶活性下降有关。

酒精中毒是一种慢性疾病，孕妇常有相关的疾病，如肝硬化、胰腺炎与酒精相关的神经系统问题。这些障碍能影响胎儿的健康和幸福感。

四、临床表现

母亲药物滥用最常见的影响为新生儿撤药综合征（neonatal abstinence syndrome, NAS）。其中阿片类戒断综合征发病率可达 60% ～ 90%(有些轻症患者可能会被遗漏)。足月儿比早产儿临床症状更明显。戒断综合征的某些症状在早产儿不能表现，所以没有某些临床表现并不能认为该早产儿没有戒断综合征，需要密切观察其临床表现。撤药综合征，中枢神经系统症状表现较为常见。早期表现为对刺激过敏，节律性颤动或眼睛凝视、斜视，以及激惹、过度兴奋、肌张力高、吸吮手指。戒断综合征引起抽搐并不常见，可能与伴随症状有关，甚至是由于不当的治疗，比如应用氯丙嗪引起的。但是一旦出现抽搐需要进行全面检查。可能引起撤药综合征中抽搐的药物有阿片类，短效巴比妥类，丙氧酚，三环类抗抑郁药以及酒精。

与海洛因相比，美沙酮引起的戒断综合征发生比较晚，一般在出生后 2 ～ 3d，部分 10 ～ 14d 才出现症状。但持续时间长，抽搐发生更频繁，严重者影响新生儿吸吮。迟发型戒断综合征可能与母亲应用苯二氮䓬类或其他药物有关。

安非他明引起戒断症状的特点是嗜睡、抑郁、长期和激烈的，通常是暴力型偏执性精神病。

常见的阿片类药物戒断症状主要为中枢神经系统症状，如激惹、哭声高尖。肌张力高、过度兴奋、睡眠减少、喂养不良，抽搐、拥抱反射亢进等。也可以有鼻塞、喷嚏、流涎、哈欠、打嗝、发热、出汗、气促、体重不增等表现。患儿虽然有吸吮过度，但吸吮、吞咽协调不良，常常伴有胃食管反流和呕吐，第 4 ～ 6 天可有腹泻等。

因为中枢神经系统过度兴奋是戒断症状最重的表现，并且在自主神经系统症状之前出现，因此有如下基于神经系统表现的戒断评分量表（表 34-2）。

表 34-2 戒断评分量表

症状	激惹、烦吵	哭声高尖	震颤	肌张力高	抽搐	发热＞38℃ 气促＞60 次 / 分	呕吐、腹泻	哈欠、打嗝	鼻塞、流涎、喷嚏	出汗、脱水
评分										

引自：Avery' s diseases of the Newborn.

每项 0 或 1 分，每 2 ～ 4 小时评估一次，评分＞ 6 需要积极治疗。

评估量表的准确性有赖于医护人员的培训水平、熟练程度、医护和患者比等，同时不可避免有较大主观性，因此需要更多培训和关注，尤其需要有对潜在病患进行评估的意识。

新生儿撤药综合征的撤药后发病时间也各不相同，大多数在出生后 24h 内，如丙氧酚、酒精、羟考酮、可待因等。海洛因和短效巴比妥类可在出生后 0 ～ 24h 发病；美沙酮一般在 12 ～ 72h 以上，24 ～ 48h 多见，部分 7d 还有发病；长效巴比妥类在 7d 后发病。三环类抗抑郁药在出生后 0 ～ 12h 发病，地西泮 2 ～ 6h。有酒精暴露史的新生儿皮肤红斑发病率约 1/3，同时伴有较严重神经系统后遗症，戒断症状出现早，产后 3 ～ 12h 出现，伴随过度活动、激惹、哭吵、吸吮无力、睡眠障碍、震颤和抽搐。酒精和三环类抗抑郁药的典型戒断表现为震颤后抽搐，抽搐发生在出生后 12h 内，这两种药引起的抽搐，最好的控制药物是苯巴比妥。苯二氮䓬类引起戒断综合征可发生在出生 10d 以后，表现为肌张力过低和喂养困难。 多种药物滥用如可卡因合用阿片类药物可表现为更严重的戒断症状，比单独使用阿片类药物引起戒断明显。

五、鉴别诊断

戒断症状往往是非特异性的，要与感染、代谢疾病、电解质紊乱（低钙血症、低钠血症）、红细胞增多症等相鉴别。感染病原需鉴别梅毒、淋病、衣原体等；神经系统症状需要与局限性中枢神经系统疾病如颅内出血、癫痫发作、脑卒中相鉴别。新生儿血清素综合征（或选择性 5- 羟色胺再摄取抑制剂戒断）也可能有类似新生儿阿片类药物戒断症状。

戒断症状早期表现为对刺激过敏，节律性颤动（但可以通过被动屈曲停止。与抽搐相比，戒断综合征引起的颤动并不伴有肌肉阵挛性抽动）或眼睛凝视、斜视，以及激惹、过度兴奋、肌张力高、吸吮手指。但不伴有意识改变，这一点可与缺氧缺血性脑病、低血糖等相鉴别。

六、治疗

阿片类药物戒断治疗目的是避免撤药综合征的严重症状，如抽搐，并保持新生儿舒适而使婴儿获得合理喂养及睡眠，以适当的方式增加体重。

阿片类药物戒断的治疗应首先选择支持疗法。非药物措施包括包裹新生儿、轻轻晃动、减少环境刺激、避免不必要的处理和刺激。只有必须时才进行药物治疗，约 30% 的戒断综合征婴儿将接受药物治疗，当出现严重中枢神经系统症状需要阿片类药物治疗。最常用的对症治疗药物是镇痛药、苯巴比妥、地西泮、氯丙嗪，但现在已经被口服美沙酮或吗啡取代，因为地西泮和氯丙嗪排泌延迟和口服吗啡吸收程度不易控制、地西泮和苯巴比妥可导致食欲下降和过度镇静，因为戒断引起的抽搐用苯巴比妥和地西泮无效，而美沙酮可以治疗。因此目前建议使用美沙酮治疗戒断综合征。阿片类药物治疗使新生儿恢复出生体重及需要支持治疗的时间缩短。在治疗 NAS 方面，苯巴比妥也优于地西泮，研究显示，吗啡治疗 NAS 在减少戒断症状时间和降低 NAS 评分方面均优于苯巴比妥，在 30% 和 91% 的 NAS 婴儿，接受药物治疗平均住院时间 3 周。

在美国，吗啡是最常用于治疗 NAS 阿片类药物，首选口服制剂。标准起始剂量为吗啡 0.05 ～ 0.04mg/kg 口服，每 3 ～ 4 小时 1 次；如果疗效不佳可增加 0.05 ～ 0.1mg，直到症状被控制。常用量的范围为 0.08 ～ 0.2mg，每 3 ～ 4 小时 1 次。

如果停药困难，需考虑其他原因引起的症状，比如苯二氮䓬类戒断。

戒断症状导致的抽搐需要在维持治疗的基础上给予单剂胃肠道外美沙酮 0.25mg/kg，或吗啡 0.15mg/kg。如果用阿片类药物治疗抽搐失败，需要考虑其他药物戒断如苯巴比妥和酒精。此时可考虑用苯巴比妥治疗。用药期间注意监测新生儿呼吸暂停。

治疗期间密切监测非常重要，一次评分达到 6 分可能不可靠，需要复查，如果 2 次评分大于 6 分可以确定戒断综合征严重程度，需积极干预，并动态评估，指导用药。当戒断评分持续大于 6 分，可能出现严重神经行为异常。只有当评分小于 5 分，戒断症状控制后才开始减量。建议将用药时间定在午夜 12 时和中午 12 时是为了前一天药物剂量改变后第 2 天早上查房根据戒断评分来调整当天剂量（表 34-3）。

七、预防和早期处理

1. 预防　最佳方案自然是母亲戒除药物滥用，但对于长期药物滥用而不能有效戒断母亲有另一种选择。虽然看起来有些矛盾，但是成瘾母亲有些时候需要应用阿片类药物。研究表明，使用能产生交叉耐受的美沙酮替代半衰期短的海洛因，能减少药物水平波动对胎儿影响，减少戒断综合征的发作。孕母美沙酮替代治疗可以增加新生儿平均出生体重和头围，减少妊娠期死亡率和母亲犯罪率。对成瘾母亲产前应用美沙酮或丁丙诺啡可减少低出生体重儿发病率和戒断症状发生率。如果可以提供有效的随访，甚至可以不在医院内撤药，让新生儿提前带药回家。1996 年 Robertson 一项研究显示，使用美沙酮替代疗法可以

表 34-3　戒断症状评分和处理推荐

戒断症状评分	干　预
≤ 5	⇩ 正常监护、低刺激的环境，不需药物干预
≥ 6×2 每 2 ～ 4 小时评估	⇩ 开始口服美沙酮
≥ 6×2 每 2 ～ 4 小时评估	⇩ 每 6 小时逐步增加美沙酮剂量
≤ 5×2 每 2 ～ 4 小时评估	⇩ 将前 24h 总量分为每天 2 次剂量，中午和午夜 12 时各 1 次，维持 48h
＜ 5	⇩ 每 24 小时减量 20%
≥ 6×2 每 2 ～ 4 小时评估	⇩ 在末次剂量减少前增加剂量
≥ 6×2 每 2 ～ 4 小时评估	⇩ 进一步增加剂量
＜ 5	⇩ 再次开始每 24 小时减量 20%
＜ 5	⇩ 如果减量困难，0.05mg bid 减为 0.05mg qd，避免过度兴奋
＜ 5	⇩ 停药观察 48h

引自 Avery’s diseases of the Newborn.

减少成瘾母亲因酒精、可卡因、苯二氮䓬类滥用而导致戒断综合征，使需要因此住院的新生儿从50%下降到15%。

接诊时对每一个孕妇应常规追问有无药物或酒精的滥用是有效的，一旦发现有药物滥用史，应立即开始干预。尽管干预方案往往其实是不足或不及时的（因为有些孕妇没有正规持续产检），也应准备提供风险咨询以初步减少母子发病，并推荐具体的治疗方案。重要的是医师要知道一个药物滥用母亲新生儿和受药物影响的新生儿的区别。可从以下几方面进行鉴别。

药物暴露：出生时药物检测阳性；母亲在分娩时测试药物阳性；医生判断母亲产前药物滥用。

受药物影响：母亲妊娠期药物滥用并有戒断症状；出现精神行为表现被医务人员判断为由产前药物滥用引起。

2. 早期处理　虽然发生医疗并发症的风险较高，大多数药物滥用母亲新生儿不需要特殊护理，但是有症状的婴儿需要更多的护理。入院时体格检查应记录评估胎龄、体重、头围和长度。婴儿应仔细检查神经系统表现，面部畸形等。当药物暴露新生儿症状或神经系统表现不一致时，脑电图和脑成像技术可以增加诊断和预后可靠性。如果母亲有药物滥用，出生后尽快进行毒理学试验，监测新生儿的尿、粪。未经筛查的婴儿，还应接受艾滋病及其他感染，如肝炎和梅毒等监测。在一些国家，如果孩子有临床表现，而母亲拒绝接受测试，可以对新生儿进行快速艾滋病毒检测，这样在出生后12h内，就可以开始对婴儿进行适当的治疗。哺乳时用药：暴露于可卡因的早产儿开始喂养应该谨慎，因为暴露于可卡因早产儿其患坏死性小肠结肠炎的风险增加。吗啡低剂量进入母乳，口服生物利用度低，但新生儿清除率低，需警惕其影响。芬太尼口服生物利用度低，母乳中几乎检测不到，可安全应用。哌替啶在母乳中浓度低，但其代谢产物去甲哌替啶可引起惊厥，新生儿神经行为抑制，故应避免使用。可待因在母乳中浓度低，美国儿科医学会（AAP）认为其为母乳喂养时可应用的药物。可卡因、海洛因、大麻在母乳中可测到，应用苯异丙胺后乳汁中含量高，不宜哺乳。

八、围生儿的不良结局

大麻可引起胎儿宫内发育迟缓、神经管畸形、死胎、新生儿行为异常，可卡因导致胎儿宫内发育迟缓、心血管异常、胆道闭锁，苯丙胺引起小头畸形、运动能力减退、智力发育障碍。哌替啶、海洛因、美沙酮等导致神经系统抑制和呼吸抑制、宫内发育迟缓、新生儿死亡、戒断症状。母亲滥用海洛因会导致分娩的新生儿出生体重低，45%～70%新生儿出生体重会小于同胎龄体重的第10百分位，显示宫内发育迟缓。

可卡因对胎儿和新生儿的影响被认为在很大程度上是因为可卡因的缩血管作用对子宫的血液供应的影响有关。Moore等对胎羊的研究发现注射可卡因后孕羊平均动脉压增加，子宫血流减少，羊全身血压一过性升高导致子宫血流减少和胎羊严重低氧血症。暴露于可卡因的婴儿母亲高血压、间歇胎儿缺氧使胎盘早剥、IUGR的风险升高。到目前为止，没有明确的可卡因相关综合征，对可卡因的致畸作用仍有争议。此前有报道认为，暴露于可卡因的婴儿有较高的肢体发育异常、先天性心脏病、眼部异常、肠闭锁或梗死及其他血管发育异常。然而，最近的多中心数据未能证明暴露于可卡因的婴儿其先天异常发病率高。早期研究发现胎儿暴露于可卡因导致畸形，可能是孕母同时使用烟草、大麻和酗酒的原因。在妊娠期间使用可卡因的妇女出现死胎、流产、胎盘早剥，胎儿宫内发育迟缓，贫血和营养不良，脑出血和孕产妇死亡风险增加。可卡因直接刺激子宫收缩，因为它的 α- 肾上腺素、前列腺素或多巴胺能作用，导致胎儿窘迫和早产的风险更大。分娩前近期使用可卡因可导致胎盘早剥。可卡因的使用显著增加早产，低出生体重的比值，胎膜早破，与胎儿宫内发育迟缓以及围生期感染。总体而言，由于早产，可卡因暴露的婴儿呼吸窘迫综合征的发病率更高。但往往不需要肺表面活性物质和气管插管。可卡因可能通过使胎盘血管收缩降低胎儿的营养物质和氧输送，干扰胎儿生长。在对母亲生活方式的研究中，在 40 周妊娠的可卡因暴露的婴儿比同胎龄儿其成熟度小约 1 周，出生体重低 51g，身长低 0.71cm，头围小 0.43cm。通过放射免疫法测定母亲的头发可卡因代谢物暴露于可卡因的新生儿，即使经过出生体重、胎龄、性别，母亲身高，体重增长和其他药物使用的校正后，出生体重和头围仍不足。

可卡因接触可导致脑内结构受损和长期脑功能损害，导致个性冲动、行为异常、不能适应常规教育方式。母亲可卡因滥用导致婴儿猝死综合征发病率上升，达 8.5/1 000。妊娠期间大量使用可卡因使室管膜下出血风险增加。

使用 NICU 网络神经行为量表(NNNS)进行评估发现，暴露于可卡因的婴儿表现为觉醒度低，严重滥用可卡因母亲婴儿比未暴露的婴儿自律性差，兴奋性高。使用大麻母亲婴儿紧张程度更高和戒断症状明显和兴奋性更高。

暴露于甲基苯丙胺的婴儿小于胎龄儿比例增加 3.5 倍（18% 可能体重小于第 10 百分位分）。在校正混杂因素如社会经济地位低、胎龄、与烟草暴露后，甲基苯丙胺使用导致低出生体重儿也明显增加。

（曾凌空）

第二节　吸烟母亲新生儿

一、概述

2015 年调查显示中国 15 岁以上人群吸烟率 27.7%，有 3.15 亿烟民，女性吸烟率 2.7%。二手烟暴露工作场合 54.3%，家庭 57.1%。孕妇被动吸烟率为 45.3%。上海市孕妇主动吸烟率较低，被动吸烟率较高。

吸烟可引起许多围生期并发症，往往有剂量依赖性。吸烟已被证明能增加流产、死产的风险，导致胎儿生长迟缓、早产，增加围生儿死亡率，增加婴儿猝死综合征（Andres and Day, 2000; Kallen, 2001; Lambers and Clark, 1996; Tuthill et al, 1999）。吸烟是影响围生儿预后最常见的不利因素。

二、发病机制

香烟烟雾中含有约 4000 种化合物，包括尼古丁和一氧化碳，这可能对胎儿产生不利影响（Lester et al，2004）。尼古丁激活乙酰胆碱受体，这些受体的表达在刺激停止后仍保持较长一段时间内，这可能是被动吸烟损伤的机制（Cohen，2007）。

吸烟还导致胎儿表观遗传的改变，在化学上修饰遗传基因。与母亲不吸烟的婴儿相比，母亲吸烟的婴儿超过 100 个基因都发生了改变，其中那些与胎儿成长、尼古丁成瘾以及戒烟能力相关的基因都受到了影响。吸烟可导致唇颚裂，TGFA 基因有 C2 位点时，如果母亲吸烟超过 20 支 / 天，新生儿发生唇腭裂的危险明显增高。吸烟可以中和 NOS3 活性，NOS3-992G 等位基因和 894T 等位基因，增加母亲唇腭裂的风险。

香烟含有大量潜在的有毒化合物，可能通过某些机制影响胎儿健康。尼古丁及其代谢产物可作为血管收缩药，使子宫血流下降（Suzuki et al，1980），这可能部分解释孕妇吸烟与低出生体重之间的关联。吸烟对胎儿的不良影响机制包括尼古丁具有直接收缩胎盘血管的作用而导致胎盘血流低，一氧化碳诱导胎儿缺氧，直接的毒性作用和母体和胎盘代谢改变导致母体摄入营养的间接影响，（Andres and Day，2000；Pastrakuljic et al，1999）。

当孕妇吸烟增加，产生的一氧化碳水平穿过胎盘和胎儿的形成碳氧血红蛋白，导致低氧血症（Lambers and Clark, 1996）。暴露于烟草的婴儿分娩时，血清促红细胞生成素水平较高，考虑有胎儿宫内缺氧支持这一理论（Beratis et al，1999；Jazayeri et al，1998）。除了胎儿缺氧理论，尼古丁作为发育神经毒素靶向烟碱型乙酰胆碱受体（Lester et al，2004；Levin and Slotkin，1998）可能会干扰蛋白质代谢，从而降低脐带血氨基酸（Jauniaux et al，2001）。

三、临床表现

吸烟女性孕期流产可能性比不吸烟女性高 10 倍，胎儿平均体重减少 230g。吸烟女性胎儿围生期死亡率增加，母亲吸烟小于 1 包 / 天，死亡率 20%，吸烟大于 1 包 / 天母亲孩子死亡率 35%。吸烟母亲婴儿先天性心脏病患病率增加 1 倍。

吸烟母亲子代学龄前易出现心理和生理功能障碍，学龄期阅读和计算能力相对低下，身高偏低。母妊娠期吸烟越多，子代有不良行为和多动症概率增大。母亲妊娠期少量吸烟，其子代 44% 有行为问题（性格孤僻、言语粗鲁、攻击行为、合作困难）；母亲大量吸烟，有问题子代的比例迅速上升至 80%。

孕妇吸烟对男孩女孩有不同影响，女生表现为不良行为，男孩在此基础上还容易出现多动症。孕妇吸烟导致 80% 男孩患多动症。

吸烟方式上，长期大量吸烟更易导致男孩行为问题，对女孩而言，母亲吸烟时间比吸烟量影响更大。

母亲吸烟随妊娠时间延长呈剂量依赖性影响，有较高的早产风险（Jaakkola et al, 2001; Sav-itz et al, 2001），胎盘早剥的发生率增加 1 倍（Ananth et al，1996）。

吸烟对胎儿生长的影响非常明显和剂量依赖（Kyrklund-Blomberg et al，1998；Norden-toft et al，1996）。低出生体重与尼古丁水平有关，产妇血清可替宁水平每增加 1μg/ml，出生体重减少 1g（Eskenazi et al，1995；Perkins et al，1997）。胎儿生长受限、体重减少程度与吸烟的数量和剂量呈依赖关系（Horta et al，1997；Jaakkola et al，2001；Savitz et al, 2001；Sprauve et al，1999）。同时吸烟也会增加神经体征和症状的风险（Shankaran et al，2007）。

在出生后的哺乳期和哺乳期间吸烟对新生儿也有不利影响。在妊娠期间吸烟的母亲通常在他们的婴儿时期继续吸烟。婴儿被动吸烟更容易导致哮喘、复发性中耳炎（EY et al，1995；Martinez et al，1995）。

四、治疗及预防

可替宁是尼古丁的主要代谢物，其浓度可用于监测吸烟与胎儿暴露。可替宁的半衰期为 15 ～ 20h，并由于其血清水平高于尼古丁 10 倍，这种物质可能是一个很好的宫内暴露标志物（Lambers and Clark，1996）。吸烟可导致母乳中可替宁可测水平升高。低文化程度、初次怀孕、低年龄孕妇和丈夫吸烟的孕妇是被动吸烟干预中需要重点关注的人群。

家庭成员应采取措施避免被动吸烟的危害。应该劝说父母双方戒烟，或至少减少被动吸烟对胎儿和新生儿的影响。减少和停止在妊娠期间吸烟已被证明能提高胎儿生长速率。利伯曼等（1994）发现，如果孕妇在妊娠晚期戒烟，婴儿出生体重与不吸烟的孕母新生儿没有差异。其他研究人员报告也显示，即使是适度减少吸烟也能改善胎儿生长（Li et al, 1993; Walsh et al, 2001）。

（曾凌空）

第三节　酗酒母亲新生儿

一、概述

妊娠期酒精暴露是一种导致出生缺陷和发育残疾的主要因素。胎儿酒精谱系障碍(fetal alcohol spectrum disorder, FASD)是指产前暴露于酒精者中出现的一系列影响，可能贯穿终身并产生高昂的社会成本。FASD包括胎儿酒精综合征（fetal alcohol syndrome, FAS)、部分型胎儿酒精综合征（PFAS)、产前酒精暴露相关的神经发育障碍（neurobehavioral disorder associated with prenatal alcohol exposure，ND-PAE）和酒精有关的出生缺陷（alcohol related birth deficiencies, ARBDs)。FASD是造成儿童智力低下的重要原因，给社会和家庭造成严重的影响。2016年的一篇Meta分析显示，FASD的全球患病率是23/1 000。如果母亲持续饮酒，随后妊娠中胎儿发生FASD的风险较高（根据观察性研究的数据，风险约高达70%)。

FASD的母亲和社会心理学危险因素包括低教育程度、母亲妊娠时年龄较大、孕次和产次较高、流产和死产史、母亲妊娠期营养不良、既往所生孩子患有FASD、物质使用（包括烟草)、精神健康问题(包括抑郁症)、社会隔离(包括妊娠期间居住在农村地区)、伴侣暴力行为、母亲的伴侣在其妊娠期间饮酒和吸毒、母亲的其他家庭成员在其妊娠期间的物质使用和贫穷。尽管上述为危险因素，但所有在妊娠期间饮酒的女性都有产下FASD患儿的风险。

二、病理

酒精及其代谢产物——乙醛对胚胎的毒性作用主要有3个方面：①对早期胚胎细胞核蛋白的直接毒性损害，可致不孕和自发性流产；②在人类妊娠前3个月，影响细胞的代谢、分化和增殖，干扰胎儿器官的发生和形成，造成多器官系统结构、形态异常，出现FAS各种类型的畸形；③在妊娠中期和晚期，限制胎儿全身各组织尤其是脑组织细胞的分裂、移行和功能，出现胎儿生长迟缓和胎儿酒精效应（fetal alcohol effect, FAE)。

酒精对卵子DNA甲基化模式的建立会造成一定影响，酒精及乙醛的过多积累可能影响蛋氨酸合成与代谢，进而影响5-腺苷甲硫氨酸提供甲基化供体，从而导致酒精处理组卵子的DNA甲基化水平降低。

酒精使妊娠鼠胎盘明显改变，巨细胞数量增多，滋养层细胞体积明显增大，糖原和黏多糖减少。酒精可能损伤胎盘组织的功能进而间接地影响胎儿，导致体重减轻，宫内生长和发育迟缓，出生后生活能力下降，智力低下。酒精可自由通过胎盘屏障到达胚胎组织内而直接作用于胎儿。

酒精破坏神经细胞分化和成熟，抑制神经突触的生长和神经丝蛋白的表达。乙醇对神经系统的致畸作用具体表现在大脑皮质和小脑脑回变薄及神经细胞结构疏松。神经细胞数量减少，树突总面积减少但分支增多，胞体面积也减少。神经细胞染色质溶解、固缩，胞体分泌颗粒减少及消失。酒精以3种方式影响谷氨酸能传递：①妨碍快速兴奋神经传递；②增强兴奋性毒性；③损害神经发育。

酒精可破坏神经细胞和诱导神经退行

性变。神经细胞和神经胶质细胞是酒精作用的直接目标。出生前或新生儿期酒精暴露严重影响神经胶质细胞的功能。酒精导致的神经退行性疾病的病理是以小神经胶质细胞和星形胶质细胞的激活反应为典型特征的，神经细胞损害随之发生。

酒精能显著抑制大脑皮层神经上皮细胞增殖、延长室区神经上皮细胞周期及减少神经细胞数量。酒精对间脑和脑干的灰质也会产生影响，可能是由于酒精对大脑皮质脊髓束、脊髓前角细胞的直接损害所引起的。酒精对中脑神经母细胞分化有抑制作用，随酒精染毒剂量的增加，神经纤维蛋白表达下调，细胞凋亡比例逐渐增加，存在剂量 - 反应关系。

乙醇及其代谢产物可抑制淋巴细胞的活性，影响抗体生成，对 T 淋巴细胞的抑制作用尤为明显，并且对淋巴细胞的抑制作用呈剂量依赖性，此外对自然杀伤细胞也有抑制作用。以上不仅影响固有免疫，还能造成新生儿适应性免疫缺陷，使其更容易受到各种病菌感染。

目前尚不确定“安全的”饮酒量阈值或饮酒模式。母亲饮酒时，由于胎儿自身对酒精的清除能力低下和长期暴露，尤其易受到损害。酒精从胎儿、胎盘及羊水中的清除速度仅为从母体清除速度的 3%～4%。此外，胎儿排泄至羊水的酒精中，很多又通过其对羊水的吞咽和膜内吸收“再回收”了。具体致畸影响可能随饮酒量和饮酒方式（如狂饮或日常饮酒）、母亲和胎儿的遗传特质、母亲年龄、母亲营养状况和吸烟等因素而不同。

三、临床表现

1. 胎儿酒精综合征

（1）生长不足：表现为出生前和出生后生长不足，其体重、身长、头围小于第 3 百分位数，多为中度的体格生长不足，而无染色体或先天性的代谢、内分泌异常或宫内感染，骨龄通常正常。以后的身体生长过程也始终低于正常。

（2）中枢神经系统功能异常：早期表现为新生儿 - 婴儿乙醇撤药综合征：多动、哭吵、易激惹、吸吮力差、颤抖、睡眠不宁、食欲亢进、多汗，少数可见惊厥。以后表现为运动和精神发育迟缓和异常，如多动、颤抖、肌张力异常、抓握无力、眼手不协调、动作迟钝和不协调，难以完成精确的动作；在不同年龄的智力量表上呈轻至中度智商低下，注意力难集中且易涣散，视感、听感和语言能力差，学龄期出现不同程度的教育和学习困难。

（3）特殊的面部特征：必备特征为短眼裂、鼻短、鼻孔上翻、鼻唇沟平坦、上唇缘薄、上颌平坦；关联特征有内眦赘皮、上睑下垂、宽眼距、斜视、近视、小眼球、鼻梁低平、唇裂、腭裂、小牙、错㿻、腭嵴侧凸、耳后旋、耳壳异常、小下颌、下颌后缩等。

（4）多器官系统畸形：FAS 可能出现的畸形在各患儿的表现和程度并不一致。

①中枢神经系统：小头畸形、无脑儿、前脑无裂、孔洞脑、脑脊膜膨出、脑积水、脑室扩大、透明中隔腔扩大、胼胝体缺如或发育不全、穹窿胼胝体间隙扩大、脑干畸形、小脑畸形、嗅脑缺如、脑桥发育不全、下橄榄体发育不全、海马连合缺如、脑白质减少、侧脑室周围异型神经细胞群、神经胶质细胞移行障碍。

②胚胎瘤：成神经细胞瘤、神经节成神经细胞瘤、肾上腺肿瘤、肝胚细胞瘤、骶尾部畸胎瘤。

③皮肤：血管瘤、多毛症、皮下结节、掌纹异常。

④肌肉：膈疝、脐疝、腹股沟疝、直肠脱出。

⑤骨骼：Klippel-Fail 综合征（先天性

颈椎缺少或融合、短颈、颈运动受限)、胸骨前凹、胸廓外翻、脊柱侧弯、半脊椎、桡尺骨关节融合、屈性挛缩、指(趾)骨弯曲、第 5 指短、指甲发育不全。

⑥心血管：房间隔缺损、室间隔缺损、大血管异位、法洛四联症。

⑦肝脏：肝外胆管闭锁。

⑧泌尿生殖系统：肾缺如、肾发育不全或不良、马蹄肾、肾盂积水、输尿管分裂、输尿管扩张、膀胱憩室、膀胱阴道瘘、尿道下裂、阴唇发育不全。

2. 胎儿酒精效应　凡上述的各种异常表现种类不全，程度较轻，不足以肯定 FAS 诊断的，统称为 FAE。这类患儿不一定有畸形和(或)典型的面部特征（图 34-2)，最轻型的甚至生长和头围的改变也达不到诊断指标，仅表现行为和智力的改变。

四、诊断

对妊娠期有酗酒史的母亲所分娩的婴儿，若出现典型的临床表现，诊断不难；但如母亲病史不明确和（或）FAE 患儿，诊断并非易事。可依据以下几点综合判断。

1. 母妊娠期酗酒史　对诊断具有重要意义。

2. 临床表现和实验室检查　传统检验方法有平均红细胞容积（MCV)、血清 γ-谷氨酰转肽酶（γ-GT)、天冬氨酸转氨酶（AST)、谷氨酸脱氢酶（GDH)、尿酸盐（urate）等，其特异性高，达到 84% ～ 99%，但敏感度甚低，仅为 2% ～ 33%，故不用于常规筛查。近年有报道采用四联法，即同时检测 MCV、γ-GT、全血伴联乙醛 (WBAA) 和缺糖转铁蛋白(CDT)。凡平均日饮入酒精≥ 30ml 者，至少有 1 项是阳性；≥ 2 项阳性的母亲，其婴儿身长、体重、头围显著小于阴性者，对饮酒史不明确的母亲可做进一步检查。其局限性在于只能发现在近期内有过酗酒史。

3. 影像学检查　磁共振成像（MRI)、CT、B 超等对发现脑、心、泌尿系的畸形有一定帮助，尤应注意对脑中线部位的观察。

五、鉴别诊断

本病应与其他有类似临床表现的疾病相鉴别，尤其是 FAE，只能凭病史和排除其他疾病判断。

1. 先天性代谢、内分泌疾病　如苯丙酮尿症、甲状腺功能低下等，通过病史和临床表现上的差异和实验室检查，不难鉴别。

2. 其他综合征

（1）Noonan 综合征：为常染色体显性遗传性疾病，在家族中呈散发性。母亲多无酗酒史，除与 FAS 的相似点外，常有颈蹼、后发际线低、近视、圆锥形角膜、小阴茎、隐睾等主要特征，可资鉴别。

（2）Delange 综合征：染色体 3 的 q25 ～ 29 带区分裂可发生此病，发生率低 (1/50 000)。可出现 FAS 的某些特征，但

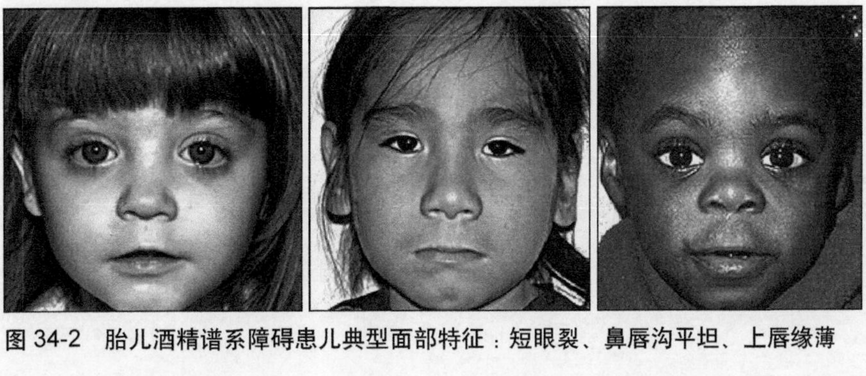

图 34-2　胎儿酒精谱系障碍患儿典型面部特征：短眼裂、鼻唇沟平坦、上唇缘薄

母亲无酗酒史。与FAS最明显的不同点为短臂、小手、小足、少指（趾）等畸形，其他如隐睾、小阴茎、浓眉、连合眉、蜷睫毛、大理石色的皮肤、口周苍白、缺乏表情、刻板动作等均有助鉴别。

(3) 某些药物、化学品中毒：胎儿苯妥英钠或甲苯中毒，可出现类似FAS的表现。通过病史可以鉴别，一般无须做母、儿血药检测。

六、治疗

本病目前无特殊治疗方法。对新生儿乙醇撤药综合征可用苯巴比妥对症治疗。有些畸形可择期手术矫治。少数患儿可死于心脏畸形或继发感染。远期随访发现，至青春期仅面部异常有部分改观。无论采用何种治疗，改善环境因素和加强教育训练，均无助于改善其体格、运动和智力的发育，故防重于治。

七、预防

饮酒比吸烟对胎儿危害更大，育龄妇女戒酒是预防本病唯一的措施。医务工作者、家庭、学校、社会均应加强对青少年女性的宣传教育，父母酗酒其子女受遗传和家庭环境的影响，极易染上酗酒的恶习，尤其应注意早期筛查、识别和采取有效的干预措施。特别要加强婚前、妊娠前的卫生宣教，待已知妊娠后再行戒酒，为时已晚。医院在婚前检查时，应常规询问女方饮酒史。因并不存在一个绝对安全的低限值，故只要发现有饮酒史，即应劝诫其戒酒。

（周伟勤）

第35章 用药母亲的新生儿

第一节 母亲用药对胎儿和新生儿的影响

一、概述

国家卫计委发布的数据显示，2015年中国有1 655万新生儿出生，2016年增至1 786万，以此推测中国每年有近1 800万孕妇。2011年11月至2012年2月，欧美开展了一个网络研究，对妊娠期妇女和1岁以下儿童的母亲用药进行了调查，参加研究的人群包括9 459名女性，其中81.2%在妊娠期间报告至少使用一种药物（处方或非处方药）。来自美国的数据也显示，有60%的孕妇会在妊娠期、围生期以及哺乳期服用处方药或生物制品，包括对乙酰氨基酚、抗生素、抗癫痫、抗抑郁以及抗高血压等药物，这些药物对患病的孕妇是必需的，但这些药物也可以导致胎儿或新生儿畸形或其他损伤。此外，妊娠后，孕妇体内酶有一定的改变，对某些药物的代谢过程有一定的影响。药物不易解毒和排泄，可有蓄积性中毒，在妊娠早期胎儿器官形成时，药物对胎儿有一定的影响。因此妊娠期用药应权衡利弊，合理用药。

二、母源性原因

孕妇可能发生多种合并症及并发症，常见的药物及相应的治疗疾病如下。

1. *抗生素* 头孢类、大环内酯类及碳青霉烯类等为产科常用的抗生素，可用于产科感染相关性疾病，如胎膜早破后预防感染，剖宫产手术预防感染，宫内感染或其他各系统感染。

2. *降血压药物* 常用药包括拉贝洛尔、硝苯地平、尼莫地平、甲基多巴、硝普钠、肼屈嗪等。用于妊娠期高血压疾病的降压治疗。

3. *宫缩抑制剂* 常用的宫缩抑制剂包括硫酸镁、β-肾上腺素能受体激动药、吲哚美辛、硝苯地平和缩宫素拮抗剂等。其中硫酸镁可用于妊娠期高血压疾病的解痉治疗。

4. *糖皮质激素* 用于34周前有早产风险患者促进胎肺发育成熟。

5. *胰岛素* 用于妊娠期糖尿病及糖尿病合并妊娠饮食控制血糖不满意的患者。

6. *抗凝及抗血小板聚集药物* 包括低分子肝素、阿司匹林等，主要用于抗磷脂综合征、早发子痫前期病史、妊娠血栓前状态等。

7. *其他* 包括妊娠合并结缔组织病时使用羟氯喹、激素等药物，妊娠剧吐使用止吐药物等。甲状腺功能减退使用左甲状腺素钠等。

三、妊娠期母体药物代谢及影响胎儿的病理生理机制

妊娠期雌激素、孕激素水平增高，消

化系统张力降低，动力下降，胃肠蠕动减慢，药物在消化道内停留时间延长，吸收更加完全。但由于妊娠期血容量的增加使药物分布容积增加，血药浓度下降，血浆蛋白尤其白蛋白减少，游离状态的药物增多，易通过胎盘扩散进入胎儿体内，增加胎儿风险。妊娠晚期，肝酶系统活力降低，水平高雌激素使胆汁在肝内淤积，使药物在肝脏中的廓清速度下降。妊娠期间肾小球滤过率增加，加速了药物经肾脏的排泄。而药物可以通过影响母体的内分泌代谢等，间接影响胚胎，也可以透过胎盘屏障直接影响胎儿。妊娠早期，药物毒性还可能影响胚胎分化和发育，导致胎儿畸形和功能障碍。哺乳期，部分药物代谢后可经乳汁分泌，对新生儿的生长发育可能产生影响。药物浓度梯度是药物向乳汁转运的主要因素。药物在乳汁中的浓度还受药物的分子量、与蛋白质结合的亲和力、可溶性、离子化程度及乳汁的 pH 等因素影响。分子量低、蛋白结合率低、脂溶性高、非离子化程度高的药物比较容易进入乳汁。

各个时期药物对胚胎的影响：①着床前期（受精第 1 ～ 14 天），指卵子受精至受精卵着床于子宫内膜前的一段时间，在这段时间内，如果药物对胚胎的毒性很强，则可能造成早期流产，若药物只造成少数细胞受损，则不影响胚胎最终发育成正常个体，即“全”或“无”效应。②着床后至妊娠 3 个月左右是药物的致畸期，是胚胎、胎儿各器官高度分化、迅速发育的阶段，这个阶段各器官极易受到包括药物毒性在内的各种致畸因素的影响，此时孕母用药，一旦正在分化的器官受到影响，就可能形成畸形，药物毒性越强，发生畸形可能越严重。③妊娠 3 个月至分娩，胎儿器官分化基本完成，并继续生长，这段时期药物致畸可能性下降，但仍有些药物可能影响胎儿正常发育。

四、妊娠期常用用药对胎儿的影响

1. *致畸作用* 药物的致畸效应是相对的，而不是绝对的，即便一个有明确致畸风险的药物在妊娠期使用了也不是必然会导致某种畸形，反而即便被认为是安全的药物，考虑到有可能存在某些潜在未知的风险，也不建议妊娠期随意使用。以下药物通常被认为有致畸作用。

（1）抗肿瘤药：这类药物对细胞分裂速度较快的胚胎组织会带来较大的危害，特别是妊娠早期，其危害更加明显。很多报道表明，抗肿瘤药物如甲氨蝶呤的使用可以导致自然流产和先天畸形，如无脑、脑积水、脑膜膨出、腭裂甚至死胎。

（2）激素类：妊娠前 3 个月应用雌激素、雄激素及孕激素，可引起胎儿性别的变化（假两性畸形）及神经管缺陷，肛门、气管、食管、四肢等畸形。

（3）抗糖尿病药：有报道甲苯磺丁脲和氯磺丙脲引起死胎、新生儿死亡、多发性畸形和唇裂。

（4）抗疟药：乙胺嘧啶和氯奎可致胎儿耳聋、脑积水和四肢缺陷畸形；长期大量使用奎宁可造成死胎、先天性耳聋，但对于是否造成畸形尚有分歧。

（5）抗惊、镇静安定药：如苯妥英钠、去氧苯巴比妥、苯巴比妥都能引起胎儿唇腭裂；氯丙嗪可引起视网膜病变；氟哌啶醇可引起四肢畸形。

（6）抗抑郁药：丙米嗪可引起胎儿骨畸形和唇裂；苯丙胺可致心脏缺损、大血管异位及畸形足等。

（7）抗凝血药：双香豆素和华法林致胎儿鼻骨发育不全、甚至死亡。

（8）四环素：可引起手指畸形、先天性白内障、骨生长障碍、牙釉发育不全及前囟隆起或死胎。

为防止药物诱发畸胎，在妊娠最初3个月应避免使用上述药物。

2. 中枢神经系统抑制和神经系统损害 妊娠妇女服用镇静、麻醉、镇痛或其他抑制中枢神经的制剂，可抑制胎儿神经活动，并影响发育。但在妊娠期合并重度子痫时，如存在硫酸镁应用禁忌证或者硫酸镁治疗效果不佳，可以采用苯巴比妥、地西泮以及冬眠合剂。需要特别强调的是，由于氯丙嗪可使血压急剧下降，导致肾及胎盘血流量降低，不仅对孕妇及胎儿肝脏有一定损害，也可以抑制胎儿呼吸，故仅用于硫酸镁控制抽搐效果不佳者。

3. 溶血 临产使用某些药物如抗疟药、磺胺类、硝基呋喃类、解热镇痛药如氨基比林、大剂量脂溶性维生素K等，对红细胞缺乏葡萄糖-6-磷酸脱氢酶者可以导致溶血。

4. 出血 妊娠后期孕妇使用双香豆素类抗凝药、大剂量苯巴比妥或长期服用阿司匹林，可导致胎儿严重出血。

5. 耳聋及肾脏损害 氨基糖苷类抗生素可以导致胎儿永久性耳聋及肾脏损害。

五、药物对胎儿的危害分级

目前我国对孕妇的用药借用了美国食品和药品监督管理局（Food and Drug Admini-stration, FDA）制定的标准。1979年FDA根据动物实验和临床实践经验将妊娠期用药分为A、B、C、D、X 5个危害等级。

A级：在设对照组的药物研究中，在妊娠最初3个月的孕妇用该类药物未见到对胎儿产生危害的迹象（并且没有在其后6个月具有危害的证据），也就是该类药物对胎儿的影响甚微，如适量的维生素C、维生素D、维生素E、氯化钾、左甲状腺素钠等。

B级：在动物繁殖研究中，未见到药物对胎儿的不良影响。或在动物繁殖研究中发现药物有副作用，但这些副作用并未在设对照的、妊娠最初3个月的妇女中得到证实，这类药常见的有阿莫西林、氨苄西林、头孢类抗生素、红霉素、阿奇霉素、地高辛、胰岛素等。

C级：动物研究证明药物对胎儿有危害性（致畸或胚胎死亡等），或尚无设对照的妊娠妇女研究，或尚未对妊娠妇女及动物进行研究。本类药物只有确定了对孕妇的益处大于对胎儿的危害之后，方可使用。常见药物有阿司匹林、氢化可的松、庆大霉素、硝苯地平、茶碱、制霉菌素、氧氟沙星、诺氟沙星等等。

D级：已有一定临床资料说明药物对胎儿有损害，但临床非常需要，又无替代药物，此时应权衡利弊做出决定。如硫酸链霉素（使胎儿第Ⅷ对脑神经受损、听力减退等）、盐酸四环素等。

X级：对动物和人类的药物研究或人类用药的经验表明，药物对胎儿有危害，而且孕妇应用这类药物无益，因此，禁用于妊娠或可能怀孕的患者，如甲氨蝶呤、已烯雌酚、利巴韦林（病毒唑）等。

由于ABCDX字母风险分类存在一些缺陷，1999年FDA开始着手对原有的孕妇用药规则进行改革。2014年12月4日，FDA又发布了“孕妇用药规则”（pregnancy lactation, and reproductive potential : labeling for human prescription drug and biological products , PLLR），新的规则要求2001年6月30日以后注册的药物的说明书必须在“孕妇用药说明”部分包括3方面内容，即“风险概述”“临床考量”和“支持数据”。该规则的公布是为了更好地对孕妇安全用药实行管理。

六、妊娠、分娩及哺乳期用药原则

1. 妊娠期用药原则

(1) 孕妇健康状况对胎儿的生长发育

非常重要，若患有急、慢性疾病，在受孕前要进行治疗，待治愈后或在医师的指导监护下妊娠。孕妇患病应及时就诊，正确用药，不能因为担心药物对胎儿的影响而延误治疗，尽量使用对胎儿无影响或者影响较小的药物。

(2)尽量避免在妊娠的最初3个月用药。如需治疗则应待“致畸高度敏感期”过后开始用药。妊娠早期间若用了明显致畸作用的药物，应考虑终止妊娠。

(3) 妊娠期可用可不用的药物尽量不用，能用一种药物就尽量避免多种药物联合使用，能用结论比较肯定的药物就避免使用比较新的、尚未肯定是否对胎儿有不良影响的药物。严格掌握用药剂量、用药持续时间，注意及时停药。

2. 分娩期用药原则

(1) 分娩应是生理过程，尽量减少不必要的干预，如用催产素催产、常规静脉滴注等。

(2) 注意选择分娩镇痛的方式，尽量采用对胎儿影响小的麻醉药或镇痛药，掌握好用药时间及剂量，以减少对新生儿的影响。如使用哌替啶、吗啡、地西泮等镇痛药，应避免新生儿在血药浓度高时娩出，以免新生儿出现呼吸抑制，许多药物常量使用时无害，但过量使用可有副作用，如宫缩剂、镇静麻醉药。

(3) 分娩期用药要考虑新生儿近远期影响，如氨基糖苷类抗生素可影响新生儿听神经及前庭功能；喹诺酮类可影响软骨发育；氯霉素可抑制骨髓，导致灰婴综合征；磺胺类可致血小板减少，溶血性贫血；大剂量缩宫素、氢氯噻嗪、维生素K可致新生儿黄疸。

3. 哺乳期用药原则 随着医疗卫生营养知识的普及，母乳喂养越来越得到认可。为了实现婴幼儿最佳生长、发育和健康，WHO推荐婴儿在出生后6个月应完全接受母乳喂养。因此哺乳期母亲患病服药，既要保证母体自身安全，又要考虑药物可能通过母乳对婴儿造成影响。能通过胎盘的药物均能通过乳腺进入乳汁，因此妊娠期不适宜用的药物哺乳期及新生儿期也不宜应用。通常哺乳期用药应注意以下几点：①乳母用药应具有明确指征，如果可能，尽量避免使用药物。②在不影响治疗效果的情况下，应选用进入乳汁最少，对新生儿影响最小的药物，最好根据正规文献发表的数据选择药物。③应选用半衰期短、蛋白结合率高、口服生物利用度低或分子量高的药物。④乳母应用的药物剂量较大或疗程较长，有可能对乳儿产生不良影响时，应检测乳儿的血药浓度。⑤乳母用药时间可选在哺乳刚结束后，并尽可能将下次哺乳时间相隔4h或以上。为保证乳儿吸吮母乳时避开药物高峰期，还可根据药物的半衰期来调整用药与哺乳的最佳间隔时间。⑥若乳母必须用药，又不能证实该药对新生儿是否安全时可暂停哺乳。⑦尽量不用可能造成乳汁分泌减少的药物。⑧若乳母应用的药物也能用于治疗新生儿疾病的，一般不影响哺乳。

（刘 芳）

第二节 母亲妊娠期内分泌药物暴露新生儿

一、概述

妊娠期合并内分泌疾病如甲状腺疾病和糖尿病均可影响胎儿发育，或导致婴儿畸形，同时影响孕妇健康，甚至危及母儿生命。合并内分泌疾病的孕妇不用药和不合理用药均会对母儿造成不良影响，合理用药可规避风险，保证孕妇及胎儿的健康。

二、母亲疾病概况

育龄期妇女在妊娠期可发生各种内分泌疾病，常见疾病包括甲状腺疾病、糖尿病和高泌乳素血症。

1. *甲状腺疾病*　妊娠期间的甲状腺功能状态与妊娠结局直接相关。

（1）妊娠期临床甲状腺功能减退（甲减）和亚临床甲减：多项回顾性及病例对照研究证实了临床甲减对母胎均有不利影响，母亲可表现为疲劳、怕冷、水肿、头发干枯、皮肤粗糙，部分患者有甲状腺肿大，结合病史、体征和实验室甲状腺功能检查可诊断。甲减母亲发生子痫前期、胎盘早剥，导致胎儿窘迫、低出生体重儿、死胎发生率增加，易出现流产、早产、先天畸形，对胎儿神经及智力发育有不良影响。国内报告妊娠期临床甲减患病率达 1.0%，对妊娠期临床甲减的及时诊治十分重要。目前应用左甲状腺素（levo-thyroxine，L-T4）治疗妊娠期临床甲减有效，合理治疗剂量对母儿并无害处，需积极治疗。亚临床甲减是常见的妊娠期甲状腺疾病之一，在全球孕妇中的发病率为 2% ～ 2.5%，在中国孕妇则为 4%。妊娠期亚临床甲减（subclinical hypothyroidism，SCH）是指孕妇血清促甲状腺激素（thyroid stimulating hormone，TSH）水平高于妊娠特异的参考值上限，而游离甲状腺素（free thyroxine，FT4）水平在妊娠特异的参考值范围内。循证医学证实 SCH 会增加妊娠不良结局的风险，如流产、早产及降低子代的智商。而应用 L-T4 治疗可减少这种风险且药物本身没有副作用。目前对于甲状腺过氧化酶抗体（TPOAb）阴性的妊娠期 SCH 患者是否必须用 L-T4 治疗，尚无随机对照临床试验的证据，因此指南不推荐或反对给予治疗。但对 TPOAb 阳性的 SCH 患者应给予治疗。另外，碘缺乏与 SCH 相关，母体在妊娠期尤其是妊娠前和妊娠早期摄入充足的碘，有利于胎儿神经系统发育，但碘可通过胎盘到达胎儿体内，过多摄入可导致胎儿甲状腺功能异常或甲状腺肿大。

（2）妊娠期甲状腺毒症：甲状腺毒症控制不良，妊娠后流产、早产、胎儿生长受限及围生期死亡率增高，妊娠高血压综合征（妊高症）、子痫前期、胎盘早剥等亦增加。所以妊娠前及妊娠期均要积极控制甲状腺功能亢进（甲亢）。所有患有或曾经患有甲亢的女性均必须在妊娠前进行咨询，必要时可接受甲状腺切除（^{131}I 或手术）或药物治疗，病情控制后再怀孕，以减少妊娠不良结局。妊娠期甲状腺毒症患病率为 1%，其中弥漫性毒性甲状腺肿（Graves 病）约占 85%，包括妊娠前和新发 Graves 病；妊娠一过性甲状腺毒症占 10%。由于正常妊娠可出现类似甲亢的表现，如畏热、心悸等，诊断较困难。当孕妇出现心神不定、烦躁、心悸、乏力、畏热、体重下降和平时活动的耐力降低时，需要警惕甲亢，部分还表现为有哭有笑、性格改变、食欲降低和光敏性皮炎，需结合甲状腺功能检查明确诊断。

①妊娠一过性甲状腺毒症：发生于妊娠前半期，呈一过性，与胎盘分泌过多的 HCG 有关。常于妊娠 8 ～ 10 周发病，血清 FT_4 和 TT_4 升高，TSH 降低，但甲状腺自身抗体 TRAb、TPOAb 为阴性（借此有助于与 Graves 病相鉴别）；一般在妊娠 14 ～ 18 周，血清甲状腺激素可以恢复至正常。治疗以支持疗法为主，不主张给予抗甲状腺药物（ATD）治疗。

② Graves 病：选择抗甲状腺药物治疗。硫脲类抗甲状腺素药物透过胎盘，可导致胎儿代偿性甲状腺肿大、智力发育及生长迟缓。常用药物甲巯咪唑（MMI）和丙硫氧嘧啶（PTU）对母亲和胎儿均存在风险；MMI 有致胎儿畸形的风险，且 PTU 胎盘

通过率低于 MMI，所以建议妊娠前及妊娠早期优先选用 PTU，妊娠中晚期再改换为 MMI，以避免 PTU 的致死性肝毒性。因 MMI、PTU 及卡比马唑均可透过胎盘，为减少对胎儿的影响，应使用最小剂量的抗甲状腺药物，将 FT_4 维持在正常范围上限即可。避免过度治疗，以免出现胎儿甲状腺肿大或甲状腺功能减退。妊娠期及哺乳期禁忌应用 ^{131}I 治疗，如需要手术，妊娠中期为最佳时机。

2. *糖尿病* 无论是糖尿病合并妊娠患者，还是妊娠期糖尿病（gestational diabetes mellitus,GDM）患者，如果妊娠期间血糖控制不佳可造成围生期母胎结局不良和死亡率增加。孕母出现自然流产、子痫前期、酮症酸中毒、感染及羊水过多；胎儿及新生儿出现神经、心脏、消化及泌尿系畸形，高胰岛素血症导致巨大儿、新生儿呼吸窘迫综合征（neonatal respiratory distress syndrome,NRDS）、新生儿低血糖；宫内暴露于高血糖环境，儿童期肥胖及青春期糖代谢综合征发病率增高。中华医学会糖尿病分会 2013 年发布了《中国 2 型糖尿病防治指南（2013 年版）》，规范了妊娠母亲妊娠期监测及治疗。2014 年美国糖尿病协会（ADA）针对 1 型糖尿病终身管理制定了规范指南。强调妊娠前对患者所使用的药物进行评估；因约有 1/4 的 1 型糖尿病患者在诊断之初伴有甲状腺自身抗体阳性，故除了评估糖尿病慢性并发症外，推荐所有的 1 型糖尿病患者在妊娠早期进行甲状腺疾病的筛查，以避免甲状腺疾病所致不良妊娠结局。糖尿病合并妊娠的患者由于血糖水平波动大，多数患者需要使用胰岛素控制血糖。而妊娠期糖尿病患者的血糖波动相对较小，多数可通过严格的饮食计划和适当的运动使血糖得到满意控制，仅部分患者需要使用胰岛素控制血糖。胰岛素不通过胎盘屏障，对胎儿无影响。孕妇（特别是妊娠中、晚期）对胰岛素需要量增加，但分娩后则迅速减少。严格控制血糖在目标范围，有助于减少不良妊娠结局。其他降血糖药可造成死胎或胎儿畸形、血小板减少等，指南强调要注意避免使用胰岛素以外的降血糖药物。胰岛素控制血糖困难的，在知情同意的基础上，部分 GDM 孕妇可慎用口服降血糖药物二甲双胍及格列本脲。

3. *高泌乳素血症* 可直接抑制黄体颗粒细胞增生及功能，使黄体期缩短，孕酮分泌不足，影响胚胎发育，甚至造成流产。高泌乳素血症患者常表现为月经改变与不孕，泌乳，继发于垂体肿瘤的出现肿瘤压迫症状如头痛、视功能障碍包括视力下降、视野缺失、视盘水肿、视神经萎缩等；还有恶心、呕吐、嗜睡、昏迷以及其他颅内压迫症状、癫痫发作、脑脊液鼻漏等。使用多巴胺激动剂（如溴隐亭）可以改善妊娠结局。但是，由于溴隐亭可以通过胎盘，可能对胎儿发育可能造成不良影响，美国内分泌学会建议垂体微腺瘤患者若发现妊娠后应尽快停用多巴胺激动药。而对于有生育要求的大腺瘤妇女，需通过多巴胺激动剂治疗，待腺瘤缩小、泌乳素恢复正常后方可允许妊娠。药物治疗效果不好的泌乳素大腺瘤患者，在准备妊娠前行手术治疗。有些正在使用多巴胺激动药治疗的大腺瘤患者，之前未做手术或放射治疗，如果发现妊娠，可以在妊娠期间仍然谨慎地使用多巴胺激动药。泌乳素瘤出现增大症状的妊娠患者，则推荐使用溴隐亭治疗。

4. *其他常用内分泌药物对母胎的影响* 激素在妊娠期应用也较多。

（1）肾上腺皮质激素：具有多种生理功能和药理作用，在妊娠期主要用于促进胎儿肺成熟，妊娠 26 ～ 34 周发生先兆早产的孕妇，在产前 24h ～ 7d 应用糖皮质激素，可减少早产儿 RDS 的发生和呼吸支持的天数，一般应用地塞米松或倍他米松2剂，重复过量使用会对胎儿及新生儿产生不良影响，如生长迟缓（可表现为出生体重及头围降低），新生儿行为、记忆、认知功能及神经精神运动发育受到不良影响，抑制肾上腺皮质功能，降低免疫力致新生儿感染概率增加。

（2）性激素：非类固醇合成雌激素以己烯雌酚（diethylstilbestrol,DES）为代表，主要用于避孕，但影响子代生殖系统健康。美国 FDA 把 DES 的危害等级定为 X 级，孕妇禁用。孕激素主要用于先兆流产孕妇的保胎治疗，但使用不当，也会影响胎儿发育，出现女性假两性畸形、神经管缺陷、VACTEL 综合征（即脊柱、肛门、心脏、气管、食管、肢体畸形）的概率增高。雄激素常用于功能失调性子宫出血、月经过多等妇科疾病治疗，以及再生障碍性贫血等造血功能障碍的辅助治疗。妊娠期应用也会使女性子代出现假两性畸形。

三、病理生理

1. 药物转运途径

（1）经胎盘转运：妊娠期，几乎所有的药物均能通过胎盘达胎儿体内，脂溶性大、解离度低、蛋白结合率低的药物更易通过胎盘入胎儿体内。

（2）经羊水直接吸收：药物可通过胎儿吞噬羊水自胃肠或经皮肤少量吸收。

2. 药物清除

（1）进入胎儿体内的药物均需再通过胎盘返回母体排出。但由于胎儿体液的 pH 值比母体低 0.10 ～ 0.15，不少药物在胎儿体内呈游离状态，所以一旦药物进入胎儿体内，则不易再通过胎盘屏障返回母体。

（2）胎儿肝脏发育不完善，许多代谢酶的含量不足并缺乏葡萄糖醛酸转移酶，对代谢后及葡萄糖醛酸结合的药物排出量少，对药物的解毒能力较低。

（3）胎儿的肾小球滤过率低，药物及其降解产物排泄延缓，且排出的部分代谢产物可因“羊水肠道循环”被胎儿重吸收。

因此，药物进入胎儿体内不易清除，当药物在胎儿体内蓄积达一定浓度时，就会影响胎儿组织器官的发育而致畸。另外，胎儿的血 - 脑屏障功能差，药物极易入脑而引起中毒。因此，孕妇用药时应特别慎重。

3. 胎儿发育不同时期均受药物影响，但各时期程度和表型各异

（1）孕卵形成后，一般于妊娠 8 周各主要器官分化、发育完成，之后各器官进一步发育成熟。由于各器官开始发育、分化完成的时间各有先后，所以药物进入胎体后，其致畸作用因用药时间的不同而不同。除此之外，胎体各个器官的发育在不同的妊娠时间对某些致畸因素的敏感性也不同。一般而言，妊娠 12 周内尤其是妊娠 5 ～ 10 周正是多数主要器官发生及形成期，如中枢神经系统、心脏、眼、耳、口、上下肢、消化系统等，该期若受致畸药物的作用，往往可能导致脑、心脏、眼、耳、口、上下肢、消化系统等部位较严重的畸形。因此，妊娠 5～10 周为“致畸高危期”。

（2）妊娠 16 周后，胎儿绝大多数器官已形成，药物致畸的敏感性降低，但生殖系统、中枢神经系统在整个妊娠期间持续分化发育，仍易受药物影响。

因此妊娠期绝对安全的药物几乎没有。同一有害药物，由于用药时间不同而损害不同器官；不同有害药物在相同时间用药，影响的器官也不同。为此，应尽量避免不必要的用药，妊娠早期特别要慎重，应给予最小有效剂量治疗妊娠期疾病。

4. 母体生理变化对药物代谢的影响　伴随着胎儿的生长发育，母体会发生一系列相适应的生理变化。因此，药物在孕妇体内的吸收、分布、代谢和排泄亦有其特点。妊娠期胃酸分泌减少，胃肠活动减弱，胃

排空时间延长，口服药物吸收峰值常偏低，特别是早孕反应孕妇口服效果更差；但由于药物在消化道存留时间延长，吸收缓慢但相当完全，所以药物在孕妇体内的浓度相对较高且维持时间较长。妊娠晚期因血流动力学的改变，尤其下肢循环不良，肌内注射给药时，药物的吸收速率降低，妊娠期血容量增加 1/3 ～ 1/2，药物的血浆浓度相对降低，但因血浆蛋白含量减少，药物蛋白结合率也降低，使游离药物浓度增加，药物的作用及毒性反应均升高。因此，若仅测定孕妇血浆中总的药物浓度可能得出错误甚至相反的结论，此时监测游离药物浓度更有实际意义。妊娠期肾血流量增加近 1 倍，肾小球滤过率增加 70%，药物以原形消除的速率将大大加强，也会导致血药浓度降低，故妊娠期的药量一般应高于非妊娠期。此外，由于妊娠期肝脏负担加重，机体的黄体酮等激素分泌增加，使肝微粒体酶活性改变，药物代谢减慢，肝脏对药物的清除减慢，妊娠晚期仰卧位时肾血流量减少可使肾排出药物延缓，尤其伴高血压者，肾功能受影响，药物排泄减慢减少，可能导致药物在体内蓄积。

因此，孕妇用药时必须考虑到以上特点，根据药物的血药浓度、药效、剂量与疗程等，合理用药。一般来说，用药剂量越大，用药时间越长或反复使用，对胎儿的影响就越严重。

四、临床表现

1. *先天畸形* 主要表现为结构畸形并伴随胚胎死亡和自发性流产，如反应停可引起短肢畸形、心脏缺陷、颅面畸形和生殖器官异常等结构缺陷；MMI 可致胎儿畸形，主要是头皮缺损，皮肤缺如呈溃疡样损害，通常能够自然愈合。甲苯磺丁脲（tolbutamide）、氯磺丙脲（chlorpropamide）和口服降血糖药，能引起死胎或多发性畸形和唇裂。

2. *早产、流产* 普萘洛尔一般与 ATD 合用，长期应用可造成胎儿生长受限及心动过缓，增加子宫敏感性，使孕妇发生早产流产。

3. *发育迟缓* 如在妊娠 14 周至胎儿出生使用肾上腺皮质激素可使胎儿生长受到抑制。如泼尼松可影响胎儿发育。

4. *宫内窘迫及产时窒息* 妊娠中期服用普萘洛尔可造成胎儿心搏量降低和胎儿宫内生长发育迟缓、分娩期可造成新生儿低血糖、新生儿呼吸抑制、新生儿窦性心动过缓及围生期死亡率增加；产妇对葡萄糖的耐受量降低，分娩期给母体输大量葡萄糖可致正常胎儿 pH 下降、PCO_2 升高，血乳酸堆积及低钠血症，使窘迫胎儿病情恶化，新生儿出生后低血糖、低血压和黄疸发生率增加。

5. *器官功能障碍（暂时或永久）* 妊娠早期过量应用炔诺酮等孕激素，可使女性胎儿男性化。妊娠 12 周的早期妊娠孕妇，应用类固醇类性激素，如雌激素（estrogen）、黄体酮（festosterone）、睾酮（testasone）等合成性激素后，有可能使女性胎男性化；妊娠 3 个月以后应用，可使女性胎儿生殖器官暂时性增大。用过已烯雌酚(stilbestrol)的孕妇所生的子代，男性可发生副睾囊肿和睾丸发育不良，女性月经过少、不孕和阴道腺病较未用雌激素的多。

6. *内分泌功能异常* 妊娠服用 ATD 对胎儿的影响表现为胎儿甲减、胎儿甲状腺代偿性增生、甲状腺肿大、新生儿甲减或难产。长期服用含碘药物，会导致胎儿甲状腺肿大、气管阻塞、先天性甲减或死胎。^{131}I 在妊娠期禁用，因 10 周后胎儿甲状腺可浓集 ^{131}I 引起胎儿甲状腺肿和甲减。

五、诊断与鉴别诊断

母亲妊娠期服用内分泌疾病药物，出

现先天畸形、早产、发育迟缓、宫内窘迫、产时窒息、器官功能障碍和内分泌功能异常时，可早期完善实验室检查，结合妊娠期检查诊断。需排除内分泌疾病本身所致的病理改变，如孕妇患糖尿病时，疾病本身也可致胎儿畸形。需排除妊娠期接触的其他导致胎儿及新生儿引起的结构异常、心脏缺陷、早产、小于胎龄儿、选择性终止妊娠、低出生体重、围生期并发症的生物、化学、社会因素。排除家族性遗传病。

六、治疗

1. *一般治疗*

(1) 体温管理：早产儿需要的中性温度一般为 32 ～ 35℃，相对湿度在 55% ～ 65%；体重在 1 501 ～ 2 000g 者，暖箱温度在 32 ～ 33℃；体重在 1 001 ～ 1 500g 者，暖箱温度在 33 ～ 34℃；≤1 000g 者，暖箱温度宜在 34 ～ 35℃。

(2) 监测：内分泌母亲新生儿出生后需监测血糖、血压、血气分析及电解质等，必要时需定期复查内分泌激素水平。如妊娠期糖尿病母亲新生儿不恰当应用降血糖药物醋磺己脲可引起症状性低血糖，新生儿出生后 5d 需监测血糖；甲亢等甲状腺疾病母亲新生儿宜出生后检测甲状腺激素。

(3) 营养管理：对早产儿、生长迟缓新生儿早期微量喂养、母乳喂养，必要时应用胃肠外营养支持。

(4) 预防感染：母亲应用糖皮质激素使新生儿感染概率增加，需预防感染。

2. *对症治疗* 新生儿低血糖、先天性甲状腺功能减退症、先天性甲亢等内分泌疾病的处理。

七、预防

主要是针对孕母的治疗。育龄妇女发生内分泌肿瘤时，应避免妊娠，待肿瘤控制后遗传咨询，再考虑妊娠。需长期应用内分泌药物的孕妇，应在医师的指导下用药，根据孕母疾病控制情况及胎儿胎龄不同，选择副作用小的药物，且宜应用最小剂量维持孕妇病情稳定。因妊娠母亲用药后，药物通过母体循环以较高浓度进入胎儿，且最后通过母亲的肝脏及肾脏解毒及排泄，故妊娠母亲如必须用药，选用口服制剂为宜。

（黄瑞文　廖镇宇）

第三节　母亲使用抗惊厥药物对胎儿的影响

一、概述

惊厥是各种原因引起的中枢神经过度兴奋的一种症状，表现为全身骨骼肌不自主的强烈收缩。常见于小儿高热、破伤风、癫痫大发作、子痫和中枢神经兴奋药中毒等。随着癫痫诊治水平的提高，癫痫患者社会适应能力增强，癫痫妇女可结婚、生育。然而，癫痫妇女非常担心妊娠期服用抗癫痫药物（AEDs）会致胎儿畸形，会将癫痫病遗传给子女。以上担心是有根据的，因为癫痫妇女妊娠期服用 AEDs，其胎儿畸变率比未用 AEDs 治疗者或未患癫痫者的胎儿畸变率明显增高。尽管如此，AEDs 在整个妊娠期还应继续服用，因为妊娠期若不能控制癫痫发作，则可导致癫痫持续状态，从而引起流产和胎儿不同程度的损伤。

二、母亲疾病状况

1. *抗癫痫药物的母亲的药动学特点* 所有 AEDs 都能通过胎盘在胚胎和胎儿体内达到药理活性浓度，而丙戊酸钠和地西泮与其他 AEDs 不同，分娩时，胎儿血丙戊酸钠和地西泮的平均浓度分别是母血浓度的2.4和1.4倍。母乳AEDs浓度水平占母血的比率因AEDs不同而异，如丙戊酸钠为4%，苯妥英钠为19%，苯巴比妥为35%，卡马西平为43%，扑痫酮为72%，乙琥胺为78%，唑尼沙胺为90%以上。

2. 使用抗癫痫药物对胎儿的危险性分类　几乎所有的抗癫痫药物都能很容易地通过胎盘，孕妇应用抗癫痫药物可增加胎儿畸形发生率。苯妥英钠、去氧巴比妥、苯巴比妥均属D类，妊娠早期可致心血管畸形、唇腭裂、骨骼和外生殖器发育异常，妊娠晚期造成新生儿窒息。母体在妊娠早期服用苯妥英钠，引起胎儿畸形。表型特点：腭裂，四肢短小，肾畸形及脑积水，鞍鼻等畸形。鉴于癫痫频繁发作对孕母及胎儿均能造成严重后果，若为控制、缓解病情，应用苯妥英钠还是利多弊少。

3. 抗癫痫药物对母亲避孕和节育的影响　口服避孕药并不增加癫痫发作的频率和严重程度，然而应用AEDs后口服避孕药的排泄增加，从而诱导细胞色素P2450（CYP2450）同工酶，如CYP22C9（苯妥英钠），CYP22C19（地西泮）和CYP23A4（卡马西平、苯巴比妥、唑尼沙胺、地西泮、利多卡因、咪达唑仑），引起功能失调性子宫出血、月经不调或避孕失败。接受AEDs治疗的妇女口服避孕药避孕失败率较高，每年约为3.1%，而一般人群为0.7%。

三、病理生理

1. 抗癫痫药物和出生缺陷的关系　接受AEDs治疗的癫痫妇女其子代畸变率较高。癫痫母亲的子代总的畸变率为9.7%，而对照组为4.8%。在癫痫母亲的子代中，宫内接触AEDs者畸变率较高（10.2%），而未接触AEDs者畸变率较低（4.4%）。如将大剂量AEDs减为小剂量，避免血浆AEDs浓度过高，或将妊娠前AEDs的多药联合改为单药治疗，将具有高致畸倾向的AEDs从早期前瞻性研究中抽出，那么子代畸形发生率则明显减少，从13.5%降为6.2%。表明癫痫母亲子代畸变率的增加由AEDs所致，而非癫痫发作本身引起。

2. 抗癫痫药物致畸的危险因素和致畸机制

（1）抗癫痫药物的剂量和血浓度：胎儿畸变的可能性与母亲血苯妥英钠浓度和丙戊酸钠治疗剂量有关。一项近期的协作性研究也表明，丙戊酸钠和苯妥英钠的剂量以及丙戊酸钠浓度与接受AEDs单药治疗母亲的子代畸变密切相关。表明AEDs大剂量和高血药浓度均为胎儿畸变的高危因素，特别是那些用丙戊酸钠治疗的患者，应将每天的丙戊酸钠分次服用或应用一种可控性缓释剂以避免丙戊酸钠峰浓度过高，以代替常规的服药方法。

（2）应用抗癫痫药物致叶酸盐缺乏：可能与致畸作用相关。由于叶酸盐为DNA合成所必需，并在包括人在内的哺乳动物细胞再生中起重要作用，因此人们认为叶酸盐与畸变发病机制有关。已有报道妊娠期用AEDs治疗，癫痫母亲之子代畸变和母亲的叶酸浓度减低显著相关。

四、临床表现

1. 常见的与抗惊厥药相关的先天畸形

唇裂及腭裂（CL/P）是抗惊厥药引起的最常见的严重畸形，在28份报告中有5 155例患有癫痫的孕妇分娩73例CL/P婴儿，发生率为3.8‰，比对照组的发生率（1.5‰）高9倍；5 155例中有4 530例是用过抗惊厥药治疗的，这些病例中有72例婴儿患有CL/P，占15.9‰；其余的625名婴儿的母亲是未经治疗的，其中1名婴儿有CL/P，占1.6‰。其次，抗惊厥药的致畸后果还有先天性心脏缺陷，这方面的报道资料没有前者多。Anderson在12年内收集3000例先天性心脏缺陷的新生儿母亲患有癫痫和服用抗惊厥药的资料，3 000 例中有 18 名先天性心脏缺陷是与其母亲有癫痫且在妊娠期间服过抗惊厥药有关，18 名婴儿中有 4 名（其中 2 名有 CL/P）是接触过三甲双酮或甲乙双酮，已知这 2 种药的宫内接触可致先天性心脏缺陷的发生率增高，所以可说明这种后果与用抗惊厥药有关。

2. *抗癫痫药物可致胎儿宫内生长发育迟缓* 已有许多报道 AEDs 初始中毒时的表现为胎儿宫内生长发育迟缓，导致胎儿小于孕龄儿。应用 AEDs 母亲所生新生儿出生时体质量和平均头围均较未用 AEDs 者小，但身高不受影响。一项大样本的前瞻性研究（381 例单药治疗者）证实苯巴比妥和苯妥英钠可引起胎儿生长发育迟缓，特别是引起胎儿头围较小，到 3 岁时这两组儿童头围大小的差别消失。迟缓期持续时间可能因妊娠期癫痫母亲每日服用的药物种类和剂量，以及母亲在胎儿早期服用的直接通过母乳的药物量不同而有差别。

3. *致畸的药物特异性* AEDs 对胎儿的影响是多方面的，不仅可导致胎儿宫内生长发育迟缓，还能导致不同程度的畸形。抗癫痫药物致畸性具有药物特异性。

（1）老一代 AEDs 的致畸性：癫痫孕妇不良妊娠结局的发生概率高于普通孕妇。已证实，4 种最常用的老一代 AEDs（卡马西平、苯巴比妥、苯妥英钠及丙戊酸钠）可通过胎盘，与出生缺陷、宫内生长受限以及可能的出生后发育延迟有关。研究显示，癫痫母亲的胎儿宫内暴露 AEDs 者，其先天畸形率上升 2 ～ 3 倍（6% ～ 9%）。常见的畸形包括面部轻微变形，指（趾）端短小，指甲发育不良，即胎儿 AEDs 综合征。乙内酰脲综合征可能为药物特异性畸形，此综合征包括颅面畸形（低鼻梁、鼻上翻、眼距过宽、内眦赘皮、上睑下垂）、小头畸形、精神发育迟缓和指（趾）发育不全等表现。

1970 年 German 等曾报道过一个家庭内有 4 名畸形儿都是出生于患癫痫的母亲，其母亲在妊娠期间用过三甲双酮，当她停药后又生了 2 名婴儿皆是正常无畸形的，说明畸形婴儿的产生与其母亲服用三甲双酮有关。此后又有报告，在 65 例的母亲子宫内接触过三甲双酮或甲乙双酮后出生的胎儿和婴儿死亡率增加。也报道不少严重畸形和轻微畸形。这些畸形为特征性的面部异常、生长和精神发育迟滞、CL/P、先天性心脏病，但未见末节指（趾）形成不全。这种畸形称为胎儿三甲双酮综合征。

还有一种命名为胎儿苯妥英钠综合征（FHS），其特点是胎儿在子宫内曾接触过苯妥英钠并有末节指（趾）形成不全、手指或趾短小或缺如，也出现过手指过长、指节过多的情况。Aase 曾报道过接触苯妥英钠和苯巴比妥的婴儿有手指末节形成不全和生长轻度延迟的病例。

大多数报道中不认为巴比妥类药物是强烈的致畸剂．一般来说成年人很少用巴比妥类作为抗厥惊药使用，但也有致畸的报道。曾有同胞兄弟 2 名在子宫内接触过大量的苯巴比妥，出现面部异常、生长缺陷、发育迟缓，这些儿童与 FHS 有相同之处。还有 1 例孩子的母亲用过常用量的苯巴比妥也发生类似情况。苯巴比妥在脐带血清中的水平是母体血浓度的 95%。

一种特异的 AEDs 和一种特殊的颅面畸形间并无固定的 AEDs 特异性畸形相关关系。Lindhout 等认为在妊娠开始 3 个月应用丙戊酸钠则神经管缺陷的危险性增加 1.5%（95% 可信区间，0.42% ～ 2.00%）。而 Rosa 认为胎儿宫内接触卡马西平者有 1% 发生脊柱裂的危险，而同时服用丙戊酸钠者发生脊柱裂的危险性为 1.47%。因此，母亲服用丙戊酸钠后不能除外引起胎儿神经管缺陷的可能，服用卡马西平者也如此。尽管如此，研究也同时发现大多数服丙戊酸钠者仍能分娩正常孩子，提示丙戊酸钠的致畸性存在着药物遗传易感性。

(2) 新型抗癫痫药物的致畸作用：目前拉莫三嗪、托吡酯、左乙拉西坦等新型抗癫痫药物在临床中使用增加，因此评估其安全性至关重要。与传统的AEDs相比，拉莫三嗪的致畸风险较低，单药治疗时所致畸形中常见的是唇裂、腭裂，致畸风险无剂量相关性。Hernández-Díaz等对应用拉莫三嗪的1 562例妊娠女性进行研究，发生严重畸形的比例是2.0%。其他新型AEDs致畸性研究较少。Hernández-Díaz等研究显示，左乙拉西坦导致畸形的发生率是1.2%(95%CI: 0.6～2.5)，托吡酯是4.2%。与未暴露的对照组相比，左乙拉西坦严重畸形的RR为2.2 (0.8～6.4)，托吡酯为3.8 (1.4～10.6)，其中托吡酯所致畸形主要是唇腭裂。

(3) 其他抗惊厥药物对胎儿的影响：①常用的水合氯醛，未发现不良作用。②适量地应用硫酸镁治疗妊高症，未见对胎儿的不良影响，但必须严格掌握剂量。目前临床资料表明，日总量在20～25mg，对母婴是安全的。③妊娠3个月内，地西泮有增加胎儿致畸的危险；孕妇长期服用地西泮片成瘾，使新生儿呈现撤药症状如激惹、震颤、呕吐、腹泻等；妊娠后期使用地西泮可影响新生儿中枢神经活动；分娩前、分娩期用药则导致新生儿肌张力下降，严重者和导致新生儿窒息，应禁用。

五、诊断和鉴别诊断

1. 详细的体格检查　对新生儿需要进行详细的体检，尤其是有高危因素的新生儿，全面的体检可以发现有特征性的体征。①评估生命体征，包括呼吸频率、血压、心率等。②仔细检查是否存在外观的异常，包括头面部是否有畸形，如特殊面容、唇腭裂等，四肢、双手、双足是否有短小、缺如或过长、是否对称，有无短指（趾）、并指（趾）、指（趾）甲缺如等，脊柱是否有侧弯、是否有脊柱裂。③通过相关标准量表对新生儿胎龄进行评估。评估新生儿生长发育（头围、身长和体重）和胎龄的关系可以帮助判断是否存在宫内发育迟缓(如果存在，判断是均称型还是非匀称型)。通过标准的生长曲线可以判断是否存在宫内发育迟缓。一些比较轻微的生长落后患儿可以根据体重指数进行判断。④神经系统检查还需要评估新生儿的觉醒状态、脑细胞功能、运动和反射。⑤运动方面需要评估肌张力的等级和对称性、姿势和腱反射。宫内窒息出现的肌张力低下和反应差往往至少持续4～5d，不过出生时的抑制状态和肌张力低下也可能反映脑部病理改变在分娩前就已经存在。⑥必要的辅助检查在之后也应依次完善，如心脏彩超检查以明确有无心脏的畸形，腹部超声检查查看肝脏、肾脏等情况，影像学检查明确肺部发育情况、骨骼发育情况、颅脑发育情况等。

2. 详细询问母亲妊娠期健康情况及用药情况　详细询问母亲妊娠期的健康情况，一般妊娠期有严重的癫痫发作、用药时间比较长的病史容易获得，要注意避免被隐瞒或漏掉的部分癫痫控制良好、用药简单或剂量很小的母亲的病史。如果母亲妊娠期有癫痫病史，需要详细记录妊娠期用药种类、剂量和癫痫发作情况，以综合评估疾病和用药对胎儿的影响。

3. 诊断和鉴别诊断　通过仔细的体格检查和相关辅助检查，如果发现患儿有特殊面容、唇腭裂、指（趾）端短小、指甲发育不良、小头畸形、先天性心脏病和宫内发育迟缓等异常表现，并且母亲有使用抗惊厥药物病史，则可以考虑疾病和抗癫痫药物相关的可能性比较大。有些情况下，如精神运动发育迟滞的表现需要持续的随访发育情况方能发现，若发现患儿有相关表现，也可以考虑与母亲使用抗惊厥药物有关。但是需要注意，婴儿出现以上疾病情况除了考虑与母亲抗惊厥药物有关外，需要排除其他情况。

（1）特殊面容、唇腭裂、指（趾）端短小、指甲发育不良、小头畸形、先天性心脏病和宫内发育迟缓等异常情况，需要除外先天性染色体异常、基因缺陷、先天性遗传代谢病等情况，必要时通过染色体检查、基因检测技术和串联质谱技术等进一步明确诊断。

（2）对于宫内发育迟缓、精神运动发育迟滞的患儿，需要考虑宫内窒息的相关因素，如早产、宫内慢性缺氧、宫内感染、脑结构异常以及出生后的营养、疾病状况的影响。

六、治疗

对于母亲使用抗惊厥药导致异常的患儿，基本没有特异性的药物治疗，主要是对症处理和加强护理支持和养护，使其尽量追赶性发育成长，减少并发症，改善和提高其生存质量，部分患儿可完全追赶上健康儿童。

1. 外科手术治疗 对唇腭裂、指（趾）端短小、指甲发育不良、小头畸形、先天性心脏病均可以通过外科手术获得部分或全部矫正，这对于改善患儿的预后非常重要。

2. 定期健康检查 包括精神、运动和体格发育的检查。需要给予专业营养养护指导和疾病预防措施的指导。

3. 康复指导 对精神发育迟缓的儿童进行持续有效的教育康复指导。

七、预防

妊娠期癫痫应用 AEDs 的选择和产前监测的意义 癫痫患者应在受孕前行有关咨询，2 年以上未发作者可以考虑停药，但应综合考虑其他因素，如发作时的年龄、发作类型、脑电图表现、发作次数可影响复发风险。若不能完全停药，应选择治疗该发作类型最有效的药物，且应用单药治疗方案，以减少胎儿畸形的风险。如果有相同效力的药物可以选择的话，妊娠期应避免将丙戊酸钠作为一线药应用。对只有丙戊酸钠才能控制癫痫发作的孕妇，应明确告知有 10% 的胎儿畸形的风险。同时，也应告知妊娠期有效控制癫痫发作对母胎预后的重要性。任何治疗方案的改变，必须在未受孕前进行，一旦妊娠后，就不宜再改变原有的治疗方案。因在药物调整期间发作通常会增加，反而加重对母胎的危害。降低 AEDs 致畸风险的措施包括：①妊娠前专科评估病情以降低剂量或停止治疗；②尽可能地以单一药物方案和最低剂量维持治疗；③在受孕前给予大剂量（4～5mg/d）叶酸；④只有在无其他合适的 AEDs 的情况下方考虑使用丙戊酸钠，且每天剂量控制在 1000 mg 以下；⑤妊娠最后 1 个月，母亲每天口服维生素 K，并在新生儿出生后，肌内注射维生素 K_1 预防新生儿出血。新型 AEDs 的问世并未改变抗癫痫治疗的基本原则，但给了患者更多的治疗选择。尽管新型 AEDs 的抗癫痫效果并未优于传统的 AEDs，但其副作用低显示了治疗慢性病的优势。当前，国际上普遍推荐在妊娠前建立个体患者理想的 AEDs 药物浓度，妊娠后在妊娠早期、中期和晚期监测血药浓度作为调整剂量、达到理想治疗效果的科学依据。

总之，应用 AEDs 可导致口服避孕药失败、自然流产、出生缺陷、胎儿宫内生长迟缓和运动性发育迟缓。这些后果不仅仅是由于 AEDs 的应用，还可能是由未能控制的癫痫发作频率增加引起，而后者与自然流产和婴儿精神运动性发育迟缓有关。因此，癫痫妇女在怀孕前应事先告知其与怀孕相关的危险因素，最后由其本人和其家庭决定是否怀孕生育。一旦癫痫妇女决定生育，应减少AEDs的种类（最好单药治疗）和维持癫痫发作控制的最小剂量，将对胎儿的影响降至最小。胎儿出生后，对婴儿每6个月随访检查1次，以确保不忽略任何的生长发育障碍。应提倡母乳喂养，但若母亲在婴儿出生后第1周服用大剂量的巴比妥酸盐或苯二氮䓬类药物时，应避免母乳喂养。若发现药物引起婴儿嗜睡而导致肌张力减低和吮吸困难时，则应考虑应用配方奶粉。

（郭志梅）

第四节 母亲应用心血管药物和利尿药对于新生儿的影响

一、概述

妊娠期由于其特殊的病理生理变化易合并心血管系统疾病或原有心血管系统疾病加重（妊娠期合并血栓栓塞、妊娠高血压病、心脏病），有时情况持续到哺乳期，经常需要使用心血管系统药物，如降血压药、强心药、利尿药等。如果病情不能控制会危及孕产妇生命甚至影响胎儿，但有些药物妊娠期或哺乳期使用对于胎儿和新生儿易造成不良影响，所以如何选择既能控制孕产妇病情又对胎儿和新生儿相对安全的药物非常重要。同时妊娠期和哺乳期用药对于新生儿的影响不同，需要根据药理机制、是否通过胎盘、在乳汁中的排泄等进行综合分析。心血管药物和利尿药在孕产妇中应用最多，在美国食品药品监督管理局（FDA）的药物危险度分级中从B类到X类均有。

二、母亲疾病概况

1. 妊娠合并血栓栓塞　妊娠期血栓栓塞占妊娠期合并症的0.6%～1.2%，发生风险是非妊娠妇女的6倍，原因主要在于激素引起血液高凝、静脉张力减低继发静脉凝滞、妊娠子宫与压迫引起下腔静脉机械性梗阻、高龄妊娠、多次妊娠、卧床休息及有血栓栓塞既往史等。妊娠期血栓栓塞已成为发达国家孕产妇死亡的主要原因。所以建议对高风险的孕妇在妊娠期和产褥期进行血栓预防治疗。但如果抗凝药物使用不当会成孕产妇和胎儿有较大的出血风险或胎儿畸形。

2. 妊娠期高血压　在妊娠期高血压的发生率在10%～15%。妊娠期高血压分为慢性高血压和先兆子痫。中、重度的慢性高血压可导致胎儿宫内发育迟缓、早产，可影响母亲的肾脏和血管，大部分轻、中度慢性高血压治疗效果好。先兆子痫是指高血压合并明显的蛋白尿，对胎儿影响较大，包括胎儿生长受限、早产、死亡，母亲易出现心脑血管、肝、肾并发症，先兆子痫可进一步发展为子痫。妊娠期诱发的高血压（PIH）合并慢性高血压预后好，轻度PIH对胎儿无不利影响。妊娠高血压治疗要注意区分先兆子痫和PIH，治疗效果取决于降血压药的使用。由于妊娠早期和中期血压呈下降趋势，对于轻、中度高血压在妊娠早期和中期可考虑停止治疗，慢性高血压的早期治疗也不能避免先兆子痫的发生。所以妊娠期血压控制在合理的水平很重要，过高或过低对于胎儿和新生儿都有影响。但有些降压药对于胎儿生长发育也有影响。

3. 心脏病　妊娠期心血管系统主要改变为妊娠24周前心率增快、心排血量增加、血管阻力下降，妊娠24周后外周血管阻力上升，妊娠期心血管负荷增加。既往有基础心脏疾病的妇女妊娠期易出现心力衰竭，严重时危及生命。妊娠期心脏病主要包括风湿性心脏病、先天性心脏病、围生期心肌病。心律失常大多数是良性的，不用治疗，严重的心律失常少见，根据孕妇耐受情况决定是否用药，不同于非妊娠期妇女。人工瓣膜妇女妊娠也很棘手，机械性瓣膜必须抗凝，但抗凝剂选择和使用有别于非妊娠妇女。妊娠期心脏病的治疗原则为严密监测以便早期探查到亚急性细菌性心内膜炎、心力衰竭、瓣膜功能异常、先兆子痫。妊娠时间越长，心脏负荷越大，风险越高，如症状加重需尽早分娩。

三、病理生理

母亲使用心血管药物对新生儿的影响主要包括致畸、影响脏器发育、药物通过胎盘或通过乳汁到胎儿和新生儿体内直接发挥其药理作用引起不良反应。妊娠 2 ～ 8 周，受精卵种植后细胞分裂增快，对致畸药物敏感，易发生结构畸形。受精 8 周后各器官分化成熟，药物的不良反应主要是影响胎儿的生长和器官功能。妊娠期胎儿通过母体循环以较高的浓度接受母亲所用的药物。母乳喂养儿仅仅摄取从母亲血浆到乳汁中的药物，所以妊娠期和哺乳期用药有所不同。

1. 母亲使用抗凝药物对胎儿和新生儿影响

(1) 肝素：不能通过胎盘屏障，也不会分泌到乳汁中，对胎儿和新生儿没有直接的不良反应。低分子量肝素较普通肝素引起妊娠期出血、血小板减少等不良反应要低。

(2) 华法林：4- 羟基香豆素，属于 X 类药，可通过胎盘导致胎儿畸形。妊娠早期使用可引起胎儿华法林综合征（发育不全、鼻梁低平、点状骺、低出生体重、眼缺陷、发育迟缓、先天性心脏病和死亡），妊娠中后期使用也可引起胎儿出血，反复出现大小面积大脑出血也可引起视神经萎缩、小头畸形和精神发育迟缓。妊娠期禁用。其不进入乳汁，哺乳期谨慎使用。

(3) 阿司匹林：属于 C 类药。可能导致溶血、动脉导管关闭和分娩时间延长的危险性增加。最初 3 个月使用不增加先天性心脏病缺陷的危险，最后 3 个月危险性最大。大剂量可能导致围生期死亡率和 IUGR 增加。进入母乳中少，允许少量使用，围生期尽量避免使用。

2. 母亲使用 β 受体阻滞药　β 受体阻滞药是能选择性的与 β 肾上腺素受体结合、拮抗神经递质和儿茶酚胺对 β 受体的激动作用的一种药物类型。主要适应证为：高血压冠心病、心力衰竭、心律失常、LQTS 及左房室瓣脱垂。β 受体阻滞药根据其作用特性不同而分为 3 类：第一类为非选择性的，作用于 β_1 和 β_2 受体，常用药物为普萘洛尔（心得安）；第二类为选择性的，主要作用于 β_1 受体，常用药物为美托洛尔（倍他乐克）、阿替洛尔（氨酰心安）、比索洛尔（康忻）等；第三类也为非选择性的，可同时作用于 β 和 α_1 受体，具有外周扩血管作用，常用药物为阿罗洛尔、卡维地洛、拉贝洛尔。

(1) 妊娠期使用 β 受体阻滞药的影响：有少数文献报道，由于 β 受体阻滞药可以阻断胎儿 β 受体，妊娠期服用对胎儿和新生儿的影响主要是心动过缓、血压低、低血糖、宫内发育迟缓、出生后呼吸窘迫及自然流产率增加。但多数文献支持有使用 β 受体阻滞药的指征的孕妇或哺乳期妇女使用，常规剂量下未见临床致畸性。在美国食品药品监督管理局（FDA）根据药品对妊娠妇女危害程度的分级标准中，大部分 β 受体阻滞药药品属于 C 级或 D 级。即在胎儿期使用此药可能存在潜在危险，但孕妇如因疾病需要使用此药可能存在潜在益处，需要根据孕妇情况权衡利弊使用。其中拉贝洛尔属于 C 类，美托洛尔、普萘洛尔属于D类，醋丁洛尔属于B类。

（2）哺乳期使用β受体阻滞药的影响：β受体阻滞药进入母乳的量和对婴儿的损害差异较大，从慎用到禁用。哺乳期时索他洛尔应避免使用，因母乳中的水平是母亲血清水平的3～5倍。White的综述中，阿替洛尔、美托洛尔及纳多洛尔在哺乳妇女乳汁和血浆中浓度的比值（M/P ratio）均大于3，但阿替洛尔和美托洛尔均未对婴儿产生副作用，且未在婴儿体内检测出药物浓度。关于普萘洛尔，其在乳汁与血浆中的浓度之比为剂量依赖型，但均小于1。Meghan等的综述中认为，在以普萘洛尔30～160mg作为治疗量的3名高血压乳母中，婴儿所摄入的药物浓度约为母体的0.1%，所以哺乳基本是安全的。

3. 母亲使用抗高血压药物

（1）血管紧张素转化酶抑制剂（ACEI）类药物：ACEI抑制血管紧张素Ⅰ转化为血管紧张素Ⅱ，不灭活缓激肽，产生降压效应。临床主要用于高血压、左心室肥大、心力衰竭、心室重构、糖尿病及糖尿病肾病、肾脏疾病。ACEI中主要药物：卡托普利、依那普利、贝那普利、西拉普利、奎那普利、雷米普利、贝那普利、培哚普利、螺普利、福辛普利。

①妊娠期使用的影响：ACEI类药在FDA分级标准中对于妊娠期妇女均属于D类危险性，一旦发现怀孕立即停用，因其可以引起胎儿畸形和死亡，主要是影响胎儿肾脏肾素-血管紧张素系统的发育所致。妊娠高血压禁用ACEI类药。国内有文献报道，妊娠中晚期使用ACEI类药物可导致早产、胎儿窘迫、新生儿窒息的发病率增加及新生儿死亡率增大，另外ACEI类药物使用时间越长，新生儿首次排尿时间越晚，肾衰竭发生率增加。但今年也有研究显示妊娠期服用ACEI类药物不增加胎儿先天性畸形风险。所以ACEI在妊娠期应用对新生儿的影响还需进一步研究确定。

②哺乳期使用的影响：ACEI类药物分子较小，可转移到乳汁中。除卡托普利外其他ACEI类药物的活性代谢产物半衰期均很长，虽然口服药的活性代谢产物被吸收很少，但目前尚没有证据可除外新生儿，尤其是早产儿低血压的风险。卡托普利分泌到乳汁中的量很少，半衰期短，母亲服药时允许哺乳。依那普利是慎用，不宜长期哺乳。因为依那普利虽然进入母乳的量很少，但其半衰期长，由肾脏排泄，易产生累积，所以必要时检测血药浓度。英国药品与保健产品管理局（MHRA）建议卡托普利、依那普利、喹那普利不推荐在分娩后几周内使用，其余推荐哺乳期使用。

（2）血管紧张素Ⅱ受体拮抗剂（AIIA）类的抗高血压药物：临床使用的AT1受体拮抗剂为非肽类药物，依据结构可分为联苯四氮唑类（包括氯沙坦、缬沙坦、厄贝沙坦、坎地沙坦酯及他索沙坦）和非联苯四氮唑类（包括依普罗沙坦及替米沙坦）2类。

①妊娠期：属于C类，妊娠第2个月和最后3个月属于D类。其机制被认为是通过药物介导而对肾素-血管紧张素系统作用所致。胎儿从妊娠中期开始的肾灌注，取决于肾素-血管紧张素系统的发育，因此，如果在妊娠中期和后期应用本品，对胎儿的危险会增加，引起肾衰竭。已有孕妇无意中服用缬沙坦发生自然流产、羊水过少和新生儿肾功能不全的报告。

②哺乳期：尚不知道此类药物是否经人乳分泌。

（3）钙拮抗剂：主要通过阻断心肌和血管平滑肌细胞膜上的钙离子通道，抑制细胞外钙离子内流，使细胞内钙离子水平降低而引起心血管等组织器官功能改变的药物。适应证为高血压病、冠心病和心律失常。常用的钙拮抗剂包括4类：二氢吡啶类（硝苯地平、氨氯地平、乐卡地平、尼莫地平、尼卡地平、尼群地平、尼索地平、非洛地平、贝尼地平、拉西地平）、苯噻氮䓬类（地尔硫䓬等）、苯烷胺类（维拉帕米等）、三苯哌嗪类（氟桂利嗪、桂利嗪、利多氟嗪等）。

①妊娠期用药：硝苯地平属于C类，当与硫酸镁合用时可能出现严重不良反应，在怀孕的猕猴中可能引起严重的胎儿低氧血症和酸中毒，对于严重高血压先试用一般治疗。维拉帕米属于C类，可能导致子宫血流减少，低血压和胎儿心动过缓。非洛地平、地尔硫䓬属于C类，有研究显示，与对照组相比78位妇女在妊娠最初3个月接触钙通道阻滞剂未发现大的先天性畸形的危险性增加。

②哺乳期：钙拮抗剂在哺乳期属于慎用，其在血浆和乳汁中的浓度比值为1。硝苯地平在哺乳期慎用，婴儿需密切监测血压，必要时监测血药浓度。地尔硫䓬和维拉帕米在美国儿科学会是母乳不禁忌的。尼群地平哺乳期慎用。尼莫地平因缺乏研究资料是建议停止哺乳或暂停哺乳的。

（4）其他降压药

①双肼屈嗪，肼屈嗪：属于血管扩张药，妊娠期使用属于C类，未报道有先天性异常。母乳/血浆中药物浓度的比值为0.5，无累积效应，建议服药时谨慎哺乳。

②利舍平：又称蛇根碱，属于吲哚类生物碱。通过消耗外周交感神经末梢的儿茶酚胺而发挥降血压作用。妊娠期应用属于C类，不宜服用，因为可增加胎儿呼吸系统合并症。当临近分娩时使用可使新生儿发生流鼻涕、发绀、低体温、嗜睡和厌食。母亲服用此药应停止哺乳或暂停哺乳，因其可以引起支气管分泌物增加和鼻黏膜肿胀。

③可乐定：属于中枢性降血压药，妊娠期应用属C类。资料有限，未报道有不良反应。哺乳期禁用，因其可从母乳中排泄。

4. *母亲使用血管扩张药对于新生儿的影响* 妊娠期使用血管扩张药主要用于控制血压、治疗充血性心力衰竭、降低孕产妇肺动脉压力及改善心脑血管循环。硝酸甘油和硝酸异山梨酯妊娠期使用危险度为C类，动物实验未表明有胚胎毒性作用，但仍需慎用。前列环素（PGI2）为血栓素的拮抗剂，不仅可以扩张小血管，同时还能抑制血小板聚集、抗栓，抑制炎性介质的释放、抗重构。妊娠期危险度属于B类，在动物中不致畸，但人类资料有限。此药不太可能透过胎盘，治疗母亲肺动脉高压的益处大于对胎儿的潜在危险性。

5. *母亲使用儿茶酚胺及拟交感神经药物*

（1）去甲肾上腺素：强烈的α受体激动药。适应证为急性心肌梗死、体外循环等引起的低血压，对血容量不足所致的休克、低血压，嗜铬细胞瘤切除术后的低血压。妊娠期属于D类，尚无胎儿畸形的报道，但可能导致子宫血流减少。孕妇应权衡利弊使用。哺乳期使用尚未发现问题。

（2）肾上腺素：激动肾上腺素α和β受体。主要适用于因支气管痉挛所致严重呼吸困难，可迅速缓解药物等引起的过敏性休克，亦可用于延长浸润麻醉用药的作用时间。各种原因引起的心搏骤停进行心肺复苏的主要抢救用药。妊娠期使用为C类。妊娠期最初3个月使用可导致胎儿畸形，妊娠期任何时候使用可能导致腹股沟疝、子宫血流减少。在动物研究中，当所给药量比人类的最大剂量高25倍时，有致畸作用。肾上腺素可通过胎盘屏障，致胎儿缺氧，并松弛子宫平滑肌，延长第二产程，大剂量使用可减弱宫缩，故分娩时不主张应用。剖宫产麻醉过程中使用肾上腺素维持血压，可加速胎儿心跳。药物对哺乳的影响尚不明确。必须使用时要慎用。

（3）异丙肾上腺素：为一种β受体激动药，用于支气管哮喘及心脏房室传导阻滞。妊娠期危险度为C类，妊娠最初3个月使用可能增加胎儿小畸形的危险性，抑制妊娠子宫的收缩。

(4) 盐酸多巴胺注射液：激动交感神经系统肾上腺素受体和位于肾、肠系膜、冠状动脉、脑动脉的多巴胺受体，其效应为剂量依赖性。其适应证为心肌梗死、创伤、内毒素败血症、心脏手术、肾衰竭、充血性心力衰竭等引起的休克综合征；补充血容量后休克仍不能纠正者，尤其有少尿及周围血管阻力正常或较低的休克。由于本品可增加心排血量，也用于洋地黄和利尿药无效的心功能不全。妊娠期使用危险度为C类，未见不良反应报道。

(5)多巴酚丁胺：是兴奋心脏的β受体，增加心肌收缩力。适应证为器质性心脏病时心肌收缩力下降引起的心力衰竭，包括心脏直视手术后所致的低排血量综合征，作为短期支持治疗。妊娠期使用属于B类，未报道有不良反应，但资料有限。

6. 其他抗心律失常药物

(1) 奎尼丁：用于各种快速型心律失常。孕妇中应用该药的安全性和有效性没有相应研究证实。仅用于必须使用奎尼丁的孕妇。该药可通过胎盘屏障。羊水中奎尼丁的含量是血清中的3倍。该药在母乳中的含量略低于其母体血清含量。因此哺乳期妇女最好不服用该药。

(2) 利多卡因：转复和预防室性快速性心律失常。本品可通过胎盘，且与胎儿蛋白结合高于成人，孕妇用药后可导致胎儿心动过缓或过速，亦可导致新生儿高铁血红蛋白血症。美国儿科学会规定母乳喂养无须禁忌。

(3) 普罗帕酮：是一种具有局部麻醉作用的Ⅰc类抗心律失常药物，属广谱抗心律失常药物。适用于各种室上性和室性期前收缩、室上性和室性心动过速、伴发心动过速和心房颤动的预激综合征。关于孕妇及哺乳期妇女应用普罗帕酮问题尚缺乏足够的实验来证明，目前研究未见对胎儿或新生儿造成不良影响，因为盐酸普罗帕酮可通过胎盘，可进入乳汁中，所以在孕妇及哺乳期妇女用药要权衡利弊，避免对胎儿和婴儿造成不利影响。

(4) 美西律：其化学结构和电生理效应与利多卡因类似，用于各种室性心律失常，对强心苷中毒、心肌梗死或手术所致室性期前收缩、室性心动过速等有效。在怀孕大鼠、小鼠和兔中应用人体最大口服量4倍的剂量未发现致畸和影响生育的作用，但在人体没有相关报道，因此仅用于对胎儿有益的治疗。美西律在母乳内的浓度与母体血液中相同，因此建议哺乳期妇女禁用该药。

(5) 胺碘酮：妊娠期使用为D类，妊娠期慎用，可能发生暂时性心动过缓和宫内发育迟缓（IUGR）。因此药含碘，对于胎儿甲状腺有潜在的风险，需检测新生儿甲状腺功能。哺乳期时使用需要停止哺乳或暂停哺乳，因胺碘酮可进入母乳，半衰期长，含碘多。

7. 抗心功能不全药物　强心苷类正性肌力药物，如洋地黄、地高辛、去乙酰毛花苷，妊娠期使用危险度C类，未报道先天性缺陷。本品可通过胎盘，故妊娠后期母体用量可能增加，分娩后6周须减量。本品可排入乳汁，哺乳期妇女应用须权衡利弊。母亲过量使用洋地黄毒苷可导致新生儿死亡。

8. 调节血脂药

(1) 妊娠期使用：他汀类药物妊娠期危险分类均为X类（对动物或人类的研究有不良反应，或者两者均有证据显示胎儿有异常，在怀孕妇女中使用的危险明显超过任何可能的益处），妊娠期禁用。正常怀孕状态下体内血清胆固醇和三酰甘油水平升高，而胆固醇或胆固醇衍生物是胎儿发育的必需物质，服用此类药物可能导致胎儿畸形。罕见因宫内暴露于他汀类药物引起先天异常的报道。一项包含约 100 名暴露于其他他汀类药物的孕妇随访研究发现，先天性异常、自发性流产和胎儿死亡、死产的发生率未超过一般人群的预期值，但本研究仅能排除先天异常基础发病率 3 ～ 4 倍的风险，同时 89% 的患者怀孕前即开始用药，但获知怀孕后的 3 个月内停止用药。

（2）哺乳期使用：因为他汀类药物可进入乳汁，可能对接受哺乳的新生儿造成严重不良反应，因此服用本品的哺乳期妇女禁止哺乳。

9. 利尿药　是一类直接作用于肾脏，影响尿液生成过程，促进电解质和水的排出，消除水肿的药物。利尿药也用于高血压等某些非水肿性疾病的治疗。

（1）高效利尿药：呋塞米妊娠期分类属于 C 类，未报道有先天性缺陷，通常不在妊娠期使用，除非心血管疾病的患者。哺乳期可以使用，进入母乳中少，但可抑制乳汁分泌。孕妇禁用布美他尼。托拉塞米妊娠期使用的研究兔子和大鼠的剂量分别增加 4 倍和 5 倍以上时，对胎儿和母体的影响包括平均体重下降、吸收胎增加、胎儿骨化延迟。由于未在孕妇中进行过充分的对照试验，且对动物的生殖毒性实验结果并不总能预示对人体的反应，故孕妇服用本品时必须权衡利弊。

（2）中效利尿药：噻嗪类，代表药物是氢氯噻嗪（双氢克尿噻），其他还有氯噻酮、苄氟噻嗪、环戊噻嗪、美托拉宗等。噻嗪类利尿药在妊娠期使用分类为 D 类。如果在妊娠最初 3 个月服用噻嗪类利尿药可能导致先天性缺陷的危险性增高，也可能导致低血糖、血小板减少症、低钠血症、低钾血症和死亡，可能抑制分娩。哺乳期慎用，虽然进入母乳少，但理论上有过敏反应和血小板减少的风险，抑制乳汁分泌。

（3）低效利尿药：如螺内酯（安体舒通）、氨苯蝶啶，妊娠期分为 D 类，未报道有不良反应，但因螺内酯有抗雄激素作用的潜在危险，妊娠期尽量避免使用，需权衡利弊。哺乳期可以使用，虽然进入母乳量少，但可抑制母乳分泌。

四、临床表现

1. 流产、早产　母亲使用华法林、β 受体阻滞药、ACEI 类药物有增加流产、早产的风险。

2. 胎儿畸形　包括特殊面容、五官发育不全、先天性心脏病等。如妊娠早期使用华法林可引起胎儿华法林综合征（发育不全、鼻梁低平、点状骺、低出生体重、眼缺陷、发育迟缓、先天性心脏病和死亡）；妊娠中后期使用也可引起胎儿反复出现大小面积大脑出血，也可引起视神经萎缩、小头畸形和精神发育迟缓。

3. 宫内发育迟缓　表现为出生体重低，常见于母亲使用 β 受体阻滞药、胺碘酮等心血管系统药物。

4. 出生后排尿时间延长、肾衰竭　常见于妊娠中期使用血管紧张素转化酶抑制剂（ACEI）类药物和血管紧张素Ⅱ受体拮抗剂。

5. 心动过缓或心动过速　见于母亲使用抗心律失常药物如胺碘酮、钙拮抗剂等，新生儿出生后可出现心动过缓。使用利多卡因可导致胎儿、新生儿心率增快。

6. 低血压　多见于母亲使用降血压药等。

7. 低血糖　母亲妊娠期使用噻嗪类利尿药。

8. 电解质紊乱如低钾、低钠血症　多见于母亲使用噻嗪类利尿药。

9. 血小板减少　母亲妊娠期使用利尿药。

10. 凝血功能障碍导致出血　母亲妊娠期使用华法林等引起胎儿颅内出血。

11. *溶血及贫血* 母亲临产使用大剂量阿司匹林可导致新生儿出现溶血及贫血。

12. *呼吸窘迫、鼻塞等呼吸系统症状* 可见于母亲妊娠期使用利血平等。

13. *甲状腺功能减低* 母亲妊娠期与哺乳期服用胺碘酮。

五、诊断与鉴别诊断

1. *诊断* 主要依据母亲有妊娠期心血管系统疾病史、曾服用心血管药物或利尿剂及新生儿出现上述临床表现之一，同时需要注意鉴别其他疾病引起的类似症状。母亲用药病史的询问非常重要。

2. *鉴别诊断*

（1）宫内TORCH感染：可引起宫内发育迟缓、小头畸形和先天性心脏病，查TORCH IgM抗体测定或相关DNA定量检测可以鉴别。

（2）窒息、缺氧或感染等其他原因引起的肾衰竭：患儿除肾衰竭的表现外还有其他伴随症状，如出生时重度窒息病史、血常规提示白细胞增高或减低、C反应蛋白等炎性指标增高、血压降低等。

（3）休克：感染性、心源性、失血性休克引起血压降低，患儿一般全身情况差、有原发病的表现，需要完善炎症指标、血常规、心脏超声等检查。

（4）缓慢型和快速型心律失常：当新生儿出生后出现心动过缓或过速时均需行心电图检查以明确心律失常的类型。

六、治疗

1. *症状监测* 对于妊娠期曾使用心血管药物或利尿药的母亲分娩的新生儿出生后需根据其用药的情况针对性地进行可能出现症状的监测。如母亲曾使用抗凝血药，需进行凝血功能及血小板的监测。母亲使用β受体阻滞药、抗心律失常药、降血压药，需检测血压、心率。母亲使用胺碘酮，要完善新生儿甲状腺功能测定。母亲使用利尿药，要监测电解质、血小板、血糖。母亲使用ACEI类药物，需监测新生儿尿量和肾功能，警惕发生肾衰竭。完善心电图、心脏超声、X线胸片等检查。母乳喂养的新生儿必要时进行血药浓度监测。

2. *对症处理* 除外妊娠早、中期接触药物引起新生儿畸形或脏器功能发育异常，其他症状可随着新生儿出生时间延长、药物在体内代谢减少逐步缓解。如症状严重时可给予对症处理，包括补液促进药物排泄、纠正低血压、低血糖、电解质紊乱，补充甲状腺素，母亲使用抗凝剂的新生儿补充维生素K_1等。同时对于宫内发育迟缓的患儿，需要进行生长发育监测和早期干预。

七、预防

要避免母亲使用心血管药物和利尿药对新生儿的影响，需做好妊娠期保健减少合并症的发生。根据药物的危险分度选用对于胎儿和新生儿较安全的药物，控制好母亲的病情的同时，减少对新生儿的影响。妊娠期预防血栓栓塞使用低分子量肝素。对于心脏机械性瓣膜病的妊娠妇女，需停用华法林改用肝素抗凝，妊娠中晚期再加用华法林，但需要严格控制抗凝剂量减少出血危险。妊娠高血压孕妇需检测胎儿宫内生长情况，若出现生长受限要避免使用β受体阻滞药，但妊娠晚期使用对于胎儿影响不大，建议短期使用，减少治疗剂量。使用降血压药时要避免血压过低导致子宫胎盘血流的不稳定危及胎儿。妊娠期心律失常大都为良性心律失常，一般不用药。若心血管系统控制不理想必要时需及早分娩。

（杜志方）

第五节　母亲妊娠期抗精神病药物暴露新生儿

一、概述

随着现代社会的进步，女性朋友在社会中占据着越来越重要的地位，同时也承担着越来越多的压力。对于一名女性来说，怀孕并且向成为母亲的过渡是一个重大的人生事件，面对大量的生理、心理和社会挑战，而对于患有精神疾病的妇女来说，这可能更具挑战性甚至问题重重。许多研究表明情感障碍、焦虑障碍、分裂症患者停药后复发率高，患病妇女已妊娠或准备妊娠时是否继续用药属于两难处境。妊娠时期母体发生巨大的生理变化，胎儿也处于生长发育的不同阶段，药物在孕妇体内发生的药动学和药效变化也会与非妊娠期有明显的差异。

精神药物在传统上按其临床作用特点分为抗精神病药物、抗抑郁药物、心境稳定药或抗躁狂药物、抗焦虑药物。本章主要讨论母亲妊娠期抗精神病药物暴露对新生儿的影响。

抗精神疾病药物主要应用于治疗精神分裂症和预防精神分裂症的复发、躁狂发作和其他具有精神病性症状的非器质性或器质性精神障碍。精神药物能透过胎盘扩散，而这些药物在妊娠期应用的安全性尚不完全明确，有可能会对胎儿的发育造成不可逆的损伤。长期以来，致畸效应和围生期并发症一直是抗精神病药妊娠早期安全性研究所关注的重点。

新生儿抗精神病药物暴露和发生可能与结构异常、心脏缺陷、早产、小于胎龄儿、选择性终止妊娠、出生体重降低、锥体外系症状或者撤药症状、围生期并发症有关。

二、母亲疾病概况

1. 抗精神病药物药理作用　抗精神病药物是亲脂性化合物，除锂盐外，多数精神药物血浆蛋白结合率高，过量中毒不易通过血液透析方法清除。精神药物主要通过肝脏代谢，导致极性增强、亲水性增加，有利于经肾脏排泄，也可通过乳汁排泄，故服药的哺乳期妇女常需停止哺乳。

抗精神病药物分为第一代抗精神病药物和第二代抗精神病药物。

第一代抗精神病药又称神经阻滞剂、传统抗精神病药，或称为多巴胺受体阻滞剂。其主要药理作用为阻断中枢多巴胺 D_2 受体，治疗中可产生锥体外系副作用和催乳素水平升高。可进一步分为低、中、高效价 3 类。低效价类以氯丙嗪为代表，镇静作用强、对心血管和肝脏毒性较大、锥体外系副作用较小，治疗剂量较大；中效价类和高效价类分别以奋乃静和氟哌啶醇为代表，抗幻觉妄想作用突出、镇静作用较弱，对心血管和肝脏毒性小、锥体外系副作用较大，治疗剂量较小。

研究显示，非精神病妇女妊娠早期服用低效价抗精神病药止吐后，确能显著增加婴儿先天异常的相对危险性。一般先天异常的发生率为 2.0%，应用吩噻嗪后增为 2.4%，即 1 000 人中增加 4 例，但畸形发生不具有器官特异性。另有研究发现 3- 碳侧链的吩噻嗪类（如氯丙嗪）致畸率较高，而 2- 碳侧链的吩噻嗪类（哌嗪或哌啶类）致畸率不高。高效价第 1 代抗精神病药物在妊娠早期使用的安全性数据较少，其安全性有待于进一步考证。

第二代抗精神病药物又称新型抗精神病药物等。第二代药物在治疗剂量时，较少产生锥体外系症状，但少数药物仍可导致催乳素水平明显升高。其按药理作用分为4类：①5-羟色胺和多巴胺受体拮抗剂（serotonin-dopamine antagonists，SDAs），如利培酮、奥氮平、喹硫平、齐拉西酮等；②多受体作用药（multi-acting receptor targeted agents，MARTAs），如氯氮平；③选择性多巴胺 D_2/D_3 受体拮抗剂，如氨磺必利；④多巴胺受体部分激动剂，如阿立哌唑。

由于第二代抗精神病药容易产生耐受，具有较好的短期和长期疗效，已成为治疗精神病性障碍的一线用药。目前有确切的证据显示，所有抗精神病药都可以较快地通过胎盘屏障进入胎儿体内，而胎儿血浆中的蛋白质含量较低，大部分能进入胎儿大脑的药物成分未被解毒。胎儿的药物代谢效率较低，排泄率较慢，加之其有活性的肝酶较少、神经系统和血-脑屏障不成熟，导致胎儿承受着更大的潜在毒性风险，更容易受到药物影响。

2. *作用机制* 传统抗精神病药（尤其是吩噻嗪类）主要有4种受体阻断作用，包括 D_2、肾上腺素能的 α_1、胆碱能的 M_1 和组胺能的 H_1 受体。新一代抗精神病药在阻断多巴胺 D_2 受体基础上，还通过阻断脑内5-羟色胺受体（主要是5-HT_2A 受体），增强抗精神病作用，减少多巴胺受体阻断的副作用。

抗精神病药物的几个主要受体的阻断作用特点分别为：①多巴胺受体阻断作用：主要是阻断 D_2 受体，其中下丘脑至垂体的结节漏斗通路与催乳素水平升高导致的副作用有关。②5-羟色胺受体阻断作用：主要是阻断5-HT_2A 受体。③肾上腺素能受体阻断作用：主要是阻断 M_1 受体。可产生镇静作用以及直立性低血压、心动过速、性功能减退、射精延迟等副作用。④胆碱受体阻断作用：主要是阻断 H_1 受体。此外，多巴胺受体部分激动剂如阿立哌唑，对于多巴胺功能亢进的脑区发挥拮抗作用，而对于多巴胺功能低下的脑区则起到一定的激动作用。

三、病理和病理生理

1. *胎儿病理*

（1）胎儿的神经发育：在胚胎发育第3周，神经板形成于外胚层的表面，然后包绕形成神经管和神经嵴，神经管分化为脑和脊髓以及神经垂体、松果体和视网膜等，神经嵴分化为神经节、周围神经和肾上腺髓质等。外胚层神经细胞分化为神经元、星形胶质细胞、少突胶质细胞和室管膜细胞。而小胶质细胞是从中胚层细胞分化而来的。在胚胎发育的第4周左右，胚胎脑区头部迅速生长，神经系统雏形结构的建立和分化快速进展，在胚胎末期（第8周），神经系统已经基本建立。髓鞘化在妊娠中期开始并一直延续到出生后2岁。

（2）胎儿的行为发育：从妊娠第7个月开始，胎儿对外界刺激的反应表现为心率增快和身体运动。如同出生后的婴儿，胎儿在不同的行为状态下对声音和视觉的刺激会有不同的反应，这些行为状态可以划分为深睡状态、浅睡状态和觉醒状态。胎儿的行为也越来越多地受到母亲用药和饮食的影响，如在母亲摄入咖啡因后，胎儿活动将跟随母亲的日间活动节律增加而增加。在突然的听觉刺激下，胎儿的活动可增加，但在一定的重复后，活动有所减少（适应）。有证据表明胎儿能够鉴别重复的熟悉的声音和新奇的声音。对重复性声音刺激的适应能力也是一种学习的形式，在神经发育障碍的胎儿中这种能力会下降。胎儿对视觉和触觉刺激的反应能力也遵循这一规则。

（3）胎儿发育的危险因素：出生前有着最高的患病率和死亡率。约有30%的妊娠终止于自然流产，最常发生在妊娠早期，多因染色体疾病和其他异常。约 2% 的活产儿可发生主要的先天性畸形，需要新生儿外科手术干预。与身体和智力异常有关的致畸物包括各种感染因子（弓形虫、风疹、梅毒）、化学因素、高温和辐射等。

对于许多潜在的致畸物来说，它对机体影响的大小取决于宿主的特性和暴露的时间，以及致畸物的剂量大小，例如，个体对乙醛代谢能力的先天差异是产生胎儿酒精综合征的先决条件。器官在生长和分化最快的时期是最易感的，一般都是在胚胎期最初 3 个月。

致畸物的影响不仅包括导致身体的畸形，也可导致出生后甚至儿童后期才出现的生长迟缓、认知和行为缺陷。母亲产前吸烟与儿童出生低体重、短身长、小头围相联系，也与儿童智力下降、学习困难发生率增高相联系。产前接触可卡因对胎儿的影响仍有争议，因为可能存在不少混杂因素，除了可卡因直接的神经毒性外，胎盘血流减少也是一个间接因素，与此同时其他产前因素也起作用（可卡因成瘾妇女中，很多人同时吸烟和饮酒），还有出生后的有害社会环境，如抚养人经常更换、不稳定、儿童忽视和虐待。各种已被看到的结果反映了生物危险因素、社会危险因素和保护因素之间的复杂相互作用。妇女妊娠期的高度心理紧张也对胎儿发育有较大的不利影响。

2. 胎儿病理生理

（1）胎儿期的生长发育：在受精卵着床前期，即受精后 2 周内，受精卵与母体组织尚未直接接触，还在输卵管腔或宫腔分泌液中，故此时用药对其影响不大。药物影响囊胚的必备条件是药物必须进入分泌液中一定数量才能起作用，若药物对囊胚的毒性极强，可以造成极早期流产。晚期囊胚着床后至12 周左右是药物的致畸期，是胚胎、胎儿各器官处于高度分化、迅速发育、不断形成的阶段。此时孕妇用药，其毒性能干扰胚胎、胎儿组织细胞的正常分化，从而可能造成组织或器官发生畸形。妊娠 12 周以后直至分娩，胎儿各器官已形成，药物致畸作用明显减弱。

临床上，精神病性障碍患者在妊娠后期疾病复发的状况并不少见。虽然此时孕妇已经安全度过了妊娠初始 3 个月的药物暴露危险期，但是妊娠后期的药物治疗对胎儿是否安全，仍有待商榷。妊娠后期，药物宫内暴露使胎儿发生先天性器官畸形的可能性不大，但是对神经功能后期发育的风险并不能排除。因为中枢神经系统各部分的发育是不同步的，均有其特定的发育阶段，即发育关键期。许多外源性化合物在大脑不同发育时期都可以发挥其有害效应，故没有特定的用药安全期。研究显示，人类大脑的发育关键期一般是从妊娠后期（尤其是最后 3 个月）到婴儿早期，这一阶段大脑的发育速度最快，包括神经元数量接近成年人、神经胶质细胞大量发育、轴突髓鞘形成等，突触的发生以及绝大多数神经递质系统（如多巴胺、5- 羟色胺、去甲肾上腺素、γ - 氨基丁酸能神经递质系统）的发育在此时期尤为迅速，因此很可能成为抗精神病药作用的靶标。

（2）药物对胎儿的影响途径：胎儿血与母体血在胎盘内通过胎盘屏障进行物质交换。胎盘屏障包括合体滋养细胞、合体滋养层的基膜、绒毛间质、绒毛毛细血管基膜和毛细血管内皮细胞 5 层结构，依靠渗透、扩散和细胞主动运输等方式在母胎之间进行有选择的物质交换。胎儿发育的后期，由于细胞滋养层在许多部位消失以及合体滋养层在一些部位仅为一薄层细胞质，胎盘屏障变薄。孕妇用药后，多数药物能通过胎盘进入胎儿体内。妊娠早期胎儿各器官尚未发育健全，功能还不完善或者没有功能，不能很好地对药物进行分解代谢，药物及其代谢产物容易在体内蓄积，影响各个器官的发育。在妊娠晚期，胎盘变薄，可能有利于药物的吸收运输。

(3) 胎儿用药后果（包括新生儿表现）：目前有确切的证据显示，所有抗精神病药都可以较快地通过胎盘屏障进入胎儿体内，对胎儿造成一定的暴露风险。药物宫内暴露的风险通常包括：①妊娠早期暴露风险：即药物暴露发生于妊娠最初的3个月内。此时期是胎儿器官发生、发育的关键时期，药物暴露的风险也最大，可能会带来与药物胚胎毒性相关的先天畸形和围生期并发症（如自然流产、新生儿出生缺陷等）；②妊娠中、晚期暴露风险：妊娠后期服用抗精神病药也可能会对胎儿发育产生负性影响，除了相应的产科并发症之外，还可能产生更远期的神经功能发育异常，如在儿童期表现出的与宫内药物暴露相关的行为、认知功能损害。

美国FDA对来自其“药品不良事件报告系统”(adverse event reporting system，AERS)数据库的数据（截至2008年10月29日）进行调查分析，确定69例与抗精神病药妊娠后期（妊娠最后3个月）暴露相关的新生儿锥体外系反应或撤药症状的病例。这些症状包括激越、斜颈、肌张力改变、震颤、嗜睡、呼吸困难及喂食困难；由于缺乏血液检验报告，难以确定这些不良事件是抗精神病药的毒性反应还是撤药症状；部分病例描述不良事件发生的时间是从出生到出生后1个月；症状的严重程度不等，一些新生儿的症状会在几小时或几天内消失，无须特殊处理，而另外一些则需要重症监护及延长住院时间。大多数病例存在混杂因素，包括合并用药（与撤药症状相关的药物）、先天畸形、产科及围生期并发症（胎盘疾病、先兆子痫）等；但仍有一些病例表现出的锥体外系反应或撤药症状只与单独使用抗精神病药有关。

还有结果表明，暴露于药物治疗的婴儿可能会出现运动不安、震颤、高渗性和瞬态心脏传导阻滞等围生期综合征。罕见的情况有新生儿黄疸，功能性肠梗阻和运动障碍。在妊娠期的前3个月服用非典型抗精神病药物可导致房间隔缺损和室间隔缺损的风险增加，但没有任何药物被发现具有特异性，研究者推测未知的混杂因素可能是风险增加的原因。精神分裂症与新生儿体重下降呈正相关，抗精神病药物可拮抗精神分裂症疾病本身对胎儿出生低体重的影响。

四、临床表现

妊娠期的最初3个月服用非典型抗精神病药物可导致房间隔缺损和室间隔缺损的风险增加。对妊娠早期暴露于非典型抗精神病药物的孕妇，应行全面的心脏彩超以确认产前胎儿心脏的正常发育。妊娠期暴露于非典型抗精神病药物的孕妇应注意早产、过期妊娠、选择性终止妊娠的风险。妊娠期暴露于奥氮平的孕产妇应注意胎儿出生低体重、胎儿巨头畸形及入住重症监护病房的风险。暴露于非典型抗精神病药物的胎儿出生后应及时发现并治疗神经系统疾病，妊娠的末次孕周仍暴露于非典型抗精神病药物，特别是联合用药时，胎儿应在新生儿重症监护室分娩。妊娠期联合应用精神活性药物时应对药物潜在的风险和效益综合评估。妊娠期服用非典型抗精神病药物最常见的不良反应是代谢综合征，可导致肩难产、新生儿窒息、死胎等严重围生期并发症，然而相关混杂因素对结果的影响尚不清楚，有待进一步探讨。产前暴露于非典型抗精神病药物的孕妇所生婴儿在Bayler-Ⅲ认知、动作、社会性情绪、适应性行为方面有短期的发育迟滞，对婴幼儿的生长发育无不良影响。

有研究显示，妊娠晚期应用选择性 5-羟色胺再摄取抑制剂可增加婴儿罹患肺动脉高压的风险。奥氮平的胎儿血浆内浓度、乳汁浓度与母亲血浆内浓度具有相关性。

五、诊断与鉴别诊断

母亲妊娠期服用抗精神病药物，排除孕期接触的其他导致胎儿及新生儿引起的结构异常、心脏缺陷、早产、小于胎龄儿、选择性终止妊娠、出生体重降低、锥体外系症状或者撤药症状、围生期并发症的生理、生物、化学、社会因素，排除家族性遗传病。

六、治疗

1. *一般治疗*

(1) 体温管理：早产儿需要的中性温度一般为 32 ～ 35℃，相对湿度在 55% ～ 65%；体重在 1 501 ～ 2 000g 者，暖箱温度在 32 ～ 33℃；体重在 1 001 ～ 1 500g 者，暖箱温度在 33 ～ 34℃；< 1 000g 者，暖箱温度宜在 34 ～ 35℃。

(2) 供氧：勿常规使用，在发生发绀及呼吸困难时才予以吸氧，且不宜长期持续使用。吸入氧浓度开始以 21% ～ 30% 为宜，或测定动脉血氧分压值。

(3) 营养管理：强调早期喂养、母乳喂养。第一次经口喂消毒过的水，如吸吮吞咽无问题，可再予以糖水，以后给奶。如有吸吮、吞咽、呼吸动作不协调，胃排空延迟等可用管饲法。

(4) 预防感染。

2. *病因治疗*　去除病因，服药的哺乳期妇女停止哺乳。

3. *对症治疗*　妊娠的末次妊娠周仍暴露于非典型抗精神病药物，特别是联合用药时，胎儿应在新生儿重症监护室分娩。分娩过程中出现难产、新生儿窒息等症状时积极给予处理。早产儿、小于胎龄儿、低体重儿给予特殊护理。针对锥体外系症状或撤药症状给予重症监护。及早发现新生儿是否有心脏缺陷，在最佳手术年龄进行手术治疗。

七、预防

针对女性精神分裂症患者在妊娠期时采用抗精神病药物治疗，服药期间，加强血药浓度及对胎儿的监测，补充叶酸和维生素 K。尽量保持居住环境安静、空气清新、室内整洁，避免强光刺激，减少人员探视；时刻注意孕妇的言语、动作、表情等变化情况。

（任常军　赵　瑞）